郭霭春全集（卷十）

总主编 张伯礼 郭洪耀 郭洪图

中国分省医籍考（上册）

主编 郭霭春

编写 李紫溪 郭洪耀 高文柱
高纪和 田乃姮 罗根海

全国百佳图书出版单位
中国中医药出版社
·北京·

图书在版编目（CIP）数据

中国分省医籍考 . 上册 / 郭霭春主编 . —北京：
中国中医药出版社，2021.4
（郭霭春全集；卷十）
ISBN 978-7-5132-6123-4

Ⅰ . ①中… Ⅱ . ①郭… Ⅲ . ①中医典籍 Ⅳ .
① R2-5

中国版本图书馆 CIP 数据核字（2020）第 010200 号

中国中医药出版社出版

北京经济技术开发区科创十三街 31 号院二区 8 号楼
邮政编码　100176
传真　010-64405721
山东临沂新华印刷物流集团有限责任公司印刷
各地新华书店经销

开本 710×1000　1/16　印张 76　彩插 0.5　字数 1210 千字
2021 年 4 月第 1 版　2021 年 4 月第 1 次印刷
书号　ISBN 978 - 7 - 5132 - 6123 - 4

定价　498.00 元
网址　www.cptcm.com

社 长 热 线　**010-64405720**
购 书 热 线　**010-89535836**
维 权 打 假　**010-64405753**

微信服务号　**zgzyycbs**
微商城网址　**https://kdt.im/LIdUGr**
官 方 微 博　**http://e.weibo.com/cptcm**
天猫旗舰店网址　**https://zgzyycbs.tmall.com**

如有印装质量问题请与本社出版部联系（010-64405510）

《郭霭春全集》编委会

总主编 张伯礼 郭洪耀 郭洪图

编　委（按姓氏笔画排序）

王玉兴　王体仁　田乃姮　李　浩　李紫溪

吴仕骥　张海玲　罗根海　郑恩泽　宗全和

高文柱　高纪和　曹公寿　韩　冰　谢　敬

总目录

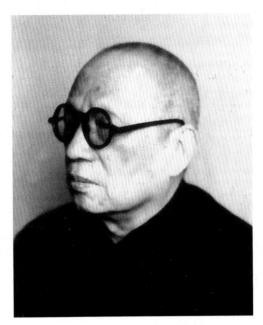

郭霭春教授（摄于 1989 年）

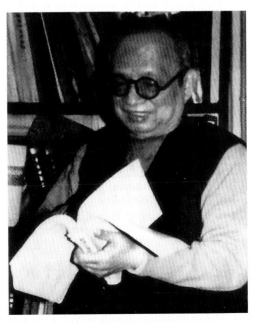

郭霭春教授书斋翻检文献

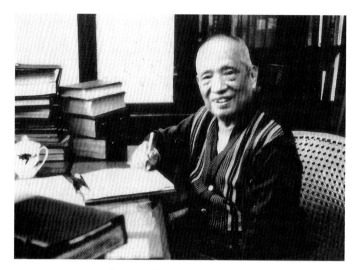

郭霭春教授写作中见访

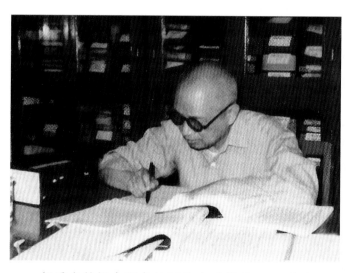

郭霭春教授在图书馆写作中（摄于 1984 年）

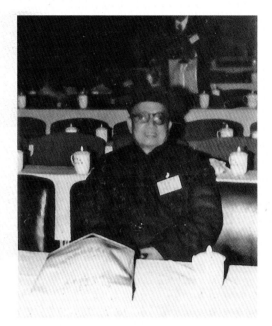

郭霭春教授参加中日《内经》学术交流会

（摄于 1985 年）

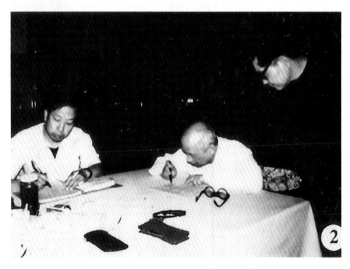

郭霭春教授参加在沈阳召开的《素问》研究论证会

（摄于 1986 年）

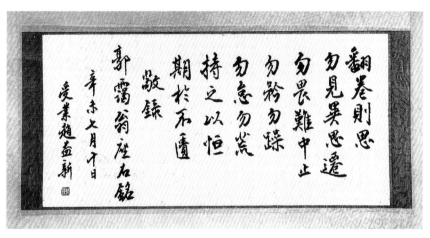

郭霭春教授的座右铭

　　郭霭春教授博学多识，治儒通医，文理医理融会贯通，精通史学、国学，于目录、版本、校勘、训诂、音韵等方面造诣精深。他深研中医基础理论，精医史、通文献、善临证，治学精勤，著述颇丰，为中医文献研究与整理做出了较为卓越的贡献，有"津沽杏林三杰"之一，是我国现代著名的医史文献学家、中医学家、目录学家、校勘学家、教育家、史学家，是中医文献整理研究的一代宗师。郭霭春教授对中国史学的研究也曾引起史学界震动，他所编撰的《续资治通鉴目录》等著作拾遗补缺，为史学界所赞赏。

　　本次整理出版的《郭霭春全集》融汇了郭霭春教授七十余年中医文献研究成果。收选范围以郭霭春教授主编与编著的医学著作为主，共计14种（包括《医论》《残吟剩草》），按11卷（12分册）编排。

　　在整理的过程中，需要说明的事项：

　　1.《黄帝内经素问校注》原书以繁体竖排在人民卫生出版社出版，本次整理以简体横排出版。

　　2.《黄帝内经素问白话解》由郭霭春教授编撰，中国中医药出版社出版。同属白话解形式的《黄帝内经素问语译》，由郭霭春教授主编，人民卫生出版社出版。本次整理以中国中医药出版社出版的版本为底本，《黄帝内经素问语译》未予收选。

3.《黄帝内经灵枢校释》，原书名《灵枢经校释》，由郭霭春教授主编，曾由人民卫生出版社出版。本次整理以人民卫生出版社出版的版本为底本。

4. 内容有雷同的著作，如《黄帝内经素问校注语译》与《黄帝内经素问白话解》，《黄帝内经灵枢校释》《黄帝内经灵枢校注语译》与《黄帝内经灵枢白话解》，考虑不同的读者需求，分别予以出版。

5.《伤寒论校注语译》《金匮要略校注语译》，先后由天津科学技术出版社与中国中医药出版社出版，后根据读者需要改为《伤寒论白话解》《金匮要略白话解》，由中国中医药出版社出版。本次整理恢复原书名，《伤寒论校注语译》以天津科学技术出版社出版的版本为底本;《金匮要略校注语译》以中国中医药出版社出版的版本为底本。

6. 郭霭春教授，不仅对中医文献学做出突出贡献，在史学研究方面成就斐然，相关著作先后由中华书局、商务印书馆、山西人民出版社出版，按照出版社专业化分工的要求，故本次整理未收选郭霭春教授史学方面的专著。

7. 本次整理原则是在保持原书原貌及尊重作者原创旨意的前提下进行编辑修订，如认真核对底本及引用文献、补充部分引用文献出处等，力求文献翔实可靠。但由于时间跨度较大和历史条件的限制，书中难免存有与当代编辑出版及中医古籍整理要求不契合之处，希冀批评指正，以便修订时日臻完善。

编者

2020 年 3 月

郭霭春（1912—2001），又名郭瑞生，男，汉族，天津市人，天津中医学院（现天津中医药大学）终身教授，我国著名医史文献学家、中医学家、目录学家、校勘学家、教育家、史学家。

郭霭春教授因教学和科研工作成绩卓著，贡献重大，获得了各种奖励和众多荣誉。主持并完成的部级科研项目"《素问》整理研究"，获得国家科学技术进步二等奖，国家中医药管理局中医药科学技术进步一等奖。主编的《灵枢经校释》，获得国家中医药管理局中医药科学技术进步二等奖。1962年、1980年、1982年、1984年，郭霭春教授先后四次被评为天津市劳动模范，并于1992年获批享受国务院政府特殊津贴。曾获得天津市高教局"培养硕士研究生优秀教师"的荣誉称号，1990年获得国家教委颁发的科教成绩显著的荣誉证书，曾先后获得国家教委和天津市卫生局所授予的"伯乐奖"。

郭霭春教授博学多识，治儒通医，文理医理融会贯通，精通史学、国学，于目录、版本、校勘、训诂、音韵等专门之学，造诣精深。他深研基础理论，精医史，善临证，尤以文献研究和中医内科见长。郭霭春教授治学精勤，著述颇丰，其主编、编撰出版《黄帝内经素问校注语译》等近20部中医学及史学专著，为中医文献整理和阐释做出了重大贡献。

郭霭春教授致力于中医事业七十余年，在教学、科研、临床上均取得了突出成就，特别是对继承和发扬中医药学贡献卓著，是一位国内外颇有影响的中医学者，是中医文献整理研究的一代宗师。

一、生平与治学之路

郭霭春教授，世居天津市，七岁入塾，及长，先后从朴学大师长洲章钰（式之）先生、史学大师沔阳卢弼（慎之）先生学习小学、经学、史学等专门学问，在目录、版本、校勘、训诂、音韵方面均有较深造诣。十九岁考入天津市崇化学会历史专修科，又系统地深造了经史之学。1933年毕业后，执教于该学会，主讲《论语》《左传》《史记》《汉书·艺文志》，与津门殷墟文字专家王襄、训诂学专家裴学海等人交游，不断切磋学术。他才思敏捷，聪颖过人，学有成就，二十四岁时就著有《颜习斋学谱》，二十六岁时著《补周书艺文志》，三十岁时编写了《续资治通鉴目录》等书，分别由商务印书馆等出版社出版。《续资治通鉴目录》封面题签者为著名版本目录学家傅增湘先生，扉页题字者是著名书法家华世奎先生，著名历史学家卢弼、郭绍虞先生分别为该书撰写了序言。

1937年，天津市沦陷，他拜宝坻儒医赵镕轩为师，潜心学医四年。赵镕轩先生精通《内》《难》之学，尤对《医宗金鉴》《寿世保元》《医家四要》等书探索颇深，对其影响甚大。

1945 年，中国抗日战争胜利后，郭霭春教授任天津市崇化学会会务主任，主持学会日常工作，为家乡培育人才。1949 年，天津市解放，他从事中学教育，任天津市崇化中学校长多年。他办学严谨，治校有方，经常深入教学第一线，体恤教师，关心学生，他办学治校的事情，至今仍为人们津津乐道。其间教务余暇，为患者诊病省疾，从未间断，医术日进。

1957 年，天津市成立中医学校，郭霭春教授转职任医史教员；1958 年，中医学校晋为中医学院后，任医学史教研室主任；1968 年，在天津中医学院并入河北新医大学后，任中医基础理论教研组副组长；1978 年，天津中医学院恢复重建后，兼任医学史、医古文、各家学说三教研室主任；后任中医系顾问、《天津中医学院学报》和《天津中医》两杂志主编、医史文献研究室主任等职，并兼任《中国医学百科全书》编辑委员会编委、光明中医函授大学顾问、张仲景国医大学名誉教授及《中医杂志》（英文版）编委等职。

1963 年，郭霭春教授承担了国家科技部"七本古书校释"项目中《灵枢经校释》主编工作，历经 17 年，于 1980 年出版。1982 年，在卫生部、国家中医药管理局组织领导下，郭霭春教授承担了《中医古籍整理丛书·黄帝内经素问校注》主编工作，历经 10 年出版，并获国家科学技术进步二等奖、国家中医药管理局中医药科学技术进步一等奖。他用了二十多年的研究，于 1981 年终于著成《黄帝内经素问校注语译》一书，并于 1981 年由天津科学技术出版社出版，是中华人民共和国成立后系统研究整理《素问》的第一部个人专著。全书引用善本 20 余种，元代以前重要医籍 60 种以上，共出校语 2450 余处，加注文 3180 余条。《黄帝内经素问校注语译》一经问世，便在学术界和社会上引起了强烈反响，被国内外许多有关单位作为研究《黄帝内经素问》必备参考书，并引起日本、美国、德国等学者的关注。学术界普遍认为，该书是我国目前整理研究《黄帝内经素问》成就最大、学术水平最高的著作，也标志着他在中医文献整理研究上取得了历史性、创新性的突破。

郭霭春教授有感于浩如烟海的中医古籍书目的缺如，独辟蹊径，自1958年始，充分利用地方志这一尚未被开发的资料宝库，正式组织进行编写工作，足迹遍及全国各省市图书馆，共查阅了4000余种地方志，历尽艰辛，饱尝困苦，至1984年完成了《中国分省医籍考》编写工作。全书250余万字，共著录医籍8000余种，附录作者小传4000余篇，是我国目前著录医籍最多的一部传录体医学目录专著。该书所录的资料，绝大部分在历代史志、公私书目及其他著作中未曾刊录过，也未被发现和利用，因此，可以说本书为研究我国医史文献提供了大量有价值的第一手素材。通过分省著录，不但为地方医学的研究创造了条件，还能突出地反映各省医学的特点，尤其可以看出区域性社会因素对医学发展的影响。该书采用传录体编写，补充了医史上缺佚的名医传记，发掘了民间医家的医术、医方及其医德修养，指出了名医成功之路，给后来者以启迪。总之，该书不但在著录的条目上超出了以往同类书目的数倍，并且独具特色。该书1985年由天津科学技术出版社出版后，受到中医学界、史学界的高度重视，开创了中医史志学研究之先河，对中医文献学、目录学做出了贡献。

在繁重的教学、科研之余，郭霭春教授从不忽视临床医学的研究，从20世纪30年代学医到80年代成为著名中医教授，一以贯之，热心为广大患者解除疾病痛苦。他医德高尚，医术精湛，临诊认真负责，一丝不苟。每逢诊病，必冥思苦想，处方用药，几经斟酌，诊后回家，反复思索，查阅名家医案，如《古今医案按》《得心堂医案》《雪雅堂医案》等，以待复诊时处方增减，从不师心自用，且能够"通古今之变，成一家之言"，有着自己独到见地。

郭霭春教授最善奖掖后学，以"学而不厌，诲人不倦"为行动准则，除担负指导研究生的任务外，还定期为中青年教师讲课，以提高师资素质。他几十年如一日，呕心沥血，培养了大批优秀人才，大多在科研、教学、临床上做出了显著成绩。他创建并领导了天津市高教系统重点学科医史文献学。他曾获得天津市高等教育局"培养硕士研究生优秀教师"荣誉称号，其撰写的《我是怎样带研究生的》论文，获1989年天津市高教局优秀教学成果二等奖。

郭霭春教授治学严谨，著作宏富，从20世纪30年代一直至90年代，先后撰著出版了医学和史学著作近20部，总字数近千万字。如果没有"焚膏油以继晷，恒兀兀以穷年"的勤奋读书与写作，是难以完成的。

二、主要学术成就与贡献

郭霭春教授为了继承和发扬中医学宝贵遗产和弘扬民族文化，为了中医事业发展，孜孜不倦，不遗余力，奉献了毕生的精力。他的学术成就与贡献可归纳为六个方面。

一是在中医文献整理研究，特别是中医经典著作整理工作方面贡献巨大。在对《黄帝内经素问》《灵枢经》《伤寒论》《金匮要略》《难经》等中医经典著作的整理上，郭霭春教授始终坚持普及与提高、继承与创新、去粗取精、去伪存真、实事求是的原则，以中医理论为指导，结合临床经验，将目录、校勘、训诂、音韵等专门之学，正确、合理地运用到中医典籍整理上，达到文理医理融会贯通、完美结合。

二是在史学研究上，著有《补周书艺文志》《续资治通鉴目录》《清史稿艺文志拾遗》《颜习斋学谱》等，拾遗补缺，补前人之未备，得到了史学界的高度评价。郭霭春教授依照司马光《通鉴目录》的体例，年经事纬，提纲挈领，编纂成《续资治通鉴目录》20卷。该书把几百万字的原著浓缩成20万字的大事记，完全可以作为独立著作来阅读。不仅给史学研究工作者提供了极大方便，也为历史编年和目录、工具书方面的著作弥补了缺憾。史学家卢弼、郭绍虞阅读了此书，并撰写了序言，认为作者"独为其难""已处其劳"，而人享其逸，为史学界做了一件好事。郭霭春教授在史学方面的贡献，还反映在中国医学史研究上。我国医学发源甚早，但文献记载比较散乱，东鳞西爪，头绪纷繁。研究者欲利用医史资料，检索甚为困难。郭霭春教授有感于此，独任其劳，积多年之功，广泛收集资料，运用汉代史学家司马迁所创的"年表"形式，将上起远古，下迄公元1966年（为第二版修订版截至时间，本次整理出版的截至时间为1947年）的数千年医史事件、各朝医事制度和政令、医药发展和对外交流、疾病流行情况、医学著作的编著和问世、医家活动与生卒，按照年代顺序排列出来，1976年编成《中国医史年表》，随即出版，后又再版。《中国医史年表》的出版，填补了中国医学史研究上的空白，洵为前无古人的开创性著作。

三是在目录学上的贡献，写作历时最久、查阅资料最多、用力最勤，并且最具创新精神的当为《中国分省医籍考》。本书在取材和编写方法、编写体例上，均与其他医学专科书目迥然不同，独具特色，其学术价值甚大，鸿篇巨帙，嘉慧医林。因此，出版后即成为中医学研究者的一部重要的工具书，荣获华北十省市优秀图书二等奖，被文化部评为全国优秀书目，1992年获全国优秀医史文献及工具书金奖。该书被赵国漳、潘树广主编的《文献学词典》收录，列为词目之一，并撰写了提要。

四是长期从事中医教育事业，教书育人，诲人不倦，热心指导青年教师，积极培养教学骨干，注重提高中青年教师的业务水平。郭霭春教授培养青年教师和研究生的方法是：点面结合，重点培养。形式上，除集体讲授外，主张面对面、一对一单独指导，口传心授。培养了多名硕士研究生和大批中医药人才，成为中医教学、科研、临床及管理方面的骨干力量。

五是在致力于教学、科研工作之余，郭霭春教授从未间断临证，为众多患者解除病痛，但不以医为业。在为患者诊治疾病时，认真负责，一丝不苟。他提倡治未病，以预防为主，强调饮食药物综合治疗。他医术精湛，医德高尚，医风淳朴，为患者治病不取报酬，深受患者的尊重和爱戴。

六是对文献工作做出了巨大贡献，除了自己整理了大量文献外，郭霭春教授还将许多珍贵文献史籍捐献给国家，如将卢慎之先生的《三国志集解》手稿捐献给了南开大学图书馆，将黄立夫先生的《资治通鉴目录校文》手稿捐献给天津图书馆。

郭霭春教授一生淡泊于名利、地位，执著、勤奋地致力于读书、著述和教书育人，尤其在史学和中医古籍的整理研究方面留下了众多的传世之作，他的卓越贡献将永载史册。

（说明：本文是在孙中堂、王玉兴、吴仕骥三位教授撰写的《郭霭春》一文的基础上进行修订。）

医籍目录，在我国有着悠久的历史。从班固《汉书·艺文志》开始，其中已有《方技略》，以后史志都因袭成规著录了医籍，其他公私书目也标记医籍以充篇章，在全书里只列了医籍一门，并非医学专科书目，它既不能寻津讨源，也不能赅括一个时代，特别是一地区医家著作的全貌。在宋代虽然有了医科专目，如《医经目录》《大宋本草目》，唯早已名存书亡。所经见的，仅有明·殷仲春《医藏书目》。清·王新之编有《历代医学书目》，搜罗极详（见民国二十二年《吴县志》）。可惜亡佚，徒令人怅望兴叹而已。

医部目录学，是学习中医学的入门之书，也是研究中医学的工具。清人王鸣盛说："目录之学，学中第一紧要事，必从此问途，方能得其门而入。"他的话，虽然是泛指一切学科而言，但在中医学方面，也不能例外。近代医学目录专著，如丁福保编的《历代医学书目提要》《四部总录医药编》，在识辨医学源流以及搜讨中医文献方面，都给人许多启发和便利。至日人所编《医籍考》《宋以前医籍考》，"吾医家读之必有慨于过去文献学之不修而警惕来兹"矣。

我认为两千余年我国医家的生平行事以及医学著作，绝非以上医籍目录所能包举无遗的。"发潜德之幽光，补前人之未备。"我辈是责无旁贷的。因此，我从1958年准备编写《中国分省医籍考》，并开始搜集资料。以前从历代史志、各家书目、诗文赋颂、脞记賸说讨搜医事的旧路，我们就不再走了，而我们旁搜博采的钩稽工作，却是从地方志里去致力的。

我们所以取材于地方志，是因为它客观地反映与累积本地区有关自然和社会的广泛史料，从中找到其他书籍所找不到的材料和若干真实记载。就以本书所引地方志之医家资料来说，百分之九十以上，都是不见于正史的。

编写分省医籍，可以看出各地区医家派衍和医学发展情况；列医家小传，可以看出他的医德、医学、医术，对于中医学研究是极有裨益的。但这并非自我作古，而是有所依据。

自刘向校书，纂辑《七略》，法用叙录之体，后之谈目录者，大多以此为宗。至元·马端临《文献通考·经籍考》，法用辑录之体，以后《经义考》《小学考》等作，都是这一方法的代表。

但是，目录解题，除此以外，尚有传录一体，一向被人忽视，这也是目录学研究的遗憾。

《隋书经籍志》云："王俭别撰《七志》……亦不述作者之意，但于书名之下，每立一传。"这是说王俭在《七志》中通过介绍作者生平，力图让人们了解作者的著作。

本编体例，就是效法王俭《七志》遗矩而编写的。每于书名下，附录医家传略，它的优点是：

一、各地名医成功之路，往往从其传中大约看出，闻风兴起，奋志学习，医传可以起到楷模作用。

二、各地名医医术之圆机妙法，有如残玑断璧，散在地方志医家传内，这些有用资料都是极其珍贵而应加以发掘的。

三、古代医家，十分注重医学道德的修养，已形成比较完善的优良传统，如本编所记的名医事例，以之作为医德教育的教材，是取之不尽的。

纵观各地名医著作书目，多年埋没于尘封之地方志中，现在爬罗剔抉，使之呈现光辉，如若有利于中医文献和医学史的研究，那将是中医学术之幸，而不仅仅是个人多年宿愿得偿而已。

至于各省医家著作的概况，在本书分省前言已有说明，于此就不多加赘述了。由于地方志的资料丰富，我们限于水平，其中别白部居，有失允当之处，在所难免，竭诚希望读者同志们起而匡之。

郭霭春

一九八三年七月于天津中医学院

一、本书辑录之分省医籍书目，所有资料来源，均系采自地方志。即或有与公私书录相同之目，亦以各省、县志作为依据；所录医书卷目即或与现存书之卷目不同，亦仍依地方志，不予变动。

二、前代名医，虽其行事在地方志里有所记载，但无医学著作，本书不予收录。

三、本书断限，下至清末。有少数名医，生于清代，卒于民国，而地方志里著录了他的医著，本书予以收入，否则，如现有的《盐山县志》对于名医张锡纯《医学衷中参西录》并未著录，那就只得从略。

四、地方志里列有黄帝、扁鹊所著各书，疑为后人伪托，因此未加著录。又有名医系于两省方志，则酌定于一。如洛阳李庆嗣，所著《伤寒纂类》等书，经查《金史》本传，庆嗣为洺州人，与康熙二十一年《畿辅通志》相合，就列入河北，不归河南。其他类是者皆准此。

五、本书所录名医书目，原书惜多散佚，因此未按一般书目旧例，标注"存佚""未见"等字样。

六、书中所列各目，许多原书已难找到，因之书序缺如，坠绪茫茫，尚应继续寻索。

七、本书存目各书，分类未必确当，医传人物，生卒年月不详，难免先后颠倒，皆俟明达指正。

八、方志流寓门中所载名医，应隶于原籍，但亦难免疏误。

九、为了有利于引用参考，便于复按，参考书目，无论引用与未引用，都予列出，以求有益核实。

编者

一九八三年十月

总目录

微信扫描下方二维码

查阅本书"书名索引""人名索引"

上　册

河北省

前　言

　　河北省古为幽、冀二州之地，厥后代有变迁，至明为北直隶。清雍正间，建为行省，仍直隶之名。其地实包有本省全部及察哈尔省、热河两省。民国初年（1912）因之；三年（1914）始划出察哈尔省、热河特别区，京兆另置行政区；十七年（1928）在北平、天津设立特别市，划张家口北十县属察，又将京兆地方并入，始定名为河北省，辖县百二十九。本册既以河北名篇，未便沿用直隶旧区，因此，是编以中华人民共和国成立后本省之行政区划为准（现划归北京、天津两市各县仍暂附河北省之内）。

　　从医学史的发展上看，河北省出现了许多杰出名医，举其著者：易县有张洁古、河间有刘完素、真定有李杲、藁城有罗天益、赵县有王好古等。从金元以后，河北医学在中国的医学范围中，发生了极大影响。到了明朝，宗河间学说的，有徐用诚、虞抟等；守易水学说的，有张介宾、薛己等。他们对于寒、凉、温、补的主张，虽然在中医学治疗法则当中，始终有争论，但也可以说，分别起着一定的作用。

　　河北名医，易水张洁古之学，一传而为李杲；河间刘完素之学，再传而为朱震亨。补土、滋阴学说，丰富了中医学的内容。在明朝时期，日本曲直濑道三则以提倡李杲、朱震亨的学说称名于时。由此更可说明，河北医学在国外也有影响。

　　由于河间易水学说的沾溉，本省名医辈出，著作如林。但是历来公私书目所著录的，仅仅局限于习见的刘氏、张氏的几种书籍，尚有很多名医遗著，都零散埋没了，这是一件极令人遗憾的事。

　　中国医药学是一个伟大的宝库，毛主席号召我们努力发掘。我认为把河北省名医著作，爬罗综录，辑成专目，也是属于发掘工作的一部分，至少是开辟新的资料来源；倘若能够"即类求书，因书知学"那就更能对于中医药学的发掘工作做出较大的贡献；倘若再能够依照书目，"因地以求，因家以求"，这对于本省采风访贤的工作，也许会有些好处的。

现存最早的医家书目，仅有明代殷仲春《医藏书目》。至于史部艺文志和公私书目，虽也著录了医书，但仅作为子部的一类，并非专业目录，而且遗漏太多。近人所编《四部总录医药编》以及目前国外人所编的《医籍考》《宋以前医籍考》，仍觉不够完备。

本书属于医家书目，所著录本省之名医著作，上始后魏，下至清末。资料来源，完全根据本省地方志，至于其他传记杂说及各种书目概未编入。地方史志，是我国历史文献中的瑰宝，始终还没有人全面利用过。探索名医事迹和他们的著作情况，依据他们的乡邦文献，可说是比较可靠了。

郭霭春　李紫溪

一九七八年八月

目 录

河北省

河北省

河北省

河
北
省

河
北
省

第一类 医 经 〔附〕运气

《图解素问要旨论》八卷　　金　刘完素

光绪十年《畿辅通志》卷一百三十五《艺文略》三：……其自序以为《内经》元机奥妙，旨趣幽深，习者苦无所悟。乃撮其枢要，集成斯文，以分三卷，叙为九篇，绘图、释音，以彰明之。其徒马重素又为之序，重为编定，分作八卷云。

康熙二十一年《畿辅通志》卷三十三《艺学》：刘完素，河间人，字守真，早遇陈希夷……觉悟《素问》玄机，疗人多有异验，著《原病式》一卷，《宣明论》五卷。

光绪十年《畿辅通志》卷二百九十四《杂传八》：刘完素，洞达医术。撰《运气要旨论》《精要宣明论》。虑庸医或出妄说，又著《素问玄机原病式》，特举二百八十八字，注二万余言；然好用凉剂，以降心火、益肾水为主。自号通元处士，朝廷三聘不起，赐号高尚先生。

乾隆二十五年《河间府新志》卷十三《人物志》：说者以完素《要旨论》《原病式》作，而《内经》之旨昭如日月；《直格书》《宣明论》作，而长沙之法，约如枢机，则河间为有功云。

乾隆二十四年《河间县志》卷六《艺文志》：金·赵秉文尝为完素叙所解《素问》，谓思理精诣、洞究微妙，唐·王冰太仆后一人而已。

《素问元机原病式》一卷　　金　刘完素

光绪十年《畿辅通志》卷一百三十五《艺文略》三：是书因《素问·至真要大论》，详言五运六气盛衰胜负之理，而以病机一十九条附于篇末。乃于十九条中，采一百七十六字演为二百七十七字以为纲领，而反复辩论以申之，凡二万余言。大旨多主于火，故张介宾作《景岳全书》

攻之最力。然完素生于北地，其人秉赋多强，兼以饮食醇酽，久而蕴热，与南方风土原殊。又完素生于金时……习于勤苦，大抵充实刚强，亦异乎南方之脆弱。故其持论，多以寒凉之剂攻其有余，皆能应手奏功。其作是书亦因地、因时，各明一义，补前人所未及耳。医者拘泥成法，不察虚实，概以攻伐戕生气，譬诸检谱角抵，宜其致败，其过实不在谱也。介宾愤疾力排，尽归其罪于完素，然则参、桂误用，亦可杀人，又将以是废介宾书哉。张机《伤寒论》有曰：桂枝下咽，阳盛乃毙；承气入胃，阴盛以亡，明药务审证，不执一也。故今仍录完素之书，并著偏主之弊以持平焉。

《素问病机气宜保命集》三卷　　金　刘完素

光绪十年《畿辅通志》卷一百三十五《艺文略》三：张元素，字洁古，易州人。八岁应童子举，二十七试进士，以犯庙讳下第。乃去而学医，精通其术，因抒所心得，述为此书。凡分三十二门，首原道、原脉、摄生、阴阳诸论，次及处方用药、次第加减、君臣佐使之法，于医理精蕴，阐发极为深至。其书初罕传播，金末杨威始得其本刊行，而题为河间刘完素所著。明初宁王权重刊，亦沿其误，并伪撰完素序文词，调于卷首以附会之。至李时珍作《本草纲目》始纠其谬，而定为出于元素之手，于序例中辨之甚明。考李濂《医史》称：完素尝病伤寒八日，头痛脉紧，呕逆不食；元素往候，令服某药，完素大服，如其言遂愈。元素自此显名。是其造诣深邃，足以自成一家，原不必托完素以为重。今特为改正，其伪托之序，亦并从删削焉。

同上《畿辅通志》卷二百九十四《杂传八》：……元素治病不用古方，其说曰：运气不齐，古今导轨，古方新病不相能也，自为家法云。

按：《千顷堂书目》卷十四《医家类》："《病机气宜保命集》四卷，一名《法法机要》。张元素洁古注。"周中孚《郑堂读书记·子部》五之二《医家类》：

"谓金末杨威刊此书，嫁名刘守真所著，从此刊本俱沿其误，至李东璧始为订正……《医籍考》卷五十《方论》二十八谓此所述方论，与《宣明论》《原病式》相出入。李时珍有何佐证，以为张元素之书（元素所著），虽佚不可见，李明之（东垣）尝从受其法，则读明之诸书以溯源委，其理趣判然与是书不同……"其说似可信。

《宣明论方》十五卷　　金　刘完素

光绪十年《畿辅通志》卷一百三十五《艺文略》三：是书皆对病处方之法，首诸证，明白煎厥、薄厥、飧泄、膜胀，以及诸痹心疝，凡六十一证，皆采用《内经》诸篇，每证各有主治之方，一宗仲景。次诸风、次热、次伤寒、次积聚、次水湿、次痰饮、次劳、次燥、次泄痢、次妇人、次补养、次诸痛、次痔瘘、次眼目、次小儿、次杂病，共十七门，每门各有总论，亦发明运气之理，兼及诸家方论。于轩岐奥旨，实多阐发，而多用凉剂，偏主其说者，不无流弊，在善用者消息之耳。考《原病式》自序云：作《医方精要宣明论》一部三卷，十万余言。今刊入河间六书者，乃有十五卷，其二卷之菊叶法、薄荷白檀汤；四卷之妙功脏用；九、十二卷之荜澄茄丸、补中丸、楮实子丸，皆注新增字；而七卷之信香十方青金膏，不注新增字者，据其下方小序称灌顶法王子所传，并有偈咒；金时安有灌顶法，王显为元明以后之方，则窜入而不注者，不知其几矣，卷增于旧，殆以是欤。

《素问通解》　　清　魏荔彤

见乾隆三十一年《柏乡县志》卷十《著述》。

按：道光四年《苏州府志》卷一百八《人物流寓下》：作《素问注》，清·魏荔彤撰。同上《柏乡县志》卷六《人物二》：荔彤，字赓虞……力学不倦，自经传及诸子百家，皆有心得，注解甚多。

光绪二十三年《赵州属邑志》卷三《人物》：魏荔彤，号怀舫，十二岁补弟子员，后入资为中书舍人。授漳州守，膺卓荐，分守江、常、镇、崇道，署臬篆半载。

彤力学不倦，自经传及诸子百家，皆有心得，注解甚多。著有《怀舫集》三十六卷、《大易通解》十五卷。

民国二十一年《柏乡县志》卷六《人物》：魏荔彤，号念庭，十三岁入资为中书舍人。选任凤阳郡丞六载，以优叙授漳州守。

道光四年《苏州府志》卷一百八《人物流寓下》：魏荔彤，字念庭。官江、常、镇道，兼摄崇明兵备道，去官，赁屋濂溪坊，杜门垂帘，点勘四库七略，上自六经、诸史，旁及天文、地志、稗官、野乘、浮屠、老子、医药、卜筮之书，丹铅不去手。婴瘰痹疾，雍正四年乃还其里。著《怀舫斋集》数十卷，《素问注》，并注释《南华》《道德》诸书。

《素问解》　　清　洪天锡

见同治九年《续天津县志》卷十九《艺文·著述》。

同上《续天津县志》卷十三《人物艺术》：洪天锡，字吉人，贡生。勤学日诵千言，因其兄为庸医所误，殚精岐黄，于瘟疫一门尤加意焉。尝云："治瘟疫如走马观花，毫厘一差，即谬千里，可不慎哉。"

民国十九年《天津县新志·人物艺文》艺文卷二十三之一：洪天锡之《素问解》《灵枢解》已佚，王又朴尝谓其所著，能自出手眼，不拾前人牙慧。

同上《续天津县志》人物卷二十一之二：洪天锡，别号尚友山人，文名藉甚，授徒里中。精研医理，《素问》《灵枢》俱有诠释。而以瘟疫为祸最烈，治疗易误，博考慎择，萃毕生心力于一门，所著书曰《补注瘟疫论》。

《素问注解》　　清　毛景义

民国二十三年《静海县志》人民部未集《人物志下》：毛景义，字退之，西翟庄人。著有《中西医考》十卷，《喉科选粹》二卷，《本草分经解》四卷，已刊行世。《素问注解》待刻。

《灵枢经通解》　　清　魏荔彤

见乾隆三十一年《柏乡县志》卷十《著述》。

《灵枢解》　　清　洪天锡

见同治九年《续天津县志》卷十九《艺文·著述》。

《五六要论》一卷　　清　刘德振

乾隆十年《景州志》卷五《刘佩传》：刘德振，字行九。姿性颖敏，读《难经》《素问》诸书，精心以求其合，遂洞若观火，著《五六要论》

一卷。又善小楷，镌唐人早期七律于瓜子上，刻画如发，而疏秀可观，他艺事多冬官不传之秘，论者以为绝神。

《五行运气丹方》　清　张松龄

民国二十一年《遵化县志》卷十二《人物·文学》：张松龄，字九苍，县北马家洼人。性磊落，读书五年，十三经皆成诵。家贫，训蒙于乡，肆力史汉及汉魏诸诗集。课余读古方书数十种，皆会其理，而能折中。愈人疾不计酬报，并以汤丸药济人。伯父某无子，松龄兼祧，孝养加笃。其伯卒，家益落，设馆都门，一时竟传为名医。凡所施治，应手辄效。道光二十八年大疫，延访者踵接，废食不能徧应，遂手订李芝岩瘟疫三方，徧贴衢巷，活人甚多。尤厚交谊，假其资不偿不较。工古文近体诗，一时名宿多与酬唱，雅不与豪贵往还。或强致之，亦不干以私。尝镌小印，曰："从无书札到公卿"，其高致如此。善论治体，尝谓无事莫要于保甲，有事莫要于团练，识者韪之。比东南变起，果奉旨通行。人服其先见，皆劝其仕，辄谢不可，竟以布衣终。今都下犹多慨慕其名，著有《五行运气丹方》《知医便览》《枕溪草堂诗集》行世。子琴治，字正弦。州学廪生，诗文亦有古法，盖得诸家训焉。

《知医便览图》一卷　清　张松龄

见民国二十一年《遵化县志》卷十二《人物·文学》。

民国二十一年《遵化县志》卷二十《著述·子部》：华阴袁国柱跋曰：右《图》北平诗人张君九苍所自写也。余幼居遵郡，与九苍为总角交，居相邻，游相狎也。厥后九苍就傅别业，余亦遄返秦中，踪迹遂相睽云。丁酉冬，余由陕赴试春明，因复寻故居，儿时旧好，半已升沉，惟于九苍，岁或一二见，或岁不一见。独其诗，时闻诸学士文人之口，斐然可诵。初不识其弃儒就医也，余尝谓九苍诗人也。以医士目九苍，失九苍矣。壬寅岁杪，余复北上，适遇九苍悬壶京邸，即下榻其地，甫达旦，门庭若市，恍如应接于山阴道上者。古人云：他日不为良相，定为良医。自念数十年间，潦倒名场，于人毫无裨益。九苍固以斯术，行其济世之心。于彼于此，得失何如者？此《图》盖其历年来，博览群书而得其要约者也。余因又谓九苍非仅诗人也，仅以诗人目九苍，仍失九苍矣。惜余向于斯道无甚解耳。然廿年前，既知九苍之人，近年来，又知九苍之诗，亦温厚和平，好古不泥于古。其为医，岂独不然，余于九苍之医，又以不解解之。夫事有或异，理有相通，昔庖丁善解牛，而研道者通其悟，公孙大娘舞剑器，而学书者得其神。则余因九苍之人、之诗，以推九苍之医。又因九苍之医，而得自神其悟，九苍之益我，岂不多哉。然而医之理微，九苍方不自足其术，今后当尤有进，则余他日仍当以诗验之耳。秋凉扑人，相与煮茗，披览此《图》，偶识此言于左。至其辨脉之精，理证之确，则识此《图》者自知之，与都人士之获其益者共喻之，固无烦余赘。

河内高倬题曰：古人左图右书，故册籍简，而理易明，而医为尤要。《灵》《素》之传，于医为古，观其所述脉生、爪长、骨坚、肉附，以及营卫、脏腑，隐微曲折之区，靡不备具。终以无图，读者难之。迨汉之《明堂》，张仲景之《伤寒》前图，唐孙思邈之《针图》，几于备矣。至张景岳《类经图翼》始阐发前人所未至，故八阵取讥大雅，而此书不废流传焉。予在京邸，因关中袁君听涛识北平张九苍先生，先生好吟咏，而隐于医，为余诊视，应手有效，谓偶然耳。其冬，听涛将适遵化，携先生《脉图》来观，以八卦五行分配内景，以决得脉之平、病、死、真。虽以予之不知医者视之，亦恍若有会也。嗟乎！今之医读书者少矣，读书而知脉且知脉图，抑又少矣。先生推阐尽变，使《难经》《脉诀》，若揭之耳目之前，其于医何如哉！其于今之业医者又何如哉！

蒲圻贺寿慈题曰：北平张九苍，余因同署交豫君粒民，而耳识之者也。粒民深于诗学，有得意句，辄示余。时辈刻翠剪红之作，少所称意。每为余言九苍诗，诗得古法，襟怀踔落，无局促态。其人固抱有用之才，而隐于诗者，余以未获面觏为憾。粒民复为示此《图》，乃知九苍之兼隐于医者也。夫医之为术，事恒而旨邃，阴阳惨舒，征之于脉，毫厘秒忽，得失千里。世之业此者，不测几辈，甫辨药名，即矜秘术，榜门标额，人尽扁仓。一诘以为维络支、兰、陵、冲、溪、白之输，则蒙然张口如坐云雾，医至此，古法绝矣。九苍汇诸诊籍，而有心得，著为此《图》。长桑上池之要，类不外是，可为医术之津梁，可使业医而庸妄者，一振发其聋聩。彼晨学方而夕自以为能医人者，曷先执此图而自医耶。夫九苍能诗，可以医俗，九苍能医，而著为此《图》，可以医俗之为医者。意九苍于所执之途，非于古有深领，必不屑屑然强作解事。余未知九苍之医，因此《图》而知其医能法古。余未获读九苍之诗，即因此《图》而知其诗必能得古人法，余于此信九苍之能诗，且信余友粒民之言为不谬也。九苍为此《图》，其医已传，使他日更以其诗付诸剞劂。当与此《图》而并传。世之可以名传者几途？九苍已两得之，九苍岂近人哉！他日倘获九苍把臂，当以斯言面质之，以为何如？且质之粒民以为何如？

松龄，字九苍，太医院吏目。《图》以五运六气、五脏六腑，分配五方、五行、五色、五味、五音、七情、八卦、九宫，证其病脉表里一贯，展卷瞭然，不独初学宜考鉴云。

第二类 诊 法

《脉经》一卷　　唐　李勣

光绪十年《畿辅通志》卷一百三十五《艺文略》三：李勣，字懋功，曹州离狐人，本徐氏，赐姓李。官至尚书右仆射。

《叔和脉诀注》十卷　　金　张元素

见光绪十年《畿辅通志》卷一百三十五《艺文略》三。

乾隆十二年《直隶易州志》卷十五《人物》：张元素，字洁古。八岁举神童，品谊高洁。二十七岁试经义进士，犯庙讳下第，乃退而学医……自是洞彻医术。河间刘完素，病伤寒八日，头疼脉紧，呕逆不食。元素往候，完素面壁不顾。元素曰：何见待若斯之卑哉！既诊脉谓之曰：若病某乎。曰：然。若服某药乎。曰：然。元素曰：误矣，某味性寒下降走太阴，今脉如此，非某药不效。完素如其言遂愈。元素自此名沸起，人重之若遘和扁。所疗多不循古。后以明经任涿州学正，注《脉诀》诸书行世。子云岐、璧能世其业。

《太素病脉》　　明　赵凤翔

康熙九年《雄县志》卷中《人物》第十一：赵凤翔，字羽伯，别号丹崖子，律之曾孙也。七岁失怙，二十游泮，有文名，一试棘闱不售，归即专事稽考。读书会己意辄笔之，有《广言》《观物》《听音》《纪异》四种笔记。尤精于《易》，著《易学指掌》六卷，深有得力于京房、康节。又精医学，梓《太素病脉》一书，书成于凤翔，而名之曰渔樵子者，明祖述律之秘传也。又善画，不慕荣利，穷乡闾巷每有疾病疴痒，无不尽心诊视，其应如响。享年八十余卒。

同上《雄县志》卷中《人物》第十一：明·赵律，循之弟也。性恬静，幼嗜问学，长厌举子业，邃精诗学，甚得风雅之趣。前后有司学校，咸礼遇之，后学医术，洞究轩岐之秘，专以济人为心，略不责报，尤精太素脉。

按：以民国十八年《雄县新志》《赵律·赵凤翔本传》核之，凤翔宜为清人，康熙雄志作明人，恐非是。

《脉理析义》　清　文锦绣

光绪十年《畿辅通志》卷二百九十七《杂传》十一：文锦绣，南和人，诸生。习岐黄术，活民无算，著有《验方集锦》《脉理析义》等书。

《脉诀》一卷　　清　曹显宗

见光绪十年《顺天府志》卷一百二十六《艺文志》五《著述》四。

光绪五年《通州志》卷八《人物技术》：曹显宗，字思皇，通州人。精岐黄术，然不乐泛应，人亦不敢轻致，遇沉疴固请乃至，至则往往奏效。

光绪十年《畿辅迩志》卷二百九十六《杂传》十：曹显宗，颖敏嗜学，怀抱不羁，年十三补诸生，绝意进取。尝得异授，精医术，著有《脉诀》一卷。性爱江南山水，游竟岁；晚年益超悟，年七十二无疾而逝。

《脉诀指南》四卷　　清　张国光

见光绪二十三年《大城县志》卷十二《艺文》上撰著。

同上《大城县志》卷九中《人物志·方技》：张国光，大城人。太学生，长于医术，凡《素问》之所解、《金鉴》之所陈、石室之所录，无不备览；以暨丹溪、蒙荃、时珍、仲景之说，参观而互相发明，抉阴阳之奥、泄造化之精、通八难于八风、别五声于五运；以王叔和《脉经》难记，因作《脉诀指南》，由博返约，令初学易入法门，直于此道三折肱矣。大抵医家每祖张氏汗、吐、下三法，风、寒、暑、湿、燥、火六门，以为关键，其治多攻泻，不善学之，往往杀人。公独扼其要，折其中，善导而不力攻，尚补而不尚泻，故虽补而不偏于补，不攻而更妙于攻，临证三十余年，一无失手。

道光中，青邑杨赵官村，有郭争群者，生人面疮于膝，七窍皆具。延医遍中外，一药无灵。因投门下，哀恳调治，国光以药攻其恶疾，月余霍然愈矣。

厚赵官村李树患奇症，一呼则周身毫毛俱起，一吸则周身毫毛俱偃，消瘦日甚，命在旦夕。又有优生厚颍川次女，每患朝食暮吐，绿涎成胶，七日不食。此二症诸医皆束手，公疗之独见神奇。由是求治者朝夕造门，纷纷如市。

公心存普济，尤恤孤贫，其不能具车马者，辄徒步随之行，虽沐雨栉风不觉其劳也。自制诸膏丹丸散，莫不神验。暮年训子成名，以继其志。

《脉诀论》　　清　朱昆龄

民国二十二年《沧县志》卷八《文献志》：朱昆龄，字鹤栖。精岐黄术，志在活人，老犹不倦。著有《脉诀论》《万病全方》，远近称为良医。寿七十二岁卒。

后，有苏道元，字秀松者，亦精医术，有名声。

《脉诀浅说》　　清　马玫

见光绪十四年《东光县志》卷十《艺文志》著述。

同上《东光县志》卷八《人物志》上：马玫，字五玉，庠生，有神医之目。凡治人病，初不明言何症，人问之亦不答，诊脉已即出。

一人骑马射，马惊，首覆而下，毙。玫曰：未死。使四人牵绵被四隅转侧之，果苏。曰：此肠颠倒易位也，肠滑，转侧之则结自解，可勿药矣，其治人病多类此。著有《脉诀浅说》《痘疹浅说》各若干卷。

《五诊脉法》二卷　　清　裴鸿志

民国二十三年《清河县志》卷十二《人物志》下：裴鸿志，字广涵，李家庄人。性敏好学，因母多病，喟然叹曰：事亲不可不知医。乃辍业习医书，卒之，母赖以愈，而术益精，尝医人所不易治者。

一孕妇舌出不能入，先生以珠傅其舌，令作临蓐状，使人扶之；另使一人执大盆向室内猛力掷之，砰然一声；妇故不知所为，一觳觫间舌已入矣。

又一妇患喘不能卧，先生切脉曰：此胎死不下所致，用催生汤一服即下。

又有患附骨疽者，药石所不及，先生以移于委中穴，服药四剂，果如所言。平生所治异症多类是，著有《奇症集编》三卷、《五诊脉法》二卷藏于家，寿八十有五。

《脉案》　清　杜天成

光绪二十年重修《广平府志》卷六十《附传》：杜天成，字懿德。少业儒，家贫，从父国士学医，精脉理。道光壬寅，疫大作，施药济人。著有《集验良方》《脉案》等书。

《手抄三家脉学》二卷　　清　文荫昌

民国二十四年《新城县志》卷十二《地物篇》之人物：文荫昌，字裕如，米家务北庄人。少失怙，专心医药，杂采古方书，手抄细字成巨帙，博观慎取，术益日进。凡所诊治，皆应手而愈……民国十三年，年六十二卒。有《手抄三家脉学》二卷、《痘科选要》二卷、《疹科选要》二卷、《喉科》若干卷。

《脉理一得》　　清　钱绍曾

民国二十二年《元氏县志·人物，学行》，钱绍曾：字贯一，邑庠生，城西仙翁寨村人。清末变法行新政，屡经本邑官绅推选，遍历警学两界，宣力有年。又创设仙翁寨高小学校，嘉惠山村寨士，颇著成效。性颖悟，学术外兼习医，民国十一年，应北平警察厅医术考试，名冠其曹。十八年上书政府，论中国诊治古法不宜遽废，其言颇蒙采纳。在平充师范大学、附属小学教员，尽心教育。且日夜诊脉处方，以劳致疾，调治稍愈，再发，遂不可为，享年四十有九，竟卒于燕都寓所，士论多惜之。著有小学各种教科学，国音国语教科学，《脉理一得》《医方讲义》各若干卷。

《增删观舌心法》　　清　尹昶临

见民国二十一年《南皮县志》卷十一《文献志》。

第三类 伤 寒 〔附〕金匮 温病

《伤寒论》一卷　　唐　张果

光绪十年《畿辅通志》卷一百三十五《艺文略》三：张果，晦其乡里，往来恒州山中，号通元先生。

同上《畿辅通志》卷二百九十《杂传》四：张果，隐中条山，往来汾、晋间，世传数百岁人。武后时，遣使召之即死，后人复见于恒山中。开元二十一年，刺史韦济以闻，元宗令通事舍人裴晤往迎，见晤辄气绝仆，久乃苏，晤不敢逼，驰状白帝。遣中书舍人徐峤赍玺书邀礼，乃至东都，舍集贤馆，肩舆入宫，帝亲问治道、神仙事。果善息气，能累日不食，数御美酒。其貌实如六七十。有诏图形集贤院，未几卒。今平山、井陉间、庐山、百华山有祠、有洞，又有上驴、下驴院寺，乏驴岭，其遗址也。

《伤寒片玉集》三卷　　宋　卢昶

光绪十年《顺天府志》卷一百八《人物志》十八：卢昶，霸州文安人，世以方技有名河朔。政和二年太医奉御，被旨校正《和剂局方》，删补治法，累迁尚药局使。自幼传家学，课诵勤读，老不知倦，岐、黄、雷、扁而下，其书数百家，其说累数百万言，宏衍浩博，纤细碎杂，无不通究。而于孙氏《千金》，尤致力焉，故其诊治之验，颇能似之。春秋虽高，神观精明，望之知为有道之士，年寿八十有七。著《医镜》五十篇、《伤寒片玉集》三卷，今其书故在。方技之外复达治心、养性之妙，如云人生天地中，一动一息皆合阴阳自然之数。

《伤寒直格方》三卷　　金　刘完素

光绪十年《畿辅通志》卷一百三十五《艺文略》三:《伤寒直格方》旧本皆题金刘完素撰。大旨出入于《原病式》而于伤寒证治,议论较详。前序一篇,不知何人所撰。马完素《伤寒医鉴》引平城翟公之语,与此序正相合,殆即翟公所撰欤。《医鉴》又云:完素著《六经传变直格》一部,计一万七千零九字,又于《宣明论》中集紧切药方六十道,分六门,亦名《直格》。此书有方无论,不分门类,不能确定原为何种,卷首又题为临川葛雍编,盖经后人窜乱,未必完素之旧矣……二书(指《伤寒直格方》三卷与《伤寒标本心法类萃》三卷)恐出于依托,然流传已久,姑存之以备参考焉。

《伤寒标本心法类萃》三卷　　旧题　金　刘完素

光绪十年《畿辅通志》卷一百三十五《艺文略》三:《伤寒标本心法类萃》上卷分别表里,辨其缓急,下卷则载所用之方。其中传染一条,称双解散、益元散皆为神方。二方即完素所制,不应自誉至此。考完素《原病式·序》称,集伤寒、杂病脉症方论之文,目曰《医方精要宣明论》。今检《宣明论》中,已有《伤寒》二卷,则完素治伤寒法,已在《宣明论》中,不别为书。

《伤寒会要》　　金　李杲

见光绪十年《畿辅通志》卷一百三十五《艺文略》三。

同上《畿辅通志》卷二百九十五《杂传》九:李杲,字明之,号东垣,真定人。少通《春秋》《书》《易》,博闻强记。时易州人张元素以医名燕、赵间,从之学,不数年传其业。其学于伤寒、痈疽、眼目病为尤长。

北京人王善甫为京兆酒官,病小便不利、目睛凸出、腹胀如鼓、膝以上坚硬欲裂、饮食不下,甘淡渗泄之药皆无效。杲视之曰:病深矣,是气不化也。启元子云:无阳者阴无以生,无阴者阳无以化。甘淡渗泄皆阳药,独阳无阴,其欲化得乎。明日以群阴之剂投之,不再服而愈。

西台掾萧君瑞,二月中,病伤寒发热。医以白虎汤投之,面黑如墨,本证不复见。杲诊之曰：此立夏前误用白虎汤之过也，白虎汤大寒，非行经之药，止能寒腑脏。不善用之，则伤寒水病，隐于经络之间，或更以大热药救之，以苦阴邪，则他证必起，有温药之升阳行经者吾用之，如其言而愈。

冯叔献之侄栎，年十五岁，病伤寒，目赤而烦渴，脉七八至，医欲以承气汤下之。已煮药，杲适从外来，切脉大骇曰：几杀此儿！脉八九至是热极也，脉之而从，按之不鼓，诸阳皆然，此传而为阴证矣。令持姜、附来，吾当以热因寒用法处之，药未就，而病者爪甲变，顿服者八两，汗寻出而愈。

陕帅郭巨济病偏枯，二趾著足底不能伸，杲以长针刺轨内至骨，而不知痛，出血一二升，其色如墨，且缪刺之，如此者六七，服药三月，病良已。当时皆以神医目之。著《用药法象》一卷，《辨惑论》《脾胃论》各三卷。

同上《畿辅通志》卷四十三《方技传》：李杲少通《春秋》《书》《易》，博文强记。时易州张元素著《珍珠囊》一书，以医名燕、赵间。杲从之学，不数年尽得其秘。顾资性高骞，少所降屈，非危急之疾，人不敢谒也。尝援例作济源监税官。祖珍珠囊意，增以用药凡例、诸经响导、纲要活法，著《用药法象》一卷。

谓世人惑于内伤外感，混同施治；乃辨其脉证元气，阴火饮食劳倦，有余不足，著《辨惑论》《脾胃论》各三卷。

推明《素问》《难经》《本草》《脉诀》及杂病方论，著《医学法门》九卷、《灵台秘藏》五卷。

与义乌朱丹溪齐名，至今人称朱、李。

按：乾隆二十七年《正定府志》卷三十九《方技传》载《医学发明》，书名与《畿辅通志》卷二百九十五《杂传》九所引同。《正定县志·艺文》作《医学法门》三卷，同书《方技传》又作九卷。

《伤寒纂要》　　金　李庆嗣

康熙二十一年《畿辅通志》卷三十三《艺学》：李庆嗣，洺州人。少举进士不第，弃而学医，读《素问》诸书，洞晓其义。元大德间，岁大疫，庆嗣和药，分遗贫民，全活者甚众。年八十而终，所著有《伤寒纂要》及《伤寒论》《针经》等书。

光绪三年《永年县志》卷三十四《人物传》：金·李庆嗣，著《伤寒纂类》四卷、《改证活人书》二卷、《伤寒论》二卷、《针经》一卷传于世。

《伤寒论》三卷　　金　李庆嗣

见光绪二十年重修《广平府志》卷三十四《艺文略》。

按：光绪三年《永年县志》卷三十四《人物传》三卷作二卷。

《此事难知》二卷　　元　王好古

光绪十年《畿辅通志》卷一百三十五《艺文略》三：是编专述李杲之绪论，于伤寒证治尤详。其问三焦有几，分别手足，明·孙一奎极称其功。惟谓命门、包络与右尺同论，又谓包络亦有三焦之称，未免误会经旨耳。史称杲长于伤寒，而《会要》一书，元好问实序之，今其书已失传，则杲之议论犹赖此以存其一二。前有至大元年自序，称得师不传之秘，旬储月积，浸就篇帙。盖好古自为裒辑，今本《东垣十书》竟属之杲，殊为谬误。考明李濂《医史》，亦以是书为杲作，则移甲为乙，已非一日矣……好古，字进之，赵州人，官本州教授。据好古所作:《此事难知·序》，盖其学出于李杲。然此书海藏黄芪汤条下称杲为东垣李明之先生，而易老大羌活汤下称先师洁古老人，则好古实受业张元素。殆如赵匡、陆淳同受《春秋》于啖助，而淳又从匡讲问欤。

按：光绪元年《正定县志》卷四十六《艺文》，载《此事难知》二卷，属之金·李杲，殆沿俗误也。

《伤寒六书》　　明　王轩

见光绪十年《畿辅通志》卷一百三十五《艺文略》三。

光绪十二年《保定府志》《列传》：王轩，字临卿，清苑人。嘉靖乙丑进士，除六安州，擢南刑部员外郎，出知宝庆府，改宝宁，擢四川按察副使，亲老乞归。著有《易说肯綮》《伤寒六书》行世。

按：同治十二年《清苑县志》卷九《人物》及民国二十三年《清苑县志》所载:《伤寒六书》，均作《伤寒三书》。又按光绪十年《畿辅通志》卷二百十八《列传》二十六：王轩……嘉靖四十四年进士，与《保定府志》乙丑进士合。而同治《清苑县志》、民国《清苑县志》均作乙未进士，则云轩之举进士在嘉靖十四年矣。

《伤寒论》　清　冀栋

光绪二十年《广平府志》卷六十附《传》：冀栋，字任中，永年人。康熙五十四年与弟矩同榜成进士，改翰林院庶吉士。栋，仕宦二十余年，官至左副都御史，兼通医术……一日，柏乡有妇人因生产未下暴死，将入殓，栋往视之，见其血痕曰：此活人也。以针投之，死者复苏，婴儿亦得生产无害。

栋在京师，一日偶出，有人自言不时腹痛，请治。栋顾视良久，曰：腹中有虫故也，使服信（砒）若干便愈。其人以为毒物不敢多服，仅服少许便止，而病亦未愈。他日又求栋治，栋曰：汝病必死，使汝服信若干，非毒汝也，毒腹虫耳，乘虫首上仰，以信投之，虫当尽死。今汝服信太少，虫多未死，再投以信，虫首不仰矣，故不可治也，其人果死。

时赴大内治病，无不神效，特赏加二品顶戴，并恩赐福字蟒服，兼理太医院事。年六十余以疾卒。子方煜、方然俱举人。所著有《伤寒论》等篇。

《张仲景全书注解本义》　　清　魏荔彤

见乾隆三十一年《柏乡县志》卷十《著述》。

按：《医籍考》卷二十八《方论》六：魏荔彤《伤寒论本义》十八卷。卷三十八《方论》十六：《金匮要略本义》三卷。此云全书，殆兼括《伤寒》《金匮》两书而言欤。

《伤寒补注》　　清　魏汝霖

民国二十一年《柏乡县志》卷五《艺术》：魏汝霖，字载泽，（柏乡）西路村人。早游泮宫，厌科举业，悉心研究岐黄之术，于古今医学大家书籍无不会通。及出面应世，遇贫苦病家，格外体恤；遇奇难剧症，奏效如神。邑令金颂联云："回春我谓一弹指，济世人称三折肱。"先生晚年犹嗜《伤寒论》如饥渴，所著有《伤寒补注》《金匮补注》待刊。卒于光绪二十二年，享受七十有四。

《伤寒易解》二卷　　清　荣玉璞

民国二十三年《霸县新志》卷五上《人物艺术》：荣玉璞，字琢之，霸县堂二里人，励仁子也。励仁精于医。玉璞幼失恃，十九岁弃《诗》《书》，从父习医，妇科而外，尤精于瘟疫、伤寒。所著有《伤寒易解》二卷、《妇科指南》二卷存于家。延医者众，人无论贫富、时无论昼夜，求之必应。光绪二十五年卒，年六十有八。子四……能继父业。

《伤寒医牖》　　清　袁荫元

见民国二十二年《沧县志》卷九《文献志·艺文》。

同上《沧县志·文献志》之人物：袁荫元，字心梅，增贡生。博学多文，工书法，精岐黄。县境东北一带，地势卑污，兴济附近各村每值雨涝，水势如建瓴，汹涌而下，数十村尽成泽国。荫元建挑沟之意，偕青县陈仁麒请于州牧及列宪，允行。由青境大王庄，挑至沧县大港入海，数十村实受其福。同治十年，岁大饥，赖以全活者无算。乐与士子交游。晚年著有《云叶斋诗钞》。

《伤寒暗室明灯论》　　清　陈简

光绪十二年《保定府志》卷四十四《艺文》之《著述》：陈简，字以能，安州人。尤精于医，著有《痘疹心传》《伤寒暗室明灯论》诸书。

《伤寒论》　　清　萧健图

民国五年《交河县志》卷七《人物志》上：萧健图，字铁崖，监生，精岐黄，著手成春，一时远近莫不钦仰。著有《验方类编》《伤寒论》等书。广平府武延绪题联云："济世当为天下雨；问年如对老人星。"子壬恂，克绍父业，亦良医。

《伤寒集要》　　清　朱峨

见光绪元年《正定县志》卷四十六《艺文》。

同上《正定县志》卷四十二：朱峨，字奉璋，监生。兼习医道，一时著名。著有《痘疹详解》《伤寒集要》。

《伤寒歌》　清　蒋浚源

民国二十一年《遵化县志》卷十二《人物·艺术》：蒋浚源，字哲亭。精医理，于古方书无不读。慨医学失其真，著《医学梯航》。遵张仲景《伤寒论》，著《伤寒歌》。自序曰："此为初学医者设，谨遵《灵枢》《素问》《神农本经》及后贤张隐庵、高士宗、喻嘉言、陈修园、李士材诸家参论。因古书奥衍，解人难索，著浅说、白话云云。"是书一出，争相手抄，因付刻以公诸世，论者谓其书确有心得，实为医学名著云。

《伤寒抉微》　清　武兆麟

民国二十七年《密云县志》第一章第四节《人物》第八项：武兆麟，字善甫，邑贡生，伟之次子。尤邃于医术，戚里偶染时症，着手无不立愈，所辑有《妇科辑要》《伤寒抉微》等书。

《金匮补注》　清　魏汝霖

见民国二十一年《柏乡县志》卷五《艺术》。

《补注瘟疫论》四卷　清　洪天锡

见同治九年《续天津县志》卷十九《艺文·著述》。

《温病纬》四卷　清　杨照藜

见民国二十三年《定县志》卷二十一上《艺文》。

同上《定县志》卷十四《人物篇》四：杨照藜，字素圃（定县人）。为诸生甚有名，道光甲辰举甲科。官江西宜黄、临川、金溪等县，后擢道员，以事去官。卜居宁河之南青坨，益博览群书，旁及舆地、金石、历算，尤精于医，著有《温病纬》四卷，为李文忠、徐季和所推服。又有《江西全省舆地考》一卷、《诗存》二卷，著述极富，多刻之江西，兵燹后罕有存者。

《瘟疫伤寒辨》　　清　孙泰

光绪二十年重修《广平府志》卷六十《附传》：孙泰，字盛时，永年人。幼习医学诸书，专心研究，艺术精粹，疗治伤寒尤所擅长。著有《瘟疫伤寒辨》。

《手抄瘟疫论》　　清　许鲲

民国二十三年《清河县志》卷十二《人物志》下：许鲲，字荫清，清庠生。疗瘟疫得家传，断病精确。同邑牛城后宫姓，得疫症甚危，先已经他人诊治，言为不治之症，告其家已预备后事矣。迄请鲲至，即为立方，言无妨。人共危之。鲲坚言令服药，如此果病死，我当偿之。嗣服药，果霍然愈，人以是益神之。家有《手抄瘟疫论》一册，见遇瘟病，施之无不立效。

第四类 本 草

《药录》二卷　　北齐　李密

见光绪十年《畿辅通志》卷一百三十五《艺文略》三。

同上《畿辅通志》卷二百八十九《杂传》三：李密，字希邕，平棘人，魏定、冀、幽、殷四州都督兼大将军司徒定州刺史元忠之族弟也。祖伯膺，魏东郡太守赠幽州刺史。父涣，治书侍御史河内太守赠青州刺史。密少有志操，尔朱兆弑魏庄帝，密阴结豪右，与渤海高昂图起兵。适齐高祖出山东，遂从举义，遥授并州刺史，封容城县侯，邑四百户。尔朱兆至广阿，密募兵五千人守黄沙、井陉。兆败还晋阳。密从齐高祖军击平之，授建州刺史，改襄州，在州十余年，边陲以宁。侯景叛，密被执；景败，复归魏。齐天保初，授散骑常侍，复容城县侯，卒赠殿中尚书济州刺史。因母久病不愈，乃究心医术，遂洞晓针药，母竟获瘳。

《诸药异名》八卷　　唐（僧）行矩

光绪十年《畿辅通志》卷一百三十五《艺文略》三：僧，行矩，姓李氏，赵郡人。

《开宝本草》二十卷、目一卷　　宋　李昉

见光绪十年《畿辅通志》卷一百三十五《艺文略》三。

同上《畿辅通志》卷二百九十三《杂传》七：李昉，字明远，深州饶阳人。以荫补斋郎，选授太子校书。汉乾祐间举进士，为秘书郎。以宰相冯道荐，直宏文馆，改右拾遗集贤殿修撰。周显德二年，宰相李谷征淮南，昉为记室，师还为主客员外郎、知制诰集贤殿直学士。四年加史馆修撰，判馆事。是年冬，世宗南征，从至高邮，乃命为屯田郎中、

翰林学士。六年春，丁内艰。恭帝嗣位，赐金紫。宋初，加中书舍人，建隆三年罢为给事中。四年平湖湘，受诏祀南岳，就命知衡州，逾年代归。陶谷诬奏昉为所亲求京畿令。上怒，召吏部尚书张昭面质。昭免冠抗声言谷罔上。上疑不释，出昉为彰武军行军司马。开宝二年召还，拜中书舍人。昉年七十，以特进司空致仕。朝会、宴飨，令缀宰相班，岁时赐与，益加厚焉。至道元年正月望，上观灯乾元楼，召昉赐坐于侧，酌御樽饮之，自取果饵以赐，因顾侍臣曰：李昉事朕两入中书，未尝有伤人害物之事，可谓善人君子矣。二年陪祀南郊，礼毕入贺，因拜舞仆地。台史掖之以出。卧疾数日薨，年七十二，赠司徒，谥文正。

《洁古珍珠囊》一卷　　金　张元素

见光绪十年《畿辅通志》卷一百三十五《艺文略》三。

《洁古本草》二卷　　金　张元素

见光绪十年《畿辅通志》卷一百三十五《艺文略》三。

《用药法象》一卷　　金　李杲

见光绪十年《畿辅通志》卷一百三十五《艺文略》三。

《珍珠囊指掌补遗药性赋》四卷　　金　李杲

光绪十年《畿辅通志》卷一百三十五《艺文略》三：考《珍珠囊》为洁古老人张元素著，其书久已散佚，世传东垣《珍珠囊》乃后人所伪托，李时珍《本草纲目》辨之甚详。是编首载寒、热、温、平四赋，次及用药歌诀，俱浅俚不足观，盖庸医至陋之本，而亦托名于杲，安矣。

《汤液本草》三卷　　元　王好古

光绪十年《畿辅通志》卷一百三十五《艺文略》三云：汤液者，取《汉志·汤液经方》义也。上卷载东垣药类法象、用药心法，附以五宜、五伤、七方、十剂；中、下二卷以本草诸药，配合三阳、三阴、十二经络；仍以主病者为首，臣、佐、使应次之。每药之下，先气、次味、次入某经。所谓象云者，药类法象也；心云者，用药心法也；珍云者，洁古《珍珠囊》也。其余各家，虽有采辑，然好古受业于洁古，面讲肆于东垣，故于二家用药，尤多征引焉。考《本草》药味，不过三品，三百六十五名。陶弘景《别录》以下，递有增加，往往有名未用。即《本经》所云主治，亦或古今性异，不尽可从。如黄连，今惟用以清火解毒，而经云厚肠胃，医家有敢遵之者哉？好古此书所列，皆从名医试验而来，虽为数无多，而条例分明、简而有要，亦可云适乎实用之书矣。

《上医本草》　明　赵南星

见嘉庆五年《高邑县志》卷九《艺文著述目录》。

同上《高邑县志》卷六《人物》：赵南星，字梦白，号侪鹤。中隆庆庚午乡试，万历二年进士；除汝宁推官，稍迁户部主事。调吏部考功，引疾归，起历文选员外郎，以病归。再起历考功郎中。南星素精举业，著有文集若干卷，目录载《艺文》。

《药镜》四卷　明　蒋仪

民国二十年《天津县新志》卷二十三之一《艺文》：是书列入《四库存目》。是编前后无序跋，惟凡例谓《医镜》之镌，骈车海内，今梓药性，仍以镜名。其载药性，分温、热、平、寒为四部，各以俪语，括其主治。后附拾遗、疏原、滋生三赋以补所未备。案仪，进士题名碑，作天津卫军籍，《四库提要》谓仪嘉兴人，或其原籍也。

同上《天津县新志》卷二十一之一《人物》一：蒋仪，军生，举弘治二年乡试，正德九年成进士。授浙江兰溪县知县，调知山东寿张县，升陕西按察司金事。退居乡里，著有《医镜》《药镜》各若干卷行于世。

《药性指南》二卷　明　汤性鲁

见康熙十九年《南皮县志》卷八《艺文》。乾隆四年《天津府志》卷二十八《人物》汤铉传：汤铉，南皮人，字鼎辅，宾之孙，性鲁子也。号念水。

按：民国二十一年《南皮县志》著录汤宾《药性指南》一卷。而《天津府志》复著录汤性鲁《药性指南》二卷。性鲁系宾之子，二人之所著，书名同而卷数异，殆宾所著书性鲁复为之增补，故卷数较宾原著增一卷，而《南皮县志》皆著录也。

《药性赋》一卷　　清　李朝珠

光绪三十年重修《曲阳县志》卷十四《艺文录》三：李朝珠，字佩玫，坦溪其别号也，咸同间诸生……朝珠所撰《知新录》、诗文集已著录。

《灵枢》《素问》乃岐黄以来躬亲试验传授心法，后人笔之于书。其晦复处，由众手所成；其精深处，实泄造化之秘，非深于此道者，不能辨也。始皇焚书，独留医、卜不烧，所赖以窥先圣心源者，惟有此耳……若（《卜医辟误》一书）仅于文字间斥其伪，谬矣……独其讲求实用，知医道关系重大，具有卓识。

李朝珠（曲阳人），少孤。性伉直自遂，不偕于俗。家贫力学，以医学有益身世，故究心岐黄之术，其于才士放荡邪僻之说，尤深恶痛绝。国初蠡人李，塨承其师颜元之学，主于"厉实行、济实用"，痛斥宋明诸儒空谈心性之弊。朝珠得其书大喜，以为三代下一人而已。由是服膺私淑，自信益坚，以诸生终。所撰《知新录》一卷、《坦溪诗文集》四卷、《卜医辟误》《医学心得》《药性赋》各一卷。

《本草杂著》　　清　李之和

同治七年《平乡县志》卷九《人物》：李之和，道光乙酉选贡，字节之，号漱芳。读书有卓识，嗜学不倦。尝谓儒者所重不在词章，慨然有述古之志。后绝意仕进，益潜心经学，旁及医、卜、星、算、音乐，无不精通。郡县闻其名，争以礼罗致，绝不往。晚年酷好琴，静坐无事，辄鼓琴自娱。生平著书甚多，经学有《礼记集说》《说易存参》《宫室图说》；医学有《漱芳六述》《六述补遗》《外科六述补遗》《本单杂著》；有《漱芳杂抄》《舆图集略》《勾股图说》《算法辑略》《无用琐谈》《子平辑要》《姓氏百韵》，著《琴谱》未竟而卒，子炳麟续成之。

《批注本草》　　清　刘瑞

民国二十二年《沧县志》卷八《文献志》：刘瑞，字相林，继德之孙，岁贡生。品学俱优，深达青囊之秘，当时以为宗。故奕世稍文秀者，皆晓通医理，家藏《医案》若干卷及《批注本草》等书，皆出其手，惜经乱不存。

《本草分经解》四卷　　清　毛景义

见民国二十三年《静海县志》人民部未集《人物志》下。

第五类　针　灸

《黄帝明堂经注》三卷　　　隋　杨玄

见光绪十年《畿辅通志》卷一百三十五《艺文略》三。

《神应针经要诀》　　　宋　许希

乾隆四年《天津府志》卷二十九《人物》：许希，渤海人。仁宗疾，诸医俱劣，冀国太长公主荐希，诊脉，宜心下用针方愈，左右俱以为不可。诸黄门祈以身试之，无害，遂针之。帝愈，命为翰林医官，赐绯衣银鱼及器币。希拜谢已，又向西拜。帝问其故。对曰：扁鹊臣师也，请以赐金装庙。帝遂成庙于郑野，封灵应侯。希著《神应针经要诀》，仕至殿中省尚药奉御。

《针灸脉诀书》一卷　　　辽　直鲁古

见道光十年《承德府志》卷四十八《艺文》一。

《针经》一卷　　　金　李庆嗣

见光绪二十年重修《广平府志》卷三十四《艺文略》。

《铜人针经密语》一卷　　　元　窦默

见光绪二十年重修《广平府志》卷三十四《艺文略》。

乾隆十年《广平府志》卷十九《人物志》：窦默，字子声，初名杰，字汉卿，肥乡人。幼知读书，毅然有立志。元兵伐金，遂南走渡河，医者王翁妻以女，使业医。转客蔡州，遇名医李浩授以《铜人》针法。又走德安，孝感令谢宪子以伊洛性理之书授之。适奉诏招集儒道之士，乃北归，隐于大名。与姚枢、许衡朝暮讲习。继还肥乡，以经术教授，由是知名。世祖在潜邸，遣使召之，问以治道。一日凡三召见，自是敬待加礼，命皇子从学。世祖即位，以为翰林侍讲学士。时初建中书省平章政事，王文统颇见委任。默面斥文统学术不正，必祸天下，因荐许衡可相，帝不悦而罢。文统深嫉之，默谢病归。未几文统伏诛，帝追忆其言，召还，赐第京师，命有司月给廪禄，国有大政辄以访之，加昭文馆大学士，卒年八十五。默为人乐易，未尝品评人物，与人居，温然儒者也。至论国家大计，面折廷净，人谓汲黯无以过之。帝尝谓侍臣曰：朕求贤三十年，惟得窦汉卿及李俊民二人。后累赠太师，封魏国公，谥文正。子履，集贤大学士。

民国三十年《蓟县志》卷四《人物·医学》：窦汉卿，金时人。善医，妙于针，有死去经日，胸前稍温，针之立起。宋庆历祥符间，曾治太子疾愈，封为太师。著有《针经指南》及《疮疡经验全书》十三卷。首署燕山窦汉卿云。

《针经指南》　　元　窦默

见民国三十年《蓟县志》卷四《人物·医学》。

《指迷赋》一卷　　元　窦默

见光绪二十年重修《广平府志》卷三十四《艺文略》。

《标幽赋》一卷　　元　窦默

见光绪二十年重修《广平府志》卷三十四《艺文略》。

《身经通考》　　清　李潆

嘉庆五年《高邑县志》卷六《人物》：李潆，字伯清，号禹门，临洮郡丞鹏程之子也。中顺治辛卯乡试。有异才，精医术，著《身经通考》行世，设为问答，阐轩岐之奥旨。任滋阳知县，因事谪戍关东，以医术济人，有仁声关外，称为关西神人。

《针灸摘要》一卷　　清　张永荫

见民国二十一年《南皮县志》卷十一《文献志》五。

同上《南皮县志》卷九《文献志》三：张永荫，字海驷，增生。精医学，就诊者常满门，活人无算。

《针灸摘要》　　清　张甘僧

见民国二十一年《南皮县志》卷十一《文献志》五。

同上《南皮县志》卷七《文献志》一《科目之岁贡》条：张甘僧，字佛村。

同上《南皮县志》卷八《文献志》二《封荫》：张甘僧，岁贡。光绪间，以子瑜森四品衔特用同知，赠中宪大夫。

《针灸摘要图考》一卷　　清　刘钟俊

见光绪二十三年《大城县志》卷十二《艺文》上《撰著》。

《针灸便用》　　清　卢梅

见民国五年《交河县志》卷九《艺文志》著述。

同上《南皮县志》卷七《人物志》上：卢梅，字调卿。幼习制艺，应童子试文战不利，弃儒就医。殚心十余载，未经一试，人议其高自位置。公曰：人命至重，可轻尝试乎。街邻有疾者，更医罔效，病垂危，往诊之，一剂愈。会夏季疫行，针药兼施，全活甚众。晚年尤精小儿科，著有《针灸便用》一书，邑侯朱吉园为付梓焉。

《三才解》六册　　清　刘润堂

民国二十二年《沧县志》卷八《文献志》：刘润堂，诸生。业医，善针法，著有《三才解》六册。前五册言针法，将针灸大全尽行批驳，独辟新说。后一册言砭法，按穴以小石擦磨，有左旋若干遍嘘气几口者为泄，有右旋若干遍吸气几口者为补，用之均有奇效。

第六类　方　论

《经心录》十卷　　唐　宋侠

见光绪二十年重修《广平府志》卷三十四《艺文略》。

同上《广平府志》卷六十《附传》：宋侠，洺州清漳人，北齐东平王教正之子也。以医术著名，官至朝散大夫药藏监，撰《经心录》十卷行于世。

《崔氏纂要方》十卷　　唐　崔行功

见光绪十年《畿辅通志》卷一百三十五《艺文略》三。

民国二十三年《井陉县志料》卷十一《人物》之六：崔行功，恒州井陉人。北齐巨鹿太守伯让曾孙，由博陵徙家。自少好学，唐俭爱其才，命为前后征讨文表。唐高宗时，转吏部郎中。善于敷奏，常兼通事舍人内供奉，坐事免，寻征为司文郎中，朝廷大手笔多行功及李敬俨之词。二人相次为兰台侍郎，委以校理四部群书，仍专知御集，与撰《晋书》及《文思博要》等书。咸亨初，官名复旧，改秘书少监，卒于官，有《集》六十卷。

《千金秘要备急方》一卷　　唐　崔行功

见光绪十年《畿辅通志》及民国二十三年《井陉县志料》卷十三《著述表》。

《备急单方》一卷　　唐　贾耽

见光绪二十五年重修《天津府志》卷三十七《艺文》一。

同上《天津府志》卷四十一《人物》一：贾耽，字敦诗，沧州南皮人。耽嗜观书，老益勤，尤悉地理，四方之人与使夷狄者见之，必从询索风俗，故天下地土、区产、山川、夷岨，皆究知之。方土蕃盛强，盗有陇西异时州县，远近有司不复传。耽乃绘陇右山南图兼黄河经界远近，聚其说为书十卷，表献……德宗览之称善。贞元十七年，又撰成《海内华夷图》及《古今郡国县道四夷述》四十卷，表献之，帝善之，赐予加等。或指图问其邦人，咸得其真。又著《贞元十道录》，以贞观分天下隶十道，在景云为按察、开元为采访，废置升降备焉。至阴阳杂数罔不通。其器不喜臧否人物，为相十三年，虽安危大事无所发明，而检身励行，自其所长。每归第，对宾客无少倦，家人近习不见其喜怒。世谓淳德有常者。

《海上集验方》十卷　　唐　崔元亮

见光绪二十年重修《广平府志》卷三十四《艺文略》。

同上《广平府志》卷四十七《列传》二：崔元亮，字晦叔，磁州昭义人。贞元初，擢进士第，累迁诸镇幕府。客高邮，地下湿，因得痹病，不乐进取。元和初，召为监察御史，累转驾部员外郎，稍迁密、歙二州刺史，历湖、曹二州祠曹，不拜。太和四年，由太常少卿改谏议大夫，朝廷推为宿望，拜右散骑常侍。顷之，移疾归东都，为虢州刺史，卒年六十六。赠礼部尚书。元亮晚好黄老清静术，故所居官未久辄去。遗言：归葬滏阳，正首邱之义，诸子如命。

《兵部手集方》三卷　　唐　李绛

康熙十二年《赵州志》卷十《属邑·人物》：李绛，赞皇人，擢进士，累官翰林学士知制诰。会李□□诛，宪宗将辇取其资。绛言：元恶传首，若因取其财，恐非遏乱之略，惠绥困穷者，愿赐本道贷贫民租赋。又数论宦官横肆，方镇进献等事。帝为之动容。久之，迁户部侍郎。帝以户部有献，而疑绛独无所有，绛曰：臣为陛下谨出纳，乌有羡赢，若以为献，是徙东库物，实西库，进官物，结私恩。帝瞿然悟，拜中书门下平章事，谓左右曰：绛言骨鲠，真宰相也。

光绪二年续修《赞皇县志》卷八《人物志》：李绛，字深之。

《传信方》二卷　　唐　刘禹锡

见民国二十三年《定县志》卷二十一《志余杂志》上。

光绪十年《畿辅通志》卷一百三十五《艺文略》三：刘禹锡，字梦得……卒年七十二。

《定县志》卷十四《文献志·人物篇》四：刘禹锡，系出中山，世为儒。擢进士第，登博学宏辞科，工文章。淮南杜佑表管书记，入为监察御史，时王叔文得幸太子，禹锡以重名与之交，擢屯田员外郎。宪宗立，叔文败，禹锡贬连州刺史，未至，斥郎州司马，久之，召还。宰相欲任南省郎，以玄都观看花讥忿，当路不喜，出为播州刺史。宰相裴度雅知禹锡，荐为吏部郎中兼集贤学士，度罢，出为苏州刺史。以政最，赐金紫服，徙汝、同二州，迁太子宾客。晚年以文章自适，白居易推为诗豪。会昌时，加检校礼部尚书卒。

《今体治世集》二十卷　　宋　刘翰

见乾隆四年《天津府志》卷二十九《人物之艺术》及民国二十二年《沧县志》卷九《文献志》。

乾隆四年《天津府志》云：刘翰，沧州临津人，世习医业。初摄护国军节度巡官。周显德初，诣阙献《经用方书》三十卷、《论候》十卷、《今体治世集》二十卷。世宗嘉之，命为翰林医官，其书付史馆，再加卫尉寺主簿。太祖北征，命翰从行。建隆初，加朝散大夫鸿胪寺丞。时太祖求治，事皆核实，故方技之士必精练。乾德初，令太常寺考较翰林医官，艺术以翰为优，黜其业不精者二十六人。自后又诏诸州，访医术优长者籍其名，仍量赐装钱，所在厨传给食，遣诣阙。开宝五年，太宗在藩邸有疾，命翰与马志视之。及愈，转尚药奉御，赐银器、缗钱、鞍勒马。尝被诏详定《唐本草》，翰与道士马志、医官翟煦、张素、吴复珪、王光佑、陈昭遇同议。凡《神农本草经》三百六十种、《名医别录》一百八十种、《唐本草》先附一百一十四种、有名无用一百九十四种，翰又参定新附一百三十三种。既成，诏翰林学士中书舍人李昉、户部员外郎知制诰王祐、左司员外郎知制诰扈蒙详覆毕，上之。翰后加检校工部员外郎。太平兴国四年，命为翰林医官使，再加检校户部郎中。雍熙二年，滑州刘遇疾，诏翰驰往视之，翰还言遇必瘳，既而即死，坐责，受和州团练副使。端拱初，起为尚药奉御。淳化元年，复为医官使，卒年七十二。

光绪十年《畿辅通志》卷二百九十二《杂传六》，与乾隆四年《天津府志》略同，唯《名医别录》一百八十种，作一百八十二种。

按：乾隆四年《天津府志》翰《本传》《今体治世集》误作《今体治册集》，今据光绪《畿辅通志》及重修《天津府志》，民国《沧县志》改正。

《经用方书》三十卷　　宋　刘翰

见康熙二十一年《畿辅通志》卷三十三《艺学》。

《论候》十卷　　宋　刘翰

见康熙二十一年《畿辅通志》。

《神医普救方》一千卷、目十卷　　宋　贾黄中

光绪十年《畿辅通志》卷一百三十五《艺文略》三：贾黄中，沧州南皮人，耽四世孙。

《扁鹊心书》二卷　　宋　窦材

光绪十年《畿辅通志》卷一百三十五《艺文略》三：窦材，真定人。是书题古神医卢人扁鹊传，宋太医真定窦材重集，盖材自托于古神医以神其说也。卷首有自叙一篇。胡钰疑伪作。又有奏玉帝青词，称绍兴十六年，与叙末所纪同。其署官称武翼郎前开州巡检及书目题太医，详略互殊，或先为巡检，后入医院耶？又有进医书表，谓汉·张仲景著《金匮玉函》《伤寒论》，不师《内经》，唐·孙思邈集《千金方》，附和仲景，废去针、灸及丹、附大药，盛行汤剂，治小病则生，治大病则百无一活。不知《伤寒》《金匮》于六气之环转，神机之出入，阴阳消长，虚实递更，首尾贯通，辨析精密；至于在经俞则用针，起下陷则用灸，可谓神于师《内经》者。材盖欲自张其术，必先诋毁古人，仲景尚可疵，思邈更不必言矣。观其三世扁鹊一条，称第一扁鹊，黄帝时人，第二扁

鹊，战国时秦越人，第三扁鹊则大宋窦材。又称遇关中老医，又称天上界以此书，侈大荒怪，殊为谬妄。然于经络灸法，审证合方，消息五十余年，确有心得，试之辄验，故王琦采其书入医书。

《校正和剂局方》　宋　卢昶

咸丰三年《大名府志》卷十六《人物》：宋·卢昶，大名人，以方技名河朔间。政和二年被旨校正《和剂局方》，删补治法。岐黄而下数百家无不通究。著《易说》五十篇，元好问铭其墓。

按：光绪十年《顺天府志》卷一百八《人物志》十八，亦著录此目。考元好问卢太医墓志：卢尚药，讳昶，世家霸州文安，今为大名人……大名、顺天两府志所以均列其目者，殆以此。

《医镜》五十篇　宋　卢昶

见光绪十年《顺天府志》卷一百八《人物志》十八。

河间刘先生《十八剂》一卷　金　刘完素

见光绪十年《畿辅通志》卷一百三十五《艺文略》三。

《治病心印》一卷　金　刘完素

见光绪十年《畿辅通志》卷一百三十五《艺文略》三。

《医学启源》三卷　金　张元素

见光绪十年《畿辅通志》卷一百三十五《艺文略》三。

《内外伤辨惑论》三卷　金　李杲

光绪十年《畿辅通志》卷一百三十五《艺文略》三：杲，字明之，自号东垣老人，真定人，尝得官监济源税。案元砚坚作《东垣老人传》，杲以辛亥年卒，年七十二。则当生于世宗大定二十年庚子，金亡时，年五十五，入元十七年乃终，故旧本或题元人，而《元史》亦载入方技传也。初，杲母婴疾，为众医杂治而死，迄莫知为何证。杲自伤不知医理，遂从易州张元素学，尽得其法，而名乃出于元素上，卓为医家大宗。是编发明内伤之证，有类外感，辨别阴阳寒热、有余不足，而大旨以脾胃为主。故特制补中益气汤，专治饮食劳倦，虚人感冒，法取补土生金，升清降浊，得阴阳生化之旨，其阐发医理，至为深微。前有自序，题丁未岁，序中称此论束之高阁十六年，以长历推之，其书盖出于金哀宗之正大九年辛卯也。

康熙二十一年《畿辅通志》卷三十三《艺学》：杲幼岁好医药，从易州张元素学，不数年尽传其业。资性高骞，少所降屈，士大夫非危急疾不敢谒。其学于伤寒、痈疽，眼目病为尤长。疗而愈者甚众，当时皆以神医目之。

《脾胃论》三卷　　金　李杲

光绪十年《畿辅通志》云：杲既著《辨惑论》，恐世俗不悟，复为此书。其说以土为万物之母，故独重脾胃，引经立论，精凿不磨。明·孙一奎《医旨绪论》云：东垣生当金元之交，中原扰攘，上失其所，人疲奔命。或以劳倦伤脾，或以忧思伤脾，或以饥饱伤脾，病有缓急，不得不以急者为先务。此真知杲者也。前有元好问序。考《遗山文集》有杲所著《伤寒会要引》一篇，备载其所治验，《元史·方技传》全取之。而此序独不见集中，意其偶有散佚欤。又有罗天益后序一篇。天益字谦父，杲晚年弟子，尽得其传。元砚坚《东垣老人传》称，杲临终取平日所著书，检勘卷帙，以次相从，列于几前，嘱谦父曰：此书付汝者，即其人也。

《东垣试效方》九卷　　金　李杲

见光绪十年《畿辅通志》卷一百三十五《艺文略》三。

同上《试效方》九卷，元·罗天益撰。

嘉靖十三年《藁城县志》卷六《人物志》：元·罗天益，别号谦甫，藁城人。幼师李东垣，研穷医道，深得东垣秘旨。其因脉求疾，随疾制方，治疗无不立效。熊宗立谓：王海藏之《此事难知》、成无己之《明理论》、罗谦甫之《试效方》皆杰然不可及者。

乾隆二十七年《正定府志》卷三十九《方技传》:《试效方》，亦无卷数，传与藁城志同。

按:《试效方》，一题李杲撰，一题罗天益撰，其实一书。《郑堂读书记》云：谦父为东垣弟子，编录其师之方成帙，故亦可以题其所撰。

《医学发明》九卷　　金　李杲

光绪十年《畿辅通志》卷一百三十五《艺文略》三引"《补辽金元艺文志》:《医学发明》九卷。注云：推明《本草》《素》《难》脉理。"

按：光绪元年《正定县志》卷四十六《艺文》：著录《医学法门》三卷，同书卷四十三《方技传》又载有《医学法门》九卷，是否与《医学发明》九卷同为一书。待考。

《兰室秘藏》三卷　　金　李杲

光绪十年《畿辅通志》卷一百三十五《艺文略》三云：其曰《兰室秘藏》者，盖取黄帝《素问》："藏诸灵兰之室"语。前有至元丙子罗天益序，在杲殁后二十五年，疑即砚坚所谓临终以付天益者也。其治病分二十一门，以饮食劳倦居首，他如中满腹胀、如心腹痞、如胃脘痛诸门，皆谆谆于脾胃，盖其所独重也。东垣发明内伤之类外感，实有至理。而以土为万物之母，脾胃为生化之源。《脾胃损论》一篇，极言寒凉峻利之害，尤深切著明，盖预睹刘、张两家末流攻伐之弊，而早防其渐也。至于前代医方，自《金匮要略》以下，大抵药味无多，故《唐书·许允宗传》纪允宗之言曰："病之与药有正相当，惟须单用一味，直攻彼病，药力既专，病即立愈。今人不能别脉，莫识病证，以情臆度，多安药味，譬之于猎，未知兔所，多发人马，空地遮围，或冀一人之偶然逢也，如此疗病不亦疏乎。"其言历代医家均传为名论。惟杲此书载所制诸方，动至一二十味，而君、臣、佐、使，相制、相用，条理井然，他人罕能效之者。斯则事由神解，不涉言诠，读是书者能喻法外之意则善矣。

按：光绪元年《正定县志》卷四十六《艺文》，载有《灵台秘藏》五卷，灵台疑系兰室之误。

《改证活人书》二卷　　金　李庆嗣

见光绪三年《永年县志》卷三十四《人物传》。

《医学启元》　　金　李庆嗣

见光绪二十年重修《广平府志》卷三十四《艺文略》。

《医垒元戎》十二卷　　元　王好古

光绪十年《畿辅通志》卷一百三十五《艺文略》三云：……自跋称是书已成于辛卯，至丁酉春为人阴取之，原稿已绝，更无余本。予职州庠，杜门养拙，蓰盐之暇，无可用心，想象始终，十得七八，是书首尾，仅得复完。前有自序，亦题丁酉岁，盖初成于金末，而重辑于元初也。其书以十二经为纲，皆首以伤寒，附以杂证，大皆祖长沙绪论，而参以东垣、易水之法，亦颇采用《和剂局方》，与丹溪门径小异。然如半硫丸条下注云："此丸古时用，今时气薄不用。"则斟酌变通，亦未始不详且慎矣。其曰《医垒元戎》者，自序谓良医之用药，若临阵之用兵也。此本为嘉靖癸卯辽东巡抚右都御史余姚顾遂所刻，万历癸巳两淮盐运使鄞县屠本畯又重刻之，体例颇为参差。若书肆之本，往往移易其旧式，今无原本可校，亦姑仍屠本录之焉。

《汤液大法》四卷　　元　王好古

见光绪十年《畿辅通志》卷一百三十五《艺文略》三。

《癍论萃英》一卷　　元　王好古

见光绪十年《畿辅通志》卷一百三十五《艺文略》三。

《钱氏补遗》一卷　　元　王好古

见光绪十年《畿辅通志》卷一百三十五《艺文略》三。

《阴症略例》一卷　　元　王好古

见光绪十年《畿辅通志》卷一百三十五《艺文略》三。

《医论》　　元　窦默

见乾隆十年《广平府志》卷二十三《著述》。

雍正十年《肥乡县志》卷六《志余》：窦文正公受李浩铜人针法后，其治疮疡极精晰。史云有《医论》行世，不可得，止见《外科全书》内咽、喉二说，皆有理致。兹节略其原文一则附此，知公深达内景《素问》元奥，不独以疮疡擅长也。其略云：呼者，因阳出；吸者，随阴入；呼吸之间，肺经主之。喉咙以下言六脏，为手足之阴；咽门以下言六腑，为手足之阳。盖诸脏属阴为里，诸腑属阳为表。以脏者藏也，藏诸神流通也。腑者府库，主出纳水谷、糟粕，转输之谓也。自喉咙以下，六脏应天，气乃肺之系也。以肺属金，乾为天，乾，金也，故天气之道其中空长，可以通气息。但喉咙与咽并行，其实两异，而人多惑之。盖喉咙为息道，咽中下水、谷，其喉下接肺之气。一云喉中三窍者，非果喉中具三窍，则水、谷与气各从一窍而俱下……此等症系性命之根本，生死立见，不识其标本而攻之，失法，则祸不旋踵矣。

按：雍正《肥乡县志》及同治六年《肥乡县志》均以《外科全书》《医论》作为二书，而光绪《畿辅通志》则以《外科全书》《医论》作为一书，误。

《卫生宝鉴》二十四卷　　元　罗天益

见光绪十年《畿辅通志》卷一百三十五《艺文略》三。

《家塾事亲》五卷　　明　郭晟

见光绪十年《畿辅通志》卷一百三十五《艺文略》三。

龙江老人自序曰：古人以医之用药，如将之用兵，存亡以之，不可苟也。又曰：必诚必敬，主一无适，庶无不效之药，亦无不去之病。苟或无恒，为心卤莽，是犹置千金如瓦砾，视生死为末节，望其有济，不亦难乎。

晟孙崇嗣后序云：此余七世祖龙江公之所著也。海内士夫爱其切于日用，多梓行。置前、后序不录，而不知为谁何氏之书。余在楚藩司署中见此板，顷守固原，又见此板，因重梓广布，以成先志。

同治六年《肥乡县志》卷三十六《杂记》：郭晟，洪武中仕龙江参军，未几辞归乡里。以医药活人甚众。年六十七以寿终。

《校补卫生宝鉴》 明 李果

见光绪十年《畿辅通志》卷一百三十五《艺文略》三。

光绪二十年重修《广平府志》卷四十九《列传》四：李果，字尚用，成安人。景泰元年举人，授平阳通判，分理易州，迁杭州同知，筑堤以障湖水，升济南知府卒。著书见艺文。

康熙十二年《成安县志》卷十《列传》二：李果性倜傥，自奉殊薄，为文力追古雅，不逐尖筌。所著有《四书音考》《大学明解》《小学摘义》诸书藏于家。

《明医杂著》四卷 明 汤宾

见康熙十九年增补康熙十二年《南皮县志》卷八《艺文》。

光绪十四年《南皮县志》卷十《人物志》上：汤宾，字继寅，别号交川，嘉靖庚戌进士。

《医镜》 明 蒋仪

见民国二十年《天津县新志》卷二十三之一《艺文》。

《劳瘵真诀》 明 王廷辅

见光绪十二年《保定府志》卷四十四《艺文录》之著述。

同上《保定府志·列传》：王廷辅，安州人，庠生。励学岐黄，又精于痘疹，全活小儿甚众。著有《活幼心传》《劳瘵真诀》行世。

《古医方》 明 吴永昌

光绪二十一年《邢台县志》卷六《人物》：吴永昌，字世隆，邢台人。游郡庠，不乐仕进……集古医方，制药以疗疾，活人甚多。

《管见佐议》六卷 清 徐梦松

民国二十二年《邯郸县志》卷十《人物志》上：徐梦松，字兆麟，康熙元年恩贡。幼失怙恃，弱冠入庠……旁通岐黄，济人无算，著《管见佐议》六卷。

《救急良方》　　清　刘敦寯

见光绪二十年重修《广平府志》卷三十四《艺文略》。

光绪三年《永年县志》卷三十四《人物传》：刘敦寯，字公硕，国子生。素牲醇谨，雅善岐黄。雍正十一年，巡视畿南御史评公图，病膈危甚，延寯至，一药而愈。所著有《胎产须知》《救急良方》等书行世。

《素庵六书》　　清　多弘馨

雍正十二年《阜城县志》卷十九《人物》：多弘馨，字卿和，号素庵。秉性端方，自幼嗜学，博涉经史，网罗百家，优文翰，工诗律，尤精岐黄，所著有《素庵六书》。以明经授真定府新乐县训导。邑侯曹公修阜志，弘馨任纂注事焉。寿登八十有二岁。

《广仁集》　　清　郑柵

乾隆三十一年《博野县志》卷六：郑柵，字积厚。弱冠补博士弟子员，不饮酒，不戏谑，潜心医学，亲制药饵，详择古方，著有《广仁集》。乾隆元年举孝廉方正，七年乡饮大宾，卒年七十有六。

《所慎初集·二集医书》　　清　张雁题

见光绪十四年《南皮县志》卷十五《艺文志》下。

同上《南皮县志》：张雁题，字杏园。幼岐嶷，乾隆乙酉拔萃。英年高才，意气不可一世，一试大廷不第，遂郁郁无聊。就职北城兵马指挥，在官三月，告归，遂不复出。

民国二十一年《南皮县志》卷十一《文献志》五：《所慎集医书》六卷。

《岐黄便录》四卷　　清　陈志

见民国五年《交河县志》卷九《艺文志》著述。

同上《交河县志》卷六《选举志·科目之贡士》：陈志，嘉庆辛酉拔贡。

《医方集腋》 清 陈耀昌

光绪十二年《保定府志》卷四十四《艺文》：陈耀昌，字绪熙（安州人）。嘉庆六年进士，官国子监助教。精岐黄术，著有《医方集腋》。

《儒医圭臬》 清 何诒霈

光绪元年《正定县志》卷三十九《文学》：何诒霈，字春渠，性凝重，简外务，嗜经史文词。早岁受书，卓然欲以文章名世。及长，博学强识，极深研几，功力加人数倍。十六游庠，十九食饩，二十六登嘉庆甲子贤书，乙丑连捷以第十七名魁会榜，即用知县改就教职，铨河间教授。及老犹手自著书，有《四书酌注》《易经酌注》《书经酌注》《诗经酌注》《成周彻法演》《儒医圭臬》《碧霞斋制艺》《古藤轩制艺》《课徒草》《文心针度》《古文传赞》数十种藏于家。精医术，所全活尤多。

《医林改错》 清 王清任

光绪十年《玉田县志》卷二十七《列传》八：王清任，字勋臣，武庠生，纳粟得千总衔。性磊落，精岐黄术，名噪京师。其论人脏腑，与古方书异。盖尝于野冢、市曹诸凶秽地，寻求审视，非臆言也。所纂《医林改错》，已不胫而走，虽涉俶诡，亦可备一家言。尝有人夜寝，必以物镇胸始能寐。又有人恒仰卧，胸间稍著被，辄不能交睫；清任以一方愈两症，尤其奇者，说详其《改错》书中。

《济世丛书》六卷 清 张峻德

光绪三十年《南宫县志》卷十七《列传》：张峻德，字克明，精岐黄术，著《济世丛书》六卷。子孙相继习其业，子辉廷，字朝甫，著《胎产保元》二卷；孙武魁，字英豪，著《痘疹辨难》二卷，皆附丛书后。

《集验良方》 清 杜天成

见光绪二十年重修《广平府志》卷六十《附传》。

《医学传心录》　清　李钤

见民国二十一年《南皮县志》卷十一《文献志五》著述。

《南皮县志》卷十《文献志四》：李钤，字珍同，太学生。精医学，兼善书画。

光绪二十六年《宁津县志》卷八《人物志》上：李钤……例贡生。精天算，善堪舆，凡甘石、青鸟，以及医药、卜筮之书，无所不读。画山水得倪黄法，而时参以华亭笔意，与南皮张文达公为画友。晚年见戴文节公，画卷益进。爱种菊，得种菊子法，变成异色者甚多。著《菊谱》一卷，载种子法甚详，其他著作尚若干种。

按：此书与河北人民出版社一九五八年刊行之《医学传心录》是否一书？颇费寻研。现刊《传心录》据其例言称："初得稿本，系抄于清道光间，似为上海刘一仁所著。考同治十一年清人俞樾、方宗诚纂《上海县志》卷二十七《艺文》医家类列有明·刘全德《医学传心录》。刘全德与刘一仁，是否一人？遍检同治《上海县志》、民国七年《上海县续志》、民国二十四年《上海县志》及秦荣光同治《上海县志札记》，未得其据，不能臆定。但经细究，现刊《医学传心录》似非刘氏之书，其理由有四：①此书如为南皮名医李钤著作，其抄本或稿本在本省发现，极合事由。②现刊《传心录》载："藏书人诰诫门弟子，不可将此书与人看见，致外人抄去，或为人窃取。"倘此书仍从上海抄来，亦有未合。③此书既系道光年间抄本。据南皮县志，李钤与张之万（文达）相友善。之万系道光二十七年进士。李钤为当时名医，以年代而言，现刊《传心录》，可能为李钤著作之抄或稿本。④著书引用前说，标明姓氏，成例甚多，此书引："一仁刘氏曰"约十四见，不能据此一点，即认为刘氏之书。根据以上四点，姑假定现刊《医学传心录》即为李钤之作。

《寿世宝笺》　清　杨亶骐

见民国二十三年《晋县志科》卷下《著述志》。

民国十六年《晋县志》卷四《人物·著述》：杨亶骐，字翼垣，栖底人，恩贡生。幼聪敏，十八岁游庠，科、岁两试悉作压卷，潘学院锡恩特张独榜高列，正定十四属第一。乡试十次，九荐不售。十一次荐元仍不售，从此无志功名，隐居教授，成就及门，采芹者数十人，折桂者数人。平生工诗赋，善书画，著有《二分竹屋诗说》《周易析薪》。李牧麟过赠"博学鸿儒"匾额。晚精医学，著《寿世宝笺》一书。卒年七十有九。

《古方辑要》六卷　　清　张镇

光绪十五年《丰润县志》卷六《文学》：张镇，字式如，齐家坨人，丹徒令印坦中子。少婴足疾，绝意进取。从宦江、浙，图籍自娱，宋元孤本及国初乾嘉诸儒手校本，所藏殆百十种，日事丹黄，学益精博，旁及音律、医卜诸家，而尤邃于经义。《孝经》郑氏注久佚，知不足斋所刊乃日本伪书，藏庸、严可均皆有辑本。镇博搜精择，为《孝经郑注补》一卷。《易纬》多后人附托，又以《乾坤凿度》及《乾元序制记》均为伪书，乃据武英殿本，旁征《易》疏及唐宋类书，订讹考逸；依《后汉书·注》，序次为《稽览图》一、《乾凿度》二、《坤灵图》三、《通卦验》四、《是类谋》五、《辨终备》六；分卷从殿本，而以《开元占经》及《古微书》所引之《萌气枢》附焉。其他精校秘册及所著丛稿甚富。咸丰庚申……书颇散佚，其存者尚有：《风俗通校本》六卷、《拾遗》一卷、《傅子定本》四卷、《金镜注》一卷、《丙子杂记》八卷、《古方辑要》六卷。同治戊辰卒于华亭。

《漱芳六述》　　清　李之和

见同治七年《平乡县志》卷九《人物之补遗》。

《六述补遗》　　清　李之和

见同上《平乡县志》卷九。

《卜医辟误》一卷　　清　李朝珠

见光绪三十年重修《曲阳县志》卷十四《艺文录》三。

《医学心得》一卷　　清　李朝珠

见光绪三十年重修《曲阳县志》卷十四。

《医谣》六卷　　清　王铨

光绪十二年《保定府志》卷四十四《艺文录》著述：王铨，字子衡，（新城县人）中咸丰乙卯举人。治诗，究心训诂。铨锐于讨论，至忘寝食，因劳致疾，遂学医，著《医谣》六卷。光绪三年卒，年四十七。

《医学精要》　　清　贾光明

民国十六年《固安文献志》卷二十《耆旧碑志》及卷十八《耆旧事汇》：贾光明，字月堂。先世由霸州香营，迁居固安南赵庄，故先生仍入霸州学。生于嘉庆二十年八月十四日，卒于光绪十四年十二月二十七日，春秋七十有四。子芳芝，独传先生医学。针灸一科，神效一方，无与比者。

月塘（堂）公，自年十九入原籍霸州庠后，即课徒四方，殆将终身。所学自群经及马班诸史，宋司马氏《通鉴》，古今裨官杂税，宋元人词曲，与夫医药、星命诸书，莫不精研力索，提要钩玄，录为专册，高逾尺许，用示学者轨辙，而于医学尤精。生平所活人，不可计数，手辑医书，成脉理、证治、方剂、针灸各门，精要豁达，便人研习。

《边氏验方》三十卷　　清　边成章

民国二十四年《新城县志》卷十二《地物篇》：边成章，字斐然，世居浒州村，满州镶红旗人也。幼嗜读，以家道式微，去而业医。岐黄之书，无不尽读，夜常背诵，偶遗忘则燃香火照之，不举烛也。人有秘方，虽千百里，必求得而后已。由是其业日精，尤善长疡科，能发明疑难大症。

尝有人于十二月间春温衄血，由他医治愈，然恐温毒未尽，延之诊断。因索所服方视之，曰：君疾愈矣，然明春二月间，项间必生巨疽，破则有生命忧，宜预治也。其人不信，次年二月，耳下果发一长形巨疽，因求治疗，并请毕生疽之说。曰：昨岁诊君之脉，迟而滑，夫温邪之脉应洪数，彼时内热已平，鼻血亦止，故知温病已愈；但脉不平而迟滑，迟则为寒、滑则为痰，必服凉药过剂所致。及视其方，果为大寒之药，且石膏为君。夫阳明之经行于项之两旁，时当冬令，若过用寒剂，则内热虽退，而阳明之气，必凝于寒，而化为痰，藏于项间，至春，阳气上升之时，被阻而不通，故知必生巨疽也。其人拜服曰：余因恐温病复发，愈后仍服二剂，今尚能消乎。曰：能。即用阳和汤加甘遂，一剂泻痰升余，疽消少半，复减甘遂，连服十余剂而愈。

一人年六十余患背疽，既溃而收敛甚速，且精神发越，家人甚喜。成章曰：此不足喜也，人至老年，气血俱衰，故患痈疽大症，溃后气血俱寒，非百余日不能平复。今脉洪数有力，溃敛甚速，是毒火旺盛，正不胜邪也。至疮口将敛之时，毒出无路，必内陷而伤脏腑，虽有仙丹，亦不为功，遂辞而不治。未几，疮口敛如钱，果大泄而亡。

成章一生，活人甚多，所治疑难症不胜数，临症不计贫富。有《边氏验方》三十卷，于药之特效，发明甚多，其简便而神效者：如用杜仲末醋调摊青布上，贴对口或发背疮初起，百不失一，其功用非本草所载也。卒于光绪六年，年七十有五。一生手不释卷，晚年尚能书蝇头细字。卒时并无疾病，适三奇村陈姓延诊，开方毕，掷草而卒。四子俱传父业，各精一科。宝钧，字伯洪，精针灸；宝善精内科，另有传；宝和，字子清，精儿科；宝恒，字镇五，精外科。

《杨德宾良方》数种　　清　杨德宾

同治十二年《迁安县志》卷十六《列传》四下：杨德宾，字钦若，邑庠生。学业深邃。素通岐黄术，虽危症皆应手愈。然颇目慎重，不轻以药投入，著有《良方》数种，至今人宝贵之。

光绪五年《永平府志》卷六十六《列传》：杨德宾……迁安人。其先世有精奇门风角者，尤邃于医，以有迫而不如意，将殁，乃悉焚所藏书，是实为德宾之祖。德宾生而颖特，智虑绝人，弱冠补博士弟子，一再应秋试，以家计累，辍业。接物豁达光明，人仰之，不尽以医也。而于医实尤神，顾不屑屑应人求，意所不可，虽富贵坚请，终拒不应；而田父野老偶相值，或审其病，而投之剂。其察脉、处剂，变通于古，微妙非恒人所识。李伯度第三子幼患腹泻，利之不愈，补之不愈，下之仍不愈，尪羸甚，诸医束手。德宾至，为处一方，众医视之莫喻也，以为是妇人下乳方，服之一剂而泻立止。益元散，蠲暑药也，德宾加雄黄以疗痔辄愈。

德宾于家人不喜使药，或呵之。女孙病疲弱不支，不得已请治。曰：食荤腥则愈，家人以为是不为治也。他日德宾携鲤，命烹而食之，鳞骨皆瓦焙，研服以酒，遂愈。

质库有少年夜寐，旦而不寤，冥然若死。德宾视之曰：是易治，伏诸椅而痛击其背，果苏。

尝出行而渴，过村居乞饮，闻其室有号痛声，出入者，色仓皇。询之，则有子十六七，忽腹痛不可忍，因陈其状。德宾曰：是脏翻也，盍扶而倒立之，如言，痛遂止。有贾人，疮生于左手，累月不愈，请诊于德宾。德宾曰：此名对疮，必右并发，乃可治，先之，无益也。其人日视于右，右不发而左愈。询其故。曰：是本非剧症，以其忧之，愈摩挲，心注而火亦注，吾移其心于右，则不暇顾左耳。其应机运意，奇妙百出，固不仅以药饵矣。诊脉、察色，决生死不爽。章某患呃逆，人以为噎之渐也，急治之，遂大病。枯弱，卧不能起，盛暑缄窗垂幙畏风入。德宾脉之曰：无疾，忧疑耳。立使抉窗幙，投以药，三服而大愈。质库司事郝某，日与德宾过从，甚健无疾。德宾一日与人语而叹曰：惜乎郝某，十日外不得见矣！人笑德宾为诅。越七日郝暴疾，德宾使亟归，未至家而卒。

德宾生平不喜为人言医理，养身以节摄为务，而不用服饵。人问之，辄曰：死生有命，吾适生其能生者耳，何足多。

《辨证求源医书稿》　清　蔡玮

民国三十三年《蓟县志》卷四《人物·著作》：蔡寿臻，字鹤君。原籍桐乡。清同治十三年摄蓟篆，甫四十五日，与李观澜、李小山两先生为道义交。为商订《龙泉园志稿》卜墓于穿芳峪之南峪，遂家于蓟……子玮，字璞如。进士，精医。著有《辨证求源医书稿》及《诗文稿》。

《经验良方》　清　曹士法

光绪二十三年《赵州属邑志》卷四《人物方技》：曹士法，隆平人，邑庠生。入泮后，留心岐黄，家有医书数十种，公终年披读，无间晨昏。手辑《经验良方》成帙，济世活人，耄老不倦。享年八十二岁。孙汝正，字慎修，邑庠生。能绍家传，诊病立方，无不立效，可谓世济其美矣。

《验方薪传》　清　董如佩

民国二十二年《沧县志》卷八《文献志·人物》：董如佩，字璲臣，岁贡生，候选训导。工书，善诗赋，尤精于医。值时多艰，以耕读自乐。光绪初年，辑有《验方薪传》行世。

《经验良方》　清　尚械

周存培《涿县志稿》卷十六《人物》：尚械，号古堂，住城内武庙口。深明医理，尤善治天花，纯用温补等药，投之则效。人问其故，答曰：旧日治花，每于结甲后必用一剂泄药，以免余毒不尽，今避忌而不用者，以近日早婚，男女身体发育不完全，因之小儿先天不足，故不宜用寒凉或消导之药也。其时种痘未见大行，凡有小儿出花者，抱请医治，络绎不绝，药到病除，百无一失，人咸感之。曾集有《经验良方》《杂症治验》两书，惜遭民国丁卯围城之役，全被焚毁，未克传世。其论药中五味子，则谓捆肺如绳，凡年壮力强者患痰喘，用之极效，若年老气衰，用之则干嗽无痰，一二日气塞必死，颇有经验。光绪三十一年二月卒，年八十。

《杂症治验》　清　尚械

见《涿县志稿》卷十六《人物》。

《经验良方》二卷　清　陈德新

光绪三十年《南宫县志》卷十七《列传》：陈德新，字辉彩。交马寨后陈村人，精岐黄，活人甚众。寿七十八，无疾而终。著有《经验良方》二卷，《集验良方》二卷。

《集验良方》二卷　清　陈德新

见光绪三十年《南宫县志》卷十七《列传》。

《经验良方》　清　关云凤

光绪三十年《南宫县志》卷十七《列传》：关云凤，字德辉，恩贡生。绩学能文，究心医学，于岐黄书无不读，因病立方，皆应手而愈，不索谢，亦无德色。

关景文，字画山，关云凤次子。以医学传家，临症小心，洞达病源，有起死回生之妙。子士通，字经训，恩贡生。好读祖父藏书并《经验良方》，潜心研究，医学独精。

《周氏经验良方》　清　周飞鹏

见民国二十一年《南皮县志》卷十一《文献志》五。

同上《南皮县志》卷十《文献志》四：周飞鹏，字翼云。精于医，著有《周氏经验良方》行世。子冠三，能世其业。

《经验良方》　　清　赵玉玺

见民国二十一年《南皮县志》卷十一《文献志》五。

《南皮县志》卷十《文献志》四：赵玉玺，字梦梅，庠生。磊落不群，慨然有济世志，于医家书，无不精意研究，病者应手立愈，著有《经验良方》。孙爱棠、召棠，能世其业，皆为近时名医。

《验方集锦》　　清　文锦绣

见光绪十年《畿辅通志》卷二百九十七《杂传》第十一。

《医方备览》　　清　陈永图

民国二十年《满城县志略》卷十一《人物》：陈永图，字怀亭，邑庠生。为人淡名利，精医术，与同城康湘南、李鄂源为道义交。著有《医方备览》待梓。

《验方类编》　　清　萧健图

见民国五年《交河县志》卷七《人物志》上，技艺补遗。

《诸门应症验方》　清　王鸿宾

民国二十一年《景县志》卷八《人物志》：王鸿宾，字云卿，岁贡生。家传医学，乞诊疗者踵相接，年届古稀，尚劳瘁于车尘马足之间。

恒云乐此，不为疲也。所著有《诸门应症验方》及《花甲医学进解》。兄云藻，医术尤精；侄沂清，亦能世其业。

《花甲医学进解》　清　王鸿宾

见民国二十一年《景县志》卷八《人物志》。

《药方经验即录》　清　田宝华

见民国十四年《献县志》卷十二上《文献志》。

同上《献县志》卷十一中下《人物篇》：田宝华，字辉堂，精医及阴阳、周易学。就医者不远百里，车马络绎。尤善医目疾。著有《药方经验即录》《钟山诗稿》《旅津日游记》等书。

《续增医方集解》六卷　清　吕丰年

光绪二十年重修《广平府志》卷三十四《艺文略》：是书首卷列治洋烟癖药方，洞悉源流，颇中窍要。余有治疾经验者，亦有抄集成方者，体例颇杂，盖随手录出也。有抄本。

《临症方脉论》一卷　清　胡大中

光绪二十年重修《广平府志》卷三十四《艺文略》：是编自道光二十六年起，迄同治六年止，凡遇奇变之症，叙其病之原委，用药之次第，笔之于书。后录偏方数十，类亦皆治奇难症而方不经见者。

同上《广平府志》卷六十《附传》：胡大中，字致堂，永年人。幼通医学，得同邑饶大源指授，术益精。痘疹、伤寒两门，为当时所推重。同治、光绪间，旱灾之后，瘟疫流行，一家中至走避不相省视。大中救之惟恐不及，途遇病者即医之，日走数十家，未尝有倦色。疗重大疑难之症，归必书其病势原委，用药次第，分门详注，名曰《临症方脉论》。

《珍珠囊》二卷　清　李文炳

民国五年《交河县志》卷七《人物志》上：李文炳，奎文阁典籍，精于医。远法岐黄，近宗仲景，奇险之症，著手成春，一时有名医之目。著有《珍珠囊》二卷。

《医术拾遗》　清　陈瑞鸿

光绪十二年《保定府志》卷四十四《艺文录》：陈瑞鸿，字步遨。先世山阴人，后籍清苑。好书嗜酒，中岁染沉疴，失聪。自伤身之废疾，又慨世乏良医，遂习岐黄家言，至忘寝食。诊疾如同见肺腑，延者无虚日，皆作笔谈，应手辄愈，贫者以药资助之。由是远近皆知郡垣有陈聋子先生者，六十七岁卒。著有《德星堂医案》《医术拾遗》若干卷。

《医学指南》二卷　清　张露锋

民国二十一年《徐水县新志》卷十二《艺文下》：张露锋，字子锐，号敏卿。素通医学，脉理精深，有求必应，著有《医学指南》二卷。

《内外科各集》　清　任向荣

民国二十二年《高阳县志》卷七《艺术》：任向荣，字钦若，内、外科名医也。著有《内外科各集》藏于家。

《矜情录》　清　何之璜

传抄康熙二十四年《大兴县志》第五卷上《人物》：何之璜，字天一，大兴人。由教习授福建建安县丞，值海寇猖獗，大将军领兵进剿，县令以忧死。璜摄篆，调兵食有功，升上海知县，未任，以内艰归，再补商城县……归里后，究心岐黄，全活甚多，所著有《矜情录》。

《医学自迩》〔附〕《启蒙》三卷　清　李近宸

民国三年《密云县志》卷六之三《事略》：李近宸，字鹄亭，新城村人。童试未第，遂发愤精研医理，钩深索隐三十余年，颇有心得。远近求诊者无不立应，以是颇得时誉。著有《医学自迩》若干卷、附著《启蒙》三卷。祁阳沈鸣凤先生为之序，谓其宗旨正大，惜未付梓，稿存于家。

民国二十七年《密云县志》第一章第四节第十一项：……近宸在祁州，称为李神仙。祁州庙会，为南北药行交易之所，某药行少东染病岁余，延医诊治，迄无效果。是年庙会，延请诊治。视察脉象平和，谓为无病，势已垂危，因细思之，无他，用药过多，中药毒耳，因用甘草四两，服后病即霍然，因此得神仙之号。伏思医者意也，今世医生安得尽如先生者哉。

《陈修园十六种注解》　清　许玉良

民国二十三年《清河县志》卷十二《人物志》下：许玉良，字蓝田，清庠生。邃于经学，著有《周礼注疏》若干卷。晚年精于医，读《陈修园十六种》详加注解，见地精确。尤以疗时疫为特长，择方颇简当，有药到病除之效。又治血崩法：白芍一两、归身二两，服之立愈。年六十卒。

《医学指南》　清　高恺基

民国二十三年《静海县志》《人民部·未集·人物志》下：高恺基，字迈元，小苏庄人。著有《医学指南》，待梓。

《复阳回生集》一卷　清　赵震一

光绪八年重修《青县志》卷五《艺术志》：赵震一，精于医理，济世活人唯恐不及。自著《复阳回生集》一卷。年九十六岁，目齿犹精坚。

《医学指南》　清　尹昶临

见民国二十一年《南皮县志》卷十一《文献志》五。
同上《南皮县志》卷十《文献志》四：尹昶临……弃学就医。无贫富，求辄应，无不立效。著有《增删观舌心法》《医学指南》等书。

《美在其中》　清　李均

见民国二十一年《南皮县志》卷十一《文献志》五。
同上《南皮县志》卷十《文献志》四：李均，字子衡，号次评。精外科，求无不应，著手奏效，里人德之。著有《美在其中》。

《医学心法》四卷　清　封大纯

民国五年《交河县志》卷七《人物志》上：封大纯，字粹然，邑庠生。初习举业，屡试不售，遂专业岐黄。著有《医学心法》四卷，为一时良医。

《医学指南》　　清　李德中

民国五年《交河县志》卷七《人物志》上：李德中，字允执，邑庠生，东李庄人。弃举子业，精岐黄术，求无不应，活人甚多。著有《医学指南》传世。

《箧笥录》八卷　　清　薛景晦

光绪三十年《南宫县志》卷十七《列传》：薛景晦，字涵鼎。性嗜菊，所植多异品。尤善医术，无贫贱富贵，求辄应。著有《宁静斋薛氏医案》六卷、《箧笥录》八卷藏于家。

《奇症集编》三卷　　清　裴鸿志

见民国二十三年《清河县志》卷十二《人物志》下。

《备方》一卷　　清　牛凤诏

民国二十三年《霸县新志》卷七《金石》：牛凤诏，字恩宣，国学生，霸县牛各庄人。课农之余，手不释卷，尤喜书法。因感范文正公"不为良相，即为良医"之言，致力医学，尤精痘科，所治多全活。家故多蓄药品，遇猝病不可待者，并药施之，尝手辑《痘疹要诀》四卷、《痘疹药性》一卷、《备方》一卷藏于家。卒年六十五，时光绪三十年六月一日也。

《万病全方》　　清　朱昆龄

见民国二十二年《沧县志》卷八《文献志》。

《痧症传信方》二卷　　清　寇兰皋

见民国十九年《天津县新志·人物艺文》艺文卷二十三之一。

同上《天津县新志》卷二十一之三：寇兰皋，字露滋，廪膳生。兰皋通医，著有《痧症传信方》二卷。

《医学梯航》　清　蒋浚源

见民国二十一年《遵化县志》卷十二《人物·艺术》。

《治蛊秘方》　清　姜玉玺

民国二十二年《邯郸县志》卷十四《艺文志》：姜玉玺，字国宝，性豪爽。精岐黄术，长于治蛊，被疗治者罔不愈。其子建极，性聪颖，入泮后，弃儒继父业，声誉不减于父，惜《治蛊秘方》自建极后失传。

《集益济生》一卷　清　张永荫

见民国二十一年《南皮县志》卷十一《文献志》五。

《济世建白》一卷　清　张永荫

见民国二十一年《南皮县志》卷十一《文献志》五。

《戒烟方论》一卷　清　张永荫

见民国二十一年《南皮县志》卷十一《文献志》五。

《气化探原》　清　边宝善　边增智

民国二十四年《新城县志》卷十二《地物篇》：边宝善，字楚珍，成章次子也，廪膳生。席父之业，于内科之气化病，尤为独到。常论中国医学，发轫于《内经》，历代名医根据之，各有发明。至汉·张仲景著《伤寒》《金匮》二书，实集医学大成。自汉而后，则医学晦昧，误荣为血，不知三焦经络是身中之何物，以元代李东垣为一代宗工，竟妄谓三焦有二。夫三焦既列于六腑，可知为盛物之脏。盖人身腔内之白膜，即三焦也，因其包括诸脏，故列之于六腑，复有膈膜分为三部，故命之曰三焦也。按宝善此论，自仲景后无人悟及也。民国八年卒。年六十九。

边增智，字乐天。能继祖业，行道津沽。间因感西人医术偏重物质，一涉气化证，往往束手，乃纂述祖说，取《内经》《伤寒论》证之以生理及理化诸书，发明《内经》所指精气，实即今之所谓养气，卫气即轻气，荣气即炭气，因著《气化探原》一书，计数十万言。首论人先后天气化循环之理；次以三因为经，而以炭、轻、养三气为纬，深究各气偏盛所致之内、外诸病；并证明西医以各病菌辨诸症，仍非根本解决之法，如伤寒、疟疾等菌，乃因病而生菌，非因菌而致病也。盖人体因病，而经络闭塞，轻、炭之气不能外透，因而作祟，是即所谓菌也。人谓是书一出，为中西医学沟通之渐云。

《医学探骊》六卷　　清　康应辰

民国二十年《迁安县志》卷十六《艺文篇·艺术》：康应辰，字晓峰。城外花亭庄人。耕读传家，前清廪膳生。学问渊博，尤精医术。注有《医学探骊》六卷传世。

《经验医方集锦》　　清　胡光汉

民国二十三年《霸县新志》卷五上《人物》：胡光汉，字文伯，堂二里人，儒医胡可均之次子也。幼承庭训，得读《脉经》、医方、本草诸书，且恒随乃父出诊，以是亦精于医。纵横数十里，求诊者踵相接，全活无算。光绪二十八年春夏之交，霍乱大作，传染甚烈。光汉因时与病者接触，亦罹斯疾，吐泻不已。时邻村有郝姓者，一家四口，病势危殆，踵门延请，情极恳挚。家人以现罹疾病，竭力劝阻出诊。光汉乃曰：倘全活一家，吾一命何足惜。遂毅然前往，途中时吐时泻，踬而复起者不知凡几，郝姓一家果庆更生，乡里感其义。生于前清咸丰十一年五月二十二日，卒于民国十八年八月初六日。著有《经验医方集锦》一书。

《医方讲义》　　清　钱绍曾

见民国二十二年《元氏县志·人物·学行》。

《刘氏验方丛录》　　清　刘澍渊

民国二十四年《阳原县志》卷十二《人物》：刘澍渊，字静堂。每试辄冠侪辈，出贡后，因体弱业医，以期自救救人。不数年学成，著手无不成春，以是名大噪。民国十九年终，寿七旬。遗著有《刘氏验方丛录》等。

《学医一得》 清 杨集安

民国二十三年《蓟县志》卷四《人物·医学》：近杨集安富于研究，著《医学一得》一书，上窥《金匮》，绍述仲景，如肺痿、噎膈、消渴、伤寒、百合诸病，皆能治之而效。将来造诣正未可量。

《中西医考》十卷 清 毛景义

见民国二十三年《静海县志》人民部未集《人物志》下。

（以上内科）

《外科全书》 元 窦默

见乾隆十年《广平府志》卷二十三《著述》及雍正十年《肥乡县志》卷六《志余》。

《疮疡经验全书》十二卷 元 窦默

见光绪二十年重修《广平府志》卷三十四《艺文略》子部。

按：光绪十年《畿辅通志》有《疮疡经验全书》十三卷，宋·窦汉卿撰。《四库全书存目提要》云：旧本题宋·窦汉卿撰，而申时行序乃称汉卿合肥人，以疡医行于宋庆历、祥符间，曾治太子疾愈，封为太师，所著有《窦太师全书》，其裔孙梦麟亦工是术，因增订付梓云云。考《宋史·艺文志》不载此书，仅有《窦太师子午流注》一卷，亦不详窦为何名。疑其说出于附会，且其中治验皆梦麟所自述，或疑梦麟私撰托之乃祖也。国朝康熙丁酉，歙人洪瞻岩重刊，乃云得朱刻秘本校之，殆亦虚词。

《外科六述补遗》 清 李之和

见同治七年《平乡县志》卷九《人物》。

《外科集要注解》 清 张甘僧

见民国二十一年《南皮县志》卷十一《杂志》上。

《外科验方》　　清　马三纲

见民国二十三年《定县志》卷二十一《杂志》上。

同上《定县志》卷十四《文献志·人物篇》四：马三纲，马参将宝善之第二子，种阜财村人。幼攻外科，自创新方数十种，尤善医疗、痔，针药兼施，数日而愈，其方今藏于家。

（以上外科）

《经血起止》　　清　卫公孙

乾隆四十八年《通州志》卷八《人物》：卫公孙，字述先，通州人。精岐黄术，手著《经血起止》一书传世。子周宗，庠生，能世其业。

《女科三要》　　清　刘杏五

见民国二十三年《晋县志料》卷下《著述志》。

民国十六年《晋县志》卷四《人物·方技》：刘杏五，杨家庄人。性沉静，精医道，凡临症诊脉，即知病源，用药无不立效。如症遇不治，即以婉言谢之，以故医名大噪。当时，有刘扁鹊之目，迄今人虽羽化，著有《女科三要》一书，杨进士宣骅作序，盛行于世。

《胎产须知》　　清　刘敳窝

见光绪三年《永年县志》卷三十四《人物传》。

《女科指南》　　清　李钤

见民国二十一年《南皮县志》卷十一《文献志》五。

《妇科要旨》　　清　樊恕

民国二十三年《霸县新志》卷五上《人物·艺术》：樊恕，字仁甫，世居霸县香营村，清岁贡生。习举业时，曾受业于新城县王振纲。振纲精医术，恕诵读之暇，致力于方书，《灵枢》《玉版》，为之阐其义蕴，皆心领而神会，其自信而不以问世也有年。迨光绪辛丑天灾流行，病寒温者村几遍。恕睹而悯之，因症施药，应手奏效，贫富皆一视同仁，全活无算。从此名大噪，不能晦，踵门求医者日不绝，遂弃举业而施药。向在本郡与固邑授徒多年，循循善诱，生徒不下数百人，故题其庐曰："教育多方"。教读之余，选录《分类纲鉴》，又辑著《妇科要旨》，俱未梓。录简删繁，变通加减，使读史、学医者皆有成规，一目了然，得其旨趣。光绪二十九年卒。

《妇科》　　清　张书绅

民国二十三年《霸县新志》卷五上《人物·艺术》：张书绅，字佩之，庠生，邑之策城镇人。善画山水人物，精岐黄学，于妇科为最精。求医者陆续不绝，暮年闭户著书，不就外医。子四，以耕读为本。著有《妇科》若干卷，未梓卒。

《女科汇要》四卷　　清　马永祚

见光绪十四年《东光县志》卷十《艺文志》。

同上《东光县志》卷八《人物志》上：马永祚，字建侯，增生。善岐黄，疗病不拘成法，往往出人意表。一人与永祚素有隙，得腹蛊症，至死不敢求永祚治。永祚曰："羊叔子岂酖人者哉。虽然，若欲愈，当食砒石二两许。"病者闻之，卒不敢信。将死，勉从之，下蛊斗许，遂愈，人共服永祚之度。著有《女科汇要》《胎产新法》诸书。后人检其方，用之辄有奇效。

《胎产新法》　　清　马永祚

见光绪十四年《东光县志》卷八《人物志》上。

《妇科指南》二卷　　清　荣玉璞

见民国二十年《霸县新志》卷五上《人物》。

《妇科经验集》　　清　张善启

见民国二十年《青县志》卷九《文献志》。

河北省

069

《妇科辑要》　清　武兆麟

见民国二十七年《密云县志》第一章第四节《人物》。

按：同上《密云县志》第十二项《著述》载武氏书作《女科辑要》。

《胎产保元》二卷　清　张辉廷

见光绪三十年《南宫县志》卷十七《张峻德传》及民国二十五年《南宫县志》卷十八《文献志》。

《保产集》　清　高宇泰

民国五年《交河县志》卷七《人物志上·艺术》：高宇泰，字静斋，太学生。业岐黄五十余年，遇贫施药，毫无德色，延请者踵至，亦不惮烦，著有《保产集》藏于家，待梓。

《妇人百问》　清　阎海岚

民国二十四年《新城县志》卷十二《地物篇》：阎海岚，字云峰，东加禄人，邑庠生。性朴厚，家居授徒不责脩脯。入泮后，弃举业，专习岐黄家言，家藏《妇人百问》一书，施药数十年，百里内外，无不知者。光绪辛卯、壬辰间，连岁大水，乡里大饥，全活甚众，民国六年卒，年七十八。

（以上妇科）

《小儿医方》　唐　李清

康熙二十一年《畿辅通志》卷三十三《艺学》：李清，北海人。隋开皇四年入云门山窟，遇人授书一轴，甫旬归，开所授书，乃小儿医方，屡试屡验。

《婴孩宝鉴方》十卷　宋　栖真子（道士）

光绪十年《畿辅通志》卷一百三十五《艺文略》三：栖真子，名苏澄隐，栖真，其号也，真定人，住龙兴观。

《活幼心传》　明　王廷辅

见光绪十二年《保定府志》卷四十四《艺文录》。

《痘疹秘诀》二卷　明　张汝翼

见抄本《祁州乡土志》（按：卷首《乡土志表》纪年终于光绪二十七年，撰志年月宜称是）第四章第八节。

光绪六年《延庆州志》卷八《人物》：明·张汝翼，医术活济，乡评推重。

《寿世真传》　明　鲁祚明

康熙三十六年《深州志》卷三《学行》：鲁祚明，号锡祉，庠增生，孝廉公耀季子也。性孤介，诵读不倦，攻举子业，数科不第，因究心岐黄，尤精痘疹。赤子赖以全活者甚众，所著有《寿世真传》行于世。子四人，季子彝谷能得痘疹真诠，有《广寿世真传》藏于家。

《广寿世真传》　明　鲁彝谷

见康熙三十六年《深州志》卷三《学行》。

《痘疹辨症》二卷　清　李汝均

民国五年《交河县志》卷七《人物志》上：李汝均，字维甸，国庠生。才质英敏，学力过人，于经史子集颇能淹贯，为文雄浑，书法得赵氏意，在童子军一试不第，遂纳监入秋闱，荐卷三次，终无一售，士林皆为之不平，而先生坦然毫不介意。著有《知命录》二卷，幼嗜学，而老犹不懈。同治间，河间陈太守崇砥，甫下车，即观风，出有诗赋文策论各题，先生备作，俱中肯綮，擢为十一州县第一，时年已八旬矣。先生精痘疹科，著有《痘疹辨症》二卷。

《痘疹要诀》四卷　清　牛凤诏

见民国二十三年《霸县新志》卷七《金石》。

《保赤录》　清　刘珩

民国五年《交河县志》卷七《人物志》上：刘珩，字奉三。性聪敏，才超逸，博古通今，精心岐黄，医名卓著。著有《保赤录》一书传世。世居郝村。

《痘疹心传》　清　陈简

见光绪十二年《保定府志》卷四十四《艺文》。

《痘疹秘诀》　清　陈钰

民国二十年《满城县志略》卷十一《人物》：陈钰，字联璧，怀亭子。幼承庭训，博学工书，精医术，不求仕进。施药济人，尤精小儿科。求诊者无不立应，所全活甚众，乡里感之。著有《思乐轩诗草》《痘疹秘诀》。子四人，之彬业医。

《疹科选要》二卷　清　文荫昌

见民国二十四年《新城县志》卷十二《地物篇》。

《痘科选要》二卷　清　文荫昌

见民国二十四年《新城县志》。

《痘疹精言》　清　边佑三

民国二十三年《静海县志》《人民部》未集《人物志》下：边佑三，字怡亭，瓦头人。著有《痘疹精言》一书，已印行世。

《医痘指南》四卷　清　邓坊

见光绪二十三年《大城县志》卷十二《艺文》上。

《痘疹要论》二卷　清　张肇基

见民国二十一年《南皮县志》卷十一《文献志》五。

同上《南皮县志》卷十《文献志·四》：张肇基，字培元。性恬静，医学渊博，尤精痘疹。著《痘疹要论》二卷。

《痘疹浅说》　清　马玫

见光绪十四年《东光县志》卷十《艺文志》：王九鼎序曰：观津马子，为御风年友阿咸，承家学，优抱负，而独究心于《素问》《难经》诸书。其治痘疹尤多奇效，业已驰声瀛海矣。余仲子患痘，延治之，所言出廧嘈候，如操左券，旬余而痊。乃手一编曰：是廿年经验方也。余读而善之，曰：夫医者意也，泥以古方，或失则诬；执以浅见，或失则谬，若不神明变通于其中，而妄语医理之浅深，实不知医者耳。马子《浅说》行，畿南赤子恃以无恐矣。

《痘疹捷要》　清　王定愈

见光绪元年《正定县志》卷四十六《艺文》。

同上《正定县志》卷四十三《方技传》：王定愈，生而聪颖，读书未成，纳粟为国子生。弃举业而习医理，遂精其术，于痘疹尤精。其术察形色、断生死，应手奏效，著有《痘疹捷要》。

《痘疹详解》　清　朱峨

见光绪元年《正定县志》卷四十六《艺文》。

《痘疹辨难》二卷　清　张武魁

见光绪三十年《南官县志》卷十七《张峻德传》及民国二十五年《南宫县志》卷十八《文献志·人物篇》中。

《痘疹精要集》　清　张希载

见光绪二十年重修《广平府志》卷三十四《艺文略》。

同上《广平府志》卷六十《刘教寯传》：……同邑（永年）张希载，善治痘疹，著有《痘疹精要集》。

光绪三年《永年县志》卷三十四《人物传》：张希载，廪贡生。少勤学，游邑庠，食饩，试辄北。慨然思所以自见，改习岐黄之术，施药济人，尤善痘疹。尝著《痘疹精要集》。

《一心合集》　　清　郭铉

民国二十三年《大名县志》卷十八《乡型》：郭铉，字鼎隆，魏廪生。好蓄书籍，不苟言笑，士林雅重之。精于痘科，保全甚众，著有《一心合集》行于世。

《痘疹辑要注》　　清　焦璘

光绪三十年重修《曲阳县志》卷十四《艺文录》三：焦璘，字越石，康熙间选贡，任满城教谕。

《理学痘疹浅说》　　清　杨蔚堃

民国二十一年《柏乡县志》卷五《艺术》：杨蔚堃，字子厚，柏邑之达人也，居城东方鲁村。通算术，光绪二十四年以案首入泮。后因未能远游，遂生不为良相便做良医之心。治病不专恃方书，多以理学为立方之根据，活人无数，幼科尤富经验。著为《理学痘疹浅说》。

《痘科摘要》一卷　　　许凤池

见民国十六年《房山县志》卷七《艺文著述》。

《痘症疑似实辨》二卷　　　许凤池

见民国十六年《房山县志》。

（以上儿科）

《眼科经验良方》　　清　张甘僧

见民国二十一年《南皮县志》卷十一《文献志》五。

《无复点云生》　　清　张甘僧

见民国二十一年《南皮县志》。

《眼科新方》　清　李云汉

见民国二十三年《定县志》卷二十一《志余杂志》上。

同上《定县志》卷十四《文献志·人物篇》四：李云汉，字献朴，三纲（马三纲）同村（种阜财村）人。善眼科，自制方剂数十，有书言之甚详，藏于家。

《眼科精微》　清　张守沂

见民国二十一年《南皮县志》卷十一《文献志》五。

同上《南皮县志》卷十《文献志》四：张守沂，字云泉，增广生。精医学，著有《眼科精微》行世。

（以上眼科）

《咽喉科良方》　清　李成凤

见民国十八年《威县志》卷十七《艺文志》。

同上《威县志》卷十一《人物志》中：李成凤，字来仪。邃于医术，尤长于伤寒、瘟疫等症。村人某，项生一疡，群医束手，凤至咲曰：易耳。但捣药搓患处，数日而痂，复数日而痂落。论者谓太仓公解颅理脑，其术不过是也。

光绪壬寅，虎疫大作，延之者踵相接。时成凤齿已戤矣，犹切脉称药，无间昼夜，积劳成疾，卒年八十有三。

《喉科秘诀》　清　张同德

民国十八年《威县志》卷十一《人物志》中：张同德，字共善。诵读余暇，喜抄方书，思以医术鸣于世。继念医学广大，非一人聪力所能遍习，于是专治咽喉。凡《喉科指掌》《白喉忌表》《走马喉疳》诸书，无不潜心研究，因乎古而不泥乎古，常得古人法外意，故凡所诊治，无不立效。

时有李焕堂者病喉，气垂绝，延同德诊之，先以散药刈其苗，后以汤药铲其根，一二日即愈。

又有李杰之母，咽闭数日，汤水不能入，母子相向哭。或以同德语杰，杰與其母往就医焉，同德以丹药吹入喉间，不时许，食下咽矣，母子感极而泣。

又有翟福增者，喉管臃肿，呼吸不能通，同德治之立愈，诸如此类，殆难枚举。著有《喉科秘诀》藏于家。

时又有刘立志者，亦精喉科，颇奏奇效焉。

《喉科》　清　文荫昌

见民国二十四年《新城县志》卷十二《地物篇》。

《喉科白腐要旨》一卷　　清　张永荫

见民国二十一年《南皮县志》卷十一《文献志》五。

《喉科选粹》二卷　　清　毛景义

见民国二十三年《静海县志》《人民部》未集《人物志》下。

（以上喉科）

第七类　医话　医案

《医方丛话》八卷　　清　徐士銮

民国十九年《天津县新志·人物艺文》艺文卷二十三之一：徐士銮，涉猎群书，尤喜读古今说部。爰效陆宣公忠州故事，凡各记载，有涉及岐黄之术，论病评药，近于医案，与夫旧传良剂，备用单方，历有明验者，随笔录存，积成斯帙。虽云杂俎，亦自详瞻可观，盖其功用，足以济人，固不仅资谈助已也。

《郑之梗医案》　　清　郑之梗

见康熙十九年《南皮县志》卷八《艺文》。

同上《南皮县志》卷七《人物》：郑之梗，字对楠，仓部金之孙，司训登瀛子也。幼聪颖，经书过目成诵，更善舞剑。稍长时发痰疾，作颠狂状，因废学焉。求医治之，久而愈，遂业岐黄，精其道，谈大方脉者，无出其右。诊脉有奇验，药可回生也。一日诊病人，有壮者曰：视我脉。梗诊毕曰：有贵恙，幸保重之。壮者怒曰：我何病，特戏耳，若谓真耶，拂衣而去。梗从容告旁观者曰：此人真病，彼不觉也，不急治，恐阳生后莫救矣，此初秋时言也。后果于冬至之夕暴卒，其神异皆类此。四方迎请及就诊者，踵接于门。有医案百余卷。

《张临丰医案》　　清　张临丰

民国二十年《青县志》卷八中《文献志·人物篇》：张临丰，字润田，伊家庄人，国学生。自幼研究医理，内外两科，兼擅其长。咸丰九年，瘟疫流行。同治元年，又复大作，传染蔓延，比户惊惶，一若大难之将至，医怀戒心，屏足观望。生慨然出医，至数日不及家门，全活无算。又善治奇症恶疾，针砭之余，施以割剖，无不应手奏效，有《医案》存于其家。

光绪八年重修《青县志》卷五《人品志》：张临丰，研医十余年，内科既胜，外科尤精，舍药施方，有求必应，冲风冒雨，无恙不医，不择贫富，不论贵贱，悉为尽力。姑录所治一二奇症以为之验：

一、陈缺村于姓，便闭不通，痛楚欲绝，遍访名医，数年罔效。润田视之曰：调治不难。遂用快刀割截茎头寸余，众皆大骇，细察之，并无筋肉，内有青石二块，如指顶大，经年余即产子。

二、十槐村刘，有少妇，牙疼，几废饮食。润田往治，将左腮剖开，取出下巴骨半截，上带牙齿四个，不日即愈。

又有静海县人混名王，长砍头，以其枕骨下至两腮前后，皮肉皆靡，筋骨备露，气已待尽，阅医多矣，皆言不治之症。润田往治，先将浮筋用刀割断扭出，又将浮肉洗净，用针遍扎，然后敷药，一月，平复如故。润田寿七十三。

《宁静斋薛氏医案》六卷　　清　薛景晦

见光绪三十年《南宫县志》卷十七《列传》及民国二十五年《南宫县志》卷十八《文献志·人物篇》中。

《吕秉钺医案》　　清　吕秉钺

民国二十年《青县志》卷八中《文献志·人物篇》：吕秉钺，字虔甫，吕布村人。弱冠习医，至老尤笃，数十年游于医苑。于伤寒最有心得，观其《医案》，具见精微，可谓三折肱者矣。

《德星堂医案》　　清　陈瑞鸿

见光绪十二年《保定府志》卷四十四《艺文录》。

《郭延朴医案》　　清　郭延朴

民国二十年《青县志》卷八中《文献志·人物》：郭延朴，字素民，山呼庄人。业岐黄有声，起沉疴有案。夫医术虽本阴阳五行，而临症立方尤贵明理，所谓非心得不成，观其论症，具有领要，名之曰医宜矣。

《刘瑞医案》　　清　刘瑞

见民国二十二年《沧县志》卷八《文献志·人物》。

《史氏医案》　　清　史明录

见民国二十三年《邱县志》卷十五《艺文志·著述》。

同上《邱县志》卷十五《艺文志·艺术》：史明录，字纪言，邴庄人。年十九，与兄明鉴同入泮。精研医术，不数年，名闻遐迩，户限为穿。贫者来求，无论寒暑，亲往诊治，药到病除，时为万家生佛。殁年四十有二，撰述极伙，惜皆散佚。现存者，仅《史氏医案》一书，立方准确，论症详尽，邻近业医者，莫不人手一编。临症选法，奏效如神。亲友拟为付梓，公之于世云。

第八类 养 生

《气诀》一卷　　唐　张果

见嘉庆十六年增刻雍正十二年《山西通志》卷一百七十五《经籍·杂类·医术类》。

《食经》九卷　　后魏　崔浩

见光绪十年《畿辅通志》卷一百三十五《艺文略》三。

《延生至宝》十卷　　明　冯相

乾隆二十七年《正定府志》卷三十五：冯相，栾城人。宏治进士，除莱州府推官……平生凝重，人未尝见其有喜愠之色，著《延生至宝》十卷行世。

《养心鉴》一卷　　明　许庄

光绪二十二年《滦州志》卷十五《列传》上：许庄，字德征，其先嘉定人，徙州之兴庆屯。年十四试经策，即授廪饩，闭户读未见书，凡天文、地理、阴阳、战阵、律吕、兵刑、医卜、纳甲之术，咸究精讨源。登宏治癸丑进士。纂修《孝宗实录》及《三十二郡志》，特委编著。擢山东金事。时辽东变。又遣分巡辽海，上《安辽十四策》。升陕西参议，调山西粮储，以安边四事上言，武宗不报，遂力乞休，扫轨著述。所著有《康衢集》一百卷、《梅花百咏》一卷、《养心鉴》一卷、《先天方舆图说》一卷、《三礼仪注》四卷。

民国二十六年《滦县志》卷十二《人物·艺术》：许庄……城南响堂庄人。

《延年却病全书》八卷　　明　崔元裕

见光绪四年《获鹿县志》卷十四《艺文》。同上《艺文》：元裕尚有：《四书六辨》《云游纪略》《飞蝗解》《通鉴集要》《大椿堂文集》三卷、《大椿堂十劝十戒》一卷。

同上《获鹿县志》卷十二人物：崔元裕，字正常，少司马应麒之孙，孝廉一淳之子也。生而颖异，年弱冠补博士弟子员，数奇不售。平生为学，不屑为举子业，研精经史，得立言之本旨。

《养生论》　　明　魏大成

见乾隆三十一年《柏乡县志》卷十《著述》。《柏乡县志》卷六《人物》：魏大成，字时夫……乐道著书，著《养生论》。

光绪十年《畿辅通志》卷一百三十五《艺文略》三：养生、弗佛二论一卷，明·魏大成撰。大成，字时夫，柏乡人。其《养生论》以平情为祛病之本，而深明医之不足恃。

《养生十诀》三卷　　清　汤铉

乾隆四年《天津府志》卷二十八《人物》：汤铉，南皮人，字鼎辅，宾之孙，性鲁子也。号念水。铉少善文，兼工书法，习历代掌故及阴阳、律历、医卜。所著有《养生十诀》等书。

按：《天津府志》汤铉传，书无卷数。康熙十九年南皮吴《志》作三卷，光绪十四年汪《志》亦作三卷。今从之。

《勿药玄铨》一卷　　清　张永荫

见民国二十一年《南皮县志》卷十一《文献志》五。

第九类　法　医

《增补洗冤录》　　清　齐祖望

见民国三十一年《鸡泽县志》卷二十六《艺文·著述》。

同上《鸡泽县志》卷二十二《人物·乡贤》：齐祖望，字望子，号勉庵。博学工诗，庚戌进士。初知己东县时，贼渠王凤岐据巫山，李春儒据施州，祖望移檄彝陵总兵，由建始取施州，复以密谋授游击许嘉课等，寇难悉平，以循卓召，除督捕主事，迁武选司员外，擢刑部郎中，提督通惠河务，管理太仓，上尝试以部曹于瀛台。祖望以慎简督抚对，拔置第一。出守巩昌，临洮饥设粥厂，全活以万计，寻以事谪归。家居瘠田数亩，处之泰然。未几，上宪廉得其状，事白复职，已捐馆矣。所著有《读易辨疑》《尚书一得录》及《诗序参朱》等书。

第十类 兽 医

《医牛经》 唐 贾耽

见光绪二十五年重修《天津府志》卷三十七《艺文》一。

《养马经》 明 杨健

见乾隆三十一年《柏乡县志》卷十《著述》。

附录 参考书目

本附录所列参考书目，凡文中引用者前加米字符号。

《顺天府志》六卷 万历二十二年刻本

*《顺天府志》一百三十卷 光绪十年刻本 光绪二十八年补刻光绪
　　十年本

《宛平县志》六卷 清李开泰等纂、王养濂修传抄康熙二十三年本

《昌平州志》二十六卷 康熙十二年刻本

《昌平外志》六卷 光绪十八年刻本

《天津卫志》四卷 清薛柱斗纂修 康熙十三年传抄本

《新校天津卫志》四卷 民国二十三年校印本

《天津卫考初稿》一册 于鹤年撰 铅印本

*《天津府志》四十卷 乾隆四年刻本

*《重修天津府志》五十四卷 光绪二十五年刻本

《天津县志》二十四卷 乾隆四年刻本

《续天津县志》二十卷 同治九年刻本

《津门保甲图说》十二册 未著纂人名氏 清道光二十六年刻本

*《天津县新志》十一卷 民国二十年刻本

《天津政俗沿革记》十六卷王守恂纂原稿本及民国二十年刻本

*《天津县新志人物艺文》四卷 民国十九年刻本

《志余随笔》六卷 民国二十五年刻本

《畿辅通志》四十六卷 康熙二十一年刻本

《畿辅通志》一百二十卷 雍正十三年刻本

《畿辅通志》三百卷 光绪十年刻本

《河北通志稿》二十四卷 铅印本

《河北通志》民国二十一年铅印本

《察哈尔省通志》二十八卷　民国二十四年铅印本

《钦定热河志》一百二十卷　乾隆四十六年刻本

《保定府志》二十九卷　康熙十九年刻本

*《保定府志》七十九卷　光绪十二年刻本

《清苑县志》十二卷　康熙十六年刻本

《清苑县志》十八卷　同治十二年刻本

《清苑县志》六卷　民国二十三年铅印本

《庆都县志》六卷　康熙十七年刻本

《望都县新志》十卷　光绪三十年重刻本

《望都县乡土图说》一册　光绪三十一年铅印本

《满城县志》十二卷　乾隆十六年增补康熙五十二年本

*《满城县志略》十六卷　民国二十年铅印本

《完县志》十卷　雍正十年刻本

《完县新志》九卷　民国二十三年铅印本

《完县乡土志》一册　清·朱运昌等纂　光绪三十二年抄本

《唐县志》十八卷　康熙十二年刻本

《唐县志》十二卷　光绪四年刻本

《广昌县志》八卷　乾隆二十五年刻本

《广昌县志》十四卷　光绪元年刻本

*《直隶易州志》十八卷　乾隆十二年刻本

《安肃县志》十六卷　乾隆四十三年刻本

*《徐水县新志》十二卷　民国二十一年铅印本

《定兴县志》十二卷　乾隆四十四年刻本

《定兴县志》二十六卷　光绪十六年刻本

《涞水县志》八卷　乾隆二十七年刻本

《涞水县志》八卷　光绪二十一年刻本

《涿州志》二十一卷　同治十二年重刻乾隆三十年本

《涿州续志》十八卷　同治十二年刻本

*《涿县志稿》八卷　周存培、张星楼等纂宋大章等修原稿本　又民国
　　二十五年铅印八编本

*《新城县志》八卷　康熙十四年刻本

《新城县志》十八卷　光绪二十一年重刻道光十八年本

《新城县续志》十卷　光绪二十一年刻本

＊《新城县志》二十四卷　民国二十四年铅印本

＊《雄县志》三卷　康熙九年刻本

《雄县新志》十册　民国十八年铅印本

《雄县乡土志》十五卷　光绪三十一年铅印本

《容城县志》八卷　咸丰七年刻本

《容城县志》八卷　光绪二十二年刻本

《高阳县志》六卷　雍正八年刻本

＊《高阳县志》十卷　民国二十二年铅印本

《高阳县乡土志》一册　清王逢吉纂　钞本

《定州志》十卷　雍正十一年刻本

《直隶定州志》二十二卷　道光二十九年刻本

《直隶定州续志》四卷　咸丰十年刻本

＊《定县志》二十二卷　民国二十三年刻本

＊《博野县志》八卷　乾隆三十一年刻本

《蠡县志》十卷、《续志》四卷　清顺治八年续增明崇祯十四年本

《蠡县续志》一册　康熙十九年刻本

《蠡县志》十卷　光绪二年刻本

《阜平县志》四卷　同治十三年刻本

《曲阳县新志》十一卷　康熙十一年刻本

＊《重修曲阳县志》二十卷　光绪三十年刻本

《曲阳县乡土志》四册　清·陈家荫纂　抄本

《祁州志》八卷　乾隆二十年刻本

《祁州续志》四卷　光绪元年刻本

＊《祁州乡土志》二册　未著纂修人名氏　抄本

＊《通州志》十卷　乾隆四十八年刻本

＊《通州志》十卷　光绪五年刻本

＊《大兴县志》六卷　清·李开泰等纂　张茂节修康熙二十四年传抄本

《良乡县志》八卷　光绪十五年刻本

《良乡县志》八卷　民国十三年铅印本

《房山县志》十卷　康熙三年刻本

《房山县志》八卷　民国十三年铅印本

《顺义县志》四卷、《补遗》一卷　民国四年铅印康熙五十八年本

《怀柔县新志》八卷　康熙六十年刻本

《密云县志》六卷　雍正元年刻本

《密云县志》六卷　光绪八年刻本

*《密云县志》八卷　民国三年铅印本

*《密云县志》四卷　民国二十七年铅印本

《平谷县志》三卷　乾隆四十二年刻本

《平谷县志》四卷　民国九年铅印本

《平谷县志》六卷　民国二十三年铅印本

《蓟州志》八卷　康熙四十三年刻本

《蓟州志》十卷　道光十一年刻本

《三河县志》十六卷　乾隆二十五年刻本

《香河县志》十一卷　康熙十四年刻本

《香河县志》十卷　民国二十五年铅印本

《固安志》三册　清·刘峙纂　抄本

《固安县志》八卷　咸丰五年刻本

*《固安文献志》二十卷　民国十六年铅印本

《口北三厅志》十六卷　乾隆二十三年刻本

《万全县志》十卷　道光十四年增补乾隆七年本

《张北县志》八卷　民国二十三年铅印本

《赤城县志》八卷　乾隆二十四年补订乾隆十二年本

《赤城县续志》十卷　道光七年刻本

《龙门县志》十六卷　康熙五十一年刻本

《延庆州志》十卷　乾隆七年刻本

*《延庆州志》十二卷　光绪六年刻本

《怀来县志》十八卷　康熙五十一年刻本

《怀来县志》十八卷　光绪八年刻本

《保安州志》八卷　道光十五年刻本

《保安州续志》四卷　光绪三年刻本

《保安州乡土志》一册　未著纂人名氏　抄本

《蔚县志》三十一卷　乾隆四年刻本

《蔚州志补》十二卷　乾隆十年刻本

《蔚州县》二十卷　光绪三年刻本

《西宁县志》八卷　康熙五十一年刻本

《西宁县志》十卷　光绪元年刻本

＊《阳原县志》十八卷　民国二十四年铅印本

《怀安县志》二十四卷　乾隆六年刻本

《怀安县志》八卷　光绪二年刻本

《宣化府志》四十二卷　乾隆八年刻本

《宣化县志》二十卷　康熙五十年刻本

《宣化县新志》十八卷　民国十一年铅印本

《宣化县乡土志》一册　清谢恺纂　光绪三十三年抄本

《昌黎县志》八卷　康熙十三年刻本

《昌黎县志》十卷　同治五年刻本

＊《昌黎县志》十二卷　民国二十一年铅印本

《昌黎县乡土志》一册　清童光照纂　抄本

《乐亭县志》十四卷　乾隆二十年刻本

《乐亭县志》十五卷　光绪三年刻本

《丰润县志》八卷　乾隆二十年刻本

＊《丰润县志》十二卷　光绪十五年刻本

＊《玉田县志》三十卷　光绪十年刻本

《直隶遵化州志》十二卷　乾隆二十一年刻本

《直隶遵化州志》二十卷　乾隆五十八年刻本

《滦州志》八卷　嘉庆十五年刻本

＊《滦州志》十八卷　光绪二十二年刻本

＊《滦县志》十八卷　民国二十六年铅印本

＊《迁安县志》十八卷　同治十二年刻本

《水平府志》二十四卷　乾隆三十九年刻本

＊《永平府志》七十二卷　光绪二年刻本

《卢龙县志》六卷　顺治十七年刻本

《卢龙县志》二十四卷　民国二十年铅印本

《抚宁县志》十六卷　光绪三年刻本

《临榆县志》十四卷　乾隆二十一年刻本

《临榆县志》二十四卷　光绪四年刻本

《临榆县志》二十四卷　民国十七年铅印本

《静海县志》四卷　康熙十一年刻本

《重辑静海县志》八卷　同治十二年刻本

*《静海县志》十二卷　民国二十年铅印本

《青县志》八卷　嘉庆八年刻本

*《重修青县志》十卷　光绪八年刻本

*《青县志》十六卷　民国二十年铅印本

《兴济县志书》二卷　〔附〕《补遗考证》一卷　明郑孝纂　萧蕃修
　　　抄本

《大城县志》八卷　康熙十二年刻本

*《大城县志》十二卷　光绪二十三年刻本

*《任邱县志》十二卷　乾隆二十八年刻本

《任邱县志续编》二卷　道光十七年刻本

《文安县志》八卷　康熙四十二年刻本

《文安县志》十二卷　民国十一年铅印本

《保定县志》四卷　康熙十二年刻本

《霸州志》十卷　康熙十三年刻本

《霸县志》五卷　民国十二年铅印本

*《霸县新志》八卷　民国二十三年铅印本

《永清县志》二十五卷　民国三十年铅印乾隆四十四年本　嘉庆十八年
　　　补刻乾隆四十四年本

《续永清县志》十四卷　光绪元年刻本

《天启东安县志》六卷　民国二十四年铅印本

《康熙东安县志》十卷　民国二十四年铅印本

《乾隆东安县志》二十二卷　传抄乾隆十四年本

《民国安次县志》十二卷　民国二十四年铅印本

《武清县志》十二卷　乾隆七年刻本

河北省

089

《宝坻县志》八卷　康熙十三年刻本

《宝坻县志》十八卷　乾隆十年刻本

《宁河县志》十六卷　乾隆四十四年刻本

《宁河县志》十六卷　光绪六年刻本

《宁河县乡土志》三册　清周登皋修　抄本

《沧州新志》十五卷　康熙十九年增补康熙十三年本

《沧州志》十六卷　乾隆八年刻本

《重修沧州志稿》一册　不著纂人名氏　清咸丰原稿本

《沧县志》十六卷　民国二十二年铅印本

《盐山县志》十六卷　同治七年刻本

《盐山新志》三十卷　民国五年刻本

*《南皮县志》八卷　康熙十九年增补康熙十二年本

*《南皮县志》十五卷　光绪十四年刻本

*《南皮县志》十四卷　民国二十一年铅印本

*《东光县志》十二卷　光绪十四年刻本

*《宁津县志》十二卷　光绪二十六年刻本

《河间府宁津县乡土志》一册　不著纂人名氏　抄本

《吴桥县志》十二卷　光绪元年刻本

《续修故城县志》十二卷　光绪十一年刻本

*《景州志》六卷　乾隆十年刻本

*《景县志》十四卷　民国二十一年铅印本

*《阜城县志》二十二卷　光绪三十四年铅印雍正十二年本

《交河县志》七卷　康熙十二年刻本

*《交河县志》十卷　民国五年刻本

《献县志》二十卷　乾隆二十六年刻本

《初续献县志》四卷　咸丰七年刻本

*《献县志》二十卷　民国十四年刻本

《献县乡土志》一册　不著纂人名氏　抄本

《河间府志》二十二卷　康熙十六年刻本

*《河间府新志》二十卷　乾隆二十五年刻本

*《河间县志》六卷　乾隆二十四年刻本

《武强县志（重修）》十二卷　道光十一年刻本

《肃宁县志》十卷　乾隆十九年刻本

《获鹿县志》十二卷　乾隆元年刻本

*《获鹿县志》十四卷　光绪四年刻本

《石门概况》一卷　民国二十八年铅印光绪四年获鹿县志本

*《正定府获鹿县乡土志》二卷　清严书勋纂修　抄本

*《正定府志》五十卷　乾隆二十七年刻本

《真定县志》十四卷　顺治三年刻本

*《正定县志》四十六卷　光绪元年刻本

*《藁城县志》十卷　民国二十二年铅印嘉靖十三年本

《藁城县志》十二卷　康熙五十九年续增康熙三十七年本

《藁城县志续补》十一卷　光绪七年刻本

《续修藁城县志》十二卷　民国二十二年铅印本

《晋州志》十卷　咸丰十年补刻康熙三十九年本

《康熙束鹿县志》十卷　民国二十六年铅印（翻康熙十年本）

《束鹿县志》十二卷　乾隆二十七年刻本

《束鹿县志》十卷　嘉庆三年刻本

《续修束鹿县志》八卷　同治刻本

《束鹿乡土志》四册　清·李中桂等纂　张凤台修　传抄光绪三十二
年本

*《深州志》八卷　康熙三十六年刻本

*《深州直隶州志》十卷　道光七年刻本

*《深州风土记》二十二卷　光绪二十六年文瑞书院刻本

《武邑县志》六卷　康熙三十三年刻本

《武邑县志》十卷　同治十一年刻本

《衡水县志》十四卷　乾隆三十二年刻本

《枣强县志》八卷　乾隆十七年刻本

《枣强县志》二十卷　嘉庆八年刻本

《枣强县志补正》五卷　光绪二年刻本

《冀州志》二十卷、《续编》一卷　乾隆十二年刻本

《冀县志》二十卷　民国十八年铅印本

河北省

*《赵州志》十卷　康熙十二年刻本

*《直隶赵州志》十六卷　光绪二十三年刻本

*《赵州属邑志》八卷　光绪二十三年刻本

　《赵州乡土志》一册　未著纂人名氏　抄本

*《栾城县志》十卷　道光二十六年刻本

　《栾城县志》十四卷　同治十二年刻本

　《高邑县志》三卷　清·赵瑞纂　刘瑜修　传抄康熙二十四年本

*《高邑县志》十卷　嘉庆五年刻本

　《赞皇县志》十卷　乾隆十六年刻本

*《续修赞皇县志》二十九卷　光绪二年刻本

　《赞皇县乡土志》一册　清·秦兆阶纂　抄本

　《元氏县志》八卷　乾隆二十三年刻本

　《元氏县志》十四卷　光绪元年刻本

　《井陉县志》八卷　雍正八年刻本

　《续修井陉县志》三十六卷　光绪元年刻本

*《井陉县志料》十六编　民国二十三年铅印本

　《平山县志》五卷　康熙十二年刻本

　《平山县志》八卷　咸丰三年刻本

　《续修平山县志》六卷　光绪二年刻本

　《平山县续志》八卷　光绪二十四年刻本

　《平山县志料集》十六卷　民国二十一年铅印本

　《灵寿县志》十卷　康熙二十四年刻本

　《灵寿县旧志》十卷　同治十二年续补重刻康熙十二年本

　《安平县志》十卷　康熙三十一年续增康熙二十六年本

　《饶阳县后志》六卷　顺治三年刻本

*《饶阳县志》二卷　乾隆十四年刻本

　《重修无极县志》二卷　康熙十九年续修康熙元年本。

　《无极县志》十一卷　光绪十九年补刻乾隆二十二年本

　《无极县续志》十卷　光绪十九年刻本

　《深泽县志》十二卷　乾隆九年续增雍正十三年本

《深泽县志》十卷　同治元年刻本

《新乐县志》六卷　光绪十一年刻本

《行唐县新志》十六卷　乾隆三十七年补刻乾隆二十八年本

《顺德府志》四卷　康熙十九年刻本

*《顺德府志》十六卷　乾隆十五年刻本

《邢台县志》十卷　道光七年刻本

*《光绪邢台县志》八卷　光绪二十一年刻本

《内邱县志》四卷　道光十二年刻本

《内邱县乡土志》二卷　清·田尔砚　郝慎冈纂　卢聘卿修抄本

《临城县志》八卷　康熙三十年刻本

*《柏乡县志》十卷　乾隆三十一年刻本

*《柏乡县志》十卷　民国二十一年铅印本

《隆平县志》十卷　传抄乾隆二十九年本

《唐山县志》十二卷　光绪七年刻本

《宁晋县志》十卷　康熙十八年刻本

《宁晋县志》十一卷　民国十八年石印本

《宁晋县乡土志》四册　未著纂人名氏　抄本

《新河县志》十六卷　光绪二年刻本

《新河县志》十六卷　宣统元年补刻光绪元年本

《新河县志》二十四卷　民国十八年铅印本

《南宫县志》五卷　影印嘉靖三十八年本

《南宫县志》十六卷　道光十一年刻本

*《南宫县志》十八卷　光绪三十年刻本

*《南宫县志》二十六卷　民国二十五年刻本

《南宫县乡土志》一册　不著纂人名氏　抄本

《清河县志》十八卷　同治十一年刻本

*《清河县志》十七卷　民国二十三年铅印本

《威县志》十六卷　康熙十二年刻本

*《威县志》二十卷　民国十八年铅印本

《威县志续修》一册　民国十八年铅印本

河北省

《广宗县志》十二卷　同治十三年刻本

《广宗县志》十六卷　民国二十二年铅印本

《巨鹿县志》十二卷　光绪十二年刻本

*《平乡县志》十二卷　同治七年刻本

*《平乡县志》十二卷　光绪十二年增刻同治七年本

*《任县志》八卷　民国四年铅印宣统二年本

*《南和县志》十二卷　清·张汝功　吕淙纂　周章焕修传抄乾隆十四年本

《南和县志》十二卷　清·李清芝　李善根纂　王立勋等修　北京崇文斋传抄光绪十九年本

《南和县乡土志》二卷　未著纂人名氏抄本

《沙河县志》十卷　乾隆二十二年刻本

《续增沙河县志》二卷　道光二十五年刻本

*《邯郸县志》十二卷　乾隆二十一年刻本

*《邯郸县志》十七卷　民国二十二年刻本

*《广平府志》二十四卷　乾隆十年刻本

*《重修广平府志》六十三卷　光绪二十年刻本

《永年县志》十九卷　雍正　乾隆两次增补康熙十一年本

《永年县志》四十四卷　乾隆二十二年刻本

《永年县志》四十卷　光绪三年刻本

《直隶永年县乡土志》三卷　未著纂人名氏　传抄光绪本

*《肥乡县志》六卷　雍正十年刻本

*《肥乡县志》三十六卷、《补遗》一卷　同治六年刻本

《鸡泽县志》二十卷　乾隆三十一年刻本

《曲周县志》二十卷　同治八年刻本

《邱县志》八卷　乾隆四十七年刻本

《广平县志》五卷　康熙十五年刻本

《广平县乡土志》五卷　清·汤荫溎等纂　曾恺章修　传抄光绪三十二年本

*《大名府治》二十二卷　咸丰三年刻本

《大名县志》二十卷　康熙十五年刻本

《大名县志》四十卷　乾隆五十四年刻本

*《大名县志》三十卷　民国二十三年铅印本

《续修元城县志》六卷　同治十一年刻本

《成安县志》十二卷　康熙十二年刻本

《成安县志》二卷　嘉庆七年刻本

《成安县志》十六卷　民国二十年铅印本

《临漳县志》六卷　雍正九年刻本

《临漳县志》十八卷　光绪三十一年刻本

《磁州志》十八卷　康熙三十九年刻本

《磁州续志》六卷　同治十三年刻本

《磁州乡土志》一册　未著纂人名氏　抄本

《涉县志》八卷　嘉庆四年刻本

《武安县志》二十卷　乾隆四年刻本

《承德府志》六十卷　道光十年刻本

《隆化县志》五卷　民国八年铅印本

《苏州府志》一百五十卷　道光四年刻本

《上海县志》三十二卷　同治十一年刻本

《同治上海县志札记》六卷　光绪二十八年铅印本

《上海县续志》三十卷　民国七年刻本

《上海县志》二十卷　民国二十四年铅印本

《顺义县志》十六卷　民国二十年修，二十二年铅印本

*《蓟县志》十卷　民国三十三年铅印本

《武清县志》十卷　光绪七年稿本

*《晋县志》六卷　民国十六年石印本

*《晋县志料》二卷　民国二十四年石印本

*《高邑县志》十三卷　民国三十年铅印本

《赞皇县志》二卷　民国二十九年铅印本

*《元氏县志》　民国二十二年铅印本

《龙关县志》二十卷　民国二十二年铅印本

河北省

《怀来县志》不分卷　一九五九年铅印本

《迁安县志》二十二卷　民国二十年铅印本

＊《遵化县志》二十四卷　民国二十一年稿本

＊《固安县志》四卷　民国三十二年铅印本

《望都县志》十二卷　民国二十三年铅印本

《邯郸县志》十七卷　民国二十八年刻本

《鸡泽县志》二十六卷　民国三十一年铅印本

《邱县志》十七卷　民国二十三年铅印本

《肥乡县志》四十二卷　民国二十九年铅印本

《沙河县志》十二卷　民国二十九年铅印本

河南省

前　言

　　河南省，向有"中州"之称，殷商奠都兹土。以后洛阳、开封，迭为封建王朝之都会中心。因之古代河南之政治经济文化，均有它的灿烂时期。反映到医学方面，也受相当的影响。

　　从医史上看，河南名医，如范东阳之于杂病，甄立言、孟诜之于本草，甄权之于脉法、针法，张文仲之论风气，崔知悌之疗骨蒸，以至郭雍、张从正之伤寒，杨栗山之温病，都可说是铮铮佼佼，蜚声医林。至如滑寿笃实谨敏，所著《难经本义》"考之《枢》《素》以探其源，达之仲景、叔和以绎其绪"，简而通，决而明。后人读其书者，多有渺焉寡俦之感。

　　而尤令人高山仰止，景慕无穷的，则为举世所颂之医圣张仲景。"仲景道术高尚，振古无伦，而传书寥寥，年纪悠渺，其书又多遗亡。"据本省方志著录，仲景所著有《汤液经法》《脉经》《疗黄经》《疗妇人方》《口齿论》等书。假如以上各著，尚存人间，那对于中医学术，将呈现出如何的光彩，而对于后辈之学习中国医药学，更有如何的启发。所可惜者，这些书，如今是仅存其目，只有使人望古兴叹而已。所幸《伤寒杂病论》（现分作《伤寒论》《金匮要略》两书）这部书，尚存天壤，虽然经历一千八百年，它仍是中医基本理论和治疗法则之渊薮，而辨证论治规律，更为研习中医开辟了无限法门。从本编看，伤寒一类书籍，竟达三十七种，可见仲景流风所被，沾溉之深。

　　医学是与疾病做斗争的工具，作为医生来说，应该在技术上精益求精。如"泌阳县，程人坊，为人治病，药所不能及者，按《灵枢》法刺之则愈。"再如"仪封县，傅汝丹，善用《肘后方》。"

　　前辈医家他们的钻研医籍，积极设法治愈病人的实事求是精神，直

河南省

099

到现在，仍是可贵的。另有一类名医，临证多年，在实践中，积累的用药经验，即使一点一滴，也是极可珍惜的。本书所记之：

项城县，龙之章，善用巴豆、马前、白砒等毒药，确有奇效。

尉氏县，刘鸿恩，发挥乌梅功用详尽。

他们的经验，有的其书尚存，可供人们探索；有的其书已亡，但他能将线索提出，可使人们循迹追研，这对于后学，也是受益匪浅的。

隋唐名医孙思邈说："人命至重，贵于千金，一方济之，德逾于此。"这反映了人的生命价值，在医学上看成是首要地位。作为医生来说，就要有谦虚谨慎、不慕名利、全心全意为人类健康服务的崇高医德精神。古代河南名医，不仅在医学上写下了许多著作，而且在医德方面，亦垂留典范。请看以下的事例吧！如：

商永县，王广运，"对求医者，虽严寒盛暑，不辞劳瘁，以期病痊而后已。人以微物酬谢，辄厉色拒之。至贫不能医者，则施之以药，虽金石不求值焉。"

像这种不惮劳、不爱钱、甘心活人的精神，难道不值得我们学习吗！又如祥符县，沈廷杰，"针灸活人无算，于兵荒大疫之年，以舟车载药食游，历远近不惮艰险，饥者食之，病者药之，济人尤多"。

像这种忘我奔劳，无私济人的精神，难道不值得我们学习吗！又如：新安县，陈清云，提出家传医学五戒：一正人品；二慎口过；三勿爱利；四无惜名；五慎粗率。如谓："知之不可不治，不知不可妄治，不可强不知为知，以误入之性命。"又谓："粗率之心，医不可有，他事错误，尚可补救，医人失手，断无还生之日。"

这种不夸张、不弄假、认真为人治病的精神，难道不值得我们学习吗！

我们认为，像他们的"深心凄怆，勿避蟨崄，昼夜寒暑，饥渴疲劳，一心赴救，无作功夫形迹之心"，身体力行、救死扶伤的道德准则，在古代河南名医中，其人其事，不胜枚举，这也是要认真发掘，继承发扬，而不容忽略的。总而言之，河南名医，无论在医著、医方、医德等方面，都有着卓越业绩，瞻望前修，不禁奋起。

本书在编写初，遇到许多困难。我院韩锡瓒同志曾任河南中医学院首任院长，熟悉该省医学情况，对于我们资料搜集工作，给予极大帮助，谨此致以衷心的感谢。

郭霭春　高文柱

一九八一年十一月

目　录

河
南
省

河
南
省

河南省

111

（以上外科）

（以上妇科）

第七类　医史 186

河南省

第一类 医 经 〔附〕藏象 运气

《读素问钞》九卷　　元　滑寿

见民国三十一年《河南通志·艺文志·子部·医家类》。

道光三十年《仪征县志》卷四十：撄宁生，出滑伯后，名寿，字伯仁。先世为许襄城人。当元时，父、祖官江南，自许迁仪真，生寿。性警敏，习儒书，日记千余言，操笔为文，词有思致，尤长于乐府。京口名医王居中客仪，寿数往叩。居中曰：医祖黄帝，岐伯，其言佚不传，世传者惟《素问》《难经》，子其习之。寿读终卷，乃请于王曰：《素问》为说各异，篇次无绪。愚将分：藏象、经度、脉候、病能、摄生、论治、色脉、针刺、阴阳、标本、运气，汇萃凡十二类，抄而读之。《难经》又本《素问》《灵枢》之旨，设难释义，其间荣卫、部位、脏腑，脉法与夫经络、腧穴，辨之博矣，而阙误或多。愚将本其旨义，注而读之，何如？居中曰：甚矣，子之善学也。自是寿学日益进。参考张仲景、刘守真、李明之三家，而大同之，抒其所得，向所莫不奇中。既又传针法于东平高洞阳，得其开阖、流注、方圆、补泻之道；又究夫十二经走会、属络、流输、交别之要；至若阴阳维、跷、冲、带六脉，虽皆有系属，而惟督、任二经则包乎腹背而有专穴，诸经满而溢者，此则受之，宜与十二经并论。乃取《内经·骨空》诸论及《灵枢·本输》篇所述经脉，著《十四经发挥》三卷。通考隧穴六百四十有七，以尽医之神秘。他如：《读伤寒论钞》《诊家枢要》《痔瘘篇》及聚诸书本草为《医韵》，皆有功医学。多治验，所至人争延致，以得撄宁生一决生死为无憾。生无问贫富，皆往治，不责报，遂知名吴，楚间。在淮南曰滑寿，在吴曰伯仁氏，在鄞越曰撄宁生。年七十余，颜如童子，行步轻捷，饮酒无算。

嘉靖四十年《浙江通志》卷六十九《杂志·术艺》：滑寿，往来鄞越，居虞、姚间最久。

乾隆四十六年《余姚志》卷三十四《寓贤传》：滑寿，先世襄城，徙仪真，后又徙余姚……好学，能诗。既殁，天台朱右，撮其治疾神效者数十事，为之作《传》。故其所著述，益有称于后。

光绪二十五年《余姚县志》卷二十四《寓贤本传并按》：寿，学儒于韩说。制方处剂，随意低昂，辄奏异效，世皆以为神。宋玄僖称寿有道之士，不试，试于医。有项昕者，字彦章，与寿同时。

寿与朱彦修齐名。子孙为余姚人，知府浩是其孙。康熙《志》弟子得其传者，骆则诚，吴温夫。

康熙二十二年增刻康熙十一年《绍兴府志》卷五十七《人物》二十《方技》：叶知府逢春云：寿，益刘文成、基之兄，易姓名为医。文成既贵，尝来劝之仕，不应。留月余乃去。

《读素问钞补遗》一卷　　元　滑寿

见民国三十一年《河南通志·艺文志·子部·医家类》。

《难经本义》　　元　滑寿

嘉靖三十年《襄城县志》卷八《方技》：滑寿，字伯仁，邑人。博通儒术，而尤精于医。至元间，名甚著，晚号撄宁翁，所著有《难经本义》行于世。

《内经类考》十卷　　明　阴秉旸

乾隆二十年《汲县志》卷九《人物》：阴秉旸，字子寅。嘉靖丁未进士，授余于知县，有善政，擢监察御史，毅然以风纪自任，前后抗疏数十上，朝绅惮之，后为忌者所排。谪判同州，稍迁馆陶知县，平凉同知，历升陕西佥事参议，所至皆有声绩。旋告归，益肆力于学问。言行必求合于古圣贤，士类咸推服。所著有《四书赘说等编》六卷，《四书自训歌》一卷，《阴氏谈书抄》三卷，《内经类考》十卷。

《黄帝内经始生考》六卷　　明　阴秉旸

民国三十一年《河南通志·艺文志·子部·医家类》：钱曾《读书敏

求记》谓原病有式、针灸有经、医病有方、诊视有诀、药性有本草，独始生之说，则未及闻，因诠次《内经》，条疏图例以成章，其用心亦良苦矣。

《太素精要》　明　李守钦

见乾隆九年《氾水县志》卷十《人物·方技》。

《素问浅注》　清　卢敏政

见民国二十年《修武县志》卷十五《人物·艺术》。

《五脏荣卫论》一卷　汉　张机

见光绪三十年《南阳县志》卷十《艺文》。

《法象论》一卷　唐　张文仲

见民国三十一年《河南通志·艺文志·子部·医家类》。

《五脏论》五卷　唐　开元升

见同治二年补刻康熙三十四年《开封府志》卷三十八《书目》。

《五脏论应象》一卷　唐　开元升

见同治二年补刻康熙三十四年《开封府志》卷三十八《书目》。

《五脏论应象》一卷　唐　吴兢

见民国三十一年《河南通志·艺文志·子部·医家类》。

《五运六气图解》　清　卢敏政

见民国二十年《修武县志》卷十五《人物·艺术》。

《五运六气详图》　清　陈绍虞

民国十二年《新乡县志》卷六《人物·技术》：陈绍虞，字舜卿。性

河
南
省

119

刚直，专术数。善察阴阳五行之气，预知晴雨旱涝。尝评人之贵贱，洞悉病源，并未来事。手绘《五运六气详图》，并作《奇门全图》，汇集成帙藏于家。

《主客运气图》　　清　申佩瑀

见民国三十一年《河南通志·艺文志·子部·医家类》。

第二类 诊 法

《脉经》一卷　　汉　张机

见光绪三十年《南阳县志》卷十《艺文》。

《脉经》一卷　　唐　甄权

道光十三年《扶沟县志》卷十一《艺文》：甄权，少以母病，与弟立言并究心《内经》，而权尤精为神妙。隋，鲁州刺史库狄嵚苦风患，手不能引弓，诸医莫能疗，权笑曰：此易耳。但持弓向的，吾为公治之，可即射也。嵚从之。权按其肩隅一穴，以针刺之，应时而射。权之疗疾皆此类也。隋开皇初，以文学起家，为秘书省正字。后引疾免。贞观十七年，权一百有三岁，太宗皇帝幸其第，访以药性。权奏对称旨，帝大悦，即日拜朝散大夫，并赐几杖衣服，以为养老之资，未几卒。弟立言，武德中，尝以文学为太常丞……。

康熙三十四年《开封府志》卷三十《方技》：甄权，扶沟人，所著有《脉经》《针方》《明堂人形图》各一卷。

《脉诀赋》一卷　　唐　甄权

见同治二年补刻康熙三十四年《开封府志》卷三十八《书目》。

《滑氏脉诀》一卷　　元　滑寿

见民国三十一年《河南通志·艺文志·子部·医家类》。

《诊家枢要》　　元　滑寿

见民国三十一年《河南通志·艺文志·子部·医家类》。

《太素脉经》四卷　　明　刘仿

民国三十一年《河南通志·艺文志·子部·医家类》：刘仿，字宁思，杞县人，嘉靖时，诸生……吕坤《去伪斋集》谓其"洞悉《素》《难》之旨，学博而理精"云。

《脉诀详注》　　清　李二阳

见道光五年《河内县志》卷十九《经籍志》。

民国三十一年《河南通志·艺文志·子部·医家类》：李二阳，河内人，康熙五十五年武举。

《脉诀》　　清　史洞

乾隆五十三年《偃师县志》卷十八《孝义传》：史洞，字亦元，偃师庠生，有隐德。因母疾习医，以寿闻。著有《脉诀》《伤寒论纂》《增补寿世保元》行世。

《脉经直指》　　清　牛同豹

光绪二十二年《鹿邑县志》卷十四《人物》：牛同豹，字平阳，岁贡生。父儒，监生。豪宕雄辩论。夜梦布衣峨冠伟丈夫到门，寤而同豹生。幼颖悟，读书日三万言，为文敏妙，援笔立就，年十二应童子试，邑令大奇之。许为李安溪一流人。入邑庠后，从柘宿儒田汪波游。制艺法归震川，惩浮艳，岁试文，为学者所欣赏。谓可作注疏观，置高等，食廪饩。性至孝，以亲老多疾，究心于医。两遭亲丧，哀毁骨立，丧葬尽礼。自是虽隆冬沍寒，不藉草，不衣棉。见者谓有朱百年之风焉。乾隆二十二年选□□训导，以目疾，辞不赴。知县颜懋论，修邑志，延主纂，羔雁三至，终不就。年七十五卒。同豹学有本原，穷天人性命之奥，而躬行归于实践。与人交，惟以崇正学，黜异端相切劘，见衣冠不正及跛倚放弛者，率正言规之，不听则去之。制方药奇效，求者趾相错，称量不厌。著有《古文辞》若干卷，身后散佚。仅存十数篇及《脉经直指》一册。

《脉经精义》 清 孙鹤鸣

民国五年《淮阳县志》卷十三《人物·方技》：孙鹤鸣，字延选。善医术。张春芳母，瘫卧十二年，服药数月，渐能行；林宏儒女，王茂林兄，症皆险，应手取效。其他所济甚多。晚年与其徒庠生孙宪曾集《脉经精义》，稿甫脱而卒。

《脉诀》 清 谢文选

见民国二十一年《内乡县志》卷十一《人物·艺术》。

《四言脉诀》 清 梁彦彬

民国三十年《考城县志》卷十三《人物列传·方技》：梁彦彬，字少甫，邑东梁寨人。幼读书，不求进取，闭户潜修，精岐黄之术。著有《四言脉诀》，明白晓畅。远近活人士无数。卒年六十三岁。其子有年，继其志，亦称名医。

《脉望钞正编》 清 马之骉

见民国三十一年《河南通志·艺文志·子部·道家类》。

《脉诀集要》 清 李印绶

见民国十七年《渑池县志》卷八《艺文》。

同上《渑池县志》卷十七《人物·儒林》：李印绶，李家寨人，字公佩。岁贡生，鄢陵训导，学问淹通，复精医术，著有《四书摘要》《脉诀集要》《本草类典》《杏林集》《寰宇一览》等书。

按： 嘉庆十五年《渑池县志》卷十五《艺文》作《脉诀》。

《四诊要旨》 清 申佩瑀

见民国三十一年《河南通志·艺文志·子部·医家类》。

《四诊述要》　　清　刘岱云

民国十七年重修《渑池县志》卷十七《人物·儒林》：刘岱云，潜心儒术，学问渊博。著有《兰堂衡言》《铅刀录》《年号类编》《文范》《诗则述要》《兰堂诗笔》《古哲籍贯》《四诊述要》《兰堂诗文集》待梓。

《四诊备要》　　清　孙宪曾

见民国二十三年《淮阳县志》卷八《艺文》。

《舌胎三十六种》　　清　毛士达

见民国二十一年重修《滑县志》卷三十《艺文》。

第三类 伤 寒 〔附〕金匮 温病

《伤寒论》十卷 　　汉　张机

见嘉靖四十三年《邓州志》卷十六《人物列传·方技》。

光绪三十年《南阳县志》卷十一《人物》：张机，字仲景，南阳涅阳人，灵帝时，举孝廉，官至长沙太守。少学医于同郡张伯祖，尽得其传。奇方异治，施世者多，不能尽记其本末。见侍中王仲宣，时年二十余，谓曰：君有病，四十当眉落，半年而死，令服五石汤。仲宣嫌其言，许受汤，勿服。居三月，见仲宣，谓曰：服汤否？仲宣曰：已服。仲景曰：色候固非服汤之诊，君何轻命也。仲宣犹不信。后二十年，果眉落，后一百八十七日而死。仲景论广伊尹为数十卷，用之多验。仲景宗族二百余口，自建安以来，未及十稔，死者三之二，而伤寒居七，乃著《伤寒论》十卷。华佗读而喜曰：此真活人书也。又著《金匮玉函要略》三卷。汉魏迄今，家肆户习，论者推为医中亚圣。初仲景总角，造同郡何颙，谓曰：君用思志精，而韵不高，后将为名医，卒如其言。国朝顺治初叶，县训导冯应鳌，得仲景墓于县东郭门外仁济桥西，乃为祠祀焉。

《伤寒方论》二十卷 　　唐　李涉

民国三十一年《河南通志·艺文志·子部·医家类》：李涉，自号清溪子，洛阳人。元和时，官太子通事舍人。太和时，复为太学博士。

《伤寒补亡论》二十卷 　　宋　郭雍

见民国三十一年《河南通志·艺文志·子部·医家类》：是书系本《伤寒）加以疏释。《伤寒论》为千古医方之祖，历代名医奉为指南。夫仲景道术高尚，振古无伦。而传书寥寥，年纪悠渺，其书必多遗亡。王叔和、孙思邈、成无己诸先生，亦惟本《伤寒论》一书发明而表扬之。迨宋蕲水道人庞安时，所谓医名当代者也。许学士《本事方》数录庞老成法，以为典要。安时著有《伤寒总病论》以录仲圣未竟之绪。雍以同时代，法乎前修，复以其讲求心得，尚论古人，著为此书，使仲圣遗文炳然于世。惜其书少印本，海丰吴公重熹巡抚河南，出其家藏抄本，使属吏王如恂校订刊刻，以济众人。然则此书固枕中洪宝也。《吕氏春秋》曰：譬若良医，病万变而药亦万变。使病变而药不变，古之寿民，今为殇子矣。《吕览》先秦古书，言医每每多至论。今观此书，申明仲圣义蕴。凡一病也，补以参术，攻以硝黄，温以姜附，凉以膏连，表以麻桂，里以枳朴，随其病之所至，面化裁变通以治之。俾全生命。非天之至精，孰能与比。雍亦救世仁人哉，而传记无闻焉，可慨也矣。

《医经正本书》　　宋　程迥

康熙三十二年《宁陵县志》：程迥，字可久。家于沙随，靖康之乱，徙绍兴之余姚。年十五，丁内外艰，孤贫飘泊，无以自振。二十余，始知读书，时乱甫定，西北士大夫多在钱塘，迥得以考德问业焉。登隆兴元年进士第。历杨州，泰兴尉，训武郎……所著有《玉泉讲学》《古易考》《古易章句》《古占法》《易传外编》《春秋传显微例目》《论语传》《孟子章句》《太元补赞》《户口田制》《贡赋书》《乾道赈济录》《医经正本书》《条具乾道新书》《度量权三器图义》《四声韵》《淳熙杂志》《南齐小集》。卒于官，朝奉郎朱熹以书告。迥子绚，敬惟先德，博闻至行。追配古人。释经订史，开悟后学。当世之务，又所通该。非独章句之儒而已。曾不得一试，而奄弃盛时，此有志之士，所为悼叹咨嗟而不能己者。然著书满家，足以传世，是亦足以不朽。子绚，孙仲熊，亦有名。

光绪二十五年《余姚县志》卷十七《艺文》：陈振孙曰：《伤寒正本书》专论伤寒无传染，以救薄俗骨肉相弃绝之敝。程迥、睢阳人，徙余姚。

《伤寒证类要略》二卷　　宋　平尧卿

见同治二年补刻康熙三十四年《开封府志》卷三十八《书目》。

《伤寒玉鉴新书》一卷　　宋　平尧卿

见民国三十一年《河南通志·艺文志·子部·医家类》。

《伤寒要旨》一卷　　宋　李柽

民国三十一年《河南通志·艺文志·子部·医家类》：李柽，字与几。官至左司郎中。

《伤寒心镜》一卷　　金　张从正

见民国三十一年《河南通志》卷十《艺文志·子部·医家类》。

《心镜别集》一卷　　金　张从正

见民国三十年《考城县志》卷十一《艺文志》。

《读伤寒论钞》　　元　滑寿

见民国三十一年《河南通志·艺文志·子部·医家类》。

按：一作《伤寒例钞》；一作《伤寒论钞》。

《伤寒捷径》　　明　张可爱

见嘉靖二十年《长垣县志》卷六《技术》。

《伤寒传经论》　　明　刘贲卿

见道光十三年《鄢陵县志》卷十三《丽藻志》。

同上《鄢陵县志》卷十四《人物志·列传》：刘贲卿，字以成，大司寇切曾孙，南康太守巡孙，起家乙榜，筮仕肃宁。肃宁为逆阉魏忠贤梓里，时阉党方张，族属假藉声势，莫可谁何。贲卿一切法治之，不少贷，事载《颂天胪笔》。当是时，人方走阉窦如鹜。贲卿身履虎穴，绝无依附，且数撄其锋。阉大怒，命御史崔呈秀借修城事劾之，疏上，矫旨革职。崇祯改元，逆阉伏辜。科道官交章荐贲卿，特旨起补监利知县。丁父忧，不赴。后改博野知县，行取辇下。烈宗知其任肃宁时事，御书

"直节劲气"四字赐之。天语褒嘉，人传以为荣。时屈指资深望重者，无出贾卿。后贾卿因有所避，乃舍清华，就一司城。其介然特立如此。未几升南计部，迁夔州太守。致仕归，精于医。

《伤寒方注方药》　　明　郑二阳

见民国二十五年《鄢陵县志》卷十五《经籍志》。

《张仲景伤寒论评注解》　　清　王广运

见民国三十一年《河南通志·艺文志·子部·医家类》。

《伤寒》　　清　李鼎玉

乾隆十一年《陈州府志》卷十八《人物》：李鼎玉，字水樵。焕弟，父殉难潜山，扶柩还家，艰苦备尝。奋志读书，承母兄之训，连掇巍科，以中书升监察御史。凡有关国计民生者，痛切言之，置身家度外。出山东济南提刑，一尘不染，有李青天之称。旋里，有母族王姓所售腴田六百亩，悉取券焚之，还给原主，里人咸服其义。鼎玉曰：吾非施义，乃仰体母志耳。事伯兄焕，虽年逾古稀，犹朝夕省视不辍。季弟佩玉，悉所成就。姊母施，苦节六十余年，奉养备极丰美。尝曰：不为良相，优愿为良医。因留心岐黄，全活不可胜计。著有《伤寒》《痘疹》诸书，缮刻成集。

《伤寒论纂》　　清　史洞

见乾隆五十三年《偃师县志》卷十八《孝义传》。

《伤寒论辨症详说》　　清　周同文

嘉庆二十二年《密县志》卷十三《人物志·孝友》：周同文，字衡章，廪膳生。少失怙，家贫，得甘旨，必进母居。母丧不入内室，不食酒肉。每祀先必流涕，乡里称其孝。因母病习岐黄，无贫富辄往，不受谢。著《伤寒辨症详说》。

《伤寒论读法》 清 王廷侯

嘉庆元年《鲁山县志》卷二十三《列传》：王廷侯，字锡斋，良里大王庄人。祖法岐，父燕天，皆工医术。廷侯童子时，即喜私其架上治痘疹诸书，读之数年，竟以医名。邑人李源三岁，出痘，痘外厪，通身糜烂。廷侯以胡粉、艾灰敷之，不效，忽中夜起，研朱砂末，杂以牛粪灰涂之，即水止。至落痂时，面上痂厚强半寸许如面具。众喜是儿得生命。廷侯独曰：未也。若宜更试，面痂坚，是血气壮，不然，恐生他变。众试之果坚不可破。后复著《伤寒论读法》数卷。处方下药无不奇验，汝州卢家店有少年病结，危甚，诸医皆曰：此名热实，宜大黄下之。廷侯诊之独曰：是寒实也，用附子兼大黄下之。下，结立解，其他多济。姑举此以例其余。

《伤寒捷要》 清 谭震东

道光八年《泌阳县志》卷八《人物志·艺术》：庠生谭震东，高邑保人。善医术，尤精于《太素》脉法，决生死多应。嘉庆癸酉间，疫疠大行，所全活人无数。贫者施药予之，乡邻均感其德。著有《伤寒捷径》一书，藏之于家。

《伤寒辨证》 清 张应鳌

见民国二十一年《阌乡县志》卷十八《艺文》。

同上《阌乡县志》卷十六《人物·儒学》：张应鳌，字晓策，号海峰，南麻庄村人。应鳌昆弟四人，行居仲，昆弟皆早逝，抚诸侄辈成立，友爱之情甚笃。有公艺百忍之遗风焉。由廪贡补陈留县训导，留在省东南，滨临大河，黉宫圮于水，公捐资修复，暨商相元圣伊公碑牌一律整齐。时捻匪扰境，公奉府守命，守西城，积劳成疾，解组不复慕仕进。适值丁丑大荒，人相食，公出粟赈恤之。幼时多疾，遂精于医，晚益致力于方书。尤深《伤寒》《金匮》之秘蕴，全活者甚多。

《伤寒论》 清 何金熔

民国二十七年重修《汝南县志》卷十六《人物》：何金熔，字剑光，童年入庠，旋补增生。性恬恢，潜心于医书，又研究射状占验之学，有心得。某岁麦后久不雨，忽一日催佃户急种豆，佃人虑徒弃种。怒曰：只管种，种坏余自赔。及佃将种完，而雨作矣。月余不晴，邻豆皆未种。惟其豆收倍蓰焉。他奇亦多有之。咸同间，以术数名高，为人所忌，托疾居城，以医济世。著有《伤寒论》《瘟疫论》《经验良方》，府守廖牲为之刻板发行。

《伤寒集解》　　清　张瑶

同治十年《叶县志》卷八《人物志·艺术》：张瑶，精通方脉，治疗多验，四方迎谒者，络绎不绝。家极寒素，然遇贫者患病，必亲往施治，不辞劳，不受馈，著有《伤寒集解》藏于家。

《寒温穷源》一卷　　清　陈其昌

民国二十三年《获嘉县志》卷十五《艺文志》：陈其昌，字兆隆。光绪年，岁贡生，以汉·张机著《伤寒论》，后世有伤寒、温症之分，而不知治法虽有不同，其理实有可通，因著此书，以明是一是二。

《伤寒夺命》　　清　杨居午

民国二十四年《禹县志》卷九《经籍志》：朱《志》居午传，不言其医术，岂以为小道，而不以为是成名。平昔薛雪善医，及卒，其孙寿鱼讳之，而饰言其祖与陈宏谋讲学。袁枚与寿鱼书，痛诋其不辨轻重。居午传中不一言及其医，岂当时子孙亦讳之欤！此书多心得，有持方合证者，多称其效。无刊本，皆传抄云。

《伤寒三疫论》　　清　李学正

见民国二十五年《正阳县志》卷六《艺文·著作书目》。

同上《正阳县志》卷四《人物·方技》：李学正，岁贡生，候选儒学训导。精医术，救济极多。汝南人士作文赞曰：业精岐黄，称为国手，济世活人，汝南罕有。水生珍珠，石蕴琼玖，先生之风，奕世不朽。著有《伤寒三疫论》《松园癣论》《醒迷传》数种付梓行世。

同上《正阳县志》卷三《选举》：李学正，字子方，汪湖人，附贡。

《伤寒论辨脉诗》　清　李会霖

宣统元年《濮州志》卷六《隐德》：李会霖，州贡生，李公晟七世孙。博洽多闻，长于诗歌，通周《易》，善草书。偕任焕续修州志。议澶、濮，河渠其悉。尤精岐黄术，诊视所到，奏效若神，不望报。岁有疬疫，州牧就霖请医方，必按其年之司天在泉，斟酌佐使，全活人至不可计。所著《伤寒论辨脉诗》意旨盖仿佛朱丹溪，王肯堂者。

《伤寒阐微》　清　李再田

见民国二十五年《重修信阳县志》卷二十八《艺文志》。

同上《重修信阳县志》卷二十六《人物志·艺术》：陈再田，洋河店人，家贫，喜读书，善属文，弱冠入邑庠。不乐进取，悉心岐黄。与主事危尚志、孝廉戴炳荣、禀生姚寿朋诸儒医相切磨，独能屏去名利，博览医书。从《内经》《灵》《素》大处落脉，卒参透仲景奥旨，叔和《脉诀》。诊断寻源，起死回生，乡里赖以全活者甚众。惟傲气磷磷，不附权贵，鄙薄富豪。常有车马恭迎而不应者，礼貌稍弛，拂袖便去。医不御贫，敝衣粝食，宴如也。晚年发明医理，著有《伤寒阐微》《金匮要旨》，稿多散佚。

《伤寒摘要》八卷　清　杨永锡

见民国十三年《密县志》卷十六《人物志·方技》。

《伤寒论集注折衷》七卷　清　胡毓秀

见民国二十五年《信阳县志》卷二十八《艺文志·别录）。

《伤寒论鞋》　清　高建章

见民国三十一年《河南通志·艺文志·子部·医家类》。

《伤寒论》　清　王云锦

民国三十一年《河南通志·艺文志·子部·医家类》：王云锦，字柳溪，固始人。由翰林迁台谏，官至广东肇罗道，署按察使。

《伤寒抉微》　清　韩溥

见民国三十三年《长垣县志》卷十二《人物志·方技》。

《伤寒指南》一卷　清　李溶

民国三十一年《河南通志·艺文志·子部·医家类》：李溶，字千古。西华县贡生，官柘城县训导。父正本，字起生，通医学，世传其术。溶本张仲景《伤寒论》条分缕析，著书一卷，首言伤寒证名要领，次则发明十二经所见各证，又为论五十篇，以著病中变化状态，每论后附以数方，以为治疗。所列诸方不拘定仲圣古方，兼采金元诸名医方，复以意加减之。夫《伤寒论》为汉代古书，文义精深，非好学深思之士，沉潜力索，不能窥见其奥。宋进士朱肱，钻研八年著成《伤寒类证活人书》二十二卷，清处士徐大椿医名当代，于《伤寒论》探求三十年著成《伤寒类方》一卷。后世学者不可不读《伤寒论》即不可不读朱氏、徐氏两书。此两书乃《伤寒论》之津梁也。今观溶之书，文义显、条理明，则又可为浅学市医有志读《伤寒论》者之指导。其中心得之语，大雅君子所宜兼探而观法也。太史公曰：谈言微中，亦可以解纷。善夫！

《伤寒论注》　清　王鸿印

见民国二十年《续武涉县志》卷十二《经籍志》。

《金匮玉函要略方》三卷　汉　张机

见嘉靖四十三年《邓州志》卷十六《人物列传·方技》。

《金匮要旨》　清　陈再田

见民国二十五年《重修信阳县志》卷二十八《艺文志》。

《金匮要略注》　清　张可象

同治十年《叶县志》卷八《人物志·流寓》：张可象，拔贡，郏人也。自其少时，即授读于叶，后官密县教谕。廉洁自爱，好成就后学。生员张耿南，读寺中，常不举火，可象推食食之，与讲业。耿南旋举于乡，自是从学者益众。晚年致仕、返叶，遂家焉。所著有《四子五经注解》《诗学指南》《鸿雪斋诗稿》《注金匮要略》，藏于家。

《金匮要略注匡谬》 清 高建章

见民国三十一年《河南通志·艺文志·子部·医家类》。

《伤寒瘟疫条辨》六卷 清 杨濬

民国三十一年《河南通志·艺文志·子部·医家类》：杨濬，字玉衡，夏邑县人，乾隆时贡生。是书自序略曰：世之凶恶大病，死生人在反掌间者，尽属温病。而发于冬月之正伤寒者，百不一二。仲景《伤寒论》温病副之。王叔和搜罗遗稿，杂以己意，以温病为伏寒、暴寒，妄立四变，掺入《伤寒论》中。以致无人不以伤寒治温病，混淆不清，贻害无穷。一曰读《温疫论》至伤寒得天地之常气，温病得天地之杂气，而心目为之一开。又读《缵论》至伤寒自气分而传入血分，温病由血分而发入气分。不禁托卷流连，豁然大悟。于是集群有之粹，择千失之得，零星采辑，参以管见，著《寒温论辨九十二则》，辨出温病与伤寒另为一门，其根源脉证治法方论，灿然昌明于世，不复掺入《伤寒论》中，以误后学，是则余之志也。知我罪我，何暇计乎？卢文弨序略曰：中山杨栗山先生专治岐黄之术，以世人于寒温两病之辨不明，故处方多误，以至于杀人。而反诿于病之不可疗也。先生有深痛焉。不惟救耳目所接之人，而且欲救天下之人，此《寒温条辨》之书所由作也。

民国九年《夏邑县志》卷六《人物·儒修》：杨濬，号栗山。幼聪敏，学问渊邃。早岁蜚声黉序，所读四子五经各书，随在注录，具见精义。寻以棘闱再蹶，遂不应举。惟究心用世书。著有《寒温条辨》医书六卷，流传遍天下。书成计百三十年，历各省刊印，代有巨儒评序，裨世非浅。寿九旬无子。

《瘟疫条辨》 清 吕田

民国二十四年《新安县志》卷十二《人物·方技》：吕田，字心齐，一字研平。道光元年恩贡生。工书法，通医道，著有《瘟疫条辨》《天花精言绪余》行世，并著有《澹成轩诗文集》，极为学使吴慈称评，字亦为人所珍。

按：民国三十一年《河南通志·艺文志·子部·医家类》作《瘟疫条辨摘要笺》。

《瘟疫论心得录》　　清　于省三

见民国二十三年《西平县志》卷十五《文献·艺文》。

同上《西平县志》卷二十七《文献·人物》：于省三，字绍曾。性高洁，病者具车迓诊，省三辄乘之，先诣贫家，次及富家。咸丰间，疫大作，医活极众。尝在出山寨及遂平大槐树镇，设肆售药，遇贫无力者贳之，其后积债券数千金，悉投之火，时人称其长者。

《小儿科瘟疫解》　　清　刘荆璧

民国三十三年《上蔡县志》卷十《艺文志》：刘荆璧，清附贡生。勤学善书，晚年精于医学。咸同间，匪乱后，瘟疫大作，荆璧施药救济，全活甚众。以经验所得而作此书，亲友争抄。特未付梓，人多惜之。

《瘟疫论》　　清　何金熔

见民国二十七年重修《汝南县志》卷十六《人物》。

《瘟疫明辨》　　清　牛灿辰

见民国二十三年《西平县志》卷十五《文献·艺文》。

同上《西平县志》卷二十七《文献·人物》：牛灿辰，字子莫，四平抚治保孔牛庄人。性颖悟，少习举子业，旋弃去，专心学医，博览方书。光绪初，时疫大作，踵门乞诊者，日恒百数十人，皆著手立愈。寻应汝南毓生堂聘，悬壶二龙里二十余载。客有延其诊病者，无炎暑酷寒，应声而至。诊讫，书方毕，即去，无片刻留。阻之则曰：恐有患者盼我归也。生平为人疗疾，绝不受酬金。一时贤士大夫咸钦重之。著有《瘟疫明辨》一书。

《温症发微》二卷　　清　陈其昌

民国二十年《获嘉县志》卷十五《艺文志》：是书系其昌于张仲景

《伤寒论》，吴瑭《温病条辨》外，创为此书，举五脏六腑，外感内伤诸变相，一归之于温，立渗温解结，渗温和衷等方，以渗淡通利之品，针膏肓，起废疾，甚至噎膈反胃，世谓不治之症，亦究其治之之法。他书多重滋阴，此独扶阳；他书皆言平肝，此独养肝，与庸医所见不同，盖以土主五行，脾主五脏，扶阳养肝，皆以健脾。人非饮食不生，脾健而饮食进，正气充，百病除也。

《瘟症要诀》　清　彭德周

见民国二十三年《西平县志》卷十五《文献·艺文》。

《瘟症秘诀》　清　张凤阁

见民国二十三年《西平县志》卷十五《文献·艺文》。

《瘟症新编》　清　郭凌云

民国二十三年《西平县志》卷十五《文献·艺文》：凌云，字仙槎，诸生。

《瘟病说略》四卷　清　董联辉

见民国十一年《续荥阳县志》卷十《艺文》。

《瘟病条辨》　清　董联辉

见民国十一年《续荥阳县志》卷十《艺文》。

《瘟疫论新编》　清　毛鸿印

见民国二十年《续武陟县志》卷十六《耆旧传》。

《瘟疫条辨》　清　张乃来

见民国五年《淮阳县志》卷十三《人物·方技》。

河南省

135

《瘟疫条辨》　　清　韩画

见民国二十三年《西平县志》卷十五《文献·艺文》。

同上《西平县志》卷二十五《文献·人物》：韩画，字甄吾，西平云庄山寨人。诸生，唐昌黎伯三十六世孙。少孤，事母至孝。母温氏，寿九十。创建祖祠，置祭田，赡贫族，积谷备荒，筑寨，保卫乡里，避难者多倚庇而居。精医，为人诊疗不受酬。尝就文城书院，添筑考棚百余栋，并捐金募赈山西旱灾及山东水灾。叠蒙部嘉奖。晚年以子仕皖迎养，数游淮南名胜各地。年七十，卒于家。著有《问心堂诗草》《瘟疫条辨》等书。子允西。

第四类 本 草

《本草》七卷　　汉　蔡邕

民国三十一年《河南通志·艺文志·子部·医家类》:《隋志》注:梁有蔡邕《本草》七卷,亡。唐、宋《志》均未著录,盖佚已久。

《本草》二十卷　　唐　长孙无忌

见民国三十一年《河南通志·艺文志·子部·医家类》。

《药图》二十卷　　唐　长孙无忌

见民国三十一年《河南通志·艺文志·子部·医家类》。

《药经》七卷　　唐　长孙无忌

见民国三十一年《河南通志·艺文志·子部·医家类》。

《本草要术》三卷　　唐　甄立言

见道光十三年《扶沟县志》卷十一《艺文》。

同上《扶沟县志》卷十《人物·方技》:甄立言,武德中,尝以文学为太常丞。贞观二年冬十月己巳,御史大夫杜淹以疾闻于朝。帝使立言视之,回奏曰:病势危笃,不可为矣,为期尚远,其在辰日午刻乎,已而果然。时有老尼明律患心腹鼓胀,已经二年,立言诊之笑曰:此发蛊也,以雄黄饮之。须臾吐出一蛇,大如小手指,首尾备具,唯无眼耳,烧之犹有发气。盖此尼因年老目昏误食乱发,故致此疾也,自是遂愈。立言著有医书数十卷,尽登天府。

《本草药性》三卷　　唐　甄立言

见道光十三年《扶沟其志》卷十一《艺文》。

《本草音义》七卷　　唐　甄立言

见道光十三年《扶沟县志》卷十一《艺文》。

按：同治二年补刻康熙三十四年《开封府志》卷三十八《书目》作甄权撰著。

《食疗本草》三卷　　唐　孟诜

见宣统三年《山东通志》卷一百三十六《艺文·子·医家》。

《胡本草》七卷　　唐　郑虔

见民国十一年《续荥阳县志》卷十《艺文》。

《详定本草》二十卷　　宋　卢多逊

见道光五年《河内县志》卷十九《经籍志》。

《补注本草》二十卷　　宋　卢多逊

见道光五年《河内县志》卷十九《经籍志》。

同上《河内县志》卷二十五《先贤传》：卢多逊，怀州河内人。曾祖得一，祖贞启，皆为邑宰，父亿。

《嘉祐本草》二十卷　　宋　掌禹锡

民国三十一年《河南通志·艺文志·子部·医家类》：《读书志》作《补注神农本草》，卷数同。谓嘉祐初，诏禹锡与林亿、苏颂等为补注，以前《开宝本草》及诸家参校，采舍遗逸，判定新旧，药合一千八十二种。又诏即具图上，所产药本，重命编述。禹锡等复哀集众说，类聚诠次，各有条目，嘉祐六年上之，为《图经本草》。所传李时珍《本草纲目》即从是书附益之。

《本草图经》　　宋　掌禹锡

见顺治十六年《偃城县志》卷六《乡贤》。

乾隆十九年《郾城县志》卷十五《人物》：掌禹锡，字唐卿，许州郾城县人，中进士第，为道州司理参军。试书判第一，改大理寺丞。累迁尚书屯田员外郎通判，并擢知卢州，未行，丁度荐为侍御史。禹锡矜慎畏法，居家勤俭，至自举几案。尝予修《皇佑文城图志》《地理新书》，奏对帝前，王洙推其稽考有劳，赐三品服。及校正类编《神农本草》，载药石之名状为《图经》……著《郡国守鉴》一卷、《周易集解》十卷。好读书，所记极博。然迂漫不能达其要。常乘驽马，衣冠污垢，言语举止多可笑。僚属或慢侮之，过闾巷，人指以为戏云。

《用药歌括》　　宋　楚芝兰

见同治二年补刻康熙三十四年《开封府志》卷三十《方技》。

《本草单方》三十五卷　　宋　王俣

见同治二年补刻康熙三十四年《开封府志》卷三十八《书目》。

《本草发挥》四卷　　元　滑寿

见乾隆四十六年《余姚县志》卷三十五《经籍·子部》。

《野菜本草》　　明　周定王

见同治二年补刻康熙三十四年《开封府志》卷三十八《书目》。

《本草互用参考》　　明　王鼎新

道光八年《泌阳县志》卷八《人物传·艺术》：王鼎新，万历年间人，为邑诸生。居凤凰南山谷中，精奇门遁甲术。明末，土寇蜂起，有萧瞎子者，蟠据铜山，闻其名聘之，王力拒不赴。寇怒，帅群党至，欲得而甘心焉，时贼从东来，王以术推之，当东出，东出与贼遇。路旁丛苇数亩，趋避之，坠眢井中，贼遍搜不获。且曰：已见入其中，而寻觅无迹，素称王半仙，岂果神仙乎？遂舍去。王又善医，著有《本草互用参考》《集验奇方》。

《用药歌括》六卷　　明　周溥

见乾隆四年《祥符县志》卷十五《人物志·方技》。

《本草捷径》四卷　　明　李景繁

康熙三十年《仪封县志》卷二十三《人物·名臣传》：李景繁，字邦泰，邑在坊乡人。成化己丑进士，授三原知县，以廉干称，擢太仆寺丞，改营缮主事。弘治庚戌，以都水郎中管漕河，时漕河塞，自淮入仪真，凡三百里。上更命都御史某及景繁董治。景繁力任其事，檄夫八万人分布之。初浚邵伯湖，杨子桥，三汊河，广皆六丈，次浚广陵驲东，广倍于三汊，次浚朴树湾，广三倍于初，次浚仪真坝，广倍于朴树者三，深于旧各五等，已乃引河外诸陂塘水，及瓜州东南江朝之，汇以达漕，舟犹苦浅，繁议欲引江水，都御史以下难之。繁曰：有害，繁不敢避也，遂移浚夫守闸，运土备坝，令潮至决坝，启闸水入，奔捍如雷，众惧，繁亦不为动。流一日夜，水渺渺与河岸平。原引江流，水势亦减，遂塞坝闭闸，舟乃大通。金曰：郎中公智且勇哉。繁分署于徐州，城在黄河下流阽危，于城北筑堤，土石相半，计百余丈，半匝其城，徐人至今，世脱水患，号曰福星堤，晋山西参议。癸丑，兵犯云中，以赞运功，晋四川左参政，寻致仕，进阶嘉议大夫，卒年七十七。所著有《本草捷径》《相人大略》各四卷。

《本草单方》　　明　万纯忠

见民国三十一年《河南通志·艺文志·子部·医家类》。

《本草类典》　　清　李印绶

见嘉庆十五年《渑池县志》卷十五《艺文》。

《植物名实图考》三十八卷　　清　吴其浚

见民国三十一年《河南通志·艺文志·子部·谱录类》。

同上《河南通志》《史部·奏议类》：吴其浚，字瀹斋，固始县人，嘉庆二十二年一甲一名进士，授修撰，官至山西巡抚。

《植物名实图考长编》二十三卷　　清　吴其浚

见民国三十一年《河南通志·艺文志·子部·谱录类》。

《本草原始》十二卷　　清　李中立

见乾隆五十三年《杞县志》卷二十四《叙录志·书籍目》。

《本草按症》　　清　毛士达

见民国二十一年重修《滑县志》卷二十《艺文》。

《本草医方》　　清　毛士达

见民国二十一年重修《滑县志》卷十八《人物·艺术》。

《本草解要》　　清　陈本虞

见民国二十三年《西平县志》卷十五《文献·艺文》。

《本草辑要》四卷　　清　张磻玉

见光绪二十二年《鹿邑县志》卷十《艺文》。

《本草浅说》四卷　　清　秦逢韶

见民国十七年重修《渑池县志》卷八《艺文·子部》。

同上《渑池县志》卷十九《人物·艺术》：秦逢韶，精内、外两科，著《本草浅说》《秦氏医案》等书。

《考订本草纲目》　　清　宋之范

民国五年《淮阳县志》卷十一《人物·义行》：宋聚五，庠生。性刚直，有张姓，横行乡里，聚五诉诸巡案，立除其恶。堂兄起俦荡产尽，为购田四顷，宅数楹，居之。同姓宋苏之父贫，苏来投，即为收养，苏长，给宅为室。善书，得颜欧体，卒年七十三。子之范，字蜀公，庠生，好诗工书。嫡母王氏卒，值兵燹，葬优以礼。继母、庶母无子，事如生母。遇义勇为，不惜资财。常考订《本草纲目》手抄成帙。施药济人，活者甚众。

《药性征实录》二卷　　清　王永钦

见民国二十五年重修《信阳县志》卷二十八《艺文志》。

同上《信阳县志》卷二十六《人物志·艺术》：王永钦，字子谟，申阳儒医也。少孤，承母训。喜读书，弱冠补博士弟子员，屡赴秋闱不售。因事母至孝，遂淡进取，躬亲定省，数十年如一日。然心气和平，天资灵敏。凡琴棋书画星相医卜等学皆通。惟医与画龙深邃。画得大痴翁之神髓，医悟张仲景之妙谛。求画者应接不暇，求医者接踵于门。两者不暇兼顾，晚年舍画就医，远近争迎，著手成春，活人无算。著有《药性征实录》二卷，梓行于世。辑《医俗格言》警惕人心，足见其医学不独医人，兼医世也。

第五类 针 灸 〔附〕推拿

《针经抄》三卷　　唐　甄权

见民国三十一年《河南通志·艺文志·子部·医家类》。

《针方》一卷　　唐　甄权

见同治二年补刻康熙三十四年《开封府志》卷三十《方技》。

《明堂人形图》一卷　　唐　甄权

见同治二年补刻康熙三十四年《开封府志》卷三十《方技》。

《神应针经要诀》　　宋　许希

乾隆九年《汜水县志》卷十《人物·方技》:许希,字叔微。其先冀州人,祖应祥,为汜水主簿,秩满,占汜水籍,历三世。希生而颖异,博极群书,赴举未第,遂弃儒业,潜心医道,以神悟,入医家三昧。仁宗景祐元年,帝不豫,数进药不效,人心忧惧。魏国大长公主荐希,希诊其脉曰:针心胞络之间,可亟愈。左右以为不可,诸黄门祈以身试之。试之无恙,乃敢以针进,帝疾愈,命希为翰林院医官,赐绯衣银鱼及器币。为殿中省尚药。著《神应针经要诀》行于世。卒,录其予宗道,官至内殿崇班。

乾隆四年《祥符县志》卷十五《人物·方技·医家》:许希,祥符人,以医为业,补翰林医学。

《十四经发挥》三卷　　元　滑寿

见民国三十一年《河南通志·艺文志·子部·医家类》。

康熙《仪真志》卷十五：《十四经络发挥·自序》：（略曰）昔轩辕、岐伯明经络之始末，相孔穴之分寸，探幽摘邃，渊乎深哉，初学者未易知也。乃以《灵枢·本输》篇、《素问·骨空》等论，衷而集之，得经十二、任督脉之行腹背者二，其隧穴之周乎身者六百五十有七。考其阴阳之所以往来，推其骨空之所以驻会，图章训释，赘以韵语，厘为三卷，名曰《发挥》。庶以明前人之微意、示初学之指归：若夫考图以穷其源、因文以求其意，是所望于后之君子也。

按：宣统三年《山东通志》卷一百三十六《艺文·医家》作高洞阳撰。稽考《明史》滑寿本传，确属滑寿所著，故载录本编。

《撄宁生五脏补泻正要》一卷　　　元　滑寿

见民国三十一年《河南通志·艺文志·子部·医家类》。

按：乾隆四十六年《余姚县志》卷三十五《经籍·子部》作《撄宁生补泻心要》。

《十二经络针灸秘法》　　　清　王广运

乾隆四十八年《商水县志》卷七《人物志·方技》：王广运，字芥庵，邑庠增生。精岐黄术，有求医者虽严寒盛暑不辞劳瘁。必期病痊而后已。人或以微物相酬谢，辄厉色拒之。至贫不能医者，则施之以药，虽金石不求值焉。里中有柴姓者，无子，惟一女最钟爱。忽得危症，延视之曰：此证九死一生，度尔家贫，无力服药，即服药，亦罔济耳。柴夫妇惊哭，跪求不已。运感动，自出药医之。一日两至其家，诊视随证易方，调理两月。计所服药值五十金，竟得大愈，其人感激欢呼。计无以报，令其女拜公为父，时往来其家，若亲谊焉。又楚人李某，携资贸易中州，失其资本，落魄不能归。抑郁愤懑，遂成瘫症。伏地匍匐而行，不能起立。乞食至公门，询其所以，怜之，因诊其脉曰：此症尚可医，何得遂成废疾。遂留至其家，与之衣食，投之以药，辄效。未几能稍稍自立。又月余行步健履，如无病时。其人大感，泥叩不已，公因劝之归，赠盘费而去。其他神妙不可殚述。所著有《十二经络针灸秘法》及《注解仲景伤寒论》，于斯道殆得其三昧云。

《针灸捷径》二卷　　清　程人坊

道光八年《泌阳县志》卷八《人物传》：程人坊，毗阳保人。嘉庆年间，以医名于乡。所治疾，多应手取效，或药所不能及者，按《灵枢》法刺之辄愈。所著有《针灸捷径》二卷藏于家。

《针要诀》　　清　张希曾

民国五年《郑县志》卷十一《人物志·方技》：张希曾，字省斋，世居城内官井巷。公生有奇姿，好读书，习岐黄术，精于针灸。积书案头，翻阅研究，不得其解不止。著有《针要诀》。曰圣人则天地之数，始于一而终于九。九而九之，九九八十一，以起黄钟之数。此天人相通之道也。故一针皮；二针肉；三针脉；四针筋；五针骨；六针调阴阳；七针益精；八针除风；九针通九窍；除三百六十五数节，气各有所主，去风宜浅，破块宜深。先生医人以针为要，针灸所不能济者，然后济之以方药，应手无不立效。光绪二十五年郑州学正朱炎昭旌其门，曰："金针度世"。

《奇经灵龟飞腾八法》　　清　李万轴

民国二十八年《长葛县志》卷九《人物传》：李万轴，字邺三，号春岩。端品励行，儒术饬躬，以副榜选，授商水县教谕。其训迪诸生，先德行而后文艺。尝曰：学者之所以为学，与教育之所以为教，均当本于居敬穷理四字。重刊陈确庵先生《圣学入门》俾诸生座右各置一编，以相砥励，学正俞长赞喜其贤，特为作序。尤邃于医，所著有《奇经灵龟飞腾八法》《针灸述古》，均待梓。及卒，门人私谥曰真惠先生。

《针灸述古》　　清　李万轴

见民国二十八年《长葛县志》卷九《人物传》。

《保赤推拿法》　　清　夏云集

民国三十一年《河南通志·艺文志·子部·医家类》：夏云集，字英白，号祥字。息县廪生，官至江苏句容县知县。

第六类　方　论

《汤液经法》三十二卷　　商　伊挚

民国三十一年《河南通志·艺文志·子部·医家类》:《汉志·方技略》:《汤液经法》三十二卷。王勃《难经·序》曰:岐伯以授黄帝,黄帝历九师以授伊尹。《事物纪原》曰《汤液经》出于商伊尹。皇甫谧曰:仲景论伊尹汤液为十数卷。则伊挚之善医术,撰《汤液经》确有可据,特其书久亡,后世未见其书,而遂指伪托,亦过矣。现有张仲景论注本。

《疗黄经》一卷　　汉　张机

见光绪三十年《南阳县志》卷十《艺文》。

《张仲景方》十五卷　　汉　张机

见民国三十一年《河南通志·艺文志·子部·医家类》。

《评病要方》一卷　　汉　张机

见光绪三十年《南阳县志》卷十《艺文》。

《范东阳方》一百五十卷　　晋　范汪

见民国二十四年《禹县志》卷九《经籍志》。

按: 民国三十一年《河南通志·艺文志》《子部·医家类》作一百五卷。

民国二十一年《内乡县志》卷十一《人物·名臣》:范汪,字元平,左将军雍州刺史晷孙也。父稚,大将军掾。汪少孤,六岁,荆州刺史王澄见而奇之曰:兴范族者,必是子也。年十三,居母丧尽礼。及长,好学，后为东阳太守，大兴学校，甚有惠政。穆帝升平四年，以汪为督都徐、兖、青、冀，扬五州诸军事，卒赠散骑常侍，安北将军。谥曰穆侯，长子康，早卒。次子宁，最知名，自有传。

《殷浩方书》　晋　殷浩

民国二十七年《西华县志》卷十《艺文志》：文廷式《补晋书艺文志》云：《图书集成·艺术典·医部·名医列传》引《医学入门》云：殷浩，精通经脉，著方书。

《阮河南药方》十六卷　　晋　阮炳

民国三十一年《河南通志·艺文志·子部·医家类》：阮炳，字叔文，尉氏人，河南尹。精意医术，撰《药方》一部。唐·孙思邈《千金方》引阮河南曰：疗天行，除热毒，无过苦酢之物，不用苦酢，如救火不以水，必不可脱免也。凡病内热者，不必按常次，用药便以苦参，青葙子，苦酒，亭苈子，艾之属疗之。但稍促其间，无不解者。又按：晋河南尹，陈留阮炳所撰药方一部，其书久佚，世无传本。惟《千金方》引此一节，已足窥豹一斑。然其方甚精，凡遇天行温热重证，汗自出，二便皆通，而胸膈满闷，身热如火燎，饥食不下，神识昏迷，遵用阮氏方能使口舌胶痰，胸宽食进，热退神清，有起死回生之效，有非宋以后名医所能知者，岂可以其全书散亡而忽之哉。

《殷荆州要方》一卷　　晋　殷仲堪

民国三十一年《河南通志·艺文志·子部·医家类》：《晋书》本传：仲堪父病，积年衣不解带，躬学医术，究其精妙，又善取人情，病者自为诊脉分药。

《褚氏遗书》　　南齐　褚澄

见同治二年补刻康熙三十四年《开封府志》卷三十八《书目》。

同上《开封府志》卷三十《方技》：褚澄，字彦通，阳翟人，善医术。齐高祖建元中为吴郡太守。百姓李道念以公事至郡，澄望而谓曰：汝病疾。答曰：旧有冷疾，至今五年，众医不能瘥。澄曰：非冷非热，

河南省

147

当是食鸡子过多所致。所著《医论》十篇，世称《褚氏遗书》。

《杂药方》二十卷　　南齐　褚澄

见民国二十四年《禹县志》卷九《经籍志》。

按： 民国三十一年《河南通志·艺文志·子部·医家类》作十一卷。

《四时轻重术》　　唐　张文仲

同治补刻乾隆四十四年《河南府志》卷四十八《人物志·艺术类》：张文仲，洛阳人，仕武后时，至尚药奉御。特进苏良嗣方朝，疾作仆中，文仲诊曰：忧愤而成，若胁痛者殆，未可救，顷告胁痛。又曰：及心则殆，俄心痛而死。文仲论风与气尤精，后集诸言方者，与共著书，诏王方庆监之。文仲曰：风状百二十四，气状八十，治不以时，则死及之。惟头风与上气，足气药可常御。病风之人，春秋末月可使洞利，乃不困剧，自余须发则治，以时消息。乃著《四时轻重术》凡八十种。

《疗风疾诸方》　　唐　张文仲

见光绪二十八年《河南通志》卷七十一《方技》。

《轻重大小诸方》　　唐　张文仲

见顺治十七年《河南通志》卷三十四《方技》。

《随身备急方》　　唐　张文仲

见民国三十一年《河南通志·艺文志·子部·医家类》。

《名医集验方》　　唐　甄权

见道光十三年《扶沟县志》卷十一《艺文》。

《古今录验方》五十卷　　唐　甄立言

见康熙三十四年《开封府志》卷三十八《书目》。

同上《开封府志》卷三十《方技》：甄立言，权之弟。

《骨蒸病灸方》一卷　　唐　崔知悌

见民国二十五年《鄢陵县志》卷十五《经籍志》。

同上《鄢陵县志》卷十七《人物志·先达》：崔知悌，知温兄。知悌官至中书侍郎，与戴至德，郝处俊，李敬元同赐飞白书赞。而知悌，敬元以忠勤见表，迁尚书左丞。裴行俭之破突厥，斩泥孰匐残落保狼山。诏知悌驰往定襄慰将士。佐行俭平寇有功，终户部尚书。

《必效方》三卷　　唐　孟诜

见顺治十七年《河南通志》卷十七《方技》。

《行要备急方》一卷　　唐　元希声

民国三十一年《河南通志·艺文志·子部·医家类》：元希声，洛阳人。

《太平圣惠方》　　宋　王怀隐

唐熙四十四年《商邱县志》卷十《方技》：王怀隐，宋城人。初为道士，居汴建隆观，善医诊。太平兴国初，诏归俗，命为尚药奉御，三迁至翰林医官使。初太宗在潜邸，留意医术，藏名方千余首，皆常有验者。至是诏翰林医官，各献家藏经验方，又万余首，命隐与副使王佑等编成百卷，名曰《太平圣惠方》，御制序冠之。

《全生指迷方》四卷　　宋　王贶

民国三十一年《河南通志·艺文志·子部·医家类》：王贶，考城人。宣和中，以医进宫至朝散大夫。

《卫生家宝》　　宋　张永

乾隆四十四年《河南府志》卷四十八《人物传·艺术》：张永，洛阳人。扈从高宗南渡，因家余姚。后登进士，至礼部尚书。所著有《卫生家宝》行世。

乾隆四十六年《余姚县志》卷三十四《寓贤传》：张永，以翰林医学给事宫府。宫中有疾，太医李会通治弗效。永观其方，无所更定，但改剂为散，服之遂愈，诏赏会通，会通归功于永。同授驻泊郎，官至尚书。著《卫生家宝》《小儿方》传世。子孙世其业，以驻泊为名。

《儒门事亲》　　金　张从正

见同治二年补刻康熙三十四年《开封府志》卷三十八《书目》。

顺治十六年《郾城县志》卷六《流寓》：张从正，字子和，宛丘人，寓居郾城。精于医，贯穿《难》《素》之学。其法宗刘守真，用药多寒凉。然起疾救死多取效，古医书有汗、下、吐法。亦有不当汗者，汗之则死；不当下者，下之则死；不当吐者，吐之则死。各有经络脉理，世传黄帝岐伯所为书也。从正用之最精，号张子和汗、下、吐法。妄庸止习其方剂，不知察脉原病，往往杀人。此庸医所以失其传之过。兴定中召补太医。既退，与麻知几，常仲明辈游，讲明经书奥义，辨析至理。其所著有《六门三法》《十形三疗》《神效名医方》《儒门事亲》等书行于世。

《六门三法》　　金　张从正

见顺治十六年《郾城县志》卷六《流寓》。

《十形三疗》　　金　张从正

见顺治十六年《郾城县志》卷六《流寓》。

《张氏经验方》二卷　　金　张从正

见民国三十年《考城县志》卷十一《艺文志》。

《神效名方》　　金　张从正

见康熙三十四年《开封府志》卷三十八《书目》。

按：顺治十六年《郾城县志》卷六《流寓》作《神效名医方》。

《治病摄要》一卷　　金　张从正

见民国三十年《考城县志》卷十一《艺文志》。

《秘传奇方》二卷　　金　张从正

见民国三十年《考城县志》卷十一《艺文志》。

《医家引彀》四卷　　元　滑寿

见民国三十一年《河南通志·艺文志·子部·医家类》。

《医学蠢子书》五卷　　元　滑寿

见乾隆四十六年《余姚县志》卷三十五《经籍·子部》。

按：乾隆五十七年《绍兴府志》卷七十八之二作《医家蠢子书》五卷。

《集验方》二十卷　　元　申屠致远

见民国三十一年《河南遗志·艺文志·子部·医家类》。

《普济方》一百六十八卷　　明　周定王

见同治二年补刻康熙三十四年《开封府志》卷三十八《书目》。

《原机启微集》二卷　　明　倪维德

民国三十一年《河南通志·艺文志·子部·医家类》：倪维德，字仲贤。开封人。

《医书百朋》　　明　郑谊

见康熙三十四年《开封府志》卷三十《方技》。

《杏花春晓堂方》　　明　郑谊

见康熙三十四年《开封府志》卷三十《方技》。

《蠢子医便》　　明　张可爱

嘉靖二十年《长垣县志》卷六《技术》：张可爱，初业儒，去而学医，遂精其术。自著《蠢子医便》《伤寒捷径》。子振，侄枳，皆精其术。嘉靖戊戌，瘟疫大作，知县杜纬损俸银米易药，使医生可爱等修药调剂，一时赖以全活者甚众。

《春田一览》　明　房文实

康熙元年《汝宁府志》卷十三《人物·方技》：房景敏，汝阳人，侍郎安之犹子也。幼聪慧，与兄景敳共铅椠，屡试不售，乃慨然曰：丈夫不为良相，则为良医。遂潜心《素问》《难经》，而精其奥。又参用仲景、河间诸名家术，为人疗病，随手辄效。然不拘于古方也。其四代孙文实，以郡庠生，世其业。尤善察脉，能予知人生死，不爽时刻。与同郡石昊齐名，并称国手。所著有《春田一览》行于世。

康熙二十九年《汝阳县志》卷九《方技》：房文实，字德充。世称春田先生。疗太守马公有奇验。时执友绋步西郊，闻婆人泣，问之，曰：生染疫垂绝，文实诊谓不死，一剂可愈。读先世书深诣妙应如此。四世祖景敏，景敳与同郡石昊并称国手，名动公卿间。文实著《十八剂加减》《春田一览》。孙焕生，世其术，名垂一时。

《十八剂加减》　明　房文实

见康熙二十九年《汝阳县志》卷九《方技》。

《医学旁通》　明　傅汝舟

见康熙三十年《仪封县志》卷二十三《人物·名臣传》。

乾隆二十九年《仪封县志》卷十《人物·方技》：傅汝舟，邑圈头乡人。父允，天顺甲申进士，历官参政。汝舟幼随父任，攻举子业，敦朴有行谊，人称佳公子焉。因家庭老幼多病，每与医家讲求诊用药之道，兼采经方、本草诸书，精研《脉诀》，直透微奥。游历所至，遇医束手之症，辄用《肘后方》，无不立验。遂以医知名于时。生平所著有《医学旁通》二十卷。

《方法考源》十卷　明　周溥

见乾隆四年《祥符县志》卷三十二《艺文志·书目》。

同上《祥符县志》卷十五《人物志·方技》：周溥，字文渊。其先浙江会稽人，徙住汴城，遂家焉。溥颖敏嗜学。及长患羸，自度弗起，遇南郡高子明，疗之而愈。溥遂从子明传黄帝、扁鹊之脉书及诸秘方，溥受之，且录且读，三年，为人诊视，疗治悉验，于是四方迎谒者众。溥取舍合义，发明《素》《难》及东垣，丹溪之义，为书一编，名曰《方法考源》。复著《用药歌括》若干首。

《方书一得》　明　李守钦

乾隆九年《汜水县志》卷十《人物·方技》：李守钦，号肃庵。聪明善悟，读书损神，病将危，遇蜀医而愈。即北面受其业，走峨眉，邂逅异人，授岐伯要旨。归从黄冠游。尤精《太素》理，能予知人事，诸王台省咸敬礼之。徙居荣泽观中。有客自河北来，星冠羽扇，守钦识其非常人。谨接之，谈论数日，皆世外事。守钦善应付，客甚敬服，曰：先生我师也。又曰：三日后罗主事过此，我当去也。周题诗于壁而别。越三日，果罗主事自南而北，过荣泽，为黄河泛涨所阻，栖迟观中，见壁间题惊曰：此吾已故世父之笔，何缘三日前提此。始知客为罗念庵也。人由是谓守钦能遇仙客。号为洞玄真人。寿九十有八，谓其徒曰：来日我当告终，盍置丧具。其徒不之信，然又不敢方命。次日果瞑目逝，颜如生，目光不变，诚尸解矣。所著有《方书一得》《太素精要》，诸书行于世。

《宦游奇方》　明　刘懋武

乾隆十一年《陈州府志》卷十八《人物》：刘懋武，由恩阴授前军都府都事，转经历，皆殊绩。历武定，澂江知府，要平巨寇，羌人畏，士庶戴德，擢福建运使，致仕。有《校阅书言故事》《草堂随笔》《日时悬镜》《宦游奇方》行于世。

《阴虚燮理篇》　明　阎坦

乾隆十一年《陈州府志》卷十八《人物》：阎坦，字平之。天资颖异，性孝友，十岁失恃。事父生员耀及继母，色养无间。弟垣，方八岁，殚心教训。万历戊午，以亚魁予计偕，乙丑会付车。遂淡志进取，优游林泉。工风雅，精岐黄，著有《罗经图说》《阴虚燮理篇》……癸未，避难淮上，乙酉旋里，年九十余终于家。

《集医良方》一卷　　明　张信贤

乾隆十八年《鹿邑县志》卷八《人物志》：张信贤，字赓俞，号简吾。年十四，补邑弟子，性至孝，父丧，痛苦不食者累日，母牛夫人强之，为啜一粥，哀毁蔬素，终三年。读书文正书院，时太守郑三俊，深赏鉴之，以为宋庄、敏轩、介肃一流人，遇贤特厚，未尝干以私。年四十七始贡于乡。性好施，戚族时赡给之，更为宗人置祭田，以奉祭祀。崇祯八年正月，贼数万，猝至攻城，贤守南门，散家财，募敢死士，杀贼数十人，城得以全。时海内变乱，贤年六十余，奋然以身许国。庚辰春，复上长安，将策时政得失。有魏御史者，贤故人也。使人私曰：无庸策为，公不省，若费得美官矣。贤叹曰：吾善读书，五十年乃以贿进耶，吾且行矣。及归，会岁祲，出所积廪，食饥者，所存活千百人。晚年，既不志，以诗文自娱，有《家训》一卷、《诗文》二卷、《集医良方》一卷，藏于家。《古文选》行于世。

《方脉》　　明　黄朴

乾隆三十五年《光州志》卷六十六《方技列传》：黄朴，光州人。善医术，洞究《素问》《灵枢》旨要，切脉如神。凡有所投，无不立应。其裔孙朴，能传其业。尝疗伤寒病，一剂能愈二人。著有《方脉》诸书，惜明末毁于寇。

《方论》　　明　刘清明

嘉庆元年《正阳县志》卷五《方技》：刘清明，明时人。世居土扶桥，故富家子，少游惰。其父恶之。既而悔过，独号泣于大树下，遇异人授以《素问》《灵枢》，遂能剖晰其秘，为神医。著有《方论》若干卷行世。

按： 民国二十五年《正阳县志》卷四《人物·方技》作刘清曲。

《集验奇方》　明　王鼎新

见道光八年《泌阳县志》卷八《人物传·艺术》。

《一壶千金》　明　李先芳

见宣统元年《濮州志》卷八《北山野史传》。

《生生集》　明　郑二阳

见民国二十五年《鄢陵县志》卷十五《经籍志》。

《医方金镜》　明　方应时

见民国二十五年《重修信阳县志》卷二十八《艺文志》。

同上《重修信阳县志》卷二十六《人物志·艺术》方应时，明万历中岁贡生。精岐黄，有神医之称。所著有《医方金镜》，与高鉴神画，何大复神童，并称三神。

《心法便览》　明　宋培

民国三十三年《长垣县志》卷十二《人物志·方技》：宋培，字太素。生员，庆阳府同知炯子，以父病，究心医理。著有《心法便览》。

《禁方》　清　崔印宏

嘉庆十四年《长垣县志》卷十一《人物记》：崔印宏，字兴我。尚书景荣季子。风姿俊朗、试辄前茅。顺治丙戌进士，授监察御史。凛持风节，多所建白，巡按浙江，引疾归，起巡两淮盐，一清掣销夙弊。撙节余银四千两，上于朝。出为安庐兵备道，杜绝馈遗，严保甲以靖盗贼，禁加派以苏民困。终三年，属邑无一盗窃者，人称其异。以病归里，日与生徒劘切文义，手辑《禁方》。岁施药饵，活人无算。年饥，损积谷千石为赈，人皆德之。

《仁寿堂医方评注》　　清　郑蕃

道光十三年《鄢陵县志》卷十五《人物·文苑》：郑蕃，字公静，大中丞二阳长子，中顺治辛卯举人。幼端重，不苟嬉笑。弱冠入庠，试辄高等。随任德安，游于忠烈杨公之门。戊寅兵荒，蕃出粟赈济乡里，全活甚众。居皖江与复社诸名士游，文学精进，修葺学圃，为藏修地。怡亲课子，不预外事。遭中丞丧，哀毁尽礼，三年如一日。中丞惠及闾里，乡人建报德祠，祠僧无养赡，蕃以己腴田百亩施之。他如周恤亲族，扶危济困，难以悉举。寿八十三终。生平以绍述为志，编辑《中丞益楼集》《郑氏家乘》《仁寿堂医方评注》。自著《鄢邑杂志》《艺文志》《确园集》行于世。

按：《河南通志·艺文志·子部·医家类》作郑二阳撰。

《大雅堂集方》八卷　　清　韩程愈

见民国二十五年《鄢陵县志》卷十五《经籍志》。

同上《鄢陵县志》卷二十《人物志·文苑》：韩程愈，字幼平，号智度，自重第八子。生而警敏，年十三补博士弟子，十六入及社，制义脍炙人口。丙子遭父疾，躬侍汤药，衣百日不解带。丁父艰，哀毁成疾，数月而后起步，大祲，倡约宏济社，收养儿女遗弃者数百人。又施水火药饵绵袄之属，以济道途之饥寒者。又为荐，以遗狱囚。邑北文水桥圮，慨然为己任，三月而工毕……程愈至性敦笃，好读书而有要领，经史之外，博及子集，凡读皆有益于身心性命。

《嵩崖尊生》十五卷　　清　景日昣

民国三十一年《河南通志·艺文志·子部·医家类》：是书自序略曰：予研心有年，略见大意，聊次其所及知及素所闻见者，叙述为篇，其于易医同源之理，或亦有一解云尔。

吴联序略曰：《尊生》书者，嵩崖景先生于二十年前手辑。是编方其髫时，内奉母，以研究医理学书，复明医而贯通易义。即此五运六气，天时民病中，有阴阳变化之道，一综校之于脉理、药性、审症之方，节节考证，卷卷精详，直令人开卷披阅如指掌。故《尊生》一书自可合

《素问》《准绳》诸学以括之也。

《医学集要》六卷　　清　刘璞

乾隆十一年《沈丘县志》卷十《乡贤》：刘璞，字右友，号尔琢，明乡贤方伯公汉儒曾孙。天资高亮，学行纯粹，贡于成均，不乐仕进。少孤，足不履市，闭门谢客，图书数卷而已。事孀母以孝闻。母病，昼夜伏榻，夜不解带百余日，吁天以身代，病良已，抚其幼弟成立，心力俱殚。当前明之季，流氛猖炽。所在摧陷城邑，百姓涂炭，璞椎牛享士，日夕守陴，城赖以全，邑人至今德之。性多施予，每腊底及二麦前，辄发粟，减价售。遇贫者不取值。亦不问其姓氏，岁以为常。家开义塾，延名师督课，里中子弟，咸令就学，所成就不可数计。精于医理，要求诊视者，无论雨雪，必诣其家。贫者即裹药与之。所著有《医学集要》六卷行于世。

《方脉》　　清　王贤良

乾隆二十三年《洧川县志》卷六《人物志·艺术》：王贤良，字宪周。精岐黄术，著有《方脉》一册，为医林宗匠，活人济世，不责所偿，儒学刘某旌之。

《医诀》四卷　　清　王秘中

见光绪二十二年《鹿邑县志》卷十《艺文》。

乾隆十八年《鹿邑县志》卷八《人物志》：王秘中，监生，考取州同。工诗文，旁通岐黄之术，活人甚众。著有《蚓窍吟》二卷，《医诀》四卷，藏于家。

《医方选要》四十卷　　清　吴尔端

乾隆五十二年《彰德府志》卷十六《人物·孝友》：吴尔端，字鲁男，安阳人，贡生。二龄丧母，十一岁丧父。天性笃孝，事继母，能欢心。遭母病，恐误于庸医，究心岐黄，著《医方选要》四十卷，《症治诗歌》二十卷。

《症治诗歌》二十卷　　清　吴尔端

见乾隆五十二年《彰德府志》卷十六《人物·孝友》。

《验方》　　清　杨士贤

民国五年《淮阳县志》卷十三《人物·方技》：杨士贤，字圣傅，太学生。精岐黄，延之立往。采古今，集《验方》。合药济人，屡著奇效。有纳金者悉还之。乾隆五十一年，岁大饥，出资以拯穷困，时人比之橘井。

《医学宗传》三十卷　　清　孙奏雅

乾隆五十三年《卫辉府志》卷三十二《方技》：孙奏雅，字君协。征君次子。具肆应才。初受于鹿忠节之门，称高足，有声庠序。旋以征君衰年多病，留心医药，取古人传书，力精探讨。凡阴阳气运刚柔秉赋及切脉察理，药性君臣，无不触类旁通，遂精其术。日录古人诸方，参酌己意，得三十卷。名曰《医学宗传》。六十后，犹庐墓三年，每以孝弟力田，为孙曾诫勉，年八十八岁卒。

《增补寿世保元》　　清　史洞

见乾隆五十三年《偃师县志》卷十八《孝义传》。

《方书》四十卷　　清　黄永傅

乾隆三十五年《光州志》卷五十九《善行列传》：黄永傅，字奕久，光州人。幼好学，未冠即有文名。会父撄废疾，奉侍左右，衣履药饵，必躬亲之，凡十余年。代父执祖母丧，并旁及同堂数丧，皆一力称贷营办，人以为难。尝割田数十亩为外祖母膳资。被其族人私售，亦不与校。居常言语循循，鲜见喜愠。然操持耿介，不逐炎暖。山阴刘公茝任十余载。雅慕其行，屡嘱人延致之，仅一为报谢而止。年未四十，以长子殇，几丧明。遂绝意名场，键户集《方书》四十余卷，纂《春秋要义》十二卷，以孙式琯貤赠修职郎，浚县教谕。

《订正神应心书》二卷　　清　杜生南

乾隆五十四年《巩县志》卷十三《人物志·儒林》：杜生南，岁贡生，号宗川，字召茏。教人以立品为先，论文以理法为要，尤加意寒士。著有《制艺三才集遗稿》。晚年业医，精痘疹。著有《订正神应心书》二卷。有贫民李某，少孤，其祖寄葬石子河西岸，生南周济之，乃得与祖母合葬祖茔。是年秋，水大发，河岸尽没，李某深感之。

《经验简便方》　　清　耿宫中

见民国二十一年《重修滑县志》卷二十一《艺文》。

乾隆五十三年《卫辉府志》卷三十二《方技》：耿宫中，明南京应天府推官耿彦宏九世孙，家世业医，宫中尤专精。邑孝廉刘允抡忽患喉疮，面肿如斗，数日不食，众医束手，中曰：此疳毒也。投以药立愈。子世禄，亦能世其术。年八十余强健如少壮。著有《经验简便方》《医方分类》等书。

《医方分类》　　清　耿宫中

见民国二十一年《重修滑县志》卷二十一《艺文》。

《医学汇编》一百卷　　清　张心易

见乾隆五十三年《杞县志》卷二十四《叙录志·书籍目》。

同上《杞县志》卷十五《人物志·笃行》：张心易，字允中。父三捷。邑庠生，因母病访医，遂精其术。有求者，辄应手而愈。然性亢直，虽达官贵人前，不苟俯仰，人皆敬服。究精医学，著有医书一百卷，手自誊录。及子发贵，布衣疏食如寒素。既辑家乘。授其子孙，期守清白遗训，年六十八而卒。

《弓氏医书辨讹》十六卷　　清　弓士骏

民国五年《郑县志》卷十一《人物志·方技》：弓士骏，字伯超，世居弓寨。乾隆季年其母梦佗入室而生。案头常置医书，专心研究。有劝以应童子试者，默不应。会兄女有眼疾，医药罔效。兄老，仅此女，钟爱之殊。无聊，令先生医治之。用九制硫黄二两，别无兼味，兄难之，而无他术，服之即愈。由是求医者踵至，罔不应手回春。河南某中丞太夫人病瘫，州牧荐公。及至诊脉毕曰：是病也，寒湿凝结脏腑，状如冰，宜用白砒四两服之，以大热救大寒，譬之日照冰，宿冻可解。中丞意弗善，先生曰：服此如误，愿伏锧斧。太夫人闻之曰：与其服他药而增剧，不若服毒药而速毙也。命即市白砒，中丞以半进，戌时服之，亥时婢奔报曰：太夫人坐床褥，索饮食矣。中丞喜趋告先生，先生曰：药服半剂乎？不然，太夫人能起行矣。中丞以实对，欲再服其余。先生曰：不可，前者毒结脏腑，以毒攻毒，当不受害。今脏腑之毒已净，再用杀人。中丞强之仕，不应，赠以金，不受。著有《弓氏医书辨讹》十六卷，存者四卷。得其书者，试之辄效。

《医方集要》　　清　乔明扬

民国二十年《长葛县志》卷九《人物阙访》：乔明扬，字显亭，号凌阁，邑西乔家黄人，廪贡生。嘉庆间，任西城兵马司副指挥，历署南北东中等城副指挥使事，诰授奉直大夫，致仕后，与童二树，郑板桥相往还，歌咏赠答适志。著有《雪泥鸿爪》《医方集要》，均未梓。

《医方摘要》二十卷　　清　宋燊宾

嘉庆元年《鲁山县志》卷二十三《列传》：宋燊宾，字应午。良里雅街人。幼习医，遇症诊脉后，辄闭户独座，斟酌处方，殚极思虑，故病多应手而愈。尝集所已验方数百条，名曰《医方摘要》，凡二十卷。

《七十二病论》　　清　傅振苍

民国五年《淮阳县志》卷十三《人物·方技》：傅振苍，字间远。邃于学，兼娴武略。中嘉庆丁卯武举。潜心医书，能窥其奥。疗病不执成法，历著奇效。周滨，任大顺病剧，延治立痊。大顺酬白金二百两不受，曰：是岂假医求富耶。著《七十二病论》，今佚。

《资生灵通》五十七卷　　清　马朝聘

嘉庆二十二年《密县志》卷十三《人物志·文学》：马朝聘，字君选。邑庠生。著有《崇实录》《论语讲义》《周易正义》等书。又精岐黄，著《资生灵通》五十七卷。

《医方便用》　　清　郭泰

见道光五年《河内县志》卷十九《经籍志》。

同上《河内县志》卷三十一《艺术传》：郭泰，善医术。著有《医方便用》《幼学集成》等书。

《医门八法》四卷　　　清　刘鸿恩

民国三十一年《河南通志·艺文志·子部·医家类》：刘鸿恩，字位卿，号春舫，尉氏县人。道光二十六年进士，官陕西凤邠道署按察使。是书自序曰：八法者，阴阳表里虚实寒热也，病证虽多，不能出此范围，以此审病，病无遁情，医无余蕴矣。因汇各种医书，互相考证，举一证以为题，每题作论一篇，非欲公之于人，传之于后，特以自备不时之需耳。按：鸿恩精医术，于受业诸生论文之暇，即论医术。每以未得善本为憾。嗣因求诊乞方者，日萃其门。即举平生研究所得。著为《医门八法》一书。所谓八法者，阴阳表里虚实寒热也。门下士徐春元序而刊之，行于世。其书于病情复杂，方剂纷歧，皆能探讨论辨，而提纲挈领，以发明其要旨，俾后之学者，易于效法，此其长也。又所用方，皆李东垣、朱丹溪、吴又可诸先医成法，而加减化裁，宜其疗病有验矣。学医由此入门，不至临证张皇，毫无主见。惟医学深邃，本书仅探元明名医义蕴，若晋·葛弘、梁·陶宏景、唐·孙思邈诸大家学说成方，尚宋能精心玩索，何以应变无穷，甚至痛诋仲圣麻黄桂枝二汤为误。诗云：折柳樊圃。其狂也，且又岂可为此书曲祖乎？虽然乌梅为《神农本草》上品妙药，此书发挥乌梅功用详尽，其他所立新义，亦甚精卓，亦医家所不可废之书也。

《医学管见》　　清　毛鸿印

民国二十年《续武陟县志》卷十六《耆旧传》：毛鸿印，字雪堂，号柏岭。登云先生长子，道光甲午举人，以大选汝阳县训导。从游者众，以端士习自任。岁饥出米四十斛，修城出钱六十缗，为捐者倡。咸丰间

□□窜扰，汝宁太守设五局以守城。命先生居中调度，战守有法，匪不敢近。以功保盐课司提举衔。性至孝，生养死葬尽哀，学问渊博，医术尤精。著有《医家管见》《瘟疫论新编》等书未梓。

《寿世偶录》　　清　娄阿巢

见道光五年《河内县志》卷十九《经籍志》。

同上《河内县志》卷三十一《艺术传》：娄阿巢，湑承子，庠生，精于医，所著有《寿世偶录》《女科》上下卷，行于世。

《简便良方》　　清　王克哲

见道光九年《武陟县志》卷二十《经籍》。

《医学真实录》五卷　　清　薄永秀

见道光十三年《扶沟县志》卷十一《艺文》。

《身世金丹集》　　清　郭宗林

道光十五年《辉县志》卷十一《人物·方技》：郭宗林，字子中，庠生。事伯父母一如所生，及门成就者甚多。又善岐黄，绝不言谢。著有《身世金丹集》《活幼心法要诀》其他书、画、堪舆俱妙。

《医学集要》　　清　盛健一

见道光十七年《宝丰县志》卷二十五《艺文志·撰著》。

同上《宝丰县志》卷二十《人物志》：盛健一，字徕公，号东轩，邑庠生，尝与千叟宴。健一敦孝友，饬检格，为闾党所推籍。蛮触蜗角，得其一言，忿戾顿释。工书，善为诗，尤精于医，几于十治十全。创修抚流桥，施义地。年八十七终。里人震悼，以品高德淑额其门。

《万全医书》　　清　朱奎光

光绪元年重印道光《太康县志》卷五《人物·文学》：邑庠生。朱奎光，字健庵。少失恃，依父成人，幼聪敏至孝。父病，每进汤药，必先亲尝，亲族奇之。十二通五经，工诗赋。十七父卒，号仆于地，绝而复苏者数。及长，好善乐施，文学著名。教子课徒，一时成名者颇多。年四十八，无疾而终。著有《梅村诗集》《万全医书》，稿藏于家。

《应验良方》　清　廖牲

民国二十七年重修《汝南县志》卷六《循吏》：廖牲，字鹿侪。道光末年知汝宁府，民忽染大疫，死者三分之一。公除急备医药施舍外，复刻《应验良方》一书，传民间以资救济。西洋牛痘来中国已久，而汝南腹地尚未闻也，公乃筹公款购药聘医，设牛痘一所。自是汝民出天花者日见稀少。

《医方类编选要》　清　魏广贤

民国二十年《长葛县志》卷九《人物传》：魏广贤，字蔼人，性峭直，精医，凡危症无不应手愈。所辑有《医方类编选要》《眼科经论》《经验良方》《折伤要略》均未梓。道光间，邑侯赵公旌其门曰"专精脉络"。兄子梦明，袭其术，长瘟疫小儿等科。

《经验良方》　清　魏广贤

见民国二十年《长葛县志》卷九《人物传》。

《济世良方》　清　徐定唐

民国二十年《林县志》卷十二《人物》：徐定唐，一名淮阳，字邻海，原康人。早丧父，奉母居太行之龙溪谷，耕读养志。喜纵览诸子百家，弱冠尝一应县试，见有司待士无礼，遂绝意举业。取宋、明诸理学书读之，曰道在是矣。因严立课程，以圣贤自期许，又约同志为责善会，互相师友。道光戊申至覃怀与李棠阶订交。棠阶深服。令河朔士子从之游，群相赞叹，以为不及。蒙古倭仁负理学盛名，定唐闻之，徒步访之京师，一见如故，细究心得。间有合者，互相参证，倭大叹服，命子福咸，师事之。时六安吴廷栋师宗何桂珍，潜洱窦垿，永城丁彦俦，涉县杨三栋，皆治性理学。定唐悉共讲求，上下其议论，大兴俞长赞督学河南，以礼聘定唐，定唐至为陈士风之要，著《学政条规》十二则，下所部校序行之。咸丰四年卒，年六十岁。学者称龙溪先生。所著有《东海家乘》《济世良方》《考终录》《龙溪女训》《语录》《日记》若干卷藏于家。

《合意录》一卷　　清　张恕

同治九年增刻道光十五年《禹州志》卷二十一《列传·方技》：张恕，字推己，号市隐。精易理，业岐黄，专心致志。寡言笑，绝交游。居东门外留侯洞，十年不出。远近求医者户外屦满。子百祥，能继其学。所著有《合意录》一卷，行于世。

《经验良方》　　清　张全仁

道光十八年《重修伊阳县志》卷四《人物·耆旧》：李乃果，字天木。邑增生，诵书不讹一字，据皋比而谈，四座风生，性严正，面数人过而不怨，尝与里中张全仁同席研。全仁，字统万，邑增生，研精传注，贯穿古今，为文千言立就，晚年究心医术，著有《经验良方》《痘疹备览》等书。

《医学节要》　　清　田炳勋

宣统三年《项城县志》卷二十四《人物志·孝友》：田炳勋，字耀功。父树立，生四子，炳勋最少。早失怙，事母有至性。同治间，捻匪猝至，会母诣进士桥寨某姻家，奸民谋刦寨以叛，炳勋闻变，夜驰数十里，崎岖戎马间，御母以归。事诸兄，友爱深至，析居后，为伯仲营谋，犹纤悉周备。又念族众散处，宗法不行，则偷薄日滋。自前明以来，经进士辟修有族谱，炳勋与兄炳烈及族兄檠众，允成等踵而辑之，岁时毕会于祠，叙昭穆，讲礼让，彬彬如也。尝病萑苻不靖，骚扰居民，因躬卒乡里，整集丁壮，保卫一方。邻族或有争端，必为排解。晚年殚心医理，有求诊者，虽寒暑必往。著有《医学节要》藏于家。

《男女科经验良方》十七卷　　清　于嘉善

见民国二十三年《西平县志》卷十五《文献·艺文》。

《蠢子医》四卷　　清　龙之章

见宣统三年《项城县志》卷十一《艺文志》。

同上《项城县志》卷二十五《流寓》：龙复，字培元，原籍太康。幼颖异，慷慨多大节，弱冠膺乾隆丁酉萃科。太康旧有浮税苦民，复叩阍吁请，革其弊……复奉母迁项，居城东二十五里金庄，养亲教子，乐道安贫。著《四书堂文集》藏于家。伯子廷霖，尤好学稽古，每读史至忠孝被冤，辄呜咽流涕，眦裂发指，欲与权奸拼命。著《京都游稿》《学古斋文集》行世。孙之章，咸丰岁贡，束发受书，即不屑于章句俗学，必求有济于世。通岐黄，精风鉴，功名富贵视之蔑如，著平阳真诀《蠢子医》。子黼，增生，少有隽才，咸同间，遇匪被害。

同上《项城县志》卷十一《艺文志》按：龙之章，廷霖季子，世以古学名，弱冠饩于庠。才隽学博，落落有大志，竟以明经终。中年习医学，穷深探微，嗜古能化。晚年丧子，诸孙幼小，家业衰微。恐贻课不善，一世失业，资养何赖。因即平日历试有验者，作为歌括，以教诸孙。故曰《蠢子医》。其论运气、脉理、病源、用药，妙有独得，为古今人所未道，至用巴豆、马前、白砒各毒药，似为蹈险，而确有奇效。其言之显，虽妇孺可解；其技之神，虽古人罕俪。学者读此可为先路之导，深求而精研之，则登堂入室不难矣。夫医林各书，互有短长，是此非彼，辨驳愈多，精择愈难。握要探源，只争一著。之章此编，殆所谓详说而约者欤！

《医学合纂》　　清　周光第

见民国二十五年《重修信阳县志》卷二十八《艺文志》。

同上《重修信阳县志》卷二十六《人物志·德行三·忠义》：周光第，咸丰十一年遭匪乱，死事甚惨，蒙旌恤，以忠烈义士，入祀节孝祠。

《医贯》十八卷　　清　万青选

民国三十一年《河南通志·艺文志·子部·医家类》：万青选，字一轩。固始县，咸同时人。

《寿世保元辨证》十二卷　　清　万青选

见民国三十一年《河南通志·艺文志·子部·医家类》。

《经验良方》　　清　何金熔

见民国二十七年重修《汝南县志》卷十六《人物》。

《奇症良方》　　清　沈廷杰

见光绪二十四年《祥符县志》卷十九《经籍志·医术类》。

《万方集成》十卷　　清　张磻玉

见光绪二十二年《鹿邑县志》卷十《艺文》。

《群方荟萃》二卷　　清　张磻玉

见光绪二十二年《鹿邑县志》卷十《艺文》。

《中西医学串解》　　清　张坤

见民国二十五年《陕县志》卷二十《艺文》。

同上《陕县志》卷十七《人物传》：张坤，字子厚，会兴镇人。年三十八群庠，旋食廪饩。父少柳，忧其勤苦，恒戒以节学。坤于定省时，作安闲状，以慰亲。退辄刻苦自励。焚膏继日，学殖益进。知州吴公初聘入幕，及权篆光州，复聘主书院讲席。即召南书院旧址创办中学堂，甲乙两班，师范传习所，高小校各一班。又请准观察胡公改试院为陕州合属中学堂，附设初级师范。陕属士子得有所归向。宣统庚戌，河南巡抚宝公保送保和殿覆试，以主事用，签分度支部漕仓清吏司行走。旋膺河南高等大学堂监督，仍食部俸，兼优级师范学堂监督。时河南谘议局开办，被选为议员，继任副议长兼正议正。国体变革，被选为众议院议员。国会中罢，充秦军第二师秘书，又被任沪上中国公学校长。旋以县知事分发奉天，任西安税捐局局长。民国七年被选为第二届国会议员，兼大总统府政治谘议。是时国家多故，上下交困，坤鉴全国实业不振，乃于崤陵左右组大丰煤矿公司。未及发展，遽于民国九年十一月以疾卒于渑池寓所，时年四十有七。所著《兵法十三家类要》《左传分类》《陕县乡土志》《中西医学串讲》等书。惟《兵法十三家类要》已梓行。

《王宏霱医书》　清　王宏霱

宣统三年《项城县志》卷二十五《人物志·方技》：王宏霱，字端三，庠生，幼聪慧，初应童子试，即冠军。后多病，不能习举业，留心岐黄，遂精其术。活人无算。著《医书》数种藏于家。

《急救方》　清　郭鉴庚

见民国三十一年《河南通志·艺文志·子部·医家类》。

《四言秘诀》　清　黄清湛

民国五年《淮阳县志》卷十三《人物·方技》：黄清湛，字蕴智。博览医书，悉心究研，与人诊治，应手取效。所著有《四言秘诀》。

《医门简要》　清　王来同

民国五年《淮阳县志》卷十三《人物·方技》：王来同，字会如。幼多病，因业医，卧床览书，脉理精通。集有《医门简要》，门人抄诵四方，拯救无算。年八十犹昼夜不倦，子国辅，庠生。

《验方八阵》　清　刘德成

见民国五年《淮阳县志》卷十七《艺文·著述》。
同上《淮阳县志》卷十三《人物·方技》：刘德成，字培心。业医六世，广集方书。按症施药，活人无算。家藏《验方八阵》一稿拟梓未果。子二，长书珍，次书珩，均能济美，珍尤称神技，著有《妇科指南》。每医险症多奇效。郡守邹额曰：堂构争辉。鹿邑舍人梁锡康额曰：恩同再造。项城直州牧袁世承额曰：青云望重。邑孝廉李树培，副榜赵立善，孝廉赵立言，皆有额赠。

《选择捷要》　清　赵启莘

见民国七年《商水县志》卷十八《人物·孝友》。

《验方新集》　清　王心一

民国十三年《密县志》卷十六《人物志·方技》：王心一，性孝友，博闻强识。绩学未售，遂业医。远近贫富皆应之，病愈不馈遗。尝著《验方新集》《痘疹新集》等书藏于家。

《医学述要》十卷　　清　樊通润

民国十三年《密县志》卷十六《人物志·方技》：樊通润，号云鹤。精岐黄术，治病因症处方，无不应手立愈。著有《医学述要》十卷藏于家。寿九十八，无疾而终。

《揣摩有得集》　清　张朝震

见民国十七年重修《渑池县志》卷八《艺文·集类》。

同上《渑池县志》卷十九《人物·艺术》：张朝震，南庄人，善星命，言人休咎如响应，尤精岐黄，著有《揣摩有得集》《星命集验》行世，仕至潞城典史。

《杏林集》　清　李印绶

见民国十七年重修《渑池县志》卷八《艺文·子部》。

《一见能医书》　清　杨景福

见民国十七年《渑池县志》卷八《艺文·集类》。

《迷津普渡》　清　谢文选

见民国二十一年《内乡县志》卷十一《人物·艺术》。

《青囊秘要》　清　谢文选

民国二十一年《内乡县志》卷十一《人物·艺术》：谢文选，字明理，东区大浆子人。性刚直，不喜纷华，不修边幅。值县童子试，叔父捷登谋以贿取案元，文选闻之，引以为耻，遂不应。生平精通医理，能创新意。尝为刘某疗疾，数月前，诊之其必发背疽，恐不易治，乃改移于臀部。其治法之高奇可知。望族子某气，决其三月内必死，时以符法调理，皆效应如神。所著有《青囊秘要》《迷津普渡》，及《脉诀》行于世。

《救急奇方》　清　蒋栋

见民国二十年《长葛县志》卷六《艺文志》。

《病源》　清　孙玉田

民国二十年《续武陟县志》卷二十一《方术传》：孙玉田，东司徒村人，内外两科皆精，每日门庭若市，延请者，车马不绝。遇疑难症，往往三四易方，投无不效。其治愈神奇之案甚多，惜无解人记录。仅传某村人患疔毒，求治，先生急出方，令速归服药，其人行至半途，觉甚不安，就地解药裹嚼食之。食毕而睡，及醒少安。不数剂而愈。此乃其小焉者闻。著有《病源》数册，皆佚不全，尤可惜。

《治验方论》　清　关吉堂

民国二十年《长葛县志》卷九《人物传》：关吉堂，字普照。邑庠生，城西南关庄人也。父子兄弟祖孙俱业医。吉堂性慈祥，好积德，人有延请者，召之即至，不索谢。堂弟庆云踵而起。集有《治验方论》数十册。子崇道，增生。侄孙锡蕃，积学未遇，俱以医显。

《验方杂编》　清　张应鳌

见民国二十一年《阌乡县志》卷十八《艺文》。

《经验奇方》　清　毛士达

见民国二十一年重修《滑县志》卷二十《艺文》。

同上《滑县志》卷十八《人物·艺术》：毛士达，例贡生，城东南官村人。精医术，所著《经验奇方》《怪症备要》《本草按症》《舌胎三十六种》传世，并著《本草医方》，按症调治，无不立愈。

《怪症备要》　清　毛士达

见民国二十一年重修《滑县志》卷二十《艺文》。

《医方独断》　清　胡中清

见民国二十三年《郾城县志》卷十六《艺文篇》。

同上《郾城县志》卷二十三《耆旧篇》：胡中清，字冰玉，生员，少贫。博涉经籍，教于乡里。中年患痫，久不愈，乃遍读方脉诸书，始为自疗计，既通其学，遂应人之求。奇险之症，应手辄愈。不求仕进，律己维严。尝以《论语》入则孝一章教人曰：不如此则非人。居家本其所得于医者，著书以终。而李怀瑗、怀亮、孟昭纶、昭统皆以医著闻于邑。怀瑗，字玉如，能知二十七脉，识五运六气，亦著书。昭纶，字经斋。昭统，字绪臣，兄弟也，皆生员。

《医方合录》　清　曹淦

见民国二十五年《信阳县志》卷二十八《艺文志》。

《近仁堂济世良方》　清　危恕中

见民国二十五年《信阳县志》卷二十八《艺文志》。

《卫生提纲》　清　曹德泽

民国二十六年《巩县志》卷十三《人物》：曹德泽，字育万，号蕙庵，又号莲山，太学生，洛口人。嗜学能文，应试不售，辍而习医。艺术日高，诊视立愈。著有《卫生提纲》数卷。兼工书法，名冠一时。

《医学备考》　清　李培源

见民国二十三年《西平县志》卷十五《文献·艺文》。

《方脉摘验》　清　张国瑄

见民国二十三年《西平县志》卷十五《文献·艺文》。

《医方心得》　　清　李锡庚

民国二十四年《灵宝县志》卷十《孝悌·忠义》：李锡庚，阎李村人，字少白。事亲孝，持己廉，处世和平。以增贡举孝廉方正。精岐黄，活人无数。所著有《静宜集》《养性篇》《医方心得》。尤精于诗，有《二十四节咏》及各种诗歌。仅录其田间即事一首，以见一斑。诗云：山衔落日照东坡，晚景田间乐事多；散步归来逢野老，今年场麦打若何。

《医学指南》　　清　曹宴林

见民国二十五年《重修信阳县志》卷二十八《艺文志》。

同上《重修信阳县志》卷二十六《人物志·艺术》：曹宴林，字晓园。冯河村人。为人孝友，品行端方。精医理，著有《医学指南》。

《心得专集》　　清　孙培初

民国二十五年《正阳县志》卷四《人物·方技》：孙培初，字本真，大林店人。精研医术，独有心得，随症裁方，药止三五味，无不奇效。其浑厚儒雅，敦品励行。为一时士大夫所钦佩，惜年仅五十早卒。著有《心得专集》，未及付梓，为族某所秘。孙从仁，得其痘疹方，救济辄效，名噪一时。于此足见一斑。

《医学集成》二十四卷　　清　于保仁

见民国二十五年《正阳县志》卷六《艺文·著作书目》。

同上《正阳县志》卷四《人物·方技》：于保仁，岳城店人。精医术。病虽垂危，一诊即效。远近争聘，日不暇给。著有《医学集成》二十四卷行世。

《药方类编》十卷　　清　孙沐恩

民国二十六年《巩县志》卷十三《人物》：孙树声，号朴庵。国子生，罗庄人。怡怡孝养两亲，倡建宗祠，修村寨，积仓谷。遇事容忍，从弟某，跅弛荡产，诛求无厌，稍不当意，辄换牛马以去。树声更饲瘠羸避之，置不较。后某鬻孤侄于僧寺，树声赎归，养以终身。子沐恩，字波及。内行醇美，妹适刘家，中落，躬馈粟米济之，风雪必往。晚年留心岐黄，集《药方类编》十卷。

《医门法眼》　　清　张公裔

见民国二十七年《西华县志》卷十《艺文志》。

《医方经验》四卷　　清　黄信道

民国二十五年《重修信阳县志》卷二十六《人物志·艺术》：黄信道，字晦庵，五里店人，邑附生。家赤贫，从同里岳州卫正卫官陈应元充记室，陈器重之。谓曰：子心地慈祥，志在济世，曷不学医道乎？信道欣诺之，陈为购《灵枢》《素问》《难经》《脉诀》《伤寒》《金匮》等，资之归。信道闭门，研讨三年，出诊应手，无不愈者。声誉噪一时。著有《医方经验》四卷，为门人卢姓者取去，不肯示人。子醇度，字雅宣，传其学，兼精外科，求诊者不远千里。长孙慎修，字福堂。次孙敬修，字碬纯。皆名医。曾孙萱、启、英，均能世其业。

《洪氏心法》　　清　洪大龙

民国二十七年《西华县志》卷十二《人物志》：洪大龙，字飞天，二区洪庄人。性聪敏，精于医术。尝在陈州府衙治病，一婢捧茶，大龙目注之久，府宁鄙之，遂送归。越三日，又特聘大龙，问何人病，答前献茶者。大龙曰：前日望而知为绝症，吾往何益。越四日死。至是信为国手，终身不没。活人甚众。著有《洪氏心法》四卷藏于家。

《得心应手方》　　清　胡天德

民国二十八年《长葛县志》卷九《人物传》：胡天德，字成九。精于脉理，择其平日所得心应手方，编辑成册。每临症，探囊取之辄效。享寿八十五岁。子文彪，亦以医显。孙金章，武生。曾孙应用、风瑞、均世其业。

《三世良方》　　清　王天爵

见民国五年《淮阳县志》卷十七《艺文志·著述》。

同上《淮阳县志》卷九《人物·仕迹》：王天爵，字元良。读书目数行下，年十六游庠，旋食饩。事母以孝闻。选洧川学博，倡立义学。鬻产为诸生膏火。值匪徒张仁滋事，设策弭平，大宪才之，欲擢知县。以母老辞。俄有怪状如人形，沿街呼啸。天爵祭以文，怪遂绝。有诸生争产讼于庭，反复理谕，生感泣。晚年告归。有著作见《艺文志》。

《医学见解》四卷　　清　费成章

见民国三十一年《太康县志》卷五《艺文志》。

《医学一得》　　清　辛召棠

民国二十五年《陕州志》卷十七《人物传》：辛召棠，樊村人。清附生，以医术名于时。民国戊午岁，瘟疫流行，召棠独运心机，参以医理，为人诊治，无不药到病除。一时里人赖全活者无算。著有《医学一得》，稿散佚。

《阮氏家藏医解》　　清　阮泰珵

民国二十五年《正阳县志》卷四《人物》：阮泰珵，字昆山，清太学生，城南街人。性刚介，素履端方，待人接物，惟掬以诚。尤笃孝友。每侍亲疾，衣不解带，汤药亲尝。恭兄友弟，怡怡如也。幼读儒书。年十四患失血症，转业医，精其术。应诊视，无间寒暑，不辞劳瘁。值大疫、盛夏，必备应时药，济困穷。施诊四十余年，活人无算。著《阮氏家藏医解》二册。民国十一年九月二十日夜，悍匪陷城，珵方巡逻抵御，被执骂贼不屈，遂遇害。时年六十八。

《男女险症治疗新篇》十四卷　　清　于兰台

见民国二十三年《西平县志》卷十五《文献·艺文》。

《医书》　清　胡恭安

民国二十五年《正阳县志》卷四《人物》：胡恭安，原名献琛，字子淮，范庄店人，优增生。性仁孝聪慧，幼嗜学，年十五，善书能文。同叔道尊肄业大梁、汝南各书院。甫弱冠，郡试第一。入泮，益致力于圣贤道义。古文风格，名噪一时。中以家计，就教读，善诱循循。学者多宗之。著有《论语节解》《大学解》及《医书》各种。寿六十三终。

《六科指南》八卷　　清　王撰文

民国三十一年《方城县志》卷六《人物·艺术》：王撰文，以字行，县西南蒿庄人。善治眼暨小儿、内外等科，不受酬，游艺缙绅间。端品励行。著有《六科指南》八卷，为时所重。因家贫未刊行。

《奇疾辑考》　　清　刘岱云

民国三十一年《河南通志·艺文志·子部·医家类》：是书自序略曰：圣之不语怪，而吾故辑怪，以示人，无乃戾乎圣经之旨耶？然谓怪事怪物耳，岂谓是欤。既有怪证，即有治怪方，标辑出之，使或遇此怪症，庶不至束手无策也。

《医学心得》　　清　常启佑

民国三十一年《河南通志·艺文志·子部·医家类》：常启佑，祥符人，诸生，以城守功，议叙训导。

《士材三书辨证》四卷　　清　万青选

见民国三十一年《河南通志·艺文志·子部·医家类》。

《方脉合编》　　清　弓泰

见民国三十一年《河南通志·艺文志·子部·医家类》。

《医学易知录》　　清　介亮

见民国三十一年《河南通志·艺文志·子部·医家类》。

（以上内科）

《石室兰台治癫符》一卷　　周　李耳

见民国三十一年《河南通志·艺文志·子部，道家类》。

《外科保安要用方》五卷　　宋　张允蹈

民国三十一年《河南通志·艺文志·子部·医家类》：张允蹈，真源人，官至知兴化军。是书《宋史·艺文志》著录。《书录解题》作《外科保安方》三卷，谓允蹈家藏方，龚参政茂良，刘太史夙为序跋。

《痔瘘篇》　　元　滑寿

见民国三十一年《河南通志·艺文志·子部·医家类》。

《仙传外科集验方》十一卷　　明　赵宜真

民国三十一年《河南通志·艺文志·子部·医家类》：宜真，开封人，出家为道士，号原阳子。

《折伤要略》　　清　魏广贤

见民国二十年《长葛县志》卷九《人物传》。

《疡医求真》　　清　丁九皋

民国五年《淮阳县志》卷十三《人物·方技》：丁九皋，鸣州内外两科名医，著有《疡医求真》四册。

《疡医指南》　　清　庞沣章

民国二十一年《内乡县志》卷十一《人物·义行》：庞沣章，号苣园，西三区石桥人。候选同知，急公好义，村前旧有大石桥，相传唐太宗为天策上将征东建筑，年久倾圮，沣章独立重修，以济行人。捻之乱，又独立创修日月寨，养勇防守。人民被福者无算。精岐黄术，施药饵，多奇效。著有《守寒简章》及《疡医指南》藏于家。

《随身录》　　清　庞铭本

民国二十一年《内乡县志》卷十一《人物·艺术》：庞铭本，字警庵，东一区大渠河保庞营人。同母昆仲三人，铭本为殿，长兄滋本，岁贡生。次兄仁本，咸丰戊午科举人。铭本读书过目成诵。及应童子试，正值前清升平时，以八股取士。试官出截搭题，铭本以截搭隔断圣贤语气，辄曳白出。由是弃儒就医，研究外科，能创立新方。凡遇奇疮异症无名肿毒，一经调治，罔不应手见愈。疗后无论贫富，不索酬仪分文。其品质之高，用药之妙，固非俗医所可及矣。生平著有《随身录》及《有定集》等药方藏于家。子孙戚友世传为用，以良医称焉。

《有定集》　　清　庞铭本

见民国二十一年《内乡县志》卷十一《人物·艺术》。

《活人定本》　　清　阎诚心

民国十三年《续修范县志》卷五《人物·善行》：阎诚心，字正斋。由附贡，候选训导，增生。作臣公，三子也，外科本世传，至公尤精，因念一人治疗，恐难普及，遂将良法，辑为数册传世，名曰《活人定本》。

《外科症治》　　清　董联辉

见民国十一年《续荥阳县志》卷十《艺文》。

《外科集成》三十六卷　　清　张阶平

见光绪二十二年《鹿邑县志》卷十《艺文》。

《外科指南》　　清　沈廷杰

见光绪二十四年《祥符县志》卷十九《经籍志·医术类》。

同上《祥符县志》卷十七《人物·义行》：沈廷杰，字汉三，祥符人。性仁慈，好读书，习岐黄，尤精针灸，活人无算。尝于兵荒大疫之年，以舟车载药食游，历远近不惮艰险。饥者食之，病者药之，济人尤多。至今河北呼为沈菩萨。著有《外科指南》《奇症良方》行世。

《疮症辨》　　清　张乃来

民国五年《淮阳县志》卷十三《人物·方技》：张乃来，字敏修。精岐黄，尤善外科。所著有《疮症辨》《瘟疫条辨》藏于家。

（以上外科）

《疗妇人方》二卷　　汉　张机

见光绪三十年《南阳县志》卷十《艺文》。

《产乳志》二卷　　隋　刘佑

乾隆十三年《荥泽县志》卷六《人物·方技》：刘佑，荥阳人也。开皇初为大都督，封索庐县令。高祖甚亲之。初与张宾、刘辉、马显定历，后奉诏撰兵书十卷，名曰《金韬》，上善之。复著《阴策》二十卷，《婚姻志》三卷，《产乳志》十二卷，《归正易》十卷，并行于世。

《女科》二卷　　清　娄阿巢

见道光五年《河内县志》卷十九《经籍志》。

《妇科摘要》　　清　张辉

光绪二十二年《鹿邑县志》卷十四《人物》：张辉，字旭之，监生。失怙恃，庶祖母杨鞠育之。长事杨谨，杨多病，辉侍汤药，衣常不解绍，遂究心于医术。著有《妇科摘要》数卷，道光二十一年，河溢入涡，堤岌岌欲溃，辉出资，雇役，修筑，昼夜弗间。四年之间，河再决，而并涡，庐舍无漂没之患。咸丰三年，捻匪扰害闾井，辉遇颠沛者，辄倾囊恤之。家以中落，犹鬻产，广赎被胁子女，不远数百里送诸其家，义声流播，至今不替云。

《妇科备要》二十一卷　　清　于嘉善

见民国二十三年《西平县志》卷十五《文献·艺文》。

同上《西平县志》卷二十七《文献·人物》：于福纯，字粹轩，西平云庄保人。博学精医，善治瘟疫、产后各证，不受酬金。乞诊者恒若市，寻以术授子嘉善与族侄省三，皆称名医。

《妇科经验良方》　　清　傅秉甫

民国三十一年《河南通志·艺文志·子部·医家类》：傅秉甫，汝阳县，咸同时人。《中州艺文录》按：是书秉甫撰，周行恭增订。行恭序谓秉甫原书大半残缺，乃校补以成完帙，并订凡例四则。

《妇科铁镜》　　清　陈本虞

见民国二十三年《西平县志》卷十五《文献·艺文》。

《妇科捷要》　　清　李培源

见民国二十三年《西平县志》卷十五《文献·艺文》。

《妇科摘要》　　清　袁应海

民国二十三年《西平县志》卷十五《文献·艺文》：应海，父名儒林，亦通医。

《胎产指南》　　清　张国瑄

见民国二十三年《西平县志》卷十五《文献·艺文》。

《妇科产症心得录》　　清　于兰台

见民国二十三年《西平县志》卷十五《文献·艺文》。

《郑氏妇科》　　清　郑嘉祥

民国二十三年《淮阳县志》卷六《人物·方技》：郑嘉祥，字瑞钟。精岐黄，于妇科独具心得，全活甚多。著有《郑氏妇科》，藏稿于家，未及梓。子茂锡，孙文轩，世守其业。

《妇科指南》　　清　刘书珍

见民国五年《淮阳县志》卷十三《人物·方技》。

按：书珍行事，见刘德成传。

《妇科辨解备要》　　清　郭玉柱

民国二十二年《续安阳县志》卷十六《人物志·方术》：郭玉柱，字擎天，县东二十五里宋村人。精岐黄术，知府戴鸢翔深加优礼。先是府署有眷属病危，所延医士皆束手。有以柱荐者，应手而愈。著有《妇科辨解备要》两册，刊发行世。

（以上妇科）

《小儿五疳二十四候论》一卷　　唐　张文仲

见民国三十一年《河南通志·艺文志·子部·医家类》。

《小儿保生要方》三卷　　宋　李柽

见民国三十一年《河南通志·艺文志·子部·医家类》。

《小儿方》　　宋　张永

见康熙二十二年增刻康熙十一年《绍兴府志》卷五十七《人物志·方技》。

《痘疹指掌》　　明　廖作栋

见康熙三十三年《南阳府志》卷五《人物》。

乾隆二十年《邓州志》卷十七《孝悌》：廖作栋，字伯隆。性孝友，事母色养，先意承志，家故饶资产，母没，以遵命悉与弟。器量含宏，或非乱相加，则婉言谢之，终不与较。晚年嗜方外学，尤精于医，所活不下数百人。年七十六卒。著有《痘疹指掌》行于世。

《痘疹规要》　　明　冯国镇

同治二年补刻乾隆四十四年《河南府志》卷四十八《人物志·艺术》：冯国镇，通幼科，年九十余尚健，步壮者，迫之弗及。子三锡，孙松，皆庠生，世其业。著《痘疹规要》。

《全幼心鉴》四卷　　明　寇衡美

民国三十一年《河南通志·艺文志·子部·医家类》：衡美，洛阳人。是书采小儿科疗养法，颇为美备。

《疹科》一卷　　明　吕坤

民国三十一年《河南通志·艺文志·子部·医家类》：是书因痘疹同，诸家医书多详痘而略疹，且有言痘不言疹者，故先以《原疹赋》《班疹论》，并对于疹证详述原委，括以歌诀，附以方剂，与疗疹者，无限法门，前有自序。

《痘疹》　　清　李鼎玉

见乾隆十一年《陈州府志》卷十八《人物》。

《痘疹要论》一卷　　清　蔡临溪

民国二十三年《西平县志》卷十五《文献·艺文》：临溪，为嘉庆间名医，子孙世习其业。

《幼学集成》　　清　郭泰

见道光五年《河内县志》卷三十一《艺术传》。

《幼幼心裁》　　清　乔采

民国三十一年《河南通志·艺文志·子部·医家类》：乔采，字善来，商邱县人，道光时诸生。

《痘疹摘锦》　　清　朱光熙

民国三十一年《河南通志·艺文志·子部·医家类》：朱光熙，字一丹，商丘县人，道光时诸生。

《痘疹条辨》　清　陈青云

民国二十四年《新安县志》卷十二《人物·方技》：陈青云，字从龙，道光中，后峪人。精痘疹，得于家传。其祖行以痘疹名者三人；父行以痘疹名者二人。青云就其先所著《痘疹精言》《绪言》二稿，证以古人各种痘疹科，集而成书曰《痘疹条辨》。其凡例中有家传医学五戒：一曰正人品。谓人品者人生之大节也，存之则为君子，失之则为小人，人禽之界，于此攸分。况为医者何人不见，何人不闻，即少妇闺秀，不轻与人一见者，独不避医。疾痛疴痒，不肯令他人闻者，独不避医，是病者之视医，不啻其父母也，而为医者不以己之子女视之可乎？乃如之人不可混入医林。二曰慎口过。谓为医者，无地不到，无物不见。况痘症一科，谨避风寒，不出闺闼，儿童幼小，不离乳哺，其父母心烦乱不及谨慎者，十居八九。须视人之失，如己之失，掩人之魂，如己之魂。不但不可对人言，即暗嘲之念亦不可。设诚能如是，方为慎言君子。三曰勿爱利。谓利者人生之大欲，非坏心术，使机关，不易得也。轻则乘机重索，重则行病治病。计得一分利息，使得一分机关；使得一分机关，坏得一分心术；坏得一分心术，积得一分孽障。勿论天理不容，应亦良心难昧。况痘之危险急于星心，拯溺救焚，不是过也。尚暇与人争多寡，较分毫，迁延耽搁，以误人之性命乎？此等怀惠之小人，不足以语此道。四曰无惜名。谓医者易也。所以易危而为安也。顺症自不必治，逆证不可不治。惟险下之症，治之未必即生；不治必至于死。医者惜名，将使与逆为邻之症，百无一生矣。世亦何贵乎医哉！夫人识有大小，技分高下，知之不可不治，不知不可妄治。知之为知之，不知为不知。不可强不知以为知，以误人之性命。况不知必不能治，总极力承担，而收功，无自能解嘲于众人之口乎？反不如直言不隐者之犹可共信也。五曰慎粗率。谓粗率之心，凡事俱不可有，而医为甚。盖以他事错误，尚有补救之时，医人失手，断无还生之日也。想人有子女，其父母能恩养之，不能医治之，遂将骄生惯养之儿，双手而托命于医，生杀予夺，医者操之，其父母且不能自主，医者之责任，顾不重乎哉！使于此而粗率从事，将世人之嗣绪，忽斩于医者之手，旁观者，且为心恻，而医者犹能补过于万一乎？与其悔之于终，不若慎之于始。倘能步步经心，处处体察，视人之子，如己之子，便是恺悌君子。后峪村多痘科，咸由陈氏传授，青云子禄存，孙德慧，均以痘疹名。

《痘疹慎始集》　　清　王似之

道光九年《武陟县志》卷三十二《方技传》：王似之，字式谷。幼应童子试，有才名。因病究心岐黄术，求医者一剂辄愈，然不索谢。所著有《痘疹慎始集》。

《痘疹备览》　　清　张同仁

见道光十八年重修《伊阳县志》卷四《人物·耆旧》。

《天花精言绪余》　　清　吕田

见民国二十四年《新安县志》卷十二《人物·方技》。

按：民国三十一年《河南通志·艺文志·子部·医家类》作《天花精言绪解》。

《活幼心法要诀》　　清　郭宗林

见光绪二十一年补刻道光十五年《辉县志》卷十一《人物·方技》。

《福幼遂生编增注》　　清　杜馨

同治十年《叶县志》卷八《人物志·艺术》：杜馨，儒士，雅安澹泊，不求荣利，惟耽黄帝《素问》之书，遂以名医见称于世。著《福幼遂生编增注》，多所发明，亦作诗，有《适情草》。

《痘疹辨症》　　清　王启文

民国二十一年重修《滑县志》卷十八《人物·艺术》：王启文，字全质，监生，城东大王庄人。博通医理，明于经络，善诊虚劳等症，尤精痘疹科。著有《痘疹辨症》一书，分顺症，险症，奇症数门，均有经验医案。同治七年遭捻匪，稿焚于火，未得行世。

《痘疹正宗批解》　　清　谢长

民国二十三年《郾城县志》卷十六《艺文篇》：谢长，初名善长，字右燧。尝一应童子试不售，遂弃去不复为返，而力求之根柢。群书殆无所不窥，而笃志治经，于《易》、于《春秋》，于《四书》，咸有所得。《易》主辰时，以定占验;《春秋》主义例，以明功罪。亦娴于医，手写其稿，以藏于家焉。

《幼科指南》　清　曾兴楷

民国十二年《许昌县志》卷十三《人物·方技》曾兴楷，字暧瞻，石固镇庠生。性淡进取，以医济世。兼精小儿天花，相形视色，著手成春。著有《幼科指南》藏于家。其次子毓岳，字维五，工翰墨，入庠食饩，亦名重一时。

《痘疹新集》　清　王心一

见民国十三年《密县志》卷十六《人物志·方技》。

《痘疹心法》　清　薛灿

民国二十年《续武陟县志》卷二十一《方术传》：薛灿，字明庵，赵庄村人，精于医。尝在温县张羌村刘氏治病，邻人有任姓者，患小便不出，腹胀如鼓，经数医矣，皆束手无策，命在须臾。灿视之曰：此易耳。时值夏暑，嘱病家买西瓜数枚，令众小儿从食之。又令于街取土一升，围病人脐上，使食瓜小儿溺于其中。倾刻间病人小便大通，其病若失。治痘疹尤多奇妙，集有《痘疹心法》藏于家。子本立、本善，孙士俊，曾孙百顺、百隆、百敬，皆以医术显。至今人称赵庄薛氏为世医云。

《保赤全书》　清　余殿香

见民国二十五年《信阳县志》卷二十八《艺文志》。

《幼科医案》　清　弓泰

见民国三十一年《河南通志·艺文志·子部·医家类》。

《痘疹详说》十二卷　清　杨永锡

民国十三年《密县志》卷十六《人物志·方技》：杨永锡，名医也。尝著《痘疹详说》十二卷，《伤寒摘要》八卷、《杨氏医案》若干卷藏于家。子鼎三，能世其业，人皆称为杨七先生，而不名。尝诊一无疾人云：汝于二年后立秋日当不起，后果如其言，其神妙如此。

《医小儿惊风捷要》十五卷　　清　于兰台

见民国二十三年《西平县志》卷十五《文献·艺文》。

（以上儿科）

《眼科经论》　　清　魏广贤

见民国二十年《长葛县志》卷九《人物传》。

《眼科家传》　　清　喻性真

民国五年《淮阳县志》卷十三《人物·方技》：喻性真，字本善。精眼科，能退经年云翳，光明如初，著有《眼科家传》。贫邻赫连虎，无立锥之地，与宅一区，田三亩，以成其志。又设义塾，至今犹颂之。

《眼科辑妙》　　清　杨绍先

民国二十年《续武陟县志》卷二十一《方术传》：杨绍先，高村人。赋性端方忠厚，读书力行，久困于童子试。年六十始入邑庠。素习医方，眼科尤精。远近患目疾者争趋之，治辄有效。著有《眼科辑妙》一书存于家。

《眼科抉微》　　清　韩溥

见民国三十三年《长垣县志》卷十二《人物志·方技》。

《眼科秘诀贯珠》四卷　　清　赵启莘

民国七年《商水县志》卷十八《人物·孝友》：赵宗文五世同居，家法严整，子弟耕读为业。曾孙启莘，精岐黄术，辑有《眼科秘诀贯珠》四卷，《选择捷要》一卷藏于家。

《眼科正谬》 清 弓泰

民国三十一年《河南通志·艺文志·子部·医家类》：弓泰字仁斋，郑州人，以医名。

（以上眼科）

《口齿论》一卷 汉 张机

见光绪三十年《南阳县志》卷十《艺文》。

《咽喉七火论》 清 刘永安

宣统元年《濮州志》卷六《懿行·方技》：刘永安，引马里刘双楼人。幼读书，屡试未售，遂习岐黄业。而时疫咽喉，尤称妙手，远近活人无算。贫者并施送丸散，不取值。所著《咽喉七火论》传于世。

《喉科摘要》十二卷 清 张淑仪

见民国二十五年《正阳县志》卷六《艺文·著作书目》。

同上《正阳县志》卷四《人物·方技》：张淑仪，岳城店人。侄光照，孙志刚，三世精喉科，施药饵，活人无算。著有《咽喉摘要》十二卷。子孙世其业。

《咽喉司命集》 清 巴纯一

见光绪九年刻同治间《苏州府志》卷一百三十九《艺文·方处》。

道光二十年《平望县志》卷十一《释道》：巴纯一，字敬扬，号怀庄，新安人。出家于清真道院，其师杨春芳，深于经蘸丹法。纯一虽得其传，皆谢绝弗为。素工刀圭之术，颇有效。其贫病来就治者，不取资也。晚年喜为诗，时有佳句，而于根本之事尤笃。父母与其师没，先后为之营葬，规制尽善。乾隆己未院中大殿毁，纯一竭力修复，规模宏敞，所费甚巨，乃募众缘，并出己资，重建斗姆阁及厨寝所，复于上沉观旁，建精舍数椽，以供游览，此真黄冠中之矫矫者。著有《咽喉司命集》《可笑斋学吟稿》。年七十余卒。

（以上喉科）

第七类 医 史

《医说》十卷　　宋　张杲

民国二十四年《新安县志》卷十二《人物·方技》：张杲，字季明。撰《医说》十卷。其伯祖扩，尝授业于庞安时，以医名京洛间。

《续医说》　　明　郑谊

康熙三十四年《开封府志》卷三十《方技》：郑谊，字尚谊。业医，疗病多神异，年逾七十，著述不辍。有《续医说》《医书百朋》《杏花春晓堂方》《方法考》诸书行于世。子名河，号星源，亦以国手名。

乾隆四年《祥符县志》卷十五《人物志·方技》：郑谊，字尚谊，祥符人。

《方法考》　　明　郑谊

见康熙三十四年《开封府志》卷三十《方技》。

《医史》　　明　李濂

见同治二年补刻康熙三十四年《开封府志》卷二十六《人物》。

乾隆四年《祥符县志》卷十四《人物志·乡望》：李濂，字川父，祥符人。幼颖，好读书，九岁工古文，尝作里情赋，为李梦阳称赏，与薛蕙齐名。正德癸酉举乡试第一，明年举进士，授沔阳州知州。会川襄水溢，大祲，濂疏请蠲赈，得旨报可，全活数万人。汉阳有贵臣，请以沔隶汉阳，濂疏奏极言弗便。事遂寝，累迁山西按察司佥事。不两月试竣。士人悦服。坐忤权贵，嗾言者论罢，遂致仕归。年甫三十八，杜门谢客，日以著书自娱。又四十年卒。所著有《嵩渚文集》一百卷，《外集》《绪集》若干卷,《祥符文献志》《汴京遗迹志》《乡贤传》《医史》《朱仙镇岳庙集》《稼轩长短句》诸书传于世。

《医史》四卷　　明　朱睦㮮

见乾隆四年《祥符县志》卷三十二《艺文志·书目·医术类》。

同上《祥符县志》卷十五《人物志·文苑》:朱睦㮮,字灌甫。四亭周定王裔也。父奉国将军安何,以孝行闻。睦㮮被服儒素,覃精经学。从河洛间耆宿游。奉手抠衣,执经函丈,受经于睢阳许先生。章分句释,达旦不寐,三月而尽其学。年二十通五经,尤邃于《易》《春秋》。访购遗籍,倾身好士,筑室东陂之上,延招学徒,与分研席。万历间,举文行卓异,为周藩宗正十余年,国中大制作皆出其手。修《河南通志》,撰《中州人物志》,中州之文献征焉。尝谓本朝经学,一禀宋儒,古人经解,残缺放失,求之海内通儒,若李鼎祚《易解》,张洽《春秋传》,皆序而传之。复领宗学,孜孜讲说,虽寒暑不辍,命诸生刺举同异,撰《五经稽疑》若干卷,《明帝系世表》一卷,《周国世系表》二卷,《逊国褒忠录》五卷,《校定谥法》一卷,《韵谱》五卷,自著《陂上诗文》二十卷。海内藏书之富,江都葛氏,章邱李氏,睦㮮资购之,仿唐四部法,各邑牙签识别,凡一万二千五百六十卷,雠勘历然,其子勤焱,号竹居,亦嗜书,收藏益富。

《方书源流考》　　清　潘子俊

嘉庆十八年《洛阳县志》卷五十二《艺术传》:潘子俊,乾隆甲午举人,官祥符训导,加国子监学正衔,著有《方书源流考》。

《中西医考》　　清　韩溥

民国三十三年《长垣县志》卷十二《人物志·方技》:韩溥,字博广,精岐黄。著有《中西医考》《眼科抉微》《伤寒抉微》藏于家。

第八类　医案　医话

《医案》十卷　　元　杨大方

见乾隆四年《祥符县志》卷三十二《艺文志·书目》。

同上《祥符县志》卷十五《人物志·方技·医家》：杨元直，字大方。泽之仲子，继父医业，以著书。历仕世祖、成、英、泰定数朝，官至文馆大学士兼太医院事，掌医御。

《雪宾医案》八卷　　清　申嵩阳

民国二十年《续武陟县志》卷二十一《方术传》：申嵩阳，字岳云，号雪宾，宁郭人，耆儒剑光先生仲子。性和厚，喜读书。总角时父为讲许文正公《学庸直解》，即能晓其大意。年甫十三，遂悟圣道。不外伦常，事亲能孝，爱敬兼尽。丁父忧，独居一室，不饮酒茹荤，每饭必祭，则泪涔涔下，人以为丁兰复生。服阕入庠，道光己酉乡试，卷已入彀，既因小疵被黜，自是绝意进取。专以医术济世，遵古而不泥古。修武王明府子患肿胀，而股如桶，睾丸如罐，群医束手。君诊其右关脉沉数，问知二便秘结，口渴饮水，而皮色润泽明亮，曰：此气水实症，以舟车神佑丸加减为汤，一剂而二便利，肿消其半，再剂全愈。秦屯张某之侄，病多言而狂，大便秘结，诸医予大承一剂，内热略轻，乃不大便，再剂而结愈甚，渐至目瞪口呆，卧若死。君视之曰：服凉药过剂，脏腑冰伏故也，以理中汤加桂附丁香吴萸之属，连服二剂，下干粪数枚，四剂全愈。一生活人无算，从未受谢。著有《雪宾医案》八卷。拳术尤精，得丰顺店张朝奎先生太极神拳秘传。专重炼气运气，不尚架格，亦不轻与人试。年七十余，犹神采奕奕，步趋健利。一日过市，有少年某恃其膂力欲尝之，尾其后，既近，骤抱君，君不回顾，但以两腋夹其两手，行如故。少年颠仆相从，号咷乞释。既释而指已肿矣，市人皆笑之。同治六年冬，□□过宁郭城外，马步十余万，势颇猖獗，君为城局长，城内守具缺乏，乃以镇静处之，戒喧哗，禁扰攘，好整以暇，匪莫测虚实，围一昼夜去，城赖以完。

《杨氏医案》　清　杨永锡

见民国十三年《密县志》卷十六《人物志·方技》。

《秦氏医案》　清　秦逢韶

见民国十七年重修《渑池县志》卷十九《人物·艺术》。

《医案》　清　卢敏政

民国二十年《修武县志》卷十五《人物·艺术》：卢敏政，岁贡生，晚年究岐黄术，著有《医案》数卷，《素问浅注》《五运六气图解》《琴学须知》若干卷，未刊，藏于家。

《月川医案》　清　卢士选

民国二十六年《巩县志》卷十三《人物》：卢士选，字青臣，号月川，北官庄人。由廪贡，议叙教职，历署新蔡，林县，获嘉教谕，卫辉府学训导，开封府学教授。先世以医名世，选少多疾病，屡患失血，好浏览方书，自疗辄愈。由是益加淬历，浸淫《三指禅》《医宗金鉴》及徐灵胎，陈修园等书，所得益深。嗣设帐汴垣，因丐求者众，移寓药室，以行其术。素喜吟诗，积久成帙。著有《月川医案》《醉吟窗诗草》《规劝录》《闻见录》《别野闲谈》等编。

（以上医案）

《医家妙语》一卷　宋　李桱

民国三十一年《河南通志·艺文志·子部·医家类》。

《医学管见》　明　萧守身

见道光五年《河内县志》卷十九《经籍志》。

同上《河内县志》卷二十六《先贤传》：萧守身，字尚本。少问业于何文定，称长者。嘉靖壬戌进士，授襄垣令。修城隍庙，得银器一窖，乡三老欲以佐朝夕，不纳。升户部主事，历郎中。抗言节用十八事，上嘉纳之。理太仓，督大同饷，前后羡金万一千有奇，大吏以闻，会冯珰骄恣，触忌，出守临洮，调保宁，升监运使，乞休家居，二十余年。著有《经书辨疑》《医学管见》及《诗文集》各若干卷。没后蜀人张朴，张望贤过其家，哭甚哀，家人问故，朴曰：朴窭人子，先生鞠我，先生延师督教，匪先生安望捷南宫乎？望贤曰：小人聘某宦女，某后悔之，明公给女出，婚于公堂，今生子，已名德萧矣。各挥泪去。襄垣，保宁祀名宦，河内祀乡贤。

《医学管见》一卷　　明　何瑭

民国三十一年《河南通志·艺文志·子部·医家类》：是书自记谓因读《素问》及《玉机微义》而作，凡二十二篇。清《四库全书存目提要》谓其说，皆主于大补大攻，非中和之道，其第十九篇，论久病元气大虚，病气太盛，当以毒药攻之，尤不可训。其论金石药一条，则名言也。

《医家须知》　　明　李先芳

宣统元年《濮州志》卷八《北山野史传》：或问先芳君作郡志，自谓北山野史，何也？曰：予尝待罪符台卿贰，出入广内，人谓之内史，今山居而野处，故自谓野，言浮于行，则文胜质矣；又强名之史……性唯好读书，著《大学古本》及发明《论》《孟》朱注未逮者。复考《诗》注邶、鄘、诸风，多解淫奔。其疑而未安者，索汉以下注疏及吕氏《读诗记》，考正其说。辨《春秋》春王正月诸注之谬，并考获麟之后，威烈之前，经史不传之迹。续修《五岳志略》，编类象纬、堪舆、岁时、人物四十卷，名为《舍翠轩杂纂》。又《本朝安攘新编》三十卷。又读岐黄气运诸书，作《医家须知》；又集救急方为《一壶千金》；又著养生书为《壶天玉镜》；又收《山房诗文稿》十六卷、《蓬元杂录》十卷。

《易解岐黄》　　明　张德恭

乾隆三十五年《光州志》卷五十二《仕贤列传》：张德恭，字子安。

光山人，嘉靖己未进士。天性醇笃，举孝廉，时以才名授知郡守、却巨商雷焕之金，为之释冤。及登第，有中贵黄锦者，以宠弄权，或邀之干谒，公笑不往。司理河间，平恕明允，不惮豪贵，迁户部主事。曹旧多弊，力为搜剔，正阉寺郑谦欺隐之罪。无何？竟谪下邳丞。邳城郭皆土圯，而复隍，德恭曲为调度。有军卒犯法者，责之鸠工庀材，城成不费民间一缕。当道者以为能，升姑苏别驾，力却织局馈遗。转泸州丞，泸接壤番夷，实难也。德恭曰：吾为其易，孰当其难，遂策骑而往。生聚教训，民皆向方。有番寇侵泸境，烽火连天，众皆惶怖，欲弃城走。德恭曰：弱不可示也，若进据邑，则贻朝廷忧，于是投袂帅师，扬帆渡江，贼望见，果胆落遁去。众咸谓德恭有文武才，颂声籍甚。仍转河间丞。寻补顺天，食客有谓通政常卿可力得者，正色拒之。迁河东运副。德恭曰：士君子欲行其志，何往不可，奚其为政，遂致政归。悉以腴产推致伯兄，宗族有贫不自给者，输数百亩以赡之，所著有《易解岐黄》诸书行于世。及卒，论定贤面祀之于乡。

《医卜闲谈》　　明　李承宝

乾隆十二年《新乡县志》卷三十三《列传·技术》：李承宝，号信斋。素善谈兵，抚院本兵尝欲聘之大用，不果。好采览图志，善卜，推验如响应。尤精于脉理，每危疾诸医敛手，宝至辄起之。然性耿介，贵家不乐往，里巷贫窭招之，乃趋往，与之金不受。短衣曳杖，自若也。著有《遁甲八阵图》《医卜闲谈》诸书，后以岁贡，授灵山卫教授终焉。

《医论》　　清　雷继祖

道光六年《淮阳县志》卷十九《人物》：雷继祖，字聿斋。由廪贡捐州同，己旌孝子。性孝友，工诗文，好施与，尤精岐黄曾著《医论》行于世。

《王氏医存》十七卷　　清　王燕昌

民国三十一年《河南通志·艺文志·子部·医家类》：王燕昌，字汉皋，固始县人。光绪时诸生。是书自序略曰：先代以医世其家者七传矣。昌生也晚，闻见所及，自曾大父以至先子慕时府君，日用留余，必施药济世，泛应有暇，则闭门著书，手择所遗，总若干种，中更兵火，荡然灰烬。回忆往者，趋庭承训，忽忽犹前日事，而昌潦倒青衫，蹉跎皓首，俯仰高矩，感慨系之矣。昨岁薄游皖江，西林制府，忘其谫陋，招致幕下，幸奏微长，谬蒙优遇，辱下问，谨就畴昔所尝奉教于父师者，条例件系，具以笔对，久渐成帙，都无诠次，因自题曰《王氏医存》。

《松园癖论》　　清　李学正

见民国二十五年《正阳县志》卷六《艺文·著作书目》。

《崇辨堂医课》　　清　李家骏

民国三十一年《河南通志·艺文志·子部·医家类》：李家骏，河内县人。

《医杂说》　　清　原随凤

见民国三十一年《河南通志·艺文志·子部·医家类》。

《青囊渊源》　　清　裴希纯

见民国三十一年《河南通志·艺文志·子部·医家类》。

《讷斋医说》　　清　张翙远

民国六年《宜阳县志》卷九《续志编·人物·文字》：张翙远，字讷斋，流渠人。美髯有风仪，人望俨然。少好读书，博通经史，文章豪迈有奇气。长乃潜心程朱之学，不乐仕进，著述悉归平淡。晚年精岐黄业，著有《讷斋医说》行世。河陕人士多从之游。其弟务远，学行一如其兄，学者称之曰涌溪先生，树有神道碑。

《医学驳误》　　清　胡中清

见民国二十三年《郾城县志》卷十六《艺文篇》。

《学医捷术》四卷　　　清　李怀瑗

见民国二十三年《郾城县志》卷十六《艺文篇》。

《力园谈医》一卷　　　清　吕法曾

见民国三十一年《河南通志·艺文志·子部·医家类》。

《醒迷传》　　　清　李学正

见民国二十五年《正阳县志》卷六《艺文·著作书目》。

第九类　养　生

《摄生论》二卷　　晋　阮侃

民国三十一年《河南通志·艺文志·子部·道家类》:《隋志》注有《摄生论》二卷,河内太守阮侃撰。

《玉衡隐书》七十卷　　陈　周弘让

民国三十一年《河南通志·艺文志·子部·医家类》:《隋志·子部·医方类》列是书于《炼化杂术》及《太清诸丹集要》之间,想为神仙服食医药之书。

《补养方》三卷　　唐　孟诜

顺治十七年《河内通志》卷三十四《方技》:孟诜,汝州梁人,举进士,垂拱初,为凤阁舍人。诜少好方术,尝于侍郎刘祎之家,见所锡金,谓祎之曰:此药金也,火其上,当有五色气,试之果然。神龙初致仕,归伊阳之山,以药饵为事。睿宗立,召至京师,欲授官,固辞衰老,景云三年,诏有司,每岁春秋给羊酒糜粥。开元初,河南尹毕构以诜有古人风,改其所居为子平里,寻卒。所著有《补养方》《必效方》各三卷,俱传于世。

《天隐子养生书》　　唐　司马承祯

见民国三十一年《河南通志·艺文志·子部·道家类》。

《修生养气诀》一卷　　唐　司马承祯

见民国三十一年《河南通志·艺文志·子部·道家类》。

《摄调伏藏》十卷　　唐　张遂

乾隆五十二年《彰德府志》卷二十一《仙释》：僧一行，内黄人，姓张氏名遂，郯国公谨之孙。少聪敏，博览经史，尤精历象、阴阳五行学。所著有《大衍论》三卷，《摄调伏藏》十卷，《天一太一经》及《太一局遁甲经》《释氏系录》各一卷。

《保圣长生纂要坐隅障》二卷　　唐　吴兢

见民国三十一年《河南通志·艺文志·子部·道家类》。

《服气口食诀》一卷　　唐　樊宗师

见光绪三十年《南阳县志》卷十《艺文》。

《形神可固论》一卷　　唐　吴筠

见民国三十一年《河南通志·艺文志·子部·道家类》。

《著生论》一卷　　唐　吴筠

见民国三十一年《河南通志·艺文志·子部·道家类》。

《指元篇》　　宋　陈抟

见乾隆十九年《归德府志》卷三十《著述》。

同上《归德府志》卷二十三《人物略》：陈抟，字图南，真源人。幼聪悟，读书一见成诵，不求禄仕，隐武当山，移居华山，寝处百余日不起。周世宗召至阙，拜谏议大夫不受。宋太宗时来朝，待之甚厚。宰相宋琪曰：先生得修养之道，可以教人乎？抟曰：抟山野之人，于时无用，亦不知神仙黄白之事，吐纳养生之术，非有方技可传。假令白日升天，亦何益于世。今主上龙颜秀异，博达古今，真有道仁圣之主也。君臣同德兴化，改治勤行，修炼无功于此。琪等以语白上，上益重之，赐号希夷先生。所著有《指元篇》及《寓言钩潭》等集。

光绪二十二年《鹿邑县志》卷十四《人物》：陈抟……长兴中，进士不第，遂不求禄仕，以山水为乐，自言尝遇孙君仿，獐皮处士二人者，高尚之人也，语抟曰：武当山九室岩，可以隐居，抟往栖焉。因服气辟谷二十余年。著《指玄篇》八十一章，言导养及还丹之事。宰相王溥亦著八十一章以笺其指。

《案节坐功法》一卷　　宋　陈抟

民国三十一年《河南通志·艺文志·子部·道家类》：是书论坐功治病之法，于一年中，分按节气行之。

《指玄篇笺指》　　宋　王溥

见光绪二十二年《鹿邑县志》卷十四《人物》。

《服气长生辟谷法》一卷　　宋　张君房

见民国三十一年《河南通志·艺文志·子部·道家类》。

《食治通说》一卷　　宋　娄居中

民国三十一年《河南通志·艺文志·子部·医家类》：娄居中，河南人，是书《宋史·艺文志》著录。谓东虢娄居中撰。书凡六篇，大要以为食治则身治。此上工医未病之一术也。

《壶天玉镜》　　明　李先芳

见宣统元年《濮州志》卷八《北山野史传》。

《摄生浅言》　　明　何出图

见道光十三年《扶沟县志》卷十一《艺文》。

同上《扶沟县志》卷十《人物》：何出图，字启文，万历丙戌进士，授山西长子县知县。值大饥，详请赈济，全活甚众。累三载考满，以治行擢兵部职。方司主事时，东南用兵，羽檄纷至，尚书石星任以帏幄，由是朝鲜兵机得以与闻。乙未春，倭酋平秀吉遣使来请封，星馆之城外，命出图为伴使，且议厚待。与出图意见不合，恐偾事，遂以方应选代之，且纳沈惟敬之说，谓一封即可置兵，出图力言其不可。不听，未几，事坏，而星已获罪。丙申迁员外郎，会封使宗城弃册逃，上欲遣科臣往使，廷议不可，帝已允奏，越三日忽下旨，以推科臣，切责该司官。星具疏论救，帝益怒，遂谪出图为保安典史，后推南京户部主事，年七十八。子稽武，万历丙午科举人，曾孙功亮，康熙甲午科举人。

《安老怀幼书》四卷　　明　刘宇

见民国二十四年《禹县志》卷九《经籍志》。

《养真录》　　清　朱映离

见民国三十一年《太康县志》卷五《艺文志》。

同上《太康县志》卷十《人物传》：朱映离，字瑞廷，南朱寨人，增生。性行端谨，不苟合于世，居父母丧，徙倚墓侧，不茹酒者三年，家贫力学，终日无惰容。教授生徒，循先正遗规。晚岁博综群书，潜心理窟，生平不干预公事。咸丰元年卒，寿七十六岁。著有《养真录》藏于家。

《性命圭旨解》　　清　理安和

见乾隆十九年《西华县志》卷八《人物志·隐逸》：理安和，字赓唐，邑和从弟。生数岁而孤，从邑和学。邑和为苏州府推官，安和隐居不仕，日闭门读书，不接世事。友劝之应举，不答。固劝之，勃然作色曰：尔以我读书为应举耶，裂其冠，掷于地。友惊走。乃徐曰：快哉！吾今而后为天地散人矣！尽束其生乎？所读书及手抄诸本金石文拓镌于室，但存残书一卷，手不暂释，视之则《道德经》也。晚好养生家言，著《日记》一卷，《性命圭旨解》若干卷，《等字》一卷。弟贞和，亦从邑和学，以文章气节自负，声名蔚然于鄢，有《诗》一卷。

按：理安和，本李姓。因故改为理。

《养性篇》　　清　李锡庚

见民国二十四年《灵宝县志》卷十《孝悌忠义》。

《生生理言》　　清　袁恕

民国三十一年《河南通志·艺文志·子部·医家类》：袁恕，字惟天，商丘人，道光时诸生。

《身心要语》　　清　王澍棠

民国二十五年《鄢陵县志》卷二十《人物志·列士》：王映琚，字佩中，芸心孙。少承家学，博及群书，长习堪舆星命家言，为人相阴阳多奇中。晚岁隐处衡门庭中，怪石数片，篱菊老梅，参差映带，炉香茗碗，惟与素心人相往还，虽家无儋石之储，宴如也。年九十卒。著《鄢事闻见录》。长子澍棠，字德远，性质朴，学问尤长，应试不售，以医术终身。著有《身心要语》。

《养生治生救时合论》　　清　王道立

见民国二十五年《正阳县志》卷六《艺文·著作书目》。

《正阳县志》卷三《选举·毕业》：王道立，字卓如，闾河店优廪生，直隶法政学校毕业。

第十类　法　医

《疑狱集》　后梁　和凝

民国三十一年《河南通志·艺文志·子部·法家类》：凝，字成绩，开封浚仪人，后梁时进士，历唐、晋为中书侍郎，同平章事。

《折狱龟鉴》八卷　宋　郑克

民国三十一年《河南通志·艺文志·子部·法家类》：郑克，字武子，开封人。

《洗冤述论》　清　张开第

民国三十一年《河南通志·艺文志·子部·法家类》：开第，字讷亭，祥符人。康熙贡生，官至钱塘知县。

第十一类　其　他

《医韵》　　元　滑寿

见民国三十一年《河南通志·艺文志·子部·医家类》。

《病机赋》　　明　刘全备

见乾隆三十五年《彰德府志》卷十七《人物·技术》。

乾隆五十二年《彰德府志》卷十八《人物·技术》：刘全备，字克用，正德嘉靖年间，内黄人。事亲孝，习举子业不售。思欲利济天下，因殚精岐黄。凡《素问》《难经》诸书，莫不窥其阃奥，遇病随手愈，不索酬焉。作《病机赋》自为注解，盛行于世。

附录 参考书目

本附录所列参考书目，凡文中引用者前加米字符号。

*《河南通志》五十卷　顺治十七年刻本

* 雍正《河南通志》八十卷　光绪二十八年刻本

*《续河南通志》八十卷　乾隆三十二年刻本

《续河南通志》八十卷　民国三年补刻乾隆本

*《河南通志·艺文志稿》　民国三十一年铅印本

《河南通志》　民国十九年抄本

*《开封府志》四十卷　同治二年补刻康熙三十四年本

*《河南府志》一百十六卷　同治六年补刻乾隆四十四年本

*《重修洛阳县志》二十四卷　乾隆十年刻本

*《洛阳县志》六十卷　嘉庆十八年刻本

《洛阳龙门志》不分卷　一九六二年油印光绪十三年刻本

*《祥符县志》二十二卷　乾隆四年刻石印本

*《祥符县志》二十四卷　光绪二十四年刻本

《陈留县志》四十二卷　康熙三十年刻本

《陈留县志》四十二卷　宣统二年续增康熙年间石印本

*《郑县志》十八卷　民国十四年铅印本

*《杞县志》二十四卷　乾隆五十三年刻本

*《续荥阳县志》十二卷　民国十一年修十三年铅印本

《开封县志草略》　民国三十年铅印本

《尉氏县志》五卷　一九六三年影印嘉靖二十七年本

《尉氏县志》二十卷　道光十一年刻本

*《考城县志》十四卷　民国三十年铅印本

《兰封县志合编》十八卷　民国二十四年铅印本

《新郑县志》四卷　康熙三十三年刻本

《新郑县志》三十卷　乾隆四十一年刻本

《登封县志》三十二卷　乾隆五十二年刻本

《兰阳县志》十卷　一九六五年影印嘉靖本

《兰阳县志》十卷　一九三五年铅印康熙三十四年本

《兰阳县续志》八卷　乾隆十二年刻本

《兰阳县续志》八卷　一九三五年铅印乾隆九年本

*《仪封县志》四十卷　康熙三十年刻本

*《仪封县志》十二卷　一九三五年铅印乾隆二十九年本

《通许县志》十卷　乾隆三十五年刻本

《通许县新志》十四卷　民国二十三年铅印本

*《考城县志》四卷　康熙三十七年刻本

《中牟县志》十一卷　乾隆十九年刻本

《中牟县志》十二卷　同治九年刻本

《中牟县志五编》　民国二十五年石印本

*《密县志》十六卷　嘉庆二十二年刻本

*《密县志》二十卷　一九二四年铅印本

《巩县志》八卷　一九五三年重刻嘉靖三十四年本

*《巩县志》二十卷　民国十二年铅印乾隆五十四年本

*《巩县志》二十六卷　民国二十六年刻本

《新乡县志》六卷　一九六三年影印明正德年间抄本

*《新乡县志》三十四卷　民国十年补刻乾隆十二年刻本

*《新乡县续志》六卷　民国十二年刻本

*《卫辉府志》五十三卷　乾隆五十三年刻本

*《汲县志》　乾隆二十年精刻石印本

《汲县今志》二十章　民国二十四年铅印本

《封邱县志》九卷　民国二十六年铅印顺治十六年本

《封邱县志》　康熙三十六年重印康熙十九年本

《封邱县续志》五卷　民国二十六年铅印康熙三十六年本

《封邱县续志》二十八卷　民国二十六年铅印本

《获嘉县志》十六卷　乾隆二十一年精刻本

*《获嘉县志》十七卷　民国二十三年铅印本

《温县志》十二卷　光绪间重印乾隆二十四年本

《济源县志》十六卷　嘉庆十八年重印乾隆二十六年本

《续济源县志》十二卷　嘉庆十八年精刻本

*《辉县志》十二卷　乾隆二十二年刻本

《辉县志》二十卷　道光十五年刻本

*《辉县志》二十卷　光绪二十一年、十四年两次补刻道光十五年本

《商城县志》八卷　乾隆二十五年增刻康熙二十九年刻石印本

《商城县志》十四卷　嘉庆八年刻本

《延津县志》十卷　康熙四十一年刻石印本

《胙城县志》四卷　康熙四十一年重印顺治十六年本

《原武县志》十卷　乾隆十二年刻石印本

《阳武县志》十二卷　乾隆十年刻本

《阳武县志》六卷　民国二十五年铅印本

*《武陟县志》三十六卷　道光九年刻本

*《续武陟县志》二十四卷　民国二十年刻本

《孟县志》十卷　乾隆五十五年刻本

《孟县志》十卷　民国二十一年刻本

《怀德府志》十四卷　顺治十七年刻本

《新修怀庆府志》三十二卷　乾隆五十四年刻本

*《河内县志》三十六卷　道光五年刻本

《修武县志》二十卷　乾隆三十一年增刻乾隆二十二年本

*《修武县志》十卷　道光十九年刻本

《修武县志》十二卷　同治七年增刻道光二十年本

*《修武县志》十六卷　民国二十年铅印本

《彰德府志》八卷　一九六四年影印嘉靖本

*《彰德府志》二十四卷　乾隆三十五年刻本

*《彰德府志》三十二卷　乾隆五十二年刻本

《安阳县志》十卷　康熙三十四年刻本

*《安阳县志》二十八卷　嘉庆二十四年刻本

*《续安阳县志》十六卷　民国二十一年铅印本

《南乐县志》十五卷　康熙五十年刻本

《南乐县志》十卷　光绪二十九年刻本

《濮州志》六卷　康熙五十年重印康熙十二年刻本

《濮州续志》二卷　康熙五十年刻本

《濮州志》六卷　乾隆二十年刻本

*《濮州志》八卷　宣统元年刻本

《范县志》四卷　嘉庆十四年刻本

《范县志》续编　光绪三十四年石印本

*《范县志》六卷　民国二十三年铅印本

《范县乡土志》　光绪三十四年石印本

《滑县志》十四卷　乾隆二十五年刻本

《滑县志》十二卷　同治六年刻本

*《重修滑县志》二十卷　民国二十一年铅印本

《浚县志》二十二卷　嘉庆七年刻本

《续浚县志》八卷　光绪十二年刻本

《淇县志》十卷　顺治十七年刻本

《内黄县志》九卷　一九六三年影印嘉靖本

《内黄县志》十八卷　光绪元年重印乾隆四年本

《内黄县志》十九卷　光绪十八年刻本

《内黄县志》十六卷　民国二十六年清稿本

《清丰县志》十卷　康熙十五年刻本

《清丰县志》十卷　同治十年增补康熙十五年本

《清丰县志》十卷　民国三年铅印本

《清丰乡土志》二卷　光绪年间抄本

《清丰乡土志》十卷　民国三十一年铅印本

《开州志》十卷　一九六四年影印嘉靖本

《开州志》八卷　嘉庆十一年刻本

《开州志》八卷　光绪八年刻本

*《长垣县志》九卷　一九六四年影印嘉靖二十年本

*《长垣县志》十六卷　道光二十九年重印嘉庆十四年本

《续修长垣县志》二卷　道光二十九年刻本

*《长垣县志》十六卷　民国三十三年铅印本

《汤阴县志》十卷　乾隆三年刻本

《林县志》十卷　咸丰元年重印乾隆十七年本

《续林县志》四卷　咸丰元年刻本

*《林县志》十八卷　民国二十一年石印本

*《归德府志》三十六卷　光绪十九年重刻乾隆十九年本

*《商丘县志》二十卷　光绪十一年重刻康熙四十四年本

《夏邑县志》八卷　一九六三年影印嘉靖二十七年本

《夏邑县志》十卷　康熙三十六年刻本

*《夏邑县志》九卷　民国九年石印本

《柘城县志》十八卷　乾隆三十八年刻石印本

《柘城县志》十卷　光绪二十二年刻本

《续修睢州志》十二卷　光绪十八年刻本

《虞城县志》十卷　乾隆八年刻石印本

《虞城县志》十卷　光绪二十一年刻本

《永城县志》三十八卷　光绪二十九年刻本

*《宁陵县志》十二卷　光绪十九年重刻康熙三十二年本

《宁陵县志》十二卷　民国三十年铅印本

*《商水县志》十卷　乾隆四十八年校刻本

*《商水县志》二十五卷　民国七年刻本

*《扶沟县志》十三卷　道光十三年刻本

*《扶沟县志》十六卷　光绪十九年刻本

*《鹿邑县志》十二卷　乾隆十八年精刻本

*《鹿邑县志》十六卷　光绪二十二年刻本

*《陈州府志》三十卷　乾隆十一年刻本

《陈州府志》三十卷　光绪十九年增刻乾隆十一年本

*《淮阳县志》二十卷　民国五年刻本

*《淮阳县志》八卷　民国二十三年铅印本

*《淮宁县志》二十七卷　道光六年刻本

*《沈丘县志》十二卷　乾隆十一年刻本

河南省

205

*《西华县志》十四卷　乾隆十九年刻本

*《西华县志》十四卷　民国二十七年铅印本

*《太康县志》八卷　光绪元年重刻道光本

*《太康县志》十二卷　民国三十一年铅印本

　《项城县志》十卷　乾隆十一年刻本

*《项城县志》三十二卷　宣统三年石印本

　《许州志》八卷　一九六一年影印嘉靖二十年本

　《许州志》十六卷　乾隆十年刻本

　《许州志》十六卷　道光十八年刻本

*《许昌县志》二十卷　民国二十五年铅印本

　《鄢陵县志》八卷　一九六三年影印嘉靖本

*《鄢陵县志》十八卷　道光十三年刻本

*《鄢陵县志》三十卷　民国二十五年铅印本

*《郾城县志》十卷　顺治十六年刻本

*《郾城县志》十八卷　乾隆十九年刻本

*《郾城县志》三十卷　民国二十三年刻本

*《襄城县志》八卷　一九六三年影印嘉靖三十年本

　《襄城县志》十四卷　乾隆十一年刻本

　《重修襄城县志》五十卷　民国二十五年稿本

　《襄城文献录》十二卷　乾隆四年校刻康熙四十六年本

　《古汜城志》十卷　乾隆五年刻本

　《鲁山县志》十卷　一九六三年影印嘉靖三十一年本

　《鲁山县志》九卷　乾隆八年刻本

*《鲁山县志》二十六卷　嘉庆元年刻本

　《郏县志》十二卷　咸丰九年刻本

　《郏县志》十二卷　同治四年增刻本

　《长葛县志》十卷　乾隆十二年刻本

*《长葛县志》十卷　民国二十年铅印本

*《洧川县志》八卷　光绪三十一年重印嘉庆二十三年本

　《洧川县乡土志》二卷　光绪间石印本

　《临颍县志》八卷　乾隆十二年重印顺治十七年本

《临颍县续志》八卷　乾隆十二年刻本

《重修临颍县志》十六卷　民国四年铅印本

《舞阳县志》十二卷　乾隆十年刻本

《舞阳县志》十二卷　道光十五年刻本

＊《叶县志》十卷　同治十年刻本

《叶县乡土志》民国十三年石印本

《宝丰县志》二十四卷　嘉庆二年刻本

＊《宝丰县志》十六卷　道光十七年刻本

《禹州志》十四卷　乾隆十二年刻本

＊《禹州志》二十八卷　同治九年增刻道光十五年本

＊《禹州志》三十卷　民国二十四年修二十九年重刻本

《信阳州志》十二卷　乾隆十四年刻本

＊《重修信阳县志》三十一卷　民国二十五年铅印本

《息县志》八卷　嘉庆四年刻本

《续修息县志》　光绪元年刻本

《固始县志》十卷　一九五二年影印嘉靖本

《固始县志》十二卷　康熙三十二年刻本

《重修固始县志》二十六卷　乾隆五十一年精刻本

＊《光州志》六十八卷　乾隆二十五年刻本

《光州志》十二卷　光绪十二年刻本

《光州乡土志》一卷　光绪三十三年刻本

《罗山县志》八卷　清末补刻乾隆十一年本

《光山县志》九卷　一九六二年影印嘉靖三十五年本

＊《光山县志》三十二卷　乾隆五十一年刻本

《光山县志》三十二卷　光绪十五年补刻乾隆五十一年本

《光山县志约稿》四卷　民国二十五年铅印光绪年间本

《确山县志》四卷　乾隆十一年刻本

《确山县志》二十四卷　民国十七年修二十年铅印本

《西平县志》十卷　康熙三十一年刻本

＊《西平县志》四十卷　民国二十三年刻本

＊《汝宁府志》十六卷　康熙元年刻本

河
南
省

207

《汝宁府志》三十卷　嘉庆元年刻本

《新蔡县志》十卷　乾隆六十年刻本

《泌阳县志》十二卷　道光八年刻本

《唐县志》十卷　乾隆五十二年刻本

＊《汝南县志》二十二卷　民国二十七年石印本

《遂平县志》十五卷　顺治十六年刻本

《遂平县志》十六卷　乾隆二十四年刻本

《上蔡县志》十五卷　康熙三十三年增刻康熙二十九年本

＊《上蔡县志》十二卷　民国三十三年石印本

＊《正阳县志》十卷　嘉庆元年刻本

＊《重修正阳县志》八卷　民国二十五年铅印本

＊《南阳府志》六卷　康熙三十三年刻本

《南阳府志》六卷　嘉庆十二年刻本

《南阳县志》六卷　康熙三十二年刻本

＊《南阳县志》十二卷　光绪三十年刻本

《裕州志》六卷　乾隆五年增刻康熙五十五年本

《新野县志》九卷　乾隆十九年刻本

＊《邓州志》十六卷　一九六三年影印嘉靖四十三年本

＊《邓州志》二十四卷　乾隆二十年刻本

＊《方城县志》八卷　民国三十一年铅印本

《淅川直隶厅乡土志》八卷　光绪末年抄本

《淅川厅志》四卷　咸丰十年刻本

《南召县志》四卷　光绪年间重印乾隆十一年本

《桐柏县志》八卷　乾隆十八年刻本

《镇平县志》六卷　光绪二年刻本

《内乡县志》十二卷　康熙五十一年增刻康熙三十二年本

＊《内乡县志》十二卷　民国二十一年石印本

《重修直隶陕州志》二十卷　同治六年重印乾隆二十一年本

《重修直隶陕州志》二卷　同治六年刻本

《陕州直隶州志》十五卷　光绪十七年刻本

《陕州直隶州续志》十卷　光绪十八年刻本

《孟津县志》四卷　康熙四十八年刻石印本

《汝州志》八卷　一九六三年影印正德本

*《汝州全志》十卷　道光二十年刻本

*《汝阳县志》十卷　康熙二十九年刻石印本

*《重修伊阳县志》六卷　道光十八年刻本

《嵩县志》三十卷　乾隆三十二年刻本

*《嵩县志》三十卷　光绪三十二年增刻乾隆三十二年本

《重修灵宝县志》六卷　乾隆十二年刻本

《重修灵宝县志》八卷　光绪二年刻本

*《灵宝县志》十卷　民国二十四年铅印本

《阌乡县志》十二卷　光绪二十年刻本

*《新修阌乡县志》二十四卷　民国二十一年铅印本

*《渑池县志》十六卷　嘉庆十五年刻本

*《渑池县志》二十卷　民国十七年石印本

《宁陵县志》十二卷　宣统三年刻本

《偃师县志》四卷　一九六二年影印明弘治年间抄本

*《偃师县志》三十卷　乾隆五十三年刻本

《偃师县志》三十卷　民国二十八年补刻乾隆本

《洛阳县志略》十八卷　民国九年石印本

《宜阳县志》三十卷　康熙三十二年刻本

《宜阳县志》十六卷　光绪七年刻本

*《宜阳县志》十卷　民国七年铅印本

《永宁县志》八卷　乾隆五十四年刻本

《洛宁县志》八卷　民国六年铅印本

《卢氏县志》十七卷　乾隆十二年刻石印本

《重修卢氏县志》十八卷　光绪十九年刻本

*《陕县志》二十六卷　民国二十五年铅印本

《新安县志》十四卷　民国三年石印乾隆三十一年本

*《新安县志》十五卷　民国二十四年修二十八年石印本

《郑州志》十二卷　康熙三十二年刻本

《郑州志》十二卷　乾隆十三年刻本

河南省

209

《荥阳县志》十二卷　乾隆十一年刻本

*《荥泽县志》十四卷　乾隆十三年刻本

《河阴县志》四卷　康熙三十年刻本

《河阴县志》十七卷　民国七年刻本

*《汜水县志》二十二卷　乾隆九年刻本

《汜水县志》十二卷　民国十七年铅印本

*《余姚县志》四十卷　乾隆四十六年刻本

*《余姚县志》　光绪二十五年刻本

*《绍兴府志》六十卷　康熙二十二年增刻康熙十一年本

*《苏州府志》一百五十卷　光绪九年刻本

*《平望县志》十八卷　道光二十年刻本

*《仪征县志》五十卷　清光绪十六年重刻道光三十年本

*《浙江通志》七十二卷　嘉靖四十年刻本

*《绍兴府志》八十卷　乾隆五十七年刻本

山东省

前　言

　　山东省位于我国东部，黄河下游。春秋之际，齐鲁诸国，定鼎兹土。秦置齐、琅玡、薛、东四郡于此域，汉为青、兖、徐三州之地。魏晋以降，政区多有变迁，至明置山东布政使司，清曰山东省。

　　本省之曲阜县，是我国伟大教育家孔子故里。在长期封建社会里，儒学昌盛，医学亦蒙受其影响，故本省名医辈出，代不乏人。其中蜚声医林者，如秦汉时期，临淄名医淳于意，师事同里公乘阳庆，尽得其传，医道精深。著有《决生死秘要》诸书。并首创"诊籍"，成为中医学脉案之宗。

　　魏晋间，高平王叔和，"穷研方脉，精意诊切"，所著《脉经》一书，"叙阴阳表里，辨三部九候，分人迎、寸口、神门，条十二经、二十四气、奇经八脉、五脏六腑三焦四时之病，纤悉备具"，是我国第一部脉学专著。

　　南北朝有羊欣、徐氏家族，精于方药，编撰了卷帙浩大的方书。为总结前贤名方，做出了一定贡献；亦为后世《备急千金要方》《千金翼方》《外台秘要》等方书之编撰奠定了基础。

　　初唐之季，清平吕才、曲阜孔志约等，参与编撰《新修本草》一书，"详探秘要，博综方术"，补《神农本草经》之未备，正《名医别录》之无稽。"考定同异，择其去取"，凡五十四卷，成为我国政府颁行的第一部药典。

　　北宋末年，郓州钱乙，是我国古代著名儿科专家。其学术造诣，超迈古人，对儿科发展影响甚大。同代东平董汲，亦精儿科，著《小儿备急方论》，与钱氏先后辉映。

　　金代聊城成无己，精于《伤寒论》之研究。其《注解伤寒论》，阐发《伤寒论》微蕴，许多疑难，藉此得以冰释，是《伤寒论》注之创始者。

其与王冰之注《素问》，功相似也。

逮乎明、清，本省医家兴起，著作如林。而其中佼佼者，首推昌邑黄元御。黄氏因目疾为庸医所误，仕进无门。谓"得意之事，皆从失意中来"。遂闭门读书，立志以良医济世。仰慕黄帝、岐伯、扁鹊、张仲景医家中之圣贤，精研《内经》《难经》《伤寒》《金匮》医籍中之经典。毕生著书立说，除《四圣心源》《四圣悬枢》等八种已刊行于世外，还有《素问悬解》《灵枢悬解》诸书，阐述精进，独具匠心。所治病证，皆有显效。乾隆年间，因治愈高宗之疾，得赐"妙悟岐黄"之匾额，卓然为一时宗匠。

山东古之名医业绩，固然不可磨灭。然复有多数名弗显赫，世所不闻的医家。而其医著价值之高，医术回春之妙，医德济人之美，若隐没不章，是非常可惜的。倘能钩遗籍于沉微，发妙术之幽光，不但可以丰富中医学术内容，并可呈现出齐鲁医学的无限光辉。姑举数例：

历城县杨润，著述确有新论，其《遵生集要》，综括《伤寒论》《瘟疫论》之枢要，提出"瘟疫用麻黄，如飞蛾投火"之理，"瘟疫遵下则生"之法。

博山县翟良，诊技超群，为人诊病，屡治屡验。有苦便秘者，数医力下不愈。良至倍用提气之品，食顷而下。他并以"医以救人之术，适足杀人者盖多"为虑。综辑旧闻，辨其谬误，爰著医书，以为世医之鉴。

馆陶县张同心，医德高尚，诊治不问贫富贵贱，尤于贫困之人，用药概不受值。无论风雨寒暑，遇有求治者，立诊不稍缓。且尽心诊治，百无一失。

再如：诸城臧应詹，临证变化微妙，远近目为神医，时与黄元御齐名，有"南臧北黄"之誉；益都刘文渊，为人诊治，不泥古法，自制新方，每获良效；滩县陈长贞，擅治白喉一症，独创一方，时为诸医之圭臬。

这些乡邦名医，不但医道甚佳，而且著作甚富。但以往医学《书目》，多未著录，轶事也长期沉埋。若不加以发掘，这对研究中医学，尤其是山东医学，确令人有惘然若失之感。

本编著录本省医家书目六百余种，按类以分，以代相序。其中疑信未定者，进行考证，略加按语。如王叔和之《脉经》等著作，山东、山西两省《方志》均有著录。稽之史料，应属山东，故载入本编；再如《十四经发挥》一书，本省《方志》谓为东平高洞阳所撰，经查《明史》，应属其弟子河南滑寿所著，故本编未予采录。其他类是者，就不再举了。

是编参阅山东省、县等《志》三百余种，仍然难免遗误，希望读者提出批评意见。

郭霭春　赵玉庸　高文柱
一九六三年初稿
一九八二年修订

目　录

第三类　伤寒　〔附〕全匮　温病　　　　　　　　254

第四类　本草 266

山东省

山东省

山东省

山东省

第九类 养生   347

第一类 医 经 〔附〕运气

《扁鹊内经》九卷　　周　秦越人

宣统三年《山东通志》卷一百三十六《艺文·医家》:《汉志》著录扁鹊姓秦氏，名越人、卢人。《史记正义》引《八十一难经》序云：秦越人与轩辕时扁鹊相类，仍号之为扁鹊。又家于卢国，因命之曰卢医。

道光十五年《长清县志》卷十三《人物志·方技》:鹊，卢人也，而医多卢，故世有卢医之目。今历城北有鹊山、鹊湖，皆其故迹。

同上《长清县志》卷十《祠祀志》:秦越人墓在县境，旧《通志》云：卢地有越人冢，即扁鹊也。又朝城县，濮州皆有扁鹊墓。

《扁鹊外经》十二卷　　周　秦越人

见宣统三年《山东通志》卷一百三十六《艺文·医家》。

按：道光十五年《长清县志》卷十五《艺文志》作十三卷。道光二十四年《济南府志》卷六十四《经籍志》与《通志》同。

《上古医经注》　　明　梁绍儒

见乾隆三十年《东平州志》卷十七《艺文志》。

同上《东平州志》卷十四《人物志·文苑》:梁绍儒，字存业，东平人，嘉靖辛丑进士，翰林院检讨。绍儒美姿容，善持论。早年致仕，寄兴诗酒，娱目林泉，所著《文集》并各种书数卷藏于家。

《内经便读》　　明　郭宗皋

见民国二十年《福山县志》卷六《著述》。

同上《福山县志》卷七《人物志·宦绩》:郭宗皋，字君弼，天锡长子。生而颖敏，八岁属对，工伟绝异，十岁能文，有奇气。嘉靖戊子，己丑联捷成进士……。

同上《福山县志》：郭如核，字子仁……出知河南温县，留心民瘼。莅任二年余，即告归。随身图书半箧而已。平生得理学渊源，于经嗜三礼。宗皋故熟岐黄家言，《内经》《伤寒》咸论著。如核尤好方药，能以秘要起奇迹，施贫病者三十年。足迹不入公庭，终日闭门弦歌自娱。殁四十年，乡人公举，国朝顺治十五年祠乡贤。

《灵素区别》　清　岳含珍

乾隆十八年《博山县志》卷六《事功传·武功》：岳含珍，字玉也。储珍之弟。性聪慧，好读书，经史子集靡不博览，尤旁通岐黄之术。年十四补博士弟子员，屡战棘闱不克。值明季世乱，慨然曰：古人云"宁为百夫长，胜作一书生"。乃投笔从军，为材官。皇朝定鼎，除山西潞安道中军，寻升浙江金华府都司签署。时海寇内犯，有平定功，迁陕西巡绥靖边游击兼定边副总兵，敕授昭勇将军。未几，乞骸骨归。楗户著书。有《灵素区别》《针灸阐奇》《古方体用考》《分经本草》《大病论》若干卷。

民国二十六年《博山县志》卷十二《人物志·方技》：岳含珍精医理。著有《经穴解》《六一衡训》《咳嗽议》《针灸类证》诸书。

《素灵微蕴》四卷　清　黄元御

见宣统三年《山东通志》卷一百三十六《艺文·医家》。

光绪三十三年《昌邑县续志》卷六《人物·文学》：黄元御，字坤载，号研农，别号玉楸子。明太宝忠宣十一世孙。聪明过人，甫成童，为诸生，世推为国器。因目疾，为庸医所误，一目失明。发愤曰：不能为名相济世，亦当为名医济人。统汇医理，精益求精。考授御医，纯皇帝南巡，奉诏侍从，著方调药，皆神效。御赐《妙悟岐黄》匾额。著《四圣心源》《伤寒悬解》《素灵微蕴》《伤寒说意》《四圣悬枢》《长沙药解》《玉楸堂稿》《玉楸药解》《灵枢解》《灵枢悬解》《素问悬解》《难经解》《周易悬解》《道德经解》共十三种，刊行者八种。

《内经详解》 清 谭昺煦

民国三十年《潍县志稿》卷三十二《人物·艺术》：谭昺煦，字熙民，东关人。诸生，鸿胪寺序班，咸丰乙卯考充太医院医士。子敬修，亦精医术。昺煦所抄辑之《伤寒歌诀》《意解新编》《内经详解》诸册，其子孙尚宝存于家。厥后五十年又有太医院吏目陈步云，北乡田尔庄人。教读于太医院院判庄守和家，因师焉。术既精专，请脉内廷，复为奇效，惜不永年，病殁京寓。

《素问钩元》 元 李浩

见康熙五十五年《滕县志》卷八《人物志·方技》：李浩，其先曲阜人。五世祖官于滕，因家焉。大父义，父玉，皆以儒显。而浩喜医方术，慕仓公之为人也。元初，常往来东平间，为人治病，决死生，其验如神。所著有《素问钩元》《仲景或问》《诸药论》，甚精。窦文正默幼从其子元学，荐之元世祖，而老不可征，诏有司岁给衣米终其身。

《素问悬解》十三卷 清 黄元御

见宣统三年《山东通志》卷一百三十六《艺文·医家》。

《内经素问摘注》六卷 清 窦光彝

见道光十四年《诸城县续志》卷六《艺文考》。

同上《诸城县续志》卷二十《隐逸》：窦光彝，字敦古。诸生。性迟顿，沉潜于学。以父病，肆志岐黄之书，后遂精研四十余年，《灵枢》《素问》《金匮》《伤寒》等书悉为之注。尝蓄药物济人，晚复注《周易》。卒年八十三。

《素问悬解》 清 孙炎丙

民国二十五年《平度县续志》卷八《人物·艺术》：孙炎丙，字次乙，号文峰。盆里孙家屯人。尝客京师，同乡士夫有疾乞为诊治辄愈。著有《素问悬解》《灵枢悬解》《难经悬解》诸书。回籍后，耽玩经旨。又著有《增补易经图考》《易经浅解》。

按：据宣统三年《山东通志》卷一百三十六《艺文·医家》载云：炎丙有《孙氏遗书八种》，所著各种，皆就黄元御书补注。

《素问释义》 清 丁绍诚

见民国二十三年《济阳县志》卷十九《艺文志》。

同上《济阳县志》卷十一《人物志》：丁绍诚，武庠生。善岐黄术，著有《素问难经释义》等书。

《灵枢悬解》九卷 清 黄元御

见宣统三年《山东通志》卷一百三十六《艺文·医家》。

《内经灵枢摘注》四卷 清 窦光彝

见道光十四年《诸城县续志》卷六《艺文考》。

《灵枢摘要》 清 窦光彝

见道光十四年《诸城县续志》卷六《艺文考》。

《灵枢悬解》 清 孙炎丙

见民国二十五年《平度县续志》卷八《人物》。

《灵枢笺注》二卷 清 董毓蘅

宣统三年《山东通志》卷一百三十六《艺文·医家》：毓蘅，邹县人，举考廉方正，官济源知县。

《黄帝八十一难经》二卷 周 秦越人

见宣统三年《山东通志》卷一百三十六《艺文、医家》。

《难经集注》五卷 金 纪天锡

宣统三年《山东通志》卷一百三十六《艺文·医家》：纪天锡，字齐卿，泰安人。早弃进土业，学医，精于其技，遂以医名世。集注《难经》

五卷。大定十五年上其书，授医学博士。

按：乾隆四十七年《泰安县志》卷十《人物·方技》云：子世，大定十五年上其书。

《难经直解》　明　张景皋

见嘉靖十九年《宁夏新志》卷二《技能》：张景皋，精太素脉。可生则药，不可生则断以日、时，百无一失。穷通寿夭，以脉推之，亦无不验。所著有《难经直解》。

《难经悬解》二卷　　清　黄元御

见宣统三年《山东通志》卷一百三十六《艺文·医家》。

《难经妙略》一卷　　清　王乾

见光绪三十三年《益都县图志》卷二十五《艺文志》。

同上《益都县图志》卷四十六《艺术传》：王乾，字健阳，亲仁乡东朱鹿人。精医，处方施药，孜孜无倦。子孙世传其学，济人甚众。年八十二卒，传子士起，字升齐，年七十八卒；传子梅，字福庵，尤工眼科，年八十五卒；传子太吉，字汉东，太吉传子清，字澄源。凡五世。县人之以医世其家者，惟朱鹿王氏与金岭镇马氏东西相埒云。清子智，字子方。今亦能延祖业。自乾至清，著书凡若干卷，并详艺文。又王洙，字鲁南。仁智乡张赵庄人。七世工医，惜其先世行谊未详。又王来康者，字福三，安定乡人。父昭业，以医传来康，来康又传子永昌，亦三世以医显焉。

《难经悬解》　　清　孙炎丙

见民国二十五年《平度县续志》卷八《人物》。

《难经释义》　　清　丁绍诚

见民国二十三年《济阳县志》卷十九《艺文志》。

《运气述》一卷　　清　潘遵鼎

见民国十五年《济宁直隶州志》卷十八《艺文志》。

同上《济宁直隶州志》卷十二《人物志》：潘遵鼎，字铁莽。博学多识，乡试屡荐不售，益肆力古文辞。诗宗渔洋，多清微淡远之音。邀游南北，留心经世之学，凡古今制度损益，舆地沿革，靡不讲贯条晰。一时名公卿多折节交之，刑部尚书赵文恪公光，东抚丁文诚公葆桢，尤礼重焉。性友爱，弟遵彭少二岁，年七十犹同居。尤笃友谊，天津李毅斋客死济上，资之殡葬。岁时拜扫，必绕道诣其墓，醱而后去。少精医理，若天授。尝曰：医道圣人所慎，流为技术，失周礼十全遗意。《史记·列传》详列脉案，非深于此道者不能知。以李时珍《本草纲目》博而寡要。爱徐大椿《神农本草百种录》，欲以所知者续之。又谓：药重所出，南北异宜，燥湿异性，思合古今土产为《本草地理今释》一书，未成而卒。著有《勿自欺斋诗文钞》《运气述》《伤寒温习录》。

第二类　诊　法

《黄帝扁鹊脉书》　　汉　公乘阳庆

康熙六十年《青州府志》卷二十《方技》：公乘阳庆，临淄人。精医，年七十余，善淳于意，教之，尽去方书。传以《黄帝扁鹊脉书》，五色诊脉，知人生死。意学之三年，医道遂精。

《仓公决生死秘要》一卷　　汉　淳于意

见宣统三年《山东通志》卷一百三十六《艺文·医家》。

康熙六十年《青州府志》卷二十《方技》：淳于意即太仓公，临淄人，汉文帝时为太仓长。善医，师事同里公乘阳庆，得扁鹊术，论医甚精。

《脉经》十卷　　晋　王叔和

宣统三年《山东通志》卷一百三十六《艺文·医家》：王叔和，高平人，官太医令，是书《隋·唐志》并著录。《读书志》引唐甘伯宗《名医传》曰：其书纂岐伯、华佗等论脉要诀所成。叙阴阳表里；辨三部、九候；分人迎、寸口、神门；条十二经、二十四气、奇经八脉、五脏六腑三焦四时之疴，纤细备具，咸可按用，凡九十七篇。皇朝林亿等校正。《四库存目》《图注脉诀》提要曰：今《脉经》十卷，尚有明赵邸居敬堂所刊林亿校本，知公武之言不诬。

乾隆三十九年《高平县志》卷十四《艺术》：王叔和，高平人，为太医令。博通经史，洞识修养之道，精诊切，纂岐伯、华佗等书。撰《脉经》十卷、《脉诀》三卷。辨晰最详。张仲景作《伤寒论》文字错简，迨叔和撰次成序始成全书。

同治十三年《襄阳县志》卷六下《人物志，流寓》：晋，王叔和，高平人，为太医令。晋乱，侨寓襄阳。本黄帝《素问》、秦越人《八十一难经》及张仲景、华元化之书，撰《脉经》九十七篇，阐明脉旨。其自叙曰：在心多了，入指难明。又纂次《张仲景伤寒论》三十六卷行世。卒，葬于岘山之麓。有碑表其处。

同上《襄阳县志》卷一《地理志·古迹附陵墓》：晋太医令王叔和墓，在岘山。墓碑及碑阴，隆庆六年良医正江西浮梁凤冈金尧谟立，范于野题，今于路旁树碑识之。

民国二十四年《麻城县志前编》十五卷《杂记·邱墓》：晋名医王叔和墓，在县南三十余里之青龙尾。相传王系本邑人，为一代医宗。著有《脉经》行世，后人钦慕，名其地为药王冲。

《平脉法辨脉法》　　晋　王叔和

见宣统三年《山东通志》卷一百三十六《艺文·医家》。

《脉诀》一卷　　晋　王叔和

宣统三年《山东通志》卷一百三十六《艺文·医家》:《读书志》云：题曰王叔和，皆歌诀鄙浅之言，后人依托者。然最行于世。《四库存目》明·张世贤《图注脉诀》提要云:《脉经》为叔和作，《脉诀》出于伪撰，世贤不考，误以《脉诀》为真叔和书，而图注之。

按：乾隆三十九年《高平县志》卷十四《艺术》作四卷。

《脉诀机要》一卷　　晋　王叔和

见宣统三年《山东通志》卷一百三十六《艺文·医家》。

按：乾隆三十九年《高平县志》卷十七《杂志》作三卷。

《脉诀发蒙》三卷　　晋　王叔和

见宣统三年《山东通志》卷一百三十六《艺文·医家》。

《脉赋》三卷　　晋　王叔和

见乾隆三十九年《高平县志》卷十四《艺术》。

《孩子脉论》一卷　　晋　王叔和

见乾隆三十九年《高平县志》卷十四《艺术》。

按：①关于王叔和籍贯。山东、山西两省地方志均有著录。考魏晋时期，山西省境内无高平之置，古兖州有高平，在今山东省境内，兹姑载录山东省内。②关于王权和著作书目。除《脉经》确属叔和所著外，其他各书多为伪作。兹因《地方志》中著录，故暂录存。

《脉经图说》一卷　　明　吴南阳

道光九年《东阿县志》卷二十四《杂记·方技》：吴南阳，字龙湾。父洞为东阿诸生。南阳幼通经术，兼精医学。谓人曰："吾胸中一片活人心也"。遂著《南阳活人书》一卷。《脉经图说》一卷，岐黄家咸珍之。凡为人诊脉，云不妨，必生；云预备，必死。一邻人无病，故请诊。南阳曰："过午必死，不可活矣，是断肠煞也"。其人曰："我无病，今调汝，汝亦调我耶"。无何，觉腹痛、鼻口秽水出，即时死。盖此人方食薤面至饱。从柜面上探身求诊，以柜碍腹，断其肠耳。一吏部郎赴京，舟行经过，不能言语饮食，但点首、瞪目，诸医束手。南阳与诊脉曰："先生无他病，中半夏毒耳"。问诸公子先生素嗜食何物，公子曰："素嗜鹧鸪鸟"。南阳曰："鹧鸪鸟食夏，此中半夏毒何疑"。按雷公泡制半夏法，用生姜汁。今以姜汁一盏，用荣匙入滚白水内，每钟入二匙饮之。汁尽能言面愈，酬以五十金，不受。曰："吾志在活人，非为利也。"

《脉学讲义》　　明　周宗岳

咸丰十年《滨州志》卷十《人物志》：周宗岳，字风山。素业儒，后专治医道，受学于国医尹林庵。尹授四弟子：刘、侯、陈、周。岳更潜静，得其秘传，诊治则获奇效。所著有《脉学讲义》刊行。

《脉解》　　明　杨惟正

见光绪三十三年《益都县图志》二十四《艺文志》《痘疹辨言》房可壮序。

《脉诀》四卷　　明　苏万民　苏绍德

乾隆元年《兖州府志》卷三十一《杂志》：苏万民，字明吾，滋阳人。少游江西，时有王克明者，以旧阁臣子隐居教授，与语大契，传以太素之学，归而名震远近。鲁王以风狂试之。坚执为无恙。王曰："神医也"。及入国朝，汲汲以济人为务。金乡庠生郑荣春病，急甚。万民往视之，至则家人环哭，惟喉下余气未绝。医以药，片瞬间，豁然醒。国初，张剿院存仁，平沂费等处土寇。时万民应聘在军中。张之幕友坠马，脑裂浆流。万民实以药，封固之，数日遂合。某县令赴任被劫，复插数钉子喉内，濒死矣。万民用药灌之，而肿消钉化，竟愈。在明季有府教授蒋之夫人，嗜酒，有应声虫生脏腑间，渐不可支。万民用酒剂以毒虫，醉，翻胃而出。白赞明之父，有蛊症，万民医之，自脐出虫如铁线，飞去。治吴汝南积血症，吐一物如虾蟆，前有二目如金。其他疑难诸症，经万民手，无不立愈。仲子绍德，继其传。纂其书为《脉诀》四卷、《脉案》一卷、《按症方药》二卷、《秘方》一卷、《炮制诸药性解》一卷。

《蓬山脉诀》一卷　　明　贺广龄

同治三年《宁海州志》卷二十五《艺文》：广龄，庠生，今医家多宗之。另撰有《蓬山琴谱》一卷，今存。

同上《宁海州志》卷十九《人物》：贺广龄，副贡，号蓬山。癸未之变，父兄俱殉难……有司重其行，征之不就。晚精岐黄。著有《脉诀》一卷、《痘科》一卷。

同上《宁海州志》卷二十五《艺文》：张儒讷常母贺孺人挽碑文：吾外表祖蓬山公，明崇祯己卯科以弱冠中山东乡试副榜，贡京师。国朝急檄就官，公力辞。乃为邑学诸生，每黄冠入山林，或省农舍……但五十年来，每逢好时节，如元朔，众方欢歌喧闹，公闭户悄然，披发行吟，或就先人祠堂，泣神主座隅，不言笑者终日。人莫知所为，识者谓痛先人忠节志念深也。先人忠节事甚惨烈……。

民国二十五年《牟平县志》卷七《文献志》：贺广龄，绳前子。永龄、元龄弟。字子蓬，号蓬山。城南门里人。

《脉诀汇编》 清 翟良

见乾隆十八年《博山县志》卷七《方技传》：翟良，字玉华。弱冠聪悟，有思理。从父宦游武昌。婴弱疾，剧甚，会遇明医，数月得差。从此刻意方书，穷治冥缅，如是七年，转得统绪。既尽发古人之奥府，又能以意参互用之，及归为诸生，方治博士家言，而其好方书日益甚。乡里友朋或病者，时一投药，试之辄效。尝有患闭秘者，延医数辈皆不可，乃迎良至，按其前方曰："我知之矣。"乃取提气一药倍投之。诸医皆相顾笑。良曰："第观之。"方就食，药熟以进。食未既，主人报曰："可矣。"一座尽惊。乃谢曰："此病气不下行也，我辈力下之犹不得，今反提其气而效，若是。此何理也？"良曰："谋医独不见，含水葫芦乎！满而不泻者，止有一孔，气不得通故也。今吾上通其气，而下自行，此自常理，顾诸君不察耳。"众乃服。其生平持论，通亮如此。顺治戊子被召，诣京师辄赐燕见。会有心害其能，居数月，罢去。年七十余。叹曰："医小道也，后生不敏。或束手不读，或复读之，不能通其意，将以救人之为，适足杀人者盖多矣！"乃综辑旧闻，辨其同异，摘其谬误，著其机要，其未发者，间以己意疏演，并论次之。著书数编曰：《脉诀汇编》《经络汇编》《药性对答》《本草古今讲义》《痘科编》，刊行于世。

康熙十一年《益都县志》卷十《方技》：翟良……凡有病者，一投药饵，小试小效，大试大效。轮蹄童叟日集门庭，所活不可量数，声蜚海岱间，自抚军下，罔不钦奉，名日益彰，遂数被召。年八十四岁。

康熙六十年《青州府志》卷二十《方技》：翟良、益都人，世居颜神镇。少为诸生，好岐黄之学。凡施治必用古方，参以己意。

《脉诀》 清 张敬止

乾隆十四年《武城县志》卷十《人物》：张敬止，字熙甫，岁贡生。家贫嗜学，以授徒为业，澡身励行，言动不苟。所著有：《四书说》《经说》《河图说》《洛书说》《易门周礼说略》《性书》《闭道录》《洪范录》《大礼》《士相见礼》《韵学》《删定张景岳全书》《脉诀》《医林洒翰》《鹤翁诗稿》，已未刻，共十余种。

《脉诀珠囊集》　　清　王生周

乾隆二十年《章邱县志》卷九《人物志》：王生周，名医，后以其术授李柔克。邑人李敏树为二人合传曰：王生周者，邑之北门内人也。业岐黄、与翟玉华齐名，子孙零落，医案散佚殆尽，罔可追录。然邑人至今艳称其姓字，则当日可知也。李柔克，从仲，与生周居比邻，为莫逆交，慕其术，购书吟哦，日夜不息，王闻之辄大笑不能已，已问之亦不答，仲雅知王素有洁癖，乃伺其下榻处，跣足洒扫，率以为常，王心异久之，竟不知其谁何也？一日伴出，逾时归，视则仲适役焉，王大惊，以排行呼仲曰："阿三果有志斯道，何罪我乃尔。"自是倾心指授，如师弟谊。岁余，王于邑士夫家见所诊方，怪问："孰为此者？"其人以告。王怃然曰："夺我席者，必从仲也，然我死乃显。"生周殁，李果名噪一时。会邑侯史公女病，医之候汤药者，日以数计，迄无一当。乃延仲，预饰一婢之壮丽者，置幕中，试之，仲至，诊毕，语公曰："此女无病且脉贱，非掌珠体。"史公大惊，因语以女病状，一夕而愈。盖仲兼精大素脉，尝诊历下龙山镇李公友馨，预决其有贵子，子即今仪部主事、进士、李锡韩兖也。兖奇其事，数以语人，其他方剂奇中亦多类此。生周尝称玉华为七分医，己五分，仲可三分，然固已视见垣一方矣。所著有《脉诀珠囊集》，其子孙不能珍惜，散佚无存。

按：道光二十年《济南府志》卷六十四《经籍志》作《脉诀珠囊》。

《诊法一隅》三卷　　清　陈颖

见民国三十四年《曲阜县志》卷七《艺文志》。

同上《曲阜县志》卷五《人物志》：陈颖，字述庵。性拙寡营，好读书，经史百氏皆举其略。顾沉默不逐声誉，世鲜知者。对客或终日不言，兴发论古今事，听者忘倦，然皆有据，求一忘语不可得。滋阳牛运震修《泰安府志》引为助。历城周永年被征校《四库全书》就问医学源流，草医书考，报之。素固善医，无意干进。晚补诸生，旋弃去。著《大学集说》一卷，《伤寒卒病论考》八卷、《诊法一隅》三卷，藏于家。乾隆三十五年庚寅作生圹于城南舞雩坛侧。阅十三年癸卯，年七十有九卒。桂馥乃为之《志》。

同上《曲阜县志》卷八《艺文志》，桂馥，陈述庵先生生圹志：乾隆三十五年庚寅陈先生作生圹于城南舞雩坛侧。阅十三年癸卯，先生年七十有九，里人桂馥乃为之志。先生名颍，初名彭，字述庵。其先上海人。祖公元，客死济宁，父开泰不能归。先生饥走四方，偶来曲阜，家焉。素固善医，长官某病，医集于门。先生后至，疏木防己汤。众医恶其异己，乃投以人参益剧。复延先生，前视其状，解衣据案，汗下如雨。先生顾谓众曰："大汗不脱，虚者如是也。"一老医顿悟。于是先生之药得进，更疏亭历大枣汤。病者起，谢曰："吾昏，不能早用子，子活我，请为子执鞭。"出视众医，惟老者在耳。先生无意干进，晚补诸生，旋弃去。

同上《曲阜县志》卷八《艺文志》，颜崇槼，陈述庵先生墓志铭：……历城周永年与君谈竟日，叹其湛深。君固善医，兖沂道张公病支饮，医集于门。君后至，疏木防己汤，众医恶其愚……。

按：民国三十四年《曲阜县志》卷七《艺文》陈颍作陈颍初。今据卷五《人物志》、卷八《艺文志》改作陈颍。

《诊家手镜》一卷 　　清　方起英

见乾隆三十七年《历城县志》卷十九《艺文考》。

道光二十年《济南府志》卷六十一《方技传》：方起英，字遇春，义乌人。少孤贫，精于医，年三十余来至历下，一妇人偶病咯血，动作如常，诊之，辞不治，未几果殁。一少女子，忽病厥，众以为已死。起英曰："是气郁也。"以醋熏之而生。巡抚岳为援例授州同职，卒年六十二。

同上《济南府志》卷五十三《人物志》：方起英，先世浙江淳安人。考授州同知。由川塘迁于历城，居仙台三新庄。长涉经史，能诗，试不利，曰："吾遂无济人乎？"乃业医，洞《素》《难》诸书之奥。贫病无力医药者，活人无算。重然诺，急人之急，倾囊倒箧无吝色，僦屋而居，户履常满，渐之客于东，赖以举火者数十人，殁之日，无担石储。生三子，昂其季也。

《脉诀》 　清　臧应詹

见光绪十八年《诸城县续志》卷五《艺文志》。

同上《诸城县续志》卷二十《方技补遗》：臧应詹、字枚吉，莒州训导承曾父，十五补诸生，以母老多病，习越人术。晚年益精，远近目为神医。其治病神奇变化，不拘成法，而所投辄效，一时名医多出其门。

道光十四年《诸城县续志》卷二十《隐逸》：臧应詹，字枚吉，诸生。孙岱岳，字鲁青，岁贡，俱以医名，有论著藏于家。

《医学四诊大成》四卷　　清　王嵩龄

见民国二十年《福山县志》卷六《著述》。

《脉理会心真解》　　清　张振祚

见民国二十二年《新城县志》卷二十五《艺文志》。

同上《新城县志》卷十七《人物志》：张振祚，邑诸生，因场屋不利，遂专研岐黄术，深有会心。变化古方，以治奇疾皆效。富不索谢，贫不惮烦，全活甚众。著有《脉理会心真解》。子宗元，诸生，世其业。

道光二十年《济南府志》卷六十一《人物志》：张振祚，字王声。

《脉象辨真》　　清　张永和

民国十三年《历城县志》卷二十三《艺文考》：马国翰序曰：潜夫论曰："凡治病者，必先知脉之虚实，气之所结，然后为之方，故疾可愈，而寿可长也。"医之关键，端在脉矣。《周礼·天官·疾医》："两之以九窍之变，参之以九之动。"郑康成注："脏之动，谓脉至与不至。正脏五，又有胃、膀胱、大肠、小肠。脉之大候，要在阳明寸口，能专是者，其唯秦和乎？岐伯、俞跗则兼彼数术者。"夫秦和术亡，世存《灵枢》《素问》《难经》等，或浑括其义、或散著其法，脉无专书也。晋太医令王叔和始撰《脉经》，亦佚不传。五代时，有高阳生者，假王叔和而作《脉诀》，词既粗浅，理复纰缪。宋庞安常、蔡西山、戴同甫，皆力辨之。乃世以歌诀为初学入门，易于诵习，往往沿谬承讹，有积重难返势。明季李东璧《濒湖脉学》就而厘订，为世所宗，犹有所未尽。康熙中瀛津沈垣甫，著有《删注脉决规正》三卷，其辨妄篇，据《内经》心配膻中，肺配胸中，以肝配胆，以脾配胃，两尺以候肾，内以候腹中，大小肠、膀胱三府，谓寸关尺三部之配，各因其脏腑之地位，以纠脉诀小肠配于左寸，大肠配于右寸之误。又据《灵枢》经络篇，三焦起自关冲，而终丝竹空，凡二十三穴，左右四十六穴，以纠《脉诀》三焦无状空有名之误。具有卓识。然所列脉歌一仍濒湖之旧，尟有发明。同邑张君恶风，承其尊甫阶平先生传业，深于此道，穷诸经之名言，括群贤之奥旨，于诸家论中择其是者取之，非者裁之。庐山四纲外，又以长短实三脉为三才，余二十四脉为二十四气，配合二十七种脉数。每脉下注明阴阳，极为谛当。额其书曰:《脉象辨真》。如说微与细云：浮而极细，若有若无为微。沉而极细，如欲绝为细。片言扼要，皎若列眉，洵能发前人未发之覆，而足为医家之指南也。余素爱方书，粗知药性，独于脉无所窥见，今览斯编，亦怦怦然有会于心目之间，况专操事业者，其裨益岂浅鲜哉。咸丰五年六月朔日。

《脉理辨证》 清 邵肯堂

见民国二十四年《平原县志》卷十一《艺文》。

同上《平原县志》卷十《人物志》：邵肯堂，字楹五。精岐黄，著有《医学钩元》《脉理辨证》二书，藏于家笥，未梓行。

《脉理秘诀》 清 于维桢

光绪十三年《莘县志》卷七《人物志》：于维桢，字荫础。性嗜学，弱冠入泮，三荐不售。弃举业而专岐黄，脉理精通。著有《脉理秘诀》《外科经验诸集》。

《脉诀新要》二卷 清 郭长清

光绪十九年《德平县志》卷七《人物志》：郭长清，字圣之。工吟诵，兼精岐黄。著有《纪游诗草》《脉诀新要》藏于家，年八十九岁。

《脉诀要论》 清 刘源长

见光绪二十六年《宁津县志》卷十《艺文志·著述》。

《脉诀便记歌》 清 宋言扬

见宣统三年《山东通志》卷一百三十六《艺文·医家》。

同上《山东通志》卷一百二十七《艺文·经》：宋言扬，字春农，胶州人。

《脉经真诀》　　清　梁凤彩

见民国二十五年《重修商河县志》卷十五《艺文志·撰著》。

同上《重修商河县志》卷八《人物志·文苑》：梁凤彩，字桐庵，邑增生，城西梁家庄人。刻志下帷，不以敏慧自恃，场屋荐轵蹶。慨然曰：一介之士，苟存心爱物，于人必有所济，何必抛却白纻，乃谓之利囊哉！遂弃儒攻岐黄术，当时以名医称，凡病可为不可为，一见即决。后世子孙功名不绝。人以为济人之报。著有《脉经真诀》藏于家。

《脉理正宗》　　清　韩厥初

民国二十五年《重修商河县志》卷九《人物志·耆德》：韩厥初，字乾一。城北韩庄人，太学生。性情清高，才学敏捷。明医理，尤精外科，有求必应，本庄有病者，朝夕诊视，不待延请，丸散诸药，概不取值，晚年举乡饮介宾，寿八十一岁卒。著有《脉理正宗》《医方精选》藏于家。

《脉诀简要》　　清　张同心

民国二十五年《馆陶县志》卷九《人物志》：张同心，字协力，庄固村人。幼业儒，长因母病改业医。志切济人，广储方药。病者无贫富贵贱，无不尽心诊治，著手成春。其尤贫者，手制药饵，概不受值。遇食时，且施馈粥。方数十里内外，就医者络绎不绝。虽祁寒暑雨、风霜深夜，有急病求医者，立诊不稍缓。遇奇险疑难诸症，审脉察机，应病投药，百不一失。晚年著有《脉诀简要》《妇科要旨》等书。子玉振，善继志。孙锡龄、锡朋，曾孙岚清，又皆克祖武，世精其术。寿八十五岁而终。县长江宁管公，手制碑文，表厥神道。并赠锡龄"金匮宗风"，锡朋"代生岐伯"匾额，各一方。

《心朗脉诀》二卷　　清　郎嵫

见民国三十年《潍县志稿》卷三十七《艺文》。

同上《潍县志稿》卷三十二《人物》：郎嵘，字冲霄，诸生。读书不事章句，而浏览已足。精岐黄术，尝自命曰："大丈夫不能为宰辅以善天下，即当为国医以济万人。"声震遐迩，活命无算。

《脉学折中》　清　张敦本

民国十五年《济宁直隶州续志》卷十五《人物志》：张敦本，字道源，增生。因三弟误于庸医，遂潜心岐黄。著有《脉学折中》《验方随笔》待梓。知县曾启塓赠"仁心济世"匾额。

《四字脉诀》　清　冯如升

见民国二十八年《续禹城县志》卷七《艺文志·书籍》。

同上《续禹城县志》卷六《人物志·方技》：冯如升，字耀东。柳连于庄人。精医学，著《四字脉诀歌》。邑儒学旌其门曰："艺采商山。"子中元，字恕亭。山东中西医学研究所赠一匾曰："济世为怀。"孙来鸣，字鹤泉。来庆，字云祥。世传其业。各界为立碑曰："三代医宗。"

《脉学指南》四卷　清　卢其慎

见民国二十四年《临沂县志》卷十五《著述》。

同上《临沂县志》卷十六《人物志》：卢其慎，字敬之，临沂城内人。由庠生考入山东优级师范，毕业。与洪仲宾等创办尚志小学，旋以经费告竭停办。遂弃儒学医，对于《内》《难》两经、仲景《伤寒论》，探其精奥，凡后人伪托误注之处一一为之标明更正。十年春应沪友人蔡某之招，诊石某失血症。数剂病除，名大噪，遂悬壶沪上，求医者络绎不绝。民国十二年客死沪上。著有《脉学指南》四卷、《敬之医话》一卷行世。

第三类　伤　寒　〔附〕金匮　温病

《伤寒论序例》　晋　王叔和

宣统三年《山东通志》卷一百三十六《艺文·医家》：明方有执《伤寒论条辨》以序例为叔和作，元和陆懋修《世补斋医书》谓今所传《伤寒论》《平脉法》《辨脉法》二篇及诸可与不可等篇，皆出叔和之手，王安道言之颇详，迹其文笔，绝类王氏《脉经》云。

《辨伤寒》一卷　南齐　徐文伯

见宣统三年《山东通志》卷一百三十六《艺文·医家》。

《伤寒指微》　宋　钱乙

见宣统三年《山东通志》卷一百三十六《艺文·医家》。

《注解伤寒论》十卷　金　成无己

见宣统三年《山东通志》卷一百三十六《艺文·医家》。

《伤寒明理论》三卷　金　成无己

见宣统三年《山东通志》卷一百三十六《艺文·医家》。

《伤寒论方》一卷　金　成无己

宣统三年《山东通志》卷一百三十六《艺文·医家》：文渊阁著录《四库提要》曰：《伤寒论》十卷，汉·张机撰，晋·王叔和编，金·成无己注。《明理论》三卷，《论方》一卷，则无己所自撰，以发明机说者也。无己，聊摄人，生于宋嘉祐治平间，后聊摄地入金，遂为金人。

《伤寒或问》　　元　李浩

见康熙五十五年《滕县志》卷八《人物志·方技》。

《钤法书》二卷　　明　高昶

见康熙十一年《益都县志》卷十《方技》：高昶，金岭镇人。性醇厚正直，以济人利物为事。弘治间，传异人医术，辨证出奇，郡医莫外，时号为卢扁。尤专《伤寒钤法》，定脉不差时刻，所全活者，不可胜计，注念贫穷，务与善药。行年七十余卒。所著有《钤法书》二卷。

按：咸丰九年《青州府志》卷五十一《艺术》作《钤法集》。

《陶节庵伤寒六书归一愚见三同》　　明　郭宗皋

见民国二十年《福山县志》卷六之一《著述》。

《伤寒》　　明　杨惟正

见光绪三十三年《益都县图志》卷二十四《艺文志·痘疹辨言》房可壮序。

《伤寒辑要》一卷　　明　姚廷皋

见民国三十年《潍县志稿》卷三十七《艺文》。

《伤寒卒病论考》八卷　　清　陈颍

见民国三十四年《曲阜县志》卷七《艺文志》。

按：民国三十四年《曲阜县志》卷八《艺文》作《伤寒杂病论集说》。

《千秋铎》一卷　　清　方起英

乾隆三十七年《历城县志》卷十九《艺文考》：邵志谦序略曰：方君能诗文，精医，以所著《三昧集》示余，凡三种：《千秋铎》，与友人论治伤寒也;《诊家手镜》专论脉理;《一斑录》,乃治验成效。起英《千秋铎》自序略曰：判生死于俄顷，拯危殆于瞬息，惟伤寒为最。今世咸推仲景全书，不知其立方之意，专为冬月正伤寒，与三时温暑无与……。

《伤寒论选注》　　清　臧应詹

见光绪十八年《诸城县续志》卷五《艺文志》。

《伤寒妇幼三科》　　清　臧应詹

见光绪十八年《诸城县续志》卷五《艺文志》。

《伤寒指南》　　清　于溥泽

民国二十五年《平度县续志》卷八《人物·艺术》：于溥泽，字皆霖，一字芥林。古庄人。乾隆甲午举人，滨州训导。于书无所不读，尤工词章，尚考据。著《群经错简》四十卷；而专精致力者，尤在于医学。尝游于昌邑黄坤载之门，得其指授。凡奇难疑症，经手辄愈。著有《云巢医案》《要略厘辞》《医学诗话》《伤寒指南》。邑之以医名者，其渊源多出于溥泽。

同上《平度县续志》：陈濂，西乡沙岭村人……受业于溥泽，尽得其秘。濂传其业于马景烈等，景烈传于尚华。

《伤寒摘要》　　清　高如崑

见道光十三年《章邱县志》卷十三《艺文志》。

同上《章邱县志》卷十一《人物志》：高如崑，字峻甫。以儒术治岐黄，融贯诸书，投剂辄效。有《伤寒摘要》藏于家。孙泽长，亦以医名世，邑令张扁其门。

《伤寒易简录》一卷　　清　康士珩

道光十三年《章邱县志》卷十一《人物志》：康士珩，字楚白。尝师名医王长明，得其传。救人疾苦，不受馈遗。著有《伤寒易简录》一卷。后以痘疹术，授其族孙如浩，以内科术，授从孙如英，皆以医名一时。

《伤寒悬解》十五卷　　清　黄元御

见宣统三年《山东通志》卷一百三十六《艺文·医家》。

《伤寒说意》十一卷　　清　黄元御

见宣统三年《山东通志》一百三十六《艺文·医家》。

《伤寒论》　　清　陈坦飞

见宣统三年《山东通志》卷一百三十六《艺文·医家》。

《伤寒论注解》三卷　　清　窦光彝

见道光十四年《诸城县续志》卷六《艺文考》。

《伤寒论直解》八卷　　清　马桐芳

宣统三年《山东通志》卷一百三十六《艺文·医家》：桐芳，字子琴，长山人。是书见《憨斋诗话》。

《伤寒便记歌》　　清　宋言扬

见宣统三年《山东通志》卷一百三十六《艺文·医家》。

《伤寒论补注》　　清　王立楹

民国二十四年《长清县志》卷十三《人物志》：王立楹，字临轩，潘保、潘家店人。进士芝兰、蕙兰之祖也。性旷达好义，家虽贫，不屑营产业，慕启期、范仲淹之为人，尝自咏曰："启期有三乐，吾亦为其俦。"少业儒，中年学医术，设药肆于家，无论贫富、远近、寒暑、昼夜，有求者即应。著有《伤寒论补注》。

《箬园医说》　　清　成瓘

见民国三年《邹平县志》卷十七《艺文考》。

《邹平县志》卷十五《人物考》：成瓘，字肃中，号箬园，晚号古稀迁叟，乾隆癸未进士，高唐学正兆丰之孙也。年十七补庠生，中嘉庆辛酉举人。少嗜读书，博学强记，富于卷轴，故能为金石千声云霞万色之文，然不以此自是，谓人当抗心古籍，别有以自立，乃益上下群籍，殚精研榷，掇拾前人漏义，略其苛细，第辨论其得失之大者，著《筤园日札》，注经证史，抗衡先儒，周髀之径隅，方舆之沿革，以及方术、杂家，无义不收，无疑不析。癸巳岁，济南太守王霞九先生，重修郡志，谓郡不少名人，而多未解古学，邹平成瓘暨其弟琅，博雅君子也，亟延聘之。瓘亦以百年典章散失，欣然自任。己未六月抄稿既成，旋里自置玉泉义学，教授其中，不索脩脯，俾远近各得师资。课余取嘉庆八年重修县志本，重新改纂，卒年七十九岁。

宣统三年《山东通志》卷一百三十六《艺文·医家》：《筤园医说》四册，是编瓘自注云：有《长沙伤寒新编新测》《金匮要略新编新测》各二册。

《伤寒温习录》　　清　潘遵鼎

见民国十五年《济宁直隶州志》卷十八《艺文志》。

《批伤寒论》　　清　耿纯玉

光绪三十三年《昌邑县志》卷六《人物·政绩》：耿纯玉，字辉山，夏店人，嘉庆丁卯乡魁。宰罗田五年，杜包苴，锄豪强，捐俸修书院。罗为建生祠。改宜城，修城捕盗，建学造士。邑中旧无科名，至是有获解者。后宰潜江，汉江决，出金募蒸饼数万斤，哺饥民，督役筑堤，全城获命。去之日，阻道者络绎百余里。在楚二十余年，永绝干谒，事关民命，断与上官争。告归，授生徒，多所成立。父哲兴，邑诸生，善医。纯玉侍养时亦研此术。及官滇南，时疫流行，所活甚众。著《滇黔记游》《批伤寒论》及《批张景岳全书》。

《伤寒秘要》一卷　　清　陈长贞

见民国三十年《潍县志稿》卷三十七《艺文》。

《潍县志稿》卷三十二《人物》：陈长贞，字起元。赋性聪颖，家世习医。旧藏医书甚富，于是朝夕披览，研究脉理。少孤家贫，供事于天德堂药店。师事马湘，于一切方脉罔不默识于心，精探奥赜。及壮出诊，咸应手而愈，由是名大噪，知县朱靖宜额其门曰："著手成春"。光绪七八年间发现白喉症，伤人极多。独创一方，活人无算，诸医咸奉其方为圭臬，奏效如神。每晨求诊者数十人，敦请往诊者，更难缕数，朝饭前，辄乘舆出，后车十余乘随行，络绎于道。终日不得家食，夜深始归。虽极劳瘁，讫不少息，盖不忍患病者之久待也。以是积劳日甚，年四十一而卒。著有《伤寒秘要》藏于家。

《伤寒歌诀》　清　谭昺煦

见民国三十年《潍县志稿》卷三十七《艺文》。

《伤寒论贯解》　清　王瑞辰

光绪二十六年《寿张县志》卷六《选举志·例贡》：王瑞辰，字星五。著《伤寒论贯解》。

《伤寒正法》　清　郝慎衡

光绪五年续增乾隆十九年《栖霞县志》卷七《人物志》：郝慎衡，邑庠生，艾山社枣林庄人。精医科，著有《医案》《伤寒正法》《眼科秘诀》等书。

《证治集解》二卷　清　庞润田

宣统三年《山东通志》卷一百三十六《艺文·医家》：润田，字霖甫。招远人，诸生。采访册载：是书分《伤寒捷解》上、下二卷。末附《运气要略》。

《伤寒易解》四卷　清　尹方远

民国二十三年《邹县志稿》第一册《人物》：尹方远，字乐朋。小落陵村人。少有隽才，博学能文，弱冠游泮，旋作贡生。敦品励行，为一方之望，教授后学，循循善诱。所著有《训蒙文章》《芸香诗稿》。并精岐黄术，于《灵枢》《素问》颇有心得。著《伤寒易解》四卷。济世活人，著手成春，良医声闻，著于一时，洵可谓功同良相者也。长于名怀熔，尽得父学，文章医术均称妙手。

《伤寒会解》　清　王英琳

民国二十三年《夏津县志续编》卷八《人物志》：王英琳，字聘卿，武生，卞官桥人。幼聪敏，以父老辍读。理家政。于农隙习弓马术，一试获擢芹焉，又精岐黄业，于伤寒、眼科独有心得。著《伤寒会解》《眼科类集》待刊。年七十五，无疾而卒。子曰龙，文生，能读父书，亦以医知名。

《伤寒针灸》二卷　清　赵文栋

民国二十五年《博兴县志》卷十三《人物志》：赵文栋，字干亭。少负奇才，读书多心解。年逾二十，精岐黄术。出游至正定府，寓乡人某官署。有金川将军鄂澜王过境，患痿症，邀入京，为其诊治，病愈，给金顶黄衣。时有国医姜晟欲与同入太医院，坚以归养辞。卒后，遗有画像一幅，手著《伤寒针灸》两卷。

《伤寒要旨》　清　赵丹城

民国二十四年《利津县志》卷七《列传》：赵丹城，字镇湘，邑庠生。工书法，苍劲圆熟，所书碑版，纯用赵子昂笔法，士人多珍之。且精医术，著有《伤寒要旨》。性好施舍，设济元药局，凡贫疾者，包舍药料，夏设炉水，冬舍汤粥，以济贫寒。

《伤寒宝镜集》　清　赵丹魁

民国二十四年《利津县志》卷九《杂志》：赵丹魁，字星五，邑增生。精医术，著有《伤寒宝镜集》。清时以医学考取九品吏目。寿八十五岁。

《伤寒论辨》四卷　清　杨延庆

民国二十四年《高密县志》卷十四《人物志》：杨延庆，性廉介，精医学。凡所医病，如须贵重药品，皆手自选制。病者用之不取值，远近求医者接踵于门，活人无算。著有《伤寒论辨》四卷。

《伤寒论浅说》二卷　　清　庞树敏

民国二十四年《临沂县志》卷十五《著述》：庞树敏，第五区腾马庄人。邃于医学，著有《医学辨证》四卷、《伤寒论浅说》二卷。

《要略厘辞》八卷　　清　于溥泽

见道光二十九年《平度州志》卷十四《艺文》。

《金匮悬解》二十二卷　　清　黄元御

见宣统三年《山东通志》卷一百三十六《艺文·医家》。

《金匮要略注解》二卷　　清　窦光彝

见道光十四年《诸城县续志》卷六《艺文考》。

《箬园医说续编》　　清　成瓘

见民国三年《邹平县志》卷十七《艺文考》。

按：据宣统三年《山东通志》卷一百三十六《艺文·医家》云：是编纂后贤承述《金匮》法也。

《点次瘟疫方论注释》　　清　张津

见民国十三年《续历城县志》卷二十三《艺文》。

同上《续历城县志》卷四十四《列传》：张津，字道梁，号荷村，先世自枣强迁历城。幼读岐黄书，著有《点次瘟疫方论注释》，增益多前人所未发。子京业，乾隆五十一年举于乡。

《瘟疫论类编》　　清　刘嗣宗

见民国二十年《福山县志》卷六《著述》。

《瘟疫论类编》五卷　　清　刘奎

见道光十四年《诸城县续志》卷六《艺文考》。

山东省

261

同上《诸城县续志》卷二十《隐逸》：刘奎，字文甫，监生。以医名，有论著藏于家。

《遵生要集》一卷　　清　杨润

见民国十三年《历城县志》卷四十六《列传》：杨润，字浣亭。精医，生平活人甚众，尝与医士曹施周著《遵生要集》行于世，业是术者多资之。

同上《历城县志》卷二十三《艺文考》：曹施周序略曰：浣亭杨与余总角交，两人皆性嗜方书。戊午浣亭将随其长公嘉定令任，出《遵生要集》一卷相质。诚浣亭南北经阅，遵信前人局方，历试不差毫末者，正余两人自幼所嗜，长而用心之所同，不可不公诸世，遂怂浣亭付梓，并将余历验各方参酌入稿。

其刊此书妙验，悉于浣亭序内，无庸赘言，特序之，聊志吾两人交情云尔。

自序略曰：医以仲景为圣人，后人所宗法，然详于伤寒，而于瘟疫言之甚略。自吴又可先生《瘟疫论》行世，而瘟疫伤寒之辨始明。按其医案多有用大黄数十两者，近日医家辄谓北方风气刚劲，能受寒凉；南人未可概论，而又可先生吴人也，其所著《瘟疫论》独为北人言乎！其目录中之急症急攻，言数日攻下之药，一日进之，胆识尤为过人。继有马长公先生《广瘟疫论》，论发源，论五运六气。继有杜清碧学士《舌鉴图样》；继有景松崖先生书中之风疫、虾蟆瘟等；继有戴天章先生《存存书屋》皆遵又可先生之书，递相发出者也。第《存存书屋》虽戴吴氏某方，而自以青龙汤首列，此书必与又可先生《瘟疫论》参观，方不致害。业此业者，若未见又可先生之《瘟疫论》《存存书屋》幸勿入目。盖戴天章先生从《伤寒论》入手，于瘟疫一症究未全明，故仍首列青龙。不知瘟疫而用麻黄，如飞蛾投火，百无一生，故万不可遵。惟其书中如瘟疫兼某症，瘟疫夹某症，诚又可先生所未详著，余因采取列于瘟疫症之后，使人一目了然，遇症施治，可以言尽人事而无愧矣。总之四时皆有瘟，非九（长至月前后）无伤寒，伤寒不过一人，而瘟疫传染遍地，一巷一家有三五人病相同者，即瘟疫也。如害眼、肿喉、痢、虐之类，倘众人一人则皆瘟，治瘟疫下不厌早，伤寒下不厌迟，遇瘟疫症遵下则生，故名《遵生要集》，同志者其会心焉可耳。时嘉庆己未长至朔日历城杨润记。

《瘟疫发源辨论》二卷　　清　马印麟

光绪三十三年《益郁县图志》卷二十五《艺文志》：专论五运六气，附以生平经验，有平陵杨瑄序。

同上《益郁县图志》卷二十五《艺文志》：马印麟，字长公，金岭镇人。明时有名晟者，为衡藩良医正，自晟至印麟，七世皆以医名。印麟年八十余。著数书刊行济世。杨滇邑先辈纪略曰：马长公，先世以岐黄著名，至长公三世矣，多所全济，自称好生主人。所著《保婴秘诀》《救急良方》，多有验者云。

《瘟病解》一卷　　清　王太吉

见光绪三十三年《益都县图志》卷二十五《艺文志·医学验集。》

《治瘟症书》　　清　张中瑚

民国二十四年《莱阳县志》卷三《人物志》：张中瑚，双山村人，咸丰时邑庠生。深通医理，著有《治瘟症书》尚未刊行。

《瘟症条辨》　　清　张梅

民国二十四年《临沂县志》卷十六《人物》：张梅，字雪堂，号鹤斋，宋家庄人。精于医学，著《经验汇编》《瘟症条辨》《汤头歌》。所制眼药，远近驰名。光绪年间于郯城境内花家庄南倡建十三孔大桥，于宋家庄倡建圩墙。

《时疫指南》　　清　贾振瀛

民国二十五年《莒志》卷六十八《人物·艺术》：贾振瀛，字仙舫，邑西齐家庄人。幼学儒，长而肆力医学。于《内》《难》，仲景之秘奥，刘、李、张、朱之精粹，罔不博览深究。立志济人，贫富一视，有延诊病者，无不立应，活人无算。著有《时疫指南》《验方集》《杂症医案》《痧疹精义》等书。后之研究医术者，恒奉为准绳焉。光绪二十五年，岁歉，施豆粥，以济乡邻。至于平时，排难解纷，劳怨兼任，尤为人所感颂云。

《瘟疫良方》　清　李万春

宣统三年《清平县志》卷十《方技》：李万春，字昆圃，肖家寨人。业儒，补县学生员。博通医术，尤精于瘟疫。病至垂危者，一经诊治无不效。著有《瘟疫良方》数卷行世。

《瘟疫论》　清　曹施周

见民国十三年《历城县志》卷二十三《艺文》。

《历城县志》卷四十六《列传》：曹施周，字沛霖。精岐黄。少失怙恃，以医为业。生平活人甚众。遇贫者，助以药资。曾著《瘟疫论》刊以行世，人咸遵之。

《瘟疫伤寒论》　清　潘福寿

民国二十五年《临沂县志》卷三《地物篇·人物》：潘福寿，字祝三，邑庠生。工书法，精岐黄，著有《瘟疫伤寒论》。

《痧症要方》　清　王庆来

民国二十四年《临沂县志》卷十六《人物志》：王庆来，字笃卿，王家屹塔敦人。幼业儒，精医术。光绪十四年时疫流行，日有死亡，凡就庆来诊治者，服药立愈，全活甚众。所著有《痧症要方》《痘疹指南》藏于家。

《温证治》一卷　清　刘澄鉴

见民国十五年《济宁直隶州》卷十八《艺文志》。

《温病发蒙》　清　丁仲麟

民国三十年《潍县志稿》卷三十二《人物》：丁仲麟，字次翔，邹县教谕廷夔子。年未弱冠补博士弟子员，既屡见摈于有司，乃慨然曰："墨卷者干禄之具，持敲门砖屡扣不应，曷他图乎。"遂学医。中年居历下，活人无算，名大噪。每与同邑田椒农云坡、陈敦甫等论医学。雄辩滔滔，四座皆不能屈。江苏某有宰高密县者，病噎几殆，延诊得愈。某遂挽留其在署施诊，坚不放行。不数年，竟卒幕中，宰为赙仪归其榇。所著《温病发蒙》《妇科索隐》等书，尚存于家。

《救瘟辑要》一卷　　清　黄敦汉

民国二十四年《临沂县志》卷十五著述：世居沂西古城。荐任职馆陶县检察官。著有《救瘟辑要》一卷，《各级法院司法行政实务类编》二卷，已刊行。

第四类　本　草

《四家体疗杂病本草要钞》十卷　　南朝宋　徐叔向

见宣统三年《山东通志》卷一百三十六《艺文·医家》。

《本草病源合药要钞》五卷　　南朝宋　徐叔向

见宣统三年《山东通志》卷一百三十六《艺文·医家》。

《雷公药对》二卷　　北齐　徐之才

见宣统三年《山东通志》卷一百三十六《艺文·医家》。

光绪十九年校刻明万历三十七年《钱塘县志》之《外纪·纪艺》：徐熙，邑人。与子秋夫，秋夫子道度、叔向，道度子文伯，叔向子嗣伯，文伯子雄，雄子之才，并以熙所受异人《扁鹊镜经》，师其意救世疾。熙名既震，而秋夫针腰痛事奇……。自昔方技每诎医，如之才解天文、善图谶，故当首列。

康熙二十三年《浙江通志》卷四十二《方技·徐熙等传》：六朝徐熙，钱塘人。仕至濮阳太守。熙好黄老，隐于秦望山。有道士求饮，留有葫芦与之，曰：君子孙宜以道术救世，当得二千石。熙闻之乃阅，《扁鹊镜经》一卷。因精心学之，遂名震海内。

徐秋夫，熙之子，善治疾，宅在吴沟。

徐道度，秋夫子，能精父业。有脚疾，不能行。宋文帝令乘小舆入殿，为诸王子疗疾，无不奇验。仕至兰陵太守。

徐文伯，道度子，既精父业，兼有学行。高迈倜傥，耻屈意于公卿，不以医自业。宋孝武路太后病，众医不识。文伯诊之曰：此石搏小肠耳。乃为水剂《消石汤》，病即愈。宋明帝宫人患腰痛引心，每发辄气欲绝，众医以为肉症。文伯曰：此发症也。以油投之即吐，得物如发。稍引之长三尺，头已如蛇，一发而已，病都差。

徐嗣伯，字叔昭。叔向子也。善清言，仕正员郎诸府佐，为临川王映所重。时直阁将军房伯玉服《五石散》十许剂无益，更患冷，夏日常复衣。嗣伯为诊之曰：卿伏热应须以水发之，非冬月不可。至十一月，冰雪大盛，令二人夹捉伯玉，解衣坐石，冷水从头浇之，尽二十斛。伯玉口噤气绝，家人啼哭请止。嗣伯遣人执杖防阁，敢有谏者挝之。又尽水百斛。伯玉始能动，背上蓬蓬有气。俄起坐曰：热不可忍，乞冷饮。嗣伯以水与之，一饮一升，病都差。自尔恒发热，冬月犹单裈衫，体更肥壮。

徐之才，雄之子。幼而俊发，善医术，兼有机辩。少解天文，兼图谶之学。有人患脚跟肿痛，诸医不识，之才曰：蛤精疾也。由乘船入海，垂脚水中。病者曰：实曾如此。之才为剖，得蛤子二，大如榆荚。又有以骨为刀把者，五色斑烂。之才曰：此人瘤也。问得处，云于古冢见髑髅，额骨长数寸。试削视，有文理，故用之。其明悟多通如此。和士开欲依次转进，以之才为兖州刺史。及十月，帝又病作。语士开曰：浪用之才外任，使我辛苦。其月八日，敕驿追之才，帝以十日崩。之才十一方到，已无及矣。

按：徐氏家族，山东、浙江两省地方志均载录。考诸史料，徐氏祖籍东阳，之才仕官兖州，均属今之山东境内，故著录本编。

《增损本草》五十四卷　　唐　吕才

见嘉庆十三年《东昌府志》卷四十《经籍》。

同上《东昌府志》卷二十六《列传》：吕才，清平人。贞观时，祖孝孙增损乐律，与音家王长通、白明达更质难，不能决。太宗诏侍臣举善音者。中书令温彦博，白才天悟绝人，闻见一接，辄究其妙。侍中王珪、魏征盛称才制尺与律谐契。即召直宏文馆，参论乐事。帝尝览周武帝三局象经，不能通，试问才。退一夕即解，具图以闻，由是知名，累擢太常博士。帝病阴阳家传说多谬，世益拘畏，命才与宿学老师删落繁讹，掇可用者凡百篇，诏天下。又诏造方域图及教飞骑战阵图，屡称旨，擢太常丞。麟德中，以太子司更大夫卒。子方毅，七岁能诵经。太宗召见奇之，赐束帛。长为古卫铠曹参军。母丧以毁卒。世共哀之。

宣统三年《山东通志》卷一百三十六《艺文·医家》：吕才、孔志约等撰有《本草》二十卷、《目录》一卷、《药图》二十卷、《图经》七卷。盖指《增损本草》言。又《通志》云：显庆四年李勣、长孙无忌等撰，志约与才与焉。志约序略云：……遂乃详探秘要，博综各家方术，《本经》虽缺，有验必书；《别录》虽存，无稽必正，考其同异，择其去取……《旧唐书》才本传云：苏敬上言，陶宏景所撰《本草》事多舛谬，诏中书令许敬宗与才，及李淳风、礼部郎中孔志约、并诸名医增损旧本，仍令司空李勣总监定之，并图合成五十四卷，大行于代。盖即《唐志》所载，而卷数有不同。

《食疗本草》　唐　孟诜

嘉庆元年《德平县志》卷七《人物志》：孟诜，汝州梁人，寄籍平昌，开元初卒。年九十三，所著有《食疗本草》。

《本草音义》二十卷　唐　孔志约

乾隆三十九年《曲阜县志》卷五十三《著述》：孔志约，唐洗马。

《诸药论》　元　李浩

见康熙五十五年《滕县志》卷八《人物传》。

《四声本草》五卷　元　萧炳

乾隆二十六年《峄县志》卷八《人物志》：萧炳，好读书，尤精于医。取本草药名，以四声相从，分为五卷，以便讨阅。命之曰：《四声本草》。前人所未有也。

乾隆元年《兖州府志》卷三十一《杂志》：萧炳，峄州人。精于医，于书无所不读。

《本草集略》　明　解延年

光绪五年续增乾隆十九年《栖霞县志》卷六《人物》：解延年，字世纪。正统壬戌进士，授户部主事，历员外郎，知重庆府。所著有《策学指归》《物类集说》《经穴图解》等书。

康熙三十三年增补顺治十七年《登州府志》卷十六《人物》：解延年《叙古千文集解》《本草集略》。

《本草补》　　明　曾砺

乾隆二十四年《阳信县志》卷七《人物志》：曾砺，字石甫。诚朴清介，举万历丙戌进士，选庶常。三年改授福建道监察御史。时承平日久，天子深居宫禁，章奏多留中不发。公抗疏切谏，请临御者再，讽留中者三，皆不报。寻以京差巡视北城，为汝州判，未几谢病归。后数岁以原官起用候补。自是挂冠，绝意仕进。措园于邑之东鄙，日以启牖后进为己任。著《大学辨》《四书正解》《周易注》《毛诗疏》等书行世。复究心岐黄术，著《发微论》《本草补》《试效方》等书。赖以全活者甚众。殁之日，室如悬磬。大司空钟公羽正尝曰：吾友曾石甫，心事如青天白日，操守如玉洁冰清，其见重于正真如此。子明昌、明烈，皆以文行世其家。

《本草补遗》　　明　姚宏

道光二十年《巨野县志》卷二十四《杂稽志·技艺》：姚宏，幼读书不售，潜心岐黄术。博通医书，不拘成方，以意施治，应手辄效。多设药品，合丸散以济人。求医者填门无虚日。有直指巡察至县，感剧疾势甚笃。众医束手，延宏诊视，投以药立瘳。直指大加器重，以为扁、和复出也。公举医学训科。寿八十余。著有《本草补遗》《医学辨谬》及《针法指南》，书藏于家。

《炮制诸药性解》一卷　　明　苏万民　苏绍德

见乾隆元年《兖州府志》卷三十一《杂志·仙释》。

《药性对答》　　清　翟良

见乾隆十八年《博山县志》卷七《方技》。

按：《药性对答》原作《药性对搭》。今据康熙六十年《青州府志》卷二十《方技》、道光二十年《济南府志》卷六十四《经籍志》及民国二十六年《博山县志》卷十二《人物志》改《搭》作《答》。

《本草古今讲意》　　清　翟良

见乾隆十八年《益都县志》卷七《方技》。

按：《本草古今讲意》乾隆十八年《志》及康熙十一年《益都县志》卷十《方技》、康熙六十年《青州府志》卷二十《方技》、道光二十年《济南府志》卷六十四《经籍志》均误作《本草古方讲意》，今据民国二十六年《博山县志》卷十《人物志》改为《本草古今讲意》。但据孙廷铨《沚亭文集》翟先生医书序，则《古方讲意》当别为一书。

《分经本草》　　清　岳含珍

见乾隆十八年《博山县志》卷六《事功传·武功》。

《训蒙本草》　　清　魏丕承

见民国二十四年《德县志》卷十五《艺文志》。

同上《德县志》卷九《人物志》：魏丕承，字宪武，号藿村，康熙戊子举人，考授中书。

《本草类编》　　清　刘兆晞

见乾隆二十四年《阳信县志》卷七《人物志》：刘兆晞，字孟旭，邑庠生，世业岐黄。岁试在省，适济东道陈公招诊脉，决其来春必发对口，至期果验，治疗平复。又诊藩台张公脉，决其中秋必有痪症，至期亦验。活人千万。至年七十余。著有《本草类编》《刘氏遗方》。曾孙宇，省三，能世其业。

《长沙药解》四卷　　清　黄元御

见宣统三年《山东通志》卷一百三十六《艺文·医家》。

《玉楸药解》四卷　　清　黄元御

见宣统三年《山东通志》卷一百三十六《艺文·医家》。

《本草》　清　刘淑随

光绪十三年《宁阳县志》卷十五《人物志》：刘淑随，字贞九，王家楼人。父克任，精医术，知名齐鲁间，一时推为国手。淑随，幼颖悟，读书寓目不忘，为文独抒心得。弱冠补诸生，学行重黉序。屡践省闱不第，遂辍举业。留心医术，尽传家学。上自《洪范·五行》《素问》《灵枢》暨仲景以下诸方书，靡不穷其主旨。治病酌古方而变通之，应手辄效，咸以为卢扁复生。年六十余卒。著有《本草》《医原》《医律》《医宗》《医方》《医案》诸书名若干卷，藏于家。

《药性辨同》　清　刘源长

见光绪二十六年《宁津县志》卷十《艺文·著述》。

《本草便记歌》　清　宋言扬

见宣统三年《山东通志》卷一百六十三《艺文·医家》。

《药宫随笔》四卷　清　李日谦

见民国二十四年《德县志》卷十五《艺文志》。

同上《德县志》卷十《人物志》：李日谦，字葆初，临安太守嵩屏子也。以荫选授宜山县，嗣调署怀集县，未几，又调苍梧县，擢郁林州牧，寻升柳州府知府。尤精岐黄，谒选时名达帝所。屡召诊，尝以良医奖之，罢官后，侨居襄阳，著有《药言随笔》四卷行世。

《实用植物图说》一卷　清　孙云台

见民国二十四年《重修恩县志》卷十二《艺文志·著作》。

《有毒植物学》一卷　清　孙云台

见民国二十四年《重修恩县志》卷十二《艺文志·著作》。

《汉药大观》　　清　程义廉

见民国二十八年《续禹城县志》卷七《艺文志·书籍》。

《本草便读》　　清　郑作霖

见民国二十年《庆云县志·人物·忠义》：郑作霖，字解祥。一生勤于著作，所著有《劝学四言》《本草便读》《药性赋》六篇。下至所养菊花，各有名目，各有品题，九十余首。

《药性赋》　　清　郑作霖

见民国二十年《庆云县志·人物·忠义》。

第五类　针　灸

《扁鹊偃侧针灸图》三卷　　周　秦越人

见宣统三年《山东通志》卷一百三十六《艺文·医家》。

《子午经》一卷　　周　秦越人

宣统三年《山东通志》卷一百三十六《艺文·医家》:《读书志》载,是书题云扁鹊撰,论针砭之要,成歌咏。盖后人依托者。

《针灸要钞》一卷　　南朝宋　徐叔向

宣统三年《山东通志》卷一百三十六《艺文·医家》:叔向,东海人,濮阳太守熙孙。《南史》张邵传载:熙隐秦望山,有道士过求饮,留一葫芦,与之曰:君子孙宜以道术救世。熙开之,乃《扁鹊镜经》一卷。因精心学之,叔向亦能其业。仕宋为大将军参军。是书见《隋志》。

《经穴图解》　　明　解延年

见光绪五年续增乾隆十九年《栖霞县志》卷六《人物志》。

《针法指南》　　明　姚宏

见道光二十年《巨野县志》卷二十四《杂稽志》。

《针法辨》一卷　　明　孙出声

见民国三十年《潍县志稿》卷三十七《艺文》。

同上《潍县志稿》卷二十九《人物》:孙出声,字振铎,周家庄人。

父席休，字迓衡，明诸生，工诗古文辞。出声幼承家学，读书至夜分不辍，由诸生旋食廪饩。著述甚富。卒年八十有四。

《经络汇编》 清 翟良

见乾隆十八年《博山县志》卷七《方技》。

《针灸阐奇》 清 岳含珍

见乾隆十八年《博山县志》卷六《事功传》。

《针灸类证》 清 岳含珍

见民国二十六年《博山县志》卷十二《人物志》。

《经穴解》 清 岳含珍

见民国十二年《博山县志》卷十二《人物志》。

《神应经百穴法歌》一卷 清 王乾

见光绪三十三年《益都县图志》卷二十五《艺文志》。

《订天星十二穴》一卷 清 王乾

见光绪三十三年《益都县图志》卷二十五《艺文志》。

按：天星十二穴即马丹阳十二穴。马丹阳本扶风郡人，在今陕西境内。但其先世避五代乱，徙居山东宁海城内，故亦入山东志。其著有《丹阳六集》属道家。今将山东志内有关马丹阳传略附于下：

康熙十二年《宁海州志》卷十《杂稽志》：马丹阳，名钰，进士，大定间学仙于重阳子。王重阳，名嚞。陕西盩厔县人。大定八年至昆仑山，马钰等七人师事之，号为七真。

同治三年《宁海州志》卷二十六《七真人传》：马丹阳，为汉伏波将军后，名钰……为儿时，诵乘云驾鹤诗。李无梦见而奇之。弱冠举进土。娶孙氏，生三子，庭瑞、庭珍、庭珪。后孙亦弃家学道为孙不二云。真人虽登第，不乐仕进，雅志抱元守一，又忽忽若一之原无也。冀有所遇，每浪饮曰："醉中却有那人扶。"后遇重阳师迎而谓之曰："不远千里来扶醉……"遂抛家修炼于昆仑山中。后从师游于西秦。会师殁，庐墓三年，还止昆仑山之紫金峰，建庵名曰契遇……尝作归山操曰："能无为兮无不为。能无知兮无不知。知一道兮谁不为。为此道兮谁复知。"语多偏逸，人传诵之，鲜有解者。惟邱长春赞真人为："手握灵珠常奋笔，心通天籁不吹箫。非徒事铅椠者比也。"真人每咏歌谈笑，欣然自适……已而，大雷震动，真人逝矣。是夜叩酒监郭复中门，索笔书颂曰："长年六十一，在世无人识，烈雷孔一声，浩浩随风逸……"。

同上《宁海州志》卷十七《仕进》：马从义，字宜甫登进士第。世居城内，富甲一州。原籍扶风，为伏波裔。后遇重阳得道术，更名钰，号丹阳。有六集行世。

民国二十五年《牟平县志》卷七《文献志乡宦传》：马从义……天会间进士。充本军吏，摄六曹，皆孚群望。好周济而无私，浮沉浊世，耻将浼焉，遂弃官学道。改名钰。

道光十九年《文登县志》卷十《杂闻》：马丹阳，名钰，字元宝……弱冠能诗文，奇特不凡，成进士。金大定间遇重阳子，教以仙术，后游关东，道经芝阳，喜其山洞清幽，遂修炼其中。羽化莱阳游仙宫西，立祠埋壳其下。邑西东华洞有马丹阳趺坐石像。

乾隆二十八年《福山县志》卷九《人物志》：马丹阳……游关西。道成东归，经芝阳山，嘉其山形峻峭，石洞清幽，遂环堵为修炼处。又于通仙宫为黄箓醮主，俱有石刻，今存……赐号丹阳顺化真人，至元六年加抱一无为真人，再加抱一无为普化真君。

崇祯十三年《历城县志》卷十《人物》：马丹阳……今丹阳观在城东大水坑，墓在观后，有元碑可据。

康熙五十五年《滕县志》卷八《人物志》：元，马了道，滕人。与清明子王志专，清虚子张志洞，俱师事雷洪阳。雪洪阳则师马丹阳。而了道同姓人，遂称小丹阳，云号灵真子。

王志专，滕人。少师雷洪阳，与马了道同学，马了道既结庐雪山，志专游劳山来归，同居丹阳洞。号清明子。

张广志，滕人。师马了道。居云峰万寿宫，得导养术。寿八十一。

张志清，滕人。白发童颜，卧能屏息。自号玉蜂老人。

张志玉，滕人。师马了道。居薛城龙泉观。精药术，人有疾苦一到即愈。朝庭闻之赐金褐紫服，号通真大师，洞然子。七十一岁卒。

康熙二十五年《兖州府志》卷四十《杂志仙释》：真成子，姓戍名体元，元时人也。元师事马丹阳，丹阳亦亟称之。性醇古简澹，精庄老，博览儒书。居峄清真观。至元间召见殿廷封中真大师，赐紫金褐。

《针灸汇稿》一卷　　清　冯应麟

见民国十三年《历城县志》卷二十三《艺文》。

同上《历城县志》卷三十九《列传》：冯应麟，善医，又得针灸法于潘子云老人。居官居里，活人无算。著《余斋遗墨》十四卷、《针灸汇稿》一卷，卒年七十八。

按： 同上《历城县志》卷二十三《艺文》：《余斋遗墨》作《余斋医墨》。

《针灸摘要六十二证》　　清　李行芳

见道光十五年《长清县志》卷十五《艺文志》。

《针灸摘要》　　清　张鸿宾

民国二十四年《临沂县志》卷十六《人物志》：张麟图，安靖村人。幼时流落西蜀，与本邑时连茹（嘉庆间人）同事一师学医。麟图习针灸，应手奏效，名驰远近。其子得云、孙鸿林皆能绍先业。次孙鸿宾针法尤妙，著有《针灸摘要》藏于家。

《针灸揭要》　　清　王树愿

见民国二十二年《桓台志略》卷三《文献略》。

《经络图说》　　清　钟魁伦

见光绪三十三年《益都县图志》卷二十五《艺文志》。

同上《益都县图志》卷四十六《艺术传》：钟魁伦，字卓庵，务本乡郎家庄人。幼读书，即兼习岐黄术。后补县学生。戏谓所知曰：此可以冒儒医之名矣，遂弃举业。一以济世活人为事，博综医家言，而别有领悟，一时有秦越人之目。延之者，每不远数百里而来，其出亦每数日不一归也。著有《内外科摘录》《经络图说》诸书，及《论医绝句诗》一百二十首。妻王氏，新城王文简公裔孙也。幼通文字，从夫受医，亦有心得，晚年里党求疗者，或就其家，或以安车延致之，应手多效。

《针法易简》　清　陈丕显

光绪三十三年《昌邑县续志》卷六《人物·艺术》：陈丕显，字文谟，李伍社人。业儒，兼习医，善写菊，性廉正，所与交必知名士。著《医会》《外科心裁》《医学摄要》《针法易简》等书。

《十二经络针灸秘录》二卷　　清　郭景亮

宣统三年《山东通知》卷一百三十六《艺文·医家》：景亮，字采臣，黄县人。

《五世针灸摘要》　清　王瀛洲

民国二十四年《重修恩县志》卷十一《人物志·方技》：王瀛洲，字登三，南北官人。早岁入邑庠，继供成均。绝意科举，专习针灸。承四代家传，潜心探讨，造诣极精深。遇病针到病除，救人无算。一生不索酬，不望报，远近德之。著有《五世针灸摘要》行于世。邑侯李维缄亲书"世济其美"壁碑一方赠之，以示奖劝。

《针灸合编》　清　单振泗

民国二十五年《庄平县志》卷三《人物志·乡贤》：单振泗，字圣泉，别号乘崖山人。工诗赋，学使按临，考试经古，数为东郡全属诸生冠。弱冠入邑庠，旋食饩。精医术，著有《针灸合编》等书。

第六类 方 论

《扁鹊陷冰丸方》一卷 周 秦越人

见宣统三年《山东通志》卷一百三十六《艺文·医家》)。

《扁鹊时后方》三卷 周 秦越人

见宣统三年《山东通志》卷一百三十六《艺文·医家》。

《泰始黄帝扁鹊俞拊方》二十三卷 汉 扁鹊

见道光二十年《济南府志》卷六十四《经籍志》。

《太仓公方》 汉 淳于意

见宣统三年《山东通志》卷一百三十六《艺文·医家》。

同上《山东通志》：是书见明李时珍《本草纲目》引书目，恐后人依托。

《论病》六卷 晋 王叔和

见宣统三年《山东通志》卷一百三十六《艺文·医家》。

《张仲景药方》十五卷 晋 王叔和

见宣统三年《山东通志》卷一百三十六《艺文·医家》。

《诸药方》二十九卷 晋 孔汪

乾隆三十九年《曲阜县志》卷五十三《著述》：孔汪，广州刺史。

《药方》十卷　　南朝宋　羊欣

乾隆四十七年《泰安县志》卷十《人物志》：羊欣，字敬元，泰安南城人。曾祖忱，徐州刺史。祖权，黄门郎。父不疑，桂阳太守……起家辅国参军。隆安中，以世乱不复仕。会稽王世子元显，尝使欣书扇。辞不奉命。后仕宋太祖，终中散大夫。好黄老，有病辄饮符水。兼善医术，选《医方》十卷。

乾隆四十九年《新泰县志》卷十五《人物》：羊欣……欣少靖默，无竞于人，美言笑，善容止。泛览经籍，尤长隶书……欣意貌恬然，不以高卑见色，论有称焉。欣尝诣领军将军谢鲲。鲲拂席改服，然后见之……欣由此益知名。桓玄辅政，领平西将军，以欣为平西参军，仍转主簿，参预机要。欣欲自疏，时漏密事。玄觉其意，愈重之，以为楚台殿中郎。谓曰："尚书政事之本，殿中礼乐所出，卿昔处股肱，方此为轻也"。欣称病自免……元嘉九年卒，时年七十三。子俊早卒。

按：乾隆四十七年《泰安县志》原作《医方》，今据乾隆二十五年《泰安府志》卷十六，及民国十八年《泰安县志》卷十一改作《药方》。又羊欣《药方》在《费县志》亦有著录。

《羊中散药方》三十卷　　南朝宋　羊欣

见宣统三年《山东通志》卷一百三十六《艺文·医家》：欣，字敬元，泰山南城人。官泰安太守，除中散大夫。《宋书》本传称兼医术，撰《药方》十卷。兹据《隋·志》注标卷。

《疗下汤丸散方》十卷　　南朝宋　羊欣

见宣统三年《山东通志》卷一百二十六《艺文·医家》。

《羊中散杂汤丸散酒方》一卷　　南朝宋　羊欣

见宣统三年《山东通志》卷一百三十六《艺文·医家》。

《杂疗方》二十二卷　　南朝宋　徐叔向

见宣统三年《山东通志》卷一百三十六《艺文·医家》。

《杂病方》六卷　　南朝宋　徐叔向

见宣统三年《山东通志》卷一百三十六《艺文·医家》。

《体疗杂病疾源》三卷　　南朝宋　徐叔向等

见宣统三年《山东通志》卷一百三十六《艺文·医家》。

《疗脚弱方》八卷　　南朝宋　徐叔向

见宣统三年《山东通志》卷一百三十六《艺文·医家》。

《解散消息节度》八卷　　南朝宋　徐叔向

见宣统三年《山东通志》卷一百三十六《艺文·医家》。

《解寒食散方》六卷　　南朝宋　徐叔向

见宣统三年《山东通志》卷一百三十六《艺文·医家》。

《医方》三十五卷　　北魏　王显

康熙五十六年《莘县志》卷七《人物》：王显，字世荣。少历本州从事，精于医术，兼有明断才。初文昭太后怀宣武，心疾。敕徐謇及显等诊脉。謇云：是微风入脏，显言按三部脉，非有心疾，是怀孕生男之象。已，果如显言。久之，补侍御史。宣武幼有微疾，显摄疗有效。累迁廷尉卿，仍在侍御，营进御药，累迁御史中尉。选《医方》三十五卷。

按：宣统三年《山东通志》卷一百三十六《艺文·医家》类著录有《药方》三十五卷，盖指《医方》言。

《王世荣单方》　　北魏　王显

见宣统三年《山东通志》卷一百三十六《艺文·医家》。

《诸药方》百卷　　北魏　李修

万历三十七《冠县志》卷四《人物志》：李修，字思祖，亮之子。遵父业，历位中散令，迁给事中，太和中，尝侍禁内。文明太后时有不豫，针药多效。尝赠累加，车服第宅号为鲜丽。集诸学士及工书者百余人在东宫，撰诸药方百卷，行于世。

《杂病论》一卷　　南齐　徐嗣伯

见宣统三年《山东通志》卷一百三十六《艺文·医家》。

《落年方》三卷　　南齐　徐嗣伯

见宣统三年《山东通志》卷一百三十六《艺文·医家》。

《药方》五卷　　南齐　徐嗣伯

见宣统三年《山东通志》卷一百三十六《艺文·医家》。

《药方》二卷　　南齐　徐文伯

见宣统三年《山东通志》卷一百三十六《艺文·医家》。

《辨脚弱方》一卷　　南齐　徐文伯

见乾隆元年《浙江通志》卷二百四十七《经籍》七《子部》。

《徐氏家秘方》二卷　　北齐　徐之才

宣统三年《山东通志》卷一百三十六《艺文·医家》：之才，文伯孙。历官尚书左仆射，迁尚书令，封昌安候。是书见旧《唐·志》，新《志》作三卷。

《徐王八世传效验方》十卷　　北齐　徐之才

宣统三年《山东通志》卷一百三十六《艺文·医家》：《隋志》是书不著撰人，此据新《唐志》。

《发焰录》一卷　　唐　司空舆

宣统三年《山东通志》卷一百三十六《艺文·医家》：是书见新

《唐·志》《通志》云：述治风方。

《经用方书》三十卷　　宋　刘翰

见光绪二十六年《宁津县志》卷十《艺文志·著述》。

《论候》十卷　　宋　刘翰

见光绪二十六年《宁津县志》卷十《艺文志·著述》。

《今体治世集》二十卷　　宋　刘翰

见光绪二十六年《宁津县志》卷十《艺文志·著述》。

《经验方》三卷　　宋　王素

见宣统三年《山东通志》卷一百三十六《艺文·医家》。

同上《山东通志》卷一百三十二《艺文》：素，字仲仪，旦幼子。举进士，官屯田员外郎，历工部尚书。

《脚气治法总要》二卷　　宋　董汲

宣统三年《山东通志》卷一百三十六《艺文·医家》：汲，字及之，东平人。是书《文渊阁》著录。《四库提要》曰：《书录解题》作一卷，《宋·志》同。《永乐大典》本以篇页稍繁分为二卷。上卷论十二篇，大旨谓：脚气必由风淫，风淫兼有冷热，皆原本肾虚。阴阳虚实，病之别也。春夏秋冬，治之异也。高燥卑湿，地之辨也。老壮男女，人之殊也。下卷方四十六：独活汤、木香散、传信方、防风粥、桑枝煎专治风；天麻丸、茴香丸、乌蛇丸、趁痛丸专治湿；薏苡仁汤，海桐皮散、木瓜丸治风湿相兼；独活寄生汤、石楠丸，牛膝丸治风湿挟虚；金牙酒治风湿瘴疠；八味丸、肾沥汤、地黄粥治虚；神功丸、麻仁丸、三脘散、大黄汤治实；属阴者兼冷，木香饮子治其偏于阴也；属阳者兼热，红雪治其偏于阳也；绛宫丸、白皮小豆散、木通散治其属于阴阳而兼淋闭者也；松节散、食前丸、食后丸治寻常法也；三仁丸、润肠丸、五柔丸治老人血枯法也；天门冬大煎，则为总治法；淋煤蒸熨五方则为外治法，而以针灸法为始。原序方有一十九门，大约不出于此，即阙佚亦廑矣。考脚气即《素问》所谓厥疾，至唐始有此名，治法亦渐以详备。汲此帙颇为周密醇正。其自述称，尝患此疾至剧，因深思其源，遂得秘要。殆所谓三折肱而为良医欤！

《旅舍备要方》一卷　　宋　董汲

宣统三年《山东通志》卷一百三十六《艺文·医家》:《文渊阁》著录，《四库提要》云：汲集经效之方百有余，道内如蚰蜒入耳及中药毒，最为险急，而所用之药，最为简易。

《集验方》十二卷　　元　申屠致远

宣统三年《山东通志》卷一百三十六《艺文·医家》:《元史》本传称，设官医学职员，由致远发之。所著《集验方》十二卷。倪灿补《元·志》及钱补《志》俱作十二卷。今所见《元史》作二十卷，疑误。

《如宜方》二卷　　元　艾元英

宣统三年《山东通志》卷一百三十六《艺文·医家》：元英，东平人，始末无考。是书《四库存目提要》曰：首列药石炮制，总论不过数十味，未免简略。第一卷述证，自中风至杂病凡三十类。第二卷载方三百有余。其曰如宜者，如某证宜用某汤，某证宜用某丸散是也。其说一定不移，未免执而不化。焦氏《经籍志》、高氏《百川书志》俱不著录。然相其版式，犹元代闽中所刊，非依托也。

《灵秘十八方加减》一卷　　明　胡嗣廉

民国十三年《历城县志》卷二十三《艺文考》:《四库存日提要》：旧本题德府良医所良医济南胡嗣廉校编。前有嘉靖十七年可泉子云：不知何人所辑，则嗣廉但校正编次耳，非所撰也。其书以世人多用《和剂局方》，不知加减之用，因以此十八方，各详其因证加减之法，以便于用，然病机万变，相似者多，但据证以加减药味，似非必中之道，仍与执局方者等也。十八方后又附补中益气汤等四方，共为二十二方，亦不知何人所加，或即嗣廉续入欤。

《古今名方》　明　许东望

康熙二年《聊城县志》卷三《人物》：许东望，字应鲁，平山卫人，嘉靖戊戌进士。初令山阴，为户部郎。尝督江西逋赋，历浙江参议，分守绍兴。会倭夷突扰，军兴烦费。东望一切镇以简静，推赤心待下，将卒争自效。柯亭，龛山之捷，亲督矢石，馘数百级。同事攘其功，仅进按察司副，嘿嘿不言，累官行太仆寺卿致仕。东望廉慈恺悌，不设城府，居乡恂恂善推让。同侪每语侵之，不校。阖扉冥坐，习养生家言。手辑《古今名方》，著性命之编，多可览。年八十余，目光炯炯，灯下能书蝇头细字。

《医方摘要》　明　李舒芳

光绪二年补刻乾隆十七年《定陶县志》卷六《人物》：李舒芳，字万英，先世江西丰城人。曾祖福，成化八年始居巨野安兴镇，传及芳。登万历己卯乡荐，知武功县。考绩，升无为州知州，升庆阳府同知。两院以廉能移芳西安府，典御用织造，凡五摄篆，无不瞻举。会以手病乞休。归家僻居安兴镇。有司经年不晤，惟事著述。课子孙，施医药，乐之不倦。所著有《学庸说旨》《治胎须知》《医方摘要》藏于家。年七十六卒。

《悬袖便方》　明　张延登

宣统三年《山东通志》卷一百三十六《艺文·医家》：是编见《乡园忆旧录》。

同上《山东通志》卷一百三十一《艺文》：延登，字济美，号华东邹平人，万历壬辰进士。历官右都御史，赠太子太保，谥忠定。

《发微论》　明　曾砺

见乾隆二十四年《阳信县志》卷七《人物志》。

《试效方》　明　曾砺

见乾隆二十四年《阳信县志》卷七《人物志》。

《集闻方》四卷　　明　康丕扬

见光绪元年增补道光二十五年《陵县志》卷十六《艺文志》。

同上《陵县志》卷十九《人物传》：康丕扬，字士遇，号骧汉。十六补邑诸生，登万历壬辰进士。壬申秋微恙，怡然而终，年八十一。著有《按淮癸卯二事》《纪略》诸书，凡十余种。

《广古传信方》五卷　　明　康丕扬

见光绪元年增补道光二十五年《陵县志》卷十六《艺文志》。

《官传方》三卷　　明　康丕扬

见光绪元年增补道光二十五年《陵县志》卷十六《艺文志》。

按：道光二十年《济南府志》卷六十四《经籍志》作《宦传方》。

《东村方》　　明　宋东村

见乾隆五十年《临清直隶州志》卷十一《事类志·艺文》。

《保安堂三补简便验方》四卷　　明　王象晋

宣统三年《山东通志》卷一百三十六《艺文·医家》：是书自序略云：此旧刻也，稿凡三易，初梓于万历甲寅，再梓于崇祯己巳，逮壬午季冬穷搜旧本，类附新知，两阅岁华，始克就绪。

同上《山东通志》卷一百二十《艺文》：王象晋，字子晋，号康宁，新城人。万历甲辰进士，历官浙江右布政使。

《普门医品》四十八卷　　明　王化贞

见乾隆二十九年《诸城县志》卷十三《艺文考》。

康熙十二年《诸城县志》卷七《人物》：王化贞，号肖乾。万历癸丑科进士，历任都察院右佥都御史，巡抚辽东。所著有诗文及《普门医品》《痘诊》《产鉴书》行世。

同上《诸城县志》卷六《科目》：化贞万历丁酉举人，字元起。府庠生。知府王梁子。癸丑周延儒榜进士。任至辽东巡抚。

乾隆二十九年《诸城县志》卷三十二《列传·王梁传》：化贞字肖乾，以（父）梁别号乾山也。由户部主事仕至右佥都御史广宁巡抚，事具《明史·熊廷弼传》。

《医品补遗》四卷　　明　王化贞

见咸丰九年《青州府志》卷六十四《杂记》。

《医学意谱》　明　赵时升

见乾隆十三年《平原县志》卷十《艺文志》。

《医学辨谬》　明　姚宏

见道光二十年《巨野县志》卷二十四《杂稽志·技艺》。

《南阳活人书》一卷　明　吴南阳

见道光九年《东阿县志》卷二十四《杂记·方技》

《医症经验集解》八卷　明　纪朝德

见光绪十三年《宁阳县志》卷十五《人物志·纪开泰传》。

《痰集》　明　杨惟正

见光绪三十三年《益都县图志》卷二十四《艺文志》《痘疹辩言》房可壮序。

《杂症》　明　杨惟正

见光绪三十三年《益都县图志》卷二十四《艺文志》《痘疹辩言》房可壮序。

《按症方药》二卷　明　苏万民　苏绍德

见乾隆元年《兖州府志》卷三十一《杂志》。

《秘方》一卷　　明　苏万民　苏绍德

见乾隆元年《兖州府志》卷三十一《杂志》。

《医验编》　　明　张至发

宣统三年《山东通志》卷一百三十六《艺文·医家》:《乡园忆旧录》载是编云：念东先生谓与张太保华东《悬袖便方》，新城王方伯康宇《便方》，皆仁人之用心。然则谓公继周延儒之后，以伎刻为衣钵者，殆未深知其人矣。

《奇方集义》一卷　　明　朱长泰

嘉庆元年《德平县志》卷七《人物志》：朱长泰，字大来，又字谦茹。举顺治元年乡试，丁亥成进士。所著有《周易致一》六卷，阐发精深，识者谓堪与濂洛分席；又有《主敬斋稿》《步天歌》《奇方集史》各一卷，藏于家。

按：①嘉庆元年《德平县志》卷七《奇方集义》原作《奇方集史》，今据光绪三十五年《德平县续志·艺文》改。②道光二十年《济南府志》卷六十四《经籍志》列朱长泰力清人，疑误。

《六一衡训》　　清　岳含珍

见民国二十六年《博山县志》卷十二《人物志》。

《咳嗽议》　　清　岳含珍

见民国二十六年《博山县志》卷十二《人物志》。

《古方体用考》　　清　岳含珍

见乾隆十八年《博山县志》卷六《事功传》。

《大病论》　　清　岳含珍

见乾隆十八年《博山县志》卷六《事功传》。

《医方大成》八卷　　清　张修业

道光二十一年《武城县志续编》卷十四《杂记》：张修业，字舜卿。善书画，精韵学，好读《文献通考》。有刘斗枢先生者，博物知名，授以医卜地理。崇祯十三年邑大疫，以药济人，全活甚众。著有《医方大成》八卷、《胎产类编》六卷、《名方集》二卷、《医案》百卷，藏于家。子敬止，克成家学，为一代宿儒。孙镛，字鲁生，庠生，亦邃于医，著有《痘义解》《张氏痘疹》《外科法程》。

《名方集》二卷　　清　张修业

见道光二十一年《武城县志续编》卷十四《杂记》。

《医学心法》　　清　沈廷对

乾隆四十七年《泰安县志》卷十《人物志》：沈廷对，字君召，会稽人，顺治间移籍泰山下。精岐轩术，著有《痘疹撮要》《医学心法》二书。

《删定张景岳全书》　　清　张敬止

见乾隆十四年《武城县志》卷十《人物》。

《医林洒翰》　　清　张敬止

见乾隆十四年《武城县志》卷十《人物》。

《医林求是》一卷　　清　林芳芝

光绪五年续增乾隆十九年《栖霞县志》卷七《人物志》：林芳芝，蛇窝社人，大学生林彝训之子。幼习医术，脉理精深。著有《医林求是》一卷。

《医学启蒙》　　清　瞿良

见宣统三年《山东通志》卷一百三十六《艺文·医家》。

《医方便览》 清 王宇熙

见道光十六年《商河县志》卷八《艺文》。

同上《商河县志》卷七《人物志》：王宇熙，字廓若。康熙中拔贡生，教谕费县。学问渊博，惰性冲和。著有《四书辑略》《六经纂要》《医方便览》。寿八十二而终。

《经验良方》 清 杨德懿

民国五年《临沂县志》卷十《人物》：杨德懿，蕃孙，瓒之子也。任鸿胪寺鸣赞。性醇谨。辑《经验良方》付梓行世，以济药饵所不及。子宏，弟德裕。

《刘氏遗方》 清 刘兆晞

见乾隆二十四年《信阳县志》卷七《人物志》。

《牛元佐遗书》 清 牛元佐

道光二十年《济南府志》卷六十一《人物志》：牛元佐，字绰扉，章邱人，雍正癸卯副贡。习岐黄，所治多奇效，后之习医者，犹遵其遗书用之。

《方书》 清 李远玺

见嘉庆二十年《肥城县志》卷十九《艺文志·甸西李公墓志铭》。

光绪十七年《肥城县志》卷九《人物志》：李远玺，字甸西，举雍正间武科。而酷好读书，书法在苏米之间。

宣统三年《山东通志》卷一百七十一《人物志》：李远玺，雍正七年武举。尝辑《方书》数卷，济人甚多。

《医学入门》十二卷 清 彭延龄

见民国三十年《潍县志稿》卷三十七《艺文》。

《医学箕裘集》二十四卷　　清　纪开泰

光绪十三年《宁阳县志》卷十五《人物志》：纪开泰，字来西，邑西伏山村人。雍正中监生。自其上世有名朝德，字东川者，为前明医官。著《医症经验集解》八卷。又有名岩，字敬公者，曾为郡守蔡公廷辅疗痼疾立愈。开泰少传家学，精研《内经》，遍窥仲景以下诸方书。凡有心得，必手自著录，乃广集解为二十四卷，名曰《医学箕裘集》。其治疾洞察乎标本阴阳之故，即甚危殆，投以汤剂，咸庆更生，遝迤造请，踵门无虚日。尝游历下，会巡抚李公疾亟，诸医莫效，有以开泰荐者。延入诊治，一药病良已。李公神之，欲留置幕府。开泰不乐华膴，力辞归。脱巾散发，颐养林泉间，出其术，活人无算。年届八旬，视听不衰，髭须尽黑，见者以为神仙中人。旋以寿终。子四，体润其季也，能绍其业。孙天崇，字青峰。曾孙茜珠，字支园。元孙若鼎，字梅臣。世以医学知名。

《医方折衷》　　清　官谔

见道光二十九年《平度州志》卷十四《艺文》。

同上《平度州志》卷十九《列传》：官谔，字轶千，乾隆甲子乡魁，北峰先生之季弟也。性倜傥，期远到。甫业儒十余载，恒以太翁罹弱疾，太孺人又卧床者数稔，为夙夜忧。慨然曰："苟可以捐沉疴、娱天年，虽三公弗介意也。"于是弃制艺，效岐黄，研《素问》诸书，与俞跗、扁、仓相颉颃。著有《医方折衷》《解酲论》藏于家。前州刺史王化南、郭清芳为制匾以旌之，一时踵其门者……或病势垂危，并为之废寝食，数临其家未尝惮烦……。

《得心录》一卷　　清　李文渊

光绪三十三年《益都县图志》卷二十五《艺文志》：《四库全书提要》曰：是编皆所制新方，前有自题云："古方不能尽中后人之病，后人不得尽泥古人之法，故名曰《得心录》。"凡十九方。其敌参膏四方，案应补之证，委曲调剂，以他药代之，为贫不能具参者，虽未必果能相代，然其用志可尚也。

同上《益都县图志》卷三十九《儒学传》：李文渊，字静叔。九月能言，早孤。尝詈其师，母邢笞之，乃更折节向学。既冠，志日广第古人而师友之。旁通医，母多病，文渊调护适宜，故母尤倚之。文渊病，久之，母亦病，文渊强起视医药。母殁，文渊病遂剧，自为文志墓。

《四圣心源》十卷　　清　黄元御

见光绪三十三年《昌邑县续志》卷六《人物·文学》。

《四圣悬枢》四卷　　清　黄元御

见宣统三年《山东通志》卷一百三十六《艺文·医家》。

《医书》　　清　何允升

民国二十二年《东明县新志》卷十一《人物·技术》：何允升，字西园，乾隆间，附贡生也。性慈祥，喜施与。慕宋范文正之为人，尝谓："人生天地间，如不能达而在上，即司操一行之长，以济世而寿民，较之墨守占毕，自伴蠹鱼为有用也。"于是，遂改而习医，攻苦力研数年。后始为人诊病，起死肉骨，赖以全活者甚多。每遇穷困，或逆旅而无所归者，一闻其病则立至，且施之药。故人感之者，深结肺腑。尤澹定不乐仕进，乾隆末，河督旗籍某公，知允升良医也，延之诊病即愈。拟荐于朝，而官之太医，供内庭。允升坚辞，至再始获已。卒年五十三。著《医书》数种藏于家。孙曾辈世其业。

《医方摘要》　　清　于庭彦

民国二十四年《莱阳县志》卷三《人物志》：于庭彦，乾隆时人。长于女科。有女子娠，年余不产，众医皆以为疾，庭彦独谓孕也，药不三剂果产。著有《医方摘要》《验方集录》行世。

《验方集录》　　清　于庭彦

见民国二十四年《莱阳县志》卷三《人物志》。

《医学赘言》一卷　　清　谢建谟

见民国二十年《福山县志》卷六《著述》。

按：建谟无传，选举亦无其人，故录其族兄弟行以备考：

谢显谟，更名香开，字梦塘，乃果孙。父光经，有学行，隐居以诗酒自娱，医方济世，所著《觭日山房诗集》，士林重之。显谟劬学能文，中乾隆甲午科举人。历恩县、聊城教谕。少工诗赋，著有《晴岚阁诗集》，又著《瓜架笔谈》若干卷。

《香草园古今医鉴》　　清　王衍霖

见民国二十一年《续修惠民县志稿》卷十一《文献·著作》。

《医学良方》四卷　　清　焦汝桂

见道光十三年《章邱县志》卷十三《艺文志》。

同上《章邱县志》卷十一《人物志》：焦汝桂，诸生。通医，有《医学良方》四卷。族弟焦汝朗，郡增生。焦尔钧，书法篆刻皆工，尤善绘山水。

《医学寻源》十卷　　清　李克广

见道光十三年《章邱县志》卷十三《艺文志》。

同上《章邱县志》卷十一《人物志》：李克广，字德心，监生。慎修次子。得吴六吉诊脉术，能知人夭寿贵贱，著有《医学寻源》十卷。次子体诚，得其传。

《医学补遗》　　清　李行芳

见道光十五年《长清县志》卷十五《艺文志》。

《医学辨误》　　清　郭玉美

咸丰九年《青州府志》卷五十《人物志》：郭玉美，字兰田，昌乐人。少孤……晚年阅古书，传方为药以济人，不可胜纪。有《医学辨误》藏于家。

《李氏后天补遗》　　清　李廷环

道光十六年《邹平县志》卷十五《人物考》：李昂，太学生，举乡饮介宾。长子廷环，县增生。好医，著《李氏后天补遗》若干卷。

《张嗣灿遗方》　清　张嗣灿

道光二十年《济南府志》卷六十一《人物志》：张嗣灿，字英三，号星川，新城人。幼颖悟，工书法。长学方书，尤精痘诊，每一见立辨生死，百无一失，远近踵求，全活无算。今其遗方多奇效。

《仁术便览》四卷　清　张洁

见道光十七年《临邑县志》卷十《艺文志》。

《症治便览》　清　刘铭彝

见民国二十四年《长清县志》卷十五《艺文志》。

按：桓台《长清县志》云：刘铭彝，县廪生。

《证治便览》十二卷　清　王毓璋

见民国二十二年《桓台志略》卷三《文献略·艺文篇》。

同上《桓台志略》卷三《文献略·人物篇》：王毓璋，字湘琬，廪贡生。善岐黄，业熟于叔和脉理，著有《证治便览》十二卷行世。

《杏林集》二卷　清　邱云岘

见光绪十八年《诸城县续志》卷五《艺文考》。

《类方大全》　清　臧应詹

见光绪十八年《诸城县续志》卷五《艺文志》。

《医鉴草》　清　孔继菼

道光二十六年《滕县志》卷九《人物传》：孔继菼，字甫涵，号云湄。乾隆丁酉科举人。受学于曲阜颜沁斋，与同门颜逢甲原美、赵钟骏腾轩、满秋石碧山齐名，赴春闱不售归。读仲景《伤寒论》，旷然有悟，遂神于医。贯穿古方书，皆能得要领，损其太过，以剂所不及。著有《医鉴草》。投药辄立效，所亲病，人谓不可起。公诊之曰：此当五日愈耳。及期复往，病转剧，公问："曾延他医否？"曰："无。"公曰："勿欺我，此误服某药分两若干，故至是。"主人大骇，出其方视之，果不爽。其精能多此类。

按： 民国三十年《滕县志》卷三《艺文志》本条注云：原名《见草》。

《医镜》　清　吕越

见道光十三年《章邱县志》卷十一《人物志·吕希舜传》。

《医镜集要》　清　吕希舜

见道光十三年《章邱县志》卷十三《艺文志》。

同上《章邱县志》卷十一《人物志》：吕希舜，字慎徽。父越，所集《医镜》及《灵》《素》诸书。读之得其要领，遂通医。其从子纯嘏，亦以医世其家。

《医镜》二十卷　清　石圻之

光绪三十三年《高唐州志》卷五《人物》：石圻之，字立仁。李官屯人。精医术，著有《医镜》二十卷，存于家。

《医要心镜》二卷　清　张廷相

道光十九年《文登县志》卷五《人物》：张廷相，字宁瞻，邑庠生。性敦厚，少以祖父世业岐黄，专心致志，精于伤寒、虚痨二门，活人甚多。行之多年，家道渐落。著有《医要心境》二卷。

《疯症集要》　清　宋桂

见民国七年《乐安县志》卷十二《艺文志》。

同上《乐安县志》卷十《人物志·宋镐传》：宋桂者，大相村人，镐之族属也。乾隆庚子举人。著有《女科真传》《疯症集要》《痘疹集要》。

《叙药堂集方》一卷　清　郭伟业　郭伟勋

见民国三十年《潍县志稿》卷三十七《艺文》。

同上《潍县志稿》卷三十《人物》：郭伟业，字贻昆。所交多知名士，至于嫌隙疑难，每出意见以为定衡，无不慑服。邑令郑燮素重之。凡有大工役恒属之董理，人皆服其公正。晚年以医济人，全活甚众，遇老弱贫苦尤加意焉。

郭伟勋，字熙虞，号芝亭，乾隆庚戌钦赐翰林院检讨……又工篆隶，嗜印章。晚年兼留意医学，备丹饵以济人。所全活无算。

《经验海上仙方》　清　于允昱

见民国二十二年《新城县志》卷二十五《艺文志》。

同上《新城县志》卷十六《人物志》：于允昱，字星曙，号华若，廪贡生。宫中书舍人，升兵部督补司主事。喜检方书。著有《善堂诗》《经验海上仙方》。

《经验奇方》　清　冯有名

光绪元年增补道光二十五年《陵县志》卷十九《人物传》：冯通，字贯一。父有名，精医，有《经验奇方》。通传父术，施药济人。道光元年疫，讹言各村井中有妖人下毒，通乃于园内浚新井，令里人皆汲取，众疑始释，疫亦息。子二：德常、庆常皆克继父志。

《医宗辑要》　清　綦沣

光绪九年《利津县志》卷六《儒林列传》：綦沣，字汇东。少负隽才，时以为博物之儒，罕有俦匹。乾隆壬子举人。丙子预千叟宴，钦赐国子监学正，晋翰林院检讨，乡里荣之。著有《四书会解》《周礼辑要》行世。又《学规十二则》《还醇堂文稿》《医宗集要》藏于家。

《竹亭集医》　清　焦汝筠

光绪九年《利津县志》卷六《文苑列传》：崔钟芳，字荫海。屡荐乡试，卒不得志于有司。授徒四十年，循循教人，门弟子多成其业。善文辞诗赋，有《还读斋诗草》。因感时事不出，训子力学，卒年六十三。子四：汝章岁贡士；汝梅诸生；汝筠攻医术，有《竹亭集医》若干卷；汝玉廪生。

《一囊春》三十卷　　清　胡克久

见光绪二十五年《费县志》卷十四《著述》。

同上《费县志》卷十一《人物》：胡克久，幼失怙。嘉庆初，连年荒歉，兄若弟咸出谋食，克久以母病，绝意仕进，假馆奉母。邑中士子多就之。晚年深于医，著有《一囊春》三十卷。

《医学管见录》　　清　刘云峰　刘日诚

民国十三年《无棣县志》卷十三《人物志》：刘云峰，字岚亭，嘉庆戊午科武举，日诚弟也。善制膏丹灵药。邻村有妇，常负子至市，买饼饵食之。询之，妇曰："夫家姓韩，家贫夫死，遗此子，甫周岁，腋下生疮，足不行，现已五岁，动辄背负，甚累人也。"审视之曰："尚可治。"乃敷以丹药，予刀圭剂，使煎服之，数月能行。道光二年岁饥，人不得饱，明年岁丰，人多腹胀肢肿之疾，死无数。乃曰：此脾虚胃湿症也。立方施药，活人颇多，与兄日诚参考古书，著《医学管见录》。

刘日诚，字中孚，精医术，临症多应手奏效。一日路遇异妇槿过者，鲜血点滴。审视之并非死血，令异妇归，开棺细视，似有微息，投药一剂，须臾妇苏胎下，此因难产未死，而误殓之也。后日诚殁，妇披麻来奠，以再生父哭之，子万青，亦善医，能继父志。

《寿世指南》　　清　郭有善

民国三十年《潍县志稿》卷三十二《人物》：郭有善，字同人。城里人，监生。工书画，能叠石为山，书法二王，所著《映雪间笔四种》：曰《便蒙书法》、曰《山川图》、曰《山水述要》、曰《山石俚解》。又著《寿世指南》，荟萃毕生精力，成此十数卷藏于家。

《三余斋备急秘方》　　清　李敷荣

民国十三年《历城县志》卷二十三《艺文》：自识略曰：此书所载，类皆家藏秘本，亲朋验方，其未备者，亦偶以旧方补之，因所闻见而随书之，或正或奇，皆有实效。一方有一方之义，因证酌定，乃更确切，其中补天散一方，乃先伯子舒公所授，屡用之，无不大效。

同上《历城县志》卷四十六《列传》：李敷荣，字春晖，岁贡生，嘉庆十八年钦赐举人，授海丰训导。学有本原，能文，工书法，邃于医理，善痘科，全活甚众。著有《救劫论》一书，精确简易，亟排时人攻毒消热之说，而注意于发、透、托三法，投之无不效。又以生平试验之方，辑为一书，名曰《痘科经验随笔》，一卷，附于《救劫论》后。

《柏园集》　清　陈汝守

民国二十三年《昌乐续志》卷三十《笃行》：陈汝守，字允贞，号柏园。监生，貤封承德郎内阁中书。精医术，著有《柏园集》。卒年九十。

《批张景岳全书》　清　耿纯玉

见光绪三十三年《昌邑县续志》卷六《人物·政绩》。

《生生集》　清　黑华阳

民国二十三年《临清县志》卷十五《人物志》：黑华阳，诸生。精岐黄，著有《生生集》医书。

《凡见集》　清　孙侗

见民国二十年《福山县志》卷六《著述》。

同上《福山县志》卷七《人物志》：孙侗，字溪南。精于医。嘉庆末游于京师，值道光元年大疫，死者枕藉。侗出其术。救济多所全活。所著《凡见集》《探源秘论》二书。不抄袭仲景及宋元诸家一语，而其所用之法，则无不与相合著，能真有所悟者也。

《探源秘论》四卷　清　孙侗

见民国二十年《福山县志》卷六《著述》。

《医学验集》一卷　清　王乾

见光绪三十三年《益都县图志》卷二十五《艺文志》。

《医学管见》十二卷　　清　谢士杰

见道光二十九年《平度州志》卷十四《艺文》。

同上《平度州志》卷十九《列传》：谢士杰，字俊卿。先世由栖霞迁平度。伯祖江。祖涟，雍正壬子武举。父世瑞。士杰，肆力于《素问》《灵枢》、仲景《金匮》等书，遂精医理。医既有名，求医者踵门，必先往贫家，后往富家。道光辛巳，瘟疫流行甚盛，人咸自危，业医者有居奇心。士杰谓此非常之灾，乌忍以为利，乃制药济人，不计钱。至者不问姓名辄予药，夜半犹假寐待之，如是者月余，多所全活。尝曰："医虽薄技，孙思邈有言，胆欲大，为用药也；心欲小，为察病也。非兼是二者，则必有误。"为人诚笃谨慎。著有《医学管见》十二卷藏于家。卒年六十有七。

《传验方》　　清　孙毓汉

宣统三年《山东通志》卷一百七十二《人物志》：孙毓汉，字云皋，济宁州人。幼失怙，未冠补博士弟子，施以优等食饩，与兄毓洒、弟毓湜俱有声庠序，道光二年举于乡。其兄早世，弟毓湜以甲辰科第一人魁多士。毓汉屡上春官不得一第，由是澹于荣利，潜心根本性命之学，不沾沾事帖括。咸丰初，江淮寇警，输资佐军，叙内阁中书，爆直趋公，必谨必慎，未几谢病归，闭门谢客。不妄交，接日手《说文》一编，逐加点勘。居平敬慎威仪，严以律己，罕见惰容。与人交，则盎盎春温，从无急言遽色，治家严肃，尤足为法。著有《晚香堂随笔》四卷、《古今尺考》一卷，又刊《传验方》，施药活人无算。年七十六，无疾而终。

《方症筌蹄》　　清　崔汝苏

见道光二十九年《平度州志》卷十四《艺文》。

同上《平度州志》卷十九《列传》：崔汝苏，字新斋。才高质敏，倜傥不凡，英年入学，时伟器目之。两举不第，旋弃举业，深于岐黄、阴阳之学。救危技疴，应手奏效，四十岁后杜门不出，教授生徒，多所成就。所著有《方症筌蹄》《选指》《地指》等书藏于家。卒年五十。

《笔花医镜注解》　清　裴岱峰

光绪九年《利津县志》卷六《文苑》：裴岱峰，字云亭，道光甲午举人。资明敏，有诗画名，医术称良。官朝城训导，升用国子监学正。解组归，笃好声咏，至老不废，有《耐轩诗草》行世。《笔花医镜注解》待梓。卒年七十三。

《经验医书》　清　吕荣

同治十年《黄县志》卷九《人物志》：吕荣，字声华。生员，精医术。一人舌生一窍，血流不止，命在须臾。荣投剂，一剂即愈。一女子昏迷数日，不饮不食，四肢僵厥。予药一丸，噙化即愈。一妇人患病甚重，举家惊惶，荣为诊脉曰：孕也，无害，必孪生。此妇不育几十年，不信其言，不服其药。后病愈重，勉强试其药，而病顿痊，数月后，果举二男。此类不可枚举。自辑《经验医书》二十余卷。善吟诗，晚年著《苍公诗草》一卷。卒年九十一。

《经验方症汇编》　清　王作需

民国十五年《阳信县志》卷五《人物志》：王作需，字润亭。通儒术，尤精医学。与名士刘素庵、劳敬斯为契友。所著有《经验方症汇编》。

《经验治疗方论》　清　许振文

民国二十三年《夏津县志续编》卷八《人物志》：许振文，字光甲。世居城西许营子。幼应童子试不售，遂治岐黄业。精脉理，遇危证，他医束手者，经光甲诊治，辄应手效，以善医称。有《经验治疗方论》及《女科五带论》。

《经验良方》　清　李景旭

道光二十一年《武城县志续编》卷十《人物总传》：李景旭，字孟阳。道光壬辰岁贡。精医术，活人甚多。所辑有《经验良方》待梓。

《经验良方》　清　崔杰

光绪九年《利津县志》卷十一《杂志·耆寿》：崔杰，字良辅。候选从九品。周急济危，精岐黄、地理。求之辄应。辑有《痘诊救劫》《经验良方》诸书。寿八十五。

《经验良方》　清　郑步堂

民国二十三年《昌乐县续志》卷三十五《方技》：郑步堂，邑庠生。通医术，尤善妇人科。今历四世，其《经验良方》，后人犹传其术焉。

《经验良方集录》　清　王务业

民国二十四年《莱阳县志》卷三《人物志》：王务业，马家泊人。精医术，著有《经验良方集录》。

《拣选良方集录》　清　赵月塘

民国二十四年《莱阳县志》卷三《人物志》：赵月塘，道光时人。为时名医。著有《拣选良方集录》行世。

《良方集解》　清　曹敬初

民国二十四年《莱阳县志》卷三《人物志》：曹敬初，居城内，从徙卞家村。精外科，治疾多奏奇效。著有《良方集解》，秘不传人，死后其书亦佚。

《集古良方》　清　陈莱九

民国二十五年《博兴县志》卷十三《人物志》：陈莱九，字近仙。精岐黄术，求诊者罔弗应，寒暑不辞。著《集古良方》传世，无力延医者，奉为准绳。孙曰让，医术亦精。

《验方精选》八卷　清　丁廷珍

见民国三十年《潍县志稿》卷三十《艺文》。

同上《潍县志稿》卷二十九《人物》：丁廷珍，字致堂。例贡，刑部郎中。

《验方》 清 王嶙

光绪十七年《霑化县志》卷九《人物志》：王嶙，字云峤。进士，任江南青浦知县。工诗文，主盟骚坛，远近名流多就正焉。丁内艰归，不仕，力田作苦。善行草书法，人争宝之。著有《盘河诗集》行于世。《唐诗明解》《春秋搭篆》《一览集》《验方》《奇济书》藏于家。

《奇济书》 清 王嶙

见光绪十七年《霑化县志》卷九《人物志》。

《医学管见》 清 卢汉倬

民国十八年《泰安县志》卷八《人物志》：卢汉倬，字星舫，号诗樵。幼聪敏，嗜学；长于书，无所不窥。尝镌一章，星舫氏愿读尽天下古今书。有友见之，以为诞妄，乱抽架上帙历试，咸能背诵，一字不遗，几卷几页并言之凿。由是人服其精博。性矜高，有前明诸生习气。困顿棘闱，以道光丁酉拔贡终。字端整，诗散佚不传。通医理。著有《医学管见》。

《徐濂岷医书》四卷 清 徐濂岷

见光绪三十三年《益都县图志》卷二十五《艺文志》。

同上《益都县图志》卷三十七《列传》：徐岱薰，字南野，号握山，金岭镇人。道光乙巳恩贡，授液县教谕，不赴。教授生徒，远近翕然宗之。年八十余卒。子沧岷、濂岷，孙江莱，皆董声黉序间。濂岷精岐黄术，以张景岳全书为宗，斟酌损益订为四卷，可为医学津梁。

《医学心悟注解》 清 左庆禄

民国二十四年《莱阳县志》卷三《艺文》：庆禄，清咸丰时布衣。

同上《莱阳县志》卷三《人物志》：左庆禄，峨岚庄人。医负时誉。著有《医学心悟注解》《痘疹科秘诀》行于世。

按：同上《莱阳县志》卷三《人物志》作左禄庆，兹据卷三《艺文》改。

《医学指归》　清　查景绥

见民国十六年《济宁县志》卷三《文献略·艺文篇》。

同上《济宁县志》卷三《文献略·艺文篇》；查景绥，字星阶，顺天宛平县人。景绥幼随宦济宁，遂侨居焉。少聪颖，从邑人李琳卿先生宝琛游。熟于音韵训诂之学，因而发之于诗。琳卿先生素知医，故景绥又兼通医学。屡踬秋闱，荐辄不售，因纳粟，以运判分浙江，供差屯溪。分卡期满得代，辛亥政变，遂挂冠归。居恒留心掌故，一意搜求先辈著述而集录之，于济宁轶事及河上变迁之迹，了如指掌，家藏古书画尤多。

《医学易知录》十二卷　　清　任毓秀

见光绪二十五年《费县志》卷十四《著述》。

同上《费县志》卷十一《人物》：任毓秀，字伯起。善歌词，工书，精篆刻。遗迹流传，人多宝之。兼通医药，活人甚众。著有《医学易知录》十二卷。

《医法心参》　清　李建中

光绪十一年《日照县志》卷八《人物志》：李建中，字绍唐。岁贡生。工书翰，精绘事，尤娴吟诵，抒写性情，老而弥笃。非公事不履城市。晚精医术，著有《初学指南》《医法心参》《丛桂山房诗集》。

《意解心编》　清　谭昺煦

见民国三十年《潍县志稿》卷三十七《艺文》。

按：《潍县志稿》卷三十二《本传》作《意解新编》。

《卫生编》　清　刘泽

民国十三年《历城县志》卷二十三《艺文·蒋庆第刘处士墓表》：年十六父母相继逝，废学业医，慨然曰：医易为而难精也，今操不精之艺，率然与病者遭，庸愈操戈矛贼人欤！读书苦思，昼夜靡辍，数年自信有得矣。剧病，他医敛手避，处士至，辄立效。声大起，求者日众。处士初不自高异，著有《卫生编》《异证杂录》若干卷。

同上《历城县志》卷四十六《列传》：刘泽，字化普，以字行。著有《卫生编》《异证杂录》若干卷。卒年七十五。

《异证杂录》　清　刘泽

见民国十三年《历城县志》卷二十三《艺文》。

《批解证治准绳》　清　王宸拊

见民国二十二年《桓台志略》卷三《文献略·艺文篇》。

《穷乡救急方》一卷　清　毕日澪

光绪三十三年《益都县图志》卷二十五《艺文志》：此书旧志不载，《先正诗钞小传》亦不言有此书。惟据马文稿《穷乡救急方》叙，因收入之。序大旨谓穷乡无医，因取验方汇为一编，以济穷氓之急，亦仁人之用心也。

同上《益都县图志》卷三十七《列传·毕忠吉传》：毕日澪，字剑津。以岁贡官任乡知县。有操守，多惠政，长于诗古文词。

《救急良方》一卷　清　马印麟

见光绪三十三年《益都县图志》卷二十五《艺文》。

《明医汇辑》一卷　清　马印麟

见光绪三十三年《益都县图志》卷二十五《艺文》。

《验方》　清　裴怀珠

民国十八年《泰安县志》卷八《人物志》：裴怀珠，字辉浦，马庄人。初读书以时文为无用，专心岐黄。闻有异书必物色借抄，同族诊无俟再延。邻村每日视十数家，辞酒馔而归家食。咸同间，瘟疫与霍乱大作，活人无算，有垂危复苏者。所集《验方》已成巨帙，惜未付梓，今散佚不传。

《数验录》二卷　　清　卜善瑞

光绪二十五年《费县志》卷十一《人物志·卜梦弼传》：卜善瑞，字统万，邑廪生。精医学，晚年著有《数验录》二卷。

《内科秘录》　　清　张友桂

民国二十五年《博兴县志》卷十三《人物志》：张友桂，字月香，贺家庄人。性纯洁，才敏学博，诗文见称于时，兼精医术。咸同间，民多疾疫，友桂拟方施药，活人无算。著有《内科秘录》传于后。子立功、立言传其业。孙升堂、龙堂亦以医术见称。

《杂病解》一卷　　　清　王太吉

见宣统三年《山东通志》卷一百三十六《艺文·医家》。

《劳伤解》一卷　　　清　王太吉

见光绪三十三年《益都县图志》卷二十五《艺文志》。

《手辑验方》　　清　马作梅

民国二十四年《临朐续志》卷二十《人物列传·德行》：马作梅，字秀岩。赋性谨饬，幼承家教綦严，燕居未尝疲倚箕踞，盛暑未尝解带露祖，与人接向无疾言剧色，而人无不爱敬之。乡里有争，作梅至立解。咸丰辛酉乱，创修围堡。僧格林沁王追匪至辛寨，嘉其建筑得法，命名为公保寨。四乡避难者麇集，保全尤多。作梅善岐黄术，尤精妇人、痘疹两科。有《手辑验方》数卷藏于家。子椿龄，孙南星，均能世其业。

《医世要言》十卷　　清　李圣传

见宣统元年《恩县志》卷九《艺文志》。

同上《恩县志》卷八《人物志》：李圣传，字宗鲁。精岐黄术，著《医世要言》十卷，藏于家。

《医宗》 清 刘淑随

见光绪十三年《宁阳县志》卷十五《人物志》。

《医方》 清 刘淑随

见光绪十三年《宁阳县志》卷十五《人物志》。

《医律》 清 刘淑随

见光绪十三年《宁阳县志》卷十五《人物志》。

《医方简明》五卷 清 徐之薰

见民国三十四年《曲阜县志》卷七《艺文志》。

同上《曲阜县志》卷五《人物志》：徐之薰，字友琴，霑化县人。同治甲子举人，庚辰大挑二等，选授曲阜县学训导。生平好学，博览群书，训迪诸生，多所成就。计在任十载，卒年八十有七。著有《游龙暇录》十二卷、《吾学检编》十四卷、《史鉴录略》十四卷、《中史补编》二卷、《西史录略》二卷、《山居业说》十三卷、《治兵简要》二卷、《医方简明》五卷、《医方集成》十卷。

《医方集成》十卷 清 徐之薰

见民国三十四年《曲阜县志》卷七《艺文志》。

《医方杂录》 清 房甲山

民国二十四年《东阿县志》卷十一《人物志》：房甲山，字一峰，岁贡生。邑之鱼山人也。幼而好学，年十七补弟子员，旋以优等食饩。甲山学以经史为宗，而于天文、历数、地理、绘图等书，靡弗究心。中年以后，友教四方，讲论之暇，日以著述为事。年八十一卒。著有《天文析疑》《日月躔度》《星宿列张》各若干卷，俱有图。又有《地球辨说》《地舆考》《郡邑地理沿革》《历代世系》《历代年表》《春秋年表》《孔子年表》《经籍考》《名人考》《博物详释》《骚人笔谈》《诗话集览》《世事杂录》《医方杂录》《鱼山志》《地舆卧游图》《驹隙日记》等书。甲山教授生徒，力戒流俗浮薄之习，游其门者，持己接人，循循然悉有规矩。奈学丰遇啬，终身未博一第，士论惜焉。

《验方录小言》三卷　　清　杜桂林

民国二十五年《东平州志》卷十一《人物志》：杜桂林，字枝山，号月樵。咸丰辛酉拔贡，授教谕。光绪中，张勤果公抚山东，桂林上书数千言，陈治河策。勤果颇采用之，辟掌书记。寻以佐治河功，保知县。生平善清谈，博雅工诗文。著有《室心声诗文集》各二卷刊行。又《诗谈鸿迹录》一卷、《验方录小言》三卷、《镜中花传奇》若干卷藏于家。子莲生，字华岩。宣统庚戌岁贡生，候选州判。承家学亦有文名。著有《又青吟草》若干卷。

《余斋医墨》十四卷　　清　冯应麟

见民国十年《历城县志》卷二十三《艺文》。

按：民国十三年《历城县志》卷三十九《列传》作《余斋遗墨》。

《内外科摘录》　　清　钟魁伦

见光绪三十三年《益都县图志》卷二十五《艺文志》。

《内外科集要》　　清　张冠贤

见民国二十五年《博兴县志》卷十六《艺文志》。

同上《博兴县志》卷十三《人物志》：张冠贤，字辅臣。儒医也，与叔春园，同时以术济世，踵门求诊，接席常满，无贵贱一例视之。著有《痘疹新法》《内外科集要》《小儿科杂志》《女科摘要》《张氏心铭》等书。

《张氏心铭》　　清　张冠贤

见民国二十五年《博兴县志》卷十六《艺文志》。

《医学注解》　　清　张登鳌

民国十五年《阳信县志》卷五《人物志》：张登鳌，字魁元。邑增生。学粹品端，教授生徒，传经渊源。愿附门墙者，有泰山北斗之望。晚年精医术。著有《医学注解》数卷。卒年八十一岁。

《医学钩元》　清　邵肯堂

见民国二十四年《平原县志》卷十一《艺文》。

《医学辨同》　清　肃锐

民国二十四年《邹县志稿·人物》：肃锐，字粹刚。博极群书，弱冠应试县府，皆冠军。入庠后，专精医学。脉理详明，断证毫厘不爽。著有《医学辨同》。尝曰：为医须多读书，勿贪功，勿贪利。多读书则识见日增，不贪功则我不误人，不贪利则人不轻我。

《医学辨证》四卷　清　庞树敏

见民国二十四年《临沂县志》卷十五《著述》。

《医学示掌》　清　张叔瑗

见民国二十二年《新城县志》卷二十五《艺文志》。

《医学指南》　清　张叔瑗

见民国二十二年《新城县志》卷二十五《艺文志》。

《医学三字经解》　清　王福五

见民国二十三年《济阳县志》卷十九《艺文志》。

同上《济阳县志》卷十《选举志》：王福五，岁贡，试用训导。光绪时人。

《卫生一隅》四卷　清　王吉震

民国二十年《胶志》卷三十五《艺文》：《山东通志》载是书，详列前人卫生论说，以方药附焉。

同上《胶志》卷四十二《人物志》：王吉震，字海霆，号雨桥。鳌山廪生，世居胶。吉震貌丰伟，有夙慧，读书数行下，年十三即能默诵六经。同治癸酉科拔贡。东抚丁宝桢一见许为国器，乡试屡荐不第。后宝督川，犹致书数劝勉焉。授教谕，再授内阁中书舍人。藏书多，披览外，暇辄抄录子史，集成巨册。尤善草书，时人得片纸以为珍。卒年六十一。著有《周易辑说》《春秋释地》《汉书音义》《字例》《史论》《说文便览》及《诗集》《平平斋古文》，均藏于家。

《卫生绪言》三卷　　清　王吉震

见宣统三年《山东通志》卷一百三十六《艺文·医家》。

《卫生集》　　清　张叔伦

民国二十四年《临沂县志》卷十六《人物志》：张叔伦，字偕让。业医，精生理学，凡男女各科杂症，皆洞见症结，药到病除。著有《卫生集》行世。

《医学探源》　　清　穆鸿章

民国二十二年《东明县新志》卷十一《人物·技术》：穆方苞，字新竹。明侍郎文熙后也。少读书，喜观大义，应童试未售，而以亲病延医难，延良医尤难，乃拊膺太息曰："天下事有大于亲病者乎！有大于济世活人者乎！掇青紫如拾芥，去利济斯民尚远，矧又不可得耶。"遂舍帖括，而事岐黄。悬壶后，所诊辄效，名大噪远近，敦请者户巷……卒后诸子仍业医。长鸿章，字华亭，父殁，承悬壶业，以供萱闱菽水之养教十年。性友爱逾常，诸弟均赖以成立。迨晚年，医术益邃，密臻玄妙，求诊者如市，问业者甚多。卒年六十三，著《医学探源》行世。季典章，字鸿钧。读父兄书，亦以医名。民国十八年始卒。迄今其群从子姓，能世家而弗替也。

《千金方辑古经方疏证》八卷　　清　郑文焯

见民国二十二年《吴县志》卷五十八《艺文考·流寓》。

《医林择萃》 清 王一峰

民国五年《临沂县志》卷十《人物》：王一峰，字雨岚，本城人。年十一能文章，取法唐宋，下笔疏岩多奇气。光绪中，以恩贡历署阳信、文登教谕。晚年邃于医。所著有《医林择萃》《诗集》《文集》《续聊集》等书待梓。性慷慨，朋友有过，恒直言无隐。又善画竹、兰、芦、雁，有咏竹雁诗百余首，以为竹能虚心，雁能知节。盖以自况也。

《医学自镜》 清 郭森

见民国二十四年《长清县志》卷十五《艺文志》。

同上《长清县志》卷十一《人物志·选举》：郭森，字茂堂，顺屯七里铺人。著有《梦髯集诗稿》《怀抱山文集》《医学自镜》存于家。光绪二十八年庚子、辛丑恩正并科举人。

同上《长清县志》卷十三《人物志·文苑》：郭森，字茂堂。七里铺人。先生天资超迈，诗文清隽拔俗，性情洒脱，一如其诗文。家徒壁立，饔飧不给，先生处之泰然。尝有句云："事大如天须放胆，家贫无地也清心。"可以觇先生之为人矣。著有《梦髯集》《怀抱山文集》《医学自镜》存于家。

《医学金针》 清 童际昌

民国二十三年《临清县志》卷十五《人物志》：童际昌，字盛唐，光绪辛丑恩贡。选用日照县教谕，以道远不赴。设帐授徒，远近毕至。秋闱五荐不售，处之怡然。晚岁尤精岐黄，活人无算。生平著撰有《经史存疑》《诗赋揭秘》《医学金针》等书，均待梓。子五，长子子敏，邑庠生，亦以医名。次子子才，邑廪生，有声学界。均能世其业。

《病方合脉》一卷 清 井养源

见光绪二十六年《宁津县志》卷十《艺文志·著述》。

《医方便览》　　清　郝卓人

见宣统三年《山东通志》卷一百三十六《艺文·医家》。

《孝慈真诀》　　清　刘培裕

见宣统三年《山东通志》卷一百三十六《艺文·医家》。

《医会》　　清　陈丕显

光绪三十三年《昌邑县续志》卷六《人物·艺术》：陈丕显，字文谟，李伍社人。业儒，兼习医，善写菊。性廉正，所交必知名士。著《医会》《外科心裁》《医学摄要》《针法易简》等书。

《医学摄要》　　清　陈丕显

见光绪三十三年《昌邑县续志》卷六《人物·艺术》。

《初学指南》　　清　李建中

见宣统三年《山东通志》卷一百三十六《艺文·医家》。

《半山岐黄术》　　清　张德铣

宣统三年《山东通志》卷一百三十六《艺文·医家》：德铣，字石农，安邱人。廪贡，官宁海学正。

《方脉摄要》　　清　胡元懋

见宣统三年《山东通志》卷一百三十六《艺文·医家》：元懋，章邱人。

《验方随笔》　　清　张敦本

见民国十五年《济宁直隶州续志》卷十五《人物志》。

《验方歌诀》四卷　　清　高麟圃

民国二十三年《昌乐县续志》卷三十五《方技》：高麟圃，邑庠生。精医术，痘疹一科尤称能手，共呼为神医。著有《验方歌诀》四卷。

《经验汇集》　　清　张梅

见民国二十四年《临沂县志》卷十六《人物志》。

《汤头歌》　　清　张梅

见民国二十四年《临沂县志》卷十六《人物志》。

《陈田医书》　　清　陈田

见民国十三年《历城县志》卷二十三《艺文》。

同上《历城县志》卷四十六《列传》：陈田，字书圃。著有医书若干卷。

《见山堂医鉴》　　清　孙世柱

民国二十六年《博山县志》卷十二《人物志》：孙世柱，字砥中。精医学，工书法。有《见山堂医鉴》。

《崇修堂医补》一卷　　清　田名珍

见民国三十年《潍县志稿》卷三十七《艺文》。

《浣雪轩古方精义》　　清　孙淑璐

民国二十六年《博山县志》卷十二《人物志》：孙淑璐，字达夫。性冲澹寡营，品格超洁。好读书，兼善医。著有《浣雪轩古方精义》。

《经验良方集解》　　清　韩映坤

宣统三年《淄州县志》卷十《义厚》：韩映坤，字介贞，号念坡，充德子，太学生。性笃实，好善，凡遇亲邻困乏，辄阚济之，无少吝。尝训迪后进曰：处世必须勤俭，顾勤非徒劳，要在事不失时。俭非吝啬，贵于用适其宜。人皆以为名言。耽医学，采辑医方，详加注解。题曰：《经验良方集解》，藏于家。

《医林精义》　清　阎森

宣统三年《山东通志》卷一百三十六《艺文·医家》：森，字蔚村，临朐人，诸生。其家七世精医。森尤精痘疹。

《医学汇编》　清　撒膏林

民国三年《庆云县志》卷二《人物志·医家》：撒膏林，字雨村。精医学。财冠一乡，慷慨好施，意豁如也。光绪二年岁饥，竭力周济乡邻，生活赖者无算。自此家境日见陵夷，甚至饮食不继，公处之坦然。山东布政尚其享极赏识之，委修河工，公耐劳勤慎，不数月竣其事。上宪嘉之。历署阳信、乐陵、海丰巡检，嗣以年老赋归来，两袖清风，家徒壁立，公之廉洁可知。著有《医家汇编》待梓。

《医书》　清　刘慎思

民国三年《庆云县志》卷二《人物志·医家》：刘慎思，字粤勉。增生。文章得曾祖曦若公真传。县令潘公国诏，以名进士期之。晚年学岐黄甚精，延诊者，门前络绎不绝。著有《医书》若干卷，均已散佚。

《医镜》一卷　清　刘用康

民国九年《安邱县续志》卷二十二《列传·技术》：刘用康，字锡侯，恩贡生。邃于医，尤精女科。所用方剂，神明变化，人多不解。面应手奏效。为人慷慨。乐易经，明行修。凡邑中善举，皆躬为之倡，乡人推重焉。著有《医镜》《临症便览》《妇科辑要》各一卷。

《临症便览》一卷　清　刘用康

见民国九年《安邱县续志》卷二十二《列传·技术》。

《救世奇方》　清　王日琳

民国二十三年《冒乐县续志》卷三十一《文学》：王日琳，字玉亭。年十九入邑庠，秋闱鹗荐者屡，卒不售。闭户穷经，深造自得，以岁贡生终。晚年博览群书，摘录《救世奇方》，试之辄验。

《自制医方备要》　清　刘廷髦

民国二十四年《莱阳县志》卷三《人物志》：刘廷髦，唐家洼村人。三世习医，尤精外科。人有下颚，忽长尺许。廷髦告以服药百剂。其人服半数而愈。后复发。则曰：非二百剂不可。从之，乃终不发。著有《自制医方备要》。

《良方集要》　清　崔永年

民国二十四年《莱阳县志》卷三《人物志》：崔永年，原籍博兴，光绪时徙玩底村。精医术。其子学孟，亦名噪一时。著有《良方集要》。

《单方汇编》　清　邹启裕

见民国二十四年《德县志》卷十五《艺文志》。

同上《德县志》卷十一《人物志》：邹启裕，贡生。

《方药条陈》　清　张元良

民国七年《乐安县志》卷十《人物志》补遗《田文海传》：张元良者，始业儒。继以绌于家艰，而农、而商，而卒以医著。辑有《方药条陈》《痘疹萃选》诸书。住张家庄北，去邑城一十又五里。生光绪中。

《杏林衣钵》　清　董素书

民国二十五年《寿光县志》卷十二《人物志》：董素书，字朴斋。躯干丰伟，喜读书，尤工岐黄术。逾壮，隐居临朐之冶原，三十年活人甚众，人皆呼为董仙。晚年归里，延医者踵门至，虽风雨寒暑亦弗厌。八旬后，患腿疾，卧床诊病，精神如初。县令徐德润额其门。著有《杏林衣钵》藏于家。

《验方》 清 裴怀珠

民国十八年《重修泰安县志》卷八《人物志·方技》：裴怀珠，字辉浦，马庄人。初读书，以诗文为无用，专心岐黄，闻有异书，必物色借抄，邻村每日视十数家，辞酒馔而归家食，时瘟疫与霍乱大作，活人无算，有垂危复苏者。所辑《验方》已成帙。惜未付梓。

《医宗家藏》四卷 清 温凌云

民国二十年《庆云县志·医家》：处士温凌云，字超凡。性慷慨，工岐黄。豁达大度，仗义疏财，善排难解纷。乡里之人，数十年鲜有至讼庭者。凡应诊施治之时，必先贫而后富，著手有回春之妙。著有《医宗家藏》四卷待梓。其孙亮采，字虞臣，独能得其真传，用药无不有效。调者谓能绳其祖武云。

《是乃仁术》三卷 清 范逢源

民国二十年《庆云县志·医家》：岁贡生范逢源，字取庵。设教庆云、海、阳、三邑，从游者成就颇多。尤于教读之暇，致力医术。上稽黄帝《素问》，下及四子奇书，若《辨证录》《脉诀论》《药性赋》，内外两科，膏、丸、丹、散等书，莫不反复研究，深有心得。所著有《是乃仁术》三卷藏于家。邻庄无论贫富老幼，有求必应，手到病除，蒙再造者不可胜数。当时号为名医。故功德至今尤令人称道弗衰云。

《医书》 清 刘儒宾

民国二十年《庆云县志·医家》：刘儒宾，字子珍，性嗜读，博览经史。公赋质素弱，腿患寒疾，服药年余，始得愈。以此矢志医学，后得外祖伯筠张公真传脉理，别有会心。尤善治伤寒之症。有求者，无论昼夜寒暑徒步未尝辞劳。其济世活人之术，远近皆推之。著《医书》数卷存于家，待梓。

《经验良方丛集》 清 王玉美

民国二十五年《莒志》卷六十五《人物·耆德》：王玉美，字松岩。

邑增生，莒东南横山村人。和厚诚笃，潜研诗书，兼工吟咏，以授读为业。性好施济，光绪二十五年岁饥，以己所植山松万株，令村人削伐易粟，一村赖以全活。著有《诹吉要旨》《经验良方丛集》。卒年七十九岁。

《内外全书》　清　才春元

见民国二十四年《重修恩县志》卷十一《人物志·乡贤·方技》。

《医源备览全集》　清　庞濯清

民国二十四年《重修恩县志》卷十一《人物志·乡贤·方技》：庞濯清，字浴德。清庠生，城西南庞庄人。习医，精内科，求治者无不著手成春。著有《医源备览全集》《医方摘要》，稿藏于家。子鸿塔，亦继父志。

《医方摘要》　清　庞濯清

见民国二十四年《重修恩县志》卷十一《人物志·乡贤·方技》。

《树阁经验良方》　清　单树阁

民国二十四年《高密县志》卷十四《人物志》：单树阁，以字行。精岐黄术，晚年悬壶青岛。著有《树阁经验良方》及《树阁诗集》。

《医学问答》　清　宋开仲

见民国二十四年《临沂县志》卷十五《著述》。

同上《临沂县志》卷十六《人物志》：宋开仲，字季埙。业岐黄，精堪舆。著有《医学问答》《中西效方集妙》《地理辨真》等书待刊。

《中西效方集妙》　清　宋开仲

见民国二十四年《临沂县志》卷十六《人物志》。

《医学心法》　清　王绶荣

民国二十四年《重修恩县志》卷十一《人物志·乡贤·德望》：王绶荣，字华簪，清增生，后夏寨人。学问渊博，识见高远，不慕荣利。晚年潜心医学，著有《医学心法》《临症指南》二书，藏于家。为人诊病不索酬，邻近乡村感其德。

《临症指南》　清　王绶荣

见民国二十四年《重修恩县志》卷十一《人物志·乡贤·德望》。

《医学别论》　清　周之桢

见民国二十五年《庄平县志》卷十二《艺术·著述》。

《杂症论》　清　马介藩

见民国二十五年《重修商河县志》卷十五《艺文·撰著》。

《医方精选》　清　韩厥初

见民国二十五年《重修商河县志》卷九《人物·耆德》。

《岐黄易知录》　清　李廷祺

民国二十五年《莒志》卷六十八《人物·艺术》：李廷祺，字百实，泉子头村人，良医也。南至海赣皆闻其名，延聘接踵。著有《岐黄易知录》。子树锦，字晓帆。能世其学，精于脉理，预决生死无或爽。

《验方集》　清　贾振瀛

见民国二十五年《莒志》卷二十八《人物·艺术》。

《折肱秘要》四卷　清　董焕庚

民国二十八年《蓬莱县志合编·人物志·行谊》：董焕庚，字西桥。幼聪敏，工书画，好吟咏，尤精医学。母老不远游，家居养亲，为人医病苦，存活无算。清甲午中日之役，曾佐夏镇军戎幕。生平精研医学，垂五十年，医书未尝去手。著《折肱秘要》四卷，及《野蛮余韵》《诗集》均待梓。

（以上内科）

《疮疡论》　明　方焌

嘉靖十九年《宁夏新志》卷二《技能》：方焌，精医道，尤善于伤寒。所著有《疮疡论》。其子策，擅专门之业。

《家藏外科》　明　姚默

道光二十年《巨野县志》卷二十四《杂稽志·技艺》：姚默，字缄堂。少读书不就，习外科。值万历末，各县出战马二匹，送部交纳，房书逡巡不敢行。默请代之，至都则部吏需索规费，至三月不能交纳，马皆羸瘦，旅资尽竭，计无所措。因念某系同乡，在京业医，过访求助。适医者外出，候于门。突有中官率校尉数人，挟默以行。则以神宗目疾肿痛，服清凉剂不效，误以默为某医也。默入大内不敢白，只仅遵外科术呈一方，肿痛立愈。神宗大悦，授八品御医，寻升院判。著有《家藏外科》，所著多可采者。

《外科法程》　清　张镛

见道光二十一年《武城县志续编》卷十四《杂记·张修业传》。

《外科杂集》二卷　清　张淦

光绪五年续增乾隆十九年《栖霞县志》卷七《人物志》：张淦，泥都社人。无书不读，困顿名场。慨然曰："名相活国，名医活人，人贵于人有济耳。"绝意功名，力抉岐黄之奥，能决人生死。更精外科，活人无数。著有《外科杂集》二卷。

《外科大成》　清　臧应詹

见光绪十八年《诸城县续志》卷五《艺文志》。

《外科书》　清　褚鸿吉

见宣统三年《山东通志》卷一百三十六《艺文·医家》。

《外科辑要》四卷　　清　郭伟业

见民国三十年《潍县志稿》卷三十七《艺文》。

按：光绪三十三年《潍县乡土志·学问》作《郭氏医书辑要》。

《外科指南》　　清　彭洙

见民国三十年《潍县志稿》卷三十七《艺文》。

《外科辑要》　　清　王允焕

见民国二十二年《桓台志略》卷三《文献略·艺文篇》。

《疡医会要》　　清　安守绪

光绪十一年《日照县志》卷八《人物志》：安守绪，字锡之。诸生。兄弟六人，学行竞爽，施药疗病。晚年邃于医理。著有《疡医会要》。

《疡医亦云录》　　清　牟耘

光绪十一年《日照县志》卷八《人物志》：牟之琬，字在西。次子耘，字子良。诸生，议叙训导。晚年习疡科，著有《疡医亦云录》《氏族辑要韵编》。

《内外科摘录》　　清　钟魁伦

见光绪三十三年《益都县图志》卷二十五《艺文志》。

《外科心裁》　　清　陈丕显

见光绪三十三年《昌邑县续志》卷六《人物·艺术》。

《观梅堂外科》　　清　曹其倜

见宣统三年《山东通志》卷一百三十六《艺文·医家》。

《内外科集要》　　清　张冠贤

见民国二十五年《博兴县志》卷十六《艺文志》。

《外科经验》　清　于维桢

见光绪十三年《莘县志》卷七《人物志》。

《活人定本》　清　阎诚心

民国二十四年《范县县志》卷五《人物志》：阎诚心，字正斋。由附贡候选训导。外科本世传，至公尤精。因念一人疗治，恐难普及，遂将良法辑为数册传世。名曰《活人定本》。

《疮药方》　清　秦国治

民国二十四年《东阿县志》卷十六《杂记·方技》：秦国治，邑庠生。铜城人。精通医学，尤善手法择义（即接骨法），唯事救济，而不以术行，著有《疮药方》。本教授门徒，非品行、心术端方正直者不取。得其传者有秦兆燧、周茂桐、周庆南。遇有跌仆伤损，一经著手，无不立痊，皆抱救世主意，从不藉兹谋利。近百年来，铜城附近无因伤残废之人，皆国治手泽所遗，迄今传颂不置。

（以上外科）

《疗妇人瘕》一卷　南齐　徐文伯

见宣统三年《山东通志》卷一百三十六《艺文·医家》。

《治胎须知》　明　李舒芳

见光绪二年补刻乾隆十七年《定陶县志》卷六《人物》。

《产鉴》　明　王化贞

见康熙十二年《诸城县志》卷七《人物》。

《妇人》　明　杨惟正

见光绪三十三年《益都县图志》卷二十四《艺文志》《痘疹辩言》房可壮序。

山东省

319

《胎产类编》六卷　　清　张修业

见道光二十一年《武城县志续编》卷十四《杂记·方技》。

《伤寒妇幼三科》　　清　臧应詹

见光绪十八年《诸城县续志》卷五《艺文志》。

《女科真传》　　清　宋桂

见民国七年《乐安县志》卷十二《艺文志》。

《方脉集要》　　清　胡元懋

见道光十三年《章邱县志》卷十三《艺文志》。

同上《章邱县志》卷十一《人物志》：胡元懋，善岐黄术，著有《胎产方脉集要》。邑令严扁奖之，嘉庆丙辰给顶带，寿九十有四。

《妇人科胎产心法》三卷　　清　胡永平

民国二十三年《齐阳县志》卷十一《人物志》：胡永平，字蝶村，西乡胡家庄人，嘉庆四年己未恩赐岁进士。对于医学极有研究，著有《妇人科胎产心法》三卷，刊行于世。

《五带论》　　清　许振文

见民国二十三年《夏津县志续编》卷九《艺文志》。

《妇科幼儿科要旨》　　清　王琅

民国三十年《潍县志稿》卷二十九《人物》：王琅，字次琳。都家庄人。道光乙未贡入成均。精岐黄业，著有《妇科幼儿科要旨》，未梓行。

《胎产须治》一卷　　清　马印麟

见光绪三十三年《益都县图志》卷二十五《艺文志》。

《新产》　清　苏云旋

光绪十三年《宁阳县志》卷十五《人物志》：苏庄，字敬临，苏家楼人，增生。有文行，兼精医理，活人无算。性廉介。子云旋，字坤盘。八品衔。克承父术，亦不计利。曾著《新产》一书，皆经验良方。孙毓峰，曾孙振彪，皆监生，世医有名。

《救产验方》　清　常建圻

民国二十五年《牟平县志》卷七《文献志》：常建圻，字畿若，号季方，城西门里人。诰授奉直大夫。幼从长兄星桥读，同学莫之先，识者目为大器。十六岁孤，未几又失恃。为家计所累，弃儒就商。平生好读书，至老不倦。著有《畿若诗草》一卷、《遗训》一卷，并刊有《救产验方》行世。自制妇科丸药，施送四十年，广传千里外。远近颂之。光绪三十一年卒，享年七十有五。

《妇人科医方》　清　马作梅

见宣统三年《山东通志》卷一百三十六《艺文·医家》。

《女科摘要》　清　张冠贤

见民国二十五年《博兴县志》卷十六《艺文志》。

《女科辑要》　清　高琳

民国二十三年《昌乐县续志》卷三十五《方技》：高琳，字绍堂，廪贡生。工书法，考取国史馆汉誊录。议叙二府同知赏戴花翎。精岐黄，晚年家居治病施药。著有《女科辑要》藏于家。

《妇科要旨》　清　张同心

见民国二十五年《馆陶县志》卷九《人物志》。

《妇科宝鉴》　清　隋策勋

民国七年《乐安县志》卷十《人物志·张兆鹗传》：隋策勋。著有

《妇科宝鉴》。光绪间人。

《妇科汇方》四卷　　清　史俊卿

民国二十五年《临邑县志》卷三《地物篇·人物》：史俊卿，城南史家庄人，邑庠生。天资秀敏，精岐黄术，著有《妇科汇方》四卷藏于家。

《妇人婴儿方义》　　清　郑文焯

见民国二十二年《吴县志》卷五十八《艺文考·流寓》。

《妇科索隐》　　清　丁仲麟

见民国三十年《潍县志稿》卷三十二《人物》。

《医学世集妇人科》二卷　　清　王清

见光绪三十三年《宜都县图志》卷二十五《艺文志》。

《堵氏家藏》一卷　　清　堵仲陶

民国二十年《胶志》卷四十七《人物志》：堵仲陶，以字行，邑东北乡前店口人，庠生。精岐黄术，妇人科推为神手。著有《堵氏家藏》一卷，至今沽河岸习妇科者皆宗之。

《妇科辑要》一卷　　清　刘用康

见民国九年《安邱续县志》卷二十二《列传·技术》。

《胎前产后全书》　　清　陈俊

民国二十三年《临清县志》卷十五《人物志》：陈俊，宣统岁贡生，精医术，尤善妇科。著有《胎前产后全书》。

《女科经验良方》二卷　　清　郝鸣皋

民国二十四年《临沂县志》卷十五《著述》：鸣皋，居四区南曲坊，清庠生。著《异香斋诗稿》一卷、《女科经验良方》二卷。

《产科常识》 清 程义廉

见民国二十八年《续禹城县志》卷七《艺文志·书籍》。

（以上妇科）

《痘疹全书》 周 秦越人

宣统三年《山东通志》卷一百三十六《艺文·医家》：《古欢堂集》载是书序云：秦越人入咸阳时所训著者，楚人万全得之，以传于今。或曰：痘疹始于光武建武八年，于前无之，则此书必后人所作，嫁名于扁鹊者。要其为书，固不可没云。

《疗少小百病杂方》三十七卷 南朝宋 徐叔向

见宣统三年《山东通志》卷一百三十六《艺文·医家》。

《疗少小杂方》二十卷 南朝宋 徐叔向

见宣统三年《山东通志》卷一百三十六《艺文·医家》。

《疗少小杂方》二十九卷 南朝宋 徐叔向

见宣统三年《山东通志》卷一百三十六《艺文·医家》。

《婴孩论》 宋 钱乙

见宣统三年《山东通志》卷一百三十六《艺文·医家》。

民国二十五年《东平县志》卷十一《人物·方技》：钱乙，字仲阳，其先为吴越王支属，迁郓州。父颖，善医。然嗜酒喜游，东之海上不返。母先卒，姑母嫁吕氏，收养之，长诲之医。至京，视长公主之女疾，授翰林医。皇子病瘛疭，乙进黄土汤而愈。神宗问其故，对曰：以土胜水，水得其平则风自止。帝悦，擢太医丞，赐金紫，由是公卿宗戚家延之，致无虚日，活人不可枚举。乙本有羸疾。自以意治之，叹曰：此所谓周痹也。入脏者死，吾能移之，使在末。因自制药，日夜饮之，左手足忽挛不能用。喜曰：既而得茯苓大如斗，以法啖之，由是虽偏废，而风骨悍坚如全人。乙为方不斩斩古法。时越度纵舍，卒与法合。卒年八十二。

先是往寻父救岁遂迎父以归。事吕如亲父，吕殁无嗣，为收葬行服，人皆多之。

《钱氏小儿方》八卷　　宋　钱乙

宣统三年《山东通志》卷一百三十六《艺文·医家》：是书见《读书志》，称有阎季忠方附其后。《四库提要》中《颅囟经》条略云：《宋史·方技传》载，乙始以《颅囟经》著名，幼科冠绝一代，其源实出于此书。

《钱氏小儿药证真诀》三卷　　宋　钱乙

见宣统三年《山东通志》卷一百三十六《艺文·医家》：《书隶题解》云钱仲阳撰、阎季仲集。上卷言证，中卷言尝所治病，下卷为方。季忠亦颇附以己说，且以刘斯立所作，仲阳传附于末。宣和元年也，平津馆鉴藏记载《钱氏小儿真诀》四卷云：此本分作四卷，又无仲阳传，已非阎氏旧本。案今所见《类证注释钱氏小儿方诀》十卷，题阎季忠编集，熊宗立注释。首标小儿脉诀，次叙尝所治病。自五卷至八卷为方，末二卷为孝忠方说，疑合方诀二书为一编，故卷数不同，季忠作孝忠，亦未知孰是，独真诀或直诀之讹耳。

《小儿斑疹备急方论》一卷　　宋　董汲

见民国二十五年《东平州志》卷十三《艺文志》。

《活幼心法》　　明　赵熠

见乾隆十三年《平原县志》卷十《艺文志·书目》。

《活幼心书》　　明　吕献策

见民国二十四年《德县志》卷十五《艺文志》。

《痘疹书》　　明　葛如麟

嘉庆元年《德平县志》卷七《人物志》：葛如麟，字子仁，昕子，万历癸卯举人，庚戌进士。顺治七年卒。

同上《德平县志》卷七《人物志》：葛引生，字长伯，号东山，守礼之子，邑廪生。子尚宝，卿昕。孙进士、如麟、著有《帝王歌》《祀典管见》《子丑吟》《小儿语》《痘疹书》行世；又有《笃惠堂稿》十卷、《拙宦自状》六卷藏于家。

《痘疹全书》　明　王化贞

见乾隆二十九年《诸城县志》卷十三《艺文考》。

《痘疹秘诀》　明　韩茂桂

道光二十年《济南府志》卷七十二《补遗·人物》：韩茂桂，字秋华，淄川人。少孤，万历壬子科试第一人，入闱中副军，卒业太学，乃畋渔书林，靡不洞晓。尤精于形家言。喜济世术，于婴儿尤笃，所著有《痘疹秘诀》与《地理窃选》，俱行于世。

《痘疹摘锦书》　明　吕希端

康熙十二年《濮州志》卷二《岁贡考》：吕希端，字调华。崇祯戊寅廪监。所著《痘疹摘锦书》行世。时称医中之圣。

《痘疹辩言》　明　杨惟正

光绪三十三年《益都县图志》卷二十四《艺文志》：杨惟正，字叔子。《痘疹辩言》无卷数，此书久已不传，仅见房可壮手书所作序文一册。略曰：叔子从余游十余年，俊才逸群，编削之下，潜心方脉诸集，久而神契。每群医束手者，惟正一剂而愈。且好行其德。有《脉解》《痰集》《杂证》《伤寒》《妇人》《小儿便方》。痘疹其一斑耳。

《小儿便方》　明　杨惟正

见光绪三十三年《益都县图志》卷二十四《艺文志》:《痘疹辩言》房可壮序。

《痘科》一卷　明　贺广龄

见同治三年《宁海州志》卷十九《人物志·贡选》

《详校痘疹书》　　明　王墰

康熙十二年《诸城县志》卷七：王墰，号铁东，原和社人。庠生，崇祯壬午城破，居人逃窜，独墰不去。寿八十岁。著《详校痘疹书》行世。

《痘科编》　　清　翟良

见乾隆十八年《博山县志》卷七《方技传》。

按：康熙六十年《青州府志》卷二《方技本传》作《痘疹科汇编》。

《痘疹诗赋》二卷　　清　张鸢

民国十三年《历城县志》卷二十三《艺文考》：周永年序略曰：吾友汪君立庵，尝与余谈医，谓张君五云有《痘疹诗赋》一书，荟萃前闻，参以心得，而皆以韵语行之，学幼科者得是书而识之于心，以治痘疹诸证，不啻见垣一方矣。癸巳仲秋刻既成，余适来京师，乃邮寄示余，余取而读之，虽于此事未尝习业，而文从字顺，脉络井然，乃益信立庵之言为不虚也。夫痘疹之证，三古无有，而顺逆生死，判于呼吸，古方多主温补发散，明代以来，乃有专以攻下为要者，入主出奴，各有得失，此书则随记立方，不主故常，补前人之偏，救当时之弊，所关岂浅鲜哉。

同上《历城县志》卷四十六《列传》：张銮（按《艺文志》作鸢），字五云。国学生。善岐黄，尤工痘疹，所活邑中小儿无算。自著《痘疹诗赋》行于世，医家多宗之。

《幼科诗赋》二卷　　清　张鸢

民国十三年《历城县志》卷二十三《艺文考》：尹式芳序略曰：医道难，医不能言之。小儿尤难，临证者，必先以父母之心为心，然后审其虚实，辨其寒热，观其动静，察其声色，证以先天之禀受，验以所生之抚畜，推以时令之变迁，斟酌以药，斯能收不中不远之效，古之所以目为哑医，甚矣其难也。历下张五云先生所著《痘疹诗赋》，海内医家宗之近百年矣。家藏《幼科诗赋》一书，尚未付梓。庚戌秋，先生曾孙射丰欲刊此书，友人刘君星华亦怂恿襄助，适余由铨部给假旋里，属弁言于卷首，余不解医，何置一辞。然是举也，彰潜德，善继述，使先生慈幼婆心不没于世，亦即天地好生之德，圣贤保赤之德也。

《痘疹撮要》　清　沈廷对

见乾隆四十七年《泰安县志》卷十《人物志》。

《张氏痘疹》　清　张镛

见道光二十一年《武城县志续编》卷十四《杂记·方技·张修业传》。

《痘义解》　清　张镛

见道光二十一年《武城县志续编》卷十四《杂记·方技·张修业传》。

《福婴指掌》　清　李芹

光绪五年续增乾隆十九年《栖霞县志》卷七《人物志》：李芹，杨础村人。精医理，善儿科，著有《福婴指掌》一书。脏腑、经络、寒热、虚实，指示详明，洵足惠世。

《活幼汇参》　清　韩巢屿

乾隆四十七年《泰安县志》卷十《人物志》：韩巢屿，字观涛。读书好古。能诗文。精岐黄术，救危拔疴，所至立起，后以痘疹名家。著有《活幼汇参》。

《痘疹集要》　清　黄德静

光绪三十三年《昌邑县志》卷六《人物·艺术》：黄德静，元御堂兄，增生。重廉隅，不苟取，不妄交。精痘疹科，著有《痘疹集要》《离骚解》。

《痘疹论》　　清　陈坦飞

见宣统三年《山东通志》卷一百三十六《艺文·医家》。

《痘科便记歌》　　清　宋言扬

见宣统三年《山东通志》卷一百三十六《艺文·医家》。

《痘疹辨证》二卷　　清　邱云岘

见光绪十八年《诸城县续志》卷五《艺文志》。

《伤寒妇幼三科》　　清　臧应詹

见光绪十八年《诸城县续志》卷五《艺文志》。

《痘疹庸谈广编》　　清　沈萃

嘉庆六年《长山县志》卷九《人物志》：沈萃，字聚九，庠生。幼而颖异，读书一览辄记。究心岐黄，利济甚众。精研痘疹科，谓夭寿所关。著有《痘疹庸谈广编》行于世。寿七十六卒。

《痘疹集要》　　清　宋桂

见民国七年《乐安县志》卷十二《艺文志》。

《痘疹治略》二卷　　清　时连茹

民国五年《临沂县志》卷十《人物》：时连茹，县庠武生，善属文，素精医术。据其自序，本潍人也。嘉庆初，连茹充沂州营马兵，随大军，会失利，窜入山中。杳无人迹，忽遇异人，貌若五十余者，指示草木之实，俾啖之，得不死，渐以医术见授。一日谓连茹曰：子非此中人也，今川省已平，即可作归计矣。乃授方遣出。至省，督师病，连茹自荐，应手愈。即自投服罪。督师感之，入其名荐剡，得守备归。即弃官，设药肆而隐于医，病者得其治疗辄愈。然其医术非人所知，曾有患痘已危，连茹命埋雪中，须臾热气蒸腾而愈。有九十老人病垂毙，连菇命于床前烹各种食物，病者嗅其气渐苏，略进饮食、数日竟愈。其奇异多类此。然性殊怪僻，不轻施治。后以事与人构讼，乃弃药肆，往城南陷泥河，筑台放鸭。忽得异病不治，或问之曰：我命尽于此，曷治为。遂不节饮食，以求速死，果以病殁。生平著书数十种，临殁悉焚之。曰：后人不善用，贻害无穷也。为友人抄存者，有《痘疹治略》二卷。

《痘科救劫论》　　清　李敷荣

民国十三年《历城县志》卷二十三《艺文》：自序略曰：治痘之法有三：曰发，曰透，曰托。痘宜畅达，故以发为常。其郁滞而难宣者，则兼透之；其气血不足以宣达者，则兼从内托之。自汉以历晋、唐、宋、元以来，名医治痘，总不离此三法也。其后或有用此失宜者，以致毒热为害，而攻毒清热之说起，天下小儿尽入劫中矣。盖徒知毒热为害，而不知毒热不出始为害，更不知毒热之出面复回，乃大为害也。往年余子女以痘殇者特多，因思其治法之误，久而豁然，著之为论，盖承正法。续绝学于线也。此书理明辞达，无义不剖，无疑不析，虚心遍览，自当了然，此非一偏之见，且非救偏之言，真正宗也。

《治痘经验随笔》　　清　李敷荣

民国十三年《历城县志》卷二十三《艺文》：自序曰：家岳父济阳艾公雨村，名医也。尝论治痘之法，如禹之治水，行所无事而已，湮之而为灾者，鲧也，决之以殃人者，圭也。盖远宗发、透、托之正法，而深戒攻毒清热之害也。其用药制方，亦必准此，余《救劫论》已刻，或以有论无方为阙，无如治痘旧方，多有未备，因忆余四十年来，于一切疾病，著有《经验随笔》一编，是因向之所见古今之方，屡用屡验而笔之者。其痘疹诸方，则旧方之外，兼有亲受艾公之指示、训戒，以其所授之方笔之。准之于古而不悖，验之于今而无失。亦载《经验随笔》编中，今摘而出之，以附论后，形色毕具，证治了如，次序不紊，择焉必求其精，语焉必求其详。世有叔和，乃知仲景之所学，此编何敢僭拟仲景，而叔和则应有其人也。

《治痘科药性》　　清　李敷荣

见民国十三年《历城县志》卷二十三《艺文》。

《治疹经验随笔》　清　李敷荣

见宣统三年《山东通志》卷一百三十六《艺文·医家》。

《痘科类编注》　清　杜勉初

民国二十三年《夏津县志续编》卷八《人物志》：杜勉初，字彬雅，道光庚寅岁贡。与张烺、李天祥齐名。屡试冠军、与兄侗初，同为刘学使风诰所赏识。屡踬棘闱，六荐不售，与叔增广生炳文研究医学。炳文精痘科，勉初经指点即豁然通。行医数十年，不谋其利。晚年将经验所得，悉注于《痘科类编》一书。后人奉为圭臬，临险症皆奇验，五代相传，为著名世医。

杜炳文，增生。精痘疹术，与邢先止之数学、桂先生之伤寒，称山东三绝。今术传六代，犹能世其业。求者辄应手效云。

《痘疹救劫》　清　崔杰

见光绪九年《利津县志》卷十《杂志·耆寿》。

《痘疹抉微》一卷　清　孙仲采

见民国三十年《潍县志稿》卷三十七《艺文》。

同上《潍县志稿》卷三十二《人物》：孙仲采，字伊火，城里仓巷人。善医小儿痘疹，一日过某氏门，见女仆剑儿立门外，仲采察儿颜色，直前执其手而挝之。儿大哭，女仆怒大骂。主人惊出，见仲采，知有异，询以故。仲采曰：儿将生恶痘，势必死，豫移其处，虽重无恙，已而果然，子焆，字明章，能世其业。族子某从之游，得其方案，亦名于时，临殁尽焚所遗书，其术遂不传。

《痘疹精要》十卷　清　丁廷珍

见民国三十年《潍县志稿》卷三十七《艺文》。

《痘疹秘诀》一卷　清　丁廷珍

见民国三十年《潍县志稿》卷三十七《艺文》。

《痘疹全诀》　　清　黄允中

民国二十三年《临清县志》第十五《人物》：黄允中，为人诚朴，精岐黄，尤长痘科，著有《痘疹全诀》一书。初清平孔庄张氏子患天花，延允中视之，允中束手。他医疗之愈。百日谢神，张礼邀诸医，推允中首座。允中召张子来前，脱袜谛视，痂未落，遂以他辞去。谓送者曰："此百日痘，恐不过今日也。"张子果于是日殁，一时称名医云。

《痘疹辑要》三卷　　清　梁汝钰

见民国二十八年《续禹城县志》卷七《艺文志·书籍》。

同上《续禹城县志》卷六《人物志·方技》：梁汝钰，字无瑕，清太学生。专事岐黄，博览数十家，而治疗折衷于仲景于小儿痘疹，尤研究精微。编《痘疹辑要》三卷。道光二十八年知县李廷樟旌其门曰："化宜安定。"

《痘疹大成》四卷　　清　侯功震

民国十三年《历城县志》卷二十八《艺文考》：自序略曰：古人著书，各有所长，亦各有所偏。刘河间、陈文仲、钱桂岩、魏桂岩、黄西邱、张景岳、张璐玉、费建中、沈晓庵皆表著于世，为治痘名家，其著论之高，立方之善，在当日因时制宜，固无可訾议。然气运靡常，故补泻无定，苟非统会而参观之，取其长而弃其短，难免无一偏之弊。予故搜罗群书，采择要言，选集良方，汇为一编。其辨论不同，治证迥异者，即兼采其说，备采其方，并为之注明，使攻补清解透托诸法，兼备其理，各适其用，庶无一偏之弊，而诸书皆可谓治痘正宗矣。道光己酉仲春。

郑淑詹书后略曰：此书著自历下侯百里先生，成于日照许印林先生，印林先生詹之舅氏也，道光己酉在清江监修《说文义证》，旁及此册，同治癸亥仲夏先生病，出所订本示詹曰：此书初刻，舛误极多，经余勘定，数日方竣，惜其板自辛酉岁，遭兵燹，后改本仅存三册，以付吾甥，幸续成之。詹受书而退，亟思有以报之，而有志未逮也，今春三月乃统举全册，复加详校，既成，因叙其缘起于篇末。同治十年岁次辛未仲冬。

同上《历城县志》卷四十一《列传》：侯功震，字百里。世居东北乡洪家园，道光二十九年与侄维垣同举于乡。善为古文，工诗，著有《囊中集》。兼精痘科，刊有《痘疹大成》行世。

《痘疹铭心》　　清　王廷宾

见民国三十年《潍县志稿》卷三十七《艺文》。

同上《潍县志稿》卷三十二《人物》：王廷宾，字子卿。南眉村人。善治痘疹。

《痘痧管窥》　　清　王瑞麟

民国二十三年《昌乐县续志》卷三十五《方技》：王瑞麟，字呈样。少颖悟，有才思，困于场屋，因潜心青囊术，精痘痧。著《痘痧管窥》行于世。卒年八十六。

《痘科微言》　　清　王廷橘

民国二十五年《平度县续志》卷八人物：王廷橘，字扬贡。城南关人，以治疹痘名，著有《痘科微言》。传其术于子允诰，允诰字孟亭，守父训，活婴儿无算。至今孙曾犹守其业。

《痘症摘要》　　清　崔凤翙

民国二十五年《馆陶县志》卷九《人物志》：崔凤翙，字凌汉，城北崔庄人，邑庠生。课徒为业，兼习岐黄术。精痘疹科，救活小儿无算。著有《痘疹摘要》《疹病要论》二书。屡用屡效。其孙宝璋，亦邑庠生。以医学世其家。

《疹病要论》　　清　崔凤翙

见民国二十五年《馆陶县志》卷九《人物志》。

《幼科捷径》四卷　　清　蒯九龄

见民国三十年《潍县志稿》卷三十七《艺文》。

《妇科幼儿科要旨》　　清　王琅

见民国三十年《潍县志稿》卷二十九《人物》。

《赞育真诠》　　清　艾依塘

见民国二十三年《济阳县志》卷十九《艺文志》。

同上《济阳县志》卷十一《人物志》：艾依塘，庠生。工楷书，精岐黄术，著有《赞育真诠》，上函分甲乙丙丁戊己庚辛壬癸十本，下函分子丑寅卯辰巳午未申酉戌亥十二本，均系手抄，工整异常，颇为名医所赏识。

《保赤秘录》　　清　王恩溥

民国二十四年《莱阳县志》卷三《人物志》：王恩溥，柏林庄人。幼业儒，屡试不售，弃而习医。长小儿科，亦善针灸。著有《保赤秘录》行世，遵用之，多奏效云。

《疹痘科秘诀》　　清　左庆录

见民国二十四年《莱阳县志》卷三《人物志》。

《保婴秘诀》一卷　　清　马印麟

见光绪三十三年《益都县图志》卷二十五《艺文》。

《痘科补阙捷响》　　清　刘登俊

民国十三年《历城县志》卷二十三《艺文考》：自序略曰：捷响编何为而作也，为发前人未发之秘，启后学当务之由，按法行之，捷于影响也。痘疹一书，汉末始有，莫不以顺、险、逆列为三等，心肺为顺，肝为险，脾肾为逆，顺逆可疗，脾肾不治，诸书所载昭昭矣。余理痘三十年，阅历之证，非不有发自肾经者，不过千万中之一二，而属脾经者十居其五，若因脾经而不治，必肝肺而治之。肝肺（肝当作心）发痘，治之固易，即不治亦活。痘疹一书可有亦可无矣。是书专讲脾经，他经之痘，连缀言之，故能百不一失，即曰《痘症活命金丹》，不为过语。

蒋庆第序曰：上古神圣，触于物而通，故其悟捷。后之人困而后通，故其力艰，惟医亦然。炎皇岐扁之道，始非必有授之者，盖忽自有之。然而更千百年通者，必将有滞也，故长沙一大宗，至李氏而阐仓廪之微，至吴氏而揭疫疠之旨，义不嫌于别出，而功取相济，二子者，亦忽自有之也，而不异前圣授之。前圣不能尽发大地之秘。偏郁之久，必有善悟者而通，亦其理也。痘证不见古书，即以后汉言之，历世绵远，中更名家数十，治之之书亦数十，以其证为初生，至于成人，必不可逾之关键，而不幸丁推残之会，则十不得一二生，故世尤重之。从而判之曰：若者逆，若者险，险可夷也，人知之而究莫悟。夫逆者何道而使之顺也？澹人先生之言曰：脾痘无死法也，条根苗形气方药之说十有六，末附余论，是书出，而探钥启关，移逆入险，准之先哲李吴俦与柳易有曰：书不尽言，言不尽意，一凿轮之巧，得之心而应之手，至不能告人。先生之书，无不授之者也，上按古经，旁涉诸家，精思参验，由困而悟，恃意焉耳。夫五运六气，岁有迁移，学者果逆先生之意，而得大通，斯应变而不穷于用，即以推之他证，必有合也。庆第非能知医，臆度药理而已。

同上《历城县志》卷四十六《列传》：刘登俊，字步瀛，一字澹人。精医，善痘科，谓痘发脾经者十八九，而古法弗详，时医不通变，遇即弗救，因制方量，用之皆应手愈，今所传《育婴集》《痘科补阙捷响》等书是也。卒年七十有九，子二，成己、正己，精于医。

《育婴集》　　清　刘登俊

见民国十三年《历城县志》卷二十三《艺文考》。

《痘疹书》　　清　侯维翰

见民国三十年《滕县志》卷三《艺文志》。

《痘疹集》　　清　孙在斆

民国十五年《阳信县志》卷五《人物志》：孙在斆，字巀山，邑庠生。精痘疹，应手辄效。著有《痘疹集》。

《痘疹经》　　清　张凤仪

民国二十四年《邹县志稿·人物志》：张凤仪，庠生，绳言墨行，有古人风。精痘疹医术，有求必应，四方沐德。著《痘疹经》传世。

《痘疹诗赋辨误》　　清　张登岚

民国二十四年《邹县志·人物志》：张登岚，字晓山。幼聪慧好学，同治六年为诸生。居邹东之大峪口，以耕读世其业。邹东，民生凋敝，弦诵久辍。登岚提倡文教，设馆授徒。以尚公、尚实为宗旨，顽廉懦立，闻者莫不兴起。性嗜书，熟于经史掌故，星躔舆地及阴阳、黄素家言。故所著有《周易集胲》《俗礼考源》《备虞集》《天文算学汇编》《各省攻守形势录》《痘疹诗赋辨误》等书，藏于家。卒于民国元年七月，寿六十九。

《痘疹辨伪》　　清　陈统三

光绪三十三年《昌邑县续志》卷六《人物·艺术》：陈统三，下湾社人。诸生。同治丁卯以辨饷，奖五品衔。善医，疗人疾，不受谢，贫者与以药，人多赖之。著有《痘疹辨伪》《眼科要略》。

《痘疹心法》六卷　　清　尹璇

宣统三年《山东通志》卷一百三十六《艺文·医家》：璇，字玑文，诸城人。

《敬口斋痘科》　　清　韩仁厚

宣统三年《山东通志》卷一百三十六《艺文·医家》：仁厚，安邱人。

《小儿科杂志》　　清　张冠贤

见民国二十五年《博兴县志》卷十六《艺文志》。

《痘疹新法》　　清　张冠贤

见民国二十五年《博兴县志》卷十六《艺文志》。

《妇人婴儿方义》　　清　郑文焯

见民国二十二年《吴县志》卷五十八下《艺文考·流寓》。

山东省

335

《活幼世集》一卷　　清　王清

见光绪三十三年《益都县图志》卷二十五《艺文志》。

《痘科辑要》八卷　　清　刘执蒲

光绪三十三年《益都县图志》卷二十五《艺文志》：刘执蒲，字剑堂，北关人，监生。

《痘疹指南》　　清　王庆来

见民国二十四年《临沂县志》卷十六《人物志》。

《痘疹经验集》　　清　陈凤年

宣统三年《山东通志》卷一百三十六《艺文·医家》：凤年，字集五，临朐人。

《小儿科方针》　　清　陈凤年

见宣统三年《山东通志》卷一百三十六《艺文·医家》。

《痘疹揭要》　　清　张锡爵

宣统三年《山东通志》卷一百三十六《艺文·医家》：锡爵，字晋三，临朐人，监生。《乡土志》载是编云：里中医者遵，其验。

《引痘浅说》　　清　宫献廷

宣统三年《山东通志》卷一百三十六《艺文·医家》：宫献廷，字敬修，临朐人。《乡土志》云：二书抄写行世。

《痘症溯源》　　清　宫献廷

见宣统三年《山东通志》卷一百三十六《艺文·医家》。

《痘疹萃选》　　清　张元良

见民国七年《乐安县志》卷十《人物志·补遗·田文海传》。

《酌准秘抄》　清　王贞吉

民国三年《庆云县志》卷二《人物志》：王贞吉，字咸临。精医术，病家来延，无分昼夜，靡不慨往，辄应手奏效，而于痘疹尤精。著有《酌准秘抄》，贾声槐赠以序。

《曹氏痧疹》一卷　清　曹绪武

民国九年《安邱续县志》卷二十二《列传·技术》：曹绪武，字绳祖，号裕斋。善治痘疹，能望决人死生，疗治多奇验。著有《曹氏痧疹》一卷行世。

《疹症辑要》一卷　清　刘磐

民国九年《安邱续县志》卷二十二《列传·技术》：刘盘，字介夫。亦精痘疹，全活小儿无算。著有《疹症辑要》一卷。尽以其术，授弟子马兴隆、张咸熙、贺克敏。张善痘前，贺善痘后，并有名于时。

《痧疹精义》　清　贾振瀛

见民国二十五年《莒志》卷六十八《人物·艺术》。

（以上儿科）

《眼科要略》　清　陈统三

见光绪三十三年《昌邑县续志》卷六《人物·艺术》。

《眼科》一卷　清　王梅

见光绪三十三年《益都县图志》卷二十五《艺文志》《医学验集》附。

《眼科阐微》一卷　清　王梅

见光绪三十三年《益都县图志》卷二十五《艺文志》《医学验集》附。

《眼科撮要》　清　吕西峰

光绪十四年《滋阳县志》卷九《人物志》：吕西峰，字昆圃，号瑶亭，城东南隅人。性笃诚，博学能文。早岁补博士弟子，屡试省闱不第。遂弃帖括，延明师，多所成就。工岐黄，尤精眼科。四方来就医者，投方辄效，有壶天再世之功。著有《眼科撮要》。

《眼科秘诀》　清　郝慎衡

见光绪续增乾隆十九年《栖霞县志》卷七《人物志》。

《眼科类集》　清　王英琳

见民国二十三年《夏津县志续编》卷八《人物志》。

《眼科要集》　清　黄元型

民国二十二年《新城县志》卷十八《人物志》：黄元型，精眼科，著有《眼科要集》，寿九十三。

《眼科集要》　清　魏儒正

民国二十五年《博兴县志》卷十六《艺文志》：桓台荆士峨序略曰：前卷系就先贤成方，采其纯正无疵、屡试屡效者，揭示后学；后卷乃先生探讨有年，经验深透，取平生独得之妙制为奇方，公诸斯世。前之抉择精严，一洗眼科障蔽，学者不迷目矣；后之宣奇泄秘，直将枕中鸿宝出为渡世慈航。蔼蔼然与物同春，所谓婆心救世、佛手疗人者，在先生其庶几乎。

同上《博兴县志》卷十三《人物志》：魏儒正，字端溪，辛安庄人。好读书、精医术，于眼科尤独具心得；远近求诊者，门常如市，一经诊治，立著奇效。年八十余，无痰疾终。著有《眼科集要》。

《瑶函臆说》　清　高舆能

民国二十三年《昌乐县读志》卷三十五《方技》：高舆能，字拙斋，邑庠生。晚年因疾，究心岐黄，著《瑶函臆说》藏于家。

（以上眼科）

《白喉丹痧述要》二卷　　清　隋志先

民国七年《乐安县志》卷十二《艺文志》：白喉、丹痧，时疫中最险症也。古少今多，俗医胶执古方，往往为药所误。先生于医学素精，取近此所传之经验良方，融会贯通，参以己意，著成此书。若遵守其法，按日服药，无不立效，其寿世宝筏也。

同上《乐安县志》卷十《人物志·张兆鹗传》：隋志先，字逊亭。著有《白喉便览》《喉痧要诀》……光绪间人，《述要》似属二书合刊。

《白喉便览》　　清　隋志先

见民国七年《乐安县志》卷十《人物志·张兆鹗传》。

《喉痧要诀》　　清　隋志先

见民国七年《乐安县志》卷十《人物志·张兆鹗传》。

《白喉忌表抉微》　　清　孙淦

见民国三十年《潍县志稿》卷三十七《艺文》。

同上《潍县志稿》卷三十《人物》：孙淦，字丽泉，号筱坪，举人。弟淇，字左泉，优增生……学问渊博，与淦齐名，时人谓之二泉。淦所著诗词文稿，散存于昌邑县者最多。

《医学喉科述余》　　清　牛清和

民国二十二年《桓台志略》卷三《文献略·人物篇》：牛清和，字霁园，太学生。为人爽直无私。光绪十四年，修筑村后大堤，以御锦秋湖潦水，乡里赖之。又精医学，专门妇人、小儿、咽喉诸科。著有《医学喉科述余》藏于家。

《走马喉疳论》一卷　　清　姬茂畅

民国十三年《历城县志》卷二十八《艺文考》：匡源序略曰：舒庵研究《灵枢》，独有会心，其治走马喉疳，尤著奇效。余所知如王省堂、刘伯音两君，皆咽喉糜烂，滴水不下，他医彷徨，束手不能为。舒庵独从容诊理，立起沉疴。其他著手成春者，不下三千人，诚今时之华扁也。此证起于道光间，数十年来，流毒盖甚，考之方书所载，不甚符合，故时医靡所适从，往往致误。舒庵覃思妙悟，既有所得，因著此书，本其阅历之言，以示经济之术，条分缕析，洞见本源，而大要尤在分阴阳，辨表里，随时制宜数语，盖虑卤莽从事与拘泥成法者，均有所偏，欲以此救其失也。

《咽喉脉理》　　清　马价藩

见民国二十五年《重修商河县志》卷十五《艺文志·撰著》。

《重修商河县志》卷八《人物志·文苑》：马价藩，字甸侯，马家庄人，邑庠生。器宇轩昂，性情豪爽。善属文，下笔有奇气，凡邑中公益，有为民兴利除害者，莫不竭力襄之。晚年讲学家塾，性耽咏吟，著有《醉仙堂诗草》。兼精岐黄，著有《咽喉脉理》《杂症》藏于家。

（以上喉科）

第七类 医 史

《名医显秩传》三卷　宋　赵自化

见乾隆十三年《平原县志》卷十《艺文志》。

《医原》　清　刘淑随

见光绪十三年《宁阳县志》卷十五《人物志》。

《医书考》　清　陈颖

见民国三十四年《曲阜县志》卷五《人物志》。

《医故上下编》二卷　清　郑文焯

见民国二十二年《吴县志》卷五十八下《艺文考》七《流寓》。

《百将传》一卷　清　方起英

见宣统三年《山东通志》卷一百三十六《艺文·医家》。

《中西医通考》　清　才春元

民国二十四年《重修恩县志》卷十一《人物·乡贤·方技》：才春元，字捷南。清监生，高海人。性慈祥，抱济世志，研究中西医学颇精，著有《中西医通考》《内外全书》两种，各数十万言，储于家，又善养正气，遇有跌打损伤，骨折筋断者，一经春元吹画无不愈。殁后，受惠者感其德，送"道高品重"匾额以旌之。

第八类　医案　医话

《脉案》一卷　　明　苏万民　苏绍德

见乾隆元年《兖州府志》卷三十一《杂志·仙释》。

《医案》百卷　　清　张修业

见道光二十一年《武城县志续编》卷十四《杂记》。

《医案》　　清　王生周

见乾隆二十年《章邱县志》卷九《人物志》。

《一斑录》一卷　　清　方起英

见乾隆三十七年《历城县志》卷十九《艺文考》。

《医案》　　清　聂宗望

乾隆四十七年《泰安县志》卷十《人物志》：聂宗望，字希尚。学行端严，为士林重。精医术，尝活人。著有《医案》一书。卒年八十六岁。子钺，能继厥志，而有泉石癖。少以敏给，补郡掾，辄弃去。摩挲金石，穷且老不倦。郡邑修纂及《历城志》，皆征故焉，好古者，不远千里访之。著有《泰山道里记刻》《孙石合编》。

《云巢医案》　　清　于溥泽

见道光二十九年《平度州志》卷十四志七《艺文》。

《铭心医录》 清 徐绳武

见道光十三年《章邱县志》卷十三《艺文志》。

同上《章邱县志》卷十一《人物志》：徐绳武，因母病学医，遂通其术，著有《铭心医录》。

《马氏医案汇钞》 清 马温葵

见光绪三十三年《益都县图志》卷二十五《艺文志》。

同上《益都县图志》卷四十《忠节传》：马本固，字培元。金岭镇人。父温葵，字向午。县学生。家世业医，温葵尤精其术。寓济南，垂五十年，人呼为青州卢扁。本固六岁失恃，父客历下，其外家怜而抚之，长从父受医。性嗜学，读书必求实用。晚年以医授次子健铎曰："此吾家世守也，然有三损，而误药杀人不与焉，汝其戒之。立心邪淫，罔恤品行一也。偶尔失欢，轻重人病二也。妇女隐疾，不为掩讳三也。"识者以为业医者之龟鉴焉。咸丰十一年卒。

《郝慎衡医案》 清 郝慎衡

见光绪五年续增乾隆十九年《栖霞县志》卷七《人物志》。

《刘淑随医案》 清 刘淑随

见光绪十三年《宁阳县志》卷十五《人物志》。

《乡居方案》六卷 清 董毓蘅

见宣统三年《山东通志》卷一百三十六《艺文·医家》。

《游梁方案》六卷 清 董毓蘅

见宣统三年《山东通志》卷一百三十六《艺文·医家》。

《医案》 清 王常益

民国二十六年《黄县志稿》《人物·文学》：王常益，守溥子，字稚梅，一字赞甫。性敏捷。方六岁，即喜读书，与叔共学，称王氏才。后弱冠入泮，旋食饩，列优行。纳贡援例候选训导。尝游京师，周旋士大夫间。学识益扩，名颇著。父母没后，诸弟妹均幼弱，教之成立，为之婚嫁。邑中有公益事，辄身任，不辞劳瘁。光绪甲午中东事急，邑人多迁避，躬亲团练，昼夜巡城，民赖以安。夙喜吟咏，著有《可斋诗草》。善画，多写生，仿司马绣谷，笔法超逸。工篆刻，各派皆能为，以汉印为宗。歙县鲍康、福山王文敏公懿荣均盛称之。父所遗医书悉披阅，遂善疗疾，尤长治虚损。钩沉索隐，而用药至慎。为亲族间起赢疾，拯危殆，不知凡几。不以医名，弗受谢。人益高之。著有《医案》。庚子以公事焦劳，患目疾。六十岁卒。子谷，亦工医。

《雪雅堂医案》二卷　　清　张士骧

宣统三年《山东通志》卷一百三十六《艺文·医家》：士骧，字伯龙，蓬莱人。采访册载是书云：皆就其生平所治之症并案与方，自序称于叶天士、王孟英两家得力尤多。

《刘正己医案》　　　清　刘正己

见民国十三年《历城县志》卷二十八《艺文考》。

同上《历城县志》卷四十《列传》：刘正己，字午峰，父登俊见《方技传》。正己由增贡历署利津、宁阳训导。承祖父，得医法。年六十七卒。著有《见邱吟草》《医案》。

《范凤岐医案》　　　清　范凤岐

民国二十四年《平原县志》卷十《人物志》：范凤岐，字瑞西，陈魏二庄人。致力于医，博览群籍，垂二十年，遂精其术。有人病危笃，群医束手，凤岐视之曰：病尚可为，为处方剂，数药而愈。由是声誉隆起。常将读书心得及生平施治医案汇录成册，惜身后毁于火。

《杂症医案》　　　清　贾振瀛

见民国二十五年《莒志》卷六十八《人物·艺术》。

《松花江医案》　　清　周之桢

见民国二十五年《庄平县志》卷十二《艺术志·著述》。

《医学诗话》　　清　于溥泽

见民国二十五年《平度县续志》卷八《人物志》。

《论医绝句百首》　　清　钟魁伦

见光绪三十三年《益都县图志》卷二十五《艺文志》。

《敬之医话》一卷　　清　卢其慎

见民国二十四年《临沂县志》卷十六《人物志》。

《解醒论》　　清　官谔

宣统三年《山东通志》卷一百三十六《艺文·医家》：谔，字轶千，平度人。乾隆甲子举人。

《痒说》二卷　　清　张宁诰

宣统三年《山东通志》卷一百三十六《艺文·医家》：宁诰，诸城人。

《易医通义》　　清　牛书田

宣统三年《山东通志》卷一百三十六《艺文·医家》：书田，字子耕，临朐人。廪贡。宫兖州训导，以守城功加光禄寺署正街。

《履霜集》　　清　臧达德

见光绪十八年《诸城县续志·艺文考》。

《医理浅说》五卷　　清　欧阳长年

见民国十五年《济宁直隶志》卷十八《艺文志》。

同上《济宁直隶志》卷十五《人物志》：欧阳长年，字仙侪。精于医，著有《医理浅说》。

《儒医说》　　清　冯培英

民国二十四年《长清县志》卷十五《艺文志》：冯培英，廪生。

第九类　养　生

《重道延命方》　　周　邹衍

见宣统三年《山东通志》卷一百四十《艺文·道家》:《前汉书》云:上复兴神仙方术之事,而淮南有枕中鸿宝苑秘书,书言神仙使鬼物为金之术,及邹衍《重道延命方》,世人莫见。武帝时,治淮南狱得其书。更生幼而读诵,以为奇,献之。

《养生要集》十卷　　晋　张湛

见宣统三年《山东通志》卷一百四十《艺文·道家》。

《服食方》　　南朝宋　王叔微

宣统三年《山东通志》卷一百三十六《艺文·医家》:叔微,字景元,琅琊临沂人。宫中书侍郎。《宋书·本传》载微与何偃书云:至于生平,好服上药,起年十二时病虚。所撰《服食方》中,粗言之矣。自此始信摄养有微,故门冬、昌术随时参进,寒温相补,欲以扶危羸,见冀白首。

《食经》九卷　　北魏　崔浩

道光二十年《济南府志》卷六十四《经籍志》:自序曰:余自少至长,耳目闻见,诸母诸姑所修妇功,无不蕴习,酒食朝夕养舅姑,四时供祭祀,虽有功力,不任僮使,常手自亲焉。昔遭丧乱,饥馑仍臻,馈蔬糊口,不能具其物用,十余年间,不复备设。先姚虑久废忘,后生无所知见,而少不习书,乃占授为九篇。文辞约举,婉而成章,聪辩强记,皆此类也。亲没之后,遇国龙兴之会,平暴除乱,拓定四方,余备位台铉，与参大谋，赏获丰厚，牛羊盖泽，资累巨万，衣则重锦，食则粱肉，远惟平生，思季路负米之时，不可复得，故序遗文，垂示来世。

《帝王养生要方》二卷　　隋　萧吉

见宣统三年《山东通志》卷一百四十《艺文·道家》。

同上《山东通志》卷一百三十《艺文·经》：吉，字文休，兰陵人。官太府少卿，加位开府……。

《摄生纂录》一卷　　唐　王仲邱

见民国五年《临沂县志》卷十二《著述》。

同上《临沂县志》卷九《人物》：王仲邱，沂州琅琊人。祖师顺，仕高宗时人，议漕输事有名，终司门郎中。仲邱于开元历左补阙，内供奉集贤修撰，起居舍人。时典章差驳，仲邱欲合贞观，显庆二礼并用，上疏言之。诏可。迁礼（部）员外郎，卒赠秘书少监。

《食经》五十卷　　唐　段文昌

道光二十年《济南府志》卷七十一《杂记》：段文昌为亟相，精食品。庖所曰炼珍堂，在涂曰行珍馆，又自编《食经》五十卷。时称邹平公食经。

《调膳摄生图》四卷　　宋　赵自化

见乾隆十三年《平原县志》卷十《艺文志》。

同上《平原县志》卷八《人物志》：赵自化，高祖时为景州刺史。父知嵒，习经方名药之术，以授二子自正、自化。自正试方技，补翰林医学。会秦国长公主疾，或荐自化诊候，疾愈，表为医学，加尚药奉御。淳化五年，授医官副使。适召陈州隐士万适，馆于自化家，适素强无疾，诏下为主簿。自化怪其色变，为切脉曰："君将死矣"。不数日，适果卒。咸平三年加正使。自化颇善为篇什，所撰有《四时养颐录》（献真宗，诏改名《调膳摄生图》，仍为制序）、《汉沔诗集》《名医显秩传》。

《摄生消息论》一卷　　元　邱处机

宣统三年《山东通志》卷一百三十《艺文·道家》：处机，字通密。

登州霞道士，自号长春子，为全真之学。尝应元太祖召入西域，还燕居长春宫……《四库提要存目提要》曰：此书皆言四时调摄之法，其真出处机与否，无可证验……。

《养生论》 明 吴道昌

光绪十三年《宁阳县志》卷十三《良吏》：吴道昌，字西河。博学能文。嘉靖中，由岁贡授蒲州判，未几改判邓州，迁知安塞县。所著有《养生论》《默泉诗文稿》藏于家。

《摄生编》 明 王之垣

见宣统三年《山东通志》卷一百四十《艺文·道家》：郭正域序略云：所著《摄生集》尽除隐言罕譬，悉破外道旁门，直指深渊，妙探象罔，语约而显，道奥而直，大有功于丹经。

同上《山东通志》卷一百三十一《艺文·史》：王之垣，字而式，号见峰，新城人。嘉靖壬戌进士，历官户部侍郎，赠本部尚书……。

《尊生镜》 明 程绍

见宣统三年《山东通志》卷一百四十《艺文·道家》。

同上《山东通志》卷一百三十一《艺文·史》：程绍，字公业，号肖莪，德州人，万历己丑进士，历官工部侍郎……。

《清寤斋欣赏编》 明 王象晋

见道光二十年《济南府志》卷六十四《经籍》。

《尊生要录》 明 王台

见宣统三年《山东通志》卷一百四十《艺文·道家》。

同上《山东通志》卷一百三十九《艺文·杂家》：王台，字子端，号古□，临清人，万历丁酉举人，历官维扬同知……。

《长生诀》一卷 清 高所蕴

见宣统三年《山东通志》卷一百四十《艺文·道家》。

《修真节要奇方》 清 朱长泰

见宣统三年《山东通志》卷一百四十《艺文·道家》。

同上《山东通志》卷一百二十七《艺文·经》：长泰，字大来，又字谦茹。德平人。顺治丁亥进士，历官户部主事。

《养生录》百卷 清 李宪

乾隆八年《淄川县志》卷六《人物志》：李宪，字王春，淄川人。著有《养生录》百卷、《四香斋集》三十卷、《黄庭经集注》藏于家。

《卫生集》 清 李大绍

见宣统三年《山东通志》卷一百四十《艺文·道家》：大绍，字闻衣，济宁人，乾隆甲午举人。《州志》本传云：晚岁养真履素，道味粹然。著有《卫生集》。

《延龄口诀》一卷 清 马印麟

光绪三十三年《益都县图志》卷二十五《艺文志》：与《保身养生诀》二书，系导引家言，附以方药、服食，庶几内外交养者。

《保身养生诀》一卷 清 马印麟

见光绪三十三年《益都县图志》卷二十五《艺文志》。

《延年编》 清 翟熙工

见宣统三年《山东通志》卷一百四十《艺文·道家》。

同上《山东通志》卷一百二十七《艺文·经》：熙工，掖县人。岁贡，同治元年举孝廉方正。

《养生秘诀》 清 徐镜心

见民国二十六年《黄县志稿》《艺文·著述》。

第十类 法 医

《无冤录》　明　安传

道光二十年《济南府志》卷七十二补遗《人物》：安传，字执中，淄川人。庚子科举人，署滕县教谕，授南国子监助教。历刑部主事郎中，多所平反，释疑狱三十余人。升卫辉知府，路当冲剧，加意清厘，岁省站银二千余两。著有《无冤录》《蛮音集》。

《检验说》　清　李慎修

见宣统三年《山东通志》卷一百三十六《艺文·法家》。

同上《山东通志》卷一百三十四《艺文·史》：李慎修，字思永，号雪山，章邱人。康熙壬辰进士。

同上《山东通志》卷一百六十九《人物志》：李慎修……由中书擢主事，出知杭州府。整躬率属，吏治肃清。旋内迁刑部郎中十余载，多所平反。调湖北汉黄道，盗窃奸宄，闻风远遁。改监法道，力却旧日陋规，以忧归，服除，补江南监道，旋授江西道监察御史，指陈时事，尽言无隐，寻授湖南衡永郴桂道，后告归田里。著有《内讼编》《吏治厄言》《伦理至言》《恤囚说》《检验说》诸书行世。

《检尸考要》　清　朱纲

见宣统三年《山东通志》卷一百二十六《艺文·法家》。

同上《山东通志》按：纲，字子聪，历城人。官至福建巡抚，卒赠兵部尚书，谥勤恪。是书刊于雍正丙午，《县志》作《检验集要》，今据本书标目。纲自序略云：旧有《洗冤录》《无冤录》《读律佩觿》《未信编》等书，皆讲论检验之法。康熙间，浙江仁和陈漱六者，取诸本汇校，集为八卷，名曰《洗冤集说》。今系就《洗冤集说》中所载之《洗冤》《无冤》《读律佩觿》等书，选其与检尸关键之处，汇为一帙。至其中尸伤、尸图、致命、不致命处所系，照刑部现行新例核定。其原本内有因事涉疑似，存二说以备改订。与字义讹误可疑，旁注小字，以备斟酌者，亦照旧并存焉。

《洗冤录辨证》   清 李璋煜

见光绪十八年《诸城县续志》卷五《艺文志》。

同上《诸城县续志·艺文志》：李璋煜尚著有《视已成事斋官书》六卷、《日订诗文集》《律例撮要》十二卷。

同上《诸城县续志》卷十二：李璋煜，字方赤。嘉庆癸酉拔贡，举人，己卯进士。刑部主事，游升四川司郎中。道光丁酉，简授江苏常州府知府，署扬州府。首禀大吏，示禁妇女冶游、婚丧违僭，严惩刮儿、刮妻、马批诸恶俗，调署江宁府，补苏州府，禁夜游、禁重利盘折、禁供奉邪神。升江宁盐巡道，署江苏按察使，江宁布政使。所至惩讼棍、戢盗贼、禁匪徒讹诈、榜示恶人姓名，俾知改悔。于苏常所属尼庵导邪诱良者，年三十以下概使还俗择配，惩其尤不法者。禁抑勒典当，把持行市商贾，居民咸得安业。丁母忧，服阕，简授广东惠潮嘉道。潮人每开赌场，诱良家子弟，深闺妇女，籍庵尼暗为传送。剥削肆害者名花会；结会树党；逞忿械斗者名会乡；坏人心，酿巨祸，莫此为甚。璋煜廉得实，申严部署，捕置匪首曾阿三、黄悟空于法，永绝花会、会党积习。立治潮六法，责成绅耆董率，制俚语歌谣，俾妇孺周知。并辑古循吏导良化莠诸事，刊刻告诫，周详纯挚。潮之人士，翕然向化，谓治潮者前有韩昌黎，自唐迄今继轨者，惟璋煜一人。作诗颂德，有昔韩今李之称。升浙江按察使。潮人攀留不得，乃筑讲堂、立石、勒像，以志景慕。旋调广东按察使，升布政使，庚戌以病归，杜门谢客，不预外事，日课幼子、诸孙，以娱暮年。

第十一类　其　他

《牛马集》　　清　范联芳

见民国二十六年《黄县志稿·艺文·著述》。

附录　参考书目

本附录所列参考书目，凡文中引用者前加米字符号。

《山东通志》四十卷　明万历四年增刻嘉靖十二年本

《山东通志》六十四卷　康熙十七年刻本

《山东通志》三十六卷　乾隆元年刻本

*《山东通志》二百卷　民国四年铅印宣统三年本

*《淄川县志》八卷　乾隆八年刻本

《淄川县志》八卷　乾隆四十一年刻本

《威海卫志》十卷　民国十八年铅印乾隆七年本

*《泰安府志》三十卷　乾隆二十五年刻本

*《泰安县志》十二卷　乾隆四十七年刻本

《泰安县志》十二卷　同治六十三年刻本

《宁阳县乡土志》　光绪三十三年石印本

《东平州志》六卷　康熙十九年刻本

《东平州续志》八卷　康熙五十九年刻本

*《东平州志》　乾隆三十年刻本

《东平州志》二十卷　乾隆三十六年刻本

《东平州志》三十卷　道光五年刻本

《东平州志》二十七卷　光绪五年刻本

*《东平县志》十七卷　民国二十五年铅印本

《肥城县志》十九卷　嘉庆二十年刻本

*《肥城县志》十卷　光绪十七年刻本

《平阴县志》四卷　嘉庆十三年刻本

《平阴县志续刻》　道光二十八年刻本

《平阴县志》八卷　光绪二十一年刻本

＊《长清县志》十六卷　道光十五年刻本

＊《济南府志》七十二卷　道光二十年刻本

＊《历城县志》十六卷　崇祯十三年刻本

＊《历城县志》五十卷　乾隆三十七年刻本

＊《续修历城县志》五十四卷　民国十三年铅印本

＊《章邱县志》十六卷　道光十三年刻本

＊《章邱县志》十三卷　乾隆二十年刻本

　《章邱县乡土志》二卷　光绪三十三年石印本

＊《滨州志》十二卷　咸丰十年刻本

　《武定府志》三十八卷　乾隆二十四年刻本

　《武定府志》三十八卷　咸丰九年刻本

　《惠民县志》十卷　乾隆四十七年刻本

　《惠民县志》三十卷　光绪十二年刻本

　《惠民县志》三十卷　光绪三十五年补刻光绪十二年本

＊《阳信县志》八卷　乾隆二十四年本

＊《阳信县志》八卷　民国十五年铅印本

　《海丰县志》十二卷　康熙九年刻本

＊《无棣县志》二十四卷　民国十三年铅印本

＊《霑化县志》十六卷　光绪十七年刻本

　《利津县新志》十卷　康熙十二年刻本

　《利津县志续编》十卷　乾隆二十三年刻本

　《利津县志补》六卷　乾隆三十五年刻本

＊《利津县志》十卷　光绪九年刻本

＊《利津县续志》九卷　民国二十四年铅印本

　《乐安县志》二十卷　雍正十一年刻本

＊《乐安县志》十三卷　民国七年石印本

＊《乐安县志》　民国十七年

　《续修广饶县志》二十八卷　民国二十四年铅印本

　《重修博兴县志》十三卷　道光二十年刻本

＊《重修博兴县志》十七卷　民国二十五年铅印本

　《重修蒲台县志》十卷　康熙三十二年刻本

《蒲台县志》四卷　乾隆二十八年刻本

《新修齐东县志》八卷　康熙二十四年刻本

《高苑县志》八卷　康熙十一年刻本

《高苑县续志》十卷　康熙五十五年刻本

《高苑县志》十卷　乾隆二十二年刻本

《青城县志》十二卷　乾隆二十四年刻本

《青城续修县志》四卷　民国二十四年铅印本

《新城县志》十四卷　康熙三十二年刻本

*《重修新城县志》二十六卷　民国二十二年铅印本

《桓台县志》三卷　民国二十二年铅印本

《邹平县志》八卷　康熙三十四年刻本

*《邹平县志》十八卷　道光十六年刻本

*《邹平县志》十八卷　民国二十年重印民国三年本

《长山县志》十卷　康熙五十五年刻本

*《长山县志》十六卷　嘉庆六年刻本

《乐陵县志》八卷　乾隆二十七年刻本

*《商河县志》八卷　道光十六年刻本

*《临邑县志》十六卷　道光十七年刻本

《临邑县志》十六卷　同治十三年刻本

*《续修临邑县志》四卷　民国二十五年铅印本

《济阳县志》十四卷　乾隆三十年刻本

*《济阳县志》二十卷　民国二十三年铅印本

《潍县志》六卷　乾隆二十五年刻本

*《潍县志稿》四十二卷　民国三十年铅印本

《临淄县志》十六卷　康熙十一年刻本

《临淄县志》三十五卷　民国九年石印本

《昌邑县志》八卷　乾隆七年刻本

《安邱县志》二十八卷　万历十七年刻本

《续安邱县志》二十五卷　康熙十五年刻康熙元年本

《续安邱县志》二十五卷　民国三年石印康熙十五年本

《临朐县志》十六卷　光绪十年刻本

《昌乐县志》三十二卷　嘉庆十四年刻本

*《昌乐县续志》三十八卷　民国二十三年铅印本

《青州府志》二十卷　康熙四十八年刻本

*《青州府志》二十二卷　康熙六十年刻本

*《青州府志》六十四卷　咸丰九年刻本

*《益都县志》十四卷　康熙十一年刻本

*《益都县志》　乾隆十八年刻本

*《益都县图志》五十四卷　光绪三十三年刻本

《寿光县志》二十卷　嘉庆四年刻本

*《寿光县志》十六卷　民国二十五年铅印本

*《博山县志》十卷　乾隆十八年刻本

*《博山县志》　民国十二年铅印本

*《续修博山县志》十五卷　民国二十六年铅印本

《平度州志》十二卷　康熙五年刻本

*《重修平度州志》二十七卷　道光二十九年刻本

*《平度县续志》十二卷　民国二十五年铅印本

《胶州志》八卷　乾隆十七年刻本

《重修胶州志》四十卷　道光二十五年刻本。

《胶澳志》十二卷　民国十七年铅印本

*《诸城县志》十二卷　康熙十二年刻本

*《诸城县志》四十六卷　乾隆二十九年刻本

*《诸城县续志》二十三卷　道光十四年刻本

*《增修诸城县续志》二十二卷　光绪十八年刻本

《高密县志》十卷　乾隆十九年刻本

《高密县志》十卷　光绪二十二年刻本

*《高密县志》十六卷　民国二十四年铅印本

*《莱阳县志》十卷　康熙十七年刻本

*《莱阳县志》三卷　民国二十四年铅印本

《莱州府志》十六卷　乾隆五年刻本

《莱州府志》八卷　民国二十八年铅印万历本

《掖县全志》十八卷　光绪十九年分类合编四次修订本

《掖县志》八卷　乾隆二十三年本

《续掖县志》四卷　嘉庆十二年本

《再续掖县志》二卷　道光二十二年本

《三续掖县志》四卷　光绪十九年本

《招远县志》十二卷　道光二十六年重刻顺治十七年本

《招远县续志》四卷　道光二十六年刻本

《黄县志》十二卷　乾隆十一年刻本

＊《黄县志》十四卷　同治十年刻本

＊《登州府志》二十二卷　康熙三十三年续增顺治十七年本

《续登州府志》十二卷　乾隆七年刻本

《增修登州府志》六十九卷　光绪七年刻本

《重修蓬莱县志》十四卷　道光十九年刻本

《蓬莱县续志》十四卷　光绪八年刻本

《栖霞县志》十卷　光绪五年重印乾隆十九年本

＊《栖霞县续志》十卷　光绪五年续增乾隆十九年本

＊《文登县志》十卷　道光十九年刻本

《文登县志》十四卷　民国十一年铅印光绪二十三年本

《荣成县志》十卷　道光二十年刻本

《海阳县志》八卷　乾隆七年刻本

《海阳县续志》十卷　光绪六年刻本

＊《福山县志》十二卷　乾隆二十八年刻本

＊《福山县志》十卷　民国二十年铅印本

＊《宁海州志》二十六卷　同治三年刻本

＊《牟平县志》十卷　民国二十五年石印本

《即墨县志》十二卷　乾隆二十八年刻本

《即墨县志》十二卷　同治十二年刻本

《沂州志》八卷　康熙十三年刻本

＊《沂州府志》三十六卷　乾隆二十五年刻本

＊《临沂县志》十四卷　民国五年刻本

＊《临沂县志》十四卷　民国二十四年铅印本

＊《临沂县志》　民国二十五年本

《续修临沂县志》十七卷　民国二十四年铅印本

《郯城县志》十二卷　乾隆二十八年刻本

《续修郯城县志》十卷　嘉庆十五年刻本

《费县志》十六卷　康熙二十八年刻本

*《费县志》十六卷　光绪二十五年增刻本

《沂水县志》十卷　道光七年刻本

《莒州志》二卷　康熙十一年刻本

《莒州志》十六卷　嘉庆元年刻本

《蒙阴县志》八卷　康熙二十四年刻本

《蒙阴县志》　抄本

《蒙阴县志》八卷　传抄宣统二年本

《日照县志》十二卷　康熙五十四年增补康熙十二年本

*《日照县志》十二卷　光绪十一年刻本

*《滕县志》十卷　康熙五十五年刻本

*《滕县志》十四卷　道光二十六年刻本

*《续滕县志》五卷　民国三十年刻本

《金乡县志》二十卷　乾隆三十三年刻本

《金乡县志略》十二卷　同治元年刻本

《鱼台县志》十三卷　乾隆二十九年刻本

《鱼台县志》四卷　光绪十五年刻本

《嘉祥县志》四卷　光绪三十四年刻本

*《峄县志》十卷　乾隆二十六年刻本

《峄县志》二十五卷　光绪三十年刻本

《济宁直隶州志》三十四卷　乾隆四十三年刻本

《济宁直隶州志》十卷　咸丰七年刻道光二十年本

《济宁直隶州续志》四卷　咸丰九年刻本

*《济宁直隶州续志》二十四卷　民国十五年铅印本

*《济宁县志》四卷　民国十六年铅印本

*《兖州府志》四十卷　康熙二十五年刻本

*《兖州府志》　乾隆元年刻本

《兖州府志》三十二卷　乾隆三十五年刻本

山
东
省

359

《滋阳县志》四卷　康熙十一年刻本

＊《滋阳县志》十四卷　光绪十四年刻本

＊《曲阜县志》一百卷　乾隆三十九年刻本

《续修曲阜县志》八卷　民国二十三年铅印本

＊《曲阜县志》　民国三十四年铅印本

《邹志》四卷　万历三十九年刻本

《邹县志》三卷　康熙五十三年刻本

《邹县续志》十二卷　光绪十八年刻本

《邹县乡土志》　光绪三十三年刻本

《汶上县志》八卷　康熙五十六年重刻万历三十六年本

《续修汶上县志》六卷　康熙五十六年刻本

《泗水县志》十二卷　康熙元年刻本

《泗水县志》十五卷　光绪十八年刻本

《曹州志》二十卷　康熙十三年刻本

《曹州府志》二十二卷　乾隆二十一年刻本

《泗水县志》　康熙六十年刻本

《菏泽县志》二十卷　光绪六年刻本

《菏泽县志》十八卷　光绪十年刻本

《郓城县志》十六卷　光绪十九年刻本

＊《定陶县志》十卷　光绪二年补刻乾隆十七年本

《定陶县志》十二卷　民国五年刻本

《单县志》十三卷　乾隆二十五年刻本

《单县志》二十四卷　民国十八年石印本

《曹县志》十八卷　光绪十年刻本

《城武县志》十卷　康熙四十一年刻本

《城武县志》十四卷　道光十年刻本

《钜野县志》十五卷　康熙四十七年刻本

＊《钜野县志》二十四卷　道光二十年刻本

＊《东昌府志》五十卷　嘉庆十三年刻本

＊《聊城县志》四卷　康熙二年刻本

《聊城县志》十二卷　宣统二年刻本

*《高唐州志》八卷　光绪三十三年刻本

《茌平县志》五卷　康熙四十九年刻本

《茌平县志》二十八卷　民国元年刻宣统三年本

《博平县志》六卷　道光十一年刻本

《东阿县志》二十四卷　道光元年刻本

*《东阿县志》二十四卷　道光九年刻本

《寿张县志》八卷　康熙五十六年刻本

*《寿张县志》十卷　光绪二十六年刻本

《阳谷县志》八卷　康熙五十五年刻本

《观城县志》五卷　康熙十一年刻本

《观城县志》十卷　民国二十二年铅印道光十八年本

《朝城县志》十卷　康熙十二年刻本

《朝城县志乡土志》　民国九年重刻光绪年间本

《朝城县续志》二卷　民国九年刻本

*《莘县志》八卷　康熙五十六年刻本

*《莘县志》十卷　光绪十三年刻本

《莘县志》十二卷　民国二十六年铅印本

*《冠县志》六卷　万历三十七年抄本

《冠县志》十卷　民国二十二年铅印道光十年本

《堂邑县志》二十卷　光绪十八年重刻康熙五十年本

《馆陶县志》十二卷　传抄康熙十四年本

《馆陶县志》十二卷　光绪十九年重刻乾隆元年本

*《馆陶县志》十一卷　民国二十五年铅印本

*《临清直隶州志》十一卷　乾隆五十年刻本

*《临清县志》十二卷　民国二十三年铅印本

《清平县志》十七卷　嘉庆三年刻本

*《清平县志》十六卷　宣统三年刻本

《长河志籍考》十卷　康熙三十七年刻本

《德州志》十二卷　乾隆五十三年刻本

《德州新志考误》十二卷　乾隆五十九年刻本

*《德县志》十六卷　民国二十四年铅印本

*《陵县志》二十二卷　光绪元年增补道光二十五年本

　《陵县续志》四卷　民国二十四年铅印本

*《德平县志》十卷　嘉庆元年刻本

*《德平县志》十二卷　光绪十九年刻本

*《德平县续志》十二卷　民国二十四年铅印本

*《平原县志》十卷　乾隆十三年刻本

*《续修平原县志》十二卷　民国二十四年铅印本

　《恩县志》六卷　万历二十六年刻本

　《恩县续志》五卷　雍正元年刻本

*《重修恩县志》十卷　宣统元年刻本

　《禹城县志》十二卷　嘉庆十三年刻本

　《齐河县志》十卷　乾隆元年刻本

*《武城县志》十四卷　乾隆十四年刻本

*《武城县志续编》十四卷　道光二十一年刻本

　《增订武城县志续编》十五卷　民国元年刻本

　《夏津县志》十卷　乾隆六年刻本

　《桓台县志》三卷　民国二十二年铅印本

　《历乘》十九卷　一九五九年影印崇祯本

　《淄川县志》六卷　一九六一年影印嘉靖二十五年本

*《宁津县志》十二卷　光绪二十六年刻本

*《重修商河县志》十五卷　民国二十五年铅印本

　《夏津县志》五卷　一九六二年影印嘉靖本

*《夏津县志续编》十卷　民国二十三年铅印本

　《庆云县志》三卷　咸丰五年刻本

*《庆云县志》四卷　民国三年石印本

*《庆云县志》四卷　民国二十年重订石印本

　《齐河县志》十卷　同治五年补刻乾隆元年本

　《齐河县志》三十四卷　民国二十二年铅印本

　《武城县志》十卷　一九六三年影印嘉靖本

　《滨州志》八卷　康熙四十年刻本

*《桓台志略》三卷　民国二十二年铅印本

＊《邹平县志》十八卷　民国二十年重印民国三年本

　《武定州志》二卷　一九六三年影印嘉靖本

　《潍县乡土志》　光绪三十三年石印本

＊《增修胶志》五十五卷　民国二十年铅印本

　《安邱县志》　一九六零年油印本

　《临邑县志》四卷　一九六三年影印嘉靖三十一年本

＊《寿光县志》十六卷　一九六三年铅印本

＊《昌邑县续志》八卷　光绪三十三年刻本

＊《昌乐县续志》三十八卷　民国二十三年铅印本

　《青州府志》十八卷　一九六五年影印嘉靖本

　《宁海州志》十卷　康熙十二年刻本

　《四续掖县志》六卷　民国二十四年铅印本

＊《续修临沂县志》六卷　民国二十四年铅印本

　《莱芜县志》八卷　一九六三年影印嘉靖本

　《莱芜县志》二十二卷　民国十一年铅印本

　《续修莱芜县志》三十八卷　民国二十四年铅印本

　《莱芜乡土志》　民国年间石印本

＊《东平县志》十七卷　民国二十五年铅印本

＊《长清县志》十六卷　民国二十四年铅印本

＊《续修邹县志稿》　民国二十四年抄本

＊《东明县新志》二十二卷　民国二十二年铅印本

　《东明县志》八卷　乾隆二十一年刻本

　《东明县续志》四卷　民国十三年铅印本

　《东明县志》八卷　道光十四年增刻乾隆二十一年本

　《高唐州志》八卷　道光十六年刻本

＊《东阿县志》　民国二十四年铅印本

＊《东阿县志》十八卷　民国二十三年铅印本

　《续修东阿县志》十六卷　民国二十三年铅印本

　《莘县志》十卷　一九六五年影印正德本

＊《增辑清平县志》十六卷　宣统三年刻本

　《清平县志》　民国二十五年铅印本

山东省

*《庄平县志》十二卷　民国二十四年铅印本

《冠县志》六卷　万历三十七年传抄本

《历城县乡土调查录》　民国十七年铅印本

《德州志略》　光绪二十二年抄本

*《禹城县志》八卷　民国二十八年铅印本

《乐陵县乡土志》六卷　宣统元年石印本

*《重修恩县志》十四卷　民国二十四年铅印本

《泰安州志》四卷　康熙十年增补明刻本

《肥城县乡土志》一卷　光绪三十四年石印本

《新泰县乡土志》一卷　光绪三十四年石印本

《平阴县乡土志》一卷　光绪三十三年石印本

《滋阳县志合编》十四卷　民国二十九年刻印咸丰、光绪本

《泗水乡土志》　光绪二十八年石印本

《菏泽县乡土志》一卷　光绪三十三年本

《巨野县志续》八卷　民国十年刻本

《博平县续志》十卷　光绪二十六年刻本

《冠县志》十卷　民国二十三年刻本

《阳谷县志》十六卷　光绪二十六年修、民国三十一年铅印本

*《续修惠民县志》十二卷　民国二十一年稿本

《滨州乡土志》一卷　宣统元年抄本

*《霑化县志》八卷　民国二十四年铅印本

《重修蒲台县志》四卷　光绪十六年刻本

*《三续临川县志》二卷　宣统三年石印本

《高苑乡土志》一卷　光绪三十二年抄本

《齐东县志》六卷　民国二十四年铅印本

*《莒志》七十七卷　民国二十五年铅印本

《临朐县续志》二十二卷　民国二十四年铅印本

《安邱县志》二十八卷　民国九年石印本

*《续安邱县新意》二十五卷　民国九年石印本

*《诸城县乡土志》二卷　民国九年铅印本

*《蓬莱县志合编》　民国二十八年稿本

*《黄县志稿》 民国二十六年抄本

《荣城纪略》 光绪三十三年刻本

*《宁夏新志》八卷 一九六一年影印嘉靖十九年本

*《吴县志》八十卷 民国二十二年铅印本

*《濮州志》六卷 康熙十二年刻本

《高平县志》二十二卷 乾隆三十九年刻本

*《浙江通志》二百八十卷 乾隆元年刻本

*《浙江通志》五十卷 康熙二十三年刻本

*《钱塘县志》 光绪十九年校刻明万历三十七年本

江苏省

〔附〕补编

前　言

清初，江苏和安徽合称江南省。康熙六年（1667），划分为二，才有江苏省的名称。这个地区，水土丰衍，出了许多这样那样的人才，就医生来说，像李中梓、缪希雍、叶桂、吴瑭等先后在祖国医学史上发出了光辉，为中医学术的发展，作了积极贡献。

江苏名医之多，探索它的成因，大致不外两点：一是传世业、一是重师承。这两点如果搞得清楚，那对于研究江苏医学流派，好像能够摸到它的脉络；有些地方，并且能够补上医史上的空白。我们试就这两点略举一些医林人物，但也不过只是线索而已。

一、曰承家技

其父子相传，如上元县，陈其玑传陈荣。六合县，董勋传董其升。江浦县，丁明登传丁雄飞。上海县，李桂传李熊，陈亦保传陈肖岩。青浦县，何世仁传何其伟。宝山县，胡颖千传胡大径，高应麟传高含清。松江县，陈时荣传陈自道，郑岗传郑春回。嘉定县，赵曜传赵锦春，朱鸿宝传朱士铨。句容县，俞茂鹍传俞念祖，蒋用文传蒋主孝。武进县徐养浩传徐述。如皋县，娄垲传娄桂。吴县，张璐传张登，陈履端传陈珍如。常熟县，李维麟传李颢。昆山县，戴传震传戴之翰。吴江县，蔡以焜传蔡增祥。无锡县，黄钟传黄翰。太仓县，陈顾涞传陈廷住。江都县，葛天民传葛自申。兴化县，李朝光传李天基。

其祖孙相传的，如六合县，田淑江传田杜，再传田本德、田本良、田本泰。上海县，金仁荣传金云苞，再传金嘉、金顺。李赞化传李用粹，再传李揆山。徐神翁传徐枢，再传徐彪。青浦县，何其超传何昌梓，再传何寿彭。陈焘传陈垣，再传陈秉钧。南汇县，叶其榛传叶蕉邨，再传叶中枢。川沙县。张清湛传张金照，再传张凤仪。陈庆寿传陈叙卿，再传陈宝善。王涤斋传王梦松，再传王受福。宝山县，汪文标传汪煜，再传汪沩。嘉定县，方文伟传方时中，再传方源。唐永卿传唐毓，再传唐朴、唐椿。郁士魁传郁履豫，再传郁维禄。句容县，赵友芳传赵宗国，再传赵凌云。元和县，陆嵩传陆懋修，再传陆润庠。高邮县，吴钟奇传吴谷，再传吴令尹。武进县，费岳瞻传费文纪，再传费伯雄。毛凤彩传毛荀一，再传毛景昌。吴县，叶时传叶朝彩，再传叶桂。长洲县，沈伯新传沈绎，再传沈元。无锡县，窦良茂传窦时用，再传窦楠。常熟县，陶植传陶甄，再传陶宗义。顾颙传顾朴，再传顾昱。

有的各承家技，不是仅仅传了一世两世，而是传了十几世或二三十世，如松江何氏，自宋元以来，世以医名，传至清代何全、何凤春；如吴县韩氏，亦自宋以来，以医名世，永乐时，有院使韩公茂，与戴元礼齐名，传至韩来鹤，俱精医术；又如宜兴法氏，自法文淦传至清代法燮廷已十四世，皆著医名。邻近诸县，大抵渊源文淦，称为法派。像他们各家的医学专长，对于中国医药学极有影响，如果加以采访，使之发扬，这对于发掘祖国医学来说，也是一个方法。

二、曰尊师传

尊师传，如上海李中梓传业于马俶，俶再传于朱绅、盛箬、项锦宣、吕永则、俞士荣。吴县张璐传业于朱丹臣、袁觐宸。长洲马元一传业于尤怡。顾雨田传业于徐锦。吴江何嗣宗传业于秦篁。无锡来世扬传业于华虞熏。吴门曹乐山传业于姜问岐。金山秦景明传业于金铭。青浦何其超传业于沈景凤。丹徒王之政传业于虞克昌、李文荣、蒋宝素、朱致五。以至薛雪弟子邵登瀛，叶桂再传弟子钟南纪。其他可以参照所附医传，也就不再一一具列了。

从以上情况看，江苏名医的医学授受，各有渊源；所可惜的是他们所著之书，大部分散佚了。而在清代公私书目里，著录的也极少，这可说是一个缺憾。最近湖南中医学院曾购得丁凤《医方集宜》。可见江苏省名医佚著，尚存于天壤之间，我们后人不能任其磨灭。因此不惮烦琐，根据江苏地方志，把有关医学书目和医传钩稽出来，作为因目录书，因书知学之一助。至于凭借本编资料，探讨苏省名医的医德、医术、医学、不但加深医学史上的认识，而且会有益于促进中医药事业的发展，关于这点，就不再喋喋不休了。由于我们水平较低，条件也差，所编难免遗漏，敬请医界同志们，给予指正。

郭霭春　李紫溪

1979 年 10 月

目 录

江苏省

江
苏
省

第三类 伤寒 〔附〕金匮 温病 460

江苏省

377

江
苏
省

379

江苏省

江苏省

江苏省

江苏省

江苏省

江苏省

391

江苏省

江苏省

江苏省

江苏省

江苏省

江苏省

403

（以上外科）

江苏省

江苏省

江
苏
省

413

江苏省

附录　参考书目　　　　　　　　　　　　726

第一类 医 经 〔附〕运气

《内经疏》 明 蒋主孝

光绪三十年续纂《句容县志》卷二十《拾补》：蒋主孝，字宗伦，一字务本。院判用文三子。以儒医鸣。凡抱奇疾无能识者，诊视无不愈。急于救人，虽雪夜炎天，有求必赴。疏《内经》以示学者，或劝之仕。曰：医可以济人，奚必仕。喜吟咏，与弟主忠及王贞庆诸人结诗社。后与贺存心，张友兰倡和。爱临古帖、精鉴古、襟度洒落，于月夕必焚香鼓琴、作文，弄楚歌之曲。自制有《樵林操》，人多传习之。长子论、次子谊。谊举进士，授杭州府推官。戒之曰：不俭则不能廉，试看贪官，皆由不俭故也。谊居官有廉能名。主孝成化壬辰卒，年七十六。

《内经解》 明 周诗

见乾隆元年《江南通志》卷一百六十八《人物志·隐逸》一。

乾隆十三年《苏州府志》卷七十五之一作《素问笺》。

康熙二十六年《常熟县志》卷二十二《人物·流寓》：周诗、字以言，昆山人。进士复俊之兄。精究医理，人以为仲景不过也。诗名噪甚，士大夫皆折节下之。有《虚岩集》传世。

乾隆元年《江南通志》一百六十八之一：周诗，兼精医，作《内经解》。游京师，诗文播公卿间。少试方药辄效，欲以尚医官之，拂衣去。

乾隆十六年《昆山新阳合志》：《内经解》，钩致玄旨，不蹈前人。今所传《虚谷山人集》者，（皇甫）浑贻书后所存，而《素问笺解》卒无传。

《内经知要》 明 李中梓

见乾隆元年《江南通志》卷一百九十二《艺文·子部》。

乾隆四十八年《上海县志》卷十《艺术》：李中梓，字士材。父尚衮，明万历己丑进士。中梓，诸生，有文名；因善病，自究医理，辑张、刘、李、朱四大家所著书，补偏救弊，集其大成。金坛王宇泰亦精于医，年八十患脾泄；中梓诊视讫，语王曰：公体肥多痰，愈补愈滞；法宜用迅利药荡涤之，乃用巴豆霜下痰涎数升，顿愈。又，鲁藩病，时方盛暑，寝门重闭、床施毡、帷悬貂帐，身覆貂被三重，王犹呼冷。中梓曰：此伏热也。古人有冷水灌顶法，今姑为变通，用石膏三斤煎饮，作三次服，一服去貂被，再服去貂帐，服三次已尽，去外围，体蒸蒸流汗，遂愈。其神效不可枚举。然素自矜贵，非富贵家不能致也。年七十余，作偈端坐而逝。有《道火录》《居士传灯录》《医宗必读》《颐生微论》《内经知要》《本草通玄》《伤寒括要》等书十六种，为后学津梁。其诊脉要诀，口授门人董宏度，其余及门甚众，多知名于时。

同治十二年《上海县志》卷二十二《艺术传》：李中梓，南汇所城人。尤西堂医书序云：先生上公车者七、中副车者二。前《志·贡表》不载，录以备考。

又，前《志·遗事》云：白下姚越甫以子瘵，悼之过甚，忽得疾，两目失明。士材诊之曰：此传尸也。与药，下虫如小鼠者三枚、两头尖者数枚，始平复。鞠上舍，抑郁蒸热如焚，日呓语，言户外事如见。诊曰：肝脉沉，此名离魂；盖魄弱而魂不能藏，遂飞扬而上越；当急救肺金之燥，则魂归不难耳，投剂即瘳。中年，徧参尊宿，传衣于费隐老。同时有金时揄，字仲材。精方术，与士材齐名。

嘉庆二十三年《松江府志》卷六十一《艺术传》：李中梓，年六十八岁卒。子葵，康熙十五年恩贡。

《删次内经》 明 潘弼

万历十九年《兴化县志》卷六《人文之纪》上《逸民列传》：潘弼，字梦徵。精通医术及太乙、洪范诸数。所著有：《运气考正》《删次内经》，海内宗之。号西泉居士。子应诏。有茂才，多著述。以恩贡为赣州府推官。次子应奎。亦知医而能诗。

《内经注疏》　清　唐千顷

见嘉庆十九年《上海县志》卷十八《志艺文·子部》。

同上《上海县志》卷十四《唐声传传》：唐千顷，字桐园，监生。好经术，著书二十种：其《周易铨义》《禹贡图书指掌》《毛诗粹腋》，沈德潜皆为序之。又有《子学类要》等书。通岐黄，别著《大生要旨》

《内经指要》　清　李枝桂

见嘉庆十九年《上海县志》卷十八《志艺文·子部》。

同上《上海县志》卷十四《老人物·独行》：李枝桂，字健林，附贡生。质直有文名，内行亦肫挚。能医，客京师。乾隆六十年钦赐国子监学正。嘉庆元年与千叟宴、赐如例。

《内经类疏》　清　葛天民

见嘉庆十五年《扬州府志》卷五十四《人物》九《术艺》。

乾隆八年《江都县志》卷二十七《人物·方技》：葛天民，字圣逸，一字春台。精易象，通医学。慨焉矢心济世，博采名山宿志诸遗编，聚书万卷，审思切究，折衷以归画一，纂订至百易其稿。洞晰阴阳动静，错综变化，探天运之旋转，地气之升降，以证人身之脏腑、经络、形色、脉息，而穷其调治之原。特撰《医易》二十卷，《内经类疏》附《难经》《金匮要略杂病》四十卷，《伤寒集注》十卷，《针灸图》四卷，《本草提要》四卷。融贯精简，使无漏证遗法，下及祝由、拊摩、禁方、奇治，悉推理要。活人不可胜数，口不名钱。当途重其学，且知其贤，屡欲明扬之，坚辞退让，不求闻达也。年八十二以无疾终。子自申，邑文学。能精讨父业，缵其志。

嘉庆《扬州府志》卷五十四之九：葛天民，江都人。聚书万卷，思造于微，每著一书，百易其稿。其治疾，勇于救人，而廉于货取。

《内经集注》　清　黄元裳

见同治十一年《上海县志》卷二十七《艺文·子部》。

乾隆四十八年《上海县志》卷十《艺术》：黄元裳，字遇吉。精医理，凡遇沉疴，按脉投剂，无不奇验。虽穷乡僻处，延之必往，贫家酬以金辄却之。年八十余。所著有《内经集注》等书。子万育，能世其业。

民国二十六年《川沙县志》卷十六《人物志统传》：黄元裳，号也痴道人。高昌乡二十二保九图人。精医理，著有《内经集注》《梁兴嗣千字文注》。藏书积万卷，力学不倦。年八十余，犹手抄群书。现藏上邑谢酉山孝廉家。

《内经摘萃补注》　　清　李维麟

见乾隆元年《江西通志》卷一百九十二《艺文志·子部》。

康熙二十六年《常熟县志》卷二十一《人物·方技》：李维麟，字石浮。世以医名。维麟尤精于察脉，决人生死多奇中。如吕仍辅，病已愈矣，决其五年后必发，发必死。如翁大参之苍头沈某，衔主命往芜湖。诊其脉曰：无往也。及冬而卒于家。至有俞斐然，病尸厥，僵仆二十五日。诊之曰：生也。一剂而瘳。其所诊期决生死，皆此类。所著有《内经摘粹补注》《医宗要略》等书。

乾隆十三年《苏州府志》卷六十六《艺术》：李维麟，子颢，字伯武，亦恪谨而善医。

《内经必读》　　清　蒋师仁

见乾隆元年《江南通志》卷一百九十二《艺文志·子部》。

乾隆六十年《常昭合志稿》卷九《人物·艺学》：蒋师仁，字公威。学于喻嘉言，著《内经必读》《释体金镜》。

乾隆六十年《常昭合志》卷九：蒋师仁，孙昊培，亦名医。

《内经旁训》　　清　徐行

见民国二十二年《吴县志》卷五十七《艺文考》三。

同上《吴县志》卷七十五下《列传·艺术》二《龙柏传》：徐行，字步安，一字鉴泉。著《内经旁训》若干卷，《医学蒙求》四卷，皆在嘉庆时。

《内经博议》四卷　　清　罗美

见光绪九年刻同治《苏州府志》卷一百三十八《艺文》三。

乾隆六十年《常昭合志稿》卷九《人物·文苑》：罗美，字澹生，常熟人。用迁、固志传体，变《左传》编年以便初学。明究《易》理。晚岁以医药济人。

民国三十七年《常昭合志》卷十八《艺文志》：罗美、号东逸。由新安来徙。

《内经注》二卷　　清　娄桂

同治十二年《如皋县续志》卷九《列传》二《方技·娄垲传》：娄垲，字希侨，监生。幼好博览，精岐黄。子桂，字馨山。传其技而益精，全活甚众。注《内经》二卷。

《内经疏释》　　清　王梦翔

见民国八年《太仓州志》卷二十五《艺文·子类》。

光绪六年《壬癸志稿》卷十一《人物·太仓州技术》：王梦翔，字念伊。精医学，能起伤寒急证，世传其业。

按：梦翔《内经疏释》，有潘道报序见同上《太仓志》卷二十五《艺文》。

《内经度蒙》　　清　秦守诚

见光绪十三年《平望续志》卷十一《艺文》二《书目·子部》。

同上《平望续志》卷七《人物》一《艺能》：秦守诚，字千之，号二松，韭溪人。景昌子也，成童即通经、史，于书无不窥，惟不喜时文。谓大丈夫宜稍有裨益于世，时文猎取功名小技耳。用是精究岐黄诸家言，访名师，求秘笈，二十年学大成，道亦大行。治病必先贫而后富，嘉庆元年卒，年六十四。

《内经本论》　　清　沈形

见道光四年《苏州府志》卷一百二十六《艺文》五之下。

同上《苏州府志》卷九十五《人物·儒林》：沈彤，字冠云，号果堂，吴江人。汉七世孙，自南曾孙也。总角能文，有声庠序。乾隆元年荐举博学鸿词试，未入等。荐修《一统志》《三礼》。书成，授九品官。不就，以诸生终。少受业于何焯，继游仪封张清恪、江阴杨文定二公之门，究心宋五于书。中岁，望溪方氏与商订《三礼》《书疏》，辨论精核。彤既得师友之益，又沉酣典笈，故发为文章，深厚古质，神似昌黎。吴中言古文者，必屈指焉。年六十五卒，门人私谥文孝先生。著有《群经小疏》《果堂杂著》若干卷、《周官禄田考》三卷、《果堂集》若干卷。

光绪五年《吴江县续志》卷十六《人物》一：沈彤与徐灵胎善。

《内经揭要》　清　刘汉臣

见抄本《宣统泰州志》卷三十二《艺文志》上。

同上《宣统泰州志》卷二十六《人物传》：刘汉臣，字麓樵。住姜堰镇。以弟汉章貤封四品。精赏鉴，蓄书画，碑板甚富，所得宋椠及传抄秘笈，不下百余种。晚精医术，诊疾多效。子耀曾，原任太常寺博士。时，同邑陈宝晋，字守吾。住贺曹庄，精医，嗜古与汉臣同。

《内经难字音义》一卷　　清　陆懋修

见民国二十二年《吴县志》卷五十八上《艺文考》四。

光绪二十五年《黎里续志》卷十一《寓贤传》：陆懋修，字九芝，元和县恩贡生，候选直隶州州判，为康熙乙丑会状，讳肯堂六世孙。博学能文章，兼通医理。七试省闱不得志，遂专力于医。研精覃思三十余年，撰述宏富。客黎里时，求医就诊者无虚日。后以子贵，就养山左学署，卒年六十有九。著有《岭上白云诗集》《世补斋医书·前集》六种、三十三卷，《后集》四种、三十一卷。行于世。子润庠，同治甲戌状元，现官体仁阁大学士。

同上民国《吴县志》卷六十八下《列传》七：陆懋修，以儒医济世，有《世补斋医论》。其《补张仲景传》一篇，援据详明，尤足订《范史》之阙。又撰《内经难字音义》一卷，于声音通假之故，确有会心。如《素问·四气调神大论》：肾气独沉，据《周礼·壶涿氏郑司农注》谓：独、浊古通。《平人气象论》：前曲后居，据《汉书·郅都传注》谓：居与倨同。《刺腰痛篇》：至头几几然，据《说文》，定几读若殊。《痿论》：主闰宗筋，据徐楚金《说文系传》：闰之言捆，谓闰当作烦捆解。凡此诸条，皆非精研古学者不能道。妻程氏，亦能诗，工楷法。

《内经遗篇病释》一卷　　清　陆懋修

见民国二十二年《吴县志》卷五十八《艺文考》四。

《素问抄补正》十二卷　　明　丁瓒

见民国十九年《续丹徒县志》卷十八《艺文志》之《书目》子类。

同上《续丹徒县志》卷十二上《人物》二：丁瓒，字敬夫。玑从弟。正德丁丑进士，历官湖广按察副使。

《素问辨疑》　　明　何其高

见康熙三十年《苏州府志》卷四十五《艺文志》。

光绪七年《嘉定县志》卷二十《人物》五《艺术》：何其高，字仁所，诸生。入医院，由吏自迁御医，加鸿胪寺署丞。万历三十六年，京师疫，其高施诊、施药，全活无算。卒年七十。子平，自有传。

《素问释义》十卷　　清　张琦

见道光二十二年《武进阳湖县合志》卷三十三《艺文》三《子部》。

同上《武进阳湖县合志》卷二十六《人物志》五《张惠言传》：张惠言（阳湖人）。弟琦，字翰风。嘉庆癸酉顺天举人。历官山东，邹平、章邱知县，补馆陶，精医术。治县时，值大疫，全活甚众。

光绪五年《武阳志余》卷二十三：张琦，工诗，善书，精医术。

按：琦尚著有《本草述录》六卷。见道光《武进阳湖县合志·艺文》。

民国二十五年《馆陶县志》卷八《职官志·政绩》：张琦，道光三年，历宰邹平。道光十二年三月十二日卒于官，年七十。公少工诗文，与兄编修惠言齐名，舆地学尤精。著《战国策释地》二卷、《素问释义》十二卷、《古诗录》十二卷、《文集》若干卷。

《素问集注》　清　陈世芳

民国六年《丹徒县志摭余》卷九《人物志·方技》：陈世芳，字菊坡。好读书，工医，尤擅长妇科。著有《灵枢集注》《素问集注》。

《素问指归》八十一篇　清　戈颂平

见抄本宣统《泰州志》卷三十二《艺文志》上。

按：民国二十年《泰县志稿》卷二十八《艺文志》作《素问指归》八卷。

宣统《泰州志》卷二十七《艺术》：戈颂平，字直哉。幼习举子业，后研精医理。学有本源，古今医籍，无不浏览，尤服膺仲景《伤寒》。尝谓：庸医杀人，不必方证相反；即药不及病，已足毙人命。故生平疗疾，率用重剂猛攻，他医为之咋舌，而厉疾沉疴，往往而愈。所著《神农本草经指归》五卷、《黄帝素问指归》八十一篇、《仲景伤寒指归》六卷、《金匮指归》十卷。

同上，《严冬荣传》：严冬荣，字桂岩。世精喉科，传至冬荣尤邃。尝谓：医宜审证用药、不可执死方治活病。如近代白喉证最为危险，世医多宗养阴清肺法，并刊布《白喉禁忌服药表》，奉为厉禁。不知病自虚实、寒热之异，执一例百，收效者鲜。予用汗、下、温、清等法以治白喉，往往多所全活。神而明之，存乎人耳。按戈颂平疗白喉，亦不偏主用寒凉。其旨颇与冬荣合。

《素问注》　清　胡尚礼

见康熙五十七年《仪真志》卷二十二《列传》四《艺术》。

道光三十年《仪徵县志》卷四十《人物志·艺术》：胡尚礼，字景初，世医也。其父伦，命读岐黄诸书曰：吾家传，通医必先通儒为本；理不明，安悟诊视之奥。礼遂能识奇病，活人甚众。凡奔人之急，寒暑跋涉不辞。为人简默醇谨，又善楷法，酷览古今名籍。寿七十外，耳既聋，尚手不释卷。注《素问》，辑有《胡氏医案》。

《素问注》一卷　清　钱潢

见乾隆元年《江南通志》卷一百九十二《艺文志·子部》。

雍正九年《昭文县志》卷九《列传·艺术》：钱潢，字天来。阐发仲景《伤寒论》，著《溯源集》十卷。

《读素问抄》 清 张世炜

道光二十年《平望志》卷八《文苑》：张世炜，字焕文，号雪窗，唐湖人（属吴江平望）。年三十习岐黄家言，洞见底里，远近延之者无虚日。与之钱，贫者不受也。世炜神清貌古，颀而长，步履如飞。晚遘痰疾，而力学益勒。卒年七十二。著有《杜诗正义》《历朝诗约选》《松陵诗约》《唐人真赏集辑注》《读素问钞》《秀野山房·初、二集》。

《疟论注》 清 戴天章

见嘉庆十六年重刊《江宁府志》卷五十四《艺文》上《子类》。

同上《江宁府志》卷四十《文苑·戴瀚传》：戴瀚，字巨川，号雪村，上元人。父天章，字麟郊，好学强记。

《咳嗽论注》 清 戴天章

见嘉庆十六年重刊《江宁府志》卷五十四《艺文》上《子类》。

《灵枢集注》 清 陈世芳

见民国六年《丹徒县志摭余》卷九《人物志·方技》。

《灵素诸家要论》 清 沈以义

光绪七年《嘉定县志》卷二十六《艺文志》三《子部》：沈以义，字仕行，云闲曾孙，监生。

光绪八年《宝山县志》卷十《人物志》：沈以义，隐居自乐，不求荣利。承先世医业，名甚噪。征士张云章荐于巡抚张清恪伯行，以义辞以不谙吏治，伯行移书敦促，坚不赴。性好洁，室中图书彝鼎，靡不精古。复于西墅，凿池叠石，杂莳花木。过从者，相戒不敢唾涕。人比之倪云林云。

《素灵汇要》三卷　　清　张金照

见民国二十六年《川沙县志》卷十五《艺文志·著述类》及卷十六《人物志·张清湛传》。

《灵素直指》　　清　孙讷

见乾隆二十年《直隶通州志》卷十九《艺文志》上《著述·杂类》。

同上《直隶通州志》卷二十二《杂志·方技》：孙讷，字吾容。（海门）郡诸生。少读书有大志，尝得异人授岐扁书，遂精其业。游京师，授太医院，在职三十八年，闻母病驰归，既殁绝意仕进，以画自娱，著墨濡毫辄得妙趣，年七十四，无疾终。子镗，亦有父风。

《灵素集解》　　清　田淑江

见光绪六年《江宁府志》卷九上《艺文》上《子部》。

光绪九年《六合县志》卷八附录《方技》：田淑江，附贡生。工医，著有《灵素集解》。子杜、侄椿，亦工医。杜，字树芳，监生，医学训科，著《伤寒论辨》。杜子本德、本良、本泰，皆知医。椿，字锡龄。职监生。医学训科，著有《灵素校注》。生平作字不苟，立方必楷。椿子肇镛，字心华，佾生，摄理医学训科，著有《灵素类述》《验方杂志》。

《灵素校注》　　清　田椿

见光绪六年《江宁府志》卷九上《艺文》上《子部》。

《灵素类述》　　清　田肇镛

见光绪九年《六合县志》卷八附录《方技·田淑江传》。

光绪六年《江宁府志》卷九上《艺文》上《子部》：肇镛作肇墉。

《灵素真诠》　　清　刘然

见同治十三年《上江两县合志》卷十二中《艺文》中《子部》。

同上《上江两县合志》卷二十四中《耆旧·吴琅传》：刘然，字西涧。家上海南街。家藏宋诗三百余种、明人千种、元人数十种。选《国朝诗乘》，金陵诗人，多赖以传。

《素灵发伏》　清　严长明

见光绪六年重刻嘉庆十六年《江宁府志》卷五十四《艺文》上《子类》。

同上《江宁府志》卷四十《人物·文苑》：严长明，字冬友，一字道甫，江宁人。乾隆二十七年赐举人内阁中书，入军机办事，擢侍读。连遭丧归，遂不复仕。出游秦、楚、大梁，卒于合肥书院。长明博学、工诗文；在职纂修官书外，其自为书曰：《归求草堂诗文集》及论辨经史、书、算、文艺、金石、文字者，凡二十余部，百余卷。

《内难经撮》　清　余祚宸

民国六年《丹徒县志摭余》卷九《人物志·方技》：余祚宸，字六含，号紫珊。父景浮，多疾经年，治弗效。慨然曰：为子者何可不知医！遂潜心医学，凡轩岐以下书靡弗读。避乱，侨寓高邮，得赵、吴两医秘传，学益进。尝治人所不能治。生平专务济人，不计财帛，无论贫富，靡不尽心诊治。子炳焜、宝锟均诸生，能世父学。著有《内难经撮》《伤寒温病歌括》。宝锟弟子王继恒，字久堂，深得师传，亦以精医名，考取南洋毕业医士。

《灵素难经补注》十二卷　　清　于暹春

见同治十三年《扬州府志》卷二十二《艺文》一《书目·子部》。

光绪九年《江都县续志》卷二十六《列传》六：于暹春，字桐岗，号不翁。父濂。世居塘头村，村有鹤皋草堂，暹春兄弟七人肄业其中，各负时望。暹春，于济人利物事，无弗为。性耽诵读，筑晚香楼三楹，藏书数万卷。工书，精岐黄、壬遁之学。著有《读史论略》一卷、《医林集成》八十卷、《灵素难经补注》十二卷、《脉理辨微》四卷、《伤寒瘟疫条辨》二十四卷、《六壬课存》二卷、《寻畅楼印谱》三卷、《弹指庵笔记》四卷、《藤峡记闻》八卷、《塘上诗钞》三卷。卒年八十。

《类经纂注》　清　郭佩兰

见民国二十二年《吴县志》卷五十六下《艺文考》二。

同上《吴县志》卷七十五上《列传·艺术》一：郭佩兰，字章宜，吴人。以怯弱抱疴有年，遂留心方脉。著《本草汇》十八卷、《四诊指南》《痨瘵玉书》《类经纂注》等书。又有蒋示吉，在顺治时。

《类经摘注》　清　沈葵

见民国七年《上海县续志》卷二十六《艺文·子部》之《医家类补遗》。

同上《上海县续志》卷十九《人物补遗》：沈复云，字成章，号守愚，诸生。性谨厚，诗宗盛唐，尤长古风。旁涉堪舆、医、卜之学。孙葵（前《志》附《朱孔阳传》，号钦阳），郡庠生，善词章，通易理，于天文、地理、历史、农、桑等学无所不窥。讲学五十余年，知名之士咸执贽焉。卒年六十有九。

《五行运气》一卷　梁　陶弘景

见光绪三十年续纂《句容县志》卷十八上《艺文·书目》。

光绪六年重刻嘉庆十六年《江宁府志》卷五十四《艺文》上：作五卷。同《志》卷末《校勘记》谓：《宋志》作一卷。似是。

宣统二年重刻道光二十二年（嘉定）《镇江志》卷十八《人物》：陶弘景，字通明。居于茅山，自号华阳隐居。大同二年卒，年八十五。赠中散大夫，谥贞白先生。

民国十二年重刻（至顺）《镇江志》卷十九《隐逸·侨寓》：陶弘景，丹阳秣陵人。神仪明秀，读书万余卷，善琴碁、工草隶。齐高帝作相，引为诸王侍读，奉朝请。永明中，脱朝服挂神武门，上表辞禄。许之。乃止于句曲山，自号华阳隐居。特爱松风，每闻其响，欣然为乐，有时独游泉石，望见者以为仙人。梁武帝即位后，屡加礼聘，并不出。国家每有大事，无不以谘询，时人谓之山中宰相。后简文帝临南徐州，钦其风素，召与谈论，甚敬异之。卒赠太中大夫。

传抄万历二十一年《上元县志》卷九《人物志》一：陶弘景，幼有异操，年十岁得葛洪《神仙传》，昼夜研寻，便有养生之志。谓人曰：仰青天，睹白日不觉为远矣。未弱冠，齐高帝作相，引为诸王侍读，除奉朝请。虽在朱门，闭影不交外物，唯以披阅为务，朝仪、故事多取决焉。永明十年，上表辞禄。诏许之，赐以束帛。及发，公卿祖之于征虏亭，供张甚盛。咸云：宋、齐以来，未有斯事，朝野荣之。于是止于句容之句曲山，永元初，更筑三层楼，弘景处其上、弟子居其中、宾客至其下，与物遂绝；唯一家僮得侍其旁。性好著述，尤明阴阳、五行、风角、星算、山川、地理、方图、物产、医术、本草。著《帝代年历》，又尝造浑天。梁武帝入建康议禅代，弘景援《图谶》，令弟子进之。武帝既早与之游，及即位后，恩礼愈笃，书问不绝。帝每得其书，烧香虔受，天监四年，移居积金东涧。善辟谷、导引之法，年逾八十而有壮容。

光绪二十六年重刻乾隆十五年《句容县志》卷九《人物志》下《隐逸》：陶弘景，始从东阳孙岳游，受符图经法，遍历名山，寻访仙药，每经涧谷，必坐卧吟咏，盘桓不已。沈约为东阳郡守，屡书要之，不至。弘景为人圆通、谦谨，出处冥会，心如明镜，遇物便了，言无烦舛，有亦辄觉。性好著述，尚奇异，顾惜光景，老而弥笃。

《运气说》　　明　钱宝

康熙二十三年《江南通志》卷五十九《方技传》：钱宝，字文善，号复斋，原浚曾孙。诗多藻思，工小楷、行书。精于医术，拯危济困。著有《医案》《运气说》《复斋集》。

《运气考正》　　明　潘弼

见万历十九年《兴化县志》卷六《人文之纪》上《逸民列传》。

按：万历三十二年《扬州府志》卷二十四、康熙十四年《扬州府志》卷二十八之一、乾隆元年《江南通志》卷一百九十二及咸丰二年《兴化县志》卷九均作《医学运气考正》。

《运气化机》　　明　石震

见道光二十二年《武进阳湖县合志》卷三十三《艺文》三《子部》。

同上《武进阳湖县合志》卷二十九之八：石震，字瑞章。得周慎斋之传。尝曰：治病必先固其元气，而后伐其病根，不可以欲速计功利。著有《慎柔五书》《慎斋三书注释（‘注释’二字据《胡住思传》补）》及《脉学正传》《运气化机》《医案》诸书行世。

《运气指明》　明　王三乐

道光二十三年续增《高邮州志》第三册《人物志·术艺》：王三乐，字存斋，明神宗时人。精于医，著有《运气指明》，今无传。论者但传其"因年省病、因人定药、因时立方、因地投剂"数语。又言治闽粤蛊毒诸方，尤为奇验。书未见。

《运气发挥》　明　吕夔

道光二十年《江阴县志》卷十八《人物》三《艺术》：吕夔，字大章。本姓承，依舅氏，从其姓。易儒而医，一时神其术，呼为吕仙。吴中疫，裹药囊，日活百家，全活无算。大吏给章服，不受。嘉靖间，隶太医院。著有《运气发挥》《经络详据》《脉理明辨》《治法捷要》等书。子：讲，字明学；读，字明经。医名俱如其父。读子，应钟，字元声，太医院吏目。传禁方而变通之，能望气决人死生，或谈笑间疗人痼疾。好客、好山水、好诗。孙文介铭其墓。著有《葆元行览》《世效单方》两书。又有《长春堂诗稿》。

《医经原旨》　明　徐吾元

见康熙二十九年《无锡县志》卷二十六《著述》。

一九五〇年誊印明弘治《无锡县志》卷二十之四《张用谦传》：同时，有徐吾元。论运气甚精博，有《医经原旨》。

《运气辨》　清　陆儋辰

见同治十三年《扬州府志》卷二十二《艺文》一《书目·子部》。

同上《扬州府志》卷十六《人物》八《术艺》：陆儋辰，字笔泉，廪生。居（泰州）海安镇。善书法，精于医理。著有《医学证治赋》，并《运气辨》《痧病辨》。道光元年镇中民多病霍乱。儋辰疏方济人，全活甚众。

一九六二年油印民国二十年《泰县志稿》卷二十八《艺文志》:《莞泉医书》六卷。字儋辰。所著《运气辨》,篇中:虑《伤寒》以下各证治群书,俗工未必能诵,贻误匪浅。用是,罗列古义,撰为证治等歌诀;皆撷取旧说,不参己意;注明出处,得失自见。贻后著述存者,仅此十余种:曰伤寒、曰中风、曰暑湿、曰燥火、曰秋时晚发、曰风湿、曰湿热、曰温疫、曰肿胀、曰痰饮、曰咳嗽、曰虚劳等。为赋二十篇。而于伤寒一门,运用长沙本文于韵语之中,后考诸家之说注于后。尤能折中众长,定以一是,为其极经营之作,固不得以江湖歌括例之,刊入《海陵丛刊》中。

《运气纂要》一卷　　清　何渌

见光绪五年《丹徒县志》卷四十六《艺文志》之《书目·子类》。

按:何渌尚著有《脏腑发明》一卷、《脉法心参》二卷。以《丹徒县志》无传,特汇录之。

《内经运气表》一卷　　清　陆懋修

见民国二十二年《吴县志》卷五十八上《艺文考》四。

《内经运气病释》九卷　　清　陆懋修

见民国二十二年《吴县志》卷五十八上《艺文考》四。

《运气则》　　清　周自闲

民国三十七年《常昭合志》卷十八《艺文志》:周自闲,字省吾。选录名医论说,(著《医论会通》六卷)。长洲唐大烈曾采(其)《三焦说》等篇入《吴医汇讲》。初园丁氏藏抄本。

《运气指掌》　　清　张伯元

见光绪七年《崇明县志》卷十六《艺文志》。

《五志相胜解》　　清　翁介寿

民国二十二年《吴县志》卷七十五上《列传·艺术》一《顾文烜

传》：顾文烜，同时有翁介寿，字寿纯。任吴县医学训科。著《五志相胜解》。

《脏腑发明》一卷　　清　何渌

见光绪五年《丹徒县志》卷四十六《艺文志》之《书目·子类》

《释骨》一卷　　清　沈彤

见光绪四年《苏州府志》卷一百二十六《艺文》五之下。

《身体解》　　清　钱国祥

见民国二十二年《吴县志》卷五十六下《艺文考》二。

同上《吴县志》卷六十六下《列传》四：钱国祥，字乙生，辰之子。廪贡生，候选训导。汪鸣銮视学陕、甘，延往襄校，驰驱秦、陇间，风寒中于足部，岁必数发。光绪辛卯，总督刘坤一，任以上海制造局兼翻译馆校勘，教习广方言馆、画图馆工艺学徒。从事十年，造就甚众。纂述不下数十余种（别见艺文）。又在沪局编校《各国交涉公法论》《交涉便法论》。风行海内外，称为善本。

《医源》三卷　　清　郁汉曙

光绪七年《嘉定县志》卷二十六《艺文志》三《子部》自序曰：是书根据《灵》《素》，去疑存信，细分门目。汉曙，字蔚若。廷钧子。诸生。

《医原图说》二卷　　清　金理

见嘉庆十九年《上海县志》卷十八《志艺文·子部》。

乾隆四十八年《上海县志》卷十一《艺文·续编》：金理，字天和。能诗、精医。尤擅幼科，著有《医原图说》《水生集》。

《医经原旨》六卷　　清　薛雪

见道光九年校刻嘉庆二十五年《吴门补乘》卷七《艺文补》。

同上《吴门补乘》卷五《人物补》：薛雪，字生白，号一瓢。所居曰扫叶山庄，为钱氏南园旧址，有花竹林泉之胜。乾隆初，举山林隐逸，寻放归。沈文悫公以王光庵比之；谓能诗而以医自晦，与光庵同；至工八分、解绘事、驰骋骑射刀稍间，又有能光庵之所不能者。袁太史枚有庖人将死，延雪药之，一剂而愈，因极口推重。雪曰：我之医如君之诗，能以神行。所谓人在屋中，我来天外是也。山庄门贴云：堪笑世人无狗监，何妨自我作牛医。楹贴云：九重天子垂清问，一榻先生卧白云。其自命可知矣。子，六郎。有神童称，早卒。

道光四年《苏州府志》卷一百六《人物·艺术》下：薛雪多学能诗。精医，与叶桂齐名。有一人，十年久痢。雪诊之曰：脉来数而细，此肾伤，而群医作脾胃病治，谬矣。因书熟地、归身、补骨脂、五味、菟丝等药，十余剂而愈。一人右腹痛如刀割，必泄气，痛稍缓。曾服蚌灰小效而复发。雪曰：蚌属介类，味咸功坚，直入至阴。是病在阴络，络病在下、属血。用䗪虫、桃仁、洒炒大黄，加入麝香少许。饮之，下黑血数次而瘥。一闽贾病垂危。延雪诊之曰：不治。其逆旅主人曰：死生有命，但能延旦夕之喘，俟其子至此，将我等经手出纳之数交清，则我等可以无累耳。雪曰：可以试为之。遂进以药，病势稍瘥。至十三日，已稍稍坐起，其子亦至。雪密告主人曰：此人今夕当死。主人大骇。雪曰：我许汝延其旬日之命，不曾许汝活也。其人果至中夜而殒。又有姚雨调者，亦时医也，与薛姻娅。姚之妹，伤寒发狂。姚自治之不效，延雪诊之。雪曰：是中有结粪十三枚。今夕服我药可下七枚，明日全下则病愈矣。已而果然。又有洞庭山人，伤寒甚剧，诣雪求药。雪曰：吾新制一方，试服之。第一日用枣三枚、葱根三个、生姜三片。次日减为二。又次日减为一。其人果三服而愈。因命其方曰《三妙汤》。雪生平与叶桂不相能，自名其所居曰扫叶庄以寓意。然每见叶处方而善，未尝不击节也。性喜龟，庭中蓄龟数十。曰：吾将效其龟息。所著诗曰《吾以吾鸣集》行于世。族孙，承基，字公望。亦以医名。

民国二十二年《吴县志》卷七十五下《列传·艺术》二：薛雪，游于吴江叶燮之门。自少已工于诗，既长精医。兼工绘事，墨兰尤精妙。雪为人放诞风雅。偶遇异僧，身挂一瓢，镌七字曰：吃尽天下无敌手。雪奇之，邀至家共饮。以瓢注酒容一斤。僧尽三十六瓢，雪仅一瓢，遂以自号。

《医经允中》十二卷　　清　李时育

见道光二十二年《武进阳湖县合志》卷三十三《艺文》三《子部》。

按：光绪五年《武进阳湖县志》卷二十八《艺文·子部》：撰人作黄德嘉。德嘉，阳湖人。

《医经精义》二卷　　清　程镳

光绪十五年《罗店镇志》卷六《人物志》中《游寓增》：程镳，字丹林，青浦诸生。省试不售，习医。从重古何书田游，得其秘授。道光初，来游里中，因家焉。著《医经精义》二卷、纂辑《诸家汇论》十余卷。年逾七旬，丹黄所藏医书、终日无倦容。治沉疴多奇效。尤善手谈。卒年八十一。

《素问天倾西北之妄辨》　　明　薄珏

乾隆十八年《长洲县志》卷二十四《人物》三：薄珏，字子珏。籍嘉兴县学，其学精微奥博。凡阴阳、占步、与夫战阵、屯牧、制造、雕刻，皆以口代书，以手代口。无远近皆叹服，然莫测其所传授。即他人亦不能传也。崇祯中，巡抚张国维令珏造铜炮，炮发三十里。每发一炮，设千里镜视（其）所在。又制水车、水铳、地雷、地弩等器。国维荐于朝，不报。退归吴门，萧然蓬户。室中器具毕备，操觚著书暇，忽锻炼、忽碾刻、忽运斤。尝造浑天仪，周围不逾尺，而环以铜尺。日月之盈缩、脁朒、星辰之宿离、伏逆，不爽累黍。其法用直线分割圆轮，以有定之角，絜无定之边，东西南北，远至亿万里，如在咫尺，即所谓勾股法也。尝论汉、唐、宋诸历家推算，独推郭守敬《授时历》。谓天地人各占二千四百一十九万二千，合七千二百五十七万六千为一元。从后推则每年增一，从前推则每年减一。以子半虚六度积成岁差。每岁差一分五十秒。积成六十年，遂退一度。由是证之，《邵子元会运世》，又上证之《汉志》章蔀纪元，无不符合。又言今世配《易》于历，皆强为比合。吾与辨未必服，然存吾说于后、令崔浩悟高允为是可也。其名海外亦重之。著有《浑天仪图说》《行海测天法》《天体无色辨》《天形北高南下辨》《素问天倾西北之妄辨》《荧惑守心论》《格物测地论》等书。

《黄帝内经鬼臾区之术其来甚远论》　　清　汪椿

见民国八年补刻同治元年刻咸丰四年《清河县志》卷二十三《艺文》中《三式疏证》条。

同上《清河县志》卷十九《人物》四：汪椿，字春园，初名光大。晚岁，潜心三式，号式斋。祖汲。修学好古，著书满家。椿，幼能强记，十行并下。贡成均，累试辄罢。于学无所不窥，尤明积算推步之术。谓王制里亩二数，《郑注》最为精密。北周甄鸾《五经算术》不知康成之确，乃自为步算，其术甚疏。《孔疏》疑经文错乱，推算益舛。陈澔纠《孔疏》之失，而自算之数，步下忽有奇零，殆全未通晓者。著《王制里亩二数考》以伸郑说。尝问同郡汪文端公廷珍太岁超辰之法。廷珍答曰：超辰之说，发自太仓钱氏，从古未闻，以《三统》推之，亦不合。然谓太岁无超辰则可，谓岁星无超辰则不可。《三统》百四十四年一超、《大衍》八十四年一超；二术不同。以西法考之，其实一也。椿乃著《推太岁法》《推岁星法》《推太阳法》，阐明服虔龙度天门之说。谓战国、汉初皆用跳辰，宋洪容斋亦知之，元熊朋来《经说》则未能晓然也。古法太岁、岁星俱有超辰，不尽依六十甲子之次，钱氏之说，信而有徵。为说数万言，廷珍叹服。中岁以后，究心太乙、壬遁，研精覃思，键户二十余年。著《周秦三式疏证》数十卷。会河督黎世序笃好此学，深敬礼之。嘉庆二十五年，河大涨。椿曰：夜观水星之次，非此地也，其在豫省乎？未几，果验。及世序卒，椿痛哭，尽毁所著，谓世无知者。今所存者，《三式·序目》一帙。其序略曰：《三式》之道，即《三易》之道，即三才之道也。其见于书者，仲康十一年闰四月朔日食，后人以授时法推而得之者，岂知授时即《太一》之法乎？武王三年二月四日，以无射之上宫毕陈；后人以《三统》法推而得之者，岂知《三统》即《壬遁》之法乎？由是观之，三代何尝无《三式》哉！春秋时，梓慎、裨灶、史墨之徒，皆深明此术。迨仲尼没而微言绝，七十子丧而大义乖，史官失职、典籍无征，复以谀闻窜乱其间，如风角、七政、元气、七分、日者、逢占、挺专、须臾、孤虚等术，流为机祥小数，而谶纬兴焉。东汉张平子上《书》、郑君注《乾凿度》、独契太乙、九宫之恉，盖至是，而晦者复明，绝者复续。厥后精太乙者，有三国之刘惇、赵逵；精遁甲者，有陈明帝、吴明彻；精六壬者，有晋戴洋、五代之梁祖；兼通《三式》者，有伪蜀之赵延义，元之刘秉中，著于《史传》。至如南齐《高帝纪》《宋史·礼志·律志》《金史·选举志》，以及晋、唐、宋、元《艺术·方技列传》，不可枚举，而《唐六典》且掌之太卜令焉。岂非郁之即久，发之弥耀者乎？窃谓太乙明天数、奇门明地数、六壬明人数，备乎三才、通乎《三易》，要为周、秦以上古神圣之所创造，非汉以下曲士短书所能拟也。其目凡四十有四篇，文多不传。其他著述多稿藏于家，世所行者，十一而已。初正阳县学重建明伦堂，得古砖，有建康都统司五字，未识所由。椿见之曰：是南宋初年物。《宋史·职官志》：建炎初，置御营都统司，以王渊为之。绍兴十二年于兴元、江陵、建康皆除都统制。又建炎三年，改秣陵为建康寺，置主管司留守，见《地理志》及景定《建康志》。淮郡城造于南宋，故有是砖。学师闻而叹曰：博物君子也。椿在都时，有四川僧心庵者，一见惊拜，诧为老师降生，出其像逼肖。其死之日，则椿之生日也。椿不之信，曰：安有是哉？殁之前一日，筮得明夷之卦，曰：夷者，伤也。七月夷则夷过此矣。果以是月卒。年六十有六。椿孤心绝学，少所推许，独与苏徵君秉国谈《易》最合。

民国十年续纂《山阳县志》卷十《原志·人物补遗》之流寓传：椿与邑人丁晏论学绝相得，延主家塾。椿所撰著多与晏相商榷。

《难经补注》　　明　徐述

见万历三十三年《武进县志》卷七《人物》二《方技》。

按：道光二十二年《武进阳湖县合志》卷三十三之三作一卷。

万历《武进县志·方技》：在毗陵以医著姓者，称徐、蒋、汤、丁云。徐之□□□□先世为毗陵人。元兵屠城获脱，复被掳至燕。居久之，得常州织染局官以归。生二子：长曰养浩，博通儒书，始业医名世，任无锡州医学教授。（养浩）子仲清，继其业，尤精，任湖州路医学教授。子矩用，以荐两任襄县、黄县教谕。是生三子：长曰述，字孟鲁。次曰迪，字孟恂。又次曰选，字孟伦。述善诊，迪善意。述诊决人生死、旦夕、岁月若神。迪所治不尽责效于汤液、醴酒，率以意为之。

述尝过市。市人靳之，跃而逾柜请诊……一女伤于怒，内向卧不能转。迪诊之，因索花作妇人妆，且歌，且笑。患者闻之，不觉回顾大笑而愈。

一孕妇仰而探物，遂不能俯。迪令人衣以裙数十层，掖之众中，以渐而解，每解一裙，辄掷妇前，解至中裙，其妇不觉用手力护，因得俯。

一人病膂，俯而不能仰。迪令之坐，因以大钺针徐拟之。其人渐避、渐仰。其用意，皆此类。古称文挚之治齐王疾，亦何以异此。至其用针，尤多神效云。俗恒呼曰徐神仙。述尝夜读《岳武穆传》，怒甚，持挺起，无所泄忿，碎其益于爨下。邻人惊问之。曰：吾方切齿于桧贼也。

洪武中，述、迪皆以他医累，当远戍，选赘得免。述、迪将奉母行，选不忍也，遂同行。艰苦备尝者廿年，不以为劳。文皇帝尝召见述，欲官之，不果，厚赐金帛以归。即其行谊，令不娴于医，亦不不失为隐君子。余故详为叙之。述所著有《难经补注》。

《难经经释》二卷　　清　徐大椿

见道光四年《苏州府志》卷一百二十六《艺文》五之下。

光绪四年《嘉兴府志》卷八十一《经籍》二《子部》庄仲方曰：大椿以《难经》一书，悉本《灵》《素》之言，而敷畅其义，不可名经。乃随文诠释，别其异同，辨其是非，为此书。其《难经》有不合《内经》之旨者，援引经文以驳正。亦一经之学，与毛奇龄释经同。

道光《苏州府志》卷一百六《人物·艺术》下：徐大椿，原名大业、字灵胎，晚号洄溪。吴江人。钎之孙，养浩之子也。生有异禀，倜傥英伟，有异人之概。初学举业，补邑诸生，弃去弗屑。去而穷经，探研《易》理、好读黄老与《阴符》家言。既益泛览，凡星经、地志、九宫、音律、刀剑、技击、勾卒、羸越之法，靡不通究，而于医理尤邃。其投药、造方，辄与人异。征士连云龙病，六日不言、不食，且炯炯直视。大椿按之曰：此阴阳相搏证也。投以剂，须臾再饮以汤而跃然。张雨村生子，无肌肤，惧欲弃之。大椿令以糯米作粉，掺其体，以绢裹之，埋土中，出其首，仍乳之，两日夜而皮生。任氏妇患风痹，两股如针刺。大椿令作厚褥，遣干妪挽持之，任其颠扑，叫号，不得释，以汗出而止，竟勿药而愈。市有好拳勇者，与人角而胸受伤，气绝矣。大椿命覆卧之，拳击其尻三，忽呕黑血数升而愈。

又熟江南水利、洞悉利弊。以医故，数应人请，往来吴淞、震泽间，更知诸水源流通塞之故。雍正二年，开浚塘河、大吏议深六尺，依岸起土。大椿争之曰：误矣。太深则淤易积而费重，傍岸则土去而塘易圮。大吏是之。乾隆二十七年，江浙大水。巡抚庄有恭议开震泽七十二港，以泄太湖下流。大椿言：惟近城十余港，乃江故道，此真下流所当浚者。其五十余港，长二百里，开之无益，又将坏两岸室庐、邱墓不可胜数；且恐湖泥倒灌，旋开旋塞。从其议。

乾隆庚辰，大学士蒋溥病。高宗访海内名医。刑部尚书秦蕙田以大椿名荐。特诏征之。辛巳春至京，命视溥病。大椿奏言：疾不可治。上欲官之，命入太医院供奉，大椿辞归。乾隆辛卯，再召入京，年已七十有九。是冬，卒于京师。

大椿权奇自喜，舞枪、夺槊，有不可一世之气。晚益放达，作《道情》以自娱。未殁前，自题墓门云：满园灵草仙人药，一径青松处士坟。所著有《述恩纪略》《道德经》《阴符经注释》《洄溪经义》《画眉泉杂咏》《待问编》《乐府传声》《水利策稿》《难经经释》《神农本草百种录》《医学源流论》《伤寒类方》《医贯砭》《兰台轨范》《慎疾刍言》《洄溪道情》等书。

光绪五年《吴江县续志》卷二十一《人物》六：徐大椿，熟于东南水利。灵胎抱用世之才，于水利，家学也。既不屑为龌龊小儒，又不欲以文字自表现，顾喋不得发，世乃以医学重之。视大学士蒋溥病，密奏过立夏七日当逝，至期果毙。后（乾隆辛卯）三十六年，复召抵京，以疾卒于寓，年七十九。其奉召时，谕旨称其字，遂以字行。

灵胎与沈彤善，彤学优于考古，而灵胎务知今，两人交相资也。尝创新乐府曰《洄溪道情》，警动恺切，士林诵之。子燨，字鼎和。灵胎奉召时，燨从。文成公阿桂，与为布衣交，燨不屑为科举之学，亦以医名，然燨亦非医者流也。

《难经类疏》　　清　葛天民

见嘉庆十五年《扬州府志》卷五十四《人物》九《艺术》。

《难经说约》四卷　　清　沈德祖

见嘉庆十九年《上海县志》卷十八《志艺文·子部》。

同上《上海县志》卷十五《志人物·艺术》：沈德祖，字王修。业儒不得志，托于医。座间偶诊无病人曰：君将大病。其人不信，不旋踵果病。又百计出之于险，其神解类此。

民国十二年《法华乡志》卷六《艺术》：沈德祖，本文学士于书罔不窥。既不得展，遂托岐黄以伸其宏济之志。乾隆辛丑、壬寅间游吴，辄取上池水以活阽危人无数。

《难经释》　　清　王效成

光绪二十九年重校光绪十七年《盱眙县志稿》卷八《人物》：王效成，字子颐，号雪腴。幼读书即留心当世之务，弱冠以辞赋受知于学使，然非所好也。性狷疾不能与世合，其学务究极天人之故、阴阳百汇之变，内返之身心，而推之伦物庶政，觊以挽季俗而救敝世。尝言古之学者，首重乎志，志非徒"心之所之"谓也。立之一时谓之意；注之一事谓之念，要之终身谓之志；不终身不可言志也。又言，志于学者，必自读书始。效成生于乾、嘉间，作《礼论》。其《易解》《读周礼》《威戒》诸篇。见诸《文集》者，皆体用兼该。武进李兆洛、山阳鲁一同叙其诗、文，倾倒倍至。骈体文、泽于经训，惜不传。诗余，希心乐天，精润可歌。工医，不泥古方，而应手辄效。著《难经释》，亦不传。惟《伊蒿室文集》六卷、《诗集》二卷、《轩霞词》一卷，行世。卒年五十余。

《难经析疑》　　清　陈凤佐

同治十二年《如皋县续志》卷九《列传》二《方技传》：陈凤佐，字鸣岐。治病多奇中，著：《伤寒论辨》《难经析疑》。

《难经注》　　清　陆守弘

康熙二十六年《常熟县志》卷二十一《人物·方技》：陆守弘，字子怡。隐居市廛，修德就闲。精星学，善琴。著《金刚经》，注《难经》《药性》诸书。年七十三岁无病而卒。

按：光绪三十年《常昭合志稿》卷四十四《艺文》：作钱守弘。盖从其本姓。

《难经解》　　清　张镜溪

见光绪六年《江宁府志》卷九上《艺文》上《子部》。

同治十三年《上江两县合志》卷二十四中《耆旧》：张基，字近溪，江宁人。精于医；家甚贫，而耻心之牟利。性耽吟咏，与周镛友善。晚始生子三：曰鏻，曰轮，曰镐；延郭鸿授句读，继又从林副贡润课文艺。谓师道尤以行谊重也。诸子皆苦志力学，游庠序有声。

《集注难经浅说》　　清　李恩蓉

民国六年《丹徒县志摭余》卷九《人物志·方技》：李恩蓉，字东云。高祖增，精医，有隐德，正《志》方技有传。父春英，习韩康业，精制方药，名闻里闬。恩蓉少承父学，入学后绝志进取，专心岐黄之学。病者一经诊治，应手辄愈。有《集注难经浅说》《删补修园医学三字经》。性复耿介、取予不苟。子允佳，字晴生，能世其学。凡节妇孤贫，立志送诊，活人尤多。

《扁鹊镜经》一卷　　南朝宋　徐熙

康熙七年《江宁府志》卷二十六《人物传》七《方技》：南北朝徐文伯，字德秀。丹阳人。太守熙曾孙。熙好黄老，隐秦望山；有道士授以《扁鹊镜经》，因精心学之，名震海内。子秋夫，工其术，至射阳令。秋夫生道度、叔向，皆精其业。道度生文伯，叔向生嗣伯。文伯兼有学术，倜傥不群。孝武路太后病，众医不识。文伯诊之曰：此石傅小肠耳。乃为水剂消石汤，病即愈。除鄱阳王常侍。明帝宫人患腰痛牵心，每至辄气欲绝，众医以为肉症。文伯曰：此发症也。以油投之，吐得物如发，引长三尺，头已成蛇，一发而已。病都差。

康熙十三年《沭阳县志》卷二《人物》之《方技总论》：飞鸢、棘猴，巧而无用，不足重也。至于输攻、墨守，亦何尝不可以赞大计乎。昔人制器尚象，如凫氏、庐氏、笙匏枳敔，子孙不易其业，甚有因之以为姓者。至于隶首、伶伦、仓公、季主之侪，其人皆能精艺入神，裨益治化，声施无穷。即吾淮列是科者亦不乏人，如徐文伯得《扁鹊镜经》，能以道术救世，此精于岐黄者也。若卫薝仙推历布算，与唐一行姝美。

宋熙宁时撰《奉元历》，仅得补之六七耳，然已密于他历矣。时沭薄沈存中作《熙宁晷漏书》四卷，且云：历算之妙莫若卫朴。两贤并在一时，疑沭有从之游者。前《志》纪闻荒略，无从考见，今特存其大概，愿后人毋以医、卜小道不屑执一成名也。

《内外景灵兰集》　　明　施沛

见康熙二年《松江府志》卷五十《艺文·子部》。

同治十一年《上海县志》卷十九《人物》二《施大经传》：施沛，天启初以贡除河南廉州通判，调署钦州。议时务十二条，语多切中。

第二类 诊 法

《脉诀》 宋 杨介

见乾隆十一年《盱眙县志》卷二十《方技传》。

光绪十七年《盱眙县志稿》卷九《人物》：杨介，工医。举孝廉，不就。徽宗饮冰困，苦脾疾。国医治以理中丸，不效，召介视之，仍用理中丸，以冰煎服，立愈。杨立之自广州通判归楚州，喉生痛，肿溃，脓血流注，寝食皆废。医者束手。适吉老来郡，立之两子往邀之。至，熟视良久，曰：不须看脉，已得之矣。此疾甚异，须先啖生姜一斤，乃可投药，否则无法。子有难色，谓喉中脓溃痛楚，岂宜食姜。立之曰：吉老医术通神，言必不妄，试啖我。初食，味甘香，稍益至半斤许，痛渐已，满一斤，始觉味辣，脓血顿尽，粥饵入口无滞碍。明曰招吉老谢而问之。对曰：君宦南方，必多食鹧鸪，此禽好食半夏，久而毒发，故以生姜制之。今病源已清，无庸服他药也。有富翁子，忽病，视正物皆以为斜，几案书席之类，排设整齐，必更移令斜，自以为正，以至书写尺牍莫不皆然。父母甚忧之，更历数医，皆不谙其疾。或以吉老告，遂以子往求治。既诊脉后，令其父先归。留其子，设乐开宴，醉劝无算，至醉乃罢。扶病者坐轿中，使人舁之，高下其手，常令颠倒辗转，久之，方令坐榻而卧，达旦酒醒，遣之归家，前日斜视之物皆理正之。父母跃然而喜，且询治之之方。吉老云：令嗣无他病，醉中尝闪倒，肝之一叶搭于肺上不能下，故视正物为斜，今复饮之醉，则肺胀，辗转之间，肝不□□矣，药安能治之哉。富翁厚为之酬。王定国病风头痛，至都梁求名医。吉老治之，连进三丸，即时病失。恳求其方，则用香白芷一味，洗晒为末，炼蜜丸，弹子大，每嚼一丸、以茶清或荆芥汤化下，遂命名：都梁丸。吉老，张耒甥也。耒尝赠以诗，亦重其医。贺铸游盱眙南山。

亦赠介诗，且云杨善方药。著书甚多。

同上《盱眙县志稿》卷九《人物续·补遗》：杨介，泗州人。以医术闻四方。有儒生李氏子、弃业，愿娶其女，以受其学，执子婿礼甚恭。吉老尽以精微告之。一日有灵璧县富家妇有疾，遣人邀李生以往。李初视脉云：肠胃间有所苦邪。妇曰：痛不可忍，而大便从小便中出，医者皆以此症不可治，故欲屈君子。李曰：试为筹之，若姑服我之药，三日当有瘳，不然非某所知也。下小元子数十粒，煎黄芪汤下之。富家依其言，下脓血数升而愈。富家大喜，赠钱五十万，置酒以问之。曰：始切脉时，觉扎脉见于肠部。王叔和《脉诀》云：寸扎积血在胸中，关内逢扎肠里痛。此痛生肠内所以致然；所服者，乃云母膏为丸耳。切脉至此，可以言医矣。李后以医科及第，至博士。李植，元秀即其从子也。

《仲景脉法》三十六篇　　宋　许叔微

见康熙五十七年《仪真志》卷十五《艺文志·杂类》。

按：万历三十三年《武进县志》卷七之二、嘉庆十五年《扬州府志》卷五十四之九、道光二十二年《武进阳湖县合志》卷三十三之三及光绪十三年《武阳志余》卷七之上《子部》：均作《仲景脉法三十六图》。

万历三十三年《武进县志》卷七《人物》二《方技》：许叔微，字知可。毗陵人。尝获乡荐，省闱不利而归。舟次平望，白衣（人）曰：何不学医。归践其言，果得卢扁之妙。凡有病者，无问贵贱，诊候与药，所活不可胜计。后举，又中乡试，赴春官，绍兴高宗壬子，以第六人登科，因二名不录，遂升第五，其上陈祖言，其下则楼材。晚岁，取平生已试之方，并记其事实，以为《本事方》。取本事诗词之例以名之。又撰《伤寒歌》三卷，凡百篇，皆本仲景法。又有《治法》八十一篇及《仲景脉法三十六图》《翼伤寒论》二卷、《辨类》五卷。

康熙五十七年《仪真志》卷二十二之四：许叔微，真州人。家贫笃意经史，尤邃于医。建炎初，兵火后大疫，叔微亲行里巷视疗，所活甚众。

《脉诀刊误》二卷　　元　戴启宗

见同治十三年《上江两县合志》卷十二中《艺文》中《子部》。

《脉诀辨明》　　明　徐枢

见康熙二年《松江府志》卷五十《艺文·子部》。

嘉庆二十三年《松江府志》卷七十二《艺文志》:《订正王叔和脉诀》,明徐枢足庵著。"前《志》作《脉诀辨明》"。

乾隆四十八年《上海县志》卷十《艺术》:徐枢,字叔珙,初家华亭。其先,遇异人授以《扁鹊神镜经》,遂有所悟。父号神翁。枢,少传其术,兼学诗于会稽杨维祯。洪武末,召为太医院御医。累有奇验,迁院使。告归展墓,宣武赋诗送之。年八十致仕,又七年卒。有《足庵集》。子彪,字文蔚。

乾隆二十三年《奉贤县志》卷七《艺术》:徐枢,善诗,得杨铁崖之传。著有《足庵集》。

附《御制诗》云:太医老卿八十余,胸蟠千古岐黄书。鬓含白发面红玉,长纤锦绶鸣璃琚。光华近侍今三朝,致恭保和功业高。五花鸾诰宠先世,南望飞云心孔劳。归荣遂尔追远情,吴淞江水清冷冷。春风花开景明丽,待尔重来朝阙庭。

《脉家奥学》　　明　卢志

见乾隆十三年《苏州府志》卷七十五《艺文》一。

按:乾隆十六年《昆山新阳合志》卷三十作《脉家典要》。

乾隆元年《江南通志》卷一百七十《人物志·艺术》一:卢志,字宗尹,昆山人。精《素》《难》诸家之书,官太医院判。武宗南巡召志。志趣告诸大臣,言冬得夏脉,于法不治。愿定皇储,以安国本,侃侃关宗社大计。寻致仕。尝与修《本卓》。著有《医学百问》等书。

乾隆十三年《苏州府志》卷六十六《艺术》:卢志,于弘治中,应明医诏至京。

乾隆十六年《昆山新阳合志》卷三十:卢志,少好讲《素问》《难经》,洞悉诸家之义。应诏至京,过徐、沛间,遇一异人、短簑蔽笠,与论运气主客、正对之法,大有悟。就礼部试,擢太医院判,供奉御药房。志,谈脉理独明标本。年逾八十,衣冠皓伟,欣然话当年治疾事,津津不置。著有《脉家典要》。

《审脉赘言》　　明　李士鹏

见民国十二年《江湾里志》卷十三《艺文志·书目》。

同上《江湾里志》卷十二《人物志·艺术》：李士鹏，字应祯。太医院吏目。十岁失怙，遵兄士龙之教，通岐黄书。著《审脉赘言》。

同上《江湾里志》卷十二《人物志·文学》：李士龙，字应明。嘉靖间，由岁贡司铎余姚、嘉兴，迁福建建宁教授。告归，以书画、咏歌自适。

《脉影图说》二卷　　明　缪希雍

见民国三十七年《常昭合志》卷十八《艺文志》。

康熙二十六年《常熟县志》卷二十一《人物·方技传》：缪希雍，字仲醇。精医术。医经、经方浩如烟海，靡不讨论贯穿，而尤精《本草》之学。尝谓古《三坟》之书，未经秦火者，独此而已。《神农本经》朱字，譬之六经，名医增补《别录》，朱墨错互，譬之注疏。《本经》以经之，《别录》以纬之，沉研钻极，割剖理解，作《本草经疏》《本草单方》等书。抉摘轩岐未发之秘，东垣以下未之有也。为人电目戟髯，如羽人剑客，好谈古今国家成败如指掌，实奇士也。

乾隆元年《江南通志》卷一百七十《人物志·艺术》：缪希雍，常熟人。不以医名，而医辄奇效。又喜形家言。时，周维墀，昆山人，字仲肃。幼嗜学，得咯血疾，弃儒业医，从希雍游，尽得其传。授太医院官。

光绪十一年《金坛县志》卷九《人物志》一《方技附》：缪希雍，由常熟迁金坛，与东林诸先达相友善。工岐黄术，有殊解。推本《神农图经》，辨其性味之所以然，屡奇验。著《广笔记》《本草单方》。庄继光梓之以行世。

按：仲醇著书甚多。尚有：《续神农本经序例》十二卷、《先醒斋笔记》八卷、《仲醇医案》一卷。均见民国三十七年《常昭合志》卷十八。《方药宜忌考》十二卷。见乾隆十三年《苏州府志》卷七十六。《缪氏识病捷法》十卷。见光绪十八年增刻光绪元年《长兴县志》卷二十九。至如：《葬经翼》一卷、《葬图》一卷、《葬经内篇》一卷、《难解》一卷

（二十四篇）、《画荚图解》一卷。均见民国重修《常昭合志·艺文志》。

《诊家正眼》　　明　李中梓

见乾隆四十八年《上海县志》卷十一《艺文续编》。

嘉庆二十三年《松江府志》卷七十二《艺文志·子部》作《诊家正宗》。

《方家法诊》　　明　沈惠

康熙二年《松江府志》卷五十《艺文·子部》及卷四十六《艺术本传》：沈惠，字民济。华亭人。幼得异传，为小儿医，能起死者。尝从浦南归，闻岸上哭声甚悲。问知某氏只一子，自塾中归，暴绝。惠走视，其胸次尚温；作汤剂灌之，遂甦。有富家子患痘，危剧，已治木矣。药之而愈。惠以小儿医多秘其书不传，乃覃思博考，著书九种行世，学者以为津梁。有老媪善治疳，惠拜受其方。媪亡，为治后事。惠为人谨厚谦下，无贵贱、贫富，必尽其心力，立身有绳检。晚自号虚明山人。徐文贞有诗赠之，临终赋诗而逝。同时有王节之，与惠并称。两人相得甚欢，遇有疑疾，必相质正也。节之子一凤、一鹏，皆名医。一鹏自有传。

《黄帝脉书》　　明　施沛

见乾隆元年《江南通志》卷一百九十二《艺文志·子部》。

《脉微》　　明　施沛

见乾隆元年《江南通志》卷一百九十二《艺文志·子部》。

《脉学传灯》　　明　徐鹏

见乾隆六十年《常昭合志稿》卷九《人物·艺学》。

按：雍正九年《昭文县志》卷九《列传·艺术》：作一卷。

道光四年《苏州府志》卷一百二十六之五下：徐鹏，字仲鹏，常熟人。学于缪仲醇。每言上医治未病，及遇小病，辄不予药，曰：用药如用兵，不得已而后用耳。著《脉学传灯》。

《紫虚脉诀启微》　　明　王元标

康熙七年《江宁府志》卷二十六《人物》七《方技》：王元标，字赤霞，上元人。宋文安公尧臣后。少业儒，兼精《素》《难》诸书，遂以医名。崇祯己卯大疫，标携药囊过贫乏家诊视，周济全活多人。甲申之季，大宗伯荐为太医，不应。逃于赤山，寻葛稚川旧居，卜筑焉。著有《紫虚脉诀启微》；又有《医学正言》未及就而卒；子诸生辂及次子稚续成之。稚，字东皋，尤精世业。群推重焉。

《脉法微旨》　　明　王育

见民国八年《太仓州志》卷二十五《艺文·子类》。

乾隆十年《镇洋县志》卷十二之上及卷十三上：王育，字子春，号石隐。家贫好学，乏膏火，每梯屋乘月，以尽余光，于书靡不搜览。与陆世仪、陈瑚、盛敬诸人讲学，积力深思，遂进于道。性强毅，不为非义屈，然正而不激，人敬爱之。鼎革后，角巾方袍，与世泊如。卒时，年八十有八。易箦前一日，犹与友人讲《易》如平时。育于五经皆有著述。又尝以六书之学失其传，乃推古圣贤造字之本，根于六义、证以五经，积十余年，成三十万言。旁通岐黄之术，其剖析多发奇秘云。所著：《说文论正》《阴符经解》《本草辨名疏义》《斯友堂诗集》等书。

按： 育尚著有：《斯友堂日记》。见嘉庆七年《太仓州志》卷五十三《艺文》二。

《脉法颔珠》　　明　秦昌遇

见同治《上海县志札记》卷六。

同治十一年《上海县志》卷二十二《艺术》：秦昌遇，字景明，居北门外。少善病，因学医，治儿科有神效。已而，遍通方脉，不由师授，妙悟入微。尝行村落间，见妇人淅米，使从者挑怒之，妇人忿诟。昌遇语其家人曰：若妇痘且发，当不治，吾激其盛气，使毒发肝部耳。日下春时，应见于某处。吾且止，为汝活之。及暮，如其言，投药而愈。又青浦林氏子，年方壮。遇视之曰：明年必病，三岁死。亦如其言。名动四方，然未尝自多。谓当死者，虽扁卢不能为；苟有生理，勿自我死之可矣。为人潇洒自适，予知死期。卒年六十。从孙之桢，亦精于医，撰述甚富。

嘉庆二十三年《松江府志》卷六十一：昌遇生平志趣高雅。董文敏尝绘《六逸图》，皆郡耆宿，景明年最少，与焉。

秦之桢，字皇士。南汇人。裕伯裔孙。习医，得从祖昌遇真传，撰述甚富。

按： 昌遇著述甚多。见乾隆元年《江南通志》卷一百九十二有《症因脉治》《大方折衷》《幼科折衷》《痘疹折衷》；见于同治《上海县志札记》卷六，有《脉法领珠》《病机提要》《医验大成》。他如《詹香堂集》，见嘉庆十年《上海县志》卷十五。

《脉诀汇辨》　　明　李延昰

见嘉庆十九年《上海县志》卷十八《艺文·子部》。

按： 光绪七年《嘉定县志》卷二十六《艺文志》三《子部》：作二卷。

嘉庆十九年《上海县志》卷十五：李延昰，字辰山，号寒邨，原名彦贞。进士尚衮孙，大理评事中立子，中梓从子也。少学医。中梓撰方书十七部。延昰补撰《药品化义》《医学口诀》《脉诀汇辨》《痘疹全书》四部，刊行之。又曾走桂林，任唐王某官，事败后，遁迹平湖佑圣宫为道士，以医自给。聚书至三十匮，生平事迹，不以告人，人亦不能知也。晚与朱检讨彝尊善，举所著及藏书二千五百卷畀焉。康熙辛丑卒。

乾隆十年《平湖县志》卷七《人物志·隐逸附侨寓》：李延昰，字期叔，著有《放鹇亭稿》《云间旧话录》《脉诀辨明》行世。

同治《上海县志札记》卷五：李延昰，字我生。师事同郡举人徐孚远为高第弟子，尝从孚远入浙闽。

《脉学正传》一卷　　明　石震

见道光二十二年《武进阳湖县合志》卷三十三《艺文》三《子都》。

《脉辨》　　明　管玉衡

乾隆二十五年《崇明县志》卷十六《人物》一《文苑》：管玉衡，字孟璇。幼邃古学，晚年隐居著书。有《无病十法》《脉辨》行世。又有《破伪书》《圣辨》《禅辨》《圆辨》《易辨》《礼辨》《医辨》《地理辨》等八种。

《脉理明辨》　　明　吕夔

见道光二十年《江阴县志》卷十八《人物》三《艺术》。

《脉学指归》　　明　顾文熊

道光二十年《江阴县志》卷十七《人物》二：顾文熊，字乘虬，桂子，副贡生。著《孝经内外传》《小学简注》《翼圃新书》《脉学指归》《本草诠要》。生平赋性高抗，不屑俯仰时辈。李忠毅游其门，谓先生之传，不在《集解》，其为人也，自足不朽云。

《脉诀辨疑》　　明　施世杰

见乾隆十一年《震泽县志》卷三十一《撰述》一《书目》。

同上《震泽县志》卷十九《人物》七《文学》：施世杰，字汉三，一字宾王，五都人。诸生。博学、工文章。所著有《丹桂楼杂制二十六种》，今所存惟《烈士传》。其能深识事势，明于兵机，议论卓然。余二十五种，览其目，多有关于世道人心者，惜后裔衰薄，稿皆散失。

《脉辨正义》五卷　　明　邹志夔

咸丰七年《靖江县志稿》卷十四《人物志·艺术》：邹志夔，字鸣韶，其先丹阳人。少业儒，博及坟典，于书无所不窥。一再试，被黜。为人朴雅，取予一介不苟。中年精医术，尝罗邃古仓扁，以及近代刘、李诸家之言。著《脉辨正义》五卷，与《素问》《灵枢》相发明。邑人朱家杖为作《传》。

《四诊脉鉴》四卷　　清　王宏翰

民国二十二年《吴县志》卷五十八下《艺文考》七《流寓》：王宏翰，字惠源，华亭人。徙吴西城。见《图书集成》引《吴兴志》。

《望色启微》三卷　　清　蒋示吉

见光绪九年刻同治《苏州府志》卷一百三十七《艺文》二。

同上《苏州府志》卷八十八《人物》十五《蒋元允传》：蒋元允，前明诸生，鼎革后，键户著述。子示吉，字仲芳。工诗，精岐黄术。卒于康熙中。

民国二十二年《吴县志》卷七十五上《列传·艺术》一：蒋示吉，受业于云间李中梓。著《医意商》。在顺治时。

《四诊指南》　　清　郭佩兰

见民国二十二年《吴县志》卷五十六下《艺文考》二。

《订正诊家正眼》　　清　李邦俊

见同治十一年《上海县志》卷二十七《艺文·子部》。

嘉庆二十三年《松江府志》卷六十一《艺术·李用粹传》：李邦俊者，用粹从兄弟行也。业医五十余年，治人无算。订正《诊家正眼》《证治汇补》，成一家言。年八十六卒。孙楷，字献葵。楷子廷璧，字环英。切脉极审慎。乾隆丙子大疫，治多效。

乾隆四十八年《上海县志》卷十《艺文》：李邦俊，字彦章。精研医。孙，树信，庠生。世其业。

《补注诊家正眼》　　清　闾邱铭

见嘉庆二十三年《松江府志》卷七十二《艺文志·子部》。

同上《松江府志》卷五十八《古今人传》十：闾邱铭，字尹节，上海人，居周浦，诸生。研究《四子书》，汇众说而折衷之；著有《讲义汇参》十五卷，兼通医理。子一士，字传九。

同治《上海县志札记》卷六：《补注诊家正眼》《本志》合下《本草选志》并注闾邱铭撰。《南汇县志》与《大方合璧》并注闾邱炳著。考《府志》别出闾邱铭《本草选志》条，是此注作铭者，系炳之讹，当从《南志》作炳。

江苏省

453

《四言脉诀集注》二卷　　清　王珠

光绪七年《嘉定县志》卷二十六《艺文志》三《子部》:《注例》凡三,曰:《正注》《总注》《附注》。援引众说,考核疑讹,为之疏解。王珠,字品泉。好读书,年老目盲,犹令长女（王恒其）诵听。

嘉庆七年《太仓州志》卷五十六《艺文》五《达生编》条:王珠,精医理。颇涉猎儒家异书,士林推重之。教授程瑶田,时与讲学焉。

《脉诀乳海》二十四卷　　清　王邦传

见乾隆二十年《直隶通州志》卷十九《艺文志》上《著述之杂类》。

同上《直隶通州志》卷二十二《杂志·方技》:王邦传,字紫澜。幼好学,《史记》《汉书》能背诵不忘。精于医理,病者就治,给以药饵。著有《脉诀乳海》十卷。年七十一终。

按:《脉诀乳海》卷数,《志》与《传》异。考光绪元年《通州直隶州志》卷十六作二十四卷,与乾隆《志·艺文》同。

《脉学定本》　　清　唐玉书

乾隆四十八年《上海县志》卷十《艺术》:唐玉书,字翰文。医理如神。所著有《青芸斋文集诗集》《本草删书》《伤寒类书》《脉学定本》等书行世。

嘉庆十九年《上海县志》卷十五:唐玉书。子宗泰,字宏文。太医院吏目。孙尔岐,字临照。世其术,用药尤矜慎云。

《诊宗三昧》一卷　　清　张璐

见道光九年校刻嘉庆二十五年《吴门补乘》卷七《艺文补》。

道光四年《苏州府志》卷一百六《人物·艺术》下:张璐,字路玉,号石顽老人,长洲人。性敏好字,博究古人之书。所著有《张氏医通》一十六卷。诚医学正宗也。

《脉灯》　　清　唐千顷

见嘉庆十九年《上海县志》卷十八《志艺文·子部》。

《脉理精要》二十卷　　清　施不矜

见嘉庆十九年《上海县志》卷十八《志艺文·子部》。

同上《上海县志》卷十五《志人物·艺术》：施不矜，字履谦，维翰从子。幼聪慧，神于医。有扶父病来者。不矜曰：汝父无恙。汝色青，三日后当暴亡，果如言。刘梦金、张以恺，皆其所传。著有《脉理精要》《经验志奇》。兼精地理、工诗词，画花卉绝佳，近人多宗之。

《脉学洞微》　　清　裴之仙

见嘉庆二十四年《江都县续志》卷八《经籍》。

《脉诀》　　清　杨时泰

道光二十二年《武进阳湖县合志》卷二十九《人物志》八：杨时泰，字穆如。好读《灵》《素》诸家，精究医理。治病立方，时有诸医所不解者。著有《脉诀》《本草述钩元》二书。以举人宦山左，署莘县事，未踰年卒。

《疫疬脉镜》　　清　叶其蓁

见道光十七年《川沙抚民厅志》卷十二《杂志》之《艺文·子类》。

同上《川沙抚民厅志》卷九《人物·艺术》：叶其蓁，字杏林，号困庵，本城人。工诗，精医理。著有《诸科指掌》《疫疬脉镜》等二十一种行世。子蕉村，亦精医。著有《女科医案》《医余小草》。孙中枢，字朝阳。世其学，著有《斯人正命》行世。

《脉药联珠》四卷　　清　龙柏

见民国二十二年《吴县志》卷五十七《艺文考》三。

同上《吴县志》卷七十五下《列传·艺术》二：龙柏，字佩芳，自号青霏子，长洲人。诗、古文词、医、卜、星命，百家学术，无不洞晓。著有《药性考》《食物考》《脉药联珠》等书。

《脉法金针》一卷　　清　法履端

见道光二十二年《武进阳湖县合志》卷二十九《人物志》八《法徵鳞传》。

《脉学》一卷　　清　蒋理正

见道光二十二年《武进阳湖县合志》卷三十三《艺文》三《子部》。

同上《武进阳湖县合志》卷二十六《人物志》五《儒林传》：蒋理正，字紫真。少孤，与京江张九徵同学，遂补丹阳学生。常依外家荆氏，尽发其所藏书；后客昆山徐氏传是楼，亦翻阅殆遍。究心《易》学，自汉、魏以及宋、元、明，靡不搜讨，随笔抄录，时有心得。见法书、名画辄留题。尤邃于医。年过七十，疽发于背，几殆。导气纳养数月，复初。远近争相延致。遇危症，诸医束手；别出新意治之，立愈。晚年，胸次益洒落。卒年九十五。

《脉诀辨讹》　　清　徐大楫

见同治十一年《上海县志》卷二十七《艺文·子部》。

按：乾隆四十八年《上海县志》卷十及嘉庆二十三年《松江府志》卷六十一：俱作《脉论辨讹》。

乾隆四十八年《上海县志》卷十《艺术》：徐大楫，字若济。明太医院枢之后。承其父天泽庭教，妙解《灵》《素》诸书，活人甚多。著有《脉论辨讹》《医宗粹语》。子庠生兆魁，字书城。孙瀛洲、金台，世绍其业。

《脉理辨微》四卷　　清　于暹春

见同治十三年续纂《扬州府志》卷二十二《艺文》一《书目·子部》。

《脉法心参》二卷　　清　何渌

见光绪五年《丹徒县志》卷四十六《艺文志》之《书目·子类》。

《脉学心传》　清　葛受朋

见光绪十年《松江府续志》卷三十七《艺文志·子部补遗》。

同上《松江府续志》卷二十四《古今人传·葛受山传》：葛受朋，字鲁山。

《脉法合璧》　清　间邱煜

见同治《上海县志札记》卷六。

民国七年《上海县续志》卷二十六《艺文·子部之医家类补遗》：《脉法合璧》《诊方合璧》《方记俚言》。俱国朝间邱煜撰。煜，字芝林。

《诊治辟源》　清　袁大垿

见光绪十年《松江府续志》卷三十七《艺文志·子部补遗》。

光绪四年《奉贤县志》卷十三《人物志》四《术艺·李清华传》：袁大垿，字兰亭。精幼科。著有《推拿要诀》《诊治辟源》。

《四诊便读》　清　程菊孙

见宣统三年《枫泾小志》卷八《志艺文·书目》。

《四诊集成》二卷　清　吕绍元　陈经国

见光绪四年《金山县志》卷十五《艺文志·子部》。

同上《金山县志》卷二十六《艺术传》：吕绍元，号玉峰。性沉静，苦志力学。遂精幼科。踵门求治者日不暇给，辑有《四诊集成》。同时，陈经国，号南庐。诸生。亦精医，与绍元同辑《证治汇辨》。

《四诊纂要》　清　陈大积

见民国十九年《嘉定县续志》卷十二《艺文志·子部》。

同上《嘉定县续志》卷十一《人物志·侨寓陈凝福传》：陈凝福，字少杏。咸丰壬子恩贡生。擅骈散文、精六法、工诗词。著有《冶春词草》《厚甫诗存》《随笔》《日记》等稿。孙，大积，号资万，又号志范。吴庠生。中岁习医，深入堂奥。所著《四诊纂要》，以《内经》为经，以诸家学说为纬。又《诗词稿》一卷。均未梓。

《脉学证疑》二卷　　清　施镐

见光绪七年《崇明县志》卷十六《艺文志》。

同上《崇明县志》卷十一《人物志》：施镐，字缵丰。诸生。以医术济人，贫无力者，不索谢。有延之者，虽深夜严寒，必速往。年六十五卒。

《脉方辨论》　　清　时立山

民国九年《沛县志》卷十三《人物传·方技》：时立山，字静函。增生。狄庄人。敦品力学，精于岐黄。每曰：医者，寄人死生，审证立方，当慎之又慎。著有《脉方辨论》数卷，一时推为名医。

《脉理臆解》一卷　　清　张坤贞

民国九年《沛县志》卷十三《人物传·方技》：张坤贞。家贫学富，肆力于古。晚年尤精岐黄，著有《脉理臆解》一卷。

《脉学指掌》　　清　刘汉臣

见抄本《宣统泰州志》卷三十二《艺文志》上。

《脉理晰疑》十卷　　清　刘梦飙

民国十九年《续丹徒县志》卷十三《人物志》六《文苑》：刘梦飙，字炎瑞。诸生。少负经济，尝献策军府，将参幕职，会事变，归隐于医。精究轩岐奥旨四十余年。著有《脉理晰疑》十卷，藏于家。

《脉诀补注》　　清　潘承绪

民国三十七年《常昭合志》卷十八《艺文志》：潘承绪，大临子，诸生。世医。著《脉诀补注》及《稻香斋医书》四卷。

《验舌要》一卷　　清　赵景颐

见嘉庆十三年《如皋县志》卷二十一《艺文》三《杂类》。

《舌色指微》　　清　王文注

见同治十一年《上海县志》卷二十七《艺文·子部》。

民国十一年铅印清《法华乡志》卷五《文苑·王钟传》：玉文注，字向溪，邑痒生。

《舌苔说》　　清　胡大猷

见光绪六年《江宁府志》卷九上《艺文》上《子部》。

同上《江宁府志》卷十四之四《人物先正》三《凌霄传》：胡大猷，字新斋。上元诸生。晚以医名，著有《舌苔说》。

《舌鉴从新》　　清　石文焕

见光绪七年《崇明县志》卷十六《艺文志》。

《舌苔辨症》　　清　赵友芳

见光绪三十年《句容县志》卷十八上《艺文·书目》。

同上《句容县志》卷十《人物·义行》：赵友芳，字北溪。精岐黄术。子守国，继父业，与弟存国并享耆年。孙凌云、礼宾，皆以医世其家。北溪医家专以舌苔辨证，故诊治多奇效；赵氏皆得其秘传云。

同上《句容县志》卷十四之四《尚祜传》：友芳子际可，施药不计贫富。际可子文清，字礼宾，接诊尤有奇效。

《察舌辨症》一卷　　清　张金照

见民国二十六年《川沙县志》卷十五《艺文志·著述类》及卷十六《人物志·张清湛传》。

第三类 伤 寒 〔附〕金匮 温病

《伤寒活人书》 宋 黄扤之

见乾隆元年《江南通志》卷一百九十二《艺文志·子部》及光绪六年重刻嘉庆十六年《江宁府志》卷五十四上作王扤之著。

《伤寒要旨》二卷 宋 李柽

见乾隆元年《江南通志》卷一百九十二《艺文志·子部》。

《四时伤寒从病论》六卷 宋 杨介

见光绪二十九年重校光绪十七年《盱眙县志稿》卷九《人物》。

按:《宋史·艺文志》"从病"作"总病"。

《伤寒论》 宋 杨介

见乾隆十一年《盱眙县志》卷二十《方技传》。

《翼伤寒论》二卷 宋 许叔微

见万历三十三年《武进县志》卷七《人物》二《方技》。

道光三十年《仪徵县志》卷四十四:二卷作三卷。

康熙五十七年《仪真志》卷十五及嘉庆十五年《扬州府志》卷六十二之一并作《翼伤寒》十卷。

《伤寒类要方》十卷 宋 许叔微

见嘉庆十五年《扬州府志》六十二《艺文》一《书目·子部》。

《伤寒九十论》一卷　　宋　许叔微

光绪十三年《武阳志余》卷七之二《经籍》中《子部》：清昭文张金吾《爱日精庐藏书志》云：先列病证，后论治法，剖析颇精。是书诸家俱未著录，《四库全书总目》云：叔微书，属词简雅，不偕于俗，故明以来不甚传布，是则因传本稀少，故藏书家俱未之见欤。陈振孙曰：叔微有《伤寒治法》八十一篇，未知即此书否。

《伤寒歌》三卷　　宋　许叔微

见万历三十三年《武进县志》卷七《人物》二《方技》。

乾隆元年《江南通志》卷一百九十二作二卷。

《伤寒心要》一卷　　旧题都梁　镏洪

光绪二十九年重校光绪十七年《盱眙县志稿》卷十二《艺文·续补遗》：洪始末未详。大旨敷演刘完素之说，所列方凡十八，又有病后四方。与常德《伤寒心镜》，皆后人裒辑附入《河间六书》之末者，然掇拾残剩，无所发明。

《伤寒直格》　　元　郭忠

雍正十一年《扬州府志》卷三十三《人物》六《方技》：郭忠，字恕甫，兴化人。时仁宗后丧明，忠以针愈之。赏赐甚厚，赐号金针先生。有《伤寒直格》行世。

万历十九年《兴化县志》卷六《人文之纪》上：郭忠，号芝山。精于医，任太医院使事。

按：上列《府志》《县志》载愈帝后丧明事，不同。一谓仁宗，则皇庆、延祐间事；一谓成宗，则元贞、大德年事也。未知孰是。

《伤寒纂例》二卷　　明　徐彪

见康熙二年《松江府志》卷五十《艺文·子部》。

按：同上《松江府志》卷四十六《艺术·本传》及乾隆二十三年《奉贤县志》卷七《艺术·本传》均作一卷。

江苏省

461

同上《松江府志》卷四十六《本传》：徐彪，字文蔚，太医院使枢子也。正统十年，以能医荐入太医院。时，代王病瘅，又昌平侯杨洪在边疾笃。受诏往视，皆不旬日而瘳，遂留御药房。十三年擢御医，景泰二年迁院判。常侍禁中，每以医谏。景帝问药性迟速，对曰：药性犹人性也，善者千日而不足，恶者一日而有余。问摄生，以固元气对。其因事纳忠类此。六年，予修中秘书，录子燈为国子生。及归老，以诗书适情，自号希古。所著《本草证治辩明》十卷，《论咳嗽条》《伤寒纂例》各一卷。

同治十一年《上海县志》卷二十二《艺术·徐枢传》：徐彪后裔有名伟者，嘉靖中太医令。

《伤寒括要》　　明　李中梓

见乾隆元年《江南通志》卷一百九十二《艺文志·子部》。

《伤寒探微》　　明　刘道深

乾隆四十八年《上海县志》卷十《艺术》：刘道深，字公原。与李中梓为中表，因业医。发愤二年，尽得其秘。著《症脉合参》《伤寒探微》《医案心印》等书。子贞吉。孝廉。亦精其术。

同治十一年《上海县志》卷二十一《人物》四之下：刘梦金，字勇来。祖道深，字公原。父贞吉，字正凝。康熙二十九年举人，官长洲教谕。亦能医。梦金质直，尚气节；诗文胎息于古，与人交始终无间……游京师，朝贵争致门下，避弗通。以明经终。工书，善医。

《伤寒全生集》　　明　何炉

见乾隆十五年增补康熙二十四年《镇江府志》卷四十《方技》。

嘉庆九年《丹徒县志》卷三十二《艺文志》之《书目·子类》作：何炉《伤寒全生论》一卷；光绪五年《丹徒县志》卷四十六《艺文志》作：《伤寒全生集》五卷。

乾隆《镇江府志》卷四十《方技》：何炉，字仁源，丹徒人。以医名。遇人病，虽贫且贱，务尽心诊视，不屑屑计财利。何氏自防御使曰公务者，谢官隐镇江市药，孝宗乃官其子曰柱太医院使。历六世，生元，洛阳尹曰水，复谢官隐镇江市药。水有孙曰渊，字彦澄，诏徵入京师，以医事三朝，咸膺殊眷。炉，其六世孙也，绍述家学，著《伤寒全生集》行世。年将八十无疾卒。

《医经溯洄集》二卷　　明　王履

见嘉庆七年《太仓州志》卷五十二《艺文》一。

正德元年《姑苏志》卷五十六之十八《艺术》：王履，字安道，昆山人。学医于丹溪朱彦修，遂尽其术。尝谓张仲景《伤寒》为诸家祖，后人虽多立论，不出其藩篱。且《素问》云：人伤于寒，为病热。言常而不言变。仲景推寒热之故，履乃备常与变，作《伤寒立法考》。又谓：诸病《阳明篇》无目痛，《少阳篇》言胸胁满而不言痛，《太阴篇》无嗌干，《厥阴篇》无囊缩。凡此，必有脱简。以三百九十七法，去其重复者，仅二百三十八条乃合，作《伤寒三百九十七法辨》。极论内外伤《经》旨异同，并中风、中暑辩议，名曰《溯洄集》。共一卷。《标题原病式》一卷、《百病钩玄》二十卷、《医韵统》一百卷。履，笃志于学，博极群书，为文若诗，皆精诣有法。画师夏圭，行笔秀劲，布置茂密，评者谓作家士气咸备。

康熙三十年《苏州府志》卷十八：王履，洪武初为秦府良医正。宣统元年重刻宏治庚申《太仓洲志》卷七《隐逸》：王履，子，伯承。永乐中，亦以医名二京。

万历四年《昆山县志》卷七《人物》七《艺能》：王履，子伯承尽以其秘传之婿沈仲实云。仲实，号松岩。有士行。仲实之孙承先。亦善医，不嗜利。

乾隆十三年《苏州府志》卷五十八《人物》十二：王履，洪武十七年游华山。作《图》四十幅、《纪》四篇、《诗》一百五十首。著《伤寒三百九十七法辨》。

嘉庆七年《太仓州志》卷五十二《艺文》一：《医经溯洄集》二卷。履，学医于金华朱震亨，尽得其术，至明初始卒，故《明史》载入《方技传》中，其实乃元人也。撰为此书（《溯洄集》），凡二十一篇。其间阐发明切者，如"亢则害、承乃制及"四气所伤"皆前人所未及。他若温病、热病之分，三阴伤寒之辨，以及"泻南补北"诸论，尤确有所见。

江苏省

考李濂《医史》有履补传，载其著书始末甚详。观其历数诸家，俱不免有微词，而内伤余议，兼及东垣，可谓"少可而多否者"，然其会通研究，洞见本源，于医道中实能贯彻源流，非漫为大言以夸世也。

《伤寒立法考》　明　王履

见正德元年《姑苏志》卷五十六《人物》十八《艺术》。

《伤寒三百九十七法辨》　明　王履

见万历四年《昆山县志》卷七《人物》七《艺能》。

《伤寒准绳》　明　王肯堂

见光绪十一年《金坛县志》卷十五《杂志》上《遗书》:《证治准绳》一百二十卷。其自序，盖初成《证治准绳》，附以《类方》；后续成《伤寒准绳》《疡医准绳》《幼科准绳》《女科准绳》以补所未备，而仍以《证治准绳》为总名，从其朔也。

乾隆十五年增补康熙二十四年《镇江府志》卷三十六下：王肯堂，字宇泰。金坛人。万历己丑进士，选翰林院庶吉士第一人，三年授检讨。时倭寇平秀吉破朝鲜，声言内犯。大司马仓皇募士。肯堂诮其不选不练，如驱市人而战。疏陈十议，愿解史职，假御史衔练兵海上，效涓涘之报。疏留中，而忌之者众。引疾归，京察用浮躁降调。家居十四年，僻居读书，与经生无异。丙午，用吏部侍郎杨时乔荐，补南行人司副。迁南膳部郎。壬子转福建参政，乞休不允，改分守宁、绍、台。力辞免，寻卒。平生无棋局、杯铛之好，独好著书。于经传多所发明，凡阴阳、五行、历象、算术、太乙、六壬、遁甲、演禽、相宅、术数之学，无不造其精微。著有《论语义府》《尚书要旨》《律例笺释》《念西笔麈》《医科证治准绳》《证治类方》等书，盛行于世。书法深入晋人堂室，辑《郁冈斋帖》数十卷，手自钩拓，为一时石刻冠。年六十五卒，时子懋镕方九龄，遗集散佚多未刻。

《伤寒统会》七卷　明　冯鸾

见康熙十三年《通州志》卷十二《艺文》上《著作》。

乾隆二十年《直隶通州志》卷十四《人物志》上：冯鸾，通州岁贡生。幼通经史，嘉靖壬子，以贡举，廷试高等，授郧西知县。县居万山中，鸾因俗为治，民醇事简，教化大洽。又精岐黄，民有疾，呈请方辄效，五载，有神君之称。然性狷介，不肯谄事上官，遂解组归。

光绪元年《通州直隶州志》卷十二《人物志》上：冯鸾，字子雍。

《伤寒论》　明　谢金

顺治三年《六合县志》卷六《人物志·方技》：谢金。通方书，见《巴山集》。名卿黄石龙、张东沙重之。尝著《伤寒论》。弟钦，辑《乐府铢编杂字》。

《伤寒备览》　明　吴中秀

嘉庆二十三年《松江府志》卷六十一《艺术传》：吴中秀，字端所，华亭人。精于医。高仲阳三年不寐，诸医以为虚中。秀按其脉皆洪，曰：此膈上顽痰也，以瓜蒂散吐之而愈。李某素无疾，偶过中秀家，为诊视之，遽问'君有子乎'？对曰：有子十岁。中秀曰：幸矣，君明年某时当患病，非药石所疗；至期验。其名与秦昌遇相伯仲，全活无算。生平贮书数万卷，筑天香阁藏之，董文敏、陈徵君时过从焉。著有《医林统宗》《伤寒备览》。

按：光绪四年重修《华亭县志》卷十五《人物》四之中：谓"乙酉，中秀年八十余，城破死之。"乙酉，清顺治二年。

《伤寒汇编》　明　王翃

见乾隆七年《嘉定县志》卷十一《艺文志·书目》。

同上《嘉定县志》卷十《人物志》中：王泰际，字内三。居六都。登明崇祯癸未进士。尝遗书同年黄淳耀作偕隐计。淳耀答书谓：去城而乡，虽埋名不能，而潜身可得。冠、婚、丧、祭，以深衣幅巾行礼。终身称前进士。一事不与州县相关，绝迹忍饿焉可也。泰际卒守凤约，遁迹故庐。筑室三楹，颜之曰：寿砚。因自号曰：砚存老人。抚按相继劝驾，皆辞弗应，隐居逾三十年而殁。知县陆陇其为文祭之。比之庞德公、陶靖节。子霖汝，字公对。翃，字翰臣。皆登贤书，有文名。而翃尤以行谊称于乡。

光绪七年《嘉定县志》卷二十六《艺文志》三《子部》：

《握灵本草》九卷、《伤寒汇编》《杂证元机》《万全备急方》，以上总名《医家四种》。又，《伤寒十剂新笺》十卷。乾隆元年《江南通志》卷一百九十二《艺文志·子部》有《群方类例》。俱王翊，楫汝著。

《伤寒十剂新笺》十卷　　明　王翊

光绪七年《嘉定县志》卷二十六《艺文志》三《子部》：陈曰寿编校。十剂者，宣、通、补、泻、轻、重、滑、涩、燥、湿也。此徐之才所述用药之要。楫汝（翊）取诸名家说，阐其义而推广之。又考辨成方，补缀各门，方之主治亦附焉。

《伤寒心镜》　　明　汤哲

见光绪七年《嘉定县志》卷二十六《艺文志》三《子部》。

嘉庆七年《太仓州志》卷四十一《人物·艺术》：汤哲，字浚冲，为邑诸生。侨寓虎邱，自称愚谷道人。穷研医术，为时所宗。后归老于乡，自为《墓志》。其子贞。亦以医著。

《伤寒百问》　　明　唐椿

见乾隆七年《嘉定县志》卷十一《艺文·书目》。

同上《嘉定县志》卷十《人物志》中《艺术·唐永卿传》：元，唐永卿，居县治。前宋时，有以道者，为太医院提举，从高宗渡江，因家浙之绍兴。其后世，世为医官。元，元贞中，永卿为平江路医学教授，始占名数于嘉定。诫子孙：既通经义，必令学医。五世孙毓，字玉成。艺业益精，明初荐入太医院。

同上《嘉定县志》《艺术·唐朴传》：唐朴，字尚质。永卿七世孙。博文高行，而以医名。一病者更数医不效，延朴诊之。因出前医诸方，指之曰：某某皆不应经旨。某法是矣，而不效者，病人伟躯干，以常剂投之，故不效。即其方，加数倍饮之，立愈。尝过张秋，役夫大疫。朴置药，贮大盎饮之，活数千人。弟，椿，字尚龄。名与兄埒。尝参考诸家方论，著《原病集》行于世。从子熇，字德明。未冠名闻四方。陈进士父病热发狂，窬垣越户，壮夫不能遏。熇令贮水浴器，有力者捉而投之。方没股，不复跳跃。因遍沃之，遂倦卧，汗出而解。太仓武指挥妻，起立如常，卧则气绝欲死。熇言是为悬饮。饮在喉间，坐则下坠，故如常，卧则壅塞诸窍，气不得出入而欲死也。投以十枣汤而平。从孙，钦训，字道术。受其业。

《伤寒心要》二卷　　明　唐钦训

见乾隆七年《嘉定县志》卷十一《艺文志·书目》。

《伤寒补天石二集》四卷　　明　戈维城

民国二十二年《吴县志》卷五十六上《艺文考》一：戈维城，字存桔。

《伤寒意珠篇》　　明　韩来鹤

见民国二十二年《吴县志》卷五十六下《艺文考》三。

同上《吴县志》卷七十五上《列传·艺术》一：韩来鹤，吴县人，宋魏国忠献公之后也，在宋，市药之禁甚严，而其家以忠献故，得市，当时谓之韩府药局。其子孙因以医名于世。永乐时，有院使公茂者，与戴原礼齐名。传至来鹤之大父，俱精于其术。来鹤少而工于文章，有声乡校。困于举屋者久，读书益多，以其余间通其家学。著《伤寒意珠篇》，以阐发仲景之书。自谓其说，实前人所未有。

《伤寒全集》　　明　陈汪

嘉庆七年《太仓州志》卷六十五《人物补遗·艺术》：陈汪，洽五世孙。明经好古，以诗名于时。精《素》《难》。有《东溪遗稿》《伤寒全集》行世。孙，操，太医院御医，著《养生堂集》。

光绪六年《壬癸志稿》卷十一：陈汪，字东溪。

《伤寒辨论》　　明　晋骥

康熙三十年《苏州府志》卷六十四之十《晋宪传》及乾隆十六年《昆山新阳合志》卷二十四之一《晋宪传》：晋宪，字其章。昆山人。嘉靖癸未成进士。子，骥，精轩岐之学。作《伤寒辨论》数十篇。学者称栎庵先生。

道光六年《昆新两县志》卷二十六之一：晋骥，字子良，修植桑果，种桔千章。发明轩岐一说，作《伤寒辨论》数十篇。历滇、辽、中都幕官。

《伤寒会通》　　明　沈贞

万历四年《昆山县志》卷七《人物》七《艺能》：沈贞，字士怡。业精于医，志在济人，未尝嗜利。患《伤寒》难治，因以仲景论为主，取李浩《或问》、郭雍《补亡》，由汉迄今，凡论《伤寒》者，集而为传，名曰：《伤寒会通》。吴下诸医谓其补仲景之未备。

按：康熙三十年《苏州府志》卷七十八：沈贞作沈真，别号绝听老人。光绪六年《昆新两县续修合志》卷二十九谓：沈贞，宋宣和六年状元沈晦之后，自浙迁吴。

《伤寒论略》　　明　陆鲤

见嘉庆十七年《同里志》卷二十二《艺文志》上《书目》。

同上《同里志》卷十五《人物志》六：陆鲤，字时化，号野塘，明宏治时（吴江）人。赋资颖异，善诗，模仿汉、魏、六朝、唐人。花晨月夕，同名流宴集唱和。飘飘遗世，邈若神仙。曾辑《伤寒论略》，著《钓滩集》，有《松陵八景诗》。裔孙，玑，字斗三。吴县庠生。命画工吕律绘为图藏于家。

《伤寒要诀》　　明　霍应兆

康熙三十三年《常州府志》卷三十《方技》：霍应兆，字汉明，镇江丹徒人，迁毗陵。精岐黄之业。其于方书脉理，无不精彻。所著《伤寒要诀》《杂症全书》。

《读仲景书题语》一卷　　明　石震

见道光二十二年《武进阳湖县合志》卷三十三《艺文》三《子部》。

《袁贯医书》　　明　袁贯

民国十五年《铜山县志》卷二十第十五篇《艺文考·子部》：清孙运锦《医者袁生传》云：所著《医书》毁于火，惟伤寒一门存。

乾隆七年《徐州府志》卷二十一之六《方技》：袁贯，号受澜，徐州人。初为儒，既而隐于医。精医术，尤善针法，治疾多奇效。

《伤寒一览》　　明　马兆圣

民国十七年《常昭合志》卷十八《艺文》：马兆圣，号无竞。元俊子，医士。

《伤寒摘要》　　清　贺宽

见光绪十一年《丹阳县志》卷三十五。

同上《丹阳县志》卷十九：贺宽，字瞻度，号拓庵。顺治壬辰进士，授潮州推官。平藩、靖藩驻军于粤，兵有哗于市者，宽辄械系惩治之。两藩为色动，戒其属，藩下皆慑服；荐擢大理评事，告归。苏抚汤斌重其品学，迎主紫阳书院讲席，并欲特荐于朝，力辞弗就。宽，和而能介，闭户著书，至老不倦。

《伤寒论集注》十卷　　清　葛天民

见嘉庆十五年《扬州府志》卷五十四《人物》九《术艺》。

《伤寒论稿》　　清　屈骏

民国三十七年《常昭合志》卷十八《艺文志》：屈骏，字良生，坦之子。《伤寒论稿》长洲汪琬序。

《伤寒大成》　　清　张璐

见乾隆元年《江南通志》卷一百九十二《艺文志·子部》。

《伤寒缵论》二卷　　清　张璐

见嘉庆二十五年《吴门补乘》卷七《艺文补》。

《伤寒绪论》二卷　　清　张璐

见嘉庆二十五年《吴门补乘》卷七《艺文补》。

《伤寒纂要》　　清　何汝阈

见嘉庆二十三年《松江府志》卷七十二《艺文志·子部》。

乾隆二十三年《奉贤县志》卷七《艺术》：何汝阈，字宗台，庄行人也。为人明允笃诚，动止悉范于礼。世业医，而汝阈尤精其术，活病者万计，当事延请无虚日，名贤如睢州汤文正公，尤重其品，称为医中君子。又提督梁公亦素重汝阈。病将亟，有裨将谋作乱，时汝阈方出入梁公幕，裨将乃私语之曰：公速去，勿玉与石俱焚也。盖裨将曾染危疾，汝阈起之，故相告云。汝阈闻语，即入告梁公夫人曰：事急矣，请速发家财以安军心，且告且泣，夫人感动，乃如汝阈指，不然几变。至今松人犹称之。

同上《松江府志》卷六十一《艺术传》：何汝阈，天祥十世孙。娄令李复兴将有均役之举，忽病危。汝阈曰：贤侯有此盛心，天所相也，投药即瘥。巡抚汤文正公斌召视疾，时海塘久圯，汝阈密告，宜改石工，请发帑，无敛义户。汤重其品，悉从之。

乾隆元年《江南通志》卷一百七十：汝阈，华亭人。子，嗣宗。继其学有名。

《溯源集》十卷　　清　钱潢

见乾隆元年《江南通志》卷一百九十二《艺文志·子部》。

按：民国三十七年《常昭合志》卷十八作《重编仲景伤寒论证治发明溯源集》十卷。阐发仲景《伤寒论》，抉奥辩讹。《稽瑞楼书目》《恬裕斋书目》有刊本。

《伤寒参读》　　清　王宏翰

见民国二十二年《吴县志》卷五十八下《艺文考》七《流寓》。

《伤寒舌鉴》一卷　　清　张登

道光四年《苏州府志》卷一百二十六《艺文》五之下：张登，字诞先，（张）璐子。

《伤寒兼证析义》一卷　　清　张倬

道光九年校刻嘉庆二十五年《吴门补乘》卷七《艺文补》：张倬，字飞畴，张璐子，张登弟。

《伤寒三注》十六卷　　清　周扬俊

见民国二十二年《吴县志》卷五十六下《艺文考》二。

同上《吴县志》卷七十五上《列传·艺术》一：周扬俊，字禹载，吴人。屡试不售，遂揣摩岐黄术，十余年而后成。康熙辛亥游京师，受业于林北海之门，由是王公贵人辄延之不暇给。著《伤寒三注》《金匮二注》《温热暑疫全书》等书。同时有朱丹臣、袁觐宸，皆张璐弟子，亦有名。

《伤寒论条辨续注》十二卷　　清　郑重光

见康熙五十七年《仪真志》卷十五《艺文志·杂类》。

嘉庆十五年《扬州府志》卷五十四《人物》九《艺术》：郑重光，字在莘（据乾隆年江都志，亦字素圃），仪征人。始居瓜州，继迁府城。亲既殁，发愤肆力于医，尤精于《伤寒》。谓学仲景之书者，莫善于方有执，然《条辨》仅详太阳篇，而三阴用力遂馁。于是参喻昌、柯琴、程郊倩、张路玉四家之说，断以己意，撰《伤寒条辨续注》十二卷。谓温责少阴、疫责三焦，迥不相合。而疫邪因人质为寒热，质厚者感其气则热，宜大承气汤，泻土以救水；质薄者邪入，消其阳而益虚寒，急宜四逆、真武以回阳气，少迟则脱。而吴又可既不分温、疫，又以阴症世间罕有。不知疫证最多阴证，惟虚寒之疫误治乃死。于是撰《温疫论补注》二卷。谓《伤寒》之辨，悬绝于表、里、寒、热。不详形证，哗于议药，夭枉遂多。本李士材《括要》之意，撰《伤寒证辨》三卷。谓人身阳不尽不死，阴不盛不病。故贱阴而贵阳。阳因汗越则益燥，再服苦寒，阳气愈消，则致耳聋、昏睡，似少阳。冷极于内，逼阳于外，则发为阴斑，似热。下冷，阳厥于上，则渴而欲饮，肾水凌心则舌黑，太阴寒，津液不上输，则舌黑而燥，似火。少阴寒水上逼心火，则发声为笑，似痰。寒不外解，传入厥阴，则下利浓血，似痢。寒中肝，厥气上逆而吐血，形寒饮冷伤肺则咳，似虚劳。寒中太阳，宜温胃，误消克则伤阳而传少阴，腐气本于肾，肾邪逼真气上出于口，则口臭，似胃热。寒气上参阳部，则胸、背胀，妇人往往有之，似肝气。凡此阴症似阳，皆宜凭之以脉。脉沉紧或散大，宜从阴治，投以阴药则危。录取生平治验为《素圃医案》四卷。自以三阳证，显明易见，故多载亢害之气似是而非者，大半皆取效于桂、附。

然所载：汪嵩如病，夜不寐者月余，秋深尚畏热，裸而扇。重光诊之，虚大而数，按之豁然。曰：此得之盛怒而恐，魂不归肝、气不归肾，因卫气常留于阳，则阳跷盛，不得入于阴，则阴虚，故目不瞑。真阳外越，脉不敛，故天令虽寒而犹热，似阴盛格阳，然非真武、四逆证也。阴者，阳之守；阳者，阴之卫；阴不守阳，孤阳飞越，寒之不寒，是无水也。用从阴引阳之法，以八味地黄汤治之。果愈。

吴敦吉病，始独坐不见人，医以痰治。渐昼卧，昏时起盥洗，夜分饭饮，谈笑如常，天曙则卧。重光诊之，以为思虑伤脾，须情志以胜之，当如华佗之治魏守，激其大怒时以为戏。言未几，有人隔屏愤争，触其怒，披衣而起，大声辩论，即霍然。

员虞肱病颠。语言失常，脉不长口，非痰非狂，察其言，能记忆，自知其妄。曰：肾病也。得之失志，肾气不以时上，故言变而志乱。须独宿，可勿药。投以六味地黄汤加当归、麦冬、五味、远志、人参。半月愈。

蔡毓徽得异疾。周身、头面红肿，痒不可耐。重光诊之，脉浮数无伦，经有刺风一证，不如是甚，脉亦殊，不合也。忆市肆鮰鱼甚多，询其曾食此否。曰：然。《本草》：鮰鱼令人发癫。察食时觉舌麻，为中鱼毒无疑。以甘蔗汁、芦根汁，橄榄汤杂，时许即止。其精奥，巧慧又如此。康熙四十八年举乡饮，年七十九而没。子四人。

道光三十年《仪徵县志》卷四十：郑重光。殁数十年，黄童白叟无不知其名字。增贡生钟蔚，能继其业。曾孙太学生枚，醇悫和厚，善守家学，以医行世。

《伤寒论证辨》三卷　　清　郑重光

见康熙五十七年《仪真志》卷十五《艺文志·杂类》。

《伤寒论翼》　　清　郑重光

见乾隆八年《江都县志》卷二十二《人物》

《伤寒辨论》　　清　吴天挺

乾隆十一年《盱眙县志》卷二十四《拾遗》之《方技补遗》：吴天挺。庠生。善医，著有《伤寒辨论》及《幼科集要》。

《伤寒汇解》　　清　蒋钟尹

乾隆二十年《直隶通州志》卷二十二《杂志·方技（如皋）》：蒋钟尹，字愚溪。善医，凡所攻治，无不奇中，游燕、齐、秦、晋间，遇病者投剂辄愈。尝谓伤寒难治，取张仲景论为本，而采李浩《或问》、郭雍《补亡》，诸论《伤寒》者，集为汇解。又著《雪游诗草》。

光绪元年《通州直隶州志》卷末《杂纪·方技》：蒋钟尹。精医。论究伤寒诸证，尤为医氏指南。久客归，与石京、张槎、朱学潜辈诗歌谈笑，有古人风。

《伤寒摘要》六卷　　清　谢鹤

嘉庆二十三年《松江府志》卷六十一《艺术·谢鹏传》：谢鹏，字在云，娄县人，监生。康熙间效力河工，议叙州同。雍正间，宫保李卫以医荐。授太医院判，以年老乞归，卒。弟鹤，字披云，号北堂，候选州同。能诗，亦精于医，名噪江、浙。著《北堂诗稿》四卷、《伤寒摘要》六卷。

《伤寒集注》　　清　缪遵义

见道光四年《苏州府志》卷一百二十六《艺文》五之下。

同上《苏州府志》卷一百一《人物》之《文苑》六《缪曰藻传》：

缪遵义，字方彦，号松心居士（父曰藻，兄敦仁），吴县人。乾隆丁巳进士。因母得异疾，遂究心岐黄家言，母既获瘳，而医理日益进。就诊者填塞街巷，治之无倦容。临证立方多创境，他医不解，然投之辄效。及徐明其故，无不惊服。其于前人论撰，悉意研究。刻《伤寒三注》行于世。所著《温热朗照》《松心笔记》若干卷，藏于家。卒年八十有四。

遵义门人管鼎，字象黄。亦精医理，能传其业。

《伤寒三注》　清　缪遵义

见道光四年《苏州府志》卷一百二十六《艺文》五之下。

《伤寒辨症广注》十四卷　清　汪琥

见民国二十二年《吴县志》卷五十七《艺文考》三。

道光四年《苏州府志》卷一百二十六《艺文》五之下：汪琥，字苓友。

《增补成氏明理论》　清　汪琥

见民国二十二年《吴县志》卷五十七《艺文考》三。

按：同上《志》卷七十五下《顾靖远传》：作《增补成氏伤寒明理论》。

《辨注伤寒中寒论》　清　汪琥

见嘉庆二十五年《吴门补乘》卷七《艺文补》。

按：民国二十二年《吴县志》卷五十七《艺文考》三：作三卷。

《伤寒注》　清　陆德阳

嘉庆十五年《扬州府志》卷五十四《人物》九《术艺·团恭传》：陆德阳，字广明。尝以三十年之力注《伤寒》《金匮》两书。著《卫生浅说》三十六篇。发明三因致病之旨，于养老、种子、保幼、择医、习医、辟邪、祛惑，尤中窾要。

《伤寒易知》十二卷　　清　潘时

见乾隆十三年《苏州府志》卷七十六《艺文》二。

道光四年《苏州府志》卷一百二十六《艺文》五之下：潘时，字尔因，长洲人。

《仲景伤寒集注》　　清　曹家珍

见光绪六年《壬癸志稿》卷十一《人物太仓州·技术》。

嘉庆七年《太仓州志》卷三十六之二，曹家珍，字钧植，州诸生。工诗，尤肆力于天文、地理。精医，能起沉疴。作《仲景集注》，接辑《沙溪志》。卒年七十一。

《伤寒要义》　　清　黄惠畴

见光绪八年《宝山县志》卷十二《艺文志·书目》。

同上《宝山县志》卷十《人物志·文学》：黄惠畴，字揆伯，居月浦。廪膳生。乾隆二十一年副贡。性醇厚，敦行力学，与金坛王步青、常熟陈见复、嘉定张鹏翀同砚。王鸣盛见其文亟赏之。

民国二十三年《月浦里志》卷十二《文学》：黄惠畴，号心田。惠畴又通堪舆家言，精医理。临诊详慎，活人甚众。增订医书，阐发蕴奥甚多。年六十五卒。

《伤寒正宗》七卷　　清　史以甲

见乾隆元年《江南通志》卷一百九十二《艺文志·子部》。

同上《江南通志》卷一百六十八《人物志》：史以甲，字子仁，江都人。幼补诸生，长乃绝意场屋，耕读自怡。所辑有《文献通考抄》《学圃随笔》《勾股筹算捷法》《伤寒正宗》《广吴淑事类赋》。子焰，能述父业，著《方舆概》十五卷。

嘉庆十五年《扬州府志》卷五十三《人物》八：史以甲，甘泉邵伯镇人，明按察副使启元之子。隐居艾陵湖东之桥墅，耕读自怡，足迹不入城市。天文、地理、方技、医药，百氏之书，无不究览。所辑：《伤寒正宗》七卷、《广吴淑事类赋》七十卷。子焰，字烛九。先是，以甲有舆地之书未成。炤本其意，东起辽阳、西抵嘉峪、北起云中、南极滇，以都省分峡，为《方舆概》十五卷。又《席帽山人文集》四卷、《见闻余识》二卷。

《发明伤寒论》二十卷　　清　程瑗

见乾隆二十年《直隶通州志》卷十九《艺文志》上《著述之杂类》。

《伤寒补注》一卷　　清　姜森玉

见嘉庆三十五年《吴门补乘》卷七《艺文补》。

同上《吴门补乘》卷五《人物补》：姜森玉，字孚尹。东洞庭人。贡生。品行端悫，素耽禅悦，年逾九十，视听不衰，作为诗文，落笔如飞，少年望而敛手。乾隆戊辰举乡饮宾。卒年九十五。

乾隆十五年《太湖备考》卷十五《补遗》：姜森玉，号呆庭，东山人。少为县诸生，读书励志。通医理。所著有《诗文偶存二集》。

《伤寒论注疏》　　清　唐千顷

见嘉庆十九年《上海县志》卷十八《志艺文·子部》。

《伤寒贯珠集》八卷　　清　尤怡

见民国二十二年《吴县志》卷五十七《艺文考》三。

嘉庆二十五年《吴门补乘》卷五《人物补》：尤怡，字在京（或作泾，一字饮鹤），长洲人。布衣。怡始就韩伯休术，欲晦姓名，诗亦不求人知，而重其诗者，谓得唐诗三昧。

民国二十二年《吴县志》卷七十五下《列传·艺术》二：尤怡，性沉静，淡于名利，往来皆一时名流：若番禺方东华、钱塘沈方舟、宁国洪东岸，同郡若：顾秀野、沈归愚、陈树滋、徐龙友、周迂村、李客山。皆折节与交。业医，始不著于时。晚年为人治病，多奇中。稍暇，即读书，以适其意。间作古文，时文绝类唐荆川。所著医书数种，已刻者：《金匮心典集注》《医学读书记》及《北田吟稿》二卷。怡少学医于马元一。元一负盛名，从游无算。晚得怡喜甚，谓其妻曰：吾今日得一人，胜得千万人矣。后元一著书甚多，皆怡所商榷以传。

按：在泾医学著述尚有：《金匮翼》八卷，见道光四年《苏州府志》卷一百二十六之五下。《静香楼医案》二卷，见民国二十二年《吴县志》卷五十七之三。

《伤寒准绳辑要》　　清　黄德嘉

见乾隆三十年《阳湖县志》卷八《人物志·方技》。

道光二十二年《武进阳湖县合志》卷三十三之三作四卷。

乾隆《阳湖县志·方技》：黄德嘉，字瑞峰。能文章，通骑击，尤精于医。遇痼疾，往往能起之，人皆服其神。所著有《先天后天论》《伤寒准绳辑要》暨《纲目类方》各若干卷行世。

《伤寒变通论》　　清　金彭

道光三十年《仪徵县志》卷四十《人物志·艺术》：金彭，字又箴，太学生。世业岐黄，至彭始行于世。家中积药如市肆，贫人就诊，立方即撮药与之。乾隆五十一年秋，大疫。彭召药工制丸散救济，日常十余工犹不继。邻邑延请者，悉推荐同业去，半载足不出门，阖郡咸钦服之。卒年八十有三。侄颖川，亦以医名世。彭著有《伤寒变通论》。曾孙，庠生，承祖藏稿待刊。

《伤寒类书》　　清　唐玉书

见乾隆四十八年《上海县志》卷十《艺术》。

《伤寒会集》四卷　　清　唐藻

乾隆四十八年《上海县志》卷十《艺术》：唐藻、字瑞亭。庠生，有文名。精通医理，长于大方，凡诊脉用药，详慎至再。曰：每憾庸医误人在忽视，不能虚心故也，人推为至言。著有《伤寒会集》四卷。

按：嘉庆十九年《上海县志》卷二十七《伤寒会集》作唐尔贞撰。

《伤寒合璧》　　清　钱士清

嘉庆六年《嘉兴府志》卷五十五《列传》六《流寓》：钱士清，字耕山，苏郡诸生。博览群书，精岐黄术，留心内养。自号耕道人。侨居魏里。尝写兰竹自娱，卒年七十七。著有《伤寒合璧》《松窗杂咏》等书。

《伤寒论正宗》　　清　陆敬铭

见嘉庆十九年《上海县志》卷十八《志艺文·子部》。

嘉庆二十三年《松江府志》卷七十二《艺文志·子部》：敬铭，以前人于《伤寒论》篇第分析未明，故每失其本旨。因别其章句，集众说为注，而附以己见，以成此编。陆锡熊序。

同上《上海县志》卷十五《志人物·艺术》：陆敬铭，字师尚。善医，兼工书法。

《评定陶节庵全生集》四卷　　清　叶桂

见嘉庆二十五年《吴门补乘》卷七《艺文补》。

同上《吴门补乘》卷六《艺术补》：叶桂，字天士，号香岩，居上津桥。父阳生，精医术。桂仰承家学，不执成见，治病往往有奇验。一女子嗜笋，卧病经年如瘫痪。桂投以白凤仙根，病若失。其治痘尤入神，隔牖而嗅，死生立判。其孙痘，媳请视之。始揭帷，即嘻曰：此死气也，不视而出。媳不悦，谓亲其所疏，而疏其所亲也，痘卒不治。其他类如此。以故名满天下，凡白叟、黄童，无不知有叶天士先生也。

道光四年《苏州府志》卷一百六《人物·艺术》下：叶桂，字天士，以字行。先世自歙迁吴，祖时，藉医术以供甘旨。父朝采，字阳生。尤精医术，不问贫富皆疗之。范少参长倩，生无谷道。延朝采视之。朝采曰：是在膜里，须以金刀割之，割之而始开。子即伏庵太史，长而作《传》以报焉。朝采兼工书画，好吟咏，善鼓琴，卒年未满五十。

桂年十四失父。父在时，曾授以岐黄学。父没，又从学于父之门人朱某，朱即以得于师者教之。桂闻言即彻其蕴，见出朱上，遂有闻于时。桂察脉，望色，听言写形，言病之所在，如见五脏症结。治方不执成见。尝云：剂之寒、温，视疾之凉、热。自刘河间以暑火立论，专用寒凉。东垣论脾胃之火，必务温养，习用参、附。丹溪创阴虚火动之论，又偏于寒凉。嗣是，宗丹溪者多寒凉，宗东垣者多温养。近之医者，茫无定积，假兼备以幸中，藉和平以藏拙。甚至朝用一方，晚易一剂，无有成见。盖病有见症、有变症，必胸有成竹，而后可施之以方。人服其论。桂治病多奇中。天官坊章松岩司马，老年致仕，患呃逆不能言语，延视。令用人参四两、附子四两，同煎一大碗，将小匙频进。一夜，药尽，呃止而安。其时，章之子器商侍侧。桂熟视之曰：日内必疟作，势重且久，疏方令眼。明日果患疟，医治百日始愈。及桂易箦时，执孙堂手曰：汝脉色可得大年，惟终身不可服凉药。后堂年逾七十婴小疾，偶服羚羊、连翘等药，即汗出，神昏。忽忆前言，改服温剂而愈。又有友人患痼疾，桂诊之曰：此时尚可治，十二年后复作，则不可为矣。其人果历十二年而没。有一富人，眠食如常，忽失音，百药无效。延桂诊之曰：此有痰结在肺管，阻其音，非药力所能化也。邀针科尤松年至，令于肺俞穴一针。少俟，病者猛嗽一声，吐一痰核而愈。又嘉兴人卧病两月，遍服柴胡、葛根等解散之剂，不效，就诊于桂。桂于后方中加厚朴一钱，老姜三钱，一服而洞下宿垢盈器，寒热大作。再服，大汗，至家已霍然，其神效如此。

居家，内行修备，交友忠信，为人剖析成败，洞中窾会，尤能拯人之危。卒年八十。临殁，戒其子曰：医可为而不可为，必天资敏悟，读万卷书而后可借术以济世。不然鲜有不杀人者，是以药饵为刀刃也。吾子孙慎勿轻言医。所著有许学士《本事方注》。孙，堂，字广平。精音律，所辑有《纳书楹曲谱》。

《医效秘传》三卷　　清　叶桂

民国二十二年《吴县志》卷五十六下《艺文考》二：此书乃伤寒辨证凡例。

《伤寒类方》一卷　　清　徐大椿

见道光四年《苏州府志》卷一百二十六《艺文》五之下。

光绪四年《嘉兴府志》卷八十一《经籍》二《子部》：《伤寒类方》一卷。庄仲方曰：大椿以张机《伤寒论》乃晋·王叔和搜采成书，非机原编。此乃救误之书，随证立方，本无定序，非机依经立方之书也。乃芟除六经名目，但使方以类从、证随方注，使人可案证以求方，而不必循经以求证。一扫论《伤寒》者之纷纭聚讼。

江苏省

479

《伤寒辨微论》 清 魏晋锡

见光绪十一年《丹阳县志》卷三十五。

《丹阳县志》卷十九：魏晋锡，乡榜名晋贤，字泽漪，号梦溪。乾隆乙酉举人，己丑（按：原误乙丑）进士，累官礼部仪制司郎中。母氏张，在籍撄危疾，遂乞假驰归。庚子分校礼闱，殿撰汪如洋出其门。出知汝宁府，署南汝光道：汝水雨涨将决，先事予防，竟获安堵。调赴睢杞查赈，冒暑遍历乡间，全活甚众，以疾请代，归主蕺山讲席，多所造就。

《伤寒论注》十二卷 清 王丙

见民国二十二年《吴县志》卷五十六下《艺文考》二。

道光九年校刻嘉庆二十五年《吴门补乘》：王丙，字绳孙，号朴庄，吴县人，贡生。幼而颖异，读书无所不通。隐于医以济物，遂以明经终。遗书十余种，皆苦思力索，洞精物理，独抒所得，成一家言。尝曰：今学者动称康成，吾则求吾之所是而已，不必附和康成也。

道光四年《苏州府志》卷一百二十六《艺文》五下《朴庄遗书十种》：计《洪范五行五味说》《四书偶得》《律学净闻》《嘉量考》《区田农话》《奏庶遗谟》《婚礼庸言》《古方权量考》《伤寒经正》《回澜说》《伤寒序例新注》《诚求编》。

按：民国二十三年铅印道光《元和唯亭志》卷十九《艺文》尚有：《朴庄诗集》十二卷、《诗余》四卷、《朴庄文集》六卷、《骈体文》六卷，

《伤寒序例新注》 清 王丙

见嘉庆二十五年《吴门补乘》卷七《艺文补》之《朴庄遗书十种》条。

《伤寒论附余》二卷 清 王丙

见民国二十二年《吴县志》卷五十六下《艺文考》二。

《读伤寒论心法》一卷 清 王丙

见民国二十二年《吴县志》卷五十六下《艺文考》二。

《伤寒经正》　清　王丙

见道光四年《苏州府志》卷一百二十六《艺文》五下《朴庄遗书十种》条。

《伤寒本义》　清　何炫

见嘉庆二十三年《松江府志》卷六十一《艺术传》。

乾隆二十三年《奉贤县志》卷七《艺术》：何炫，字令昭，号自宗。汝闿孙也。少颖悟绝伦，读书一过，辄终身不忘。人有疑之者，乱抽架上书以试之，果背诵如流。家世擅岐黄术，炫以颖悟之质，起而习之，乃益精诣。起沉疴、愈痼疾如神，然志在济世，未尝一计利也。炫初为诸生，后以例贡入太学。卒年六十有一。子，鸿堂，字惟丹；王模，字铁山，皆能世其业，江浙远近争延之。

《伤寒辨》　清　宋孔传

见嘉庆七年《直隶太仓州志》卷五十七《艺文》六。

同上《直隶太仓州志》卷三十八《人物》之《文学》四：及光绪七年《崇明县志》卷十一《人物志》：宋孔传，字斐成，庠生。潜修力学，工诗、古文辞。巡抚张伯行慕其名，召之。令肄业紫阳书院，以不娴时艺辞。伯行曰：士各有志，不可强，但作论体以发圣贤之微可也。伯行去官，孔传即旋里。气节自尚，落落寡交，好搜集州邑文献，以张采《太仓志》舛误，作《辨诬》一卷，并纂全《志》，未梓。赵廷建修《志》多采录之。兼知医，年五十余卒（略参民国十五年《崇明县志》卷十二《人物志·文苑》孔传本传）。

《伤寒析义》十四卷　清　吴廷桂

道光二十年《无锡金匮续志》卷六《方技》：吴廷桂，字东山。精岐黄，于《伤寒》洞悉微奥。著《伤寒析义》十四卷、《灰余集》六卷。

《伤寒心法》　清　戚赞

道光二十年《江阴县志》卷十八《人物》三《艺术》：戚赞，字圣俞。诸生。名医秉恒孙，精世业，有隐德。著有《伤寒心法》行世。王百朋，字锡我。亦以医名，并称国手。

《伤寒汇通》四十卷　　清　吕宗达

见道光二十二年《武进阳湖县合志》卷三十三《艺文》三《子部》。

《伤寒尚论商榷编》十二卷　　清　蒋薪

见道光二十二年《武进阳湖县合志》卷三十三《艺文》三《子部》。

《伤寒温病异同辨》　　清　程兆和

光绪十三年《武阳志余》卷十之五：程兆和，字凤喈。祖一飞，徐州教授。父甸方，字霭堂。砥砺问学，为一时名宿。兆和能文章，与兄兆柄、兆洛，皆以学行称。母失明、多疾，兆和由是精于医。母年至八十五卒。兆和，道光十五年举于乡。兆和官安徽阜阳知县，著有《诗古文词稿》《伤寒温病异同辨》。

《伤寒汇参》　　清　刘敞

道光三十年《仪征县志》卷四十《人物志·艺术》：刘敞，字芳州。幼以贫失学，苦不识字。偶检敝笥，得书数册，见其标目，为药性赋。叹曰：我其医林中人耶。由是，肆力岐黄之旨。其外家万姓，世为名医，多藏书，供其搜览。学日以富、术日以精，多治奇症，活人无算。名驰远省，声动公卿。书法褚河南，辙迹所至，皆有题咏。著有《伤寒汇参》《瘟疫论（辨）》《葆真堂医案》等书行世。子二，承泰、承毅，皆举人；孙星源，庠生。世其业。

《伤寒论注》　　清　金溥

道光二十二年《武进阳湖县合志》卷二十《人物志》八：金溥，字韩城。邑诸生。书法苍劲，善岐黄术，注仲景《伤寒论》藏于家。

《伤寒门问答神行集》　　清　郑楫

见咸丰七年《靖江县志稿》卷九《艺文志·书籍》。

同上《靖江县志稿》卷十四《人物志·艺术》：郑楫，字济川。国子生。精于医术，祖仲景之法，其理宗太极、阴阳、河洛、八卦诸说。

《伤寒直指》　清　强健

见同治十一年《上海县志》卷十七《艺文·子部》。

嘉庆十九年《上海县志》卷十八《志艺文·子部》之《痘证宝筏》六卷条：李筠嘉序：易窗，因伤寒、痘证诸书，入主出奴，来可据依。爰取汉·张机《伤寒论》明·秦昌遇《痘疹折衷》，精加选择，旁及他家，参以己见，纂成《痘证宝筏》《伤寒直指》二书。有醇无疵，可示来学。其《直指》一书，卷帙颇多，容俟续刻。

同上《上海县志》卷十五《志人物·艺术》：强行健，字顺之，号易窗。仿宋元诸家山水，缜密有法。尤精医，宗朱震亨说，著《痘证宝筏》《伤寒直指》。分隶亦高古，尤工缪篆。后改名健。

同治《上海县志札记》卷五：引《沪考》云：强行健偏于寒凉，世谓之"强石膏"。

《伤寒论衬》　清　屠锦

见光绪五年《青浦县志》卷二十七《艺文》上《书目·子部》。

同上《青浦县志》卷三十《杂记》下《补遗·倪赤文传》：屠锦，字绹章。亦诸生。世其父业医，门庭若市。方与症稍不惬，辄翻阅前人书，研思竟夕。有得，即遣人至病家，索前方改正，书于《医案》以自责。临终戒其子，勿业此。

《伤寒一百十三方精义》　清　缪镔

见光绪五年《丹徒县志》卷四十六《艺文志》之《书目·子类》。

同上《丹徒县志》卷三十四《人物志·文苑二》：缪镔，字尔钧，号洪阳，又号香山居士。高资镇人。性耿介诚笃。祖朋来与耆宿周德培善，延教镔。德培曰：此子沉默善悟，每有穷究物理之问，其志希贤，未可限以俗学也。年十五，父母见其骨立，禁夜读。乃置灯帐中。凡有益身心者，皆勤求精义，并穷究六壬、易数、阴阳之奥。念医可济世、养生。真州赵雪蓬，隐者也。谒赵，开示正宗，大悟，遂名于时。归为童子师奉甘旨，嘉庆丙辰开制科，镔与选，上书辞不就。年四十归客扬州，选《香山集》四卷；转游西安，得诗一卷，曰《西征草》。壬戌有西泠之游，著《西泠草》。

《伤寒第一书》　　清　徐昌

见光绪六年《昆新两县续修合志》卷五十《著述目》下。

《伤寒经论》　　清　方文伟

见光绪七年《嘉定县志》卷二十六《艺文志》三《子部》。

嘉庆十一年《南翔镇志》卷七《人物·艺术》：方文伟，字燮宇。世习医。于仲景、丹溪、节庵诸家言，别有神悟。治伤寒等症，一剂即愈。人称方一帖。子，时中。孙，源。曾孙，壶，俱绍其业。文伟著《伤寒经论》，未刊。

《伤寒一得》四卷　　清　朱士铨

光绪七年《嘉定县志》卷二十六《艺文志》三《子部》：《自序》略曰：冬、春伤寒，用麻黄、大小青龙诸汤，投之即愈。若误认温邪，用薄荷、羌、苏诸品，则反伤其气。

《南病别鉴》一卷　　清　宋兆淇

民国二十二年《吴县志》卷五十七《艺文考》三：宋兆淇，字幼甫。

同上《吴县志》卷七十五上《列传·艺术》一《张大燨传》：张大燨，善治伤寒，著声嘉、道间。其后有宋兆淇，皆以善治伤寒称。兆淇，字佑甫。著《南病别鉴》。

《伤寒辨证》二卷　　清　法征麟

道光二十二年《武进阳湖县合志》卷二十九《人物志》八《艺术》：法征麟，字仁源。高祖世美，以医学传子孙。征麟，学有本源，洞见症结。有母子病将革，鬻妇于贾。既受值，妇恸绝，不肯登车，贾率众大噪。征麟入，按脉曰：不死也，吾药之起耳。出语噪者曰：活人妻，《律》得娶耶。蠲己资偿之去，母子病皆愈。程文恭公景伊，尝撰《法氏谱序》谓：征麟急人之难，至今行路犹称之，此其一事也。著有《医学要览》一卷、《伤寒辨证》二卷、《医通摘要》六卷。弟，公麟，字丹书。亦业医，称神效。著有《桂月生传》一卷，皆论《伤寒》秘要。盖毗陵法氏，以医著于世，自征麟、公麟始，而公麟最知名。

征麟子：谦益，字坤行。复，字中行。学山，字景行。著有《痘科景行录》一卷。

谦益长子，雄，字振和。著《樗庄心法》一卷。次震，字致和。俱有名于时。

雄子，纲。自有《传》。复子，鼎，字汝和。学山子：恭，字瑞和。宽，字养和。信，字协和。惠，字心和。惠著有《医宗粹言》一卷。子，履端，字启元。著《脉法金针》一卷。至今法氏子孙，咸世其业。

《桂月生传》一卷　　清　法公麟

道光二十二年《武进阳湖县合志》卷二十九《人物志》八《艺术·法征麟传》。

《伤寒心法诸论》　　清　徐养恬

见光绪九年刻同治《苏州府志》卷一百三十八《艺文》三。

同上《苏州府志》卷一百十《艺术》二：徐养恬，字淡成。常熟谢家桥人。少从同里名医萧函谷游，得其指授。道光甲辰（光绪三十年《常昭合志稿》之《徐养恬传》作甲午），林文忠公以开浚白茆河至虞，感微疾，易服就诊。询病状则云：每闭眼即见有人作馈献状，而饮食如常。他医以为疑疾，治辄不效。养恬诊其脉曰：是痰也。但脉息得大贵象，何以不验。文忠笑曰：良医也。疏方未毕，而傔从至矣。王观察家相，归田后，痰喘屡发，服其药应手愈，后发势较轻，养恬以无妨慰之，出语其家人曰：疾不可为矣，速治后事。明日，观察果没。余奇验甚多。

光绪三十年《常昭合志稿》卷三十二《人物志》十一：养恬暇喜吟诗。著有《饮香吟草》《伤寒心法诸论》及《医案》藏于家。

《伤寒字字金言》四卷　　清　赵苍舒

见光绪九年刻同治《苏州府志》卷一百三十七《艺文》二。

道光六年《昆新两县志》卷二十九《人物·艺术》：赵苍舒。家溢泺村，世业医，苍舒尤精。治伤寒与马中骅齐名，而各不相能。然苍舒贯串诸家，援据确实，中骅无以难也。弟，律黄。亦继起有声于时。

《考订柯琴伤寒论注》　　清　马中骅

光绪九年刻同治《苏州府志》卷一百十《艺术》二：马中骅，字骧北。（昆山人）幼失怙，母命习医。求治者屡满户外，应手辄效。尝以慈谿柯琴所注张机《伤寒论》及《论翼》二书，字多谬讹，详加考订刊行。卒年七十余。门人周树五，字开褉。得其临证察脉之要，最知名。

《考订柯琴伤寒论翼注》　　清　马中骅

见光绪九年刻同治《苏州府志》卷一百十《艺术》二。

《伤寒论注钞撮》　　清　陈锦鸾

见同治十三年《宿迁县志》卷十七《人物传·文学》。

《宿迁县志》卷十七《人物传·文学》：陈锦鸾，字灵羽。邑诸生。好学深思，尤粹《易》学。著《易参》六卷。以卦例卦，以爻例爻。诸传辞交相参互，剖析异同，使义各当于本卦。古注之未安者，必征引经、史，折衷一是，归于平淡允协而后止。又著《大学论文》《金刚经注释》《伤寒论注钞撮》《怀观集》《情影集诗》，若干卷。

《伤寒论辨》　　清　陈凤佐

见同治十二年《如皋县续志》卷九《列传》二《方技传》。

《伤寒杂病说》　　清　陈荣

光绪六年《江宁府志》卷十四之三《人物·先正》二《顾绶汝传》：陈荣，字近光。静诚先生遇裔也。父其玑，博通内、外科。荣早孤，亦工医。嘉庆二十三年举于乡。一上京师，即谢归，专务济人。卒年七十有一。著有《痧证辨惑》《疹病简易方》《瘟疫合订》《伤寒杂病说》。

同治十三年《上江两县合志》卷二十五《方技录》：陈其玑，字玉衡。通内、外科，临证竞慎，遵古方而运以心裁。谓予荣曰：医以活人，非求利也。荣，外科知名，与林屋山人争席。

《伤寒通解》四卷　　清　邹澍

见光绪五年《武进阳湖县志》卷二十八《艺文·子部》。

同上《志》卷二十六《人物·艺术》：邹澍，字润安，家贫，刻苦自励，于书无所不窥，顾隐于医以自给。道光元年诏举山林隐逸，有议以澍名上者。澍固辞乃止。澍通知天文推步、地理形势沿革，诗古文亦卓然成家，而卒皆不自表襮。所著亦以医家言为多，世遂以医目之，不足以尽澍也。

《伤寒金匮方解》六卷　　清　邹澍

见光绪五年《武进阳湖县志》卷二十八《艺文·子部》。

按：光绪十三年《武阳志余》卷七之二中作《长沙方疏证》。

《伤寒析义》四卷　　清　施镐

见光绪七年《崇明县志》卷十六《艺文志》。

《伤寒示掌》　　清　卫显民

见光绪七年《崇明县志》卷十六《艺文志》。

同上《崇明县志》卷十一《人物志》：卫显民，字谔臣。诸生。问学淹贯，兼通医理。

《伤寒论注》　　清　管士芳

光绪十年《松江府续志》卷二十六《艺术传》：管士芳，娄县人。世业医。士芳术尤精，注仲景《伤寒论》，章分、句析，取王叔和以下诸家说，而断以己意。疏通曲畅，于方、证多所发明。

《伤寒金匮合编歌注》八卷　　清　张国治

光绪十七年《枫泾小志》卷六《志人物》之《列传》下《艺术》：张国治，字子瑜。官江苏清浦县主簿。好吟咏，尤精于医。著有《伤寒金匮合编歌注》八卷、《本草注释》四卷、《枕中诀》四卷、《石经书屋吟稿》两卷。

《伤寒慎思录》　清　朱星

见民国十年《甘泉县续志》卷十四《艺文考》十四。

同上《甘泉县续志》卷二十六《人物》八《方技》：朱星，字意耘。居邵伯镇。父漾溪，精岐黄术。星少业儒，通经史。父诏之曰：良士济国，良医济时，一也，愿勿坠先业。星遂改习医，以湛溪名。悬壶初，未知名，同治间，镇人大疫，星为悉心诊治，全活无数。由此名大噪，远近争延致。里人葛姓小儿年四岁，遘病，腹大如鼓，筋青色。群医敛手，莫能治。星教以鸡矢醴法，服之寻愈。陈农部浩恩，居郡城，夏日忽患咯血，日三、四盂。时年已六十余，家人惊惧，驰书迓星至。星按其脉曰：此肠郁勃发症也。投以犀角地黄诸药，疾少间。越日天热，加甚，血复涌至。星曰：疾诚笃，然非不治症。乃精思两时许，成一方，主四君子汤，辅以胶、麦、冬、地。药进，血遂止。尝语人曰：人以性命付我，我可轻视之乎，效与不效，虽有数存，然必尽我之心始无憾也。著有《伤寒慎思录》《伤寒明辨》《温病论治集要》《暑症类方》待梓。年六十余。子涟溪，亦以医名。

《伤寒明辨》　清　朱星

见民国十年《甘泉县续志》卷十四《艺文考》十四。

《伤寒瘟疫条辨》二十四卷　清　于暹春

见同治十三年《扬州府志》卷二十二《艺文》一《书目·子部》。

《伤寒明理论赘语》　清　陈辂

见同治十三年《扬州府志》卷二十二《艺文》一《书目·子部》。

同上《扬州府志》卷十三《人物》五《文苑》：陈辂，字朴生，嘉树子。道光二十四年举人。素性澹泊，不务声华，肆力经传，确有心得。尤癖嗜医家言，手录《灵》《素》《伤寒》诸书，积帙盈尺。著有《汉简斠字》《蒙璆室文集》《伤寒明理论赘语》《印谱》一卷《说小》七篇。

道光三十年《仪征县志》卷三十七《人物志·文学》：陈辂，江西布政使嘉树子。辂天资颖异，幼即能治《说文》，学篆籀。稍长，益进求根抵之学，自汉唐注疏及近今诸家说经之书，无不究心，为外祖朱武曹所器重。舅氏朱文定公视皖学时，辂与钱塘朱次云论学益进。因以《说文》及钟鼎、石鼓文与《汉简》互斠，疑则阙之，成《汉简斠字》。辂少知医，嘉树殁于江西，辂适居里门，痛其不获侍疾，为俗工所误，发愤精研，务得古术。推崇钱塘张隐庵、高士宗两家，间采闽人陈修园之说，最后读昌邑黄氏书，益所心折，久乃尽通其法。大要以中气为枢轴，神明于升降变化，力辟抑阳滋阴之谬。十余年间，活人无算。母素羸弱，辂力加调护，乃更清健。及辂患头痛，神志不为用。医者以阿胶、地黄投之，竟致不起。卒年三十九，刘文淇为撰《墓表》。

《伤寒一得篇》十卷　　清　丁琮

见光绪五年《武进阳湖县志》卷二十八《艺文·子部》。

《伤寒论增注》　　清　张宝仁

见光绪五年《娄县续志》卷十《艺文志·子部》。

《娄县续志》卷十八《艺术传》：张宝仁，字健元。国学生。其先世讳清渊者，故明员外郎。鼎革时遭乱，迁于青龙江之福泉山，隐于医。阅八世至仁，复迁松城。于医尤著。凡《素问》《金匮》，靡不洞悉。著有《伤寒论增注》与《三疟正虚论》。尝游江、浙间、每为士大夫延聘。陶文毅澍抚吴时契之，赠以联额，谓不坠仲景家法。有子二，能世其业。

《伤寒表》一卷　　清　蒋宝素

光绪五年《丹徒县志》卷三十四《人物志·文苑》二：蒋宝素，字问斋，号帝书。七岁丧母，恃祖母杨氏爱，恣意嬉游。父春田，以世医传其家，顾不取非分之财，家无储粟，忽病风欲死，炊烟几断。宝素时年十七，翻然省悟，自悔失学。侍父病痉，乃取《素问》《灵枢》、越人、仲景诸书，昼夜读之。其字晦、义涩处，惟就名医潘曙东师事而心解之，彻其旨。又专力于经史子集。研读七年，竟与心化，医名大著，议论举止，有儒者风。中岁有立言之志，初撰《医略》八十一卷，先刻十三篇。凡群书之有关于医及见闻所及，皆类聚之。邑令王德茂及京外诸名公皆有序。壬寅……仅存初稿，乃梓《医略稿》六十七卷。又摘其诊视有效者，梓《问斋医案》五卷。又念史传儒林未允，作《儒林正纪》二十四卷。间与友人作诗及古体文，笔力坚厚。作《诗略》二卷、《文略》一卷。又念史笔莫严于《春秋》，作《春秋贯》一卷、《史略》二卷。咸丰癸丑，寓江北沙沟镇，作《将略》一卷及《伤寒表》一卷、《证治主方》一卷、《医林约法三章》一卷、《五字经》一卷。同治丁卯，迁寓仙女镇，有归里志。癸酉正月，适友人延其诊病，乃返城居胡宅相家，撄疾卒。年七十九。子三、孙七，半皆承家学，克绍先志，精于医。

同上《丹徒县志》卷三十七《人物志·方技》：蒋宝素，游于王九峰之门，得其医案。

光绪二十一年《盐城县志》卷十二《人物志》三附《流寓》：蒋宝素，家无储粟，不取非分财。虽善属文，不为谀墓酬应之作。精长桑之术，寓沙溪时，为人疗治无所取，箪瓢屡空，晏如也。同时盐邑寄公如：尚书江夏贺寿慈、学政盐山孙葆元、布政使高要梁佐中、编修江都顾奎之伦，名位虽显，民无得而称焉。方之宝素，有景公、夷齐之别矣。

《读伤寒论》二卷　　清　潘道根

见光绪六年《昆新两县续修合志》卷五十《著述目》下。

光绪九年刻同治《苏州府志》卷一百三十七《艺文》二：潘道根，字确潜，康侯六世孙。少颖悟，为新阳邑令李汝栋所鉴赏。稍长，从王学浩、吴映辰游。研求经、史，旁及《说文》、音韵之学。肆力为古文词，入栎社有名。周流授徒，兼习医，资生计。晚年，尤私淑邑先儒顾炎武、朱用纯，故所造益粹。遍搜乡邦佚事，补入《志乘》，辑《昆山先贤冢墓考》，裒然成集。又与张潜之辑《昆山诗存》梓行。笃于行谊，早鳏不再娶。插架书满，皆手自校仇，闻异书必借录副本，目肿、腕脱，至老不休。咸丰元年，昆令王省三举道根孝廉方正。作书以"四不可"力辞。

光绪六年《昆新两县续修合志》卷三十二《人物·隐逸》：潘道根。（咸丰）八年七月卒。年七十一。

民国十一年《昆新两县续补合志》卷十二《人物·儒林附传》：潘道根，号晚香。后居徐邨，又号徐邨老农。

按：道根别著有《医学读书记》《识小录》。见光绪九年刻同治《苏州府志》卷一百三十七《艺文》二。

《伤寒析义》四十卷　　清　方奇

光绪七年增修《甘泉县志》卷十三骈《方技》：方奇，字问之，号偶金，医名善昌。世居邵伯埭。精岐黄，通经术。著有《修元大道三章》计三卷、《伤寒析义》四十卷。白菊溪、陈芝楣两先生深重之，先后序刊其书行于世，并有《周易翼注》四卷待梓。

《伤寒论辨》　　清　田杜

见光绪九年《六合县志》卷八附录《方技·田淑江传》。

《伤寒条辨》　　清　任侃

民国九年刻光宣《宜荆续志》卷九上《人物志》：任侃，字少鱼，增贡生，詹事府主簿。父培风，以刑法佐皖抚幕，父殁，奉丧归，时年方十有五……母陈，年垂八十患赢疾，如是者三载……本《儒门事亲》意，遍读方书，遂精医理。工书法。著有《伤寒条辨》及《验方集成》等书，藏于家。

《阳明病释》四卷　　清　陆懋修

见民国二十二年《吴县志》卷五十八上《艺文考》四。

《校正伤寒全生集》四卷　　清　沈忠谨

见光绪十年《松江府续志》卷三十七《艺文志·子部》。

《读来苏集伤寒论注笔记》二卷　　清　王凤藻

见光绪六年续纂《江宁府志》卷九上《艺文》上《子部》。

同上《江宁府志》卷十四之四《人物先正》三《吴应佺传》：王凤藻，字梧巢，上元诸生。厚重寡言，工诗、古文词。子寿恭，字晴岚，颖悟能诗，精考订之学；正字、说文无间寒暑。尝与顾月樵等为真率会。晚号崆峒居士，年七十六卒，著有《崆峒集》。

《伤寒汇编》　　清　陶锡恩

民国十五年《铜山县志》卷六十五《人物传·艺术》：陶锡恩，字汉云。三世业医，至锡恩学益精，善治伤寒。中年，专小儿科，遇危症，用古方能如所出。与余鹤龄相埒。光绪初，观察使谭钧培设医药局，延锡恩入，贫病者多所全活。年五十卒。有《伤寒汇编》。

《伤寒论翼》四卷　　清　余景和

见民国九年刻光宣《宜荆续志》卷十一《艺文·载籍之子类》。

同上《宜荆续志》卷九中《人物志·艺术》之《徐祝封传》：余景和，字听鸿，候选主簿。承从父麓泉家学，业医常熟，贫者免酬金，全活甚众。著有《伤寒论翼》四卷、《外科医案》四卷。阳湖赵烈文大令为鉴定、会稽孙思恭司马刊行。尝翻刻叶天士所选《医衡》一书，以惠来学，兼以济世焉。

《伤寒发言》　　清　余景和

民国九年《余姚六仓志》卷四十二《方技·胡虞祥传》：胡虞祥，字云卿，诸生。少善病，学医。慕常熟余听鸿名，从之游。听鸿负时望，著《伤寒发言》行世。生平不轻许人，独可虞祥，学窥《灵》《素》，泛览诸名家书，独有见解。虞祥为人治疾多奇中，且能决人生死于数月外多验。后行医沪上，宿疾复发，足痿，犹褥而诊，户外屡常满。病中有感怀诗云：归期枉自卜金钗，病骨支离瘦似柴。惆怅夜阑人静后，秋虫吊月泣空阶。病剧还里，甫抵门，气奄奄绝，终于家。

《伤寒经正附余》一卷　　清　薛承基

见道光四年《苏州府志》卷一百二十六《艺文》五之下及民国二十二年《吴县志》卷五十六下之二。

同上《苏州府志》卷一百二十六之五下：薛承基，字性天，号公望。（是书）门人曹存心刊以行世。

《伤寒百症歌》一卷　　清　薛承基

见民国二十二年《吴县志》卷七十五上之一《薛景福传》。

《伤寒论汇解》　　清　钱荣国

民国九年《江阴县续志》卷十五《人物》一《文苑》：钱荣国，字缙甫，岁贡生，权苏州府学教授。幼读能通经义，长并通《灵》《素》诸书。肄业南菁书院，益从事著述。著有《诗书易三经讲义》《礼记丧服传今释》《诗经白话解》《论孟通俗解》《伤寒论汇解》《春雨堂诗钞》若干卷。

《伤寒详解》　　清　法文淦

民国九年刻光宣《宜荆续志》卷九中《人物志·艺术》：法文淦，字功甫，冠卿子，世业医。文淦克传家学，治病如神。于仲景伤寒一科尤邃，四方求医者，舟舆争辏其门。著有《伤寒详解》《诊余丛谈》等书。门弟子得其绪余，多以医著，金国香，亦其一也。当时邻近县邑诸医，大抵渊源文淦，称为法派。其三子燮廷，字子馥。亦善医，有和缓之目。治伤寒，药不尽剂即愈，人称为法半帖。法氏业医，累世皆著盛名；至燮廷，已传世十四，故所业益精云。

《伤寒辨似》四卷　　清　孙士荣

抄本宣统《泰州志》卷二十七《艺术·孙桂山传》：孙桂山，字馨谷，家世精岐黄。子三：长士荣，著有《伤寒辨似》四卷。

《伤寒指归》六卷　　清　戈颂平

见抄本宣统《泰州志》卷三十二《艺文志》上。

按：民国二十年《泰县志稿》卷二十八《艺文志》:《伤寒指归》十卷。此书发明半表半里，将人身分为八部。其主要在脏，阳当存阴液，以留抵抗地步，使神经不致最后受焚。用药不用羌活、独活、枳实、郁金，即存精液之义也。解字用《说文》，不无附会，间有一、二语新奇可喜。《神农本草》曾收入《太平御览》者，尤氏依据之，其原文殊可宝。

所注《素问》八十一篇、《金匮》十卷,论说一如《伤寒》。自戈氏书出,本邑医学寖有复古之意。

《伤寒金匮辨正》四卷　　清　陈金声

民国二十年《泰县志稿》卷二十八《艺文志):陈金声,字子和。《清浙江分水知县吴同甲序》称其采诸家说,其要以能"述古切理、治人中病"为主。

《伤寒荟英》　　清　颜宝

见民国十六年《瓜州续志》卷二十六《书目》。

同上《瓜州续志》卷十四《人物》下:颜宝,字善夫,瓜州人。父服贾于外,从兄星伯怜而收之,教之读,并授以方书。星伯死,宝子身走邵伯镇,悬壶于市,无过问者。会真武庙镇葛鸿谟,其子病笃,群医束手。延宝往诊,服药三剂而愈。葛遂为宝置家于真武庙,迎之往,俾就悬壶。四乡闻之,求诊者渐众,药投辄效,名遂由近而远。士夫之家有疾者,或数百里争延致。宝夏秋间多不肯应聘。或问其故。曰:彼富贵者何患力不能延良医,我出乡里,贫苦者何所就诊。贪一人之重金,而弃众贫民之病于不顾,我不忍也。行道数十年,全活甚多。有欲就学者辄拒之,谓读书不成,祇害一身,学医不精,害及众人。故终身不轻以医术授人。年八十卒。著有《伤寒荟英》《本草从经》等书待梓。

《伤寒述义》四卷　　清　朱承鼎

民国二十四年《上海县志》卷十五《人物》上:朱承鼎,字理卿。先世自南汇新场迁居闵行,遂占邑籍。补博士弟子员。读书终日不释卷,善属文,典丽有根柢。尤好岐黄之学,博通《灵》《素》《难经》《伤寒》《金匮》。性敏而静,精研脉理,治病辄应手愈。著《伤寒述义》四卷。其规划地方,如兴学校、筹自治、浚河、救荒诸章程,皆其手订,便于实施。处事和平详慎,人无异言。

《伤寒歌诀》　　清　张碻

民国三十七年《常昭合志》卷十八《艺文志》:张碻,原名士才,字杏村，号方成。书法宗董香光。兼通医理。单学傅《蔫谱》：碻作塙。著有《伤寒歌诀》《澹云集》。

《重编伤寒论》六卷　　清　张肇瑞

民国三十七年《常昭合志》卷十八《艺文志》：《重编伤寒论》六卷。清·张肇瑞撰。《稽瑞楼书目》，刊本。

《伤寒衣钵》一卷　　清　顾愈

民国三十七年《常昭合志》卷十八《艺文志》：《稽瑞楼书目》，刊本。

《伤寒论辨正》四卷　　清　徐楫

见民国七年《上海县续志》卷二十六《艺文·子部》。

同上《上海县续志》卷二十《艺术传》：徐楫，字墨君。善书、工诗，尤精医理。遇贫病不俟驾即行。曰：贫者全家仰食，不速痊，妻子冻馁矣。著有《伤寒论辨正》四卷。

《伤寒易晓》八卷　　清　陆光裕

见民国二十三年《青浦县续志》卷二十一《艺文》上《书目·子部》。

同上《青浦县续志》卷十八《人物》四《艺术，陆芳润传》：陆芳润，字艺林，居邑治。父光裕，字吟云。工医，尤精疡科。沈耒出其门下。芳润承父业：尤以小儿医名。善种牛痘，推行城乡，婴孩全活甚众。青邑接婴堂之设有牛痘局，盖自芳润始。

《伤寒卑迩集》　　清　袁谦

民国十年《宝山县续志》卷十五《艺文志·书目子类》：《病机卑迩集》《伤寒卑迩集》《药能广集》《业医必读》，四种。均前《志·艺文》未载，今据《袁氏家乘》补之。

光绪八年《宝山县志》卷十《人物志·艺术》；袁谦，字豫来。工小篆，镌刻入古，手制麦稿灯尤精妙。

民国《续志》卷末《前志校勘记·艺术袁谦》；袁谦，精医理，于方书多所阐明。

《伤寒说约歌》一卷　　清　包与堂

见民国二十二年《吴县志》卷五十六下《艺文考》二。

《伤寒歌括》　　清　余祚宸

见民国六年《丹徒县志摭余》卷九《人物志·方技》。

《金匮方衍义》　　明　赵良仁

正德元年《姑苏志》卷五十六《人物》十八《艺术》：赵良仁，字以德，其先于宋有属籍。良仁少试吏宪司，即弃去。从丹溪朱彦修学医，治疗多有奇效，名动浙西东。所著《医学宗旨》《金匮方衍义》，并《丹溪药要》等书。张氏据吴，良仁挈家去浙，后复来吴，占籍长洲，以高寿终。子友同。

《金匮二注》二卷　　清　周扬俊

见民国二十二年《吴县志》卷五十六下《艺文考》二。

《金匮要略类疏》　　清　葛天民

见嘉庆十五年《扬州府志》卷五十四《人物》九《艺术》。

《金匮心典》三卷　　清　尤怡

见道光九年校刻嘉庆二十五年《吴门补乘》卷七《艺文补》。

民国二十二年《吴县志》卷七十五下之二作《金匮心典集注》。

《金匮要略注》二十二卷　　清　李炳

见嘉庆十五年《扬州府志》卷六十二《艺文》一《书目·子部》。

同上《扬州府志》卷五十四《人物》九《术艺》：李炳，字振声。仪征人。幼习医，苦不能得其奥，因习《易》十年，顿悟阳长阴消，遂通《灵》《素》之旨，尤深于仲景书。尝往来楚、越、江、淮间，晚年多寓邵伯镇瓜州北湖。每以白术治疾，应手得效。一妇人数日不更衣、胀甚。医用通药，益剧。炳令专服白术，至五日而胀已。一人大渴，服诸凉药不已，炳使服白术，明日愈。或问之，曰：皆仲景法也。《金匮·痉湿暍篇》云；若大便坚、小便自利，去桂加白术。可知术能利大便。盖术性燥邪水而实能生正液。大便因津涸而坚，非术不治也。《伤寒·理中圆》下云；渴欲饮水者，加术。可知术能止渴也。又，赵姓背恶寒，医以少阳治之，服桂附不愈。炳以白术合茯苓、桂枝，顿已。余姓者，年六十，痰嗽发寒热，腰背痛。诊之，两寸不满，关微弦。令服白术、茯苓而愈。炳曰：皆《金匮》所已言。心下有留饮，其人背寒冷如掌大。此赵某病也。膈上病痰，满喘咳吐。发则寒热、背痛、腰疼、目泣自出，其人振振身瞤剧，必有伏饮。此余某病也。二者皆饮。由阳气不运行；不治以白术而何治也。人始以李白术呼之，及见其效，称为李仙。又符姓者，病左胁痛，久而及于右胁，三月罔效。炳诊曰；真肝脏虚，得之经营太过也。重用甘草，佐以枣、麦、山萸，皆炒极焦。二日，其痛若失。炳曰：《金匮》：肝虚，当先实脾，补肝用酸，助以焦苦。盖用甘草补脾以生火，焦苦入心亦补火，火盛则金敛，金敛则木实矣。时师补水生木，不知水盛则克火，火弱则金强，金强木弱，是为虚虚，非仲景法也。因悟肝之本在右，而行于左，有阴阳互根之义焉。故病肝者，由左而及右，左痛病在标，可泄；右痛病在本，必甘以缓之。更伐之。抑之，则生气尽矣。又治一寒证，已服理中汤加附子，益烦。炳仍以理中加附子治之，一服即愈。问以故，炳曰：理中参、术、甘草、干姜，皆三两。所以固中气，故名。惟腹满，始加附子，然仅一枚而已。前此，附子倍于干姜、甘草，故燥动而不能静守。今少用附子而倍加姜、草，中宫治，而附子亦得所节制，故愈。其深得仲景之奥，类如此。著《金匮要略注》二十二卷、《治疫琐言》一卷、《西垣诊籍》二卷。

《李翁医记》云：黄某病伤寒。有叶生者，治以姜、术而烦减，将服附子。翁诊曰：胃热敛于脾，故（烦）减耳，更温，则脾烂矣。服大黄生，服附子死。服大承气；两目珠戴入于脑。翁曰：热纵也。又下之，目珠出而颈软、头不能直。翁曰：热遁于足太阳。加滑石、甘草下之，愈。江心培病伤寒，烦甚，服清凉之品未已，医议下。翁诊曰：病之格阴，服附子生，服大黄死。服附子狂走、目眦溢血。他医悉谤翁。翁曰：寒竞也，力任其治，倍附子加人参，服之愈。周生者，病头痛。翁诊之曰：是有鬼气乘之。或疑其言之奇。未几日，果见鬼物。翁曰：鬼附于肝不能自去，驱鬼必以风，用羌活，独活、川芎、细辛、防风、荆芥、升麻、甘松，一切升阳发散之品为末，服之而愈。观察和腾额，两足痿弱不能行。翁始诊之曰：足未病之先，阳必痿，阳未痿时，肌肉即赢瘠。皆对曰然。翁曰：病宜治脾以及肝，少用白术、茯苓、甘草，加白蒺藜一两五钱。和奇之，以问王献廷。献廷，京口名医也，曰：李之学，足为吾辈师；其用意岂吾之能知也，宜从之，必有效。服数十剂不易方，果愈。

《金匮释例》二卷　　清　庄械

见民国十九年《续丹徒县志》卷十八《艺文志》之《书目·子类》。

同上《续丹徒县志》卷十八《艺术志》二《杂文·庄械读金匮记序》：《金匮》之于医，其六经之《春秋》乎。自秦越人著《难经》、太仓公答文帝问，而世所谓黄帝、《白氏〈内〉、〈外〉经》及诸《经方》，亦相继以出，载《汉书·艺文志》。惟《金匮》著于张仲景，在后汉时为最晚。白氏之书不获见，《金匮》所载多黄帝所未述及。诸方证治，林亿复加删定，分伤寒为《伤寒论》，其杂证别为二十二篇。其中义蕴之精，体例之密，辞曲而达，意微而婉，有文见于此，而义在于彼者；有既见于此，而复见于彼者；有言之而不终者，有反复而长言之者。孟子所谓："其事则齐桓、晋文，其文则史。"孔子曰："其义某窃取之。"即以《金匮》言，其意与义，甚于文耶？抑有在于文之外者耶？余将为《金匮释例》一书，仿晋杜予《春秋释例》之例。兹册所载，皆读书所得之语，随手杂录成为二卷。虽于大义未能十得一二，然《金匮》之书亦可因是求之，即其源而溯其委矣。

同上《续丹徒县志》卷十三《人物志》五《儒林》：庄械，字中白。深思笃学，博览穷经。贫甚，囊笔走四方，读书不倦。少治《易》，通张惠言、焦循之学。好读《纬》，以为微言大义非《纬》不能通《经》。又治《公羊春秋》，于董子《春秋繁露》一书，服膺最切。与戴望、谭献、刘寿曾、袁昶诸人为道义交，学益进。柳兴恩称其竭力读书，穷而不愁，更出虞卿之上。袁昶亦称其于经多读《易》《春秋》，能通其象、数科指；于子深于荀、董，旁及百家，靡不研览，于诗长于乐府，论著文之体制，则于皋闻张氏为近。又晓星度、阴阳之占候。居江、淮间，久习于河、漕、盐三政兴废利弊之故，言之娓娓可听，可以觇其学识矣。生平著述甚富，谭献为刊其《周易通义》八卷。女夫许承家为刊其《蒿庵诗词集》十二卷、《蒿庵文集》八卷。尚有《荀氏九家义》九卷、《静观堂文》十八卷、《东庄笔谈》八卷待梓。

《金匮辨正》　　清　雷大升

见道光四年《苏州府志》卷一百二十五《艺文》四之上。

同上《苏州府志》卷一百六《人物·艺术》下：雷大升，字允上。长洲人。父嗣源。官内阁中书。大升幼业儒，既长善医。治疾无不效，尤精于修合丸、散、胶、丹，为当时所珍。善琴、工诗。所著有《金匮辨正》《经病方论》《要症论略》《丹丸方论》等书，并刊行于世。

民国二十二年《吴县志》卷七十五上之一：雷大升，号南山。父嗣源。宛平籍拔贡生。大升，乾隆元年举鸿博不就，隐于医。

《金匮要略方论本义》　　清　何炫

见嘉庆二十三年《松江府志》卷七十二《艺文志·子部》

《金匮注》　　清　陆德阳

见嘉庆十五年《扬州府志》卷五十四《人物》九《艺术·团恭传》。

《金匮要略集解》三卷　　清　周孝埙

见民国二十二年《吴县志》卷五十六下《艺文考》二。

同上《吴县志》卷六十六下《列传》四：周孝埙，字愚初，木渎人。诸生。入资为部主事。吴有诸生狱，知名士多逮系。木渎去城三十里，孝埙日怀饼金走系所相慰劳，或行风雨泥淖中，衣湿履败不自息，狱解乃已。入都，分刑部广西司兼安徽司行走，充律例馆纂修官。以养母乞归。居枫桥，先后辑《渎川耆旧诗集》及友朋遗集各数十种，锓板以行。弟孝垓，字平叔。精研古籍，尝刊《毛诗郑氏笺》、李鼎祚《周易集解》，号为善本。

民国十年《木渎小志》卷三《人物》四《文学·周敬燮传》：周孝埙，别号逋梅。（周敬燮从子）徙居枫桥。著《还读庐诗钞》八卷。

《金匮要略注》　清　李钧

见光绪九年《江都县续志》卷二十《艺文考》十上《子部》。

同上《江都县续志》卷二十七《列传》七：李钧，字振声，精仲景法。江春族人患伤寒，见阳明证。时医治以寒剂，疾更加剧。钧诊之曰：此寒证也，宜温中。用附子一两，服之病益剧，欲绝。钧曰：剂轻矣。加附子至二两与人参二两同服。众医难之。钧曰：吾目见及，试坐此待之也如何，力迫之服，至明日，霍然矣。谓诸医曰：病之寒热，辨于脉之往来，此脉来动而去滞，知其中寒而外热。仲景所已言，诸君未见及耳。所著有《金匮要略注》，多发前人所未发。

《金匮杂病辨》　清　韩善征

见民国十五年《丹阳县续志》卷二十二《艺文·韩氏医书六种》。

同上《丹阳县续志》卷十六《方技》：韩善征，字止轩。廪贡生。宣统初举孝廉方正。耿介博学，孜孜撰著。江督张人骏聘修《省志》，勘订多出其手。中年致力医学，著《疟疾论》《痢疾论》《阳痿论》《时病撮要》《醒世琐言》《金匮杂病辨》。持论高古，不媚俗，为人处方极精。邑中著医书者自善徵始。

《丹阳县续志》卷二十二《艺文》；善徵尚著有：《前后蒙古纪事本末》各二卷，同邑张素序。《历代边防辑要》四卷、《春秋疆域今地释》一卷、《战国今地考》八卷、《江苏海防辑要》《丹阳疆域形势纪要》。而《疟疾论》等集为《韩氏医学六种》，同邑束允泰序之。

《金匮指归》十卷　　清　戈颂平

见钞本宣统《泰州志》卷三十二《艺文志》上。

《治疫记》一卷　　明　石震

见道光二十二年《武进阳湖县合志》卷三十三《艺文》三《子部》。

《续治疫记》一卷　　明　石震

见道光二十二年《武进阳湖县合志》卷三十三《艺文》三《子部》。

《瘟疫论》二卷　《补遗》一卷　　明　吴有性

见道光九年校刻嘉庆二十五年《吴门补乘》卷七《艺文补》。

《吴门补乘》卷七：吴有性，字又可，洞庭山人。

《温热暑疫全书》四卷　　清　周扬俊

见民国二十二年《吴县志》卷五十六下《艺文考》二。

《温疫论补注》二卷　　清　郑重光

见康熙五十七年《仪真志》卷十五《艺文志·杂类》。

《春温集方》一卷　　清　赵为干

见乾隆十五年《如皋县志》卷二十《艺文志》下《杂类》：《春瘟集方·叙略》：夫兰有香，虽在岩谷，风必从而扬之；士有术，虽混菰芦，人必取而彰之。汝才先生，修身以慎独，居易以养正。荣进之心日希，而救世之念转切。于是瞿瞿闵闵，求先生之至道，将上以治世，下以治身。尝读喻氏之书，已尽窥其灵钥矣。顾喻氏之所不尽传者，怀芳结念，已非一日。俄友人自喻氏来，箧中藏《春瘟证》一卷，先生请而得之，如事名师，如友良友，风雨晦明，苦心孤诣，九原可作，不负喻氏矣。而每喟然叹曰：夫病已成而后药之，乱已成而后治之，譬犹渴而穿井，斗而铸锥，不亦晚乎。顾士之卤莽者多，而至道在微，变化无穷，寒暑燥湿，孰究其原哉。今喻氏，深山默坐，冥探十年，幸先天下而得之，不可谓非天下之厚幸也。独念私奉周旋，未公海内，跼形顾影，岁耻月惭；一日不授之梓，一日未敢即安也。仆感其言，立为《叙》以慅恫之云。

按：据唐建中撰叙略：赵为干，字汝才。

《温热条辨》　清　薛雪

见嘉庆二十五年《吴门补乘》卷七《艺文补》。

《温热朗照》　清　缪遵义

见道光四年《苏州府志》卷一百二十六《艺文》五之下。

同上《苏州府志》卷一百一《缪曰藻传》：缪遵义，字方彦，（父曰藻，兄敦仁）吴县人，乾隆丁巳进士，因母得异疾，遂究心岐黄家言，临证立方多创境，他医不解，然投之辄效，及徐明其故，无不惊服。卒年八十有四。遵义门人管鼎，字象黄，亦精医理，能传其业。

《疫疠溯源》　清　王敬义

见乾隆四十八年《上海县志》卷十一《艺文续编》。

同上《上海县志》卷十《艺术》：王敬义，字协中。从刘正夫游，得岐黄术。殚思妙悟，聚书数千卷，丹铅不辍。远近就治者骈集，有神医称。构浦滨息庐，莳花种竹，神致潇然，寿九十而终。著有《疫疠溯源》《女科指要》。

《斑疹论》一卷　清　王敬义

见同治十一年《上海县志》卷二十七《艺文·子部》。

《温证羊毛论》　清　随霖

见光绪六年续纂《江宁府志》卷九上《艺文》上《子部》。

光绪六年重刻嘉庆十六年重刊《江宁府志》卷四十三《人物·技艺》：随霖，字万宁，上元人，世医。乾隆癸丑，邑患羊毛瘟症，群医不能治，霖与南城周魁主治略同，一时有：南周、北随之誉。著有《瘟症羊毛论》行世。邑中弥相推重。

《时疫大意》一卷　清　陈实孙

见嘉庆十五年《扬州府志》卷六十二《艺文》一《书目·子部》。

道光三十年《仪徵县志》卷四十：陈实孙，字又群，号师竹。善医，工诗。慷慨好友，排难解纷不厌不倦，当时有穷孟尝之称。尝语人云：人不作良相，当作良医，以其济于世也。值大疫之年，以药活人甚众。曾选刻《八家四六文钞》；著有《时疫大意》《春草堂诗集》。其门人，崇仁县令万宗洛为梓之，阮太傅元、吴祭酒锡麒为之序。

《治疫琐言》一卷　　清　李炳

道光三十年《仪征县志》卷四十四《艺文志·子部》：《治疫琐言》一卷。焦廷琥《跋》云：岁庚申，西垣先生以此稿质之家君。尝因伤寒例寒疫二字，及苏长公用庞氏圣散子治疫之法，推究以尽其变，又得两千言，故略言梗概以俟知者。

《温病条辨》　　清　吴瑭

见光绪九年《淮安府志》卷三十八《艺文》。

光绪《淮安府志》卷二十九山阳县《吴水云传》：嘉庆中，有吴瑭，字鞠通。有学术，工为医。尝著《温病条辨》。发前人所未发，业是术者多遵之。

《温疫论》　　清　邵登瀛

见光绪九年刻同治《苏州府志》卷一百十《艺术》二《徐锦传》。

民国二十二年《吴县志》卷五十六下《艺文考》二：作《温毒病论》一卷。

同治《府志》卷一百十之二《徐锦传》：邵登瀛，字步青。吴诸生。学医于薛雪，名噪吴中。著有《四时病机》行世。曾孙，炳扬，字杏泉，世其业。炳扬弱冠入元庠，即弃举子业，专攻岐黄。著有《三折肱医书》。

《痧病辨》　　清　陆儋辰

见同治十三年《扬州府志》卷二十二《艺文》一《书目·子部》。

《瘟疫论辨》　　清　刘敞

见嘉庆十五年《扬州府志》卷六十二《艺文》一《书目·子部》。

《广瘟疫论》　清　戴天章

见嘉庆十六年重刊《江宁府志》卷五十四《艺文》上《子类》。

《解毒编》一卷　清　汪汲

见同治元年刻咸丰四年《清河县志》卷二十三《艺文》。

民国八年补刻《清河县志》卷第十九《人物志》第四：汪椿，字春园，初名光大。晚岁，潜心三式，号式斋。祖汲。修学好古，著书满家。

《忠告警言》二卷　清　唐千顷

光绪七年《嘉定县志》卷二十六《艺文志》三《子部·流寓著述》：论斑疹、详调摄，附合药法。

《温热论》　清　潘纬

光绪二十年《嘉善县志》卷二十五《人物志》七《侨寓》：潘纬，字古怡，号箕坡，又号春如，眉子。道光五年经魁。好学，工诗文，课徒自给，从游遍六省。晚年掌教魏塘书院，没祀院中，门人私谥康惠先生。善绘梅花，兼精岐黄。贫者求治，辄施药给之。著有《招鹤山房诗稿》《知希斋心镜》《温热论》《治病须知标本论》《围棋谱》。并辑丛书数种。

《霍乱燃犀说》二卷　清　许起

见民国二十二年《吴县志》卷五十八上《艺文考》四。

同上《吴县志》：许起，字壬甫，号吟鸱。《元和》甫里人。

同上《吴县志》卷六十八上《列传》六：许起，字壬瓠，职贡生。工诗古文，善书法。少从同里顾惺游，得医学真传。尝避兵沪上，获交道州何蝯叟（绍基），而书学益进。卒年七十六。

《温证指书》四卷　清　谈志学

见同治十三年《上江两县合志》卷十二中《艺文》中《子部》。

同上《上江两县合志》卷二十五《方技录》：谈志学，字习公，精幼科。其后有谈志凤，志凤，志学弟。

《温证指南》四卷　　清　周魁

见光绪六年《江宁府志》卷九上《艺文》上《子部》。

同治十三年《上江两县合志》卷二十五《方技录》：周魁，字芍园。工痘证，点粒未发，能予决其轻重死生。治瘟证尤审气候、辨虚实，活人甚众。著有《温证指南》四卷。孙，怀仁。医四世矣，至怀仁而审证益细，用药益灵。

光绪六年重刻嘉庆十六年《江宁府志》卷四十三：周魁，江宁人。人以周小仙呼之。

《温病阐微》　　清　江墉

见抄本宣统《泰州志》卷三十二《艺文志》上。

同上《泰州志》卷二十七《艺术·袁辅治传》：袁辅治，字筱园，号济安。幼受医于桂小山，及长专精吴鞠通《温病条辨》。推阐治法，甚为详备。同治五年温疫盛行，就诊者盈门，罔不效。邑人黄某，病几殆，群医束手，饮辅治药获痊。门人朱柏林等甚众。江墉，字少庭，其尤著者。撰有《温病阐微》待梓。

《温症探珠》六卷　　清　王锡琳

见光绪五年《川沙厅志》卷十二《艺文·子类》。

同上《川沙厅志》卷十《人物统传·附艺术》：王锡琳，号涤斋，二十保十六图监生。精岐黄，承四世家学，殚精覃思，活人甚众。兼工吟咏，画墨兰，年七十犹手不释卷。著《温病探珠》六卷、《蜗寄阁吟草》四卷。其子、若孙，能世其业。

《温病正轨》　　清　金蕴光

见民国二十三年《青浦县续志》卷二十一《艺文》上《书目·子部》。

同上《青浦县续志》卷十六《人物》二《文苑·王裕昌传》：王裕

昌，尝与黄元音、吴昌凤、金维鳌、金蕴光同修《县志》。元音，字律夫。昌凤，字蠡云。维鳌，字冠卿。蕴光，字砚圃。皆勤于采辑，克尽厥职。而维鳌、蕴光尤富著述。

《瘟疫会解》　　清　冯道立

见同治十三年《扬州府志》卷二十二《艺文》一《书目·子部》。

同上《扬州府志》卷十三《人物》五《文苑》：冯道立，字务堂。岁贡生。咸丰元年举孝廉方正。好读书，至老不倦。尝创建义塾及家塾，以教贫家及宗族子弟。日课文艺，给以膏火。因岁歉，复仿古义仓法，置丰备仓，以防旱潦。设义栖所，以养老弱疾病者，著《淮扬水利图》并《治水论》，合刻行世。学极渊博，于《周易》学尤深。著作甚富，卒年七十九。

《治痧十法》　　清　冯道立

见同治十三年《扬州府志》卷二十二《艺文》一《书目·子部》。

《时疫大略》一卷　　清　陆友松

见光绪五年《青浦县志》卷二十七《艺文》上《书目·子部》。

同上《青浦县志》卷十九《人物》三《文苑传》：陆友松，字鹤俦，沈巷人。友松刻志励行，尝著《克伐怨欲四箴》以自警。年六十卒。生平见学者不务切近，先求高远，或更务为剿窃模拟。以为此不特学术既乖，人心亦坏。语皆中时病。子旭照，字瞳初。克守家学，好与同侪解难，时称其读书好古。诗质直恫款，如其为人。父子俱诸生。

《瘟疫合订》　　清　陈荣

见光绪六年续纂《江宁府志》卷十四之三《人物·先正》二《顾绶汝传》。

《痧证辨惑》　　清　陈荣

见光绪六年续纂《江宁府志》卷十四之三《人物·先正》二《顾绶

汝传》。

《三时论》三卷　　清　姚荣爵

见光绪七年《嘉定县志》卷二十六《艺文志》三《子部》。

同上《志·艺文》之《三时论》注：荣爵取诸书精要，附以方论，为时气要旨。

同上《志·艺文》之《春温秋燥论》注：荣爵，字天衡。善治温热暑疫。

《春温秋燥论》二卷　　清　姚荣爵

见光绪七年《嘉定县志》卷二十六《艺文志》三《子部》。

《时气论》一卷　　清　钱肇然

光绪七年《嘉定县志》卷二十六《艺文志》三《子部·自序》：取吴又可之书，校其误、正其偏、补其遗。又取喻嘉言书，引申扩充，并陈愚见。名《时气论》者，一时发见之病云尔。

同上《嘉定县志》卷二十《人物志》五《艺术》：钱肇然，初名肇熹，字希文，一字敬亭，诸生。居外冈。少多病，因博览《灵》《素》《难经》，并宋、元以来诸家书，尽得其旨，能决死生于数年前。有刘河人，患尫羸数年，遍体生五色晕。诊其脉，知有积食，询所嗜，云嗜牛肉。肇然曰：此中牛毒也。以药下之，晕去，病愈。

《瘟疫辨难》三卷　　清　施镐

见光绪七年《崇明县志》卷十六《艺文志》。

《痧疹从源》　　清　寿如椿

见光绪八年《宝山县志》卷十二《艺文志·书目》。

同上《宝山县志》卷十《人物志》：寿如椿，字曼生，自号壶中子。国学生，援例授府照磨。居杨行。壮岁游皖北，与诸名士交。诗文外，旁及轩岐、青囊诸术。

《伤暑全书》　清　姜问岐

见光绪八年《宝山县志》卷十二《艺文志·书目》。

光绪八年《宝山县志》卷十《人物志·艺术》：姜问岐，本农家子。愤族人为庸医所误，遂究心岐黄，收藏古今医家著述甚富。性狷介，贫者招辄徒步往，富人或聘以重金弗顾也。

光绪十五年《罗店镇志》卷六《人物志》中《艺术》：姜问岐，字振扬。幼习医，壮从吴门曹乐山（仁伯）游。自《素问》《灵枢》及仲景、时珍诸名家，靡不淹贯。及归，僦居嶅城二十余年，所治沉疴，应手辄效。遇歉岁，汇《疗饥良方》刊刻济世。卒年六十余。

《温热一隅》一卷　　清　汤寿名

见光绪十三年《武阳志余》卷七之二《经籍》中《经籍补遗·子部》。

自序曰：昔仲景立《伤寒论》，其始自太阳传至阳明，以至少阳，次传三阴。盖为正伤寒设也。若杀厉之气，伏藏肌肤，发于春者，谓之温；发于夏日，谓之热，则三者，实同源而异派矣。然长沙温热，散列《伤寒论》中，断简残编，不无错乱，千百年中，经诸家考订散亡，阐发名义，而后伤寒温热诸病，天渊相隔，鹿马攸分。其馨心凝思，渺虑为言，固已昭然千古矣。余性嗜轩岐，读书稍暇，每思天人性命之故，医实通之。且有谓《伤寒》立法，可以治温热者。浑惧邪说横行，夭札莫救。是以不揣固陋，广采诸家，断以臆见，成《温热一隅》一卷。然智力短浅，不克入《灵》《素》之室，或者以管窥蠡测，非无千虑一得则可，若谓肤词末学有俾当世，是犹使尘露之微，补足山海，萤烛末光，增辉日月也，不亦诬乎。

《湿温萃语》　　清　秦守诚

见光绪十三年《平望续志》卷十一《艺文》二《书目·子部》。

《温热赘言》一卷　　清　吴金寿

见光绪十三年《平望续志》卷十一《艺文》二《书目·子部》。

同上《平望续志》卷七《人物》一《艺能》：吴金寿，原名鸣钧，号子音。士坚从子，苏州府学生。精于医。

《霍乱吐泻方论》一卷　　清　潘霨

见民国二十二年《吴县志》卷五十六下《艺文考》二。

同上《吴县志》卷六十六下《列传》四：潘霨，字伟如，号韧园。霨年十九应乡试不第，发愤走京师。又精岐黄术，尝奉召入官为孝成皇后治愈风疾。手辑《蚕桑事宜》，刊行郡县，成效大著。光绪十七年疏清入觐，后三年而卒。年七十九。

《温病条辨歌括》　　清　姜书钦

见民国二十二年《盐城县志第一辑》卷十三《艺文志·书目》。

同上《盐城县志第一辑》卷十二《人物》姜书钦，字子敬，同治癸酉举人。经、史、声韵、天算、医药，旁逮阴阳、术数家言，靡不通晓，精思玄解，钩深诣微。应怀来县沮阳书院之聘，主讲席者三年。居京师，尝为人治疾。岁戊寅北省旱祲，流民集畿辅，疫疠大作，与御史胡杏芳慨然任疗治之责，全活甚众。京师又尝流行烂喉痧，患者多不救。书钦精心辨证，所治辄愈，求诊者踵接。以方中多用犀角，贫者力不能致，乃言于药肆，凡贫户持所书帖市药者，勿取其值，悉为偿之。恬于荣利，沉冥自守，先后客授蔡寿祺、陈名珍、殷如璋、尹肇然、薛尚义、王树藩诸显贵家，未尝干以私。尝为张仁骏阖宅四十余口治危疾获痊。后仁骏开府两江，不复相闻。既退居里巷，益究心地方疾苦。

晚年目眚不能视文字，偶有缀述研讲，命人检书史于旁诵之。改国后，偶与门生故人子道往事，辄鸣咽不自胜，有衔戢冥报之思焉，戊午季秋，疫殁。年七十有六。著《句股六术细草》《温病条辨歌括》《霍乱论歌括》《痘疹辨证歌括》，若干卷。稿藏于家。

《霍乱论歌括》　　清　姜书钦

见民国二十二年《盐城县志第一辑》卷十三《艺文志·书目》。

《治温阐要》一卷　　清　汝锡畴

见光绪二十五年《黎里续志》卷四《撰述》。

同上《黎里续志》卷十六《盛宣怀治温阐要序》：吴江汝韵泉茂才，介平湖郭嵩仙大令以其先德琴航先生所著《治温阐要》相眎，属赘言于简端。夫轩岐之学，昌于仲景，其《伤寒论》《金匮》两书，橐栝百病。凡风温、温毒、温疟诸证，散见各经。顾微言奥义，既非浅学所易贯通，而其书久经紊伏，或引绪而未伸，或有证而无治，群言淆乱，学者惑焉。后贤继起，察见温热之与伤寒同源异流，必应别为方法，迭相研晰，互有发明。逮近世吴又可、吴鞠通、王孟英诸君，辑为专书，于是温病之条别益明，奥窍大辟。琴航先生邃精医理，治温尤独有心得。是书致详于膜原，足补又可所未备，此虽先生所学之一斑，亦可窥全豹矣。韵泉能守楹书，汲汲焉思表章遗著，以匡一世。余设天津中西学堂考选生徒，而韵泉之子人鹤，以若年入选。观于其子孙，而知先生活人之德积之也久，天之报之也亦未有艾。又以知先生是书之足以传世，造福更无疑也。

同上《黎里续志》卷八《人物》六：汝锡畴，字勤访，号琴舫。少好读书，工楷法。因病习医，覃思研究，务穷其奥旨，尝出新意制方，疗人痼疾。与元和陆明经懋修交，益治生白、灵胎之书，皆探其底蕴，别其得失。而病叶氏、章氏论温热之误。著《治温阐要》一卷。元和陆祭酒润庠，武进盛同卿宣怀序。

《瘟病辨》四卷　　清　纪丛筠

光绪三十年续纂《句容县志》卷九中一《人物·文学》：纪丛筠，字竹伍，邑诸生。举止娴雅，能诗工医。著有《蔬香斋诗稿》《瘟病辨》四卷。

《痧痘要诀》　　清　沈铨

见宣统三年《枫泾小志》卷八《志艺文·书目》。

《温病辨证》十三篇　　清　马宗元

民国六年《丹徒县志摭余》卷九《人物志·方技》：马宗元，字清儒，天方人。性恬恢，有内心。精周髀、岐黄之学。从邑人杨履泰游。天资高、学力亦笃，故算学、医理均批郤导窾。藏书甚富，独于吴中叶氏尤服膺。温病一症，医家多分析不清；唯天士能辨入毫厘，厥功独大。宗元辅翼叶氏，于原书"类不类"之间，复细心剖析，以药时医之误。著有《温病辨证》十三篇，邑人李恩绶为之序。

《痧原大略》　　清　邵如藻

民国十年《宝山县续志》卷十五《艺文志·书目之子类》：此书系辨明痧症来源及治法。稿藏于家。

同上《宝山县续志》卷十四《人物志·邵如燧传》：邵如藻，字伊人。居城。如燧禀承父训，刻苦励学。诸生。精医理，诊治贫户，不轻用贵重药品，而往往奇效。诗亦冲淡如其人。存稿并见艺文。

《宝山县续志》卷十四《人物志·吴澄传》：吴澄，字清之，诸生。性行端敏，虽仓卒下笔，未尝苟作行草。力学授徒，视弟子如骨肉。邵如燧出其门下，而如藻兼传其医学。其以术济人也，虽寒暑雨雪，必吐哺以应。不以富贵贫贱异视，积劳遘疾，竟卒，年仅三十五。

《疫痧草》　　清　顾绍濂

民国二十二年《吴县志》卷五十七《艺文考》三：顾绍濂，号蕴山。

《转筋症治遗书》一卷　　清　金簏集

见民国二十二年《吴县志》卷五十八上《艺文考》四元和县。

《疫痧草》一卷　　清　陈耕道

民国三十七年《常昭合志》卷十八《艺文志》：陈耕道，字继宣。监生。医士。

《疫痧草》一卷。张燮等序。《恬裕斋书目》，抄本。

《痧证辨似》　　清　单学傅

民国三十七年《常昭合志》卷十八《艺文志》：单学傅，字师白。诸生。著有：《痧症辨似》《未得家传医案》。

同上《常昭合志》卷二十《人物志》已《文学》：单学傅。钓渚人，诸生。

《温病歌括》　　清　余柞宸

见民国六年《丹徒县志摭余》卷九《人物志·方技》。

《痧症一得》二卷　　清　萧恒健

见民国八年《太仓州志》卷二十五《艺文·子类》。

《暑症类方》　　清　朱星

见民国十年《甘泉县续志》卷十四《艺文考》十四。

《温病论治集要》　　清　朱星

见民国十年《甘泉县续志》卷十四《艺文考》十四。

《温热条辨补义》　　清　陆建侯

见民国十五年《崇明县志》卷十六《艺文志·子部》。

同上《崇明县志》卷十二《人物志·陆嘉德传》：陆嘉德，字星门。子，建侯，字树人，县学生。以困于试，弃举业，精医术时救治人。著有《温热条辨补义》若干卷。

《温病说》　　清　何寿彭

见民国二十三年《青浦县续志》卷十八《人物》四《艺术·何昌梓传》。

《时症直诀》一卷　　清　张金照

见民国二十六年《川沙县志》卷十五《艺文志·著述类》及卷十六《人物志，张清湛传》。

《时气会通》　　清　陈士锦

见光绪四年《奉贤县志》卷十七《艺文志·子部》及光绪十年《松江府续志》卷三十七《艺文志·子部补遗》。

同上《奉贤县志》卷十三《人物志》四《术艺》：陈士锦，字文珊，苏州元和诸生，迁居奉邑。精医理，博考张、刘、李朱四家之说，著有《医规》。其子泰来，继先业。著有《女科选注》《时气会通》。

按：《时气会通》撰人《志》《传》不合。

第四类　本　草

《本草》六卷　　　魏　吴普

见万历三十二年《扬州府志》卷二十四《文苑志·经籍杂类》及康熙十四年《扬州府志》卷二十八《艺文》一《撰著杂类》。

乾隆八年《甘泉县志》卷十六作《本草因》。

康熙《府志》卷二十六之四：吴普，汉广陵（即今江都县）人。得华佗之秘，治病多奇验。年九十余，手集佗《方书》十卷。

嘉庆十五年《扬州府志》卷五十四之九：吴普，所著《华佗方》十卷。修《神农本草》成四百四十一种，备载：黄帝、岐伯、神农、扁鹊、医和、雷公、桐君、李当之诸家说，药性温凉、五味最为详备，谓之《吴氏本草》。论医师者，并称：岐、和、彭、缓、李、华、张、吴；张谓仲景，吴即普也。

《集注神农本草》八卷　　　梁　陶弘景

见乾隆元年《江南通志》卷一百九十二《艺文志·子部》

光绪六年重刻嘉庆十六年《江宁府志》卷五十四《艺文》上：有《集注神农本草》作一卷，又别出《本草集注》四卷。

同上《江宁府志》卷末《校勘记》：按：《隋志》作《本草经集注》七卷、《旧唐志》作《本草集注》七卷、《新唐志》作《集注神农本草》二卷。此作四卷，未知所据。

嘉靖四十年《浙江通志》卷五十五《艺文志》八之三《子部》：《集注神农本草》，无卷数。

《药谱药证》二卷　　梁　陶弘景

见乾隆元年《江南通志》卷一百九十二《艺文志·子部》。

《陶氏名医别录》三卷　　梁　陶弘景

见乾隆元年《江南通志》卷一百九十二《艺文志·子部》。

《本草音义》二卷　　唐　李含光

见万历三十二年《扬州府志》卷二十四《文苑志·经籍杂类》。

按：乾隆元年《江南通志》卷一百九十二《艺文·子部》：唐·李含光，江都人。《本草音义》五卷。

光绪十一年《金檀县志》卷九：李含光，广陵人。本名弘，避高宗讳。初从司马承祯，于王屋山一见，目之曰：贞玉清客。玄宗召赴阙，赐号玄静先生。天宝七年，乞还金坛，诗赋宠行，勅丹阳郡太守林洋，修造观宇。著《周易》《老庄》《学记义略》各三篇；《本草音义》二卷。颜真卿有《碑记》。

《删繁本草》五卷　　唐　杨损之

见民国十九年《续丹徒县志》卷十八《艺文志》之《书目》子类。

同上《续丹徒县志》卷十五《人物》十《方技》：杨损之，润州医博士，兼节度随军。撰《删繁本草》五卷。以本草诸书所载药类繁。难于看验，删去其不急，并有名未用之类，以成一书，不著时代，大约开元后人也。

《校本草图经》二十卷　　宋　苏颂

见嘉庆九年《丹徒县志》卷三十二《书目》子类。

同上《续丹徒县志》卷十九《人物志》之《名臣》中：苏颂，字子容，泉州南安人。父绅，葬润州，故今为丹徒人。颂举进士，为南京留守推官，杜衍一见深器之。除馆阁校勘，改集贤校理，知颍州，稍迁，修起居注，召试知制诰，知审刑院。时知金州张仲宣坐枉法，赃罪至死；法官援李希辅例贷死，杖而流之。颂奏曰："希辅、仲宣均为枉法，而情有轻重，"于是并落知制诰；天下谓之三舍人。久之，复集贤院学士、知杭州，召修两朝正史，权知开封祥符令。孙纯有罪，颂坐失，出贬秘书监，知濠州，未知除知河阳，改沧州，召还，判吏部。元祐初为刑部尚书，进吏部兼侍读，迁翰林学士承旨，遂为尚书左丞；七年拜右仆射兼中书侍郎。颂为相，务在奉行故事，使百官奉法遵职执事，量能授任，杜绝侥幸之原，深戒疆场之臣邀功生事。以观文殿大学士充集禧观使，出知扬州。绍圣中，除中太一宫使，居京口。以太子少师致仕，进太子太保。薨年八十二。赠司空。颂天性仁厚，宇量恢廓，喜怒不形于色，虽燕居必正衣冠危坐，无惰容。平行嗜学，自书契以来，经史九流百家之说、图纬、律吕、星宫算法、山经、本草，无所不通。尝议学校"欲博士分经课试诸生，以行艺为升俊之路。"议贡举"欲先行实而后文艺。去弥封、誊录之法，使有司参考其素行，自州县而始，庶几复乡贡、里选之遗范。"论者韪之。

《本草证治明辨》十卷　　明　徐彪

见康熙二年《松江府志》卷五十《艺文·子部》。

《雷公炮制药性解》六卷　　明　李中梓

见嘉庆二十三年《松江府志》卷七十二《艺文志·子部》。

同治《上海县志札记》卷六：《府志·注》：别称《本草通元》。按《本志》别出《本草通原》，恐复。

《药性赋》一卷　　明　冯鸾

见康熙十三年《通州志》卷十二《艺文》上《著作》。

《药能》　　明　沈惠

见康熙二年《松江府志》卷五十《艺文·子部》及卷四十六《艺术》。

《汤液本草》　　明　李暲

见康熙二年《松江府志》卷五十《艺文·子部》。

同上《松江府志》卷四十七《游寓》：李暲，字叔如，父可壬，元季为华亭尹，遂入籍华亭。善医学，能诗文。有《稼翁集》及《汤液本草》。

《药性书》　　明　彭绪

康熙六十一年《徐州志》卷二十二《人物志》三：彭绪，字北田，萧庠生。工文词，萧令康炜修邑志，皆其手订。所著有《忠孝经解》《姓氏源流》等部。又精医，著《药性书》。学者称之曰：北田先生。

《药品化义》　　明　李延昰

见同治十一年《上海县志》卷二十七《艺文·子部》。

《握灵本草》九卷　　明　王翃

光绪七年《嘉定县志》卷二十六《艺文志》三《子部》：上海曹垂灿序：本杨氏《删繁》之义，考辨性用，撷诸家精要而条贯之，使无滕义。

《本草经疏》　　明　缪希雍

康熙二十六年《常熟县志》卷二十三《艺文》。

按：乾隆元午《江南通志》卷一百九十二及乾隆十三年《苏州府志》卷七十六之二并作二十卷。乾隆六十年《常昭合志稿》卷十一同治十三年《湖州府志》卷五十八之三并作三十卷。

同治《湖州府志》卷五十八之三：《神农本草经疏》三十卷。书分《本草》为十部：首玉石、次草木、次人、次兽、次禽、次虫、次鱼、次果、次米谷、次菜，皆以《神农本经》为主，而发明之。附以名家主治，药味禁忌。次序悉依宋《大观证类本草》，部分混杂者，为之移正。首为《序例》二卷、《论》三十余首，备列《七（原作九，似误）方》《十剂》及古人用药之要。自序云：据经以疏义，缘义以致用，参互以尽其长、简误以防其失是也。

民国三十七年《常昭合志》卷十八《艺文志》：《神农本草经疏》三十卷。吴兴姚凝之序。汲古阁刊本;《绛云楼书目》《元史·艺文志》《稽瑞楼书目》刊本俱无神农二字。《医藏目录》作十二卷、《明志》作二十卷。

《本草单方》　明　缪希雍

见康熙二十六年《常熟县志》卷二十三《艺文》。

《续神农本经序例》十二卷　明　缪希雍

民国三十七年《常昭合志》卷十八《艺文志》：首为治法、次分门论列治本、药性。自题后，《医藏目录》作《本草序例》。

《食鉴本草》一卷　明　宁原

见民国十九年《续丹徒县志》卷十八《艺文志》之《书目·子类》。

同上《续丹徒县志》卷十五《人物志》十《方技》：宁原。嘉靖时人。尝取可食之物，编为《食鉴本草》一卷，冀有益于养生。亦医家之支流也。

《本草辨疑》十二卷　明　郑之郊

见道光六年《昆新两县志》卷三十八《著述目》。

同上《昆新两县志》卷三十九《人物·艺术》：郑之郊，字宋孟，昆山人。博学多识，尤精医术。天启朝，征授太医院吏目。疗疾多奇效，进秩御医。魏忠贤招之视疾，辞不赴。寻告归。

《本草发挥》　明　沈宗学

见康熙二十三年《江南通志》卷五十九《方技传·苏州府》。

崇祯十五年《吴县志》卷五十三作《本草发挥精华》。

同上《吴县志》卷五十三之十八：沈宗学，字起宗，隐于炼墨，自号墨翁。博学善书，能作径尺大字。詹中书孟举评其书兼欧、虞、颜、柳，有冠裳佩玉气象，为本朝书家第一。宗学尤精医，与王宾友善。所著有《本草发挥精华》《十二经络治疗溯源》《外科新录》《墨法集要》《增补广韵七音字母》。子贵成，字志道。亦博学能书，后人购得其父子遗迹，装潢成卷，宝藏之。

《本草发明》　明　陈廷赞

见民国三十七年《常昭合志》卷十八《艺文志》。

同上《常昭合志》卷二十《人物志》辛四：陈廷赞，字襟宇，为小儿医。村童、里妪篝灯叩门，昏夜即往。绳床土锉，儿呱呱啼败絮中，便溲狼藉、腥臊垢秽，未尝蹙额掩鼻也。二子启元、调元为令，贻书戒之曰：医误杀一人，吏误杀一邑。我有十指糊口，无以盗泉为鼎养也。年八十三卒。

《本草类方》　明　潘凯

见乾隆十三年《苏州府志》卷七十六《艺文》二。

同上《苏州府志》卷六十五《人物》十九吴江县《潘柽章传》：潘凯，字仲和。邑诸生。高才积学。德清章日炌，其妇翁也，来知吴江县。凯深自晦匿，惟阴言民间利病，雪人冤抑，一无所私。（子）柽章。

乾隆十二年《吴江县志》卷三十三《潘柽章传》：潘凯，敦内行、工诗文、究心经世之略。为诸生，连试第一。与于复社，远近知名。明亡，弃诸生，不出以终。

道光二十年《平望志》卷八《文苑传》：潘凯，字岂凡，号仲和。娄东张受先亟称之。所著有《平望志》《本草类方》《贻令集》。

《本草辨名疏义》　明　王育

见乾隆十年《镇洋县志》卷十三《艺文类》上《书目·子部》。

《本草诠要》　明　顾文熊

见道光二十年《江阴县志》卷十七《人物》。

《本草经》　明　李元素

见同治十三年《上江两县合志》卷十二中《艺文》中《子部》。

《本草拔萃》　清　陆仲德

民国三十七年《常昭合志》卷十八《艺文志》：陆佚名，字仲德。医士。《本草拔萃》，本缪氏学说作，钱谦益序。

《本草汇》十八卷　　清　郭佩兰

见民国二十二年《吴县志》卷五十六下《艺文考》二。

《本草提要》四卷　　清　葛天民

见嘉庆十五年重修《扬州府志》卷五十四《人物》九《术艺》。

《本草分经分治》六卷　　清　唐千顷

光绪七年《嘉定县志》卷二十六《艺文志》三《子部·流寓著述》：取《本草删繁》之意，摘要药四百余种，分经者五门，分治者六门。

《花圃药草疏》　　清　葛云薜

乾隆十六年《昆山新阳合志》卷二十五《人物·文苑》二《葛怀传》：葛云薜，字履坦，诸生。绩学工诗，著有《孝经注疏衷》《周礼注疏》《四书纂要》《四六钞》《花圃药草疏》。

《本经逢原》四卷　　清　张璐

见道光九年校刻嘉庆二十五年《吴门补乘》卷七《艺文补》。

《本草性能》　　清　王宏翰

见民国二十二年《吴县志》卷五十八下《艺文考》七《流寓》。

《本草析治》　　清　吕熊

乾隆十六年《昆山新阳合志》卷二十五《人物·文苑》二：吕熊，字文兆，父天裕。熊生而俊爽，长七尺，戟髯，铁面，目光炯炯。天裕以国变故，命熊业医，勿就试。顾熊性独嗜诗歌、古文及书法，博习不厌。于公成龙巡抚直隶，聘入幕，一切条议皆出其手，同事者忌之。遂拂衣去。越数年，成龙复旧任，再延入幕。凡所赞画，动中机宜。及奉命治河，将题授熊通判，俾自效，熊固辞之。年八十余卒。所著有《诗经六义解》《明史断》《续广舆记》《前、后诗集》《本草析治》。

《药能》　清　金铭

见嘉庆二十三年《松江府志》卷六十一《艺术传》。

乾隆十六年《金山县志》卷十三之二《艺术·金铭传》：金铭，字子弁。世居卫城。幼从秦景明学医，治疗如神。著有《药能》若干卷。孙学谦，字有禄，能传其术。

徐磐，字介鸿。卫城人。从学于金铭，尽得其术，而为铭所掩，名不及远。然变通神妙，铭亦以为不测也。工于诗，超逸无尘俗气。著有《影赓集》。

《本草诗笺》十卷　　清　朱铨

见嘉庆二十五年《吴门补乘》卷七《艺文补》：同上：朱铨，字南樵，长洲人，朱之励子，精医术。

《药性注》　　清　陆守弘

见康熙二十六年《常熟县志》卷二十一《人物·方技》。

民国三十七年《常昭合志》卷十八作《药性》一卷。

《药考》　　清　李士周

嘉庆十三年《如皋县志》卷十七《列传》二：李士周，国学生，精岐黄术。乾隆丙午、戊申间饥疫，设局施药，全活多人。著有《医录》《药考》诸书。

《叶氏本草》　　清　叶桂

见嘉庆二十五年《吴门补乘》卷七《艺文补》。

民国二十二年《吴县志》卷五十六下之二作《本草经解》四卷。

《神农本草经百种录》一卷　　清　徐大椿

见道光四年《苏州府志》卷一百二十六《艺文》五之下。

光绪四年《嘉兴府志》卷八十一《经籍》二《子部》：庄仲方曰：世传《神农本草》三卷。凡药三百六十五味，分上、中、下三品，见唐慎微《本草》，以阴文书者是也。大椿以《集注》皆不言其所以然，因采择百种，备列经文，而推阐主治之义。其笺释，皆精当而简要。

光绪五年《吴江县续志》卷三十二《艺文》一《书目》一引《四库全书目录》：大椿于《神农本经》采取百种，各推阐其主治之所以然。有常用之药，而反不收入者。凡例谓：辨明药性，使人不致误用，非备品查阅也。

《本草解要》　　清　姚球

乾隆十六年《无锡县志》卷三十五《方技》：姚球，字顺真。生有异质，及长从师学医。问曰：曾读书乎？曰：未也。曰：不读书乌能医。球色沮，归而究心经、史、百家言数年，乃阅岐黄书，洞悉微妙。其术主于扶元气，助真阳，活人甚众。好学《易》，著《本草解要》，医家尤重之。子梦熊，邑诸生，有才藻。从球避暑惠山，大风起，舟覆，球溺死。梦熊跃而登岸，不见父，复入河，抱父而死。

《三皇药性考》　　清　康时行

嘉庆二十三年《松江府志》卷六十一《艺术传》：康时行，字作霖。娄县人，监生。善岐俞术，活人甚多。侨居吴门时，薛生白方以医林尊宿，著书诋诮叶氏，独重时行。其家有疾，必延时行诊。每疏方辄当意，由是知名。著有《三皇药性考》。

《葓谱》一卷　　清　黄叔灿

民国三十七年《常昭合志》卷十八《艺文志》：黄叔灿，字牧村，诸生。庠姓徐，名灿，鹤季子。乾隆乙酉南巡，献《赋》行在，被召试。《葓谱》一卷。因鬻葓者言，志产地、名目、种类之不同。

《药性歌》　　清　朱鸣春

见嘉庆十八年《泰兴县志》卷八《艺文》下《著述·集类》。

光绪元年《通州直隶州志》卷十六及民国十三年《泰兴县志补》卷七并作《药性篇》。

光绪十二年《泰兴县志》卷二十一《人物志》二之二《朱惇敏传》：

朱鸣春，字晞雠，廪贡。并肄业成均，声誉翕然。鸣春知医，所著《真知录》《药性篇》，颇传于时。

《本草集要》八卷　　清　罗咏

见同治十三年《扬州府志》卷二十二《艺文》一《书目·子部》。

嘉庆十八年增修乾隆四十八年《高邮州志》卷十《人物志·文苑》：罗咏，字二酉，廪生。幼英敏，读书目数行下，为文搦管如飞。早年补弟子员。性廉介，刻志励行，有纯儒风。中年淡于科名，益肆力诗、古文词，虽家居不蔽风雨，披吟弗辍。于音韵之学，尤所究心。热于古今事实，辩论如悬河，闻者心悦顺解。凡蒐访遗佚者，必从而徵信焉。手录诗、古文二尺许，丹黄溢楮墨间。著有《鼎顺诗集》行世。《楚词正音》四卷、《本草集要》八卷，藏于家。

《本草删书》　　清　唐玉书

见乾隆四十八年《上海县志》卷十《艺术》。

《药性考》四卷　　清　龙柏

见民国二十二年《吴县志》卷五十七《艺文考》。

《药性辨论》　　清　钱维翰

见民国七年《上海县续志》卷二十六《艺文·子部》。

同上《上海县续志》卷二十《艺术传》：钱若金，号静斋，庠生，塘湾人。世业医。乾、嘉间，国学生禹珍、苍璧、鹤山、三世相继，以妇人科知名，投剂立验。若金、鹤山犹子也，得其传。尝言：良医比良相，业此以活人也，计较酬资厚薄，隘矣。道光时，举办本乡恒裕堂，卒年七十有一。子长喆，字粹卿，诸生。绩学早世。次维翰，字亮卿，诸生，亦明医理，著有《药性辨论》。

《药性便蒙》　　清　陈古

见嘉庆十一年《南翔镇志》卷九《艺文·书目》。

同上《南翔镇志》卷七《人物·流寓》：陈古，字石云，华亭七宝里人。精于医，著《药性便蒙》。兼工诗、画。为人慷慨豁达，游艺槎上，槎上亲爱之，遂占籍焉。子瑄，字西玉，绍其业。孙，良元，字王初，太学生，亦承家学。曾孙，大进，字希文，邑庠生，试辄优等。以父耄年病目，兼习医，名噪远近。

《得宜本草》一卷　　清　王子接

见道光四年《苏州府志》卷一百二十七《艺文》六《流寓》之《绛雪园古方选注》条。

《本草述钩元》　　清　杨时泰

见道光二十二年《武进阳湖县合志》卷三十三《艺术》三《子部》。

按：光绪五年《武进阳湖县志》卷二十八作三十二卷。

光绪十三年《武阳志余》卷七之二：穆如（时泰字）于医，深得周慎斋阃奥，用药一准刘若金。是编，即约若金之书，而薙其繁芜者也。邹澍序略曰：潜江刘若金先生，著《本草述》。其旨以药物生成之时，度五气、五味、五色，以明阴阳之升降，实欲贯串四家，联成一线。惜文词蔓衍，读者几莫测其所归。杨君以博雅通儒，精治《素》理，为之去繁就简，汰其冗者十之四，达其理者十之六，而其旨益明。门人伍仲常，恂，刊以行世。

《本经疏证》十二卷、《续疏》六卷　　清　邹澍

见光绪五年《武进阳湖县志》卷二十八《艺文·子部》。

光绪十三年《武阳志余》卷七之二《经籍》中《子部》：润安为忠公后裔，敦行谊、通儒术，而隐于医、耽著述。是编，以《本经》为主，《别录》为辅，取《伤寒论》《金匮要略》《千金方》《外台秘要》与《唐本（草）图经》，兼取《六经》《五雅》、诸史，旁通道经、佛书、群芳谱、名人著作。凡有关于论药者，为之疏解、辨证。论病、论药，务求其精，一扫《本草》诸家庞杂、芜秽，而归至当。有歙洪上庠及自序。

《本经序疏要》八卷　　清　邹澍

见光绪五年《武进阳湖县志》卷二十八《艺文·子部》。

光绪十三年《武阳志余》卷七之二《经籍》中《子部》：是编，以孙思邈、王焘与张氏仲景犹未承接。故为究竟病名古今相沿之准，病证彼此不侔之故，而证以药物主治。取梁陶宏景、齐徐之才、唐苏恭、蜀韩保升、宋掌禹锡、唐氏诸家《本草》，随类附入焉。

《注释本草纲目》　　清　张杏林

见同治十三年《扬州府志》卷二十二《艺文》一《书目·子部》。

同上《扬州府志》卷十《人物》二：张杏林，字春卿，高邮人，庠生。精医理，道光二十九年水灾，赈捐出力，给八品顶戴，同治元年卒。

《本草纂要》　　清　曹枢旸

见同治十三年《扬州府志》卷二十二《艺文》一《书目·子部》。

同上《扬州府志》卷十六《人物》八《术艺传》：曹枢旸，字翰臣（江都人）。幼受叔象山教，精于医理。著《本草纂要》与汪讱庵《本草备要》相埒。子懋臣，著有《医话》三卷。治巴氏产妇出痘，诸医束手；懋臣投以硝、黄大剂，一药而愈。侄学曾，能世其业。

《本草述录》六卷　　清　张琦

见道光二十二年《武进阳湖县合志》卷三十三《艺文》三《子部》。

《人参谱》八卷　　清　殷增

见道光四年《苏州府志》卷一百二十六《艺文》五之下。

道光二十年《平望志》卷八《文苑传》：殷增，字乐庭，号东溪，国子生。喜作诗古文词，收拾邑中《遗稿》。前，邑人袁景辂曾选刻《国朝松陵诗徵》；增乃自魏、晋以迄明季，搜罗遗佚，为《松陵诗徵·前编》，镂板行世。又自景辂所选以后数十年诗，为《后编》。购得里人潘太史耒《遂初堂集》板，补其残阙者数十页，亲自校雠，遂为完书。所著有《孤鸿编》《武林游草》《纪元考》《人参谱》。

《药性洞原》　清　徐观宾

见道光六年《昆新两县志》卷三十八《著述目》。

《用药准绳》　清　钱培德

道光六年《昆新两县志》卷二十九《人物·艺术》：钱培德，字德培，太学生。世居安亭。父，郡庠廪生廷熊，故精医。培德专其业，兼内、外证治。求治者，应手辄愈。尝著《用药准绳》行世。

《本草搜根》　清　姜礼

道光二十年《江阴县志》卷十八《人物》三《艺术》：姜礼，字天叙，精医术，其治病，立功过格，日记得失。著有《仁寿镜》《本草搜根》行世。子、孙世其业。

《尝药本草》八卷　清　高梅

道光二十年《无锡金匮续志》卷六《方技·许叶熊传》：许叶熊，字太占。邑嵩山人。精医术，能以金针开瞽，与殷耀奎齐名。

稍后，有高梅，字云白，工医，著《尝药本草》八卷。

《本草纲目补遗》　清　黄宗沂

见光绪九年《江都县续志》卷二十《艺文考》十上《子部》。

同上《江都县续志》卷二十二《列传》二：黄宗沂，字鲁泉，号同甫，附生。幼受业于黄承吉、李周南之门，潜心经史。及长，研究《素》《灵》精蕴，遂以医名。尝谓医在临证审辨之细、药物运用之灵；拘泥成方则俱矣。阮文达公元尝曰：鲁泉，隐于医者也。咸丰六年卒。宗沂著有《读史记要》《将就园杂记》《本草纲目补遗》《碧梧轩诗集》，若干卷。

《药性蒙求》二卷　清　张仁锡

见光绪二十年《嘉善县志》卷三十《艺文志》一《书籍·新补》。

按：光绪四年《嘉兴府志》卷八十一之二《药性蒙求》作《药性便

读》；同上《嘉善县志》卷二十六之八作《四言药性》。

同上《嘉善县志》卷二十六《人物志》八：张仁锡，字希白。青浦人。后居魏塘。（按：光绪四年《嘉兴府志》卷八十一之二谓：侨寓嘉善三十余年。）以儒术为医，精于诊切。著有《痢症汇参》《四言药性》《夺锦琐言》《医案》《医说》等书（仁锡卒于咸丰庚申）。弟子吴炳，存其稿待梓。

《本草选志》　清　闾邱铭

见同治十一年《上海县志》卷二十七《艺文·子部》及嘉庆二十三年《松江府志》卷七十二《艺文志·子部》。

《药性歌》　清　蔡恭

见同治十一年《上海县志》卷二十七《艺文·子部》。

《本草纂要》八卷　清　何金瑄

见光绪五年《丹徒县志》卷四十六《艺文志》之《书目·子类》。

《本草核真》　清　夏朝坐

见光绪六年《江宁府志》卷九上《艺文》上《子部》。

光绪十七年《江浦埤乘》卷三十五《艺文》上《书目·子部》：《本草核真》，夏朝坐著。又同《志》卷二十七《人物》六之二《夏朝柱传》：夏朝坐，字理堂。敦品绩学，善诱后进。

《本草发明》　清　沈以义

见光绪七年《嘉定县志》卷二十六《艺文志》三《子部》。

《本草备览》　清　冯钧年

光绪六年《江宁府志》卷十四之九上《人物·李恒丰传》。冯钧年，工医，著有《医学探原》《本草备览》。

《本草辑略》　清　沈步青

见光绪七年《嘉定县志》卷二十六《艺文志》三《子部》。

光绪八年《宝山县志》卷十《人物志·文学》：沈步青，字天申。性颖敏，博览书史，耄而不倦。友人孙许缉，高介士也，步青日与讨论今古，里党推为二老。

嘉庆七年《太仓州志》卷三十八《人物》之《文学》四：沈步青，于书无不窥。兼通方脉，决生死。

《药性赋》一卷　清　沈步青

见光绪七年《嘉定县志》卷二十六《艺文志》三《子部》。

《本草类方续选》　清　朱煜

光绪七年《甘泉县志》卷十三附《方技》：朱煜，字漾溪，邵埭人。道光十三年，时疫盛行，世医习用陶氏六经，治辄左。煜独用吴又可温疫治法，投剂辄应，活人无算。拔贡邱广生母病，发热自汗，至五六日肢冷身冰。医作中寒治，议投真武汤，煜独以为当与承气。议者曰：厥逆如此，投参附犹恐弗及，而投硝黄耶。煜曰：不然，此非寒症，此疫邪入陷少阴，非急下不可，投参附死，投硝黄生。乃与承气，应手愈。庠生周书病洞泄兼温疟，怠且甚。煜与升麻葛根汤，继与人参白虎汤而痊。东乡谈叟，年近七旬，昏睡如尸，两手无脉。星夜迎煜往，视诸医方率皆温热剂。煜曰：此为脉厥，乃热邪格阳也。为脱足，诊趺阳，与大黄下之，病以起。李姓子，二十余岁，伤寒发汗后，壮热烦躁，面赤谵言。煜视其脉，洪大而沉，加人尿猪胆汁方，一服而安。奇效种种，出人意表。生平临症无富贵贫贱，靡不竭尽心力，故治无弗应。年六十二卒。著有《五经分类》《本草类方续选》待刊。子湛溪，亦以医名。

《本草分经类纂》二卷　清　施镐

见光绪七年《崇明县志》卷十六《艺文志》。

《一隅本草》　清　黄上琮

见光绪八年《宝山县志》卷十二《艺文志·书目》。

同上《宝山县志》卷十《人物志·黄望传》：黄上琮，字文琦。工诗，隐于医。

按：光绪《罗店镇志》卷八《艺文志·书目》：《一隅本草》。刊本，存。印光任撰序。

按：光绪十五年《罗店镇志》卷五之上，黄上琮。醇耀从子，习岐黄术，所为诗若不经意，自见性灵。

《药性集要便读》六卷　　清　岳昶

光绪十三年《武阳志余》卷七之二《经籍》中《子部》：岳昶，字晋昌。昶以医名世。咸丰庚申死，年八十八。是编，以《本草》诸家，浩衍难读，为五七言歌括。大旨首宗《本经》，汇诸家而集其要。其歌先标药名，次气味、形色、经络，总以发明主治功用。注书名于句首，凡相须、相使、宜忌附焉。

《本草从经》　清　颜宝

见民国十六年《瓜州续志》卷二十六《书目》。

《本草别钞》十卷　　清　倪端

见光绪九年《江都县续志》卷二十《艺文考》十上《子部》。

《本草注释》四卷　　清　张国治

见光绪十七年《枫泾小志》卷六《志人物》之《列传》下《艺术》。

《药性歌括》一卷　　清　沈志藩

见民国七年《上海县续志》卷二十六《艺文志·子部》。

同上《上海县续志》卷十八《人物》：沈志藩，字价人，号守封。童试先未售，改习医，治疾辄见效。年四十始游庠。

《药达》一卷　　清　顾墨耕

光绪四年《奉贤县志》卷十三《人物志》四《术艺·陈士锦传》：顾墨耕，青村港人。医名噪一时，著《药达》一卷。

《本草名汇》　　清　祝文澜

光绪五年《南汇县志》卷十五《人物志》三《古今人传》：祝文澜，字晋川，号秋田，居周浦，诸生。以拨镫法作大欧书。诗学何景明、吴伟业，晚宗少陵。画工花卉，钩染如生，为白描仕女，尤工致。研究象纬、术数之学，以《论语》："五十学《易》，即《河图》《洛书》中数，乃作《观象图说》。述希夷、康节之旨，作《雪占梅花六九图说》。又有《读左志疑》《执笔图》《秋田诗稿》《本草名汇》《晚香馆杂志》，各若干卷。

《本草分韵便览》五卷　　清　戴传震

见光绪六年《昆新两县续修合志》卷五十《著述目》下。

同上《昆新两县续修合志》卷三十三《人物·艺术》：戴传震，原名葆钧，号省斋，岁贡生。性诚朴，寡言笑，课徒以立品为先。晚业医，精妇科……见时医用药喜写别名，易于误人。著《本草分韵便览》五卷。卒年六十五。子之翰，庠生，亦善医。

《本草补述》十二卷　　清　林衍源

见光绪九年刻同治《苏州府志》卷一百三十七《艺文》二。

同上《苏州府志》卷九十《人物》十七《林蕃钟传》：林衍源。元和优贡生。善古文。痛父之误于医也，专心医学。每治一病，焦思苦索以冀其愈。晚年医名颇著。

《本草征要》二卷　　清　张德馨

光绪十年《南汇县志》卷十五《人物志》三《古今人传》：张大声，字振寰，新念一图人。少攻举业，循例入监。精医术，往来吴、越间，活人无算。性豪迈，喜吟善饮，有《琼田诗稿》，今轶。族人德馨，号雪香，亦能诗、亦精医。著《本草徵要》两卷。

《本草摘要》　清　贺宽

见光绪十一年《丹阳县志》卷三十五。

《药性歌》　清　汝昌言

见光绪二十五年《黎里续志》卷四《撰述》。

《合药指南》四卷　清　许大椿

民国二十二年《吴县志》卷七十五下《列传·艺术》二：许大椿，以字行。世居金墅航船浜。业疡医兼伤科。一切难症，诸医谢不敏。大椿以为可治，无不应手愈。悬壶四十余年，疗危症无算。辨症、用刀，独有薪传，与他医不同，疗伤亦神乎其技。同治间，浒关朱朗如，自楼屋跌下，头骨裂为数块。医家佥云无生理。大椿曰：脑盖未碎，可为也。为洗瘀血、敷药，不数时，渐有微息。治三月余，果复原。其医名，江、浙数省无不知之。著有《外科辨疑》八卷、《合药指南》四卷，待梓。子文鸿，号鹤丹，能世其业。

《用药分类》一卷　清　顾锦

见民国二十二年《吴县志》卷五十八上《艺文考》四。

按：同上《志》卷七十五之二《徐时进传》作《用药要诀》一卷。又顾锦，字少竺，号术民，元和甫里人。从沈安伯学，名重一时。

《本草经疏辑要》十卷　清　吴世铠

民国三十七年《常昭合志》卷十八《艺文志》：吴世铠，字怀祖。善医，有声于武林。辑录缪氏《本草经疏》要义为八卷，附以朱氏《痘症秘要》及《经验诸方》。家刊本。《续海虞艺文志》作八卷。

《本草简明图说》　清　高承炳

民国十四年《锡金续识小录》卷四《艺术·书画陶恭寿传》：高承炳，号念岵。训蒙为业，不喜习制艺。课徒外，不拘何书，手持观览，医书亦常研究。壮岁，兼工树、石、花、鸟，年近古稀，犹挥毫不辍。曾作《本草简明图说》一部，绘画工致，上题药性，已刊行于世。

《本草赘余》一卷　　清　杨履恒

民国九年《江阴县续志》卷二十《艺文》二《效颦诗集》条：杨履恒，字孚敬，著有《本草赘余》一卷、《隙明碎语》一卷、《效颦诗集》一卷。

《本草择要》　　清　锡昌

民国六年《丹徒县志摭余》卷九《人物志·方技》：锡昌，字选之，号遐龄。汉姓项，蒙古奈曼氏正黄旗人。性聪敏，善属文，然无心科名。就武职，授都尉。又见戎政窳败，旋辞去。一心习医，以期济世。爱研究医学二十年，顾未尝问世。然恒拟新丸、散、膏、丹各方，疗治内、外诸症，均著效验。岁筹制钱三四十串，配制各药，广为施送……著《医学启蒙》《本草择要》。子延钊、延桂、延庚，均克承家学。延钊有声学界，例奖优贡。

《本草指归》五卷　　清　戈颂平

见抄本宣统《泰州志》卷三十二《艺文志》上。
同上《泰州志》卷二十七作《神农本草经指归》。

《本草识小》　　清　孙郁

民国十九年《续丹徒县志》卷十三《人物志》六《文苑》：孙郁，字兰士，诸生。研精经学，与邑人柳兴恩友善，博考详说，互相切劘。所著《周易备览》，荟萃诸家，自成机杼。柳昕刻《善化堂书》，采其说附刊入《周易李氏定本》中。所著（尚）有《畜德编》《五经荟说提要》《纲鉴提要》《本草识小》等集，藏于家。子庆熙、庆甲，均能世其家学。

第五类　针　灸

《明堂经》三卷　　宋　王惟一

见乾隆十三年《苏州府志》卷七十五《艺文》一。

《经络十二论》　　元　葛乾孙

见正德元年《姑苏志》卷五十四《人物》十四《文学》。

正德《姑苏志》卷五十四之十四：葛乾孙，字可久。生有奇气，貌伟特，膂力绝人，好击刺、战阵之法，以至阴阳、律吕、星数，靡不精究。长乃折节治经，研覃渊邃；入试屡下，遂弃去，不求仕。肆力古学，为文章陵轹古今，沛如也。父应雷取医书授之。乾孙稍治辄精，而不屑施行。或施之，辄取异效。一书生伤寒不汗，发狂循河走。乾孙就摔置水中，良久出之，裹以重茧，乃汗而解。一女病四肢萎痹，目瞪不能食。乾孙命悉去其房中香奁、流苏之属，发藉地板，相土为坎，舁女置之，扃其扉，戒家人伺其手足动而作声当报我。久之，女果举手足而呼。乾孙投药一丸，女明日自坎中出。盖女素嗜香，脾为香所蚀故也。壬辰，徽寇转掠，苏人震恐，廉访佥事李仲善，请乾孙图之。乾孙劝城之以守，然后请自往讨贼。李从之，卒城之而事戢。明年，语光福徐显曰：闻中原豪杰方兴，而吾不得与，命也。今六气淫疠，吾犯咸池，殆将死矣，如期必于秋。一日见武士开弓，取挽之而彀。归而下血，亟命其子煎大黄四两。子密减其半，饮之不下。问知之，曰少耳，亦无伤也，我当以明年死，今未也。再服二两而愈。明年果卒，年四十九。所著惟《医学启蒙》《经络十二论》传。

崇祯十五年《吴县志》卷四十四《人物》五《才识·元》：乾孙，从张槚受诗，槚目为畏友。父发《素问》《灵枢》等令乾孙读。质以奥义，应对不爽。病人日伺门下求诊。乾孙笑曰：吾方读书自期，医非愿也。或强之去，必致其生，而不以医道自善。父藏书数千卷，乾孙昼夜吟诵，学日益进。御史刘贞举乾孙孝廉，未报，乾孙一意淬励。所著述诗、赋、记、颂、铭、赞、引、序、论、说，若干卷。又《医学启蒙》《经络十二论》。子观、晋、涣、升，皆孝敬淳谨，能继家学。

《考古针灸图经》一卷　　元　姚良

见乾隆十三年《苏州府志》卷七十五《艺文》一。

光绪九年刻同治《苏州府志》卷一百三十六《艺文》一《吴县·元》：姚良，《考古针灸图经》一卷。其下注云："字晋卿，案前《志》元末、明初两出姚良。今正。"崇祯十五年《吴县志》卷五十三之十九：姚良，宋谥文康，爽之七世孙，明医。所著《尚书孔氏传》《律吕会元泝源》《指治方论》《考古针灸图经》。

《经络全书》二卷　　明　徐师曾

见康熙二十三年《吴江县志》卷二十二《撰述表》及乾隆十二年《吴江县志》卷四十六之一。

康熙二十三年《吴江县志》卷三十三《人物》四：徐师曾，字伯鲁。十三岁能为古文词。嘉靖丙午举于乡，丁未成进士。庚申奉命册封周藩，阅岁历转左给事中。时世宗春秋高，严嵩父子用事，阴螫龁言路。师曾叹曰：吾谏官也，循默失职，岂周任之义耶。会得疾，遂屡疏乞休。尤邃医术，著论数十篇，皆未成书。卒年六十有四。遗命诫其子：毋狥俗尚求冥福。太常王世懋表其墓曰：徐鲁庵先生之墓。

《十四经发挥》一卷　　明　过龙

康熙三十年《苏州府志》卷七十四《人物》：过龙，字云从，吴县人。丰神超逸，隐于医。著《针灸要览》《十四经发挥》《茶经》，各一卷。时与祝京兆、文待诏游。生平不蓄不畜，所需自足，自号十足道人。年九十三卒。文徵明有《十足道人传》。

《针灸要览》一卷　　明　过龙

见康熙三十年《苏州府志》卷七十四《人物传》。

《针灸准绳》　　明　王肯堂

见光绪十一年《金坛县志》卷十五《杂志》上《遗书》

《十二经发挥》　　明　邵弁

见康熙十七年补刻崇祯十五年《太仓州志》卷十四《艺文志·书籍》。

同上《太仓州志》卷十四《艺文志》及卷十三《人物志》：邵弁，字伟元，号玄沙。于经学有师法，后生皆从问疑义。兼精医术。以岁贡卒。所著有《南华经解》《老庄汇铨》《十二经发挥》《春秋通义》《春秋尊王发微》《诗序解颐》。

《十二经络治疗溯源》　　明　沈宗学

见康熙三十年《苏州府志》卷七十八《人物·艺术传》。

《十四经络发挥》　　明　庄某

见乾隆七年《嘉定县志》卷十一《艺文志·书目》。

《经络详据》　　明　吕夔

见道光二十年《江阴县志》卷十八《人物》三《艺术》。

《针经指南》　　明　诸祚晋

见道光六年《昆新两县志》卷三十八《著述目》。

《时代金针》　　明　李瞻

见光绪十六年重刻道光三十年《仪征县志》卷四十四《艺文志·子类》。

江苏省

535

康熙五十七年《仪真志》二十二《列传》四：李瞻，号小塘，以眼科名。著有《七十二问》，按七十二候以明内、外障之得失。尝有一卞姓人目肿，久药罔愈。瞻曰：子目易愈也，但恐此客火流毒于股，旬日必暴发。其人遂日以股为忧。一药而愈、股亦无伤。又一气虚人，目暗如行雾中，受苓术即眩。瞻曰：子以沸水浴两足，亦无药而瘳。或问其故。瞻曰：性暴人最不耐疾，心愈躁，而目愈病，今移其意以忧下，即易疗。气虚人荣卫不和，涌泉穴位足底，热之则可上达于泥丸，必和而药始效。有李节钺妾病目，瞻曰：二目脓出方愈。李虑损貌。瞻曰：以虎睛调药，则脓从鼻下，无伤也。李果捕虎取睛，治之如所言。王荆石（锡爵）相公，两瞳反背。瞻令端坐，置书几上，用金针从脑颊刺之。初拨，曰：见黑影矣；再拨，曰见行道矣；三拨，则笔画朗然，曰：君其神授耶。将千金谢。瞻却不受，惟取其园中一绿磁缺盖。王曰：贱物何足贵。瞻谓余久得缺失盖，此其匹也。王以为诞，验之果然。某舍有茶僮，火暴迷目。瞻为缚僮于柱，手探取其睛寸许，洗之，炭屑出而目愈。著有《育神夜光丸方》《莲子金针说》《鼠尾金针说》，今其书盛传。

《十二经络分解》　　清　孙绍闻

见嘉庆十五年《扬州府志》卷六十二《艺文》一《书目·子部》。

嘉庆十八年增修乾隆四十八年《高邮州志》卷十上：孙绍闻，字又月，岁贡生。生平博览群书，丹铅点窜凡数十种，而钩元提要，尤在《左传》。为文力法先正，生徒教授其众，晚年精岐黄。自《灵》《素》以下，无不穿穴贯串，吸取精微。所治症多以意会，无不立愈。著有《十二经络分解》传于世。

《针灸机要》　　清　沈嘉贞

见嘉庆二十三年《松江府志》卷七十二《艺文志·子部》。

《针砭证源》　　清　秦守诚

见光绪十三年《平望续志》卷十一《艺文》二《书目·子部》。

《十四经通考》　清　汪椿

见咸丰四年《清河县志》卷二十三《艺文》。

《针砭指掌》四卷　　清　郁汉京

光绪七年《嘉定县志》卷二十六《艺文志》三《子部》：是书原本《铜人明堂图》《甲乙》《针经》，博综约摘，绘灿条悉。

同上《嘉定县志》卷二十《人物志》五《艺术》：郁汉京，字吾亭。廷钧子。国学生。居北城。治病辨表里、审阴阳，变化古法，不胶于一。弟汉光，字监若。究心《灵》《素》，妙启扃键。汉光子庆稂，字岁成。善治疡。一乡民，人中忽肿。庆稂以铜刀剜其肉，急敷以药。曰：此疔毒。须臾殒命，今无恙矣。其治险证如此。工画菘，时称郁菜。

《针灸会元》　清　蒋示吉

见民国二十二年《吴县志》卷五十七《艺文考》三。

《针灸图》四卷　清　葛天民

见乾隆八年《江都县志》卷二十七《人物·方技》。

《经络全书》二卷　清　尤乘

见民国二十二年《吴县志》卷五十七《艺文考》三。

同上《寿世青编》条：尤乘，字生洲，别号无求子。（长洲人）尤侗之从兄弟行。

《气穴考略》　清　沈彤

见道光四年《苏州府志》卷一百二十六《艺文》五之下。

按：光绪五年《吴江县续志》卷三十五之四《书目》四：作《气穴考》。

《经络穴道简歌》　　清　夏云

民国十年《甘泉县续志》卷二十六《人物》八《方技》：夏云，字春农。幼聪颖、嗜学，范膏庵征君深器之。嗣以家贫废读，遂习医以继昭名。与同时名医方华林、朱湛溪相切磋，学遂大进。士夫之家有疾者，争延诊治，药投辄效，尤以治喉名于时。著有《经络穴道简歌》等书。已刊行世者《疫喉浅论》，都二万余言。年八十卒。

《针灸知要》一卷　　　清　陈能澍

见民国七年《上海县续志》卷二十六《艺文·子部》。

《明堂分类图解》四卷　　　清　卫朝栋

见民国二十三年《青浦县续志》卷二十一《艺文》上《书目·子部》。

同上《青浦县续志》卷十七《人物》三之上：卫朝栋，字云墀。为人朴愿，居邑城，附贡生。精医，尤善针灸。

第六类　方　论

《广陵吴普杂方》　魏　吴普

见乾隆十五年《句容县志》卷末《杂志·遗书子部》。

《华佗方》十卷　魏　吴普

见万历三十二年《扬州府志》卷二十四《文苑志·经籍杂类》。

《葛氏杂方》九卷　吴　葛元

见乾隆元年《江南通志》卷一百九十二《艺文志·子部》。

乾隆十五年《句容县志》卷九：吴葛仙翁，名玄，字孝先。有仙术，尝从吴主至溧阳，吴主异之，为立洞玄观于方山。孙洪，号抱朴子，勾漏令。

《肘后备急方》四卷　晋　葛洪

见康熙七年《江宁府志》卷二十三《人物传》四。

嘉靖四十年《浙江通志》卷五十五《艺文志》第八之三作《肘后备急百一方》，无卷数。

乾隆元年《江南通志》卷一百九十二《艺文志》作《肘后百一方》三卷。

乾隆五十七年《绍兴府志》卷七十八《经籍》二：《肘后方》六卷，《隋志》葛洪撰，梁三卷。《陶宏景补阙肘后百一方》九卷。浙江采进遗书录：《葛仙翁肘后备急方》八卷，本葛洪撰，屡经后人增损，有洪自序、陶隐居序。今本为明嘉靖间吕颙重刊。

嘉庆十六年《上虞县志》卷十三与光绪三十年续纂《句容县志》卷

十八上并作《肘后备急方》八卷。

乾隆元年《江南通志》卷一百六十八《人物志·隐逸一》：晋·葛洪，字稚川，句容人。好异书，尤耽神仙、导养之法。屡避功赏，授官皆不就，句漏产丹砂，求为其令。至广州，刺史邓狱留之，止罗浮山。著书名《抱朴子》。

乾隆十五年《句容县志》卷九《人物志》下《隐逸》：葛洪，祖系，吴大鸿胪。父悌，入晋为邵陵太守。洪少好学，家贫，躬自伐薪以贸纸笔，夜辄写书诵习，以儒学知名。为人木讷，不好荣利，闭门却扫，未尝交游。于余杭见何幼道、郭文举，目击而已，各无所言。时或寻书问义，不远数千里，崎岖冒涉，期于必得，遂究览典籍。尤好神仙、导养之法。从祖元，吴时学道，得仙术，号曰葛仙翁。以其炼丹秘术授弟子郑隐。洪就隐学，悉得其法焉。兼综练医术，凡所著撰，皆精核是非。太安中，石冰作乱，吴兴太守顾秘为义军都督，秘檄洪为将兵都尉，攻冰别率，破之。迁伏波将军。冰平，洪不论功赏，径洛阳，欲搜求异书以广其学。洪见天下已乱，欲避地南土，乃参广州刺史嵇含军事。及含遇害，遂停南土多年，檄命一无所就。后还乡里，礼辟皆不赴。元帝以功赐爵关内侯。咸和初，选为散骑常侍，领大著作；洪固辞不就，惟欲炼丹期寿。闻交趾出丹，求为勾漏令。帝从之。洪遂将子侄俱行，至广州，刺史邓狱留不听去，洪乃止罗浮山炼丹。狱表补东官太守，又辞不就。狱乃以洪兄子望为记室参军。山中优游闲养，著述不辍。言黄白之事命曰《内篇》，其余驳难、通释名曰《外篇》，自号抱朴子，因以命书。若碑、诔、诗、赋、移、檄、章、表、神仙、良吏、隐逸、集异等传，五经、史汉、百家之言，方技、杂事、《金匮药方》《肘后备急方》，各编卷帙行后。年八十一卒。

《金匮药方》一百卷　　晋　葛洪

见康熙七年《江宁府志》卷二十三《人物传》四。

《玉函煎方》五卷　　晋　葛洪

见嘉庆十六年《上虞县志》卷十三《典籍一·附录艺术》。

《杂戎狄方》一卷　　南朝宋　武帝

见民国十九年《续丹徒县志》卷十八《艺文志》之《书目》子类。

《香方》一卷　　南朝宋　明帝

见嘉庆九年《丹徒县志》卷三十二《书目·子类》。

《灵寿杂方》二卷　　梁　武帝

见道光二十二年《武进阳湖县合志》卷三十三《艺文志》三。

《坐右如意方》二十卷　　梁　武帝

见乾隆元年《江南通志》卷一百九十二《艺文志》。

《如意方》一卷　　梁　武帝

见道光二十二年《武进阳湖县合志》卷三十三《艺文志》三。

《坐右方》十卷　　梁　武帝

见道光二十二年《武进阳湖县合志》卷三十三《艺文志》三。

《杂药方》一卷　　梁　武帝

见道光二十二年《武进阳湖县合志》卷三十三《艺文志》三。

《大略丸》五卷　　梁　武帝

见光绪十二年重刻道光二十二年《武进阳湖县合志》卷三十三《艺文志》三。

《宝帐仙方》三卷　　梁　元帝

见道光二十二年《武进阳湖县合志》卷三十三《艺文志》三。

《杂药方》一卷　　梁　元帝

见光绪十一年《丹阳县志》卷三十五。

江苏省

541

《坐右方》十卷　　梁　元帝

见光绪十一年《丹阳县志》卷三十五。

《如意方》一卷　　梁　元帝

见光绪十一年《丹阳县志》卷三十五。

《如意方》十卷　　梁　简文帝

见光绪十一年《丹阳县志》卷三十五。

《握鉴方》三卷　　梁　陶弘景

见嘉庆十六年《江宁府志》卷五十四《艺文》上《子类》。

同上《江宁府志》卷末《校勘记》：按《唐志》作《握镜》一卷，不合。《宋史·艺文志》作《握镜图》一卷。疑有误。

《效验方》十卷　　梁　陶弘景

见嘉庆十六年《江宁府志》卷五十四《艺文志》上《子类》。

嘉靖四十年《浙江通志》卷五十五《艺文志》第八之三：《效验方》，无卷数。

《太清草木方集要》三卷　　梁　陶弘景

见乾隆元年《江南通志》卷一百九十二《艺文志·子部》。

嘉靖四十年《浙江通志》卷五十五《艺文志》八之三《子部》：作《太清诸草本方集要》，无卷数。

乾隆十五年《句容县志》卷末作：《太清本草方集要》三卷。

嘉庆十六年《江宁府志》卷五十四作《太清草本集要》二卷。

《补阙肘后救卒方》六卷　　梁　陶弘景

见乾隆元年《江南通志》卷一百九十二《艺文志·子部》。

嘉靖四十年《浙江通志》卷五十五《艺文志》作《补肘后救卒备急方》，无卷数。并与《肘后备急百一方》并列。

光绪六年重刻嘉庆十六年《江宁府志》卷五十四作《补阙肘后百一方》九卷。

按：《旧唐书·经籍志》作《补肘后救卒备急方》六卷。

《服玉法并禁忌》一卷　　梁　陶弘景

见光绪三十年续纂《句容县志》卷十八上《艺文·书目》。

《服云母诸石方》一卷　　梁　陶弘景

见光绪三十年续纂《句容县志》卷十八上《艺文·书目》。

《消除三尸诸要法》一卷　　梁　陶弘景

见光绪三十年续纂《句容县志》卷十八上《艺文·书目》。

《医书》一卷　　宋　张耒

见光绪九年《淮安府志》卷三十八《艺文志》。

同上《淮安府志》卷三十二《人物》：张耒，字文潜，清河人。生而有文在其手曰耒。幼颖异，年十七作《函关赋》已传人口。游学于陈，学官苏辙爱之，因得从苏轼游。

民国十一年《山阳志遗》卷四之《遗文》：张文潜有《医书》一卷。凡三十二方，号治风。见陈振孙《书录解题》。

《传信方》一百卷　　宋　卞大亨

见嘉庆十五年《扬州府志》卷六十二《艺文》一《书目·子部》。

嘉靖四十年《浙江通志》卷五十五《艺文志》八之三《子部》：无卷数。

咸丰四年《室庆四明志》卷八《先贤事迹》上：卞大亨，字嘉甫，泰州人。初由乡举入太学，靖康中，携二子走行在，丞相范宗尹以遗逸荐。绍兴中，隐于象山之钱仓村，特恩调怀宁薄，无仕进意。手植万松，婆娑成荫，行吟其间，自号松隐居士。好左氏《传》、迁、固史，耽老杜诗，喜怒哀乐一寓于诗。素习养生、导引术，医药、占算术极其妙。手制药饵惠利甚溥。著《松隐集》二十卷、《尚书类数》二十卷、《改注杜诗》三十卷、《传信方》一百卷。

《类证普济本事方》十卷　　宋　许叔微

嘉庆十五年《扬州府志》卷六十二《艺文》一《书目·子部》：又谓《宋史》作十二卷。

按：光绪五年《武进阳湖县志》卷二十八作十二卷。

光绪十六年重刻道光三十年《仪征县志》卷四十四《艺文志·子类》：许叔微，晚岁，取己效之方，并记其事为此书，取本事诗、词之例以名之。陆志载《宋史·志》叔微所撰又有《普济本事方》十二卷；疑即此《本事方》也，特卷帙不同耳。嘉定间，医士吕启宗重刊行，司法刘宰撰序。

嘉庆十五年重修《扬州府志》卷五十四《人物》九《术艺》：许叔微与庞安常，同为宋一代医师。著《普济本事方》十卷。直探张仲景之奥。所谓黑锡圆、神效散、温脾汤、玉真丸、退阴散等方，识精理到，足补前人所未及。先是，元祐庚午，父殁，母忧恸气厥，牙噤，里医误下而殁。叔微始习医，深得其理。每见此证，急以苏合丸灌醒，然后察其虚实调之。暴喜伤阳，暴怒伤阴，忧愁失意，气多厥逆。经云：无故而瘖，脉不至，不治自已，谓气暴也。气复则已，虽不服药，可也。

一人患项筋痛，连及臂、髀，不得转，诸风药不效。叔微谓：肾气自腰夹背，至曹谿入泥丸，今逆行至此，不得通，用椒附丸以引归经则安。

歙县尉宋省甫膀胱痛，不可忍，医与刚剂益甚。叔微候其面赤色，脉洪大，曰：阴阳否塞疾，虚不可以虚治，宜先涤其邪。以五苓散与葱合煮，下溲如墨汁，乃瘥。

王检正希皋，患鼻额间痛、不仁，渐连及口唇、颊车、发际，左额与颊上如糊，手触则痛极。叔微谓饮食之毒聚于胃，足阳明受之、传入络，主以犀角解毒、升麻佐之，数日愈。

乡人李信道得疾，六脉沉伏，按至骨则有力，头痛身温而燥，指冷而满哕，医者不识。叔微曰：此阴中伏阳，仲景无此证，世人患此者，多用热药，则为阴邪隔绝，不克导引真阳，反生客热。用冷药，则所伏真火，愈见消灭。宜破散阴气，俾火升水降，然后得汗而解，乃造破阴丹，熔硫黄、水银令匀、投陈皮、青皮末，冷艾汤下。信道服药益加狂热，手足躁扰，其家大骇。叔微曰：此换阳也；须臾少定，已而病除。

叔微少时，夜坐为文，左向伏几案，卧又向左，后饮酒，止从左下、有声，久之胁痛减食，十数日，必呕酸水，暑月，止右畔有汗，访名医，遍试诸药，皆不验。因自考其理，谓已成癖囊，如潦水之窠臼，不盈窠不行，清行浊停，故积必呕而去，数日复作。脾恶湿，而水则流湿，莫若燥脾以胜湿，崇土以填窠臼。于是，屏诸药专服苍术三月，愈。

其治伤寒，皆宗守仲景。一士人得太阳病，汗不止、恶风、小便涩而足挛曲。叔微诊其脉浮而大，谓仲景书有两证：一小便难，一小便利，用药稍差，失以千里。是宜桂枝加附子汤，三啜汗止，佐以甘草芍药汤，足便得伸。

邱生病伤寒，发热、头痛、烦渴，脉浮而尺迟弱。叔微曰：荣气不足不可汗，以建中汤治之。翌日，脉尚尔，其家几不逊。至五日，尺部方应，然后汗之而愈。

光绪十三年《武阳志余》卷七《经籍》上《子部》：叔微，绍兴二年进士，医家谓之许学士。宋代词臣，率以学士为通称，不知所历何官也。叔微所著，尚有《拟伤寒歌》三卷，凡百篇；又有《治法》八十一篇；及《仲景脉法三十六图》;《翼伤寒论》二卷;《辨类》五卷；今皆未见传本，疑其散佚矣。

《辨类》五卷　　宋　许叔微

见万历三十三年《武进县志》卷七《人物》二《方技》及康熙五十七年《仪真志》卷十五《艺文志·杂类》。

《治法》八十一篇　　宋　许叔微

见万历三十三年《武进县志》卷七《人物》二《方技》及康熙五十七年《仪真志》卷十五《艺文志·杂类》。

《备急总效方》四十卷　　宋　李朝正

见嘉庆十八年《溧阳县志》卷十五《艺文志·子部》。
同上《溧阳县志》卷十一：李朝正，字治表。性刚直，不苟于势利。

江
苏
省

游太学，登建炎二年进士第。历勅令所删定官、知溧水县有异政。知府叶梦得荐于朝，被召赐对，转一官赐银绯，从民所欲，命还溧水。秩复满，除太府寺簿。母忧服阕，再除勅令所删定官。俄除户部郎，改右司。绍兴十五年正月，户部侍郎王铁言：措置两浙经界，窃见户部员外郎李朝正，昨任溧水日，曾措置均税，简易而不扰，至今并无词诉，乞同共措置。从之。遂权户部侍郎。寻奉词，起知平江府。绍兴二十五年卒，年六十。

乾隆元年《江南通志》卷一百九十二：作《备急总要方》。

《总效方》十卷　　宋　胡元质

见乾隆十三年《苏州府志》卷七十五《艺文》一。

同上《苏州府志》卷五十五《人物》九：胡元质，字长文，长洲人。绍兴十八年进士第。初寓临安，光宗即政，以荐为太学正。历秘书省正字校书郎，礼部兼兵部。迁右司、侍经帷、直史笔，参掌内外制，给事黄门，知贡举。出守和州、太平、建康，淳熙中，为四川制置使，知成都。奏减蜀盐虚额钱，大略谓：盐井重额，沉痼百姓垂五六十年，由是，每岁计蠲除折估钱五万四千九百余贯。又请蠲夔路九州民间岁置金银重币。蜀人德之，卒年六十三。

《铁瓮城中申先生方》　　宋　申先生

光绪五年《丹徒县志》卷三十七《人物志·方技》：申先生，佚其名，并佚其时代。然屡见于李时珍《本草纲目》，每录其方辄曰：《铁瓮城中申先生方》。盖宋、元间人，而精于医者也。

《德安堂方》一百卷　　元　尧允恭

见民国十二年重刻元至顺《镇江志》卷十九《人材隐逸侨寓传》。

康熙十四年《扬州府志》卷二十八、乾隆元年《江南通志》卷一百九十二、道光七年《泰州志》卷二十六均作《德安堂方书》。

至顺《镇江志》卷十九：尧允恭，字克逊，海陵人，宋淳祐中，从父徙京口。景定甲子、咸淳癸酉两以词赋领乡荐。归附后，一洗旧习，专意经传，尤邃于易，深得性命之理。江、浙行省檄充濂溪书院、东川书院山长，俱不赴。安贫乐善，四方学者多从其游。匾所居曰：葵轩。自号观物老人。大司农燕公楠尝称其古心绝俗，清气逼人。卒年八十二。诗文二十卷板行于世；又集《德安堂方》一百卷，藏于家。子稷岳。

《医学会同》二十卷　　元　葛应雷

见正德元年《姑苏志》卷五十六《人物》十八《艺术》。

道光四年《苏州府志·艺文》、光绪九年刻同治《苏州府志》卷一百三十六《艺文》一、民国二十二年《吴县志》卷五十六《艺文考》一：《医学会同》，均作十二卷。

正德《姑苏志》卷五十六之十八《艺术·本传》：葛应雷，字震父，吴人。攻于医，尝著《医学会同》二十卷。推五运六气之标本，察阴阳升降之左右，以定五脏六腑之虚实、合经络气血之流注，而知疾病之候，死生之期，处方制剂、砭焫率与他医异。时按察判官李某，中州名医也，因诊父疾，复咨于应雷。闻其答、父子相顾骇愕曰：南方亦有此人耶。乃尽出所藏刘守真、张洁古书，与之讨论，无不脗合。而刘、张之学行于江南者，自此始。子乾孙自有传。

崇祯十五年《吴县志》卷五十三《人物》十八《艺事方术》：葛应雷，祖思恭，宋宣义郎。父从豫，进义校尉。皆攻医。应雷幼习举子业，长，学益进。宋亡，遂以家藏方书研精覃思。扁其斋曰：恒，谓医不可无恒也。由平江医学教授升成全郎江浙官医提举。

葛应泽。应雷弟。仕平江路官医提领。子，正蒙，字仲正。世其业，居杉渎桥故第。扁医室曰：复生堂。其座右铭曰：济世之道莫大乎医，去疾之功莫先乎药，乃周左丞相书，篆刻犹存。

《十药神书》一卷　　元　葛乾孙

见乾隆十三年《苏州府志》卷五十五《艺文》一。

《医学启蒙》　　元　葛乾孙

见乾隆二十五年《崇明县志》卷十六《人物》二。

《简验医方》　元　殷震亨

见正德元年《姑苏志》卷五十四《人物》十四《文学》。

元至正四年《昆山郡志》卷五、康熙十七年补刻崇祯十五年　《太仓州志》卷十四并作《简验方》。

康熙三十年《苏州府志》卷七十九《人物·释道传》：殷震亨，号元振，崇明人，为宝庆观住持。好诗，有《在山稿》《太上感应篇集注》《简验医方》。大德间卒，年八十五。

元《昆山志》卷五：殷震亨，号在山。初居苏城。大德初，来为岳宫开山住持。公性嗜书，尤好岐黄术。诸所撰录有《在山吟藁》《简验方》。皆锓梓以行。阅世八十五，以至顺壬申七月十八日，趺坐长逝。

按：崇祯十五年《太仓州志》卷十四《艺文志》，光绪七年《崇明县志》卷十一殷震亨，俱作殷震。《元史·艺文志》有殷震，《简验方》则作殷震是。

《惠民方》三卷　元　郑公显

见民国十一年《昆新两县续补合志》卷十九《艺文目》。

同上《昆新两县续补合志》卷十四《艺术补遗》：郑公显，节介自励，潜隐不仕。始传外家薛将仕医术，日检方书济人。著《惠民方》三卷。

《古方论》　元　王君迪

康熙五十七年《仪真志》卷二十二《列传》四《艺术》：元·王君迪，字居中。由江南迁仪，以医著。所述《古方论》，无一不详。脉别二十四状，参之以外候，偏邪，如烛照鉴别。吴草庐澄为作《可山斋记》以赠。

道光三十年《仪徵县志》卷四十《古方论》作《古今方论》。

《指治方论》　元　姚良

见崇祯十五年《吴县志》卷五十三《人物》十九《方术》。

《海上方》 元 钱全衮

见秦荣光撰同治《上海县志札记》卷六。

同治十一年《上海县志》卷十八《人物》一：钱全衮，字庆余。吴越王后。祖福，宋承武郎。自钱塘徙居华亭，遂为郡人。至正间，松江达鲁噶齐密里沙举（全衮）为从事，省符民讼，多见咨访。元末，张氏据吴，或讽以仕，不答。有胁之者，则曰：谷阳水清，吾死所耳。筑别业于盘龙江，裒周伯琦、杨维桢翰墨置一室，号芝兰室。著有《韵府群玉掇遗》。

《校订李杲试效方》 元 倪维德

见崇祯十五年《吴县志》卷五十三《人物》十九《方术》。

按：维德，卒于洪武十年，年七十五。乾隆十三年《苏州府志》作元人。当从之。

乾隆十三年《苏州府志》卷七十五之一作《考证东垣试效方》；光绪九年刻同治《苏州府志》卷一百三十六之一及民国二十二年《吴县志》卷五十六上之一并作《校订东垣试效方》。

康熙三十年《苏州府志》卷七十八《艺术传》：倪维德，字仲贤。先为大梁人，徙居吴。世以医名。维德于是取《内经》研其奥旨。欣然曰：医之道尽是矣。颇病大观以来，多遵用裴（宗元）、陈（师文）《和剂局方》，古方新病，多不相值。后得金季刘完素、张从正、李杲三家书读之，知与《内经》合，自以所见不谬，出而用药如神。每言刘、张二氏治多攻，李氏惟在调补中气；盖随世推移，不得不尔也。操心仁厚，婆人抱疾求治，维德授药，兼界烹器。客问曰：药可宿备，瓦缶亦素具乎？维德指室北隅，盖积数百枚。校订李杲《试效方》锓行。

乾隆十三年《苏州府志》卷六十六《艺术》：倪维德，以《内经》为宗，出而治疾，无不立效。周万户子八岁，昏眊不识饥饱、寒暑，以土灰自塞其口。诊之曰：此慢脾风也。脾藏智，脾慢则智短。以疏风治脾剂投之，即愈。严显卿右耳下生瘿，大与首同，痛不可忍。诊之曰：此手足少阳经受邪也。饮之药，踰月愈。刘子正妻病风厥，或哭，或笑，人以为祟。诊之曰：此手脉俱沉，胃脘必有所积，积则痛，问之果然。

以生熟水导之，吐痰涎数升愈。盛架阁妻，左右臂奇痒，延及头面，不可禁，灼之以艾则暂止。诊之曰：左脉沉，右脉浮且盛，此滋味过盛所致也。投以剂旋愈。林仲实以劳得热疾，随日出入为进退，暄盛则增剧，夜凉及雨则否，如是者二年。诊之曰：此七惰内伤，阳气不升、阴火渐炽，故温则进、凉则退。投以东垣内伤之剂，亦立愈也。所疗治多类此。故主方不执一说，谓随世推移故也。常患眼科杂出、方论无全书。著《元机启微》。又《校订东垣试效方》，并刊行于世。洪武十年卒。年七十五。

《医方集效》　明　周南老

见乾隆十三年《苏州府志》卷七十五《艺文》一。

同上《苏州府志》卷五十二《人物》六：周南老，字正道，本道州人，宋季徙吴。祖才，父文英，南老元季用荐授永丰县学教谕，改当涂县，代还。会天下乱，省臣奏为吴县主簿。所著有《易传集说》《丧祭礼举要》《姑苏杂咏》《拙逸斋稿》。子，敏，字逊学。

《医统》一百卷　明　王履

见康熙三十年《苏州府志》卷四十五《艺文》及乾隆元年《江南通志》卷一百九十二《艺文志·子部》。

正德元年《姑苏志》卷五十六之十八；康熙《苏州府志》卷七十八并作《医韵统》。

《百病钩玄》二十卷　明　王履

见正德元年《姑苏志》卷五十六《人物》十八《艺术》。

《标题原病式》一卷　明　王履

见正德元年《姑苏志》卷五十六《人物》十八《艺术》。

《医方集要》　明　沈绎

见乾隆十三年《苏州府志》卷七十五《艺文》一。

民国二十二年《吴县志》卷五十七《艺文考》三：作《医方集解》。

《苏州府志》卷六十六《艺术·沈以潜传附》：沈绎，字成章，吴县人。洪武间，谪戍兰州卫。精医道，保任肃府良医。善琴，工诗。与昆山丁晋、钱塘杨志善，俱以齿德为时所重，号金城三老。所著有《医方集要》《平治活法》《绘素集》《芝轩集》诸书。

乾隆十八年《长洲县志》卷二十三《人物》二：沈绎，其先自汴徙吴，从子，以潜，名玄。宣德初，召为医士，八年卒官。著有《潜斋诗集》。

《平治活法》　　明　沈绎

见乾隆十三年《苏州府志》卷七十五《艺文》一。

《卫生易简方》四卷　　明　胡濙

见道光二十二年《武进阳湖县合志》卷三十三《艺文志》三《子部》。

按：《明史艺文志·注》永乐中，濙为礼部侍郎，出使四方，辑所得《医方》进于朝。一作十二卷。

道光《武进阳湖县合志》卷二十二之一：胡濙，建文庚辰进士，授兵科给事中；永乐初，进都给事中。时传建文君逊去，旧臣多从行。上遣濙颁御制诸书，并访仙人张邈遍为名，侦建文所在。濙时以'无外虞'为报，上疑始释。既而，太子监国，或谋夺嫡，为飞语上闻。濙密疏太子孝谨七事，储位获安。太子不知也。既嗣位，得濙疏，大喜，以濙为忠慎，将大用之，会晏驾。宣德初，累迁礼部尚书，赐第给阍，寻兼户部事。上尝曲宴濙及杨士奇、蹇义、夏元吉，曰：海内无虞，四卿力也。英宗即位，诏节冗费。濙因奏减上供物及汰法王以下番僧四五百人。正统五年，山西灾，诏行宽邮。旋有采买物料之命。濙言诏旨宜信。又言军旗营求差扰民，宜罢。皆报可。英宗北狩，群臣聚哭于朝，有议南迁者，濙曰：文皇定陵寝于此，示子孙以不拔计。与侍郎于谦合，中外始有固志。景泰元年，进太子太傅。杨善使也先。濙言上皇蒙尘久，宜附服食以进，不报。上皇归，又请正旦朝于延安门，不许。怀献太子立，进兼太子太师。上皇万寿节，濙请令百官拜贺延安门，又不许。又明年，上皇复位，力疾入见请老。濙节俭宽厚，喜怒不形于色，能以身下人，历事六朝，垂六十年，中外称耆德。年八十九卒。

《内外证治大全》四十八卷　　明　何渊

见光绪五年《丹徒县志》卷四十六《艺文志》之《书目·子类》。

同上《丹徒县志》卷三十二：何渊，字彦澄。博通六经诸子史。尤精于医。医不专名一科，洞里彻微，于诸证悉见毫发。永乐中，征隶太医院。时仁宗在东宫，礼遇极隆。御极后，屡欲官之，不受。呼其字曰：彦澄，不名，优以太常寺正卿禄。至需药，上多用亲札，间识以图书、著日月。渊前后所得积三十一纸，自庆千载之遇。又赐高丽所贡轮藏药斗一具。渊以布衣近天颜，邀宸翰、食大官禄、屡被显赐。惟汲汲读书，利济一世，固不拜官，名其堂曰"皆春"，梁潜为之《记》。士奇疽发背，药之愈。渊卒日，自亲王逮名公卿，诗以铙之凡数百章、士奇为志其墓。

同上《丹徒县志》卷五十五《艺文志》十《杂文》二：王直《太医何彦澄挽诗序》：余友彦澄何公，在太医二十余年，仁宗皇帝最信任之，用药多出御批，彦澄进药辄收奇效。京师公卿贵人，以至闾阎细民有疾，多走其门求治。公不择高下，皆为治之。凡其谓可者，无不愈；其不可者，卒如其言。盖其心仁、其术精，故其所施无不效。予交彦澄久，居相邻，食其德也多矣。今益衰病，益滋出方恃以为安，而彦澄卒矣！鸣呼，此余所以伤悼而不已也！然岂独余伤之，凡公卿贵人以至闾阎细民莫不伤之也。予尝谓医者，圣贤之学也，必其心仁厚，然后能施德及人。今之为医者众矣，视财利之丰约，以轻重其施，而于病之可否则后焉。或妄为之抑扬，以大肆其贪戾；甚且知其不可，姑为好言以钩致其财利。若此者皆仁之贼，而余友彦澄之所深恶也。

《丹溪药要》　　明　赵良仁

见正德元年《姑苏志》卷五十六《人物》十八《艺术》。

《医学宗旨》　　明　赵良仁

见正德元年《姑苏志》卷五十六《人物》十八《艺术》。

《校正卫生宝鉴》　明　韩奕

崇祯十五年《吴县志》卷五十《人物》十五：韩奕，字公望，凝子。所著有《韩山人集》，别著《易牙遗意》。兼通医术，又校正罗谦甫《卫生宝鉴》。

康熙二十九年《长洲县志摘要》之《人物·明》：韩奕，生于元文宗时。少目眚，筮得蒙卦，知目瞙不可疗。遂匾其室曰：蒙斋，绝意仕进。与王宾友善，偕隐于医。建文初，姚善守吴，造请之。（奕）作寿藏于支硎山下，宾为之《记》。

《流光集》　明　盛寅

见康熙三十年《苏州府志》卷七十八《人物·艺术传》。

嘉靖三十七年《吴江县志》卷十四《典礼志》四《典籍表》：作《盛御医集》，一名《流光集》。

康熙《府志》卷七十八：盛寅，字启东，以字行，吴江人。工诗，善医。永乐间，治内侍蛊症有奇效，名闻于上，授御医。在上前持论梗梗，上甚重之，扈从北征。洪熙初，命掌太医院。弟宏，字叔大，亦入为御医。景泰初，治宫妃疾有效，当进官，不拜，寻乞致仕。所著有《流光集》。子僎，孙皑。俱以医世其家。从子伦，字文叔，少传寅学，又遇异人授堪舆学书，尤精其术。

乾隆十三年《苏州府志》卷六十六《艺术》：盛寅，受业于郡人王宾。初，宾与金华戴原礼游，冀得其医术。原礼笑曰：吾固无所吝，君独不能少屈乎。宾谢曰：吾老矣，不能复居弟子列。他日俟原礼出，窃发其书以去，遂得其传。将死，无子，以授寅。

寅既得原礼之学，复讨究《内经》以下诸方书，医大有名。永乐初，为医学训科。坐累输，作天寿山。列侯监工者见而奇之，令主书算。先是，有中使督花鸟于江南，主寅舍，病胀。寅愈之。适遇诸途，惊曰：盛先生固无恙耶。予所事太监正苦胀，盍与我视之。既视，投以药立愈。会成祖较射西苑，太监往侍。成祖遥望见，愕然曰：谓汝死矣，安得生。太监具以告，因盛称寅。即召入便殿，令诊脉。寅奏：上脉有风湿。帝大然之。进药果效，遂授御医。一日雪霁召见，帝语白沟河战胜状，气色甚厉。寅曰：是殆有天命耳。帝不怿，起而视雪。寅复吟唐人诗：'长安有贫者，宜瑞不宜多'句。闻者咋舌。仁宗在东宫时，妃张氏经期不至者十月。众医以娠身贺。寅独谓不然，出言病状。妃遥闻之曰：医言甚当，有此人何不令早视我。及疏方，乃破血剂。东宫怒不用，数日病益甚。命寅再视，疏方如前。妃令进药，而东宫虑堕胎，械寅以待。已而，血大下，病旋愈。当寅之被系也，阖门惶怖曰：是殆磔死。三日，红杖前导，还邸舍，赏赐甚厚。仁宗嗣立，求出为南京太医院。宣宗立，召还。正统六年卒。两京太医院皆祀寅。寅弟宏。亦以医能世其家。有刘毓，字德美，其传出自寅，与李懋，字思勉者，成化间，俱宫至御医。

乾隆十八年《长洲县志》卷二十三《人物》二：盛寅，居长洲之平江路。卒年六十有七。

道光二十七年《松陵闻见录》卷五《轶事》：盛启东。初从光庵学古文，光庵喜之。其叔父曰：汝学于光庵，见光庵用药亦少留意乎。于是，密窥其用药。一日，治一热症用附子，光庵惊曰：汝遽及此乎？此反治之道也，但少耳，加之而愈。及（光庵）卒，竟授以书。

《论咳嗽条》一卷　　明　徐彪

见乾隆二十三年《奉贤县志》卷七《艺术·本传》。

按： 康熙二年《松江府志》卷五十、同治十一年《上海县志》卷二十七均作《论咳嗽分条》二卷；嘉庆二十三年《松江府志》卷七十二及光绪四年《奉贤县志》卷十七又俱作《分条治嗽痫纂例》二卷。

《杏园稿》　　明　张年

康熙二年《松江府志》卷四十六《艺术》：张年，字公寿，华亭人。慷慨高简，善为文。永乐中，再征不起。隐于医，治疗若神。所著有《杏园稿》，时称为杏园先生。

嘉庆二十三年《松江府志》卷五十一《古今人传》三：张年，元季由鸳湖避兵海上，因家焉。父纶为太医。洪武中，尝以事被逮。年，徒跣诣阙，冒死陈状，卒白父冤。后以医征，不就。永乐中，廷臣荐其才，下诏征聘，年复固辞。时人高其雅尚。为诗文，工而有法。居白沙乡，舍旁隙地，种杏成林，人称杏园先生。著有《杏园集》。

乾隆四十八年《上海县志》卷十《独行》：张年有《杏园藳》。及卒，四方名流各赋诔章挽之；有：'萝室半间俱是药，云山千顷总成诗'；又：'旧业尚余芸阁在，春花空发杏园幽'之句。其见重于时如此。

《治效方论》　明　蒋用文

见康熙五十七年《仪真志》卷十五《艺文志·杂类》。

同上《仪真志》卷二十二《列传》四《艺术》：蒋武生，字用文，以字行。少读书，闻父论说，洒然无疑。尝博观医家书，遂精其术。洪武中，以荐入医院。时戴原礼为院使，喜曰：君，儒也，而为医，吾道昌矣。荐授御医。永乐中，仁宗以东宫监国，用文日侍左右。是时汉王谋夺嫡，汤药非用文进者不尝。随事献规，多所裨益。尝问保和之要，用文对曰：在养正气，正气完，则邪气无自而入。又曰：卿医效率缓何也？用文对曰：善治者必固本，急之恐伤其原，圣人所以戒欲速也。东宫善之。迁太医院判，谢病乞归，未及归而终，年七十四。仁宗即位，遣中官陈义乘传护丧归金陵，赐谥恭靖。国初大臣多无谥，而用文独得之。仁宗赐札有："朕在，必不使尔子孙失所"之语。用文生平嗜学，颜其私室曰：静学。恣玩群籍，时忘寝食。其殁也，吴文恪公讷为之状，自称门生。盖文恪尝学医于用文云。

光绪十六年重刻道光三十年重修《仪征县志》卷四十《人物志·艺术》：蒋武生，少读书，过目成诵。六岁，有赠里师万年松者。赋诗曰：使者来西岳，采松云万年；佳名虽自好，何不长参天。师惊喜曰：是儿已见不凡。随父蒋宫任，公暇必质所业，闻说无疑问。父奇之，曰：吾有嗣矣。父殁乃习医。会同黜异，得其要而综之；决死生、定缓急，治效无一弗中。

传抄万历二十一年《上元县志》卷十一《人物志·人物杂志》：蒋用文。其先魏人，洪武初徙句容，遂入都城。精于医，其医主李明之、朱彦修；不执古方而究病所本，自为方，故所治恒十全。王公大人下逮氓隶有疾，众所难愈者谒用文，治即愈，谓不可愈，无复愈者。子四人。长主善，能世其传，仁庙尝谕用文曰：卿有子矣。用文卒，召赴京，谕慰再四，赐织锦衣，即日授御医，寻升院使。出宫嫒三人：李、庄、徐以为继室，恩赉甚厚。景泰间卒。次子主敬、主孝、主忠，皆以医名。

而主孝喜为诗。主忠尤嗜儒术，为古文辞。主孝子谊，别有传。

《玉机微义》　明　陈锳

见乾隆元年《江南通志》卷一百九十二《艺文志·子部医家》。

康熙三十年《苏州府志》卷六十之六及乾隆十年《吴县志》卷五十三之三：陈锳，字有戒，吴县人，永乐壬辰进士。为四川道御史，庚子升湖广副使，丁父忧。宣德癸丑除浙江，差往鲁家桥运木。乙卯擢右副都御史，镇守陕西。甲子晋右都御史。景泰中，陕西旱甚，民饥，多流移。朝廷不欲重违陕人之意，慰谕勉出居一年。还朝（景泰三年春召还）升太子太保兼左都御史，仍掌院事（与王文并掌都察院）。属疾作，坚乞致仕。命遣医给驿以归。居三年卒。年八十二。上嗟悼，遣行人致奠，命有司营葬，赠少保，谥僖敏。锳学博才赡，于书无所不读。所著有《玉机微义》《介庵稿》。

崇祯十五年《吴县志》卷五十三之九：陈锜。僖敏锳弟。世业医，锜术尤精。为人谦退，多所著述。

《医略》四卷　明　周伦

见康熙三十年《苏州府志》卷四十五《艺文》。

《苏州府志》卷六十三《人物·列传》九：周伦，字伯明。昆山人。弘治己未进土，授新安知县。会秋旱，飞蝗云集。明年大水，疏请停派未发寄养马匹。从之。又仿古常平仓法，减价粜谷以济饥民。长堤溃，即请粟抚院，募民筑堤，堤成而民亦得济。台臣上其考，拜监察御史，巡视居庸、龙泉等关。疏陈六事，皆中机宜。正德丙寅，奉勅勘太监李兴砍伐禁林山木。奏入，上嘉其直。时逆瑾用事，乃以除丧还京违限一年致仕。又摭其曾荐都御史雍恭（一作雍泰）为党比，罚米二百石。曾论西库花米积弊，再罚米一百石。倾其家。瑾诛，复除御史，升南京大理寺右丞，寻升少卿。嘉靖初，拜都察院佥都御史，提督操江，擢兵、工二部侍郎。清理军职，升南京刑部尚书，旋改北部，侍经筵。时辅臣桂萼以谏官论去，逮其私人李梦鹤等下刑部。张永嘉（张璁）请解于伦。伦以自有公论对。遂不合。仍改南京，三年，谢政归。与里中故旧倡为延景约。性识医理，每以疾疢施药，全活甚多。又十年卒，年八十。

乾隆十六年《昆山新阳合志》卷二十《人物·列传》二：周伦，号贞庵。伦为人坦易，而操履特严。诗词清健，行草有晋人风。所著《贞翁净稿》二十卷、《奏议》十二卷、《西台纪闻》二卷、《医略》四卷。

《医方集宜》十卷　　明　丁凤

光绪十七年《江浦埤乘》卷三十五《艺文》上《书目·子类》：（原）按：《痘科玉函》《兰阁秘方》《医方集宜》三书，吕《府志》、旧邑《志》，俱作丁毅著。《医方集宜》《明史》亦作丁毅著。考丁雄飞《行医八事图记》，谓其曾祖竹溪公著此三书，则知《明史·艺文志》、旧府、县志均失考矣，今正之。又按：竹溪名凤。见丁明登《先茔碑记》中。

同上《江浦埤乘》卷二十九《人物》八《艺术》：丁凤，字竹溪。幼承家学，所著《医方集宜》诸书，家户奉为指南。丁氏子姓均世精其学。

《兰阁秘方》　　明　丁凤

见光绪十七年《江浦埤乘》卷二十五《艺文》上《书目·子部》。

《原病集》六卷　　明　唐椿

光绪七年《嘉定县志》卷二十六《艺文志》三《子部》：《来方炜序》：集各家精要语，质以祖、父垂训，间附己意。斟酌病源，编类分门，以门钤法，以法钤方。

按：道光四年《苏州府志》卷一百二十三《艺文》二：作《原病集方》。考同上《志》卷一百六《人物》之《艺术》下《唐椿传》：所著《原病集》下有‘方术家多宗之’之语。是《艺文》误连下句‘方’字，而误作《原病集方》也。

《良方秘括》　　明　唐椿

见乾隆七年《嘉定县志》卷十一《艺文志·书目》。

《医镜》二十卷　　明　蒋达善

见万历三十三年《武进县志》卷七《人物》二《方技·蒋宗武传》。

江苏省

557

同上《武进县志》卷七：蒋宗武，字季文。曾祖达善，以医名吴越间。所著有《医镜》二十卷。宗武益精其业。天顺间，以明医征入供奉，授太医院御医，升院判、院使，进通政司左通政，官至吏部左侍郎。宗武所治，能取捷效。周太后不豫，宗武投药，一剂辄愈。初，上在青宫时病目，亦以宗武药愈。至是，因召至便殿，将骤迁以酬之。宗武固辞。乃命兵部免其戎籍，籍太医院。一日进药，上问以保身养气之道。宗武对曰：保身莫若寡欲，养气莫若省心。上嘉纳之。既归，虽裋褐褴褛之夫以病叩，无不为尽心者。惜其所验何病、医药及其病之状，皆不著也。

《医学管见》　　明　何塘

见嘉庆九年《丹徒县志》卷三十二《艺文志》之《书目·子类》。

《本草单方》八卷　　明　王鏊

见乾隆元年《江南通志》。卷一百九十二《艺文志·子部》。

康熙三十年《苏州府志》卷六十二《人物列传》八：王鏊，字济之，号守谿，东洞庭人。父朝用，光化知县，有政绩。鏊十六随父游国学，落笔惊人。有传其《论》《策》于叶文庄公盛，大奇之。归入府学，成化甲午，乙未乡、会试，俱第一，廷对复拟第一。执政忌之，抑置第三，授翰林编修。杜门力学，避远权势，凡中宫弟、侄来请业者，悉峻却。九载，升侍讲。《宪庙实录》成，升右谕德，寻晋侍讲学士兼日讲。又请科举之外，略仿前代制科，如博学宏词之类，以收异材；选将亦然。虽忤权幸，而卒多施行。遂以入东阁，历进少傅兼太子太傅户部尚书武英殿大学士，与焦芳同在阁，刘瑾时权倾中外，及焦芳专事媕阿，而瑾骄悖日甚，毒流缙绅，鏊不能遏，遂乞归。或以拂瑾意，虞有奇祸。鏊曰：吾义当去，不去乃祸耳。瑾使伺鏊，无所得。鏊立朝三十余年，廉正守道如一日。及主试南畿，会试、同考、主考，尤公严得人。林居十四年。世宗即位，甲申将复起之，而殁。年七十五。谥文恪。有《震泽集》及《长语纪闻》，若干卷。

乾隆十三年《苏州府志》卷五十二《人物》六：王鏊，博学有识鉴，文章尔雅，议论明畅。晚著《性善论》一篇。王守仁见之曰：王公深造，世未能尽也。

康熙二十八年《具区志》卷十二《人物》：王鏊，经学弘通，制行修谨，冠冕南宫，回翔馆阁。文章以修洁为工，规摹韩、王，有矩法。诗不专法唐，在宋梅圣俞、范致能之间，峭直疏放，自成一家。书法遒劲，兼工篆隶，盖经济之余事也。

《顾颙遗集》　明　顾颙

见嘉靖十七年《常熟县志》卷九《技学志》。

传抄宏治十二年《常熟县志》卷四《叙人物·方技》：顾颙，字昂夫。邃于医术，应聘入太医院，寻乞归。

同上：顾朴，字太素。（颙孙）。世业医。察脉、投剂，殊极精妙。子昱。善世其业。

嘉靖《常熟县志》卷九：顾颙通儒书、有士望，纶巾羽服，出必以篮舆挟书卧观，贮药，遇有求者辄予之。有《遗集》梓行。颙之诸孙：朴、昱、翮、恩，并精其术。恩，字荣惠，尤明于诊视，其学多祖朱彦修。

乾隆十三年《苏州府志》卷六十六《艺术》：顾颙，归筑南园草堂，隐居其中。颙孙朴，朴子昱，昱从弟崇惠，崇惠子宗阳。凡五世俱精其业。杨仪为作《五明医传》。

《疴言》　明　丁明登

见光绪十七年《江浦埤乘》卷三十五《艺文》上《书目·子部》。

同上《江浦埤乘》卷二十四《人物》三之二《丁遂传》：丁明登，字剑虹，号莲侣。万历三十四年举于乡，四十四年成进士。由武学国学博士，授福建泉州府推官。遇有微眚，当杖责者，令纳米狱中，以赡贫犯。尝夏月修葺监屋，给香薷汤、蒲葵扇，冬设椒姜等物。念狱囚大抵无知犯法。泉俗，停枢不葬。明登召父老谕以大义，凡葬三万一千一百八十三棺。天启二年去官，寻升户部主事。出守衢州。衢俗，婚嫁奢侈，民多溺女。明登戒以俭约，俗遂革。入觐，过魏珰生祠，不拜，致仕归。作《珰焰歌》。筑园于江宁之乌龙潭，栖心禅悦。著述二十余种。明登子雄飞，详《耆儒传》。

《小康济》 明　丁明登

见光绪十七年《江浦埤乘》卷三十五《艺文》上《书目·子部》。

《春气录》 明　丁明登

见光绪十七年《江浦埤乘》卷三十五《艺文》上《书目·子部》。

《经验方》一卷 明　顾鼎臣

见乾隆十三年《苏州府志》卷七十五《艺文》一。

万历四年《昆山县志》卷六《人物》二：顾鼎臣，字九和。弘治乙丑举进士第一人，授翰林修撰，转侍读。世宗登极，特命充经筵讲官，累官太子太保礼部尚书、武英殿大学士。己亥二月，车驾南巡，特勅留守京师。亡何，卒于位。所著《文集》，凡若干卷。

《上池杂著》 明　冯时可

见嘉庆二十三年《松江府志》卷七十二《艺文志·子部》。

同上《松江府志》卷五十四《古今人传》六：冯时可，字元成，华亭人。大理恩之第八子。隆庆五年进士，授刑部主事，累官浙江按察使。敭历中外，尤以著述为海内所重。弱冠登第，迁转刑、兵两曹，历事五尚书。凡有建白，辄属时可起草。肆力为古文辞，日益有名。己由蓟门历河、洛、荆、蜀、入夜郎，去国益远，作《西征集》。自越而楚、而浙，往来万里，作《超然楼集》。里居及侨寄吴阊日。文誉四驰，作《天池》《石湖》《皆可》《绣霞》《北征》诸集。晚年登太行、陟罗浮，南踰金齿，泛舟彭蠡、洞庭，作《后北征》《燕喜》《滇南》《武陵》诸集。他如《宝善编》《艺海泂酌》《五经诸解》，尤有关系窥古作者。论者谓时可……独以文章名世。虽文人相轻，或议其汗漫。要其著书满家，不失为一时之冠。

《医方摘玄》 明　张用谦

见康熙二十九年《无锡县志》卷二十六《著述》。

一九五〇年誊印明弘治原刻《无锡县志》卷二十之四：张用谦，深究朱、李，著有《医方摘玄》。同时，有徐吾元。

《翠谷良方》　明　何全

见光绪十年《松江府续志》卷三十七《艺文志·子部补遗》。

光绪四年《华亭县志》卷十四《人物》三《列传》上：何全，字廷用，号翠谷，天祥后也。父严，宣德四年副贡。积学，工诗文，官太医院副使。全，幼失怙，中正统十二年举人。母亡，绝意仕进，专精岐黄，有盛名。卒年六十五。弟震，字以仁。全子凤春，官太医院御医。宪宗朝进太平丸，有奇效。卒，特命配食功臣庙，异数也。元孙十翼，官景、楚二府良医正。隆庆四年告归，一郡倚为司命。

乾隆二十三年《奉贤县志》卷七《艺术》：自宋元以来，何氏世以医名。全领正统丁卯乡荐，不徒故业，益加精研，屡起沉疴而不责报。尝奉诏至京，特授御医掌院正使。留侍内廷有功勋，上赐建立俊士坊。寻以亲老乞归，陛辞日，御制诗文送之。人称荣焉。

《医统续编》五十卷　明　周恭

见乾隆十三年《苏州府志》卷七十五《艺文》一。

康熙三十年《苏州府志》卷七十四《人物·隐逸》：周恭，字寅之，别号梅花主人。博洽群书，甘贫养晦，授徒以自给，时与高人、逸士讲论古今。昆令方豪，固请至县，力辞不赴。方亲书'鹿门'二字以题其居。所著有：《枕流集》《医史》《卜史》《西浜丛语》等书。

乾隆十六年《昆山新阳合志》卷二十八《人物·隐逸》：周恭，为诗古雅典则，切切以士风民俗为念，闻有不惜名检者，辄唾之。著有《事亲须知》等书。惟《八哀诗》行于世。吴文定公题其后。

《医效日钞》四卷　明　周恭

见乾隆十六年《昆山新阳合志》卷三十六《艺文》下《著述目》附。

《事亲须知》五十卷　明　周恭

见乾隆十六年《昆山新阳合志》卷三十六《艺文》下《著述目》附。

江
苏
省

《方脉统宗》　明　缪坤

道光二十年《江阴县志》卷十八《人物》三《艺术》：缪坤，字子厚。其先以医名者七世，坤名尤著。性行淳笃，自察脉、审方外，端居诵读，不接尘事。嘉靖间，帅府延至军前疗疫，全活甚伙。著有《方脉统宗》行世。与乡饮十七次，寿九十。

《宦邸便方》　明　李齐芳

见万历三十二年《扬州府志》卷二十四《文苑志·经籍之杂类》。

按：李齐芳。李春芳仲弟。兴化人。

《集善方》三十六卷　明　钱原浚

见康熙二十三年《江南通志》卷五十九《方技传》。

嘉庆九年《丹徒县志》卷三十二；光绪五年《丹徒县志》卷四十六：并作二十六卷。

康熙《江南通志》卷五十九：钱原浚，字彦深，号愈庵，（丹徒人）。集书数千卷，录其精要，有得则标题于上。旁通医术，著《集善方》三十六卷。

《家居医录》　明　薛己

见崇祯十五年《吴县志》卷五十三《人物》十九《方术》。

乾隆十三年《苏州府志》卷七十五之一作《家居医录》六卷。

《内科摘要》二卷　明　薛己

见嘉庆二十五年《吴门补乘》卷七《艺文补》。

按：道光四年《苏州府志》卷一百二十三作一卷。

《资集珍方》　明　高叔宗

道光二十年《江阴县志》卷十八《人物》三：高叔宗，字子正，诸生。能诗、善画，尤精医。著有《资集珍方》。高宾为之序。同时，有邢济川者，并以善医声著东南。王世贞有《赠济川诗》。

《儒门医学便览》　　明　解桢

见万历三十二年《扬州府志》卷二十四《文苑志·经籍之杂类》。

《治法捷要》　　明　吕夔

见道光二十年《江阴县志》卷十八《人物》三《艺术》。

《医学纲目》　　明　邵弁

见康熙十七年补刻崇祯十五年《太仓州志》卷十四《艺文志·书籍》。

按：民国八年《太仓州志》卷二十五作《医学纲目补遗》。

《明医指掌》六卷　　明　邵达

民国二十二年《吴县志》卷五十七《艺文考》三：邵达，字从皋，号念三。明天启间，长洲人。

《慎柔五书》五卷　　明　胡住思

道光二十二年《武进阳湖县合志》卷三十三之三：按是书：一师训，二治病历例，三虚损，四劳瘵，五医案。

同上《武进阳湖县合志》卷二十九之八：胡住思，字慎柔。精于医。与泾县查了吾善，遂师周慎斋，尽得其传。所著《慎柔五书》，能发慎斋所未发。其徒石震又从而注释之，名亦埒焉。

《慎斋三书注释》　　明　石震

见道光二十二年《武进阳湖县合志》卷二十九《人物志》八《艺术》。

《慎柔五书注释》　　明　石震

见道光二十二年《武进阳湖县合志》卷二十九《人物志》八《艺术》。

《慎斋口授三书》二卷　　明　石震

见道光二十二年《武进阳湖县合志》卷三十三《艺文》三《子部》。

《周慎斋约言》二卷、《补》二卷　　明　石震

见道光二十二年《武进阳湖县合志》卷三十三《艺文》三《子部》。

《医学六要》十九卷　　明　张三锡

嘉庆十六年重刊《江宁府志》卷五十四《艺文》上《子类》：张三锡，字叔永。

《世效单方》　　明　吕应钟

见道光二十年《江阴县志》卷十八《人物》三《艺术·吕夔传》。

《葆元行览》　　明　吕应钟

见道光二十年《江阴县志》卷十八《人物》三《艺术·吕夔传》。

《祖剂》　　明　施沛

见康熙二年《松江府志》卷五十《艺文·子部》。

《增定医学纲目》　　明　卢志

见乾隆十三年《苏州府志》卷七十五《艺文》一及乾隆十六年《昆山新阳合志》卷三十六《艺文》下《著述目》附。

《医药百问》　　明　卢志

见乾隆元年《江南通志》卷一百九十二《艺文志·子部》。

康熙三十年《苏州府志》卷四十五作《医学百问》；乾隆十三年《苏州府志》卷七十五之一；乾隆十六年《昆山新阳合志》卷三十六下附：并作《医学百问辨》。

《医宗必读》　明　李中梓

见乾隆元年《江南通志》卷一百九十二《艺文志·子部》。

《颐生微论》　明　李中梓

见康熙二十三年《江南通志》卷五十九《方技传》。

按：乾隆元年《江南通志》卷一百九十二《艺文志·子部》作十卷。

《删补颐生微论》四卷　明　李中梓

同治十一年《上海县志》卷二十七《艺文·子部》:《文渊阁存目》、前《志》，误列国朝。四卷作十卷，《明史》亦作十卷；疑有未删本也。

《病机沙篆》　明　李中梓

见乾隆四十八年《上海县志》卷十一《艺文续编》。

《医统》　明　李中梓

见康熙二十三年《江南通志》卷五十九《方技传·松江府》。

《医学口诀》　明　李延昰

见嘉庆十九年《上海县志》卷十八《志艺文·子部》。

《原病治效》　明　李棠

见光绪九年刻同治《苏州府志》卷一百三十七《艺文》二。

光绪六年《昆新两县续修合志》卷四十九上作《原病治要》。

同上《昆新两县续修合志》卷九十三《人物》二十：李棠，字述卿。少业儒，因病辍业，习医术。家贫，好施与，多储药以活贫者。

道光六年《昆新两县志》卷二十八：李棠。昆山人。卒年七十八。

《广笔记》二卷　明　缪希雍

见乾隆十三年《苏州府志》卷七十六《艺文》二。

江苏省

565

乾隆六十年《常昭合志稿》卷十一及道光四年《苏州府志》卷一百二十四之三下均作《先醒斋广笔记》。

又：道光四年《府志》作二卷，与乾隆《府志》合。光绪十一年《金坛县志》卷十五上及光绪三十年《常昭合志稿》卷四十四并作四卷，而民国三十七年《常昭合志》卷十八：金沙庄绶光增辑、汲古阁刊本《先醒斋广笔记》竟达十五卷之多。

《先醒斋笔记》八卷　　明　缪希雍

民国三十七年《常昭合志》卷十八《艺文志》：长兴丁元荐辑希雍治疗方法，裒为一编；希雍又补所未备。《稽瑞楼书目》刊本。

《缪氏识病捷法》十卷　　明　缪希雍

见光绪十八年增刻光绪元年《长兴县志》卷二十九《艺文》。

《炎黄绪余》　　明　张应遴

乾隆六十年《常昭合志稿》卷九《人物·文苑》之《张炜传》：张应遴，字选卿。常熟诸生。辑《海虞文苑》二十四卷。受医学于缪仲醇。著：《炎黄绪余》《悬壶衣钵》。

民国三十七年《常昭合志》卷十八《艺文志》：张应遴，炜子。著《虞山胜地纪略》，所记皆名胜古迹。《炎黄绪余》《悬壶衣钵》二书，学医缪希雍时作。《海虞文苑》二十四卷，辑有明一代乡人诗、赋、杂文，以类叙次。

《悬壶衣钵》　　明　张应遴

见乾隆六十年《常昭合志稿》卷九《人物·文苑》及雍正九年《昭文县志》卷七《列传·文苑》。

《医便》　　明　沈与龄

康熙二十三年《江南通志》卷五十九《方技传》：沈与龄，号竹亭。吴江人。工医，能决人生死。世称沈仙。著《医便》行世。

乾隆十一年《震泽县志》卷二十《人物》八：沈与龄，工医学，不为危言高论，而所治十不失二三。远近神之，称为竹亭先生。有《医便》行世。

《历验心法》　明　陶士奇

乾隆六十年《常昭合志稿》卷九《人物·艺学》：陶士奇，字特夫。自其先世陶植，至正中，以医为学录。子甄。孙宗义。皆绍其业。宗义尤有名，吴文恪为撰《志铭》。至士奇，称一邑冠。戒子孙，儒、医二者之外，勿徙他业。所著《历验心法》。授太医院吏目。

乾隆六十年《常昭合志》卷九：陶士奇。自其先世锦，于嘉靖时由昆山迁常熟，以医著。子纯。孙、闻诗。皆绍其业。闻诗于痘症尤有名。

《河洛医宗》二十卷　　明　赵世熙

光绪七年《嘉定县志》卷二十六《艺文志》三《子部》：山阴朱燮元序曰：是编分门别类，对证用药。

嘉庆七年《太仓州志》卷三十七《人物》之《文学》三：赵世熙，字以宁，邑诸生。中行孙。早有文誉，负经济。邑中：争区、折漕、官布、白粮诸大务，抗论多持平。崇祯四年岁祲，复遭议起。世熙力言于当事，谓嘉定不但无米，即十万糠枇亦不能办，随改麦折。次年又力争之，漕并得折。子蕚、字九英。旁通天文、六壬、奇门、医、卜、青乌家言。

《治病说》一卷　　明　陈瑚

民国三十七年《常昭合志》卷十八《艺文》：陈瑚，字言夏，号确庵，崇祯壬午举人。读书讲学于昆山、太仓间，学者称安道先生。著有：《治病说》一卷（娄东杂著本）。

《证治准绳》　明　王肯堂

见乾隆元年《江南通志》卷一百九十二《艺文志·子部》。

《证治类方》　明　王肯堂

见乾隆元年《江南通志》卷一百九十二《艺文志·子部》。

《医学正宗》　明　王肯堂

见光绪十一年《金坛县志》卷十五《杂志》上《遗书》。

《暴症知要》　明　沈野

见民国二十二年《吴县志》卷五十六上《艺文考》一。

同上《吴县志》卷六十六上《列传》三：沈野，字从先。为人孤僻寡言，不能治生。偶庑吴市旁，教授里中，下簾卖药，虽甚饥寒，人不得而衣食之也。曾能始见其诗，激赏之，延致石仓园，题其所居之室曰：吴客轩。

《途中备用方》二卷　明　徐师曾

见乾隆十二年《吴江县志》卷四十六《撰述》一《书目》。

《大方折衷》　明　秦昌遇

见康熙二年《松江府志》卷五十《艺文·子部》。

《症因脉治》　明　秦昌遇

见乾隆元年《江南通志》卷一百九十二《艺文志·子部》。

《医验大成》　明　秦昌遇

见同治《上海县札记》卷六。

《病机提要》　明　秦昌遇

见同治《上海县志札记》卷六。

《医汇》　明　徐尔贞

民国二十年《泰县志稿》卷二十八《艺文志》：《医汇》，发挥甚富，以人体为纲，病为目。下缀诸方，载所引书，其方甚僻。盖医家类书，仿王鸿绪《验方新编》类也。

道光七年《泰州志》卷二十五：尔贞。泰州人。

《泰县志稿》卷二十七《人物列传》五：徐尔贞，字介石，贡生。授文华殿中书，兼礼部仪制司主事。明崇祯朝，有《奏免漕粮三分》及《海口扼要》二疏。著有《医汇》行世。

《医学心解》　　明　宣坦

见光绪七年《嘉定县志》卷二十六《艺文志》三《子部》。

同上《嘉定县志》卷二十《人物志》五《陆坦传》：宣坦，字平仲，明诸生。居娄塘。严衍门人。能画、工诗、通医。尝助侯峒曾守城。入国朝，不应科举。（与陆坦）时号二坦。

《杂症圆机》　　明　王翙

见乾隆七年《嘉定县志》卷十一《艺文志·书目》。

《群方类例》　　明　王翙

见乾隆元年《江南通志》卷一百九十二《艺文志·子部》。

《万全备急方》　　明　王翙

见乾隆七年《嘉定县志》卷十一《艺文志·书目》。

《医方》　　明　郭九铉

光绪十三年《阜宁县志》卷十七《人物》六《文苑》：郭九铉，字幼象，九有弟也，邑庠生。值兄宦游，以定省为己任。明季，闻兄殉，遂绝意求名；闭户临池，纂《医方》，焚香读《易》，所著有《四书集韵》《幼学书规》。作字独成一家，年八十与乡饮酒礼，自号相园老人。孙，从先，为儒林杰出。

《杂病秘术》　　明　沈惠

见康熙二年《松江府志》卷五十《艺文·子部》及卷四十六《艺术》。

江苏省

569

《得效名方》　明　沈惠

见康熙二年《松江府志》卷五十《艺文·子部》及卷四十六《艺术》。

《医家炯戒》　明　郑钦谕

民国二十二年《吴县志》卷五十六上《艺文考》一：徐枋序，见《居易堂集》。

同上《吴县志》卷七十五上《列传》之《艺术》一：郑钦谕，字三山。吴县人。先代习带下医，子孙世其业。门前有假山，故世以山为字。钦谕兼精诸科，所治无不效。所得馈遗辄以济人。徐沨、杨廷枢殉节后，子孙朝夕不给。钦谕以己女，女廷枢次子、以子之洪女，女沨孙，倾身收邮。康熙初卒，年七十六。

《医医集》二十卷　明　陆鲲化

光绪十三年《武阳志余》卷七之二《经籍》中《子部》：大旨，以世医泥古不化，戕害人生，著为此编。为目二十，始论病源、次引古书，并载古方，参以心得。附古人及己所治之《医案》。凡伤寒诸疾，以及外、妇、幼科，无不该备。是编凡数易稿，至八十余而始定稿本。

同上《武阳志余》卷十之八《艺术》：陆鲲化，字叔上，号紫岑，中丞卿荣子，诸生。才艺绝群，明亡，隐居不出，遯于医。病世俗泥古不化，著《医医集》。年八十三。

《证治理会》　明　陆鲲化

见光绪十三年《武阳志余》卷七之二《经籍》中《子部》。

《病机提要》　明　陈时荣

见康熙二年《松江府志》卷五十《艺文·子部》。

同上《松江府志》卷四十六《艺术》：陈时荣，字颐春，华亭人。精于医理。江西张植之客游，患赢疾，药之，百日而瘳。有老媪往视女疾，途遇时荣船。亟呼求渡，因请偕往。至则女已绝。乃覆其身以布，沾井水渍委中穴、刺血如泉涌，遂苏。上海乔时敏患寒疾，毒留两胫如锥刺。法当截足。时荣作大剂，炊热盛布囊中，纳足于内，冷则易之。五日，起行如常。

嘉庆二十三年《松江府志》卷六十一《艺术传》：陈时荣，年八十四卒。次子自道，字太古。从子明善，字抱元。并为名医。

《二难一览》 明 陈时荣

见康熙二年《松江府志》卷五十《艺文·子部》。

按：《医籍考》卷六十二"二难"作"三难。"

《杂症全书》 明 霍应兆

见康熙三十三年《常州府志》卷三十《方技》。

《医学大成》七卷 明 冯鸾

见康熙十三年《通州志》卷十二《艺文》上《著作》。

《医说补遗》一卷 明 冯鸾

见康熙十三年《通州志》卷十二《艺文》上《著作》。

《医书简要》四卷 明 朱自华

见乾隆元年《江南通志》卷一百九十二《艺文志·子部》。

康熙六十一年《徐州志》卷二十二《人物志》三：朱自华，字东明，萧县人。好读书，兼精医术，授太医院判，逾年归里，施药济众。三举乡饮大宾，年七十九卒。所著有《击埌集》二卷、《樵父吟》一卷、《医书简要》四卷，传于世。

《救急易方》八卷 明 赵叔文

乾隆十三年《苏州府志》卷七十五《艺文》一：赵叔文，字季敷。

按：叔文。赵友同子，赵良仁孙。

江苏省

571

《养生堂集》　明　陈操

见嘉庆七年《太仓州志》卷六十五《人物补遗·艺术陈汪传》。

《医学传心录》　明　刘全德

见嘉庆十九年《上海县志》卷十八《艺文·子部》。

《医林统宗》　明　吴中秀

见嘉庆二十三年《松江府志》卷六十一《艺术传》。

《名医验方》　明　杨起

见道光六年《昆新两县志》卷三十八《著述目》。

按：光绪九年刻同治《苏州府志》卷一百三十七之二作《集名医验方》十卷。又同上《艺文》二：又重出《名医验方》，无卷数。俱杨起撰。

同上《苏州府志》卷九十三《人物》二十：杨起，字文远。父琼。昆山人。

《医学发明》十卷　明　郑之郊

见道光六年《昆新两县志》卷三十八《著述目》。

《简明医要》五卷　明　顾儒

道光二十年《江阴县志》卷十八《人物》三《艺术》：顾儒，字成宪。少业儒，因侍父疾，遂通医，投剂无不效。不问贵贱贫富，虽寒暑风雨，随叩即赴。其尤异者，以三指切人脉，决荣枯修短，无不奇中。寿八十六，里人私谥为慈惠先生。著有《简明医要》五卷。顾端文序行之。

《化机渊微》二卷　明　缪钟理

道光二十年《江阴县志》卷十六《人物》一：缪钟理，字守恒。善医。著《化机渊微》二卷。

《治闽粤蛊毒诸方》　　明　王三乐

见道光二十三年续增《高邮州志》第三册《人物志·术艺》。

《医理发微》　　明　庄履严

道光二十年《江阴县志》卷十八《人物》三《艺术》：庄履严，字若旸。能诗，工医，著有《医理发微》。

按：民国九年《江阴县续志》卷十九：履严尚著有《复苏草》。

《医学渊珠》　　明　汤哲

见光绪七年《嘉定县志》卷二十六《艺文志》三《子部》。

《证治问答》　　明　汤哲

见光绪七年《嘉定县志》卷二十六《艺文志》三《子部》。

《济世良方》三卷　　明　何其高

见光绪七年《嘉定县志》卷二十六《艺文志》三《子部》。

嘉庆七年《太仓州志》卷五十五作《济世奇方》。

《医书》三卷　　明　卢鹤宾

见光绪九年《淮安府志》卷三十八《艺文》。

乾隆十四年《山阳县志》卷二十一《列传》三《方技·卢续祖传》：卢鹤宾者，郡诸生。精医道，著《妇科览知》《医书》三卷。

《简易活人方》两卷　　明　陆世仪

见民国八年《太仓州志》卷二十五《艺文·子类》。

光绪六年《壬癸志稿》卷二《人物·列传》：陆世仪，字道威，诸生。凡天官、地理、礼乐、河渠，以至用兵行阵之法。口区手画，灿若列眉。穷居授徒，隐然负开济之重。鼎革后，绝意科举，体验益精、著述益富。顺治间，督学张能鳞，具礼聘辑《儒宗理要》。后常讲学于锡山、东林书院，说《易》于昆陵大儒祠。设教于云阳黄塘，闻风亲炙者，皆感动奋发。卒年六十一。门人私谥尊道先生，亦曰文潜先生。

《隰西禁方》一卷　　明　万寿祺

见民国十五年《铜山县志》卷二十第十五篇《艺文考·子部》。

《樗庭稿》　　明　丁元贞

民国十九年《续丹徒县志》卷十五《人物志》十《方技》：丁元贞，字惟诚，号樗庭。祖德，以医术鸣。父宁，举于乡，官建宁右卫经历。兄元吉，元贞侍宁官所。稍长，锐意进修，好读医书。尝曰："古称良医与良相功同，能起废生死，人顾不可行其志乎？"。乃取炎黄俞秦之典及近代诸名家著述，熟读精究。久之，充然有得，既乃遨游江湖间，以其业济人，恒收显效，然未尝斤斤求值。年七十八卒，著有《樗庭稿》藏于家。杨一清铭其墓。

《医印》　　明　马兆圣

见民国三十七年《常昭合志》卷十八《艺文志》。

《医彀》十六卷　　明　程式

民国三十七年《常昭合志》卷十八《艺文志》之《徐兆玮跋》：考：程式，字心原，明南城人。精于医，研究《素问》《难经》《脉诀》及张、刘、李、朱四氏之书，著之编帙，名《程氏医彀》。

《医学汇纂》　　明　萧允祯

民国三十七年《常昭合志》卷十八《艺文志》：《医学汇纂》，一作类纂。萧允祯，字贤甫，韶曾孙，诸生。人称强学先生。著有《五音六律度数考》《医学汇纂》，博综古方书为此。

《症脉合参》　　明　刘道深

见乾隆四十八年《上海县志》卷十一《艺文续编》。

《医学心印》　明　刘道深

见乾隆四十八年《上海县志》卷十一《艺文续编》。

按：同上《上海县志》卷十《艺术·本传》、乾隆元年《江南通志》、光绪五年《南汇县志》并作《医案心印》。嘉庆十九年《上海县志》、嘉庆二十三《松江府志》、同治十一年《上海县志》又与乾隆四十八年《上海县志》同作《医学心印》。秦荣光同治《上海县志札记》卷六，亦不能折衷一是。兹从《乾隆县志》。

《医学决疑》　明　徐沛

见康熙二年《松江府志》卷五十《艺文·子部》。

同上《松江府志》卷四十三《独行》：徐沛，字泽卿。（按：沛青浦人）少从周莱峰游，以文章行谊相切劘。读书博猎，尤精《内经》，用以诊疾辄起。布袍角巾，闭门吟咏。邑侯屡延宾席不赴，亦不一造见。或谓尹不疑傲乎。沛笑曰：野老当如是耳。生平不为奇节，而清襟旷度，嚼然不可干以私。所著有《方壶山人稿》及《医学决疑》。沛子，三重。

《医衡》　清　沈时誉

康熙三十年《苏州府志》卷七十八《人物·艺术传》：沈时誉，字明生，华亭人。工医。徙吴，居桃花坞唐寅别业。切脉若神，投剂辄起。晚年筑室山中，著《医衡》《病议》《治验》等书。

乾隆十年《吴县志》卷七十六作《医衡集》。

《病议》　清　沈时誉

见康熙三十年《苏州府志》卷七十八《人物·艺术传》。

《红炉点雪》　清　叶向春

见嘉庆二十三年《松江府志》卷七十二《艺文志·子部》。

同上《松江府志》卷五十七《古今人传》元：叶向春，字完初，华亭人。父芳枝。

光绪四年《华亭县志》卷十五《人物》四《列传》中：叶向春，弟日春，字完声；同春，字完彝。居东门外，皆良医。

同上《松江府志》卷十六《人物》五《列传》下《何汝阈传》：叶必传，字宛初，向春子。尝于府署闻间壁咳声，询知其人，劝之归。抵家，疾发而死。

《医学纂要》　清　朱凤台

见咸丰七年《靖江县志稿》卷九《艺文志·书籍》。

同上《靖江县志稿》卷十三《人物志》：朱凤台，字慎人，居布市，乡贤应鼎之三子。举顺治丙戌乡试，丁亥成进士。令于直隶阜平，甫十月，调浙江开化县，以奏最，擢兵部车驾司主事。告归终养，与诸绅士请增学额，创惜字庵于后铺、建育婴堂于西城，又置义塾、义冢。五举乡饮大宾。邓侯重延主修《志》。卒年八十又八。

《医宗粹言》四十卷　　清　罗慕庵

康熙二十三年《江南通志》卷五十九《方技传》：罗慕庵，徽籍。顺治初，移家泰州。医不取利，其持论：先调理而后汤药。灾疫流行，施药救人，全活无数。所著有《医宗粹言》四十卷行世。

《医学正宗》　清　曹爝

见光绪十七年《枫泾小志》卷八《志艺文·书目》。

同上《枫泾小志》卷五《志人物》之《列传》上：曹爝，字舒光，号冷民。弱冠遭世难，弃诸生。由干巷徙居枫泾。当事闻其贤，每就访利弊。爝目击践更累，条均役、均田议上之。推恩及物，无间亲疏。曾雪夜船行，遇覆舟夫妇，力救之得免，又解衣衣之，终不告以姓氏。晚勤著作，兼工医理。平生环堵萧然，好古不倦。诗得陶、谢风味。与孙执升、柏斯民，时号三高士。著有《岭云集》《归来草》《钝留斋集》《竹窗杂著》《医学正宗》。

乾隆十六年《金山县志》卷十三《人物》二：曹爝，诸生。顺治初，弃举业，留心篇什，长于诗歌。李公复兴令娄。爝作诗并书投之，宛然《郑监门图》。子奕霞，字晳庭。工诗，著《白村集》。

《医学心传》 清 袁班

嘉庆十五年《扬州府志》卷五十四《人物》九《术艺》：袁班，字体庵，高邮人。自二十岁，闭户十年，岐黄家书，无所不读，名噪南北。王曰藩寒疾死，已小敛。班过视之，以一剂灌入口中，遂活。孙铨部妻王氏得疾，偏身俱紫，人事已绝。时孙欲携弟就试，期逼不能待，延班视之。曰：但去无妨，此证五日后必活，已而果然。著有《医学心传》若干卷，藏于家。

原按：江西喻昌，生平不许可人，而《寓意草》中特称高邮老医《袁体庵经验方》皆用阴阳两平之药，令人有子，盖得阴平阳秘之旨。然则班之医，固有可传者矣。《州志》所载二案，不足见其长，而谓其治王曰藩云：左手动则生，右手动则死。治孙铨部妻王氏云：三年后必成虚证，乃不可治，而未能发明其理，恐属附会。庞安常谓华佗之术，为史之妄；此之谓也。至称其按脉极捷。医之切脉，以审慎为之，捷于按脉，乃市医苟且之为，袁班断不如是。特删节而辨正之如此。

《袁体庵经验方》 清 袁班

见嘉庆十五年《扬州府志》卷五十四《人物》九《术艺》。

《方书》 清 周式

民国三十七年《常昭合志》卷十八《艺文志》：周式，字左序。顺治辛丑进士，宿迁教谕。太仓人。子翥赘虞，迎养，遂居于此。著有《方书》《绵芝稿》。

《医学辨讹》八卷 清 郑起濂

见道光六年《昆新两县志》卷三十八《著述目》。

同上《昆新两县志》卷二十五《人物》：郑起濂，字春陵。七岁值鼎革，少补诸生，有文名。以赋册挂误，遂专精医理。卒年七十一。

《经验良方》 清 蒋伊

见民国三十七年《常昭合志》卷十八《艺文志》。

同上《常昭合志》卷二十《人物志》乙二：蒋伊，字渭公，号莘田。康熙癸丑进士选庶吉士。康熙二十六年卒于官，有《文集》十八卷。

《张氏医通》十六卷　　清　张璐

见嘉庆二十五年《吴门补乘》卷七《艺文补》。

按：光绪九年刻同治《苏州府志》卷一百三十七之二《医通》十六卷。（璐）侄，大受序。

《医通衍义》　　清　张璐

见乾隆元年《江南通志》一百九十二《艺文志·子部》。

《千金衍义》三卷　　清　张璐

见民国二十二年《吴县志》卷五十七《艺文考》三。

《医归》　　清　张璐

见道光九年校刻嘉庆二十五年《吴门补乘》卷七《艺文补》。

《刊补明医指掌》　　清　王宏翰

见民国二十二年《吴县志》卷五十八下《艺文考》七《流寓》。

《医宗要略》　　清　李维麟

见康熙二十六年《常熟县志》卷二十一《人物·方技本传》。

《其慎集》五卷　　清　周南

乾隆二十五年《崇明县志》卷十六《人物志》二《方技》：周南，字岐来，邑庠生。以母病侍药，遂治岐黄，精其术，时获其效，诸当路赠额盈堂。康熙六十年，日本王耳其名，渡海延之，南往，遍医悉验，王使国中医皆受业。五年而归。著《其慎集》五卷，行于世。日本人平君舒为之序。

《回春约言》四卷　　清　钱肇然

光绪七年《嘉定县志》卷二十六《艺文志》三《子部》：周南序略
曰：发明主治之道，条分缕析。

《证治汇补》　　清　李用粹

乾隆四十八年《上海县志》卷十《艺术》：李用粹，字修之，号惺
庵。父赞化，邃于医。用粹克绍家学，因心变化，独臻神妙。尝著《证
治汇补》等书，医家奉为拱璧。商邱宋荦巡抚江南，延至幕府，临归，
书擘窠五字赠之曰：行贤宰相事。人称不愧云。子撰文。孙春山。俱世
其业以名于世。

同治十一年《上海县志》卷二十二《艺术传》：李用粹，宁波人，工
医。前明崇祯间，以叔大宗伯金莪荐，召见赐中书舍人。晚年侨寓邑中，
刀圭所及，沉疴立起。

《应验方一集》　　清　曹垂灿

见乾隆四十八年《上海县志》卷十一《艺文·子部》。

嘉庆二十三年《松江府志》卷五十六《古今人传》：曹垂灿，字天
琪，号绿岩，上海人。顺治四年进士。出宰藁城、遂安，有惠政。癸巳，
海岛张名振犯上海。总兵王某谓邑中通寇，祸且不测。垂灿率诸绅士请
于抚军，愿以百口保良善。合邑赖之。康熙癸亥与修邑《志》。著有《明
志堂全集》。

《医镜》十六卷　　清　顾靖远

见民国二十二年《吴县志》卷五十七《艺文考》三。

同上《吴县志》卷五十七下《列传·艺术》三：顾靖远，字松园，
（一号花洲），长洲人。康熙时，曾入太医院。著《医要》若干卷、《医
镜》十六卷。

《医要》　　清　顾靖远

见民国二十二年《吴县志》卷七十五下《列传·艺术》二。

《医宗说约》八卷　　清　蒋示吉

见嘉庆二十五年《吴门补乘》卷七《艺文补》。

《医意商》　　清　蒋示吉

见民国二十二年《吴县志》卷五十七《艺文考》三。

《医方尊闻》　　清　姚泓

见乾隆元年《江南通志》卷一百九十二《艺文志·子部》。

嘉庆十九年《上海县志》卷十八；同治十一年《上海县志》卷二十七并作《医方学闻》。

《病机汇论》　　清　马俶

见乾隆十年《吴县志》卷七十六《人物·方术》。

按：民国二十二年《吴县志》卷五十六下二作十二卷；而《吴县志》卷七十五上一《本传》：作十八卷。

乾隆《志》卷七十六：马俶，字元仪。得薛立斋之学。性好善，不乘危取财，多所全活。年八十余卒。著《病机汇论》《印机草》。

同上民国《志》卷七十五上之一：马俶，吴人。为云间李中梓、沈郎仲入室弟子。集其师说为《沈氏病机汇论》十八卷，著《印机草》一卷。俶在康熙时，医名藉甚，从游者甚众。米绅、盛笏、项锦宣、吕永则、俞士荣、江承启，其最著者也。

《印机草》一卷　　清　马俶

见乾隆十年《吴县志》卷七十六《人物·方术》及民国二十二年《吴县志》卷七十五上《列传·艺术》一。

《医要》　　清　马俶

见民国二十二年《吴县志》卷五十六下《艺文考》二。

《医彻》 清 怀远

乾隆五十三年《娄县志》卷十二《艺文志·子部》:怀远,字抱奇。书论伤寒兼杂症。孙,诸生履中校刻。

《医归》十卷 清 沈翘

见乾隆十三年《苏州府志》卷七十六《艺文》二。

乾隆十年《吴县志》卷七十六《人物·方术》:沈翘,字朗仲。究心岐黄术,得东垣派,为吴名医。

《家藏秘方》 清 赵方郭

乾隆十六年《昆山新阳合志》卷三十《人物·艺术》之《赵天潢传》:赵方郭《家藏秘方》,治伤寒最验。

《医学洞垣编》 清 陆鸿

见乾隆二十年《直隶通州志》卷十九《艺文志》上《著述之杂类》。

《十药神书注》一卷 清 周扬俊

见民国二十二年《吴县志》卷五十六下《艺文考》二。

《名医方论》四卷 清 罗美

见光绪九年刻同治《苏州府志》卷一百三十八《艺文》三。

民国三十七年重修《常昭合志》卷十八:《名医方论》四卷,集各诸家之论。有自序。《稽瑞楼书目》著录有刊本。

《名医汇粹》四卷 清 罗美

见光绪九年刻同治《苏州府志》卷一百三十八《艺文》三。

按:光绪三十年《常昭合志稿》卷四十四;民国三十七年《常昭合志》卷十五并作八卷。《稽瑞楼书目》著录有刊本。

《东田医补》　清　嵇永仁

见乾隆元年《江南通志》卷一百九十二《艺文志·子部》。

乾隆十六年《无锡县志》卷三十一：嵇永仁，字匡侯，号留山。由江宁徙居无锡，遂家焉。少饩于吴郡，尚气节、负经济才。闽督范承谟闻其贤，延致幕府。（康熙丙辰九月）闻承谟被害，遂自经死。事闻，赠国子监助教。永仁，工诗、古文，旁及词曲，有《抱犊山人集》行世。

《痨瘵至言》　清　郭佩兰

见民国二十二年《吴县志》卷五十六下《艺文考》二。

按：同上《吴县志》卷七十五上之一《本传》：作《痨瘵玉书》。

《订正证治汇补》　清　李邦俊

见乾隆四十八年《上海县志》卷十《艺术·李用粹传》。

《绛雪园古方选注》三卷　清　王子接

见道光四年《苏州府志》卷一百二十七《艺文》六《流寓》。

民国八年《太仓州志》卷二十五《艺文·子类》：《四库书目》云：是书所选方，虽非秘异，而其中加减之道、铢两之宜、君臣佐使之义，皆能推阐其所以然。前自有序称：方三卷。上卷独明仲景一百十三方、三百九十七法。中、下二卷发明内科、女科、外科、幼科、眼科及各科之方。

《医学三要》　清　滕见垣

见嘉庆十一年《南翔镇志》卷九《艺文·书目》。

同上《南翔镇志》卷七《人物·艺术》：滕□□，字见垣。资敏，熟习经子。弃业学医，师同里吴伯时，伯时师云间李中梓。其术盖有所自。著《医学三要》张徵君鸿磐作序。医家奉为枕中之秘。

按：光绪七年《嘉定县志》卷二十六《艺文志》三《子部》作明人似非是。

《金匮翼》八卷　　清　尤怡

见道光四年《苏州府志》卷一百二十六《艺文》五之下。

《方书》　　清　周王命

见雍正九年《昭文县志》卷八《列传》。

按：民国三十七年《常昭合志》卷十八《艺文志》:《方书》一卷。

乾隆六十年《常昭合志稿》卷九《人物》:周王命，字令侯。邑诸生。为人嶽嶽方格，好谈当世大略、风俗利病。著:《田赋水利考》《救荒策》。有《恒河堂诗草》及《方书》若干卷。

《医方集验》一卷　　清　徐继秸

同治十三年《盛湖志》卷十二《书目》:《医方集验》《钱大培序》:吾邑南邨徐先生，仁心为质，耄期称道不乱。所著……辅之以医方数十。

同上《盛湖志》卷九《文苑·陈王谟传》:徐惠南，名继秸。监生。中年折节读书。性喜吟咏，于乾隆二十七年高宗南巡，蒙奖……自号集寿老民，著有《南邨诗稿》。

《症治发微》八卷　　清　叶桂

见民国二十二年《吴县志》卷五十六下《艺文考》二。

《本事方释义》十卷　　清　叶桂

见道光九年校刻嘉庆二十五年《吴门补乘》卷七《艺文补》;光绪九年刻同治《苏州府志》卷一百三十六之一及民国二十二年《吴县志》卷五十六下二。

道光四年《苏州府志》卷一百二十六之五下作七卷。似误。

《景岳发挥》　　清　叶桂

民国九年《新塍镇志》卷二十四《丛谭》:香岩先生云:锁喉风之为病也，有闭、脱二证。闭证，气道秘塞关窍而死。脱证，大汗、大吐、大泻，虚脱而死。闭证，以开通为急;脱证，以补敛为要。景岳所见燕都女子之证，乃闭证也。夫女子善怀、性执，抑郁者多。年已及笄，未免有难言之隐，愤懑、抑郁，肝气不得疏泄，决非一日。交秋令，则肝气愈敛，或食生冷、或受寒凉，郁遏肝气。肝性促急，触而暴发，上干心肺之窍，口不能言、无肿、无痛，见面色之青者，知其为肝病也。经云：暴病、暴死，皆属于火。火郁于内，不能外达，故似寒证。窍闭、经络不通、脉道不行，多见沉滞无火之脉。此时治法惟紫金丹、姜汤磨灌，则关隘必开，因内有麝香通窍。开口之后，然后用二陈加菖蒲、枳壳、香附、郁金之类降之。视为脱证用参，此雪上加霜耳。凡治难明之证，必有至焉，故不得不为之细辨。余在新塍镇，闵家一仆妇，因食梨藕生冷，一时喉闭，锁定不能出声，不知痛痒，手足冰冷，面色白而青，脉息沉伏，药不能进。余以前法治之而愈。盖因郁怒食生冷而起也。又治费氏女，年逾二十未嫁，忽然仆倒、手足冰冷、面色青、无痰声、不闭口、脉息伏。亦用紫金丹开口，随进药而愈。

《医学心畲注》　　清　华燮臣

同治十二年《盱眙县志》卷五《人物志》八中《才技》：华燮臣，精于医药，方数味，病者辄愈。有内弟某得血疾，燮臣适他出，戒勿服人药。归，再诊则曰：服药已误，不可治矣。著《医学心畲注》。

《医粹》二卷　　清　裴珏

嘉庆十六年重刊《江宁府志》卷三十六《人物》二：裴珏，字隽骈。句容人。著有《医粹》二卷。

《医学穷源》　　清　孙光远

见咸丰七年《靖江县志稿》卷九《艺文志·书籍》。

同上《靖江县志稿》卷十四《人物志·艺术》：孙光远，字和中，例贡生，居桑木桥西，前明乡贤同伦之五世孙。幼颖悟，读书过目不忘。尤精轩岐之术。刘氏仆患疫证，垂毙。（光远）用砒导之，一吐即解。其他怪症，奇验多类此。性亢爽，不计酬，尝与苏州叶天士往来考订，著有各种书，载《艺文志》。子芳行，邑诸生。次潮，继乃父医术。孙模、樾、槐、俱邑诸生。楷，职员，克世其业。同时族裔有名春者，亦以医名。

《临证治验神行集》　清　孙光远

见咸丰七年《靖江县志稿》卷九《艺文志·书籍》。

《医学慎术》　清　俞坚

见乾隆七年《嘉定县志》卷十一《艺文志·书目》。

同上《嘉定县志》卷十《人物志》中《艺术》：俞坚，字心一，居北城。曾祖瑑，祖都，世有隐德。父琳，精堪舆术。坚，少学医于隐士金汝铉，常起危疾。每虑药性多偏，小不谨，辄致害人。著《医学慎术》以发明其旨。

光绪七年《嘉定县志）卷二十《人物志》五《艺术》：俞坚，又字育庵。子镒，字南金，传其业。

《医学心参》　清　张成

见道光十七年《川沙抚民厅志》卷十二《杂志》之《艺文·子类》。

乾隆四十八年《上海县志》卷十《文苑》：张成，字修己，乾隆三年戊午领乡荐。文词之外兼工墨竹。精岐黄，著有《医学心参》《万竹居诗稿》。

《医宗粹语》　清　徐大楫

见乾隆四十八年《上海县志》卷十《艺术》。

《济生录》八卷　清　秦铦

见光绪七年《嘉定县志》卷二十六《艺文志》三《子部》。

嘉庆七年直隶《太仓州志》卷五十六《艺文》五：作《济生集》八卷。

光绪《志》卷二十《人物志》五《艺术·秦世进传》：秦世进，字继越。好搜异书，得外科真传。子铦，字范如。

嘉庆《州志》卷四十一《人物·艺术》：秦世进，业儒，以术名世，见人贫病辄施药饵。子铦，精内科，推重一时，又能持，多与吴康侯、孙致弥、王晦唱和。

《医学折衷论》十卷　　清　何游

见嘉庆九年《丹徒县志》卷二十七《方技》。

同上《丹徒县志》：何游，号澹庵，金琇子。生而颖悟，过目不忘。念先世彦澄、仁源、绳源诸公皆以医学著名朝野。虑家学之或坠也，苦志习医。家藏医书甚多，无不悉心讨究。兼通内、外、针、灸诸科，脉理、医方别有神解。于是声名大振，四方争延致之。凡经诊视，立奏奇效，车轨马迹遍历九省。性好施与，尝屡致万金，而辄散之，尝曰："医家以空手取人财，不用之于施与而安用耶？著有《医学折衷论》十卷、《何氏十三方注解》一卷、《医案》四十卷。子修业，号学庵。克传家学，声名不亚于父。

《何氏十三方注解》一卷　　清　何游

见嘉庆九年《丹徒县志》卷三十二《艺文志》之《书目·子类》。

《济生宝筏》一百十卷　　清　朱继昌

见民国十年《宝山县续志》卷十五《艺文志·书目之子类》。

光绪八年《宝山县志》卷十《人物志》文学《朱继翀传》：朱继昌，字慎思（乾嘉间人）。精医，辑《济生宝筏》百十卷。手录藏于家。

《医贯直指》　　清　平神照

见嘉庆十九年《上海县志》卷十八《志艺文·子部》。

按：乾隆四十八年《上海县志》卷十一：作平照神。

《证治大还》　　清　陈治

见嘉庆二十三年《松江府志》卷七十二《艺文志·子部》。

乾隆十六年《金山县志》卷十二之一及同上嘉庆《松江府志》卷五十七之九：陈治，字山农，娄县璜溪人。诸生。工诗，出语率警座人。平生好游，足迹遍天下。时耿精忠闻其名，致书币相召。治，坚却之。晚岁，隐居乡僻（浦南），喜丹青，兼善岐黄术。有《贞白堂稿》行世。

《东医宝鉴辨正》 清 葛绣春

嘉庆十八年增修乾隆四十八年《高邮州志》卷十《人物志》：葛绣春，字锦园。嘉庆辛酉拔贡。幼失怙恃，性豪迈，任气节，共忧患。自甲子至戊辰叠遭水潦，上宪煮赈，湖西去城百里，就食维艰。绣春自诸有司请：分厂以从民便。工诗文，试必前列，兼精医学。尝曰：良相良医，古人之言，是难词，非矜词也。注有《东医宝鉴辨正》，藏于家。

《经验方》 清 孙泰溶

道光九年校刻嘉庆二十五年《吴门补乘》卷五《人物补》：孙泰溶，字学成，祖振，自昆山迁于郡城。父鼎钟。泰溶平生好学，不务空言，一以生人为心。尝徧历四川、陕西、湖南、江苏诸幕府。所至必访求民间疾苦，既得实，若疮疡在身，必速去之为快。其于救荒一事，尤竭诚无隐憾。晚集《经验方》，采药草为丹饵，施人多奇效。乾隆五十年卒。

《集验良方》 清 瞿哲

见咸丰七年《靖江县志稿》卷九《艺文志·书籍》。

同上《靖江县志稿》卷十四《人物志·瞿兆能，瞿哲传》：瞿兆能，字作谋，邑诸生，居布市。始祖介福，善医，明季迁自常熟。五传而至增公学海。有五丈夫子：兆能行在三。弟哲、恕。

瞿哲，字希诚。国子生。生平勇于为善，每为人排难解纷，潜消乡党中雀鼠之争，然未尝迹涉公庭。

同上《靖江县志稿》卷十四《人物志·艺术》：明，瞿介福。其初常熟人，后徙靖。以医名。为人性端谨，言笑不苟。万历间，邑中瘟疫大作；介福施药，全活甚众。子宗爵、宗鼎。俱克世其业。

《治症要言》四卷 清 何世仁

见光绪五年《青浦县志》卷二十七《艺文》上《子部》。

嘉庆二十三年《松江府志》卷六十一《艺术传》作《治病要言》。

嘉庆《府志》卷六十一《艺术传》：何世仁，字元长。青浦人。候选布政司理问。祖王谟，父云翔，累世名医。世仁尤神望闻之术。有金山某求诊者，曰：尔曾溺于水乎。其人曰：然。与方即愈。人问何以知其溺。曰：色黑、脉沉，故知之。嘉兴沈某妻求治症，世仁曰：是妊也，可勿药。沉固无恙，求按脉，曰：尔胃气已绝，不久且死。沈大怒去，即死。其妻果产一子。病者集其门，舟车杂遝，至塞衢巷。不以贵贱、贫富异视，务得其受病之由，故所治皆应手愈。性慷慨，罔勿应，独力刊行《陈忠裕公遗集》，卒年五十五。著《治病要言》《斠山草堂医案》，各若干卷。

《医宗指要》　　清　俞补臣

乾隆十六年《昆山新阳合志》卷三十《人物·艺术》：俞补臣，精方脉，治病必求原本。著《医宗指要》，多所发明。

道光四年《苏州府志》卷一百六下：俞补臣，昆山人。

《学医必读》四卷　　清　沈溥

见嘉庆七年《直隶太仓州志》卷五十七《艺文》六。

光绪七年《崇明县志》卷十一《人物志，方技》：沈溥，字天如，医有异术。邻妇因忿气绝，将殁。溥曰：体微温，尚可救也。令以爆竹环放，妇复苏。又有少妇病祟，延溥治之；未入门，病者曰：天知先生至矣，遂霍然起。溥诗有：‘药到病知能骇鬼’之句，盖实事也。年九十二。

嘉庆《太仓州志》卷四十一：时有诸生樊圣传，字曾一。亦工医，名与溥埒。

《医蔀通辨》　　清　唐宏

见嘉庆十九年《上海县志》卷十八《志艺文·子部》。

同治十一年《上海县志》卷十七《选举表》下《例仕·清吏目》：唐宏·字履吉。附监。

《医方论解》　　清　张以恺

见嘉庆十九年《上海县志》卷十八《志艺文·子部》。

嘉庆二十三年《松江府志》卷六十一作《医论解》。

嘉庆《上海县志》卷十五《志人物·艺术》：张以恺，字林茜，洋泾人。聪敏喜记诵，师施不矜。业医，颇用李杲法。曹锡寓幼时痘将死。命置釜甑片时，以虱杂棉絮拥之。一僧喉闭三日死，以鸡毛蘸桐油搅之，出痰如饴，皆活。以恺又好奕，居家俭，而遇贫者病，尝助药资，年八十九无病卒。著有《医方论解》《林茜医案》。辑名家碁谱。

《经验良方》　清　平希豫

嘉庆十九年《上海县志》卷十五《志人物·沈元裕传》：平希豫者，善用秘方，时称平怪。辑《经验良方》。又有夏泽生，俱以善医名。

《传心集》　清　张维勋

见嘉庆十九年《上海县志》卷十八《志艺文·子部》。

《金兰集指南》一卷　清　沈德祖

见嘉庆十九年《上海县志》卷十八《志艺文·子部》。

《医学指要》　清　李枝源

见嘉庆十九年《上海县志》卷十八《志艺文·子部》。

同上《上海县志》卷十五《志人物·艺术》：李枝源，字天和，号春江，监生。精医理，泛览诸家书，以为无出仲景范围者。治伤寒应手辄效。著有：《医学指要》。

同治十一年《上海县志》卷二十二《艺术传》：李枝源，子调梅、舒亭，皆能世其业。

《医宗约贯》　清　李枝桂

见嘉庆十九年《上海县志》卷十八《志艺文·子部》。

《医林证验》　清　李枝桂

见嘉庆十九年《上海县志》卷十八《志艺文·子部》。

《沈璠手批景岳全书》　　清　沈璠

见嘉庆二十三年《松江府志》卷六十一《艺术传》。

乾隆四十八年《上海县志》卷十《艺术》：沈璠，字鲁珍，医理精妙，远近称为神医，江、浙人就医者无虚日。著有《脉诀》等书。

嘉庆十九年《上海县志》卷十五《志人物·艺术》：沈璠，一团人。性伉直。昼视病，夜参方书，无不效。先是，李中梓言：近人元气薄，尚温补。璠谓：邪留不去，则成为实，补之病将日甚。又《经》言：治病必求其本。乃受病之本，非专指脾、胃。而昂火、抑水为不得其平。虚有阳虚、阴虚，而谓大虚必夹寒者谬。经言：头痛、耳鸣、九窍不利，肠胃之所生。此义有虚、有实，如因痰、血、食积者，俱宜清胃为治。其他指摘，皆原本《内经》，切中士材之失。浙盐使噶尔泰，血痢月余，用参至二斤，转剧。璠以脉实，朝用香连丸、晚用保和丸愈之。有老妇八十余。声气皆实，如前法，亦愈。著有《医案》。

同上《松江府志》卷十八《艺文·子部》之《鲁珍医案》条：旧《志》璠有《脉诀》等书，语极精确。

同上《松江府志》卷十八《艺文·子部》之《鲁珍医案》条：旧《志》璠有《脉诀》等书，实祇《医案》也。又驳正《医宗必读》札记一卷，语极精确。

光绪五年《南汇县志》卷十四《人物志》二《古今人传》：沈璠，指摘李中梓书，切中其失。邑令李鹿友，与论五行生剋之理，叹曰：君固知性理者。谢曰：璠何知，知医理耳。门人甚众，华宏璧、王日煜尤知名。著有《医案》并《手批景岳全书》。宏璧，字尧章。横沔人。尝入都，值医院考医生，与试高等，入值内药房，出与编修顾成天、孝廉顾昺讲究，技益进，名动公卿间。雍正十年，调兵西出塞，选医偕行，宏璧中选。引见赐白金，官医院吏目。既还，以疾卒。日煜，字为章。二十保人。屡起沉疴，贫者不受谢，寿八十，无疾而终。

《诸科指掌》　　清　叶其蓁

见嘉庆二十三年《松江府志》卷六十一《艺术传》及道光十七年《川沙抚民厅志》卷九《人物·艺术》。

按：同上《松江府志》卷七十二《艺文志·子部》著录有《十二科指要》；同上《厅志》有《十三科指掌》。

《学医正命》　清　叶中枢

见嘉庆二十三年《松江府志》卷六十一《艺术·叶其蓁传》及光绪五年《南汇县志》卷十二《艺文志·子部》。

按：道光十七年《川沙抚民厅志》卷十二、卷九并作《斯人正命》。

同上《川沙抚民厅志》卷九：叶中枢（其蓁孙，蕉邨子），字朝阳。世其学，自设药肆，凡出医遇贫不能药者辄畀之。著有《斯人正命》行世。无子，晚年依婿瞿某。卒年七十八。

《大方全璧》　清　间邱铭

见嘉庆二十三年《松江府志》卷七十二《艺文志·子部》。

光绪五年《南汇县志》卷十二《艺文志·子部》：作《大方合璧》，间邱炳著。

《经验方》　清　邵恒

见光绪三十年《常昭合志稿》卷三十二《人物志》十一。

民国三十七年《常昭合志》卷十八作《集验方》一卷。

同上光绪《常昭合志稿》卷三十二之十一：邵恒，字咸斋，祖籍上虞。少读书，试辄蹶。遂负笈至临安，从老医何某游，尽得其秘，何语之曰：若非尘埃人，异日当以术鸣天下，吾不足为若师，乃辞之行。先是，父以懋迁至常熟，赘于王，居唐市葡萄堰。至是，恒依舅氏居，试其术辄效，人始异之。支塘有倪氏妇，患痼疾，投数剂立愈。支塘人挽留之，遂家焉。汪应铨奇其术，言于蒋文肃，挈以入都，名噪都下。至为语曰：二竖憎，请邵恒。人欲荐恒入太医院，会文肃卒，恒亦念亲老，托疾归。迨二亲没，蒋文恪巡抚湖南，招恒往，居五载，复延入都，以恒名荐。召见奏对称旨、授太医院额外御医。以年老、不随班值宿，尤异数也。供奉数年，乞骸骨归。所辑《经验方》《医案》及《手批诸书》藏于家。卒年七十。

《儒门游艺》　清　徐镛

见光绪五年《南汇县志》卷十二《艺文志·子部》。

同上《南汇县志》卷十五《人物志》三《古今人传》：徐镛，字叶壎，号玉台。居城南。诸生。博学精医，侨居郡城，所交多知名士。嘉庆十九年《松江府志》修成，尝纠其误，撰《余议》四卷。晚著《玉堂小志》十卷，皆载南沙轶事。

《医学希贤录》十卷　　清　沈果之

民国二十二年《吴县志》卷五十六下《艺文考》二：沈果之，字实夫，号桔园。

《医要》　清　汪缵功

见民国二十二年《吴县志》卷五十六下《艺文考》二。

《红芍药斋医草》十六卷　　清　徐宗旸

见光绪九年刻同治《苏州府志》卷一百三十六《艺文》一。

同上《苏州府志》卷八十四《人物》十一：徐华嶽，字镇西，嘉庆辛酉进士，隐居教授，以著述自娱。有《诗故考异》三十二卷，刊行于世。弟子徐宗畅为之校雠。宗旸，洞庭西山人，岁贡生。能诗，精于医。

民国十年《木渎小志》卷三《人物·文学之徐维撰传》：徐宗旸，字曰谷。

《活人精论》　清　孙从添

见道光四年《苏州府志》卷一百二十六《艺文》五之下。

同上《苏州府志》卷一百六《人物·艺术》下：孙从添，字庆增，自号石芝，常邑生，侨寓苏城。家徒四壁，誉满东南，大吏皆所器重。立方、用药，出人意表。妇孺呼之为孙怪。著有《活人精论》《石芝遗话》行于世。

光绪三十年《常昭合志稿》卷三十二《人物》十一《藏书家》：孙从

添有书癖。家虽贫，而所藏逾万卷。自撰《藏书纪要》，分为八则，言之甚详且备，盖真知笃好者。其读书室曰：上善堂。所藏书有其名字朱记。别用一印钤于尾曰：得者宝之。

《杞菊庐记》　　清　薛景福

民国二十二年《吴县志》卷七十五上《列传艺术》一：薛景福，字鹤山，号松庄。吴人。日与弟子讲贯经史百家，兼及医理，著有《杞菊庐记》。子承基，字公望，传其业。著《伤寒百症歌》一卷。同时有顾是初，字筠庵，决疾用药有奇效。管鼎，字象黄，为缪遵义门人。钟南纪，为叶桂再传弟子。皆良医。

《野方》十卷　　清　钱嵘

民国三十七年《常昭合志》卷十八《艺文志》：钱嵘，字柱高，号东霞，自号三野山人。诸生。著《史编》。《野方》十卷，集仲景以下诸名家之方。《性余集》三卷。

《释体金镜》　　清　蒋师仁

见乾隆元年《江南通志》卷一百九十二《艺文志·子部》。

《纲目类方》　　清　黄德嘉

见乾隆三十年《阳湖县志》卷八《人物志·方技》。

道光二十二年《武进阳湖县合志》卷三十三之三作四卷。

《习医心录》　　清　杨锡佑

见乾隆四十八年《上海县志》卷十一《艺文续编》。

同上《上海县志》卷十《艺术》：杨锡佑，字介眉，攻岐黄。根据古方，参以己见，危险之症，应手而愈。贫者求诊必先往，人高其谊。子朝辉、朝陛，孙士杰，俱传其家学。著有《习医心录》。

嘉庆十九年《上海县志》卷十五《志人物·艺术》：锡佑孙，士杰，字侣三。

江苏省

593

《启麟堂医方》　清　金坚

同治十一年《上海县志》卷二十《人物》三之上《金铭传》：金坚，原名应坚，字贻周。府庠生。能以金针拨翳，治瞽复明。著《吟草》《医方》。坚子照文，从子德，字敏轩。传其业。

乾隆四十八年《上海县志》卷十《艺术》：金坚，性情伉爽，举业之暇，兼攻岐黄。探得《银海精微》，得秘传金针法，能拨内障。著《启麟堂医方》。

《沈氏尊生书》七十二卷　　清　沈金鳌

见道光二十年《无锡金匮续志》卷十《艺文·著述补遗》。

同上《无锡金匮续志》卷五《文苑传补遗》：沈金鳌，字芊绿，廪贡生，从华徵君希闵治《诗经》《尚书》，从秦大司寇蕙田治《易》，从顾徵君栋高治《春秋》；数年穷一经，各有著述。所著《尚书随笔》六卷，采入《四库书》。晚潜心医学，著《沈氏尊生书》。自号尊生老人。

《医学金针》　清　翁纯礼

见光绪九年刻同治《苏州府志》卷一百三十八《艺文》三。

道光二十年《平望志》卷八《文苑》：翁纯礼，字嘉会，号素风。尝受业于里中沈祖惠、陆厥成、嘉定王鸣盛之门，故所著悉有可观。明于医理，自《灵枢》《素问》与历代良医之书无不读，每能医人所不能医者。著有《爱古堂集》《平望志》《医学金针》。

《兰台轨范》八卷　清　徐大椿

见道光四年《苏州府志》卷一百二十六《艺文》五之下。

光绪四年《嘉兴府志》卷八十一《经籍》二《子部》：庄仲方曰：以张机经方为主，所录病论，惟取《灵枢》《素问》《难经》《金匮要略》《伤寒论》、隋巢元方《病源》、唐孙思邈《千金》、王焘《外台秘要》而录方，亦取诸书。至宋元以后，则采其义有可推、诚多获效者，去取极严。其疏通证胡，皆有精理。

光绪五年《吴江县续志》卷三十二《艺文》一《书目》一引《四库

全书目录》：大椿持论，以张机诸方为主；唐人所传，有合有不合；宋以后弥失古法，故所采古方为多。

《医贯砭》二卷　　清　徐大椿

见道光四年《苏州府志》卷一百二十六《艺文》五之下。

光绪四年《嘉兴府志》卷八十一《经籍》二《子部》：庄仲方曰：砭明·赵献可之《医贯》也。《医贯》发明薛己《医案》之说，以八味丸、六味丸通治各病，而主持太过，几于尽废古人经方。大椿诋其偏驳是也，而词气则未免过激矣。

《医谱》十二卷　　清　沈彤

光绪七年《嘉定县志》卷二十六《艺文志》三《子部》：钱大昕序略曰：是编博涉方书，分类采辑。辨受病之源，得制方之用。沈彤，字丹彩，监生，兼精壬遁。

《奇病录》　　清　徐锦

见光绪九年刻同治《苏州府志》卷一百十《艺术》二。

《千金方管见》　　清　徐锦

见光绪九年刻同治《苏州府志》卷一百十《艺术》二。

《医学传心》　　清　金鹤

见嘉庆十九年《上海县志》卷十八《志艺文·子部》。

嘉庆十九年《志》卷十四《志人物》：金鹤，字鸣九，业岐黄，精太素脉。

嘉庆二十三年《松江府志》卷五十八作《医药传心》。

《妙凝集》　　清　谢与辉

见嘉庆十六年重刊《江宁府志》卷四十三《技艺》。

同上《本传》：谢与辉，字宾旸，江宁人。精于医术，有《妙凝集》行世。

同治十三年《上江两县合志》卷二十五《方技录》：谢儒，郡廪生。通医术，遇奇证，他医不能辨，应手辄愈。传子日升。日升传世泰，字约斋。存心济物，不责报，世多称之。世泰子锡元，孙与辉，有《妙凝集》；曾孙珊；元孙煃，七世皆有文誉，通医术。（煃）著有《外科或问》，又有《燕贻堂文稿》。

《类症治裁》　　清　林佩琴

见光绪十一年《丹阳县志》卷三十五。

同上《丹阳县志》卷二十三《方技》：林佩琴，字云和，号羲桐。嘉庆戊辰恩科举人。学问赅博，尤精于医。尝著《类症治裁》一书，仿《史记·仓公传》刊行于世。

《简捷桂方》　　清　姚光明

见嘉庆二十三年《松江府志》卷七十二《艺文志·子部》。

《医方补论》　　清　沈学炜

见光绪八年《宝山县志》卷十二《艺文志·书目》。

同上《宝山县志》卷十《人物志·文学之沈学渊传》：沈学渊，字涵若，居春雨庄。诸生，嘉庆十五年省试获隽。从弟学炜，字同梅，少孤。入书塾，母毛氏珍惜之，不令攻课，而所读倍常。以目疾不与试，援例入太学。习先世医业，能自出精意，奏效如神。

《理虚元鉴》　　清　柯怀祖

嘉庆十八年《无锡金匮县志》卷二十五《方技》：柯怀祖，字德修。工医，尝入都，名噪公卿间。其言：不能天、地、人，不可与言医。辑《理虚元鉴》等书行世。

稍后，有朱世扬，字淇瞻，善岐黄术，所著有《诚求集》。其同里，华虞薰，学于世扬，亦名于时云。

《诚求集》　　清　朱世扬

见嘉庆十八年《无锡金匮县志》卷二十五《方技·柯怀祖传》。

《要症论略》　清　雷大升

见道光四年《苏州府志》卷一百六《人物·艺术》下。

《丹丸方论》　清　雷大升

见道光四年《苏州府志》卷一百二十五《艺文》四之上。

《经病方论》　清　雷大升

见道光四年《苏州府志》卷一百六《人物·艺术》下。

《手校玉机微义》五十卷　清　沈廷飏

道光四年《苏州府志》卷一百六《人物·艺术》下：沈廷飏，字佩游，长州人。初业儒，精医理，《手校玉机微义》五十卷。孙，焕，字心白，精于疡科。有王靖者，鼻中生菌，气不通，或曰不治。焕以白梅肉塞其鼻孔，一夕尽消。其神效如此。

《枕中秘》　清　卫泳

见道光四年《苏州府志》卷一百二十六《艺文》五之下。

《医学粹精》二卷　清　陈嘉璲

见道光二十二年《武进阳湖县合志》卷三十三《艺文》三《子部》。

《三疟得心集》二卷　清　屠用仪

见道光二十一年续纂《宜荆县志》卷九之一《宜兴荆溪艺文合志·载籍》。

同上《宜荆县志》卷七之三《荆溪人物志·艺术》：屠用仪，字羲曜。邑诸生。资性过人，于诸子百家无不披览，好吟咏，兼喜琴，手录《琴谱》十余册。尤长于医，大江南北延请者无虚日。尝治一产妇，妇之夫抱两月孩投水中，用仪遇之，救以归。讯之，则以家贫、妇病，不能延乳抚养也，用仪愈其病，而助以资焉。著有《三疟得心集》行世。

《医通摘要》六卷　　清　法征麟

见道光二十二年《武进阳湖县合志》卷二十九《人物志》八《艺术》。

《医学要览》一卷　　清　法征麟

见道光二十二年《武进阳湖县合志》卷二十九《人物志》八《艺术》。

《医方诗要》二卷　　清　孙庚

道光三十年《仪徵县志》卷四十四《艺文·子类》：孙庚，字位金。辑医方成诗，以便初学。于药性配合，简而能赅，较汤头歌括尤备。

《医学明辨》　　清　高骏烈

见民国二十二年《吴县志》卷五十六下《艺文考》二。

同上《吴县志》卷六十九上《列传》一：高骏烈，字扬庭，（嘉庆间）吴县附生，议叙布政司理问。精岐黄术，力学不倦。著有《医书》三种。惜遭兵燹遗失。遇疫疠，周行乡里，活人无算，不取酬金。咸丰庚申卒，时年七十。

《病证入门》　　清　高骏烈

见民国二十二年《吴县志》卷五十六下《艺文考》二。

《笃敬堂医书》　　清　常心池

见民国十六年《瓜州续志》卷二十六《书目》。

嘉庆二十四年《江都县续志》卷六《人物》：常心池。瓜州人。精医术，辑有《笃敬堂（各种）医书》。品端谨，急人之病，为里所倚赖。兼工诗，能书。当事咸尊礼之。

抄本嘉庆《瓜州志》第六册《本传》：常心池，端品植行，精岐黄术，时治小儿尤著奇效。著《敬堂纂辑医书》。既殁，阎蒜园观察以："谁与保赤"旌之。时张阶升亦精是科，并著名。

《金镜录约注》　　清　李熊

见道光十七年《川沙抚民厅志》卷十二《杂志》之《艺文·子类》及同治十一年《上海县志》卷二十二《艺术·李桂传》。

《古方考》四卷　　清　龙柏

见民国二十二年《吴县志》卷五十七《艺文考》三。

《医略》八十一卷　　清　蒋宝素

见光绪五年《丹徒县志》卷四十六《艺文志》之《书目·子类》。

《证治主方》一卷　　清　蒋宝素

见光绪五年《丹徒县志》卷四十六《艺文志》之《书目·子类》。

《医林适用》　　清　程家珏

见光绪六年续纂《江宁府志》卷九上《艺文》上《子部》。

嘉庆十六年《江宁府志》卷四十三《人物·技艺》：程家珏，字揆百，江宁人。精于医，著有《医林适用》一书。

《医学通神录》十卷　　清　叶觐扬

见光绪六年《江宁府志》卷九上《艺文》上《子部》。

同上《江宁府志》卷十四之三《人物先正》二《蔡世松传》：叶觐扬，字敏修。少承兄（叶声扬）教，善文辞，得其义法。举道光十九年乡试，以大挑教职，历署淮安、杨州、泰兴学篆。同治二年，选授高邮州学正。觐扬才识淹博，于音韵、训诂、星算、金石，兼通其恉；尤精心经世之务。其校士也，兴义学、劝月课，躬自评隲。同治十三年卒，著有《求放心斋文集》《金石跋》《随笔》《医学通神录》《莲因居士所见集》。

《痢疾辨》　　清　邵文卓

道光二十二年《武进阳湖县合志》卷二十九《人物志》，邵文卓，字向如，业岐黄，善治小儿痧痘。每临变证，用意逆之，无不立效。尝著《痢疾辨》云：痢疾在肝、肾，当用急流挽舟之法，使清阳达表，则寒邪散而痢止。年八十卒。侄，企宗。亦以幼科称。

《丁天吉医书》　　清　丁天吉

道光二十二年《武进阳湖县合志》卷八《艺术》：丁天吉，字若衡。邑庠生，少有文名，习岐黄业，尤精幼科。郡守于琨题其门曰：保赤国手。贫者疾甚，当用参饵，天吉隐置药中给之，勿告也。著医书十余种，里党传写之。

《医学折衷》八十四卷　　清　潘恩印

见道光二十一年《宜荆县志》卷九之一《宜兴荆溪艺文合志·载籍》。

同上《宜荆县志》卷七之一《宜兴人物志》：潘恩印，字朝赉，偕弟恩绶少有文名，后以举人官仪征县教谕。丁父忧起复，改选溧阳。课士、衡文，为人钦服。夙精医术，全活甚众。后奉文截取知县。恩印曰：教职虽冷官，尚不失儒生本色也。因以教授升，改补庐州，告归。

《医学真诠》二卷　　清　汪熊

道光三十年《仪征县志》卷四十《人物志·艺术》：汪熊，字仑光（据同治十三年志作昆光），幼嗜医术。父、母殁，目眚，经年始愈，研究医术益笃。从常州钱人俊游，传其师法，通《金匮》《伤寒》之旨，学日以进。族孙淮庆府知府喜荀，少患羸疾，诸医决其必不起。熊以仲景法疗之，不数旬而痊。其他治验多类此。晚年精神矍铄，贫家请诊治者，徒步往返，不惮其劳。尝戒其弟子曰：医家当视人疾如己疾，不可稍有疏虞以戕人命，惟自勉焉可耳。卒年八十一。著《医学真诠》二卷（汪喜荀撰《像赞》及《行状》）。

《病机备参》四卷　　清　司马钧

见光绪六年《江宁府志》卷九上《艺文》上《子部》。

同上《江宁府志》卷十四之三《人物先正》二《司马文传》：司马

钧，字笙和，工医。著有《病机备参》四卷。

同治十三年《上江两县合志》卷二十五《方技录》：道光中，有司马钧，尝谓：医在临证审辨之细、药物运用之灵，不可拘泥成方也。

《超心录》　清　张化麒

民国七年《上海县续志》卷二十六《艺文·子部》：张化麒，字献琛，号古珊。

同治十一年《上海县志》卷二十二《艺术传》：张化麒，居三十保。精外科，合药不惜费，临诊不较酬。

同上《上海县续志》卷二十《艺术·张乾佑本传》：张乾佑，字健行，号惕夫，化麒子。精医，尤擅长伤寒暨妇人科。卒年八十有五。子燮澂，字静溪，号志清。庠生。亦以医名，外科尤长。

《临证病源》　清　张化麒

同治十一年《上海县志》卷二十七《艺文·子部》。

《普济良方》　清　杨佚名

见光绪十三年《阜宁县志》卷二十二《艺文》。

同上《阜宁县志》卷十九《人物》：杨国华，杨绍先子，山邑庠生。绍先承父志，梓父辑《普济良方》行世，并施药拯急。国华以绍庭绳武，接施不倦。寿八十余。

同上《阜宁县志》卷十三《人物》二：杨绍先，字振祖，号省斋，大河卫人，世居云梯关。

《辑录良方》　清　姜琐忻

传抄道光《白蒲镇（属如皋县）志》稿本卷五《人物》：姜琐忻，字自申，一字半闻，别号逸林。居庆园中，有《庆园诗文集》学者称为庆园先生。少与伯兄颖新同学，天资警敏，读书数十行齐下。厥后，兄成进士，官臬司，而己终不遇。因抒其蕴蓄，萃为诗、古文辞，日携樽榼与骚人、逸士相羊于山水间。家居，穷究桐、雷之书，诗、文余暇，辑录良方以济世。寿七十有一终。

《医学钩元》四卷　　清　陆南英

同治十一年《上海县志》卷二十一《人物》四之下《陆思诚传》：陆南英，字超亭。精医，著《医学钩元》四卷。

民国十一年《法华乡志》卷六《艺术》：陆南英，号千士，父思诚，录文苑。南英，太学生。自幼多病，弃儒就医。年四十后，名闻遐迩，一乡称善。道光二年卒，寿八十。

《医方切韵》二卷　　清　王森澍

同治十一年《上海县志》卷二十七《艺文·子部》：是编。分门别类，悉宗《医方集解》而损益之；缀成五言、七言诗。

民国七年《上海县续志》卷十九《人物传·补遗》：王森澍，字沛寰，号云舟，引翔港人。好读书，习医。遇贫病送诊、施药。哀集医方，编诗成《医方切韵》二卷。道光二十七年与周锡琮倡立厚仁堂，活人无算。

《遵切会同》　　清　周清

见道光十七年《川沙抚民厅志》卷十二《杂志》之《艺文·子类》。

《医方》　　清　姚国干

传抄道光《白蒲镇（属如皋县）志》稿本卷六《人物》：姚国干，字献可。远性逸情，不以功名为念，故才学优长，仅老于上舍生。凡天文、地理、诸子、百家，无不涉猎。多蓄肘后奇方，愈一疾、活一人，则欣然色喜。尝取春秋列辟、战国群雄，以及历代之窃号割据者，编年纪月，具载首尾，合之则为一部，分之则各成子史，名曰《考古偏》，共四十卷。文著《天文书》二卷、《舆地综录》二卷、《珍宝录》一卷、《花木谱》二卷、《食诗》二卷、《卜筮》《医方》若干卷。所绘《乾纬》及《周天全图》，细究毫发，朗若列眉，粗心人尤无从着笔。园居数十年，移花养竹，别酒评泉。一时高士、幽人，远道来访者，户外之车常满。至今追溯遗徽，皆叹为陈华亭、赵寒山之流亚也。

《医学心裁》 清 王应辰

见光绪八年《宝山县志》卷十二《艺文志·书目》。

光绪十五年《罗店镇志》卷四《选举志·庠生》：王应辰。清道光壬辰（十二年）汪岁科。

《医学析义》 清 方璞

见民国十七年《清河县志》卷十五《艺文》。

同上《清河县志》卷十《人物》上：方璞，字葆华，号荇漪，诸生。中年婴瘵疾，习方药。著有《医方析义》《症治宝筏》两书行世。年未四十卒。弟琢、琚。琢，字句香，别字二区散人，工绘事，有名于时。琚，字韵卿，号博庵，廪贡生，有文名，与山阳秦焕、桃源尹耕云、同邑吴昆田相友善。

《症治宝筏》 清 方璞

见民国十七年《清河县志》卷十五《艺文》。

《山林相业》十卷 清 沈绶

道光二十年《江阴县志》卷十八《人物》三《戚秉恒传》：戚秉恒、沈绶、黄五辰、陈明祈，俱能医。沈著《山林相业》十卷，藏于家。黄有《医宗正旨》六卷行世。陈应埙，亦以医名。戚宗扬，宏治朝名医。秉恒克缵祖绪，咸称世医云。

《医宗正旨》六卷 清 黄五辰

见道光二十年《江阴县志》卷十八《人物》三《戚秉恒、沈绶传》。

《医源》八卷 清 秦望

见道光二十年《无锡金匮续志》卷十《艺文·著述补遗》。

同上《无锡金匮续志》卷五《文苑传补遗》：秦望，字元功，诸生。精究《易》学，旁及天文、地理。作《思通集》。兼善医，著有《医源》八卷。

江苏省

603

《仁寿镜》　清　姜礼

见道光二十年《江阴县志》卷十八《人物》三《艺术》。

《医方荟编》　清　叶奕良

见光绪十七年《枫泾小志》卷八《志艺文·书目》。

按： 宣统二年《蒸里志略》卷十一《艺文》之《书目·子部》作《医方萃编》。

同上《枫泾小志》卷六《志人物》之《列传》下：叶奕良，字万育，号晓山，监生，青浦籍。祖承伯，父宜菖，迁居枫泾。奕良好古嗜学。中年以病就医京口……遂通医理，道光己酉水灾，襄理赈务，不辞劳瘁。辑有《医方荟编》。

《医学参醇》　清　蒋蕴山

见同治十一年《上海县志》卷二十七《艺文·子部》。

同上《上海县志》卷二十二《艺术传》：蒋蕴山，二十一保人，监生。精医，有《医学参醇》《友竹轩诗赋》《经义》。从孙人杰传其业。

《医方》一卷　清　金仁荣

见同治十一年《上海县志》卷二十七《艺文·子部》。

同上《上海县志》卷二十二《艺术传》：金仁荣，字德元。其师潘采瑞，字鼎望，善医，多奇效。仁荣传其业，专精幼科，治痘证虽险能活。长子云苞，字翔九；次子云从，字乘六。孙嘉，字孚吉；顺，字炳良。均能世其传。时称金氏儿科。

《诊方合璧》　清　闾邱煜

见同治《上海县志札记》卷六。

《医学六经汇粹》　清　张翰

见同治十一年《上海县志》卷二十七《艺文·子部》。

《医学指归》二卷　　清　赵术堂

见同治十三年《扬州府志》卷二十二《艺文》一《书目·子部》。

同上《扬州府志》卷十二《人物》四：赵术堂，字观澜，直隶州州同。精医业，著有《医学指归》二卷。

咸丰二年《兴化县志》卷八《人物志·流寓》：赵术堂，号双湖，高邮人，居兴化。内行淳笃，性谦慎，工医术，名动远迩。窭人就医，必赠良药，阖邑称长者。子春普。能继其志。

《医中易知录》十卷　　清　陈式瀚

见同治十三年《徐州府志》卷十九《经籍考》。

《医方选要》十卷　　清　江国膺

咸丰二年《兴化县志》卷十《杂类志》之《方技·胡开江传》：江国膺，字元礼。郡尊吴公母抱奇疾，或荐国膺赴郡治，立效。著《医方选要》十卷。解上珍、李嵩山、吴硕庵，俱精内科；李龙起，精外科。子、孙皆世其业。

《医学穷源》　　清　郑楫

咸丰七年《靖江县志稿》卷九《艺文志·书籍》：内载太极、阴阳、河洛、八卦之说。《伤寒》四卷、《杂证》六卷、《妇人小儿》附。

《黄位七十二方》　　清　黄位

同治十三年《扬州府志》卷十六《人物》八《术艺传》：黄位，字位五（甘泉人）。先世习医，至位尤精其业，能辨阴阳、虚实于疑似之间。从张仲景《伤寒》百十三方外，又制七十二方，往往以一剂获神效。求者络绎相继，时有半仙之号。江都令赵天爵赠句云：孺子亦知名下士，仙人曾授枕中书，盖纪实也。

《万方汇览》八卷　　清　韩凤仪

见同治十三年《扬州府志》卷二十二《艺文》一《书目·子部》。

江苏省

605

同上《志》卷十三《人物》五《文苑》：韩凤仪，字翔虞。（高邮人）诸生。父早殁，家贫嗜学。工书法，手录经史诗文积盈箧。著有《课闲堂吟稿》。精岐黄术，编辑《万方汇览》八卷。

《汇集经验方》　清　汪汲

民国八年补刻同治元年刻咸丰四年《清河县志》卷二十三《艺文》：《汇集经验良方》与《怪疾奇方》共一卷。

《怪疾奇方》　清　汪汲

民国八年补刻同治元年刻咸丰四年《清河县志》卷二十三《艺文》。

《半吾堂医方》　清　孙应科

见同治十三年《扬州府志》卷二十二《艺文》一《书目·子部》。

同上《扬州府志》卷十三《人物》五《文苑》：孙应科，字研芝（高邮人），廪贡生。邃于经学，工文词。筑一室，藏其先世书板，榜曰书窝。著有《半吾堂文钞》，又辑孙氏事迹、遗诗为《犹存集》。

《医学证治赋》　清　陆儋辰

见同治十三年《扬州府志》卷十六《人物》八《术艺》。

《时疫辨证》　清　徐逢年

见民国三十二年《兴化县志》卷十四《艺文志》之《书目·子部》。

同上《兴化县志》卷十三之八：徐逢年，字实秋，附贡生。光绪壬午重游泮水，因母疾治岐黄家言。晚慕乡贤陆西星学，为刊《南华副墨》。咸丰丙辰岁饥，江南难民蚁集，全活甚众。

《传心集》　清　蒋元烺

见民国二十三年《青浦县续志》卷二十一《艺文》上《书目·子部》。

同上《青浦县续志》卷十七《人物》三：蒋元烺，字朗山（道咸间人），诸生，尝从何其超学。以医名。

《弃物治病方汇编》一卷　　清　黄宗起

民国十九年《嘉定县续志》卷十二《艺文志·子部》：是编，系采取各医书及当世医家经验诸方。都凡：百又四方。

同上《嘉定县续志》卷十一《黄世礽传》：黄宗起，字韩钦，同治癸酉举于乡，不屑以科名求仕进，而专务根柢之学。精医理，兼善书、画，而山水在大痴、石谷之间。其主讲震川书院垂三十年，评定课艺，士皆心服。其主讲沅州秀水书院，不期年而士风丕变。著有《知止盦诗文集》《笔记》《尺牍》《家训》《日记》《课孙书诀》等若干卷。卒年六十七。子世礽。世礽，字浚初。光绪甲午举人。

《经方合璧》十卷　　清　汪珂

光绪九年刻同治《苏州府志》卷一百三十八《艺文》三震泽：汪珂，字宣纶，琥子，上思知州。

道光二十年《平望志》卷八《文苑》：汪鸣珂，字纶宣，号瑶圃，同知琥子。

《经验奇方》　　清　赵春霖

同治十二年《如皋县续志》卷九《列传》二：赵春霖，字雨亭，国学生，工医，著《经验奇方》，道光间人。

《医学切要》二卷　　清　李朝光

见同治十三年《扬州府志》卷二十二《艺文》一《书目·子部》。

同上《扬州府志》卷十六《人物》八《艺术·本传》：李朝光，字御瞻。以父母时有疾，日检方书。中年遂精于医。有请诊者，日必两视其脉。以子午二时，阴阳递转，天之气候与人之脉络相通，少有参差，便多贻误。又谓《灵枢》《素问》非黄帝时书，多魏、晋间人伪托，惟论五行为切要耳。著《医学切要》二卷。子天基，字嵩山，得其传，盛行于时。

《医门集要》八卷　　清　袁开昌

民国六年《丹徒县志摭余》卷九《人物志·方技》：袁开昌，字昌龄。本江都人，徙居丹徒。性谦谨，好读书，工医、卜。光绪元年乙未，邑人患瘰罗痧甚众。开昌制药，遇贫人辄施之，多庆再生。晚年辑《医门集要》八卷。弟开存，字春芳，亦精医。开昌子阜，克承家学，著《命理探原》八卷。开存子焯，亦悬壶。江督端方，考验医学，列优等。著《丛桂草堂医草》四卷。渊源有自也。

《医方切韵续编》　　清　王焕斚

见民国七年《上海县续志》卷二十六《艺文·子部》。

同上《上海县续志》卷十八《人物》：王焕斚，号鱼门。业医，施诊药。著《医方切韵续编》。

《杂证类编》十六卷　　　清　浦廷标

见光绪七年《嘉定县志》卷二十六《艺文志》三《子部》。

同上《嘉定县志》卷二十《人物志》五《艺术》：浦廷标，字子英，诸生。工行楷，精篆刻。中年得瘵疾，乃学医于青浦何其伟，潜思默悟，尽得其术。尝谓近人气禀较薄，治病以培养元气为本。子文俊，字隽人，国子生，世其业。能文、工书，肆力于诗。

《医论》　　清　张崇儤

光绪七年《嘉定县志》卷二十六《艺文志》三《子部》：《医论》有吴桓序。

同上《嘉定县志》卷十九《人物志》四《文学传》：张崇儤，字孝则，一字补庵，恩贡生。通经、史，工诗、古文，留心时务。著《水利论》及《吴淞疏浚善后事宜》，洞彻利弊。嘉庆丁卯，淮阳灾民东下，崇儤谓设局收养，则主客两安。甲戌水灾，崇儤谓计口给钱，则无影射，分厂发粟，则免挤轧。皆条上施行。兼精医。富室吴某延治母病愈，欲厚赠之。崇儤曰：能助我矜举恤。嫠，受赐多矣。吴某立予千金。邑中恤嫠会自此始。嘉庆戊寅卒。年七十一。

《医门辨证引方》二卷　　清　陆嵩

见光绪九年刻同治《苏州府志》卷一百三十七《艺文》二。

同上《苏州府志》卷九十《人物》十七：陆嵩，字希孙（元和人），文子，廪贡生，镇江府学训导。生平著书尤富。孙，润庠，（同治）甲戌状元。

民国二十二年《吴县志》卷六十八下《列传》七：陆嵩，子懋修，自有《传》。

《临证杂志》　　清　汪煜

见民国十年《宝山县续志》卷十五《艺文志·书目之子类》。

光绪十五年《罗店镇志》卷八作《临证杂识》，汪均著。稿存。

民国十年《宝山县续志》卷十四《汪沅传》：汪沅，字芷兮，居罗店，世业医。高祖文标，善治疡。再传至均，擅术愈精。沅父铎，绩学早世。家贫，幼孤，髫年得祖父指授，究心《灵》《素》之旨，立方必出万全。邑令王树棻延医其子，与青浦何长治议方，不合。王以沅说为长，服之果愈。又尝与青浦陈秉钧遇于病家，研究精当，陈亦为之心折。

光绪十五年《罗店镇志》卷六《人物志》中：汪文标，字逸藻，精外科，治病多奇验。治难治之证，从何取效，辄笔以记之，凡百数十则。子煜，字汉炎。传其家学，并习内科。孙，均，字柳圃。尤擅绝。视病辨表里、审阴阳，十不一失，（著《临证杂识》）。曾孙，铎，字觉斯。亦能医，绩学早卒。元孙，沅，克世其业。求治者犹门庭如市。

《玉函广义》二十八卷　　清　祝勤

见光绪七年《崇明县志》卷十六《艺文志》。

传抄本《东台县志稿》卷一：作《玉函广义》二十卷。

同上《崇明县志》卷十一《人物志》：祝勤，字修来。父湘衍，字佩和。祝勤，监生，好读书。嘉庆二十一年举人，暇即翻阅群籍，凡所论撰，皆精当。兼精医理，以母忧归，起署吴县教谕。卒年七十二。

民国十五年《崇明县志》卷十二：勤著有《钱谱》二卷、《卫生鸿宝》四卷、《玉函广义》二十八卷、《地理汇参》四十卷、《省身辑要》。

传抄本《东台县志稿》卷一：祝勤尤精医道，往往起废疾。多蓄奇书、古简，搜讨至忘寝食。曾应礼部试，在都下以一裘易一古钱。著述甚富，终日事铅丹，无间寒暑。自六经、子、史，下逮古文、词、赋、医药、堪舆之属，靡不殚究。在任之日，刊有《养蒙诗钞》十卷、《卫生鸿宝》四卷行世。其未刊者有《禹贡水道考》二卷、《诗经通解》二十八卷、《附录》一卷、《授受》一卷、《诗综》四十卷、《仁方辅世编》若干卷、《孝经通解》二卷、《圣迹汇函》二卷、《圣门弟子考》二卷、《传经诸子考》一卷、《诗林模范》八卷、《钱谱》二卷、《玉函广义》二十卷、《地理汇参》四十卷。藏于家。

《卫生鸿宝》四卷　　清　祝勤

见光绪七年《崇明县志》卷十六《艺文志》。

《医学提要》二卷　　清　陈广涛

见民国二十六年《川沙县志》卷十五《艺文志·著述类》。

同上《川沙县志》卷十六《人物志》：陈广涛，字文灏，号鲈江，长人乡人。精内科，名噪一时，弟子从游者甚伙。著有《医学提要》二卷。其宗旨悉本前人六气、六疫之说，汇集群书以成。子叙卿，孙宝善，诸生。曾孙伯梅，均传其术。

《良方集腋》　　清　谢元庆

见光绪九年刻同治《苏州府志》卷八十四《人物》十一。

按：民国二十二年《吴县志》卷五十六下《艺文考》二：作二卷。陆鼎序。

同治《府志》卷八十四之十一：谢元庆，字肇亨。道光中，吴门以医著声远近者，首潘功甫，次谢蕙庭。蕙庭，即元庆也。（元庆）尤喜携药囊仆仆委巷间，救人贫病。潘曾沂赠联云：一生行脚衲，斯世走方医，盖录实也。（咸丰）庚申春，杭城陷，四月，郡城陷。元庆走避黄埭，六月没。年六十有三。其所辑《良方集腋》一书。至今贫病尤赖之。

《医学启蒙》　　清　李傅霖

见光绪六年《昆新两县续修合志》卷五十《著述目》下。

同上《昆新两县续修合志》卷三十二：李傅霖，字润苍，国学生。少习举子业，既弃去，学诗。泛览唐、宋、元、明诸大家，而一以剑南为宗，间习医道。道光辛己，时疫盛行，邑设医药局，施贫病者。傅霖随病制方，十不失一。卒年七十余。

《琉球百问》二卷　　清　曹存心

见光绪九年刻同治《苏州府志》卷一百十《艺术》二。

民国二十二年《吴县志》卷五十八下《艺文考》七《流寓》：曹存心，字仁伯，常熟福山人，居长春巷。

同上《苏州府志》卷一百十之二：曹仁伯，居郡城。少游薛承基之门，及长，尽通其术。琉球贡使某来吴相访，以医理疑义百条质难。仁伯一一剖析，成《琉球百问》二卷。

民国三十七年《常昭合志》卷十八及卷二十之辛四：曹存心，号乐山，诸生，振业子。振业，字宗岐，号愚溪，以医名于时。存心世其学，读书颖悟，家贫，遂弃帖括，从吴门薛性天游。上自《灵》《素》，下逮薛、喻诸家，无不研究贯串，居薛处十年乃出，应诊辄奏奇效。尝谓天下无不可治之病，其不可治者，心未尽耳。翁文端夫人坠梯，病呕血甚剧，时夫人将随宦粤东。为量药一裹，偻指计程曰：至赣江愈矣。已而果然。著有《琉球百问》《继志堂语录》及《医案》《过庭录》《延陵弟子纪略》，均行于世。

《过庭录》一卷　　清　曹存心

民国三十七年重修《常昭合志》卷十八《艺文志》：《过庭录》一卷。一作《过庭录存》。孙博泉等刊本。杨泗孙序。

《医方论》四卷　　清　费伯雄

光绪十三年《武阳志余》卷七之二《经籍》中《子部》：晋卿治病，不喜用猛峻之剂，义主和缓。是编以兵后医书散佚，学者难于博观约取，故集名方，逐加评论。

同上《武阳志余》卷十之八《艺术·费岳瞻、费伯雄传》：费岳瞻，字晓峰。精医，诸子世其业。岳瞻以饱食，车行磕石，肠绝。归使诸子脉之，皆言无疾。独五子文纪泣曰：肠坏，败征见矣。岳瞻因救诸子，无以医误人。传吾学者，独纪也。悉以秘方授之。文纪，年二十为医，至七十四卒。

费伯雄，字晋卿，河庄人，世医文纪子也。至伯雄，术益精，切脉能知病之所由，缕数言之。病者自陈，辄怒曰：尔谓我不知脉耶。其用药，以培养元气为宗，不喜用峻药，尝言秦之名医二：曰和，曰缓。知此者，于医庶几乎（道光、咸丰间人）。著有《诗文集》《医醇滕义》《医方论》。

《医醇滕义》四卷　　清　费伯雄

光绪十三年《武阳志余》卷七之二《经籍》中《子部》：原编有二十四卷，坊刻副《稿》并毁。是编，追录十之二三，厘为四卷，更名曰《滕义》。盖病医学芜杂，不睹先正典型，相率喜新厌故，故著是书，一取醇正。以察脉、辨证、施治为三大纲。有自序。

《惜余小舍医学丛书十二种》　　清　柳宝诒

见民国九年《江阴县续志》卷二十《艺文》二。

同上《志》卷十六《人物》二《艺术》：柳宝诒，字冠群（一字谷孙），岁贡生。为人和厚，好学、能文，尤长于医。著有《医学丛书十二种》（第五种至第八种已梓行）。

《杂症烛微》　　清　徐观宾

见道光六年《昆新两县志》卷三十八《著述目》。

《医学述要》十一卷　　清　朱书

见民国七年《上海县续志》卷二十六《艺文·子部》。

同上《上海县续志》卷二十《艺术传》：朱书，字拥予，号湘城，国华三子，附贡生。幼多病，研阅方书，洞知奥窔，遂以医名。好吟咏，得诗三千余首；晚年删存七卷，犹病其多，丐诗友青浦金玉、同邑贾履上更选定之。旁通堪舆家言，尝改正蒋氏《水龙经》，惜稿已佚。光绪三年卒，年七十有五。

《药方叶韵》一卷　　清　朱书

见民国七年《上海县续志》卷二十六《艺文·子部》。

《医方一得》六卷　　清　朱书

见民国七年《上海县续志》卷二十六《艺文·子部》。

《治验方》　　清　谢池春　江曲春

民国十九年《相城小志》卷四《人物》：谢池春，字友伯，相城人。长庠生。明医。有《袖庵残稿》藏于家。吴荫芳为之作《传》。

《传》云：君早业儒，有声庠序。戊戌政变，舍去帖括，袱被走海上。受业于女科金绍山门，故于调经、胎产之学，深窥奥窔。嗣又从章自求游，致力于伤寒、瘟疫。读书自《灵》《素》而下，迄前清缪、张、叶、徐诸作，莫不穷源竟委。问病尤能虚心探讨，一洗时下习。甲寅夏，瘟疫大作，死亡枕籍。君重用生石膏、大黄、犀角等剂，治愈无算。有鱼人屈某，常入水，虽寒冬，赤足出没冰雪中，尤酷爱火酒。忽觉两足麻木渐肿，针灸、熏服均无效验。君闻之趋视，询以所苦。以白马脚壳二两，醋汁为末，陈酒冲服。外用：小川芎、当归尾、牛膝梢、伸筋草、红花、秦艽、独活、细辛、鹿角片、猪后脚骨两根煎洗。服半月而愈。其平生治验各方，经上海神州医药会刊行《月报》行世。

同上《志》卷四《人物·附流寓》：章自求，轶其名，苏州人。性谦和，善治瘟病，名闻一时。所与交，多知名之士，执业为门弟子者，亦踵相接。

《霍乱新编》　　清　吴良宪　赵履鳌

见民国三十二年《兴化县志》卷十四《艺文志》之《书目·子部》。

同上《兴化县志》卷十三之九《人物志·艺术附传》：江曲春，字泽之，恩贡。精医，所著有《舟车便览》一书。

吴良宪。工医。光绪戊子，大疫。倡施医药，全活甚众，著有《乐寿堂医案》。

赵履鳌，字海仙，祖术堂，父春普，俱以医名。载前志。履鳌承家学，运以新意，声誉大振，就医者不远千里来。光绪戊戌，慈禧后不豫，诏天下名医，江督刘忠诚举以应，会病，未赴，逾数年卒。著有《续辨症录》。

《舟车便览》　　清　江曲春

见民国三十二年《兴化县志》卷十四《艺文志》之《书目·子部》。

《续辨症录》　　清　赵履鳌

见民国三十二年《兴化县志》卷十三之九《人物志·艺术附录》。

《世补斋不谢方》一卷　　清　陆懋修

见民国二十二年《吴县志》卷五十八上《艺文考》四。

《痢疾重编》　　清　张仁锡

见光绪二十年《嘉善县志》卷三十《艺文志》一《书籍·新补》。

同上《嘉善县志》卷二十六之八作《痢症汇参》。

《沈氏医学汇书》五卷　　清　沈廷奎

民国二十四年《上海县志》卷十六《艺术》：沈廷奎，字庚梅，洋泾市沈家弄人。幼有大志，世承家学，不屑治举业。专攻医学。鉴于近代西医颇有发明，除研究中医外，兼肄业中日医学校，得医学学士位。任松军军医科长，并在乡里施医给药，以救贫病。会乡有针灸某，庸而时者也。邻人患痧，延某针治。庚梅在旁质之曰：凡用针，须旋而进、亦旋而出，此何理也。某瞠目不能答。庚梅曰：针细而滑，旋则不伤腠理。汝为针科，尚不知此理乎。某赧然而去，其见解越人如此。著有《沈氏医学汇书》五卷。卒年三十四。

《验方集成》　　清　任侃

见光宣《宜荆续志》卷九上《人物志》。

《医学汇纂》十余卷　　清　徐祝封

光宣《宜荆续志》卷九中《人物志·艺术》：徐祝封，字尧农，诸生。精医理，病家争相延致，取效如响，而受酬甚微。曰：吾非藉此糊口，第既如此，不容不尽吾心耳。著有《医学汇纂》十余卷，惜身后残阙矣。

《医术辨症》　　清　俞宗海

见光宣《宜荆续志》卷十一《艺文·载籍之子类》。

同上《宜荆续志》卷九上《人物志》：俞宗海，字紫澜，和桥人。以举人议叙知县，署东城兵马司指挥。寻改授泰州学正，至则葺治讲堂及尊经阁，进士而业之，复就胡公书院增课经、古，一时文风蔚兴。宗海因侍母疾，遂知医。著有《医学辨正》四卷。其居乡也，亦勇于为公，凡有兴设，辄为规画章制，今犹守之。

《医学心传》四卷　　清　孙桂山

抄本宣统《泰州志》卷二十七《艺术·本传》：孙桂山，字馨谷，家世精岐黄，至桂山益臻纯粹。能以平和剂愈疾，有起死回生之功。著有《医学心传》四卷。子三，长士荣，能得其家传，著有《伤寒辨似》四卷。

《杂证绳墨》一卷　　清　荣诏

见抄本宣统《泰州志》卷三十二《艺文志》上。

同上《泰州志》卷二十七《艺术·戴雪舫传》：戴雪舫，字芝盘。世业幼科，尤善治痘疹。他医所不能治者，雪舫治之，应手辄效。有不可治者，予决其死期，百不失一。

其后有荣诏者。亦业幼科，名与雪舫埒。著有《杂证绳墨》一卷。尝改沈虚明《痘疹书》，多所发明。

《仁术肩墙录》十卷　　清　江镇

见抄书宣统《泰州志》卷三十二《艺文志》上。

江苏省

615

民国二十年《泰县志稿》卷二十八《艺文志》：江镇，字簏春（一字丽春）。此书本李东垣之温燥而升清气。

《儒门医学》三卷 〔附〕一卷　　清　赵元益

见民国才一年《昆新两县续补合志》卷十九《艺文目》。

同上《昆新两县续补合志》卷十二《人物·文苑》：赵元益，字静涵，世居信义。父之骥，卒于官。元益幼育于外家，弱冠补新阳诸生。力学好古，积书数万卷，兼精中、西医理。旋从事沪译馆，与西士林乐知、傅兰雅，卫理辈，译外洋制造、测绘、法律及医学等书。光绪戊子，举于乡。以医官从出使大臣薛福成游英、法、意、比四国。译西书《地理志》若干卷。归筑室于春申浦上，聚罕见书先后刻之。光绪壬寅冬，复以译书至京师，遘疾卒。年六十三。

《内科理法》《前编》六卷　《后编（前）》六卷　《后编（后）》六卷　　清　赵元益

见民国十一年《昆新两县续补合志》卷十九《艺文目》。

《济急法》一卷　首一卷　　清　赵元益

见民国十一年《昆新两县续补合志》卷十九《艺文目》。

《医原》二卷　　清　石寿棠

见光绪元年《安东县志》卷六《学校·附艺文》。

同上《安东县志》卷十三《人物》四：石寿棠，字芾南，举人。少以母久病习医，昼夜攻苦，积二十余年，穷邃医学，贯穿百氏之言。著《医原》一书，虽专家不能过也。为人清修介直，居城市中，与流辈不肯逐逐，闭门用文籍自娱。晚以候选同知奉檄赴巡抚治所，遂客死苏州。

《痢疾明辨》　　清　吴士瑛

见光绪四年《江阴县志》卷十八《人物》三《艺术》。

同上《江阴县志》：吴士瑛，字甫田，太学生。熟于《素问》诸书，著有《痢疾明辨》万青藜为之序。

《证治汇辨》六卷　　清　吕绍元　陈经国

见光绪四年《金山县志》卷十五《艺文志·子部》。

《医通纂要》　　清　法政和

见光绪五年《武进阳湖县志》卷二十八《艺文·子部》。

《顾氏秘书》四卷　　清　顾芳源

见光绪五年《南汇县志》卷十四《人物志》二《古今人传·顾宗鼎传》。

《医方集要》一卷　　清　顾芳源

见光绪五年《南汇县志》卷十四《人物志》二《古今人传·顾宗鼎传》。

《医学十全编》　　清　火光大

见光绪五年《南汇县志》卷十二《艺文志·子部》。

同上《南汇县志》卷十五《人物志》三《火始然传》：火光大与兄始然（字充保，号欲堂）、锦纹、金涛皆能诗，上海王庆勋辑《应求集》，选其昆季诗独多。光大子文焕，号星垣，优贡生。尝续辑《海曲诗钞》未就卒。弟文炜，号蓬山，精医，工为小篆。父炳，亦有文名。

《医略六书》十九卷　　清　瞿焕文

见光绪五年《南汇县志》卷十二《艺文志·子部》。

同上《南汇县志》卷十五《人物志》三《古今人传》：瞿焕文，号杏园，十七保三十七图人。少从陈峄峰习医，精通其诣。求治者率徒步以往。

《医学管窥》十二卷　　清　何龙池

见光绪五年《丹徒县志》卷四十六《艺文志》之《书目·子类》。

同上《丹徒县志》卷三十一《人物志》：何龙池，字让庵。父早卒，及长，习劳以为长。锐志医学，有名。

《医学绪言》　清　何均

见光绪五年《丹徒县志》卷四十六《艺文志》之《书目·子类》。

《晓源医略》九卷　清　何桢

见光绪五年《丹徒县志》卷四十六《艺文志》之《书目·子类》。

《三因简妙方》　清　赵干

光绪五年《丹徒县志》卷三十七《人物志·方技》：赵干，字又宜，号柘山，诸生。好医学及堪舆术，究两家群籍，大有心得。著《三因简妙方》及《青乌法》数卷，用于世辄有效。卒年五十七。

《医理切要》四卷　清　金宗钺

光绪五年《南汇县志》卷十五《人物志》三《古今人传·陆清泰传》：金宗钺，号端林。亦精外科，不吝珍药，能起危证。著《医理切要》四卷。

《路氏家言》　清　路耀文

光绪五年《奉贤县志》卷十三《人物志》四《术艺·李清华传》：路耀文，画栏桥人。四方邀诊无虚日，应手辄效。著有《路氏家言》。

《病机辑要》二卷　清　陆友松

见光绪五年《青浦县志》卷二十七《艺文》上《书目·子都》。

《方论辑要》二卷　清　陆承祖

见光绪五年《青浦县志》卷二十七《艺文》上《书目·子部》。

《医论》一卷　清　陆承祖

见光绪五年《青浦县志》卷二十七《艺文》上《书目·子部》。

《医林玉尺》　清　法冠卿

见光绪五年《武进阳湖县志》卷二十八《艺文·子部》。

《三疟正虚论》　清　张宝仁

见光绪五年《娄县续志》卷十《艺文志·子部》。

《医原纪略》　清　沙书玉

民国六年《丹徒县志摭余》卷九《人物志·方技》：沙书玉，字石庵，与弟书瑞，字序五，以医齐名。先世毗陵人，祖九成，徙居邑之大港镇，遂占籍焉。世以医显，至书玉昆仲，名益著，声振大江南北。书玉著《医原纪略》《疡科补苴》等；书瑞实赞成之。时人金以二难目之。书玉子用圭，字桐君；书瑞长子用赓，字永清；次子用儒；三子用璋，字燮堂，均世其学。用圭、用璋尤名噪一时，公卿争礼延之。能克承先志，有父风。用赓子承标，字锦舟；用圭子承桢，字献廷；用璋子承志，亦继以医名。

《医原杂记》一卷　清　沙书玉

见光绪五年《丹徒县志》卷四十六《艺文志》之《书目·子类》。

《医林杂俎》　清　孙天骐

见光绪六年《昆新两县续修合志》卷五十《著述目》下。

同上《昆新两县续修合志》卷三十三《人物·艺术》：孙天骐，字德甫，号苏门，邑诸生。力学，博闻强识，喜吟咏，情词浩瀚，不事组织。晚年家不给，天骐乃习医以济生。遂究心《灵》《素》，日夜不倦。金、元四大家及近代名医著作，无不博览。临证施治，尤能切脉以悉脏腑，就诊者门常如市。殁之日，身无以殓。所著述《庭训》《撮翠山庄诗集》《医林杂俎》《停云馆医案》《咽喉问答》。锓板藏其甥嘉定金光禄树基家，兵后仅有存者。

《医学法权》　　清　徐士祺

见光绪六年《昆新两县续修合志》卷五十《著述目》下。

《识证梯阶》　　清　徐士祺

见光绪六年《昆新两县续修合志》卷五十《著述目》下。

《医方验钞》　　清　王锡琛

见光绪六年《江宁府志》卷九上《艺文》上《子部》。

《医学心镜》　　清　朱植桢

见光绪六年《江宁府志》卷九上《艺文》上《子部》。

《辨证录》　　清　胡大猷

见光绪六年《江宁府志》卷九上《艺文》上《子部》。

《医学探原》　　清　冯钧年

见光绪六年《江宁府志》卷十四之九上《人物·李恒丰传》。

《医述》四卷　　清　王履中

见光绪六年《江宁府志》卷九上《艺文》上《子部》。

《活人录》六卷　　清　童大钟

光绪七年《嘉定县志》卷二十六《艺文志》三《子部》：童大钟，字始万。辑经验良方，间抒心得。

《医学津要》　　清　沈闻典

见光绪七年《嘉定县志》卷二十六《艺文志》三《子部》。

嘉庆七年《太仓州志》卷四十一《人物·艺术》：沈闻典，字宁庵。幼习举子业不就，学岐黄之术，早夜探索，不数年其术渐称神。为人忠厚端恪，一以济人为事。虽单门小姓，急而叩之，无不立赴。

《消证汇编》　清　施汝谐

见光绪七年《崇明县志》卷十六《艺文志》。

《痰饮论》　清　石中玉

光绪七年《崇明县志》卷十六《艺文志》：石中玉，字蕴冈，监生。性温厚，精岐黄书，有起死回生之术。

《初㝅纪闻》　清　郁汉曙

见光绪七年《嘉定县志》卷二十六《艺文志》三《子部·医家类》。

《医方采粹》四卷　清　朱柱

光绪七年《嘉定县志》卷二十六《艺文志》三《子部》：朱柱，字沧一，诸生。此书蓝本汪氏《（医方）集解》，正方三百七十四、附方四百十二。辨论明简。

《医学大全》　清　周大勋

见光绪七年《嘉定县志》卷二十六《艺文志》三《子部》。

《医学通论注》　清　沈朗然

见光绪八年《宝山县志》卷十二《艺文志·书目》。

《医学针度》　清　高应麟

见光绪八年《宝山县志》卷十二《艺文志·书目》。

同上《宝山县志》卷十《人物志·艺术》：高应麟，字瑞和，居广福，性颖悟。幼失怙恃，遂弃举业，习岐黄术。家藏多善本，手自丹黄。所治沉疴，动有奇效。居恒必正冠危坐，乡里称隐君子。子，含清，字士华。能继父业。

《传世景》　　清　李魁春

见光绪八年《宝山县志》卷十二《艺文志·书目》。

《锦囊心法》　　清　程倬

见光绪八年《宝山县志》卷十二《艺文志·书目》。

《医学名论》　　清　黄惠畴

见光绪八年《宝山县志》卷十二《艺文志·书目》。

《证治集说》　　清　黄惠畴

见光绪八年《宝山县志》卷十二《艺文志·书目》。

《颜氏医典注》　　清　侯瑞丰

见光绪八年《宝山县志》卷十二《艺文志·书目》。

《治法删补》　　清　张涛

见光绪八年《宝山县志》卷十二《艺文志·书目》。

同上《宝山县志》卷十《人物志·张古民传》：张涛，字紫澜，业医。治伤寒，应手辄愈。

光绪十五年《罗店镇志》卷六《人物志》中《游寓》：张古民，原名迥，字人远，（涛）与兄古民同社，诗名在伯仲间。业医。

《医理逢源》　　清　高含清

见光绪八年《宝山县志》卷十二《艺文志·书目》及卷十《人物志·高应鳞传》。

《医林阐要》　　清　钱富邦

见光绪八年《宜兴荆溪县新志》卷十《艺文·载籍考》。

《医学指归》二卷　　清　谈鸿谋

见光绪九年《江都县续志》卷二十《艺文考》十上《子部》。

《证治明条》　　清　王昌熊

见光绪九年刻同治《苏州府志》卷一百三十八《艺文》三昭文县。

光绪三十年《常昭合志稿》卷三十二《人物志》十一：王昌熊，字烟乡，梅李人，诸生，肄业郡城正谊书院。京江赵院长楫，目为后来之秀。省闱倓得复失，乃退而习医，医固其世业也。有《证治明条》一书，皆王氏累世所纂成者。昌熊视疾，用药精审，遇沉疴辄奏效。卒年八十有八。

《医品》　　清　沈英

见光绪九年刻同治《苏州府志》卷一百三十八《艺文》三。

按： 民国三十七年《常昭合志》卷十八作一卷。

光绪三十年《常昭合志稿》卷三十二《人物志》十一：沈英，字梅卿，别号铁瓢。以父病，从范筠谷习医。博考诸家，参以变化，治病有奇验。尝仿司空表圣《诗品》作《医品》。又著有《铁瓢医案》十二卷、《名医列传》八卷。尤善鉴藏，断缣残瓦，倾囊购取，有《骨董琐言十三说》。为人慷慨笃友谊，寄情吟咏，与赵子梁、蒋伯生、邵环林辈唱和。有《生春阁集》四卷、《铁瓢近稿》十二卷。

民国三十七年《常昭合志》卷二十《人物志》：沈英，子规、矩。规，字伯门，通迦竺书，不废文事，门墙亦甚盛。矩，字仲絜，一生得力于兄教。兄弟俱世医学。

《药笼手镜》四十卷　　清　许兆熊

见光绪九年刻同治《苏州府志》卷一百三十六《艺文》一。

民国二十二年《吴县志》卷六十六下《列传》四：许兆熊，字凫舟，光福人，为徐坚弟子。好收藏金石，兼精医术。阒六君子斋，一意著述。所辑《许氏巾箱集》及自著《两京名贤印录》《药笼手镜》《东篱中正》《凫舟诗稿》，各若干卷。

民国十八年《光福志》卷末《补编·人物》：许兆熊，字黼周，与沈钦韩诸人友善。

《方术丛书》　　清　丁沼

光绪九年刻同治《苏州府志》卷一百三十六《艺文》一：丁沼，字仙登。吴县人。

《四时病机》　　清　邵登瀛

见光绪九年刻同治《苏州府志》卷一百十《艺术》二。

按：民国二十二年《吴县志》卷五十六下：作十四卷，又同《志》重出作一卷。

《良方汇选》　　清　袁志鉴

见光绪九年刻同治《苏州府志》卷一百三十六《艺文》一。

《三折肱医书》　　清　邵炳扬

见光绪九年刻同治《苏州府志》卷一百十《艺术》二《邵登瀛传》。

按：民国二十二年《吴县志》卷五十八上四作《三折肱》二卷。

《验方杂志》　　清　田肇镛

见光绪九年《六合县志》卷八附录《方技·田淑江传》。

《医学宗源》　　清　丁麟

光绪九年《苏州府志》卷一百三十六《艺文》一：丁麟，字振公，吴县人。

《医规》　　清　陈士锦

见光绪十年《松江府续志》卷三十七《艺文志·子部补遗》。

光绪四年《奉贤县志》卷十三《人物志》四：陈士锦，字文珊，苏州元和诸生，迁居奉邑。精医理，博考张、刘、李、朱四家之说，著有

《医规》。其子泰来，继先业，著有《女科选注》《时气会通》。

《医学宗源》四卷 　　清　葛人炳

见光绪十年《松江府续志》卷三十七《艺文志·子部补遗》。

光绪四年《奉贤县志》卷十三《人物志》四《艺术·李清华传》：葛人炳，字楚文，画栏桥人，监生。专精医理，善起沉疴。著有《医学宗源》四卷。

《医说金针》 　　清　路藩周

见光绪十年《松江府续志》卷三十七《艺文志·子部补遗》。

按：光绪四年《奉贤县志》卷十七《艺文志·子部》作《说约金针》。

同上《奉贤县志》卷十三《人物志》四之《术艺》：路藩周，十四保二十一图人。精医，能疗奇证，全活甚众。子孙传其业。著有《女科规条》《说约金针》。

《医科约旨》六卷 　　清　张鸿

见光绪十年《松江府续志》卷三十七《艺文志·子部》。

《千金方翼注》一卷 　　清　魏祖清

见光绪十一年《丹阳县志》卷三十五。

同上《丹阳县志》卷二十三《方技》：魏祖清，字东澜，号九峰，汤溪人，世业医。随父游丹阳，遂家焉。生平潜心经史，王楼村式丹、刘艾堂师恕，交相引重。尤喜以长桑术济人，所制膏丹，名闻京师。著有《树蕙编》《卫生编》《村居急救方》《千金方翼注》行于世。

《村居急救方》一卷 　　清　魏祖清

见光绪十一年《丹阳县志》卷三十五。

《树蕙编》一卷 　　清　魏祖清

见光绪十一年《丹阳县志》卷三十五。

江苏省

625

《医验编》二卷　　清　景聚奎

光绪十一年《丹阳县志》卷三十五《书籍》：景聚奎，庆锡子。

《医学玉连环》二十卷　　清　朱芝香

光绪十二年《泰兴县志》卷二十二《人物志》二之三：朱芝香，字仙植，国子生。少耽读，得咯血疾，弗竟其业。尽发轩岐、难素诸书，穷究奥旨，以医名里中。著《医学玉连环》二十卷，为时宗尚。

《辨证求是》　　清　邹杏园

光绪十三年《阜宁县志》卷二十二《艺文》：邹杏园。山阳人。居东沟镇。太学生，工医。

《三经通汇》　　清　姜问岐

见光绪十五年《罗店镇志》卷八《艺文志·书目》。

《医学心悟注》　　清　许德璜

光绪十七年《枫泾小志》卷六《志人物》之《列传》下：许德璜，号甘泉。道光癸未水灾，倡捐助赈。幼喜读书，以多病，弃举业。流览群籍，究医理，尝注《医学心悟》甚详。间为人治病，辄效。年八十犹耳聪、目明，手不释卷。子辰珠，另有传。

《枕中诀》四卷　　清　张国治

见光绪十七年《枫泾小志》卷六《志人物》之《列传》下《艺术》。

《治病须知标本论》　　清　潘纬

见光绪二十年《嘉善县志》卷二十五《人物志》七《侨寓》。

《医宗易知录》　　清　陈于上

光绪二十年《丰县志》卷九《人物类》上《列传》下：陈于上，岁贡生。幼颖悟，称神童，年十五入泮，旋食廪饩。文如凤构，稿成不易一字。远近成立之士多出其门。性高洁，淡于荣利，足迹不入城市。博通经史，尤精理学，兼精岐黄。晚著《四书绎》《医宗易知录》，锓板行世。

《传心录辑注》四卷　　清　樊嘉猷

光绪二十五年《海门厅图志》卷十九《寓贤列传》：樊嘉猷，字献可（崇明人）。从同里施云升习痘科，治证有奇效。遇贫家，予药饵不索直，危证昏夜招之罔弗往。晚益嗜学，通绘事，画蔬尤入神品。著有《传心录辑注》四卷，藏于家。

《医学卮言》一卷　　清　蔡希灏

见光绪二十五年《黎里续志》卷四《撰述》。

《医学类钞》三卷　　清　汝金镛

见光绪二十五年《黎里续志》卷四《撰述》。

同上《黎里续志》卷七《人物》三：汝金镛，字传钧，号梅村，监生。年十七代父对县廷，辨析明通，得直其事以归。金镛长于医书、葬经及刑名家言。好为诗，有《北厓草堂诗》一卷，《医学类钞》三卷。

《医粹》四卷　　清　蔡文朴

见光绪二十五年《黎里续志》卷四《撰述》。

同上《黎里续志》卷七《人物》三：蔡文朴，字倬云，一字仲章，号子琴，别号曼仙子、湘仲子。少颖敏，未冠补震泽诸生。以病故，通岐黄奥旨，复精算学、善奕。好读《庄子》，自号南华散人。饶有至性，有古侠士风。与世落落不苟合，而独与蒯贺孙、陈福畴、徐宝治三人为莫逆交。卒年四十九。著有《听雨楼文稿》二卷、《泠善草堂奕草》一卷、《医粹》四卷、《曼仙子诗》一卷。

《活人一术》四卷　　清　吴钊森

光绪二十五年《黎里续志》卷十一《寓贤》：吴钊森，字良模，号晓

江苏省

627

钲，震泽庙头人。幼禀奇质，性耿介，意所不可，不肯苟合。好读书，于经史百家之书研极理趣。长于诗律，辞锋敏捷，而尤洞岐黄术，年十六取经学补诸生。曾赴京兆试，辇下名公以吴大儒称之。尝受业于陈福畴，读书艳雪斋。后馆陈氏敬恕堂。著有《蓬心草》一卷、《活人一术》四卷、《独绽录》二卷。

《补益元机谈》　　清　汤鼎

光绪三十年《常昭合志稿》卷三十二《人物志》十一：汤鼎，字象九。昭文翰村人。能文、工诗，兼精医术。家藏医书甚富。著有《补益元机谈》《白虎录》及《来苏诗草》。兄，沐三，亦精医，学于鼎者。昭文徐洙，字竹村，学医兼学诗，均得其指授，诗尚性灵。所汇录《徐氏方案》，精研脉理。黄廷鉴序而刻之。

《刘节和方》　　清　刘节和

光绪三十年《句容县志》卷九下二《人物·技艺》：刘节和，仪征人，精于医。年二十余，渡江南来，悬壶于陈家店，人无知者。时邵阳魏源，在陆制军幕府，患疾。群医辞不能治。节和后至，书方用白萝卜汁作引，服之疾若失，由是名大噪。后徙钱家村，垂四十年，远近奔赴，全活甚众。节和治疾长于攻痰，谓百病皆缘痰起，症之变皆痰为之。南方人多患湿痰，经节和治，无不奏效。孟河名医马征士培之得其《方》，遇吾乡之求医者谓之曰：诸君何远行，刘节和今之妙手也。年八十余，白发童颜，见者疑其为人中仙也。

《汤头歌集要》　　清　倪信予

见光绪三十年续纂《句容县志》卷十八上《艺文·书目》。

同上《句容县志》卷九下二《人物·技艺》：倪信予，字光裕。精医理，著有《汤头歌辑要》。子怀垕，字济川，亦以医名。怀垕子德扬，字杏圃。仰承家学，其道大光。邑令许道身称为良医，遂举任训科。著有《杏林集验》《保赤新编》两种。德扬子三人，皆世其业有声。仲氏安朱，义行有传。

《杏林集验》　清　倪德扬

见光绪三十年续纂《句容县志》卷十八上《艺文·节目》、卷九下二《人物·技艺》倪信予传。

《删补修园医学三字经》　清　李恩蓉

见民国六年《丹徒县志摭余》卷九《人物志·方技》。

《医学启蒙》　清　锡昌

见民国六年《丹徒县志摭余》卷九《人物志·方技》。

《医学汇论》四卷　清　徐鉴亨

见民国七年《上海县续志》卷二十六《艺文·子部》。

同上《上海县续志》卷二十《艺术传》：徐鉴亨，字小岩。精医。从宝山黄通理游，尽得其传，求治者辄奏效。性仁恕，临症实心，贫病给药，遇急诊不俟驾，深夜、远道必往。

《医林正鹄》　清　徐兆兰

见民国七年《上海县续志》卷二十六《艺文》附《游宦著述》。

同上《上海县续志》卷二十一《游寓传》：徐兆兰，号少甫，吴县人。习岐黄，喜吟咏。寓沪北行医。卒年愈七十。

《侍亲一得》　清　毛祥麟

见民国七年《上海县续志》卷二十六《艺文·子部》。

同上《上海县续志》卷十八《人物》：毛祥麟，字瑞文，号对山，监生，浙江候补盐大使。祖肇烈，父鸿荣。祥麟好读书，不为科举业，工诗、画。少善病，又侍亲疾久，故尤精于医。同治甲子倡振常镇灾民，予修邑志。生平著述甚富。

《医学便览》　清　陈廷柱

见民国八年《太仓州志》卷二十五《艺文·子类》。

同上《太仓州志》卷二十《人物》四：陈廷柱，字能睿。尝随父松江，盗持刃向父，廷柱以肩背受之，伤，父得脱。卒年七十四。

《叶氏珍藏秘方》十二卷　　清　叶熊

民国九年《江阴县续志》卷二十《艺文》二：叶熊，字应昌。著有《叶氏珍藏秘方》十二卷、《袖中金》二卷。

《病机卑迩集》　　清　袁谦

见民国十年《宝山县续志》卷十五《艺文志·书目之子类》。

《药能广集》　　清　袁谦

见民国十年《宝山县续志》卷十五《艺文志·书目之子类》。

《业医必读》　　清　袁谦

见民国十年《宝山县续志》卷十五《艺文志·书目之子类》。

《医学入门》　　清　甘德溥

见民国十年《宝山县续志》卷十五《艺文志·书目之子类》。

同上《宝山县续志》卷十四《人物志》：甘德溥，字蕚林，居真如。性和而介。承先世医术，求治者踵相接，不设酬格，同怀四人，德溥居长。晚年以所著《方案》授子侄。别见艺文。

《医学补旨》二卷　　清　朱诒绪

见民国十年《宝山县续志》卷十五《艺文志·书目之子类》。

《古今方诀注》三卷　　清　戴晋

民国十一年《昆新两县续补合志》卷十九《艺文目》：戴晋，字锡蕃。

《痧症书》　　清　何汾

民国十三年《泰兴县志补》卷七《人物志》五之三《艺文》：按"刊

本有汾序。题《删订痧书》。乃常州王凯撰，汾重编者。"

同上《泰兴县志补》卷五下《何氏家乘·季惇大黄村何公传》：何大年，子三：长，汾。食廪饩，贡入太学。精通于医，活人甚众。有《痧症书》梓行。次湘，登贤书。沰，其少子也。少瘠多病，使学导引法得健。遂知正骨，亦多全活。是皆秉公教也。

《时病撮要》　　清　韩善征

见民国十五年《丹阳县续志》卷二十二《艺文志》之《韩氏医书六种》条。

《阳痿论》　　清　韩善征

见民国十五年《丹阳县续志》卷二十二《艺文志》之《韩氏医书六种》条。

《痢疾论》　　清　韩善征

见民国十五年《丹阳县续志》卷二十二《艺文志》之《韩氏医书六种》条。

《疟疾论》　　清　韩善征

民国十五年《丹阳县续志》卷二十二《艺文志》之《韩氏医书六种》条。

《医学指南》九卷　　清　许永彰

民国十五年《铜山县志》卷二十第十五篇《艺文考》之《子部》：许永彰，字朗清。

《便易良方》一卷　　清　秦垚奎

见民国十九年《嘉定县续志》卷附《前志补遗》之《艺文志·子部》。

《医学要旨》　　清　陆荣著　陆锦林续

民国十九年《嘉定县续志》卷十二《艺文志·子部》：《医学要旨》，

陆荣著。未成书而卒，长子锦林续成之。陆荣，字月卿。居陆家行。

《药方歌诀》　清　匡谦吉

见民国十九年《嘉定县续志》卷十二《艺文志·子部》。

同上《嘉定县续志》卷十一《人物志·艺术传》：匡谦吉，字恒甫，居南翔。初攻举子业，后习医。凡《金匮》《灵》《素》之秘，无不潜心默究。故其治病辄能分阴阳、辨表里。于伤寒、湿温等症，辨别尤精。即治疡毒，亦能应手奏效。所著有《药方歌诀》《女科摘要》等书。

《百合病赘言》　清　陶宗暄

民国二十二年《吴县志》卷七十五上《列传·艺术》一《顾文烜传》：顾文烜。（同时）有陶宗暄，字厚堂。著《百合病赘言》。

《医学金针》八卷　清　潘霨

见民国二十二年《吴县志》卷五十六下《艺文考》二。

《枫江合药方》一卷　清　陈莘田

民国二十二年《吴县志》卷五十六下《艺文考》二：陈莘田。居枫桥。

《城南症治》二卷　清　顾文烜

见民国二十二年《吴县志》卷五十六下《艺文》二。

同上《吴县志》卷七十五上《列传·艺术》一：顾文烜，字雨田，号西畴，世居南城下。著《城南诊治》二卷。

同上《吴县志》卷七十五下二《黄维森传》：黄维森，字衡苍。博览玉版、金匮之书。治病不论财，虽盛署不乘舆。城中时医顾雨田病，辄延往视，极称所学有本。兼工六法，明音律，善吹洞箫。少后于维森者，为夏元良，字万贞。通医理，以利济为重，不屑屑计有无，人尤重之。又有陆佑三，亦善医，遇危症能收奇效。年未五十而卒。

《史氏实法》八卷　　清　史大受

民国二十二年《吴县志》卷五十六下《艺文考》二：史大受，字春亭，居阊门。

《寒科实法》一卷　　清　史大受

见民国二十二年《吴县志》卷五十六下《艺文考》二。

《类伤寒疾补》一卷　　清　张泰

民国二十二年《吴县志》卷五十六下《艺文考》二：张泰，字景东，诸生。见计楠《一隅草堂杂著》。

《病机辑要》　　清　顾绍濂

见民国二十二年《吴县志》卷五十七《艺文考》三。

《经验方案》二卷　　清　胡海鳌

见民国二十二年《盐城县志第一辑》卷十三《艺文志·书目》。

按：同上《艺文志·书目》：胡氏尚撰有《启明实录》十三卷。

《内科心典》四卷　　清　徐时进

见民国二十二年《吴县志》卷五十八上《艺文考》四。

同上《吴县志》卷七十五下《列传·艺术》二：徐时进，字学山，元和甫里人。著有:《医学蒙隐》若干卷、《医宗必读补遗》一卷。

《医宗必读补遗》二卷　　清　徐时进

见民国二十二年《吴县志》卷五十八上《艺文考》四。

《医学蒙隐》　　清　徐时进

见民国二十二年《吴县志》卷七十五下《列传·艺术》二。

《鹓溪医述》　清　陆锦燧

见民国二十三年《济阳县志》卷九《职官志》。

同上《济阳县志》：陆锦燧，字晋笙，江苏吴县举人。前后宰吾济者三，尤精岐黄术，尝乘案牍暇，为平民诊治痼疾，辄著手成春。著有《鹓溪医述》及《医论选》等书行世。末次宰济时，值上宪变卖官产。境内有河游地十五顷余，悉在应卖之列。公连牍累请上峰，竟蒙邀准：留价洋六千元，作教育基金。且为体郵贫民计，定价綦廉，士民无口不碑。离任时，祖饯者盈街衢焉。

《医论选》　清　陆锦燧

见民国二十三年《济阳县志》卷九《职官志》。

《医门一得》　清　戴承澍

见民国二十三年《青浦县续志》卷二十一《艺文》上《书目·子部》。

同上《青浦县续志》卷十五《人物》一：戴承澍，初名汝崧，字青墅，同治庚午举人。幼习庭训，内行敦笃，与同里许锡祺及其从曾叔祖高昕夕讲贯，时以道义相切劘。尝与锡祺论《中庸·鬼神为德章》中《朱注》'性情功效'四字，往复辨难，积函盈寸。尤专治《易》，以经解经，不墨守程、朱之说，而义、理、象、数，自然贯通。承澍不独沉潜性理，且又具经野才。同治初，陆宗郑以善方田、勾股算术，办理清丈。承澍复精心考校以佐之，厘然不紊，田赋以清。其为学，体用兼赅如此。并工医，精堪舆术，著述载艺文。

《临证退思录》　清　戴承澍

见民国二十三年《青浦县续志》卷二十一《艺文》上《书目·子部》。

《简明杂症治法》　清　金蕴光

见民国二十三年《青浦县续志》卷二十一《艺文》上《书目·子部》。

《脚气刍言》四卷　　清　徐公桓

见民国二十三年《青浦县续志》卷二十一《艺文》上《书目·子部》。

《心源匙锤》二卷　　清　徐公桓

见民国二十三年《青浦县续志》卷二十一《艺文》上《书目·子部》。

《医验类方》四卷　　清　卫朝栋

见民国二十三年《青浦县续志》卷二十一《艺文》上《书目·子部》。

《疑难杂症校补》一卷　　清　张清湛

见民国二十六年《川沙县志》卷十五《艺文志·著述类》。

同上《川沙县志》卷十六《人物志》：张清湛，号见山，八团人。其先坤岩、云川，两世俱擅眼科。云川兼理大方、推拿。著有《推拿秘要》一卷。至清湛，初传眼科，旋兼女科、杂症。曾著《女科摘要》一卷、《校补张氏疑难杂症》一卷。传子金照，孙凤仪，均业眼科。金照尤擅大方，著有《素灵汇要》三卷、《察舌辨症》一卷、《证治汇补》一卷。条理俱备，是善用古法，而不为法所拘者。

按：同上《川沙县志·艺文》：金照尚撰有《时症直诀》一卷。

《读易堂丸散录要》一卷　　清　鲍晟

见民国二十二年《吴县志》卷五十六下《艺文考》。

《补拙集方歌》三卷　　清　王荫之

见民国二十二年《吴县志》卷五十八上《艺文考》四。

《医学蒙求》四卷　　清　徐行

见民国二十二年《吴县志》卷五十七《艺文考》三。

江苏省

635

《证治汇补》一卷　　清　张金照

见民国二十六年《川沙县志》卷十五《艺文志·著述类》及卷十六《人物志·张清湛传》。

《陈修园三十六种注释》　　清　任邺书

见民国三十二年《兴化县志》卷十四《艺文志》之《书目·子部》。

同上《兴化县志》卷十三之六《人物志·文苑》：任邺书，字子涵，附贡。大椿从侄，槐里子。读书务经世之学，邑苦水患，著《复淮篇》。主讲昭阳书院……著有《江淮河运图说》《陈修园医书集注》《金刚经注释》。

《痢疾汇参》十卷　　清　吴道源

民国三十七年《常昭合志》卷十八《艺文志》：《痢疾汇参》十卷，凌万才等序，王式金评。《恬裕斋书目》：刊本。吴道源，字本立。善医，居梅李。

《汇粹续编》六卷　　清　朱正己

民国三十七年《常昭合志》卷十八《艺文志》：朱正己，字慎旃，一字敬夫。监生，善医。著《蛾术稿》《汇粹续编》（汇集医家诸说成此）六卷、《古方歌诀》一卷。

《古方歌诀》一卷　　清　朱正己

见民国三十七年《常昭合志》卷十八《艺文志》。

《选景岳方》四卷　　清　单继华

民国三十七年《常昭合志》卷十八《艺文志》：单继华，字协唐，号野亭。郑思孙。长洲学诸生。

同上《常昭合志》卷二十《人物志》已《文学·单郑思传》：单郑思，字闻声，能诗，有《非非先生集》。

《敬信要录》　清　陆咏之　张楚山

民国三十七年《常昭合志》卷十八《艺文志》之《附录》二：辑《敬信录》之精要，选成方之良者附焉。邵渊耀序。陆咏之、张楚山。医士。

《医学指迷》四卷　　清　陈礼

见民国三十七年《常昭合志》卷十八《艺文志》。

光绪三十年《常昭合志稿》卷三十二之十一《陈世霖传》：陈世霖。以医为业，治病不责报。子礼，字愿华。传父业，深明五运六气之旨。著《医学指迷》数卷。

《稻香斋医书》四卷　　清　潘承绪

见民国三十七年《常昭合志》卷十八《艺文志》。

《医论会通》六卷　　清　周自闲

见民国三十七年《常昭合志》卷十八《艺文志》。

（以上内科）

《外科会海》　宋　颜直之

见乾隆十三年《苏州府志》卷七十五《艺文》一。

同上《苏州府志》卷五十五《人物》九：颜直之，字方叔，世为长洲人。以弓矢应格，差监省仓，即丐祠养亲。自号乐闻居士。平生施与，尤乐以药石济病，赖以全活者甚众。工小篆，得《诅楚文》笔意。所著有《集古篆韵》二十卷、《疡医方论》《外科会海》《疡医本草》等书。年五十一，以嘉定十五年卒。

《疡医方论》　宋　颜直之

见乾隆十三年《苏州府志》卷七十五《艺文》一。

《疡医本草》　　宋　颜直之

见乾隆十三年《苏州府志》卷七十五《艺文》一。

《外科枢要》四卷　　明　薛己

见嘉庆二十五年《吴门补乘》卷七《艺文补》。

《外科心法》七卷　　明　薛己

见乾隆十三年《苏州府志》卷七十五《艺文》一。

《正体类要》二卷　　明　薛己

见道光四年《苏州府志》卷一百二十三《艺文》二。

《校注陈氏外科精要》三卷　　明　薛己

见校刻嘉庆二十五年《吴门补乘》卷七《艺文补》。

《疠疡机要》三卷　　明　薛己

见乾隆十三年《苏州府志》卷七十五《艺文》一。

《外科经验方》一卷　　明　薛己

见乾隆十三年《苏州府志》卷七十五《艺文》一。

《外科发挥》　　明　薛己

见嘉庆二十五年《吴门补乘》卷七《艺文补》。

《刀圭通》十卷　　明　孙国敉

见乾隆元年《江南通志》卷一百九十二《艺文志·子部》及顺治三年《六合县志》卷十二《志外纪·艺林》。

康熙七年《江宁府志》卷二十三之四：孙国敉，字伯观，原名国光。国敉书淫传癖，鉴赏最精，四方碑板法书贾京师者，必先投国敉订之。

居金陵小馆近庙市，时董公思白为大宗伯，每过市必至籹寓中，翻阅竟日。著《燕都游览志》四十卷、《鸡树馆诗文集》《读书通》《藏书通》（各）若干卷。乞假归老，年六十有八。子宗岱，亦能诗文，投笔为偏将军，晚年，隐居卖药，有古人风。

顺治《六合县志》卷六：孙国籹，天启五年恩选贡生，廷试第一，随授延平府训导，后钦授内阁中书；蒙召题《九阳图》及敕定琴名；以光字重庙号，赐改国籹。

顺治《六合县志》卷六《人物志·文苑》：孙国籹。以明经授古右史官。本县知县刘庆运，博采舆论，辑附《文苑》。为之注曰：六合有中翰孙国籹者，以曼倩之才，游戏金马门，借笔墨之缘，以收文字之果者也。劳身励行，虚己忘心。通会神明，髹括百行。简留鸡树，只以铄其耸鹤昂霄之骨；备文内殿，赖为实其羽仪朝宁之名。行藏载之秘书，文字同之御览。倾河不竭，刻烛成吟。王逸少之临池，潇洒风流，洵折荆钗之股；蔡君谋之润笔，清华绝俗，真留屋漏之痕。著书七十余种，茹古函今，已备成经国之大业；锤灵三百余载，开先启后，孰再睹不朽之奇文。兵燹消沉，委之山泉墟莽，时虞散逸；间居记载，倘稽国史邑乘，岂患无征。嗟乎，芳躅在悬，亦既遘只。子云难再，曼倩己矣。余将寻绎其苦思以为藏山之副墨，面以其应世。名世、传世者，以当历代之纪也欤。

光绪九年《六合县志》卷五之三《人物志·儒林》：孙国籹，《明史·艺文志》作孙国庄。所著书不下百余种，凡天文、地理、乐律、兵法、莫不有书。

顺治《六合县志》卷十二：国籹著有：《刀圭通》十卷（注曰：医药）、《莲镬通》六卷（注曰：饮食）、《石饬通》四卷（注曰：服食）。

《外科正宗》十二卷　　明　陈实功

见光绪元年《通州直隶州志》卷十六《艺文志·子部》。《外科正宗·自叙》：历下李沧溟先生尝谓，医之别内外也，治外较难于治内。何者，内之证或不及其外，外之证，则必根于其内也。此而不得其方，肤俞之疾，亦膏肓之莫救矣。乃古今治外者，岂少良法神术哉。或缘禁忌，而秘于传，或又蹈袭久，而传之讹，即无所讹，而其法术未赅其全，百千万证，局于数方，以之疗常证，且不免束手，设以异证当之，则病者何其冀焉。余少日即研精此业，内主以活人心，而外悉诸刀圭之法，历四十余年，心习方、目习证，或常或异，辄应手而愈。虽微及岐黄之灵，肉骨而生死，不无小补于人间。自叩之灵台，则其思虑垂竭矣；既念，余不过方技中一人耳；此业终吾之身，施亦有限，人之好善，谁不如我，可不一广其传而仅韬之肘后乎。于是贾其余力，合外科诸症，分门逐类，统以论、系以歌、殿以法，则微至疥癣，亦所不遗。而论之下，从以注，见阴阳虚实之元委也。方以下，括以四语，见吾臣佐使之调停也。图形之后，又缀以创名十律，见病不可猜、药石之不可乱投也。他若针灸、若炮炼、若五戒十要，不啻详哉其言之也，余心其益煜矣。集既成，付之梓，名曰《外科正宗》。既而揽镜自照，须鬓已白。历下所云：治外较难于治内。庶几识余之苦心哉。里中顾比部诸君，似亦嘉余之有裨于世，各褒以言，而弁其端。余则惶悚逊谢曰：韩伯休名根未剗耶，第诸君且褒余，余敢不益广诸君意，谨唯命而以是公之养生家。

康熙十三年《通州志》卷十《人物》下：陈实功，字毓仁，号若虚。幼善病，因究心《素问》《难经》、青囊诸书辄悟，曰：天殆以是起疮痍也，乌可私诸己。小试之小效，大试之大效，造化生心，大江南北赖以全活者无算。精刀圭四十余年不责报，人咸以全德归之。晚得异人秘授，精黄白术而不为。年八十二终。

一九六一年誊印弘光乙酉本《弘光州乘资》卷四《人物》：陈实功。少遇异人授以医，医多奇中。州大夫重其行，延登宾筵者再；总兵王公扬德尤重之。出其家传《外科正宗》畀公，公弗敢私，即参订而付之梓，遂大行于世。年七十六卒。通人无少长，靡不殒涕云。

《疡医准绳》　明　王肯堂

见光绪十一年《金坛县志》卷十五《杂志》上《遗书》。

《外科宗要》二卷　　明　郑汝炜

见道光二十二年《武进阳湖县合志》卷三十三《艺文》三《子部》。

同上《武进阳湖县合志》卷二十九《人物志》八《艺术》：郑汝炜，字明甫，宣城人，徙居武进。精岐黄，尤以刀圭善长，有华元化之风。前授太医院官，后隐迹悬壶垂六十年，全活甚众。年八十卒。著有《外科宗要》。子文起，续纂行世。孙，泽山。亦精其业。

《外科宗要续纂》　明　郑文起

见光绪五年《武进阳湖县志》卷二十八《艺文·子部》。

按：郑文起，原误作沈文起。今据道光二十二年《武进阳湖县合志》卷二十九之八《郑汝炜传》改正。

《详注窦太师疡医全书》　明　窦梦麟

道光二十年《无锡金匮续志》卷六《方技·窦良茂传》：窦良茂，字朴庵。博学、工医，为邑医学训科。良茂孙：时用、时望。有患疡七年不起，时望起之。时望子楠，字乳泉，能诗，征太医院医士，不就。孙中丞应奎之初令江阴也，母疽发于背，诸医不效。楠治之一月，起。邵文庄作《乳泉记》，载其医术之神。楠子，梦鹤、梦麟。鹤少从王问游，敦学行。问称为儒医。麟，详注窦太师默《疡医全书》行世。申时行为之序，并得名。

《外科新录》　明　沈宗学

见崇祯十五年《吴县志》卷五十三《人物》十八《艺事·书》。

民国二十二年《吴县志》卷五十六上一作四卷。

《外科证治金镜录》　清　郁士魁

见光绪七年《嘉定县志》卷二十六《艺文志》三《子部》。

乾隆七年《嘉定县志》卷十中：郁士魁，字桔泉，居外冈。以疡医有盛名。子、孙世传其术，其徒陈日允，耀甫。善刀针，能治危证，与师并驱云。

同上光绪《嘉定县志》卷二十《人物志》五《艺术》：郁士魁，业医二十余世。善刀针，精疡科。崇祯时奉诏治疫，授南京太医院官，不赴。子履豫；孙维禄，字天贤；曾孙，廷钧，字平一，俱精其术。

按：同上光绪《志·艺文》：郁廷钧。著有《洞阳铁板》十卷。廷钧子汉京，著有《针砭指掌》四卷。汉曙，著有《医源》三卷、《名医通鉴》《初弇纪闻》。

《伤科大全》　清　顾宗鼐

光绪五年《南汇县志》卷十四《人物志》二《古今人传》：顾宗鼐，字舜臣，邦宪裔孙，父万程，工医，每出，宗鼐常负药笼以从。宗鼐传父业，兼擅技击。著有《伤科大全》。季子克勤，兼善形家言。著《学医管见》《地理微言》。曾孙芳源，著《医方集要》一卷、《顾氏秘书》四卷。

《外科证治全生集》四卷　清　王维德

见民国二十二年《吴县志》卷五十六下《艺文考》二。

同上《吴县志》卷七十五上《列传·艺术》：王维德，字林洪，一字洪绪，吴县洞庭西山人，自号定定子，世尊之曰林屋先生。曾祖若谷，留心疡科，以《效方》笔之于书，以为家宝。维德传其学。恨生于山僻，不能编历通邑，偶闻有枉死者，恒痛惜不止。遂以祖遗及己所得效之方，辑为《外科全生集》四卷，梓行之。又善卜，有《卜筮正宗》行世。

《薛氏秘传》二卷　清　薛凤

见嘉庆二十三年《松江府志》卷七十二《艺文志·子部》。

同上《松江府志》卷六十一《艺术传》：薛凤，字宗梅，蒋庄人，为疡医。一日见邻妪，知其将发疔毒，喻之曰：不治必危殆。妪未之信也。阅日，毒发果死。著有《薛氏秘传》二卷。

《解围元薮古本》　清　黄钟

道光二十年《无锡金匮续志》卷六《方技》：黄钟，字乐亭，候选县丞。善医，疑难症应手奏效。不责酬，人馈之亦不辞。手辑《解围元薮古本》行于世。

光绪七年《无锡金匮县志》卷二十六《艺术》：黄钟，子瀚，亦有医名。

《刀圭图式》　清　孟有章

咸丰七年《靖江县志稿》卷十四《人物志·艺术》：孟有章，居新街。精于《素问》《灵枢》之学，与苏州叶天士、镇江何澹庵齐名。其疡科尤有神效。一人患足痛，卧床久不起，有章知脓在膀骨内，令先服麻药，挟利刃破其膀肉见骨，则以舞钻穿一孔，孔中插麦草管，吸脓而出，洗净，傅药于膀，渐愈。闻者称有刮骨去毒之风。又暑天治一邻人目疾，谓子勿以目为患，第恐三日内两足大指生疗，给令常视足趾防之。盖其症属心火，心在目则火上炎；心在足则火下降。由是，目疾愈，而疗亦不生。奇术皆此类也。所著《医案》及《刀圭图式》，年久散佚无传。西乡杨敬安，从有章游，得其术，亦以医名。

《外科摘要》　清　张化麒

见同治十一年《上海县志》卷二十七《艺文·子部》。

《伤科补要》四卷　清　钱秀昌

同治十一年《上海县志》卷二十七《艺文·子部》：是编，参《正骨心法》之旨，分作三十六则，将经验之方浑括为歌。

民国七年《上海县续志》卷二十《艺术传·补遗》：钱文彦，字秀昌，号松溪，虹口人。精伤科接骨入骱诸法。嘉庆戊辰，狱中有自勒图尽者。文彦治之，应手愈。工诗，晚年学益进，与诸名人多唱和之作。

《军中伤科秘方》　清　汝钦恭

同治十三年《盛湖志》卷九《艺能·陈基传》：汝季民，以字行。其先世有《军中伤科秘方》，治辄神效。季民更精其术，疗治多奇中。肢体断折者，能使复续也。远近称之。

嘉庆十年《黎里志》卷九之六《汝先根传》：汝先根，字天培，承源子。承源，字养蒙，家贫，以父钦恭军中所得《秘方》，试辄效，藉以自给。先根不事生产，喜与文士交。医术精于承源，疗治多奇中。肢体断折者，可复续，肠胃溃出者，可纳入，浙西数郡翕然称之。当事咸慕其名，循例荐授太医院吏目，以亲老辞。族弟光椿，字佺期，学于先根，得其传，亦多效。年八十余卒。先椿子祖炅，字旭升，能承父业，惜早卒，未尽其进境也。

同上《黎里志》卷九《人物》七：汝钦恭，字允肃。少习韬略，臂力过人。值明末丧乱，遂从戎。为抚军张国维所器重，署为亲将。

《洞阳铁板》十卷　　清　郁廷钧

光绪七年《嘉定县志》卷二十六《艺文志》三《子部》：是编专究疡科从经脉论起，证治方法俱备。

《内外合参》二十卷　　清　朱鸿宝

光绪七年《嘉定县志》卷二十六《艺文志》三《子部·自序》略曰：宋、元以来，内、外各立专科，不知汉、唐以前内、外一体，治无二理；故合而参之。

同上《嘉定县志》卷二十《人物志》五《艺术》：朱鸿宝，字钧石，世居黄墙邨。兼治内、外证，外科尤擅绝。尝言：外由内发，内自外彰，六气之邪，客于营、卫则为伤寒、时疫，客于经络，则为痈疽、肿胀。先痛后肿者，气伤形也；先肿后痛者，形伤气也。痈疽之源有五，总不出三因。惟神明于内者，能神明于外；亦惟神明于外者，乃能神明于内。故内证必察其俞穴，有无壅滞；外证先考其六经，有无外感；然后表里攻补，施之立瘳。其持论如此。子士铨，字秉衡，传其术。百余年来，东南疡科，首推黄墙朱氏云。

《葆生秘钥》二卷　　清　俞汝翼

见光绪九年刻同治《苏州府志》卷一百三十七《艺文》二。

乾隆十六年《昆山新阳合志》卷三十《支东云传》：疡医俞汝翼。治病不计利，称于时。

《疡科补苴》二卷　　清　沙书玉

见光绪五年《丹徒县志》卷四十六《艺文志》之《书目·子类》。

《疡医探源论》　　清　朱费元

见光绪十年《松江府续志》卷三十七《艺文志·子部》。

光绪五年《青浦县志》卷三十《杂记》下《补遗》：朱费元，字怀刚，居崐子里。道光初岁饥……潜心医学，尤善治疡。著有《疡病探源论》。同里陆我嵩称之，谓足发前人所未发。

《疡医雅言》　　清　曹禾

见光绪五年《武进阳湖县志》卷二十八《艺文·子部》。

光绪十三年《武阳志余》卷七之二《经籍》中《子部》：述古五十七候，释义七章，曰：痈疽上篇；集古二十九方，附药十类，疏其大法，曰：痈疽下篇。治疡之法，于兹大备。

光绪五年《武进阳湖县志》卷二十四《人物》：曹禾，医士也。其先，安徽含山人，大父迁常州。其医以昌邑黄元御所著为师法。著《医学读书记》，甚博雅，治病有奇验。性倔强，颜面长身，状貌伟岸。年六十余。喜论兵，能攘身击刺（咸丰庚申、辛酉间，常州城陷死）。

按：曹禾，尚著有《医学读书附志》一卷、《豆疹索隐》一卷。并见《武阳志余·经籍》中。

《谢氏发背对口治诀》一卷　　清　谢应材

光绪十三年《武阳志余》卷七之二《经籍》中《子部》：谢应材，诸生。其言发背、对口诸证治，以古人之法多不效，是未通其变也。人之受病，必有偏重之处，审其偏重而切治，无不效者。凡治此证，必辨其位之左右上下，色之赤白深浅，脉之浮沉迟数，以审其经络、脏腑、窍穴之所系，与夫阴阳虚实、淫郁、燥湿之所归；而复参以天时、相以地宜，以制五行生克之用。取古人之法，损益变化以通之，而治神乎技矣。

同上《武阳志余》卷十之八《艺术》：谢应材，字邃乔。以儒术通《素》理，尤善治外证。取古人之法，损益变化之，所治辄效。著《发背对口治诀论》。

《外科或问》　　清　谢烶

见光绪六年续纂《江宁府志》卷九上《艺文》上《子部》。

同上《江宁府志》卷十四之三之二《焦以厚传》：谢烶。以诸生通医术。著有《燕贻堂稿》《外科或问》。

《颖川集》　　清　盛韶

光绪十七年《枫泾小志》卷六《志人物》之《列传》下《艺术》：盛韶，字景夔，号佐虞，监生。屡试不售，弃而习疡医，艺甚精。著有《颖川集》。

《外科须知》　　清　吴云纪

光绪二十五年《黎里续志》卷十一《寓贤》：吴云纪，原名汝恒，字冠宸，号星甫，平望人，苏州府学生。及长多病，因病习医。《内经》诸书及唐、宋以来名家之所论、辨，皆能钩摘幽隐。尤精于切脉，洞见病源，言无不验。每出新意制方，投之辄效。人以疾告，不计酬谢，然势家以厚币聘者，必谢却之。道、咸间，赁居里中蒯氏观稼楼二十余年。云纪晚年好道，恒避喧青牛观，弹琴、赋诗，怡然自适。著有《女科集说》《外科须知》《钝翁笔记》。子家梗，字翘生，亦能医。以平望故居被毁，遂为黎里人。

光绪十三年《平望续志》卷七《人物》一：吴云纪……有二子。年六十二卒。

《外科便方纪要》　　清　钱国祥

见民国二十二年《吴县志》卷五十六下《艺文考》二。

《伤科指要》三卷　　清　龚浩然

见民国七年《上海县续志》卷二十六《艺文·子部》。

同上《上海县续志》卷二十《艺术传》：龚浩然，字少峰，高行人也。世业农，至浩然始读书。精医理，治伤科尤有心得。著《伤科指要》三卷。

《伤科阐微》　　清　（释）铁舟

见民国七年《上海县续志》卷二十六《艺文·子部》。

同上《上海县续志》卷二十九《杂记》二及同上《艺文》：铁舟，本湖北江夏名家子。能鼓琴、工书画，兼精医术。居引翔港太平寺。得润笔资，赠寒素弗惜。著有《伤科阐微》，未刊而卒。

《疡科捷径》三卷　　清　时世瑞

见民国八年《太仓州志》卷二十五《艺文·子类》。

《外科神效方》　　清　浦毓秀

见民国八年《太仓州志》卷二十五《艺文·子类》。

《重订外科证治全生集》八卷　　清　黄世荣

民国十九年《嘉定县续志》卷十二《艺文志·子部·自序》云：近世诸刻本，各有增损，短长互见。乃参酌众本，疏其异同，录成一帙。诸本有按语足相发明者，并行采录。

同上《嘉定县续志》卷十一：黄世荣，字阉伯，晚号蝯叟，宗文子，廪贡生。颖敏善悟，于书无所不读。其祖汝成撰《日知录集释》，学者宗仰，世荣一承其绪而推衍之。治经不分门户，务身体力行以致于用。洞明医理，治疗辄奇效。著有《味退居文集》及《书牍》《诗存》《嘉定物产表》《治疗偶记》等八种。卒年六十四。

《外科诸集》　　清　杨谦

民国十九年《嘉定县续志》卷附《前志补遗·人物志艺术》：杨谦，字吉人，嘉定人。少年力学，究心诗、古文词。居恒慨然有济人利物之志。时岐黄家无精外证者，谦澄心研讨，编选良方、妙药。寄迹邗沟，凡疑难险恶之证，针砭药饵，无不应手立愈，竹西人，无论知与不知，咸德之。喜为篆刻，尤工牙竹印，师文三桥、汪果叔。然深自抑损，不以所长骄人。所著有《外科诸集》及《某某印谱》。

《超心录》四卷　　清　赵观澜

见民国十九年《嘉定县续志》卷十二《艺文志·子部》。

同上《嘉定县续志》卷十一《人物志·艺术传》：赵观澜，字伯琴，仁翔子，世居纪王镇西北赵家阁。精咽喉及内、外科。著有《超心录》四卷。

《续内外合参》八卷　　　清　朱澧涛

见民国十九年《嘉定县续志》卷十二《艺文志·子部》。

同上《嘉定县续志》卷十一《人物志·艺术之朱裕、朱成璈传》：朱裕，字冠千，号芝村。世居黄墙。精内、外科，尽得其祖鸿宝心传。海上某巨公患大疽，诸医束手。裕先进清血液之剂以解其毒，后用温补以收其功。巨公感之，力荐入薛苏抚幕，坚却不应。子，丽涛，字少村，克绍家业，又通术数诸学。

朱成璈，字阆仙。鸿宝曾孙。从叔祖丽涛习医术，经验愈多。丁家巷农人，患脱壳子痈，两睾丸亦溃烂。治法：内用掺药，外以湿豆腐衣包裹丸子。重生囊皮，亦完好如初。花家桥顾姓，百会穴生疽，形若覆碗，硬如铁石。先敷药以烂之、继用刀以割之，随烂随割。数月疽去，顶骨尽见。改用生肌药收功。川沙一小儿，年十二患烂喉证，缠绵岁余。成璈知系先天所遗梅毒，投以三黄解毒、消火之剂，遂愈。

按：同上《志·艺文》：澧涛尚著有《疡科治验心得》及《临证医案》四卷。

《疡科治验心得》　　　清　朱澧涛

见民国十九年《嘉定县续志》卷十二《艺文志·子部》。

《外科辨疑》八卷　　　清　许大椿

见民国二十二年《吴县志》卷七十五下《列传·艺术》二。

《外科集成》　　　清　方志祖

见民国二十二年《兴化县志》卷十四《艺文志》之《书目子部》。

（以上外科）

《女科准绳》　　　明　王肯堂

见光绪十一年《金坛县志》卷十五《杂志》上《遗书》。

《校注妇人良方》二十四卷　　明　薛己

见乾隆十三年《苏州府志》卷七十五《艺文》一。

《女科撮要》二卷　　明　薛己

见嘉庆二十五年《吴门补乘》卷七《艺文补》。

《胎产保生编》　　明　王辂

见同治十三年《上江两县合志》卷十二中《艺文》中《子部》：王辂、元标子。

《保生集要》一卷　　明　张文邃

光绪十一年《金坛县志》卷九《人物志》一《方技》附：张文邃，字振凡。善医，尤工于胎产。著《保生集要》一卷。冯曾楷序之以行。子祥元，字元如，亦以岐黄术称。

《胎前产后书》四卷　　明　茅震

见乾隆七年《嘉定县志》卷十一《艺文志·书目》及光绪七年《嘉定县志》卷二十六之三。

光绪《嘉定县志》卷十上：茅震，字起之，居西城。父琼，早世。家贫，资医以养。专治妇人科，兼工针灸。

《妇科一览知》　　明　卢鹤宾

见光绪九年《淮安府志》卷三十八《艺文》。

《女科心法》二卷　　明　郑钦谕

见民国二十二年《吴县志》卷五十六上《艺文考》一。

《大生要旨》五卷　　清　唐千顷

光绪七年《嘉定县志》卷二十六《艺文志》三《子部·流寓著述》：

博采古人方论，考辨精审，胎产要识。

按：同治十一年《上海县志》卷二十七：今有《增广大生要旨》一书，为娄县叶灏所订。

《增注寿世编》　　清　汪沆

民国十年《宝山县续志》卷十五《艺文志·书目之子类》：是书，刊于乾隆年间，后屡刊屡有所增，皆胎产经验良方。沆精于医理，曾详加注释。编中，治幼科慢惊方法，尤为奇验。

《女科秘要》　　清　郑某

乾隆十年《吴县志》卷七十六《人物·方术》：郑嗣侨，吴县人，先世著有《女科秘要》。侨得家传，盛行于时。子筠，能绳祖武。

民国二十二年《吴县志》卷七十五上之一：郑嗣侨，字灿夫。子均，字载筠。

《女科指要》　　清　王敬义

见乾隆四十八年《上海县志》卷十一《艺文续编》。

嘉庆十九年《上海县志》及嘉庆二十三年《松江府志》并作《女科选粹》。

《保产全书》　　清　何炫

见嘉庆二十三年《松江府志》卷六十一《艺术传》。

《保产要旨》　　清　许廷哲

见道光二十一年《宜荆县志》卷九之一《宜兴荆溪艺文合志·载籍》。

同上《宜荆县志》卷七之一：许廷哲，字潜修。中年后，以医术名荆、楚间。所著有：《保产要旨》《保产节要》二书行世。

《保产节要》　　清　许廷哲

见道光二十一年《宜荆县志》卷九之一《宜兴荆溪艺文合志·载籍》。

《大生二书》二卷　　清　王珠　钱大治

光绪七年《嘉定县志》卷二十六《艺文志》三《子部》：取《祈嗣真铨》《宜麟策》，增补校正。钱大治，字翼清。监生。

《达生编补注》一卷　　清　王珠　钱大治

见光绪七年《嘉定县志》卷二十六《艺文志》三《子部》。

《女科切要》　　清　陈遇天

光绪四年《奉贤县志》卷十三《人物志》四《术艺·于凤山传》：陈遇天，萧塘人。精女科，疗病如神。著有《女科切要》。

《女科规条》　　清　路藩周

见光绪四年《奉贤县志》卷十七《艺文志·子部》。

《女科选注》　　清　陈士锦

见光绪四年《奉贤县志》卷十七《艺文志·子部》及光绪十年《松江府续志》卷三十七《艺文志·子部补遗》。

《产孕集》二卷　　清　张曜孙

见光绪五年《武进阳湖县志》卷二十八《艺文·子部》。

光绪十三年《武阳志余》卷七之二《经籍》中《子部》：《产孕集》。分内外篇为上、下卷。内篇：辨孕、养孕、孕宜、孕忌、孕疾。外篇：辨产、产戒、用药、应变、调摄、怀婴、拯危、去疾。共十三篇。附以方、药。成于道光十年。自为序略言：欲治难产，先理胎教；欲理胎教，先明理则。礼教隳废，内仪不修，燕私昵于帷帷，勤惰恣于厥职，以苟适为便，以傲恣为高。盖自搢绅，浸于编户，女德日敝，难产日多。竞哀其末，莫知其本，此又士君子修齐之责矣。

光绪《武进阳湖县志》卷二十二《人物》：张曜孙、字仲远。（阳湖人）。山东馆陶知县琦子。道光二十三年举人。援例选授湖北武昌县，以军功，积官至候补道。慷慨善论兵。前后督抚皆重之，然亦不能尽其用。

仅一署督粮道，郁郁以卒。承家学，尤精于医。官知县时，尝坐堂皇为民诊疾，日昳无倦容。

《保产摘要》　　清　杨雨森

光绪七年《高淳县志》卷二十《列传·艺术》：杨雨森，读书不应试。生平精研岐黄，尤善妇科。著有《保产摘要》行世。佺锡朋得其传，以医行世。

按：光绪六年《江宁府志》卷九上《艺文》上《子部·医家》及卷十四之四《人物先正三本传》俱作：杨雨霖；而民国七年《高淳县志》卷二十《艺术》与光绪《高淳县志》同。

《保产机要》一卷　　清　魏祖清

见光绪十一年《丹阳县志》卷三十五。

《女科正宗》　　清　杨汝器

光绪十三年《武阳志余》卷七之三《经籍》下：处士，杨汝器，镛在撰。

《女科集说》　　清　吴云纪

见光绪二十五年《黎里续志》卷十一《寓贤》。

《大生集》二卷　　清　张朝桂

见民国二十年《宝山县再续志》卷十五《艺文志·书目》。

《女科纂要》三卷　　清　王恒其

光绪七年《嘉定县志》卷二十六《艺文志》三《子部》：王恒其，字德贞。王珠女。

《增注达生编》　　清　毛祥麟

见民国七年《上海县续志》卷二十六《艺文·子部》。

《女科摘要》 清 匡谦吉

见民国十九年《嘉定县续志》卷十二《艺文志·子部》。

《女科歌诀》六卷 清 邵登瀛

见民国二十二年《吴县志》卷五十六下《艺文考》二。

《女科要略》一卷 清 潘霨

见民国二十二年《吴县志》卷五十六下《艺文考》二。

《女科撮要》一卷 清 张清湛

见民国二十六年《川沙县志》卷十五《艺文志·著述类》。

《女科切要》八卷 清 吴道源

见民国三十七年《常昭合志》卷十八《艺文志》。

（以上妇科）

《小儿疳方》 宋 滕伯祥

崇祯十五年《吴县志》卷五十三《人物》十九《方术》：滕伯祥，庆元间人。乡党称为滕佛子。尝出郭遇至人，得《小儿疳方》，因以为业。今其子孙尤不替所传。

按：嘉庆二十五年《吴门补乘》卷七作《滕百祥走马急疳方》一卷。

《小儿保生方》三卷 宋 李柽

见乾隆元年《江南通志》卷一百九十二《艺文志·子部》。

《保婴集》 明 葛哲

万历四年《昆山县志》卷七《人物》七《艺能》：葛哲，字明仲，世业儒，尤精医药。哲以荐授荆府良医。所著有《保婴集》上之朝。弟睿，亦善医。时称二葛。

康熙三十年《苏州府志》卷七十八《人物·艺术》：葛哲，所著《保婴集》，进宣宗亲览。赐宴奖劳，授迪功郎。

《保婴撮要》二十卷　　明　薛铠

见乾隆十三年《苏州府志》卷七十五《艺文》一。

崇祯十五年《吴县志》卷五十三《人物》十八《艺事方术》：薛铠，字良武，少为府学诸生，兼精医理。有所剖析，亦皆切玄微。疗病必本五行生克，不按方施治。所著述甚多，惟编《保婴撮要》足为后世法程。弘治间，以明医征入太医院，屡著奇验。以子己，赠为院使。

《注钱氏小儿直诀》四卷　　明　薛铠

见道光四年《苏州府志》卷一百二十三《艺文》二。

《扁鹊游秦》　　明　沈惠

见康熙二年《松江府志》卷五十《艺文·子部》及卷四十六《艺术》。

按：沈惠本传云：惠以小儿医多秘其书不传，乃覃思博考，著书九种行世。此书殆取扁鹊在秦，秦人爱小儿，则为儿医意。

《金口独步》　　明　沈惠

见康熙二年《松江府志》卷五十《艺文·子部》。

嘉庆二十三年《松江府志》卷七十二作《金石独步》。按《医籍考》卷七十五与康熙《志》同。

《决证诗赋》　　明　沈惠

见康熙二年《松江府志》卷五十《艺文·子部》及卷四十六《艺术》。

《全婴撮要》　　明　沈惠

见康熙二年《松江府志》卷五十《艺文·子部》及卷四十六《艺术》。

《活幼心书》　　明　沈惠

见康熙二年《松江府志》卷五十《艺文·子部》及卷四十六《艺术》。

《幼幼集》　　明　孟继孔

见康熙七年《江宁府志》卷二十六《人物传》七《方技》。

按：乾隆元年《江南通志》卷一百九十二作孟继光。

康熙《府志》卷二十六之七：孟继孔，字春沂，亚圣公裔。宋南渡，以医世居吴门。洪武初，隶太医院。继孔幼颖慧，习举子业，游焦澹园先生之门。父垂殁，命习世业，道术日进，声满都邑。生平存活婴稚，未可数计。每痘疹流行，间从群儿嬉游中，予决生死，无不奇中。性通脱不羁，殁之日，囊无遗物。所著有《幼幼集》。子二人，皆能世其业。仲子景沂，尤以大方脉著。

《痘疹详辨》　　明　崔岳

康熙六十一年《徐州志》卷二十七《方技志》：崔岳，字维宗。业儒不售，托迹岐黄，尤精幼科。临症如鉴，用药如响，然不以医为利。性好佳山水，每以未遍九州为憾。所著有《痘疹详辨》行世。识者比之"青囊七叶"云。丙申，痘疹盛行，与友人韩（某）启钜公设同惠堂，以济婴赤；徐郡赖以存活者，不可胜数。

乾隆元年《江南通志》卷一百七十：崔岳，铜山人。

《痘疹方》　　明　蔡维藩

见光绪二十九年重校光绪十七年《盱眙县志稿》卷十二《艺文》。

乾隆十一年《盱眙县志》卷十八：蔡维藩，州学生，盱眙人。弘治间，以贡荐授直隶庆云令，调东安令，以忧归，居乡行养最高。著有《地理说》《痘疹方》《训蒙书》数种。子尊周。任山西霍州同知。著有《患立录》。

《幼科准绳》　　明　王肯堂

见光绪十一年《金坛县志》卷十五《杂志》上《遗书》。

《育婴家秘》一卷　　明　李尚新

见嘉庆十五年《扬州府志》卷六十二《艺文》一《书目·子部》。

道光三十年《仪徵县志》卷四十：明，李尚新，字顺泉（颜《志》作字怀德），世医也（颜《志》云：万历中布衣。著书济世，复耽怀素《圣教》诸帖。兴至与诸名流倡和，诗见《春江社草》）。子奎燦，治痘疹更称神效。孙相如……不以贫富异志。邑人疾病咸赖焉（颜《志》云：真州幼科，今以李氏首推云）。

《痘疹全书》　　明　李延昰

见嘉庆十九年《上海县志》卷十八《志艺文·子部》。

《保婴释要》一卷　　明　薛己

见道光四年《苏州府志》卷一百二十三《艺文》二。

按： 嘉庆二十五年《吴门补乘》卷七及民国二十二年《吴县志》卷五十六上一并作《保婴粹要》一卷。

《保婴金镜》一卷　　明　薛己

见道光四年《苏州府志》卷一百二十三《艺文》二。

按： 嘉庆二十五年《吴门补乘》卷七及民国二十二年《吴县志》卷五十六上一并作《保婴金镜录》一卷。

《保婴撮要》　　明　薛己

见嘉庆二十五年《吴门补乘》卷七《艺文补》。

按： 民国二十二年《吴县志》卷五十六上一《杜本伤寒金镜录》条：按原书为其父铠所著，而己订定旧本、附以己说。

《小儿直诀》　　明　薛己

见道光九年校刻嘉庆二十五年《吴门补乘》卷七《艺文补》之《伤寒金镜录》条。

按： 民国二十二年《吴县志》卷五十六上《艺文考》一：作《钱乙

小儿真诀》四卷。是已订定旧本，而非已作。

《慈幼全书》　明　宋世德

见嘉庆二十三年《松江府志》卷六十一《艺术传》。

乾隆十六年《金山县志》卷十三：宋世德，字修之，别号二怀（华亭人）。廉介，隐于医。凡察脉、候气，动中窾会。其视疾，必先贫者，曰：吾非以医媒利也。所著有《慈幼全书》。范叔子濂为作《传》。子道昌，字克孝，号如怀，守其家学，危症遇之辄愈。董文敏公为书"护诸童子"扁额赠之。所著有《幼科集要》。道昌子甲，字冲怀。孙仪，字成怀。曾孙枝芳，字宁怀。皆精于医。

嘉庆四年《朱泾志》卷十《遗事》及光绪四年《金山县志》卷二十六《艺术传》：宋世德……裔孙景祥。

宋公景祥，与子函可俱以治痘著名。有乡人先延可至，以小船重载，不可治告之。其人以独子故，泣求其父景祥。景样往视曰：尚可生，晚来取药。归责函可曰：某家儿何为轻弃。对曰：其家贫甚，安所得参而活之。景祥曰：我已许其生矣。乃手煎一瓯药与之，得不死，盖用人参五分，乡人不知也。

《幼幼集要》　明　宋道昌

见乾隆十六年《金山县志》卷十三《人物》二《艺术·宋世德传》。

《痘疹集》四卷　　明　赵承易

光绪七年《嘉定县志》卷二十六《艺文志》三《子部·自序》：古有看法无治法。治法出于宋、元后，最著者陈文中，主辛热。钱仲阳主凉泻。魏桂阳主补益。三家之方，并行不悖。神而明之，存乎其人。子世熙。曾孙俞跂。

按：乾隆七年《嘉定县志》卷十一《艺文志·书目》作《疹痘集》。无卷数。

《幼科图诀药方》二卷　　明　李齐芳

见咸丰二年《兴化县志》卷九《艺文志·书目》。

江苏省

657

《保幼编》　明　味元子

康熙二十三年《江南通志》卷五十九《方技传》：蒋晓，字东明，丹阳人，世业医。偶有黄冠卖卜于市者，自称味元子。晓从之游，得其保幼一编，治疾皆奇验。有王生者，子方周岁，忽不乳食，肌肉尽削，医疑为疳。晓曰：此"相思症"也。众皆嗤笑之。晓命取儿平时玩弄之物，悉陈于前，有小木鱼，儿一见喜笑，疾遂已。

乾隆十五年增补康熙二十四年《镇江府志》卷四十《方技》：蒋晓，孙乘龙世其术。

《治小儿疳疾方》　明　尹蓬头

见光绪十一年《丹阳县志》卷二十四《方外》。

《痘疹论》三卷　明　孙桢

见乾隆十五年增补康熙二十四年《镇江府志》卷三十七《儒林》。

民国十五年《丹阳县续志补遗》卷十《文苑 · 本传》作《痘症论》三卷。

乾隆《镇江府志》卷三十七：孙桢，字志周，丹阳人，太学生。幼聪颖异常儿，及长嗜学。自经史、艺文，至象纬、堪舆之术，靡不洞悉条理；旁及彝鼎、书画，寓目即辨真赝，然非其好也。与湛甘泉，若水，唐荆川，顺之交，究心性命之学。所著《诗稿》二卷、《淳化阁帖释文》《十七帖释文》及《痘疹论》三卷。又《遗稿》若干卷，陈征君继儒序而传之，称其宏览博物，比之杨新都、王太仓云。

《幼科新书》四十卷　明　陈履端

乾隆十年《吴县志》卷七十六《人物 · 方术》及民国二十二年《吴县志》卷七十五上《列传 · 艺术》一：陈履端，字见田，吴县人。精小儿医，名播江南。著有《幼科新书》四十卷。兼善米家书法。子，珍如世其业。

《保赤心法》　　明　陶闻诗

见光绪三十年《常昭合志稿》卷四十四《艺文》。

民国三十七年《常昭合志》卷十八作一卷。陶闻诗，字伯言。医士。

《痘疹汇纂》　　明　周官

见同治十一年《上海县志》卷二十七《艺文·子部》。

乾隆四十八年《上海县志》卷十《艺术》：周官，字伯元，明侍郎周洪六世孙也。幼习举子业，寻丧父食贫，乃去儒业医。诸方书无不洞晓，而保婴一术尤称神妙，明崇祯时，礼部上其名，给劄冠带荣之。年八十卒。所著有《痘疹汇纂》诸书行世。子，景荣，为诸生；景新、景闳，仍世其业。

《痘科合璧》　　明　李魁春

道光四年《苏州府志》卷一百四《人物·隐逸》下：李魁春，字元英，号筠叟，吴县学生，与许琰为甥舅。是时，中原板荡，魁春与琰论古今节义事，眦裂发竖，恨不能效死疆场间。甲申闻变，北向号哭。家人知有死志，日夕环守，不得死。后闻琰死，曰：玉重死，我何颜独生，我无以妥玉重魄，我益滋戾。乃收其骨葬白公隄南，抚恤其家，以事闻当路，赠琰翰林典籍，私谥潜忠，不负同志也。直指李某按吴劝驾。魁春曰：闻之尧称则天，不屈颍阳之高。武称尽美，能全孤竹之洁。杨子云曰：鸿飞冥冥，弋人何篡。愿公全薛方、逢萌之节，拜赐实多，否则死耳。直指惭谢去，继以高隐鸿儒额相赠。笑而裂之。爱佳山水，一瓢一杖，逍遥林壑间。喜种竹，方曲屏障悉画竹，名其斋曰竹隐。生平纂述甚富，经史子籍及阴阳、医卜之书，多钩纂注释。鼎革后委诸烬。今存《春秋三传订疑》《痘科合璧》，皆属晚年删定者。

乾隆十八年《长洲县志》卷二十四：李魁春，好读书，治《春秋》有声。思陵殉国问至，有死志，不得死，遂凿坯高隐以终。晚与遂宁李实竹墩、沈钦圻友善。

《幼科折衷》　　明　秦昌遇

见康熙二年《松江府志》卷五十《艺文·子部》。

《痘疹折衷》　　明　秦昌遇

见嘉庆十九年《上海县志》卷十五《志人物·艺术》

《痘科玉函》　　明　丁凤

见光绪十七年《江浦埤乘》卷三十五《艺文》上《书目·子类》及卷二十九《人物》八《艺术》。

按：康熙二十三年《江南通志》卷五十九及乾隆元年《江南通志》卷一百九十二俱作《玉函集》，谓明丁毅著，误。

《天花秘集》　　明　汤哲

见光绪七年《嘉定县志》卷二十六《艺文志》三《子部》。

《儒门保赤》　　清　华长源

见光绪五年《南汇县志》卷十二《艺文志·子部》。

同上《南汇县志》卷十四《人物志》二《古今人传》：华长源，字天来。康熙丁亥，仁皇帝南巡，长源献颂百韵，书仿古隶。蒙恩奖赏。尤精儿医。

《幼科机要》　　清　王宏翰

见民国二十二年《吴县志》卷五十八下《艺文考》七《流寓》。

《痘疹心书》　　清　吴谷

雍正三年《高邮州志》卷十一《人物志》之《方技·吴钟奇传》：吴钟奇，字念真。少习儒，精于幼科。大江南北，延请者不绝于道，岁活婴儿无算。考授太医院吏目。为人坦衷朴貌，举乡饮大宾者再。总漕吴公，驰驿招致之，与之订交……寿终七十四岁。长子桓，庠生。次子谷，习父业，多所著述，有《痘疹心书》行世。谷子令尹，国学生。考授州同。令尹子江鲲、江鲸、江鳞、江鳏，并以幼科名于世。

《痘科金镜录详注》四卷　　清　俞天池

见道光七年《泰州志》卷三十《艺文》一。

按：嘉庆十六年《江宁府志》卷四十三作《痘科集解》，光绪六年《江宁府志》卷九上之上作《痧痘集解》。

光绪二十六年重刻乾隆十五年《句容县志》卷九下：俞茂鲲（即天池），字丽溟，例贡生。尝绘赈饥图四幅，志四厂苦景，以示后昆曰：此吾生平躬亲者也，尔曹睹此情形，拯困之念，自油然兴矣。卒年七十七岁，精痘科术。有《金镜录》行世。

光绪三十年《句容县志》卷十《人物》：俞念祖，字畹亭，太学生。父茂鲲，精于治痘。有《痘科集解》六卷行于世。

念祖世其学，险症赖以全活者无算。承祖，字梅村，太学生。亦以治痘名，皆茂鲲子也。

《痘疹心书》　　清　吴江

见乾隆元年《江南通志》卷一百九十二《艺文志·子部》。

同治十三年《上江两县合志》卷二十四下《张光传》：吴江，字钟奇。精医，贫者来就医，不受其酬。

《幼科直言》　　清　孟河

见乾隆元年《江南通志》卷一百九十二《艺文志·子部》。

《痘疹汇钞》　　清　恽熊

道光二十二年《武进阳湖县合志》卷二十九《人物志》八《艺术》：恽熊，字亨时，国子生。屡试不售，乃业医。乾隆五十一年大疫……江阴金捧闻《客窗偶笔》载其事，目为仁医。著有《痘疹汇钞》。

《幼幼心法粹纂》　　清　谌永恕

见光绪六年续纂《江宁府志》卷九上《艺文》上《子部》。

嘉庆十六年《江宁府志》卷四十三《人物·技艺》：谌永恕，字尊五，江宁人。精婴儿医，独冠一时。著有《幼幼心法粹》纂若干卷。其子。邑庠生昌会，宏德，俱以医驰名。乾隆壬寅春，昌会被召诊公主，应手而愈。

《詹氏痘科》　　清　詹思益

见光绪十一年《丹阳县志》卷三十五。

同上《志》卷二十三《方技》：詹思益。精于幼科，著《詹氏痘科》书。吴门叶天士，桂，尝采其说入《临症指南》。

《幼科集要》　　清　吴天挺

见乾隆十一年《盱眙县志》卷二十四《拾遗》之《方技补遗》。

《痘疹全书》　　清　袁灏

见乾隆十三年《苏州府志》卷七十六《艺文》二附《流寓著述》。

《痘疹定论》　　清　朱锡蝦编　曹锡宝重刊

见乾隆四十八年《上海县志》卷十一《艺文续编》。

嘉庆十九年《上海县志》卷十三：曹锡宝，字鸿书，号剑亭，乾隆六年顺天举人。锡宝幼颖敏嗜学，暇即手录：经、史、古诗文佛笈无间。

《幼科精义》四卷　　清　顾承仁

乾隆四十八年《上海县志》卷十《艺术》：顾承仁，字寿卿。著有《幼科精义》四卷，知名于时。子琳，世其业。

《幼科秘旨》二卷　　清　杨和

嘉庆十五年《扬州府志》卷五十四《人物》九《术艺》：杨和。江都人。业医四世，和尤精于小儿医。汪应庚孙，生未及周岁，病吐泻、面青白、手足微动。医以肝风治之，益剧。和视其色薄而败、唇淡而枯、口燥而不能多饥；曰：此虚寒也；搐者，胃之虚风动也；流涎痰壅者，阳不摄也；投以参、附、且力任之，得愈。谢蕴山生子甫三月，气嘈吐乳、日搐数十度、面青色、无泪、下泄青沫、闻声掣跳。医以惊风治之，不效。和诊之曰：非惊也，先天肝肺不足，魂魄不定，而心火上炎也。治以犀角地黄汤加琥珀、珍珠而愈。程某，仲夏病，早晨热渴，暮退，食如平时，神渐躯顿；治不效。和令以滑石八两煎水，尽饮之；果愈。和曰：此病非表、非里，热伤气也，表则气愈伤，养阴则热在气分不能入。《本草》：滑石，味淡、色白、入肺。肺金得清气不伤，而热自已矣，佐以他药则力不专，用轻剂则力难达。《全匮》云：百合病变发热者，以滑石主之，正此之谓也。方姓子，痘后身弱，吐乳、寒热不宁。和用白芍、茯苓、乌梅水、甘蔗汁，温服。入口，吐即止。他医用药即吐者，肝木克土，补土而不治肝，吐何能止。故先以酸平木，所谓以酸收之、以甘缓之也。某氏子，七八岁，病午后发热，至夜则退，以渐而甚，以外感、食积及痎疟治之，皆不效。和视之曰：外感则常热，热止于午后非外感，疟必先寒，伤食则舌苔厚；皆非也，此阳气不运之症。人身之气，昼行阳二十五度、夜行阴二十五度，气行至阴而气之少减则滞于血，而热作矣。宜以流气之品治之，以香附、檀香、广皮、郁金、木香，令于午前服之。二服而热减，四服而愈。张氏子，病夜热口渴，已而发疹，医断其乳食、下之，则泄泻、气促。和视之曰：气血两虚之证，宜理阴煎。服之，神少苏，泻不止。和曰：气不固也。加人参、附子，更服四神丸而愈。或认疹毒伤肺，热遗大肠则误矣。所著《幼科秘旨》二卷、《订正秦昌遇幼科折衷》四卷、《爨堂医案》一卷。子上衡、持衡，皆诸生。上衡能世其业。

嘉庆二十四年《江都县续志》卷六《人物》：杨和，字育龄。精于痘科，所至如神。痘起自中世，皆以为小儿先天热毒所发，历来无不以凉剂攻克，致有误伤者。和因时消息，力辩其不可偏执，以此多效。郡人争延之，或连昼夜不得宁。

《订正秦昌遇幼科折衷》四卷　　清　杨和

见嘉庆十五年《扬州府志》卷五十四《人物》九《术艺》。

《种痘书》　　清　焦循

见同治十三年《扬州府志》卷二十二《艺文》一《书目·子部》。

按：光绪九年《江都县续志》卷二十之十上作《种痘说》。又，《种痘说》与《痧疹吾验篇》《医说》合为一卷。校之同治《扬州府志》焦循《本传》不合。

同治《扬州府志》卷十三《人物》五《文苑》：焦循，字礼堂，少颖异，嘉庆六年举人。一赴礼闱，嗣以足疾不入城市。茸其老屋曰半九书塾。复构一楼曰雕菰楼，读书、著书，恒在其中。著《雕菰楼易学三书》，又疏《孟子注》，著《孟子正义》三十卷。又著《六经补疏》。又考浙江原委，以证《禹贡》三江，著《禹贡郑注释》一卷。并著有《雕菰楼文集》二十四卷、《词》三卷、《诗话》一卷、《种痘》《医说》等书若干卷。卒年五十八。

《痧疹吾验篇》　　清　焦循

见光绪九年《江都县续志》卷二十《艺文考》十上《子部》。

《治痘秘要》　　清　章廷芳

见光绪六年续纂《江宁府志》卷九上《艺文》上《子部》。

嘉庆十六年重刊《江宁府志》卷四十三《人物·技艺》：章廷芳，字右纶，上元人。痘医，著有《治痘秘要》若干卷。

《痘证溯源》　　清　董勋

嘉庆十六年《江宁府志》卷四十三《人物·技艺》：董勋，六合人。世医，著有《痘证溯源》。

光绪九年《六合县志》卷八附录《方技》：董勋，字世安，子其升，父子并善外科。刻有《痘证溯源》行于世。

《痘疹秘诀》二卷　　清　李桂

见嘉庆十九年《上海县志》卷十八《志艺文·子部》。

同上《上海县志》卷十五《志人物·艺术》：李桂，字蟾客，诸生，精幼科。嘉庆十六年辛未重游泮水，有《痘疹秘录》及《医案》。卒年八十。

同治十一年《上海县志》卷二十二《艺术传》：李桂，二十二保人。

子熊，廪生，亦精幼科。著有《金镜录约注》。

民国七年《上海县续志》卷二十《艺术传补遗》：李桂，字秋芳。

按：同治《上海县志札记》卷六：《痘疹秘诀》。前《志》《川沙志》作《痘疹秘录》《本志·李桂传》同。

《痘学真传》八卷　　清　叶大椿

道光二十年《无锡金匮续志》卷六《方技》：叶大椿，字子容，南延乡人。精于痘科，症无危险，应手即愈。人以神医目之。著有《痘学真传》八卷行世。

《痘症辨疑大全》六卷　　清　秦伯龙

见道光二十年《无锡全匮续志》卷十《艺文·著述补遗》。

《治陈易斋子痘论》　　清　陆俊

见光绪二十五年《黎里续志》卷十一《寓贤》。

道光二十年《平望志》卷八《文苑》：陆俊，字智千，号猗竹，晚号鹤癯道人。忽得咯血疾，医者曰：能静养则愈矣。其祖。父多藏书，乃精洁一室，尽发其书编阅之，掩卷茫然也。后读《朱子全书》，至：'心之虚灵，无有限量，如六合之外，思之即至。'遂静坐数月，恍然有悟。纵笔为文，顷刻数千言，不加点窜，自成章法。其所读之书，了了于心。人颇讶之，有摘隐僻书中句问者，即背诵其上下文。忽一日，有人言某某病难治。俊曰：当用《圣济总录》中某卷某方治之。试之果愈。由是求医者无虚日，俱有神效。所作诗、文不存稿。其弟诸生念祖，抬其数十篇刻之，曰:《骈拇膡墨》二卷。年五十三卒。其书法似赵、董，有《文乐堂墨刻》二卷。其画山水，如吴历、查士标。其《武林游草》《题画诗》，其中年所刻也。子纫兰。国学生。能传其医学，兼工画。

《痘学钩元》　　清　陆得梗

道光二十年《平望志》卷八《文苑》：陆得梗，字禹川，号畏庭，县学生。工诗、古文，善医，著有《痘学钩元》。家贫多故，几不能糊口。

《保婴备要》六卷　　清　庄逵吉

道光二十二年《武进阳湖县合志》卷二十四《人物》三《庄炘传》：庄逵吉，字伯鸿（炘子）。早慧俶傥，累困场屋。援例为知县，分发陕西。历署剧邑，补蓝田、调咸宁，擢潼关同知。中湿致足疾，遂卒。著述以舟行渗漏，漫漶几尽，仅存《保婴备要》六卷、《秣陵秋》《江山缘》乐府二种。

《庄氏慧幼二书》:《福幼编》一卷　《遂生编》一卷　　清　庄一夔

见道光二十二年《武进阳湖县合志》卷三十三之三。

光绪十二年《武阳志余》卷十之八《艺术》：庄一夔，字在田，武进人，湖北荆门州吏目。治事精详，尤深于岐黄之学。尝病俗医，委云：小孩无补法。每于热邪惊风诸证，辄投以寒凉表散之剂，恒致无救。一夔谓：风药多，则阴伤而亡，阳气亦随耗。再进以苦寒，则阳明无司运之权，而失传送之度，杀人毒手，未有甚于此者。著《福幼编》。

又论治痘之法，宜温补兼散；治疹之法，宜养血兼散，俱忌寒凉消导。著《遂生编》。

其治小孩，即濒于死者，群医束手。一夔排众论，予一二剂，无不应手效。大要以温补见长。

《痘科景行录》一卷　　清　法学山

见道光二十二年《武进阳湖县合志》卷二十九之八《法徵麟传》。

《痘疹书》　　清　洪牧人

道光三十年《仪徵县志》卷四十《人物志·艺术》：洪牧人，号茱萸老人。著有《痘疹书》行世。

《痘科键》　　清　朱凤台

见咸丰七年《靖江县志稿》卷九《艺文志·书籍》。

《痘无死法说》一卷　　清　耿佚名

见光绪六年《江宁府志》卷九上《艺文》上《子部》。

同治十三年《上江两县合志》卷二十五《方技录》：耿岗（人），耿某。著《痘无死法说》一卷。

《痘疹大成》一卷　　清　张寅

见光绪九年刻同治《苏州府志》卷一百三十九《艺文》四《流寓》。

民国二十二年《吴县志》卷五十八下《艺文考》七《流寓》：张寅，太仓人，寓浒墅为医。

《幼科必读》　　清　丁麟

见光绪九年刻同治《苏州府志》卷一百三十六《艺文》一。

《痘疹宝筏》六卷　　清　强健

同治十一年《上海县志》卷二十七《艺文·子部·自序》云：今人禀资浇薄，痘愈变幻，举世咸以《金镜录》《救偏琐言》为务。往往刻意于寒凉，纵恣于攻下，贻人夭枉，不自醒悟。健既世其业，综核诸家而运用之，颇获实效。因采前贤之精，补苴罅漏，纂著是书。

按：嘉庆十九年《上海县志》卷十八及嘉庆二十三年《松江府志》卷六十一并作《痘证宝筏》。

《保婴撮要》　　清　李德礼

见同治十三年《扬州府志》卷二十二《艺文》一《书目·子部》。

同上《扬州府志》卷十六《人物》八《术艺·李德汉传》：李德汉，字倬云，监生，精明医理。其先，习医历十四世，于幼科、痘症、惊风，治尤神效。兄，德礼，字爱堂，与之齐名，著有《保婴撮要》，医家奉为圭臬。厥后子、侄，亦皆能世其业。

道光三十年《仪征县志》卷四十：李德汉，以医名，尤精痘疹。自明迄今，十四世习其业。送诊者踵相接，皆细心按切，不以贫富分畛域。年愈八十卒。刘雨亭挽以联云：待同岑无妒忌心肠，实意在保全赤子；

倘阖邑有疑难病，那时才追忆先生。其为同道钦服如此。

《种痘条辨》　　清　冯道立

见同治十三年《扬州府志》卷二十二《艺文》一《书目·子部》。

《慈幼论》一卷　　清　何飞

见光绪五年《丹徒县志》卷四十六《艺文志》之《书目·子类》。

同上《丹徒县志》卷三十七《人物志·方技》：何飞，字德明，精幼科，诊视如神，著《慈幼论》。

《痘疹心法》十二卷　　清　段希孟

见光绪五年《武进阳湖县志》卷二十八《艺文·子部》。

《疹病简易方》　　清　陈荣

见光绪六年续纂《江宁府志》卷十四之三《人物·先正》二《顾绶汝传》。

《广见编》四卷　　清　俞钟

光绪七年《嘉定县志》卷二十六《艺文志》三《子部》：俞钟，字元音，武生。辨痘疹颇精当，附《医案》数十则。

《痘疹宝筏》三卷　　清　赵曜

光绪七年《嘉定县志》卷二十六《艺文志》三《子部》：杨士元、徐玉瑛序。赵曜，字光远。子绵春，字开阳。世精幼科。

《痘科摘锦》　　清　胡颖千

见光绪八年《宝山县志》卷十二《艺文志·书目》。

同上《志》卷十《人物志·艺术》：胡颖千，字天赐，居杨行，诸生。精医，尤长痘科，能治人所不治，子大经，字品伦。传其家学，应手辄效。年七十余卒。

《豆疹索隐》一卷　　清　曹禾

光绪十三年《武阳志余》卷七之二《经籍》中《子部·自序》略曰：今之小儿医，尤重治豆，称为专家。实不知豆之原始，治豆之法，出于晋唐，至宋始备。其神明变化，原不滞于规矩，而规矩以生，故精言奥旨莫不与经方遥合。后医撰为诞谩不经之说，概不以病就方，惟喜破坏成法。赤子何辜，心窃愍焉。爰辑豆家精言，理繁归易，务准实际。

《保赤新编》　　清　倪德扬

见光绪三十年续纂《句容县志》卷十八上《艺文·书目》及卷九下二《人物·技艺倪信予传》。

《痧痘金针》三卷　　清　陈标

见民国二十二年《吴县志》卷五十八上《艺文考》四元和县。

同上《吴县志》卷七十五下《列传·艺术》二长洲县：陈标，字少霞，长洲人，受业于王受田。为同、光时儿科名家，著《痧痘金针》三卷。后又有沈碉山、连山父子，皆精于是科。

《幼科摘要》一卷　　清　蔡元瓒

见民国二十六年《川沙县志》卷十五《艺文志·著述类》。

同上《志》卷十六《人物志》及卷十八《选举志》上《同光间诸生表》：蔡元瓒，字燮堂，八团人，同光间南汇县学生。精幼科，寓沪城多年，全活甚众。名与其师庄贵严相埒。

《种痘书》一卷　　清　王珠　钱大治

见光绪七年《嘉定县志》卷二十六《艺文志》三《子部》。

《保赤心传》　　清　王世禄

见光绪七年《嘉定县志》卷二十六《艺文志》三《子部》。

《牛痘集说》　　清　徐晋侯

见民国七年《上海县续志》卷二十六《艺文·子部》。

同上《上海县续志》卷十八《人物·徐本铨传》：徐本铨，字隽甫，周浦塘口人。子晋侯，字侣樵，号幼甫，少习贾，旋弃去。游苏，发愤力学，与诸名士订交，获切磋益。遂工书，兼善墨梅。以迫于生计，为邑胡氏主会计。喜吟咏，通医理，精推拿法，所著《推拿辑要》《牛痘集说》。

《保婴秘要》　　清　龚星台

民国十年《宝山县续志》卷十五《艺文志·书目之子类》：钱衡同序。星台，字信侯，居罗店。

《刘文锦幼科》一卷　　清　刘文锦

见民国十七年《清河县志》卷十五《艺文》。

同上《志》卷十《人物》上：刘文锦。独精幼科，人称医儿神手。

《痘疹辨证歌括》　　清　姜书钦

见民国二十二年《盐城县志第一辑》卷十三《艺文志·书目》。

《痘疹实法》一卷　　清　史大受

见民国二十二年《吴县志》卷五十六下《艺文考》二。

《幼科要略》一卷　　清　叶桂

见民国二十二年《吴县志》卷五十六下《艺文考》二。

《幼科经验》　　清　吴时行

见民国二十三年《青浦县续志》卷二十一《艺文》上《书目·子部》。

同上《青浦县续志》卷十八《人物》四《艺术传》：吴时行，字竹生，祖青田，父芝山，均善小儿医，擅推拿术。时行承其业，名益著，而时行朴如田叟，所居仅蔀屋数椽耳。尝曰：小儿藏府娇嫩，用药岂堪猛烈。有他医束手者，时行与二三味辄霍然。张锡类，字禄香，张库人，善幼科，亦以推拿名。貌魁伟，长髯过腹。卒年八十有三。

《痘论》一卷　　清　徐述祖

民国三十七年《常昭合志》卷十八《艺文志》：徐述祖，原名世椿。世栋弟，善画。

《痘科约囊》五卷　　　清　黄序

民国三十七年《常昭合志》卷十八《艺文志》：分论赋、歌诀、图说、证治、古方备考。《稽瑞楼书目》刊本。

（以上儿科）

《原机启微》　　元　倪维德

见崇祯十五年《吴县志》卷五十三《人物》十九《方术》及康熙三十年《苏州府志》卷四十五《艺文》。

光绪九年刻同治《苏州府志》卷一百三十六之一及民国二十二年《吴县志》卷五十六上之一：并作《玄机启微》二卷。

《原机启微集附录》一卷　　明　薛己

见乾隆十三年《苏州府志》卷七十五《艺文》一：述倪维德书。

《七十二问》　　明　李瞻

见康熙五十七年《仪真表》卷二十二之四《本传》。

《眼科方》　　明　李瞻

见道光三十年《仪徵县志》卷四十四《艺文志·子类》。

《鼠尾金针说》　　明　李瞻

见乾隆元年《江南通志》卷一百七十《人物志·艺术》。

《莲子金针说》　　明　李瞻

见乾隆元年《江南通志》卷一百七十《人物志·艺术》。

《育神夜光丸方》　　明　李瞻

见乾隆元年《江南通志》卷一百七十《人物志》之《艺术》。

《医眼方论》一卷　　明　顾鼎臣

见乾隆十三年《苏州府志》卷七十五《艺文》一。

《眼科方》　　清　叶桂

见民国二十二年《吴县志》卷五十六下《艺文考》二。

《治目管见》　　清　戴培椿

嘉庆二十三年《松江府志》卷六十一《艺术传》：戴培椿，字菱舟，娄县人，监生，精于医。胡氏兄弟三人赌食藕，伤，僵卧不醒。培椿令急饮淅米水汁而愈。或问之，曰：藕窍实米煮，易烂；米汁能败藕耳。有贫者患肠痈，培椿曰：须饮麻子油。通则不痛，润肠、解毒，无有逾于此者。数服，果消。有女人患疠，久不愈。培椿令食川产贝母，他医未信。椿曰：诸君读《葩经（诗经）》未熟耳。言采其蝱。蝱即贝母。朱子谓能消郁结之疾也。服之，患渐平。著有《花溪醉鱼稿》《治目管见》等书。

《银海指南》六卷　　清　顾锡

嘉庆二十三年《松江府志》卷七十二《艺文志·子部》：顾锡，字养吾。

《实验眼科要义》　　清　徐继勉

民国十年《宝山县续志》卷十五《艺文志·书目之子类》：上海黄庆澜序。继勉，字志勤，居罗店北乡。

《眼科经验良方》　　清　孟传仁

民国九年《沛县志》卷十三《人物传·行谊》：孟传仁，号强恕。至性过人，因母患眼疾，遂专医道。著有《眼科经验良方》。

（以上眼科）

《口齿类要》一卷　　明　薛己

见道光四年《苏州府志》卷一百二十三《艺文》二明上。

《喉科经验秘传》一卷　　清　程永培

见民国二十二年《吴县志》卷五十八上《艺文考》四。

嘉庆二十五年《吴门补乘》卷七：程永培，号瘦樵，元和人。

《焦氏喉科秘珍》一卷　　清　金宝鉴

民国二十二年《吴县志》卷五十八上《艺文考》四元和县：金宝鉴，字保三，著《焦氏喉科秘珍》一卷、《烂喉痧痧辑要》一卷。

《烂喉痧痧辑要》一卷　　清　金宝鉴

见民国二十二年《吴县志》卷五十八上《艺文考》四。

《喉方集解》四卷　　清　朱宜

同治十三年《扬州府志》卷十四《人物》六：朱宜，字驭时，父为质。通医理，施药济时。宜承父志，为人疗疾，六十余年。著有《喉方集解》四卷。性慷慨，咸丰元年举孝廉方正。

抄本《宣统续纂泰州志》卷二十六《人物传》：朱宜。泰州之白米镇人。

《痧喉心法》　　清　陈基

见光绪九年刻同治《苏州府志》卷一百三十八《艺文》三。

同治十三年《盛湖志》卷九《艺能》：陈基，字树本，号杉山，监

江苏省

673

生。精疡科，所治无不应手。其时郡伯何观澜患疽，诸医棘手，聘基视之而愈，名益重焉。性喜吟咏，出医四方，即景赋诗，颜其舟曰：寻诗艇。著有《杉山遗稿》。

《咽喉问答》　清　孙天骐

见光绪六年《昆新两县续修合志》卷五十《著述目》下。

《喉痧要旨》一卷　清　张思义

民国二十六年《川沙县志》卷十五《艺文志·著述类》：张思义、市区人。于宣统二年正月，当选川沙城议员。

《喉科摘要》二卷　清　徐鉴亨

见民国七年《上海县续志》卷二十六《艺文·子部》。

《喉科经验良方》　清　王士芬

见民国十年《宝山县续志》卷十五《艺文志·书目之子类》。

《疫喉浅论》　清　夏云

见民国十年《甘泉县续志》卷十四《艺文考》十四。

同上《甘泉县续志》卷二十六《人物传》八《方技·本传》：《疫喉浅论》，都二万余言，已刊行世。

《痧喉正的》一卷　清　曹心怡

民国二十二年《吴县志》卷五十六下《艺文考》二：曹心怡，字侯甫。

（以上喉科）

第七类　医史　医案　医话

《医史》　明　周恭

见康熙三十年《苏州府志》卷七十四《人物·隐逸》及乾隆十三年《苏州府志》卷七十五《艺文》一。

《增校医史》四卷　明　周恭

见乾隆十三年《苏州府志》卷七十五《艺文》一。

《医史》十卷　明　李濂

见光绪六年《昆新两县续修合志》卷四十九《著述目》上。

《医学源始》　清　王宏翰

见民国二十二年《吴县志》卷五十八下《艺文考》七《流寓》。

《古今医籍志》　清　王宏翰

见民国二十二年《吴县志》卷五十八下《艺文考》七《流寓》。

《医学读书志》　清　曹禾

见光绪五年《武进阳湖县志》卷二十八《艺文·子部》。

光绪十三年《武阳志余》卷七之二《经籍》中《子部》:《医学读书志》二卷、《附志》一卷。医书之载于历史《志》及录入《四库》者，斑斑可考。是编，溯其源本，别其流派，使数千年授受，洞如观火。始伏羲，迄国朝邹澍。共九十九篇。各加论断。一百十二家，补一家。计:

《三坟》及列朝敕撰之书，七十一种。三千八百四十四卷。历代名医四百一十六种。三千八百七十三卷。《附志》所著《考证解》六篇，与门人论医之说。

《医学读书附志》一卷　　清　曹禾

见光绪十三年《武阳志余》卷七之二《经籍》中《子部》。

《医人史传》　　清　何其伟原著　何长治续

见民国二十三年《青浦县续志》卷二十一《艺文》上《书目·子部》。

光绪五年《青浦县志》卷十九《人物》三《文艺传》：何其伟，字韦人，又字书田，增贡生，世仁子也。其伟幼解四声、长通六义，师事娄庄师洛、同里王昶。昶与师洛辑《陈忠裕集》，其伟任其校刊。诗效陆务观，主清沏自见。医能世其传，名满江浙。林文忠则徐、姚椿，皆深重之，谓其不仅以医名者，伉爽尚气节，年六十四卒。晚由斟山徙重固。弟其章，字耀文，诸生。早卒。著有《七榆草堂诗词稿》。

同上《青浦县续志》卷二十四《杂记》下《遗事》：青浦何书田茂才，工诗。家世能医，书田益精其业，名满大江南北。侯官林文忠公抚吴时，得软脚病，何治之获痊，赠以联云：菊井活人真寿客，斟山编集志诗豪。由是投分甚密。而何介节自持，未尝干以私，人皆重之。

同上《青浦县续志》卷十六《人物》二《文苑传》：何长治，字鸿舫，其伟子，太学生，居重固。生有异禀，浸淫载籍，手自朱黄；少师娄县姚椿，诗文得古人步骤，一洗绮靡芜秽之习，书法胎息平原，坚拔浑厚，自谓大江以东独绝，书画墨梅，世不易得。何氏故世医，至长治声誉益振，病者求治，户限为穿。殁后，人宝其书，或得寸缣，方案者，珍若球璧。长治豪于饮，修髯古貌，声若宏钟。于学无不精通，然大都为医名、书名所掩。晚年自号横泖病鸿。著述见《艺文》。子振宇，字虚白，亦工书，善医。

光绪十五年《罗店镇志》卷六《人物志》中《游寓补》：何长治，承家学，亦以活人术济世。同治中，尝主里中陈氏秦绿山房，以诗、文相徵逐。寻归故里，筑梅花庐以迎宾客。光绪己丑冬卒，年六十九。著有

《医人传》及《瞻斡山居诗文集》藏于家。

《医宗制沿图》　清　张璇

见嘉庆九年《丹徒县志》卷三十二《艺文志》之《书目·子类》。

同上《丹徒县志》卷二十二及光绪五年《丹徒县志》卷三十二并作：《医宗官制沿图》。

嘉庆《志》二十二：张璇，字纪天，幼失怙，自号未庵。弱冠补博士弟子员。言行有法，郁为人表。四十外，即不与科举。读书等身，专意著述。于天文、地舆、礼制、乐律，与夫农田、赋役之事，靡不穷究原委，俱小楷精画，勒有成书。兵燹后，卷帙稍散佚。今有《地舆集要》《史钞》《诗钞》《医宗官制沿图》《通俗丧礼》《齐家要略》若干卷，藏于家。

《医经书目》八卷　　清　邹澍

见光绪五年《武进阳湖县志》卷二十八《艺文·子部》。

《延陵弟子纪略》一卷　　清　曹存心

民国三十七年《常昭合志》卷十八《艺文志》：一名《乐山先生遗案》。孙博泉等刊本，杨泗孙序。

《医范》八卷　　清　王受福

见民国二十六年《川沙县志》卷十五《艺文志·著述类》。

同上《川沙县志》卷十六《人物志》及卷十八《选举志》上：王梦松，号致鹤，长人乡二十保十六图人。喜吟咏，善画墨兰。继承其父涤斋医术，多所全活。传子受福。

受福，字介膺，梦松子，同光间上海县学生。性和易，家传医学。辑有《医范》八卷。其医术，名闻海簸。子芹生，承父业，亦号良医。至此已七世。

《医林》　清　乔烺

见同治十三年《扬州府志》卷二十二《艺文》一《书目·子部》。

《医林》　　清　吴中宪

见同治十三年《扬州府志》卷二十二《艺文》一《书目·子部》。

同上《扬州府志》卷十三《人物》五《文苑》：吴中宪，字履平，诸生（江都人）。早岁工诗、词、骈体，多沉博瑰琦之作。后为散体文，高古淡永。尤精乐律，著有《乐律全书》《乐府字句谱略》《词调今存录》《两汉资臣考》《医林》《谈苑》诸书。官浙江山阴县县丞，卒于官。

《名医通鉴》　　清　郁汉曙

见光绪七年《嘉定县志》卷二十六《艺文志》三《子部》。

《历代名医姓氏绪论》　　清　高含清

见光绪八年《宝山县志》卷十二《艺文志·书目》及卷十《人物志·艺术之高应麟传》。

《医传会览》　　清　丁芳

见光绪九年《江都县续志》卷二十《艺文考》十上《子部》。

《扁鹊仓公列传注》　　清　张曜孙

见光绪十三年《武阳志余》卷七之三《经籍》下《张氏四女集》注。

《名医列传》八卷　　清　沈英

见光绪三十年《常昭合志稿》卷三十二《人物志》十一。

《补张仲景传》　　清　陆懋修

见民国二十二年《吴县志》卷六十八下《列传》七《本传》。

《历代医学书目》　　清　王新之

民国二十二年《吴县志》卷五十八上《艺文考》四元和县：稿本，不分卷。搜罗极详，有数十册。各家藏书目，各省、府、厅、州、县

《艺文志》，无不采入。孜孜兀兀，至老不休，真有心人也。身后乏嗣，稿归其婿女。恐终至隐没不传，而有名姓翳如之叹，故详述其事于此。

《杏园医案》一卷　　明　曹秉铉

见道光二十二年《武进阳湖县合志》卷三十三《艺文》三《子部》。

同上《武进阳湖县合志》卷二十九《人物志》八《艺术》：曹秉铉（董《志》遗其姓，据陈《志》补），字公辅，喜读书，有济世志。因父病，遂学医。曰：吾姑寿此一方，似延亲寿。遇大疫，秉铉不避危险治之，不取值，赖全活者甚众。著《杏园医案》行世。

《璞庵医案》　　明　王玉

见道光二十一年《宜荆县志》卷九之一《宜兴荆溪艺文合志·载籍》。

嘉庆二年重刊《宜兴县旧志》卷末《杂志·艺术》：王玉，字汝瑛，成化末举明医，隶太医院。宏治初，每用药有奇效，帝与太后甚嘉宠之。累官通政使，赐麒麟服一袭，犀带一围。著有《医案》传世。子廷相，官御医。

《叔旦医案》　　明　陈景魁

见乾隆元年《江南通志》卷一百九二《艺文志·子部》。

乾隆十五年《句容县志》卷九《人物志》下《方技》：明（原误宋），陈景魁，字叔旦。端拱间，其高祖理，以医任玉台秘书。景魁，颖慧善记诵，从邑中樊懿斋游，受易于毗陵陆秋崖。闻湛甘泉讲学南畿，魁又往谒。一日父病疫，诸医罔效……老人授言：蚯蟮水可愈汝父。博访之，知为蚯蚓也，捣水饮父，立愈。后精心医学，所投辄应。著有《医案》，皆奇疾、奇方也。

按：乾隆《句容县志·斠勘记略》：《人物·方技》第六十六页第十一行，宋，陈景魁下，有"往谒湛甘泉"语，甘泉列《明史·儒林传》，景魁何得为宋人。又按：康熙七年《江宁府志》卷二十六《人物志》七，景魁列明人后；则乾隆《句容县志》并乾隆《江南通志》俱作宋人者，误。

江苏省

679

《神医诊籍》　明　姚福

见同治十三年《上江两县合志》卷十二中《艺文》中《子部》。

《医案》　明　马兆圣

见民国三十七年《常昭合志》卷十八《艺文志》。

《医案大成》　明　吴隐

见同治十三年《徐州府志》卷十九《经籍考》。

同上《徐州府志》卷二十二上中《吴明德传》：吴隐，字澹夫。性慷慨，急人之难，虽千金不吝。工诗。

同上《徐州府志》卷二十二下之上《人物志·文学》：吴隐，字存己，宿迁人，父明德。隐工诗，精于医。子，之珆，以岁贡授知推，辞不就。

同治十三年《宿迁县志》卷十七《人物列传》：吴隐，号澹夫。善岐黄，所著有《中和斋稿》《寄幻吟》《燕市草》《医案大成》。

《注明医杂著》六卷　　明　薛己

见道光四年《苏州府志》卷一百二十三《艺文》二《薛氏医按》条。

《仲醇医案》一卷　　明　缪希雍

民国三十七年《常昭合志》卷十八《艺文志》：《述古堂书目》刊本。

《医案》六卷　　明　石震

见道光二十二年《武进阳湖县志》卷三十三《艺文》三《子部》。

《复斋医案》　明　钱宝

见乾隆元年《江南通志》卷一百九十二《艺文·子部》。

万历二十四年重修《镇江府志》卷二十六、康熙二十三年《江南通志》卷五十九、乾隆十五年增补康熙二十四年《镇江府志》卷四十及嘉庆九年、光绪五年两《丹徒县志》并作《医案》,无"复斋"二字。

《医案惊隐篇》　　明　吴宗潜

见乾隆十三年《苏州府志》卷七十六《艺文》二。

乾隆十一年《震泽县志》卷十八之六:吴宗潜,字东篱(一作里),振远弟。兄弟七人,并有才藻,而宗潜与弟宗汉、宗泌尤知名。宗潜负经世之学,酉戌间,往来南都、东浙,数蹈危险。振运之执,宗潜时在鲁王所。既而知事无成,幅巾归隐,结惊隐诗社。岁以五日祀屈原、九日祀陶渊明、除夕祀林君复、郑所南,宗潜常为祭酒。后十余年,以序人《选诗》触忌讳,遂与同事者系狱,时相唱和,有《圜扉鼓吹编》。久之,得释,遂隐于医,著名苕、霅间。治疾不问贵贱,惟事召之必不往。人谓其通而介。年七十八卒。

《医验》二卷　　清　李天成

乾隆十六年《金山县志》卷十三之二《李磐石传》:李磐石,字文之,原籍兰溪,崇祯末避居松隐镇。尝受《方书》于异僧无碍,遂精于医,予决死生多不爽。子天成,字显生,世其业,著有《医验》二卷。

嘉庆二十三年《松江府志》卷六十一:李磐石,华亭人。

《胡氏医案》　　清　胡尚礼

见康熙五十七年《仪真志》卷二十二《列传》四《艺术》。

《素圃医案》四卷　　清　郑重光

见嘉庆十五年《扬州府志》卷五十四《人物》九《术艺》。

《旧德堂医案》一卷　　清　李用粹

见一九五一年铅印《鄞县通志》之《文献志》戊编中《艺文》二《现代本县公私藏书纪事(私)曹炳章集古阁藏书杂著类》。

《治验》　　清　沈时誉

见康熙三十年《苏州府志》卷七十八《人物·艺术传》。又参道光四

江苏省

681

年《苏州府志》卷一百二十七《艺文》六《流寓》。

《蘧庐医案》十卷　　清　陈顾涞

嘉庆七年《太仓州志》卷四十一《人物·艺术》：陈顾涞，号蘧蓬，州学生。昆山王成博、王九来，皆出其门。精医，能起死，有陈仙之称。著《蘧庐医案》十卷。

《笔麈》四卷　　清　张承诗

光绪七年《嘉定县志》卷二十六《艺文志》三《子部》：张承诗，字致修，诸生。乾隆二十年（嘉庆州志作二十二年）大疫，所活甚众。此其《医案》也。

《临证指南》十卷　续四卷　　清　华南田等辑

见道光四年《苏州府志》卷一百二十六《艺文》五之下。

民国二十二年《吴县志》卷五十六下《艺文考》二：作《临证指南医案》十卷。《续医案》《温热论》《精选良方》，以上三种共四卷。门人华南田等辑。

《医案存真》　　清　叶桂

见民国二十二年《吴县志》卷五十六下《艺文考》二。

《三家医案》　　清　叶桂

见民国二十二年《吴县志》卷五十六下《艺文考》二。

《洄溪医案》　　清　徐大椿

见光绪五年《吴江县续志》卷三十五《艺文》四《书目》四。

按： 光绪四年《嘉兴府志》卷八十一《经籍》二《子部》：《洄溪医案》二卷。有海昌蒋氏刊本。

《医验》一卷　　清　金昺

光绪五年《青浦县志》卷二十七《艺文》上《书目·子部》:《医验》一卷。国朝金昺著。王陈梁序称其老于医术，深知其难，取生平治有成效者成书。大略参酌虚实强弱之间，不偏于攻补。

乾隆五十三年《青浦县志》卷三十《人物》六：金昺，字澹民，号书樵。居沈巷。沉静寡默，手不释卷。又工草书、耽吟咏。著《选幽居诗》。

光绪五年《志》卷十九之三《文苑传》，金昺，字旷民……布衣。又精医。同里王心，字载宁，与夏简并长古文，有笋溪双凤之目。（王）心有十友楼，延致一时名士而为之主，亦喜为诗。简，字宛青，十友之一也，昺亦十友中人。（昺）曾孙庭槐，字柱峰。以景诗乞序徐艿坡，称之。王心，任镛遗诗，皆庭槐所编录，亦能世其医。

《孙氏医案》　　清　孙宗岳

光绪十二年《睢宁县志稿》卷十六《人物专·方技》:孙宗岳，精医，能以意治病厄，应手辄效。乾隆二十三年，灵璧知县贡震抱病，群医束手，或以宗岳荐。诊之，笑曰：此肉积也。一药而愈，赠金不受。某太守幼子病剧，延宗岳治之。以手摸曰：无病，思玩物耳。诘乳媪，果有银铃失去数月。寻给玩之，三日，病若失。人以孙一摸称之。晚岁，名振江淮，有《孙氏医案》。

《静香楼医案》二卷　　清　尤怡

见民国二十二年《吴县志》卷五十七《艺文考》三。

《何氏医案》四十卷　　清　何游

见嘉庆九年《丹徒县志》卷三十二《艺文志》之《书目·子类》。

《西垣诊籍》二卷　　清　李炳

见嘉庆十五年《扬州府志》卷六十二《艺文》一《书目·子部》。

江苏省

683

《九峰脉案》　　清　王之政

光绪五年《丹徒县志》卷三十七《人物志·方技》：王之政，字献廷，号九峰。祖籍开沙，居月湖。性颖善悟，复好读书。于岐黄家言，独得精蕴，初游扬州即著。有显贵延视女病，不知其在室也，断为孕，且言必男。少顷，已剖腹出胎来示。大惊，耳遂聋，名益震。嘉庆中，奉征召，以重听辞免。一时南来名宦如费淳、铁保、陶澍诸公，皆乐与之交。聘访叠至，翰墨往来，名噪海内。终身无暇著作，门人各私集其方为《九峰脉案》，奉为圭臬，不绝于今。其从学者众，如虞克昌、李文荣、蒋宝素、米致五辈，卓然一时，皆出门下。有小门生李欣园，私淑其学，尤得真传。

《燮堂医案》一卷　　清　杨和

见嘉庆十五年《扬州府志》卷五十四《人物》九《术艺》。

《鲁珍医案》　　清　沈璠

嘉庆十九年《上海县志》卷十八《志艺文·子部》。

《大方医案》　　清　周尧载

见嘉庆十九年《上海县志》卷十八《志艺文·子部》。

同上《上海县志》卷十五《志人物·艺术》及民国十一年《法华乡志》卷六《艺术》：周尧载，业内外科，初无重名。会同里王廷珍从高倾坠，破其阴，外肾突出，闷几绝。尧载视之曰：络未断，可治也，拾其肾，徐纳诸囊，线缝之，敷以刀圭。果无恙。著《大方医案》。

《经验志奇》三卷　　清　施不矜

见嘉庆十九年《上海县志》卷十八《志艺文·子部》。

《林蕡医案》　　清　张以恺

见嘉庆十九年《上海县志》卷十八《志艺文·子部》。

《医案》一卷　　清　李桂

见嘉庆十九年《上海县志》卷十八《志艺文·子部》。

《庄永祚医案》　　清　庄永祚

嘉庆二十三年《松江府志》卷六十一《艺术传》：庄永祚，字天申，华亭人，征麟子。贡入太学，闱试屡绌，病归。取医书徧读之，立方自治，遂获痊。后为医，他人谢不能者，投之辄效。辑《医案》若干卷。吴骐序之。

光绪四年《奉贤县志》卷十一《人物志》二《文苑·庄征麟传》：庄永祚，以贡入太学，考授同知。诗词隽拔，著《西堂诗稿》二十卷。尝病三年不瘳，自取医书读之。

《仿寓意草》　　清　李文荣

见民国六年《丹徒县志摭余》卷八《人物志》之《儒林·文苑》。

光绪五年《丹徒县志》卷三十七《人物志·方技》：李文荣，字冠仙，诸生。好读青囊书，得其精粹，从月湖王九峰游，得其治法。以医名数十年，远近传之。

同上《丹徒县志摭余》卷八：李文荣，晚号如眉老人，廪贡生。工时艺，精医。授徒里闬，及门成进士者三。初就陶文毅澍聘，主讲南汇、青浦两书院讲席；继入袁江医馆。受文毅知遇十五载，不干以私，谆谆以行谊勉士子。著有《含饴堂课孙草》《仿寓意草》《知医必辨》各集行世。重游泮水，卒年八十三。

《心太平轩医案》一卷　　清　徐锦

见民国二十二年《吴县志》卷五十七《艺文考》三。

《问斋医案》五卷　　清　蒋宝素

见光绪五年《丹徒县志》卷四十六《艺文志》之《书目·子类》。

《斛山草堂医案》十六卷　　清　何世仁

见嘉庆二十三年《松江府志》卷七十二《艺文志·子部》。

《福泉山房医案》十卷　　清　何世仁

见嘉庆二十三年《松江府志》卷七十三《艺文志·子部》。

《王镇医案》　　清　王镇

嘉庆二十三年《松江府志》卷六十一《艺术传》：王镇，字泰岩，娄县人，丕烈从孙，监生。善隶书，精岐黄术，能治伤寒。北郊汤某，盛暑壮热九昼夜，势甚危殆。诸医争以黄连石膏投之，热愈甚。乃延镇诊。徐问病者思饮否？曰思饮甚。曰思饮水乎、饮汤乎？曰思饮汤甚。遂主姜附定方，一剂热退，不数日瘥。尝语人曰：习医而不知《易》，必无合处。年六十余卒，著有《医案》藏于家。

按：光绪五年《娄县续志》卷十七《人物传》：谓镇卒年六十有九。

《绿野医案》　　清　裴之仙

见嘉庆二十四年《江都县续志》卷八《经籍》。

《彭城医案》　　清　刘作铭

见光绪五年《南汇县志》卷十二《艺文志·子部》。

同上《南汇县志》卷十五《人物志》三《古今人传》：刘作铭，字鼎扬，号意亭，居下沙镇，钱时来之婿也。少业儒，后得时来传。道光元年疫疠大作，他医多束手。作铭独用黄连香薷饮加减，投之辄效。求诊者填门，不暇给，因参定其方梓行之，全活无算。朱姓妇腹隆，众以为症瘕。作铭曰：此孕妇也。果生男子。

《醉亭脉案》　　清　王明经著　王全镇辑

民国六年《丹徒县志摭余》卷九《人物志》之《方技》：王明经，字醉亭。之政（正志有传）从孙。世居月湖。王氏自之政以医学世家。明经为人敦笃谦和，少与弟明纲相友爱，先后从叔凤书习岐黄，深得《内经》旨蕴，尤精调理，求治者门无虚日。旌德郡守吕赟卿过月湖，患噤口痢，腹痛剧。明经投药立解。章合才病瘟垂危，亦随手治痊。邑令冯寿镜患目，几盲。延明经治，复明。门人王全镇辑其方为《醉亭脉案》，分类待梓。年七十无疾而终。子纪堂，字佩南。亦以医名。

《幼科医案》　　清　叶蕉村

见道光十七年《川沙抚民厅志》卷十二《杂志》之《艺文·子类》。

《女科医案》　　清　叶蕉村

见道光十七年《川沙抚民厅志》卷十二《杂志》之《艺文·子类》。

《脉案》　　清　王明纲

民国六年《丹徒县志摭余》卷九《人物志·方技》：王明纲，字习三，明经弟。少与兄自相师友，颇有心得；然不轻为人诊治，年三十犹无知者。避居嘶马某庵，苦究方书，学益进。游姑苏，有卢某女将嫁，忽患嗳气，声闻四邻，群医束手。明纲重以黄连、石膏治之。其家不敢与服，亲某劝姑服半，未几，气稍平，更竟，而疾失。寻应扬州韩抡元召，所至无不效。彭刚直巡阅瓜州，总镇吴家榜出迓，忽仆地不省，咸无策，刚直因忆曩在焦山抱疴，曾经明纲治愈，特遣兵轮延之。开一定风方与服，不逾时苏。刘姓孕妇患痘疹，热炽胎下，惯已一日。服明纲药一帖苏，更数帖安。性仁慈，遇贫乏辄不取值。著《脉案》，又有评点医籍。年六十八卒。子纪鹤，字九皋；纪鹏，字展云。犹子纪芳，字蕙滋。均能世其业，各有声于时。

《临症医案笔记》六卷　　清　吴篪

见道光十七年《如皋县续志》卷十《艺文志》：兵部左侍郎沈岐《临症医案笔记·序》：夫有非常之际遇者，必有非常之艺能，具嵌崎磊落、俶傥瑰玮之才，发为事业，著为文章，必能方轨前哲、垂训来兹。如我叔外祖渭泉先生，洵当代伟人也。人知先生遭遇之隆，而不知其奇才异能，实有度越侪辈者。出为名臣、处为名医，兼而有之矣。忆嘉庆丁卯、戊辰间，先生需次都门，与岐往来甚密，稔知先生岐黄之学，冠绝一时。

辇下名公卿造庐求请者，冠盖相望。即后宦皖省、观察闽疆。有自彼中来者，咸啧啧称先生之政绩与医理，均臻绝顶。非其伟抱宏敷、奇才出众，能若是之脍炙人口耶？读是篇者，分肌劈理、井井有条。因叹先生学之富、艺之精、用心之勤，毕生精力荟萃是书。由是，推此心以活民而民活，推此心以治国而国治；岂仅挟青囊一卷、肘后奇方，自号为专门名家也哉。岐知先生最久，故深信其名实之相符，而书其梗概如此。

同上《如皋县续志》卷七《列传人物》：吴篪，字简庵，号渭泉。少负经济才，游京师，为公卿契重。官江西金溪县丞，以前在夔州军营议叙，选安徽东流县令，地枕江滨，即古之彭泽，移学宫、修书院、延名师主讲。戊寅得冯云路，发解成进士，东人士咸蔚然兴起。以卓异，调太和令，尝辑明太和吴令世济《御寇始末》，以彰前徽。调安徽凤庐道，会擢两淮运使。调山东运使。未赴任以疾告归。卒年七十有七。历官三十余年，两任观察、三权臬事，六安杨志信方伯，为辑《皖江从政录》，记述最详。所修《东流县志》，各大宪览而重之，为之序。篪，善画菊，尤精岐黄。致仕后，著《临症医案笔记》六卷。挹其余绪，亦可以见其利济之心为无穷矣。

《继志堂医案》　　清　曹存心

见民国二十二年《吴县志》卷五十八下《艺文考》七《流寓》。

民国三十七年《常昭合志》卷十八《艺文志》:《继志堂医案》二卷。

《爱庐医案》一卷　　清　张大燨

民国二十二年《吴县志》卷七十五上《列传·艺术》一：张大燨，字仲华，号爱庐。善治伤寒，著声嘉、道间。晚年集临症经验方为《爱庐医案》一卷。其后有杨渊、宋兆淇，皆以善治伤寒称。

《心得集》　　清　高秉钧

道光二十年《无锡金匮续志》卷六《方技》：高秉钧，字锦庭。性伉直，工医。求治者应手辄愈，贫不索酬。著有《心得集》。孙尔准为之序。

《吴门治验录》四卷　　清　顾金寿

民国二十二年《吴县志》卷五十八下《艺文考》七《流寓》：顾金寿，字晓澜。如皋人。潘奕隽序云：以明经秉铎，晚而息辙于吴门。

《调鹤山庄医案》　　清　姜大镛

道光二十年《江阴县志》卷十八《人物》三《姜健传》：姜健，字体乾，继祖父医学，而术益精。晚年好《易》，于五运六气、阴阳变化，阐发甚精。故能投剂如神，决生死不爽。里中业医者，多得其指授。从子，大镛，字鸿儒，监生，亦善医、工诗。著有《鸣秋集》《调鹤山庄医案》。

《葆真堂医案》　　清　刘敔

见道光三十年《仪征县志》卷四十《人物志·艺术》。

《紫珍诊案》二卷　　清　蒋理正

见道光二十二年《武进阳湖县合志》卷三十三《艺文》三《子部》。光绪五年《武进阳湖县志》卷二十八作《紫真医案》。

《孟有章医案》　　清　孟有章

见咸丰七年《靖江县志稿》卷十四《人物志·艺术》。

《籥云医案》　　清　唐尧卿

见民国二十三年《青浦县续志》卷二十一《艺文》上《书目·子部》。

同上《青浦县续志》卷十七《人物》三之上：唐尧卿，字芝田，附贡生，居西岑。生数月而孤，母王抚之成立。笃于师友，师潘没，犹以米赡其家，至老无间。同治初，襄办清丈，翟令寅清倚重之。尧卿好为诗，与陆日爱、互昭辈时共唱和。中年改习医。

《香雪轩医案》四卷　　清　何昌梓

见民国二十三年《青浦县续志》卷二十一《艺文》上《书目·

子部》。

同上《青浦县续志》卷十八《人物》四《艺术传》：何昌梓，字伯颖，其超子，居斜山，咸丰己未副贡。医承家学，好为深思。尝取室中所储诊籍，手自辑录，阐发其奥赜之理。治病究合脉法，应手奏效。何氏自道光间分斜山、重固两支，时昌梓医名与其从兄长治竞爽。（昌梓）兼工诗，其超题其《烬余集》云：颇忆苏家名父子，斜川一集继东坡。其矜许如此。子寿彭，字考祥，亦精医。尝谓南方地暖，温病为多，因作《温病说》。父子著述，均见《艺文》。

《沈氏医案》　　清　沈景凤

见民国二十三年《青浦县续志》卷二十一《艺文》上《书目·子部》。

同上《青浦县续志》卷十八《人物》四《艺术传》：沈景凤，字翼之，自南村迁章堰。精医，出何其超门。遇岁大札，景凤谓天行时疫，众人所患相同，因推测气化，定方剂予之，全活甚众。晚年失聪，自号沈聋，远近皆以此称之。子树赓，字寅侯。亦能世其业。

《张大爔爱吾庐医案注释》　　清　顾迷

见民国二十三年《青浦县续志》卷二十一《艺文》上《书目·子部》。

同上《青浦县续志》卷十八《人物》四《艺术·沈景凤传》：顾迷，字雨田，诸生，以带下医著称。寓吴中，享盛名。亦何其超门下士也。

《石生医案》　　清　石龙逢

光绪九年刻同治《苏州府志》卷一百三十八《艺文》三：石龙逢，字又岩，吴江武生，善医。见《黄溪志》。

《珊洲医案》　　清　张翰

见同治十一年《上海县志》卷二十七《艺文·子部》。

《医论治案》　　清　张乃修

见民国七年《上海县续志》卷二十六《艺文·游宦著述》。

民国十四年《锡金续识小录》卷四《艺术传》：张乃修，字聿青。博览经史，通晓大义。遭时之乱，承家学为医。父察脉定方，必侍侧留心。同治癸酉冬，锡城恢复，一应府院试。归即屏弃举业，锐志攻医，名其斋曰：师竹。年余不窥园庭，以《金匮玉函》为宗，而别取刘、李、朱、薛诸家论著，以资考证，医声翕然，门下从游者日益众。妙解经脉，治病必探其本，皆随手效，求治者仍踵至。旅沪十余年，救奇难症无数。著有《医论治案》若干卷。及门刊行于世。

同上《锡金续识小录》卷四《流寓传》：张乃勋，字晓帆，武进诸生，与弟乃修聿青同寓锡城之南市桥。

《乐寿堂医案》　　清　吴良宪

见民国三十二年《兴化县志》卷十四《艺文志》之《书目·子部》。

《碧云精舍医案》　　清　赖元福

见民国二十三《青浦县续志》卷二十一《艺文》上《书目·子部》。

同上《青浦县续志》卷十八《人物》四《艺术》：赖元福，字蒿兰，居珠里。精通脉理，能起沉疴，以医名于时者数十载，弟子四方负笈至者云集。同里陈徵君秉钧，医名最著，元福几与之埒，人称陈、赖。

《陈希恕医案》二百二十二卷　　清　陈希恕

见光绪九年刻同治《苏州府志》卷一百三十八卷《艺文》三。

同上《苏州府志》卷一百七《人物》三十四：陈希恕，字养吾，诸生。好为诗，尤笃朋友之交。诗人杨秉桂家火，希恕往觅秉桂不得，望门而哭。后杨卒，酒酣语及之必哭。世为疡医，希恕治之益精。其婿沈曰富为撰《治疾记》《医案》略具云。

光绪五年《吴江县续志》卷二十三《人物》八《艺术》：陈希恕，字梦琴，多贤豪长者交。沈曰富，其女夫也，尝为《陈先生治疾记》一卷。希恕子，应元，字骈生，世其业，亦多长者交云。

陈奂，字章伯，芦墟人。祖策、父琳皆以疡医术名。至奂而益精其术。奂子希恕。

《医案》　清　屠锦

见光绪五年《青浦县志》卷三十《杂记》下《补遗·倪赤文传》。

《临证医案》四卷　　清　顾朝珍

见光绪五年《南汇县志》卷十二《艺文志·子部》。

同上《南汇县志》卷十五《人物志》三《古今人传·姚玉麟传》：顾朝珍，号纯之，十九保九十六图人，医名亦噪一时。

《谦益堂医案》　　清　陆清泰

光绪五年《南汇县志》卷十五《人物志》三《古今人传》：陆清泰，字苹洲，二十保十图人。精习外科，治则效，求者云集。著有《谦益堂医案》。

《桔荫轩医案》　　清　朱汉

光绪五年《南汇县志》卷十五《人物志》三《古今人传》：朱汉，字抱村，三团六甲人。少习举业，旋改医。洞明标本，应手取效。所著《桔阴轩医案》。

《管窥集医案》　　清　姚玉麟

见光绪五年《南汇县志》卷十二《艺文志·子部》。

同上《南汇县志》卷十五《人物志》三《古今人传》：姚玉麟，字仁圃，十七保四十图人。初业儒，改习岐黄，审虚实、明标本，依病治方，活人无算。卒年七十余。

《兰室医案》一卷　　清　钱肇然

光绪七年《嘉定县志》卷二十六《艺文志》三《子部》：钱肇然著，门人朱范莲、郁璞辑。

同上《嘉定县志》卷二十《人物志》五《艺术》：郁璞，字在中。居外岗。本天元定化之旨，神明于司天在泉，主客间气之运行，每立一方辄应手愈。画笔亦沉厚。

《柳选四家医案》八卷　　清　柳宝诒

民国九年《江阴县续志》卷二十《艺文》二：柳宝诒，字谷孙，柳氏有《惜余小舍医学丛书十二种》。宣统二年时，中华书局先印此四种。

《仰日堂医案》十六卷　　清　何树功

见光绪五年《丹徒县志》卷四十六《艺文志》之《书目·子类》。

《停云馆医案》　　清　孙天骐

见光绪六年《昆新两县续修合志》卷五十《著述目》下。

《陈氏医案》二卷　　清　陈国彦

光绪七年《嘉定县志》卷二十六《艺文志》三《子部》：陈国彦，字康民，诸生。工诗，兼精堪舆。

《医案》　　清　沈以义

见光绪七年《嘉定县志》卷二十六《艺文志》三《子部》。

《医案》　　清　施鉴

见光绪七年《崇明县志》卷十六《艺文志》。

同上《崇明县志》卷十一《人物志·方技》：施鉴，字朗轩。善画山水、人物，有太仓四王笔意。知县赵廷建修邑志，延写《瀛州八景图》。

《外科医案》四卷　　清　余景和

见光宣《宜荆续志》卷十一《艺文·载籍之子类》。

《诊余录》　　清　余景和

见光宣《宜荆续志》卷十一《艺文·载籍之子类》。

《旷直医案》　清　杨宗洛

见光绪八年《宜兴荆溪县新志》卷十《艺文·载籍考》。

同上《宜兴荆溪县新志》：卷八《人物·艺术录》：杨宗洛，好读书，屡试不售。遂精研医术，从梁溪王济时讲论，术益进。其业师赵明经文炳客扬州，患虚损疾，宗洛往诊之。丹阳名医王献廷后至，阅其方曰：此可终身服也。服之果效。

《医案》　清　沈学炜

见光绪八年《宝山县志》卷十二《艺文志·书目》。

《格致医案》　清　高应麟

见光绪八年《宝山县志》卷十二《艺文志·书目》。

《铁瓢医案》十二卷　清　沈英

见光绪九年刻同治《苏州府志》卷一百三十八《艺文》三。

民国三十七年《常昭合志》卷十八《艺文志》：《铁瓢医案》十二卷。邵渊耀序。

《徐养恬医案》　清　徐养恬

见光绪九年刻同治《苏州府志》卷一百三十八《艺文》三。

《三家医案》　清　吴金寿

见光绪十三年《平望续志》卷十一《艺文》二《书目·子部》。

《医案》二卷　清　张仁锡

见光绪二十年《嘉营县志》卷三十《艺文志》一《书籍·新补》。

《兰谷留案》四卷　清　钱若洲

见光绪十五年《罗店镇志》卷六《人物志》中《补》及民国十年

《宝山县续志》卷十五《艺文志·书目之子类》。

同上《罗店镇志》卷六之中《补》：钱若洲，字志芳，一字兰谷。性和而介，有长厚风。人有失所者，辄谋有以济之，无德色。晚岁，遇益奇、养益邃，箪瓢屡空，宴如也。通医学，不以术名，而求治者无虚日。著有《兰谷留案》四卷。光绪己丑冬卒。年七十。

《兰陔室医察辑存》　清　何长治著　沈寿龄辑

民国十年《宝山县续志》卷十五《艺文志·书目之子类》：是书，为重固名医何鸿舫之经验良方。

《养真医案》　清　沈寿龄

民国十年《宝山县续志》卷十五《艺文志·书目之子类》：钱衡同序。

同上《宝山县续志》卷十四《人物志·沈垣传》：沈寿龄，字子庚，（沈垣从侄），以母老，家居终养。习医得青浦何长治指授。贫病求治者，恒资助之。复自设药肆，不计值之贵贱，必皆躬自选制，然后入剂，终身不懈。辑存《方案》见艺文。

《丛桂草堂医草》四卷　清　袁焯

见民国六年《丹徒县志摭余》卷九《人物志·方技袁开昌传》。

《鉴台医案》　清　施鉴台

见光绪二十五年《海门厅图记》卷十五《艺文志·子部》。

同上《海门厅图记》卷十七《耆旧列传》上：施鉴台，原名步云，字清逸，附生。为文精深奇崛，卓然名家。晚年一弃去，致力于医。闻声、鉴貌，能决人生死。著有《医案》若干卷藏于家。

《蔡以焜医案》二百余卷　清　蔡以焜

光绪二十五年《黎里续志》卷八《人物》六：蔡以焜，字友陶，号幼涛，监生禹松子。从外家得跨塘顾氏《秘方》，始为医，以外科名。继读张仲景书有悟，兼通内科。善切脉，求者辄效。所治疾，皆录为书，积二百余卷。其族子紫垣，病恇忡，医皆束手。以焜视之曰：此易耳，命觅经霜丝瓜藤和药煎服，一剂而平。又有人病肝胃气多年，每劳辄发，兼患鸡鸣泻。他医制以香燥之品，服久转剧。诊其脉曰：此虚肝气也，投以黄芪、归身、阿胶、党参、远志、枣仁，五服而愈。子增祥，字福基，号会卿。能承父业，治疾多效。

《徐氏方案》　　清　徐洙

见光绪三十年《常昭合志稿》卷三十二《人物志》十一《医家·汤鼎传》。

民国三十七年《常昭合志》卷十八《艺文志》:《徐氏方案》。黄廷鉴序。徐洙，字杏春，号竹村。

《医案》　　清　邵恒

见光绪三十年《常昭合志稿》卷三十二《人物志》十一。

《铁如意斋治验录》一卷　　清　赵增恪

民国七年《上海县续志》卷二十《艺术传》：赵增恪，字季笛。祖梅，由高行迁居松江。父光昌，字韵茗，知岐黄术。增恪幼承庭训，博览医书，治病有奇验。以京师官医局劳绩，保知府用。浙大吏委铜圆局差，未经详奏，牵累被议去职。归装萧然，以医济世。工书、通画理，有《铁如意斋治验录》一卷，即京局《医案》也。

《自讼斋医案》四卷　　清　陈亦保

见民国七年《上海县续志》卷二十六《艺文·子部》。

同上《志》卷二十《艺术传》：陈亦保，字肃庵，北桥人，府庠生。工书、精医。闵行巡检沈祥煜素无疾。亦保决其将患心悬气怯证。未几果验。亦保愈之，人以为神。著:《自讼斋医案》四卷。卒年八十有二。子能澍，字肖岩。承父业，善地理，尤长针灸。著《针灸知要》一卷。

《痘诊拟案》一卷　　清　王寿田　吴晋光

民国二十二年《吴县志》卷七十五上《列传·艺术》一：王寿田，

吴人，精幼科，与同邑吴晋光合著《痘诊拟案》一卷。其女夫钱铸，字青选，得其传。

《杏庵医余》　清　孙浚

见民国十年《山阳县志》卷十三《原志艺文补遗》。

《吴中医案》　清　过绎之

见民国二十二年《吴县志》卷五十六下《艺文考》二。

民国十八年《光福志》卷十一黄中坚重刻《仙传痘诊奇书序》：丙辰秋，过君绎之，以医行于光福里，里中皆以为良医也。予观其貌冲然、听其言洒然、与语及古今之事则娓娓然而不倦，故相得甚欢，以君为有道而隐于医者。继而造其寓，则陈书满案，详视皆举业也，始知君固有志儒术者，而窃怪其业之不专。居无何，乃出抄本书一卷示余，其颜为《仙传痘疹奇书》，甚言其灵验，且非吴中所有，将求资而刻之，因属余序。余谢也越二日，复札索余序，并示原序二首。余以是又怪君之不工于医也。夫人将有擅能于天下，类无不私其所得而不乐以告人。今是书既灵异有验，而世又罕有知者，宜秘为独得而自神其术矣，顾欲刊布而公之何哉，遂以谓过君。君曰否，某闻昔有许君叔微者，贫而困于场屋，私念惟积善可以造命，而医业近儒可济人。由是究心岐黄，务行利济，其所全活甚众，而许君遂以掇高第。若是者某非敢望，而窃有慕焉。所以欲刊是书者。为济人计耳，岂敢掩古人之美以要利乎。余闻之爽然，叹曰：甚哉君之志大而心苦也。夫以君之才而艰于遇，宜其有所不平。乃君既不以所有自多，亦不以所无自少，而惟孜孜务积德以丰之，可谓贤已。惜世人徒知君之善医而不知其意不在医，知君之尝为儒而孰知其专于儒之深于儒也，刊布之故诚不可以不志。若夫书之所由传且著，则原序已详矣。过君挟是术以往，则痘医之称，必不专美于前，而自今之童稚得是书而不殇于痘疹者，皆君赐也。福报之隆，可操券而取，其为利孰大焉。

《医案选存》　清　寿炳昌

见民国二十三年《青浦县续志》卷二十一《艺文》上《书目·

子部》。

同上《青浦县续志》卷十八《人物》四《艺术》：寿炳昌，字书盟，应培子，承其父业，工医。与陈刚、邱嘉澍先后抗衡，腾声里闬。刚，字鹤亭，增生……贫病乞诊，辄却其金。嘉澍，字肖岩，式金从子，精诣得其传衣。

《玉堂医案》五卷　　清　张玉堂

民国二十六年《川沙县志》卷十五《艺文志·著述类》：张玉堂。市区人。此书，经其孙张思义补辑。

《杨氏经验医案》一卷　　清　杨善培

见民国二十六年《川沙县志》卷十五《艺文志·著述类》。

同上《川沙县志》卷十六《人物志》：杨善培，字庆余，八团人，锦荣子。业幼科，得庄贵严秘授。悬壶二十年，全活甚众，著《经验医案》一卷。

庄贵严，字月舟。长人乡十七保十三图人。业幼科，医名噪一时。弟子十余人。子伯斋，亦著名。

《医案全集》六卷　　清　朱裕

见民国十九年《嘉定县续志》卷十二《艺文志·子部》。

《治疗偶记》一卷　　清　黄世荣

见民国十九年《嘉定县续志》卷十二《艺文志·子部》。

《临证医案》　　清　高骏烈

见民国二十二年《吴县志》卷五十六下《艺文考》二。

《寓意俟裁》四卷　　清　王南畴

民国二十二年《吴县志》卷五十八上《艺文考》四元和县：一名《养心庐医案》。

《陈氏方案》一卷　　清　陈标

见民国二十二年《吴县志》卷五十八上《艺文考》四。

《王氏医案》　　清　王赞廷

民国三十七年《常昭合志》卷二十《人物志》辛四：王赞廷，字筱园，梅李人（即梅里）。博文强识，能默诵《东垣十书》，以善治伤寒名。著有《王氏医案》。

《经畬堂医案》一卷　　清　孙树桂

民国九年《江阴县续志》卷二十《艺文》二：孙树桂，字月仙。

《沤花旧筑医案》　　清　王梦翔

见民国八年《太仓州志》卷二十五《艺文·子类》。

《未得家传医案》　　清　单学傅

见民国三十七年《常昭合志》卷十八《艺文志》。

《斡山何氏医案》　　清　沈葵

见民国七年《上海县续志》卷二十六《艺文·子部》之《医家类补遗》。

《医案》八卷　　清　潘大临

民国三十七年重修《常昭合志》卷十八《艺文志》：潘大临，善医，辑名家诸方，益以己所经验。

《医案》　　清　朱懋昭

民国三十七年《常昭合志》卷十八《艺文志》：朱懋昭，字耘非，善医，用药只数味，人称朱八味。居邸里村。著有《医案》。柳宝诒《琴川医案》刊本。

《金氏女科医案》一卷　　清　金肇承

见民国二十二年《吴县志》卷五十六下《艺文考》二。

《枫江疡案》四卷　　清　陈莘田

见民国二十二年《吴县志》卷五十六下《艺文考》二。

《方案》一卷　　清　徐渡鱼

见民国二十二年《吴县志》卷五十六下《艺文考》二。

《紫来堂医案》四卷　　清　沈焘

见民国二十二年《吴县志》卷五十六下《艺文考》二。

同上《吴县志》卷七十五下《列传·艺术》二《沈心伯传》：沈心伯，佚其名，元和人，世为医。至心伯，名尤重。孙，焘，字安伯，号平舟，传其业。著有《紫来堂医案》。

《临证医案》四卷　　清　朱澧涛

见民国十九年《嘉定县续志》卷十二《艺文志·子部》。

《药圃医案》一卷　　清　赵浚

民国十九年《嘉定县续志》卷十二《艺文志·子部》：赵浚，字瀹甫，诸生。

《王古心医案》　　清　王朝瑚

民国七年《上海县续志》卷二十六《艺文志·子部》之《医家补遗》：据九十一图里志：王朝瑚，字禹士。

《凤巢医案》一卷　　清　龚鸣盛

民国十五年《崇明县志》卷十六《艺文志·子部》：龚鸣盛，字凤巢，邑诸生。

《寿石轩医案集存》 清 赵履鳌

见民国三十二年《兴化县志》卷十四《艺文志》之《书目·子部》。

《医说》 明 周恭

见乾隆十六年《昆山新阳合志》卷二十八《人物·隐逸》。

《医说》 明 陈桐

见民国八年《太仓州志》卷二十五《艺文·子类》。

光绪六年《壬癸志稿》卷五：陈桐，字安道，洽六世孙（汪子）。好读书，尝从吴与弼参讲理义。诚心质行，言笑不苟，并知医理。

《续医说》十卷 明 俞弁

见民国二十二年《吴县志》卷五十六上《艺文考》一。

同上《吴县志》卷七十五上《列传》之《艺术》一：俞弁，字子容，吴人。以翁号约斋，故自附曰守约。撰《续医说》十卷。又有陈徵，字聘夫，博通诸家医书，融会精彻，处方制剂率与众异。

《谈医管见》一卷 明 马瑞伯

民国三十七年《常昭合志》卷十八《艺文志》：马佚名，字瑞伯，习医。缪希雍弟子。

《医门格物论》 清 翟绍衣

嘉庆十八年增修乾隆四十八年《高邮州志》卷十下《方技》：翟绍衣，郡庠生。长厚端方，尤精医学。善治奇证，有孕妇肿胀临绝，请医称不治，绍衣诊之而愈。又乡民腹痛将绝，求治，绍衣谓其腹有水蛭，用牛脚塘水有小鱼者煎服，一吐即愈。论者谓袁体庵后，一人而已。所著有《医门格物论》藏于家。

《一字千金》一卷 清 秦篁

道光二十年《平望志》卷八《文苑》：秦篁，字在六，一字潜箖，韭溪人。读书过目成诵，徧游大江南北诸名山，所赋诗有豪迈气，得江山之助多也。精于医，得云间何嗣宗正传，所治多奇效。年七十余卒。著有《卷帆集》。其论医，有《一字千金》一卷，长洲沈德潜为之序。

《澹庵医测》十二卷　　清　周仪凤

见光绪七年《嘉定县志》卷二十六《艺文志》三《子部》及嘉庆七年《太仓州志》卷五十六《艺文》五。

《喻义堂医说》　　清　宁楷

见光绪六年重刻嘉庆十六年《江宁府志》卷五十四《艺文》上《子类》。

同上《江宁府志》卷十四之三《人物先正》二《黄鹏年传》：宁楷，字端文，江宁人。少孤贫，卖卜于市，而力学不倦。以童生送入钟山书院肄业，遂师吴县杨绳武为文。举乾隆十八年乡试，十九年登明通榜进士，选授泾县教谕。著有《系辞传注》《左屑闻见略》《同学书院志》《修洁堂集》《菊圃偶谈》。

《医学源流论》二卷　　清　徐大椿

见道光四年《苏州府志》卷一百二十六《艺文》五之下。

按：道光二十七年《松陵见闻录》卷五《轶事》之'乾隆三十九年奉勅：搜访各省书籍'《邑人士撰述》条:《医学源流论》一卷。与道光《府志》作二卷，不合。

光绪四年《嘉兴府志》卷八十一《经籍》二《子部》：庄仲方曰：是书，论方、病。其大纲有七、子目九十有三。指摘利弊，颇为精凿，但矫枉过直，论病则诋及秦越人，论方则驳诘孙思邈、刘守真、李、朱诸人，不免过高之病。

《医林丛话》四卷　　清　蒋名甲

见光绪五年《丹徒县志》卷四十六《艺文志》之《书目·子类》。

同上《丹徒县志》卷三十四《人物志·文苑二》：蒋名甲，字东元，号五峰。好古、工诗。少贫困，以通儒品学托业于医，诊视不苟，审而后药，活人无算。其读书务精，至老无倦，著作以等身计。咸丰癸丑，避居邑东乡之坤城，时年七十。当颠沛流离中，犹昼夜披览，吟咏不辍。丙辰卒，年七十三。著有《医林丛话》四卷、《读史著类》十卷、《咏史诗钞》六卷、《五峰草堂杂咏》十卷、《劫余诗草》一卷、《劫余文草》四卷。其《咏史诗》成于晚年。

《晚香楼医林集成》八十卷　　清　于暹春

见同治十三年《扬州府志》卷二十二《艺文》一《书目·子部》。

《知医必辨》　　清　李文荣

见光绪五年《丹徒县志》卷四十六《艺文志》之《书目·子类》。

《医学读书记》三卷　《续记》一卷　　清　尤怡

见民国二十二年《吴县志》卷五十七《艺文考》三。

《石芝医话》　　清　孙从添

见道光四年《苏州府志》卷百二十六《艺文》五之下。

《医说》　　清　焦循

见同治十三年《扬州府志》卷二十二《艺文》一《书目·子部》。

按：光绪九年《江都县续志》卷二十四上之四上作《雕菰楼医说》。

《医余小草》　　清　叶蕉村

见道光十七年《川沙抚民厅志》卷十二《杂志》之《艺文·子类》。

《医辨》　　清　姚元复

道光二十三年续增《高邮州志》第三册《人物志·术艺之李典礼传》：李典礼，字又姜，号楫亭，附监生，山东海阳知县廷试子。天怀旷达，不屑治举子业，遂精于医。不泥古方，不矜己见，名噪淮北。善清谈，作诗亦清脱可诵。婿，姚元复，诸生。得其传，亦以医名。所著有《遗人新语》及《医辨》二种。

江苏省

703

《继志堂语录》　　清　曹存心

民国三十七年《常昭合志》卷十八《艺文志》：孙博泉等刊本。杨泗孙序。

《寿山笔记》一卷　　清　杨渊

民国二十三年《吴县志》卷五十七《艺文考》三：杨渊。居富仁坊巷。所著《笔记》，即医话也。

同上《志》卷七十五上《列传·艺术》一《张大燨传》：张大燨，善治伤寒，著声嘉、道间。其后有杨渊。皆以善治伤寒称。渊，字子安，一字寿山。为沈安伯弟子。

《医话》三卷　　清　曹樊臣

见同治十三年续纂《扬州府志》卷二十二《艺文》一《书目·子部》。

《心得余篇》　　清　缪镇

见光绪五年《丹徒县志》卷四十六《艺文志》之《书目·子类》。

《约退斋医说》　　清　胡大猷

见光绪六年续纂《江宁府志》卷九上《艺文》上《子部》。

《诸家医旨》　　清　吴光熙

光绪八年《宜兴荆溪县新志》卷八《人物》：吴光熙，字云逵。家仅中人产，习医以济人。著有《诸家医旨》。

《医说》　　清　张仁锡

见光绪二十年《嘉善县志》卷二十六《人物志》八《艺术》。

《挑灯剩语》　　清　邹大镕

民国十一年《法华乡志》卷六《艺术》：邹大镕，字纯佩，号耕云，附贡生。性简易，手不释卷，尤精岐黄。博诸家书，以为无出仲景范围者。治伤寒，应手辄效。著有《挑灯剩语》。

《片长录》　清　朱景运

民国三十七年《常昭合志》卷十八《艺文志》：朱景远，字道济，号晴园，正己子，亦善医。《片长录》，皆医家经验之言。

《见闻集》　清　曹振业

民国三十七年《常昭合志》卷十八《艺文志》：曹振业，字宗岐，号愚溪，习医。《见闻集》记医家经验。

《医林愿学编》　清　陈玉德

见抄本宣统《泰州志》卷三十二《艺文志》上。

同上《泰州志》卷二十七《艺术》：陈玉德，字光庭，住院庄。精于医，日取《灵》《素》《伤寒》《金匮》诸书，悉心探讨，踵门求诊者纷然。著有《医林愿学编》。

《世补斋医说》　清　陆懋修

见民国二十二年《吴县志》卷六十八下《列传》七《本传》。

《医学刍言》二卷　清　姚应春

见光绪二十五年《海门厅图记》卷十五《艺文志·子部》。

同上《海门厅图记》卷十八《耆旧列传》下：姚应春，字纯夫，附生。工书法，出入西台、南宫，自辟町畦，纵横奔放而不失绳墨。时无知者，惟同里曹谦深奇之。晚年，通达医理，治证不墨守古方，而多奇验。旁涉音律、篆刻，冥搜神契，妙造精微。性狷介，取与不苟，累试不第。门人私谥端介。先是，应春性不谐俗，而书体险怪，时称姚怪。曹谦亦工书，而尤推重应春，每相见，必极笑为乐，时称曹痴以相偶云。谦，字馥棠，隐于酒。

《陆氏家言》　清　陆咸宁

见光绪五年《南汇县志》卷十二《艺文志·子部医家类》及光绪十年《松江府续志》卷三十七《艺文志·子部补遗医家类》。

《医话》　清　毛祥麟

见民国七年《上海县续志》卷二十六《艺文·子部》。

按：是书与《诗话》《画话》总名《对山三话》（见同上《艺文》）。

《家庭医话》　清　董绳武

见民国七年《上海县续志》卷二十六《艺文·子部》。

同上《上海县续志》卷二十《艺术传》：董绳武，字兰卿，二十三保十六图人。世业医，精算术。咸丰间，青浦丈地局延任测量事。旋穷究医理，尤以妇科、时疫得枕中秘。著有《家庭医话》。

第八类　养　生

《导引养生图》一卷　　梁　陶弘景

见乾隆十五年《句容县志》卷末《杂志》之《遗书·子部》。

按：嘉庆十六年重刊《江宁府志》卷五十四上同；而光绪三十年续纂《句容县志》卷十八上作《玉匮记导引图》，亦一卷，未知是否一书？

《原道诗》　　明　盛逮

见嘉靖三十七年《吴江县志》卷十四《典礼志》四《典籍表》。

光绪九年刻同治《苏州府志》卷一百三十八之三作《原道集》。

嘉靖《吴江县志》卷二十四《人物志》四：盛逮，初名棣，字景华。洪武初，以贤良应召，参大臣议事。与中书参政陈宁议不合，以疾辞归。逮尝游关中，得异人导引法。作《原道诗》。卒年九十三。

同上《吴江县志》卷二十六《人物志》六《艺术·盛寅传》：盛寅，字启东，以字行，逮之子也。初，寅医得之王宾，宾得之戴元礼，元礼得之丹溪朱彦修，故其术特精。所著有《流光集》。

《摄生要语》　　明　宣光祖

见康熙三十年《苏州府志》卷四十五《艺文》。

乾隆七年《嘉定县志》卷十《人物》上：宣光祖，字孝先，邑诸生。

《养生方》　　明　丁元吉

见嘉庆九年《丹徒县志》卷二十二《人物志·儒林》。

《安老书》　　明　丁明登

见光绪十七年《江浦埠乘》卷三十五《艺文》上《书目·子部》。

《无病十法》　　明　管玉衡

见乾隆二十五年《崇明县志》卷十六《人物》一《文苑》。

《寿世青编》二卷　　清　尤乘

见民国二十二年《吴县志》卷五十七《艺文考》三。

《养生君主论》三卷　　清　汪琥

见嘉庆二十五年《吴门补乘》卷七《艺文补》。

《长生指要》二卷　　清　唐千顷

见光绪七年《嘉定县志》卷二十六《艺文志》三《子部·流寓著述》。

《寿世秘典》十八卷　　清　丁其誉

见乾隆十五年《如皋县志》卷二十《艺文志》下《杂类》，无卷数。

光绪元年《通州直隶州志》卷十六《艺文志·子部》:《寿世秘典》十八卷，是书专为养生而作。凡分十二门：曰月览、曰调摄、曰类物、曰集方、曰嗣育、曰种德、曰训记、曰法鉴、曰佚考、曰典略、曰清赏、曰琐缀。所引各条，俱分注书名于其下，大抵摄《月令广义》《玉烛宝典》为之。其法戒、典略二门有录无书，注云嗣刻，则未成之书也。

乾隆《如皋县志》卷二十七《人物传》二:丁其誉，字蜚公，顺治乙未进士。释褐后，授石楼令，读书之余，兼精岐黄术。楼民病贫，不能药，其誉施药济之，抱疴复起者甚众。任满，擢行人司，奉使星三出，历万里。所著有《寿世秘典》《耆英录》诸书。年六十三卒。

《养正三篇》　清　林逸

乾隆二十五年《崇明县志》卷十六《人物志》二《方技》：林逸，字梦安。其先，浙之兰溪人，世为名医。胜国中叶，徙于崇。逸生而颖异，好读书，一时文人皆乐与交。幼攻制艺，久之弃去，潜心道学，兼理世业。康熙十九年，县大疫疠，逸比户诊视，无虚日，贫者以药周之，不取值。有余金，则送郡之育婴堂。己亥岁，无疾而逝。刻有《养正三篇》。

《养生编》　清　陆琦

见光绪七年《嘉定县志》卷二十六《艺文志》三《子部·医家类》。

《食单》　清　左墉

见民国十九年《续丹徒县志》卷十八《艺文志》之《书目·子类》。

按：同上《续丹徒县志》'集类'尚著录其《云根山馆诗集》三卷、《续集》《尺牍》诸书，并于《云根山馆诗集》三卷下注：嘉庆年刻本。则左墉似为乾嘉时人。

《孙真人真西山卫生歌注》　清　王应鹤

见民国八年《太仓州志》卷二十五《艺文·子类》。

光绪六年《壬癸志稿》卷五《人物·太仓州文学》：王应鹤，字冠廷，嘉庆二十一年举人。性伉直，好论议，口如悬河，闻者咸慑服。凡儒宗、历算、医卜、释老家言，靡不精究。卒年七十六。

《食物考》四卷　清　龙柏

见民国二十二年《吴县志》卷五十七《艺文考》三。

《卫生要录》　清　潘遵祁

见民国二十二年《吴县志》卷五十六下《艺文考》二。

同上《志》卷六十六下《列传》四：潘遵祁，字顺之。世璜子，道光乙巳进士,授编修。淡于仕进,即乞假归。主讲紫阳书院二十年,造就尤广。性喜幽寂,筑香雪草堂于邓尉,署所居曰西圃。晚年集吴中耆旧作七老会,重游泮宫。(光绪)十八年卒,年八十五。

《节饮集说》　　清　潘遵祁

见民国二十二年《吴县志》卷五十六下《艺文考》二。

《养生家言》　　清　严长明

见嘉庆十六年《江宁府志》卷五十四《艺文》上《子类》。

《卫生要术》一卷　　清　潘霨

见民国二十二年《吴县志》卷五十六下《艺文考》二。

《却病汇编》上、下卷　　清　华筱崖

民国六年《丹徒县志摭余》卷八《人物志·书画》:华筱崖,佚其名,秋崖子。善写真,精体育术。运息内功及诸禽形筋劲,颇得真传。年七十,健步犹能陟高山绝顶。自刊生平得力诸行功上、下二卷曰《却病汇编》。诞日答赠贺友各一册,题首十字曰:"行功能却病,积德可延年",积修士也。克绍家学,晚年变渲染为乾皴简老,落落数笔,而神理逼肖,用写生法,名重一时,绝非西法一味涂揉可比。

《全生镜》六卷　　清　何树功

见光绪五年《丹徒县志》卷四十六《艺文志》之《书目·子类》。

《却老编》　　清　庄基永

见光绪九年刻同治《苏州府志》卷一百三十八《艺文》三震泽县。

《卫生编》一卷　　清　魏祖清

见光绪十一年《丹阳县志》卷三十五。

《养病庸言》一卷　　清　沈嘉澍

见民国二十二年《吴县志》卷五十八下《艺文考》七《流寓》之太仓。

《拂蠹编》　　清　华振

民国三十七年《常昭合志》卷十八《艺文志》：华振，善医。《拂蠹编》，分原始、调摄、诊法、本病、治法，凡五篇。

《保生书》　　清　刘章宜

见光绪十七年《江浦埤乘》卷三十五《艺文》上《书目·子部》。

《卫生浅说》一卷　　清　陆德阳

见嘉庆十五年《扬州府志》卷六十二《艺文》一《书目·子部》。

按： 同上《扬州府志》卷五十四之九《术艺·困恭传》：作《卫生浅说》三十六篇；咸丰三年《兴化县志》卷十同。

《保全生命论》一卷　　清　赵元益

见民国十一年《昆新两县续补合志》卷十九《艺文目》。

第九类　推　拿

《推拿书》　　清　周钦

见道光二十一年《宜荆县志》卷九之一《宜兴荆溪艺文合志·载籍》。

嘉庆二年《宜兴县志》卷三《人物志·文苑》：周钦，字绍濂，雍正二年举人。生于寒素，独学无师，笃志发愤。为文综贯经史百家，尤冥搜神会，诣极微妙。尝摊书默坐，一灯荧然，鸡鸣不寐，率以为常。与张朱铨、吴瑞升结社，刻有《荆南三子文》行世。

《幼科推拿法》一卷　　清　朱占春

见民国七年《上海县续志》卷二十六《艺文·子部》。

民国二十四年《上海县志》卷十五下：朱占春，字岭梅，三林塘人，隐于医。著《推拿二十八法》行世，卒年七十三。子孔慈，字志超，承家学，业医。

民国二十三年《月浦里志》卷十二《游寓》：朱占春，自幼博通群籍，又精名法之学，凡里党有冤抑事，往往力为判白，以是触长官忌。同治初，叶廷春令上海，衔占春益甚，必欲罗织之而甘心。（占春）乃来月浦，更名叶若舟，居滕凤鸣家凡三年。凤鸣令侄俊秀从之受学。占春夙长岐黄术，至是远近延请诊治，户限为穿。暇则与凤鸣、凤飞兄弟，里人张人镜、陈观圻、邑人蒋敦复辈，诗酒唱和，引为乐事。归后，声誉益重。光绪七年卒，年七十有三。著《推拿二十八法》行世。华亭扬葆光为撰《家传》。

《推拿二十八法》　　清　朱占春

见民国二十四年《上海县志》卷十五《人物》下《补遗》。

《推拿要诀》　　清　袁大埞

见光绪十年《松江府续志》卷三十七《艺文志·子部补遗》。

《推拿秘要》一卷　　清　张云川

见民国二十六年《川沙县志》卷十五《艺文志·著述类》。

同上《川沙县志》卷十六《人物志·张清湛传》：其先坤岩，至云川，两世俱擅眼科。云川兼理大方、推拿。著有《推拿秘诀》一卷。

《推拿直诀》　　清　吴时行

见民国二十三年《青浦县续志》卷二十一《艺文》上《书目·子部》。

《推拿辑要》　　清　徐晋侯

见民国七年《上海县续志》卷二十六《艺文·子部》。

第十类 杂 录

《存真图》一卷　　宋　杨介

见同治十二年《盱眙县志》卷九《艺文志》。

同上《盱眙县志》卷四《人物志》八上：杨介，字吉老，以医名，著《伤寒论》《脉诀》。

按：《存真图》一卷。晁公武谓杨介著。崇宁间，泗州刑贼于市。郡守李夷行遣医并画工往视。决膜、摘膏肓，曲折图之，尽得纤悉。介校以古书，无少异者，比《欧阳希五脏图》过之远矣。

《医论》四卷　　明　王肯堂

见乾隆元年《江南通志》卷一百九十二《艺文志·子部》。

《念西笔麈》四卷　　明　王肯堂

见乾隆元年《江南通志》卷一百九十二《艺文·子部》之《杂说》。

光绪十一年《金坛县志》卷十五杂志上《遗书》作：《郁岗斋笔麈》四卷。

《方药宜忌考》十二卷　　明　缪希雍

见乾隆十三年《苏州府志》卷十六《艺文》二。

《医辨》　　明　管玉衡

见乾隆二十五年《崇明县志》卷十六《人物》一《文苑》。

《偶笔》一卷　　明　石震

见道光二十二年《武进阳湖县合志》卷三十三《艺文》三《子部》。

《癸丑治疾记》三卷　　清　顾陈垿

见民国八年《太仓州志》卷二十五《艺文·子类医家》。

光绪六年《壬癸志稿》卷二《人物》：顾陈垿，字玉停，宏沛子，康熙四十四年举人。以荐入湛凝斋纂修，书成议叙，授行人。出使山东、浙江，监督通州仓，所至得大体。雍正三年，以目疾乞归。陈垿有绝学三：字学、算学、乐律，俱精诣。敦内行，学宗陆九渊，锋棱谔谔。留心著述，质疑问难者恒满座。年七十卒。

《医术》　　清　朱榕

嘉庆二十三年《松江府志》卷五十八《古今人传》十：朱榕，字若始，华亭人，刑部郎中鼐后。博综群籍，十四而孤，补邑诸生。以父未葬、母老，遂习青乌、岐俞之术。既，又弃举子业，肆力于古文词，名隆然起。母殁，服阕，游京师。值纂修《明史》，聘榕入馆。时海内名士争工诗词，而史才绝少。榕深究体裁，谓子长天才纵逸，未易涉笔，范史工炼，渐近华美，惟班史谨严、精洁，宜奉为程式。馆臣俱委重焉。暇复纂有明死事诸遗迹为《忠义录》《表忠录》及《隐逸录》。自著则有：《蓬庐集》《汉诗解》并《列仙》《医术》等书。

《医易》二十卷　　清　葛天民

见乾隆八年《江都县志》卷二十七《人物·方技》。

《岐素精诠》　　清　蒋国佐

乾隆三十年《阳湖县志》卷八《人物志·方技》：蒋国佐，精俞拊术。郡守骆钟麟子病黄疸，莫能治。国佐呼其乳母，询知三岁时，池边曾食螺数粒。投以鸭涎，下血裹一螺，霍然愈。里有产妇死，将葬，棺薄流血。国佐曰：血鲜，妇可活。以针刺妇胸，得甦，产一子。又牛触牧童，腹肠尽出。国佐洗以米泔，纳其肠，傅药，得不死。著有《岐黄精诠》。

《轩岐至理》四卷　　清　朱骏声

见民国二十二年《吴县志》卷五十八上《艺文考》四。

同上《吴县志》卷六十八下《列传》七：朱骏声，字丰芑，元和人。父德垣，贡生，十五冠郡试，补府学生。钱詹事大昕主紫阳书院讲席，一见奇其才，遂受业门下。嘉庆戊寅举乡试。道光末，诏海内献所著书。因缮写《说文通训定声》四十卷上之。文宗优诏褒嘉，卒年七十一。凡十三经、三史、诸子、骚、选，并有撰述。尤精算术，有《岁星表》《天算琐记》《数度衍》等书。

《先天后天论》　　清　黄德嘉

见乾隆三十年《阳湖县志》卷八《人物志·方技》。

道光二十二年《武进阳湖县合志》卷三十三之三作一卷。

《日讲杂记》一卷　　清　薛雪

见民国二十二年《吴县志》卷五十六下《艺文考》二。

《医学博议》　　清　沈自东

见乾隆十二年《吴江县志》卷四十六《撰述》一《书目》。

光绪九年刻同治《苏州府志》卷一百三十八《艺文》三：按《医学博议》与《戊己新编》《群书备问》等十一种，统名《小斋雅制》。

乾隆《吴江县志》卷三十二《人物》十：沈自东，字君山，副使玧幼子。为人淳谨好学，能诗文，为诸生。乙酉后，杜门著述，年七十一卒，有《小斋雅制》十余种。

《诚求编》　　清　王丙

见民国二十二年《吴县志》卷五十六下《艺文考》二。

《回澜说》　　清　王丙

见道光四年《苏州府志》卷一百二十六下《朴庄遗书十种》条。

《古方权量考》　清　王丙

见道光九年校刻嘉庆二十五年《吴门补乘》卷七《艺文补》之《朴庄遗书十种》条。

《吴医汇讲》十一卷　　清　唐大烈

见民国二十二年《吴县志》卷五十七《艺文考》三。

同上：唐大烈，字立三，号笠山，一号林嶝，诸生。

同上《吴县志》卷七十五下《列传·艺术》二：唐大烈，长洲诸生，乾隆时，为苏州府医学正科。著《吴医汇讲》十一卷。

同时有唐学士，号迎川。为吴县医学训科。陈嘉琛，字献传。陈昌龄，字元益。皆有医名。

《医录》　清　李士周

见嘉庆十三年《如皋县志》卷十七《列传》第二。

《医理摘要》四卷　　清　邹澍

见光绪五年《武进阳湖县志》卷二十八《艺文·子部》。

《医宗粹言》一卷　　清　法惠

见道光二十二年《武进阳湖县志》卷二十九之八《法徵麟传》。

《樗庄心法》一卷　　清　法雄

见道光二十二年《武进阳湖县合志》卷二十九之八《法徵麟传》。

《医论》　清　吕师

道光二十二年《武进阳湖县合志》卷二十六《人物志》五：吕师，字夔典。幼失明，而颖异过人，经史过耳成诵。比长，凡律、算、医、卜、音韵之学，入耳心解。尝范铁为格，方广三分许，凿纸为方、圆、曲、锐、阴阳岐出之形，粘布其间，以指索之，即知何韵。

删《等韵》之知、彻、澄、娘、非、微，喻、日八母，为二十八母，与云间潘氏合。

韵则并闭音入收，与明《洪武（正）韵》合。

至若：并骰于萧，而收发合；并歌于戈，而内外合；合梗、臻、深为一；山、咸为一；而相近之音合。则古无此音，是皆循乡音而趋简便，自成一家言。好聚书，所贮有定处，一索即得。能围棋以仰覆代黑白。管弦丝竹非所好，为之即工，共推为畸士。所著有《覆云庐集》《医论》《棋谱》诸种。

《医论》　清　毛景昌

道光二十二年《武进阳湖县合志》卷二十九《人物志》八《艺术·毛凤彩传》：毛凤彩，字羽丰，精幼科。痘疹盛行数年，全活甚广。子，苟一，字人龙，承父业，不苟言笑，每日临症及所行事，簿记功过以自省。能诗，著有《梦余草》。孙，景昌，字介侯。幼学幼科，后习方脉。洞彻医理，临大症，恒奏奇效。著有《医论》若干卷。

《医林约法三章》一卷　清　蒋宝素

见光绪五年《丹徒县志》卷四十六《艺文志》之《书目·子类》。

《真知录》　清　朱鸣春

见嘉庆十八年《泰兴县志》卷八《艺文》下《著述·集类》。

《行医八事图》　清　丁雄飞

见光绪十七年《江浦埤乘》卷三十五《艺文》上《书目·子部》之《医方集宜》注。

同上《江浦埤乘》卷二十九《人物》八《艺术·丁凤传注》：丁雄飞《行医八事图记》：余家世以医名，始祖德刚公，任医学训科。因缺令，遂署县篆。以邑人治邑事，有执有守，上悦下安，亦异事也。后传曾祖竹溪公，艺益精，名益噪。著《医方集宜》《兰阁秘方》《痘科玉函》诸书。家户奉为指南，至今子姓相习，未之或改。间有宦游者，亦谙炮制，携刀圭药囊不离左右，视为急切事。若先君子，则研究愈深。著有《疴言》《小康济》《苏意方》行世。实已探抉精蕴，不敢以三指不明误人七尺者。

余慨近世，行医未免草率。夫医，非易事也，病者望若神明，医者当竭心力，因读韩飞霞先生《医通》而有感焉。盖医有八事，谓：一地、二时、三望、四闻、五问、六切、七论、八订也。今立《图》，凡治病，以图填之：一地，审问何处人，风土秉赋不同。二时，按节气感触之异。三望，形有长短、肥瘠、俯仰、疾徐、清浊，色有青黄红白黑，须合四时。四闻，声有五，须合五脏，肝呼、肺悲、肾呻、脾歌、心噎。五问，何日为始，因何而致，曾经何地，何处苦楚，昼夜孰甚，寒热孰多，喜恶何物，曾服何药。六切，左部寸浮，本位中取、沉取；关，浮中沉取；尺，浮中沉取，右部寸，浮中沉取；关，浮中沉取；尺，浮中沉取。七论，其人素禀孰感，其病今在何处，标本孰居，毕究如何服药，如何息病。八订，主治用何药，先后用何方。各各填注，庶几病者持循待绩，不为临敌易将之失，而医者之心思百发百中矣。或曰：人事兼施，得毋琐琐。余曰：医，人之司命也，为谋不忠，非仁术矣，诚有济人之心，又何惮此烦琐哉，况病者在水火铦中，安得以粗浮应之。余家世医，其光自我子姓行之，并循劝同志，胥天下之负病早愈一日，则所积无穷矣。

同上《江浦埤乘》卷二十六《人物》五《耆儒》一：丁雄飞，字菡生，明登子。明登好储书，雄飞尤癖嗜，每出必擕囊篋、载图史以归。侨居金陵乌龙潭。作古欢社约，与上元黄虞稷，分日往还，互相更换。其室人与同癖，时出奁具佐购。钱谦益在南京诏狱，有所撰著，率假其书，然心迹去之远矣。晚年颜所居曰：心太平庵。作九喜榻，优游终身。著述九十八种，惜其名多佚。所载《通志》及《千顷堂书目》者，仅十之三，详见《艺文》。有子，国变后但以治田为事，不复使读书云。

《旦气宗旨》　清　丁雄飞

见光绪十七年《江浦埤乘》卷三十五《艺文》上《书目·子类》。

《方记俚言》　清　闾邱煜

见嘉庆二十三年《松江府志》卷七十二《艺文志·子部》。

《医论》　　清　吴大和

见光绪六年《江宁府志》卷十四之四《人物》三《吴际泰传》。

同上：吴大和，字达夫。外和内介。以攻苦得咯血疾，遂知医。著《医论》。未几卒。

《慎疾刍言》　　清　徐大椿

见道光四年《苏州府志》卷一百二十六《艺文》五之下。

光绪四年《嘉兴府志》卷八十一《经籍》二《子部》：《慎疾刍言》一卷。大椿谓：医学绝传，邪说杀人，因著是编。近时乌程汪氏有刊本。案《江震人物志》：大椿曾占籍秀水，补诸生。

《松心笔记》　　清　缪遵义

见道光四年《苏州府志》卷一百二十六《艺文》五之下。

民国二十二年《吴县志》卷五十六下《艺文考》二：作一卷。

《读医经笔记》三卷　　清　邹澍

见光绪十三年《武阳志余》卷七之二《经籍》中《子部》。

《五经分类》　　清　朱煜

见光绪七年增修《甘泉县志》卷十三附《方技》。

《医镜》三卷　　清　何寿彭

见民国二十三年《青浦县续志》卷二十一《艺文》上《书目·子部》。

《医学别解》　　清　赵慎修

见民国三十二年《兴化县志》卷十四《艺文志》之《书目·子部》。

同上《兴化县志》卷十三之六《人物志·文苑》赵闳中传：赵闳中字沉芷。性颖悟，少有声庠序，诗文峭拔灵秀。屡蹶秋闱，年五旬始膺乡荐。一上春官不第，旋卒。著有《种兰草堂诗文集》。从兄慎修，字竹塘，少与闿中齐名。咸丰初元，襄修县志。著《兰桂山房诗稿》《禹贡汇旨》《医学别解》。

《听江医绪》十四卷　　清　薛益

见道光二十二年《武进阳湖县合志》卷三十三《艺文》三《子部》。

同上《武进阳湖县合志》卷二十九《人物志》八《艺术》：薛益，字尔谦，精医术，多奇效。晚著《医绪》十卷。宜兴储大文为之序。

《医学读书记》　　清　潘道根

见光绪九年刻同治《苏州府志》卷一百三十七《艺文》二。

《驳正医宗必读札记》一卷　　清　沈璠

见同治十一年《上海县志》卷二十七《艺文·子部》。

《阴阳虚实寒暑表里辨》　　清　张瑞凤

同治十二年《如皋县续志》卷八《列传》一《文苑·张存仁传》：张瑞凤，字吉人。性放达不羁，文如涌泉。己亥中副榜，考授州判。工诗词，精岐黄。著《阴阳虚实寒暑表里辨》。

《黄龙祥笔记》　　清　黄龙祥

同治十三年《扬州府志》卷十六《人物》八《术艺·黄绍垚传》：黄绍垚，字藕船。天性诚笃，博览群书，考订钟鼎、彝器、名画、古碑，寓目能决真伪。精于医，于近时医家，心折徐洄溪。子尤骧，侄尤祥，字云起。幼绩学，困于小试。从歙人罗浩游。临症能别寒热于疑似间。尝谓人以元气为本，治疾者欲求速，而不顾元气，虽邀功一时，而根本潜亏，终成难治之症。识者叹为名言。评校医书，得《笔记》若干卷。

民国十年《甘泉县续志》卷二十六《人物传》八《方技》：黄龙祥，幼孤。事叔父如父，与从弟白首同居。困童试。课徒之暇，肆力经史。兼好医家言，从歙罗养斋游，尽传其术。凡古书、禁方，无不探讨。为人别脉最详慎，息深达鬐，洞彻隐际。有德之者，则曰：病本当生，吾特不致之死而已，何功之有。卒年六十九。

《医谈》十卷　　清　林端

见光绪六年续纂《江宁府志》卷九上《艺文》上《子部》。

同上《江宁府志》卷十四之四《人物先正》三《林润传》：林端，字章甫，嘉庆二十一年举乡试第一。初入京师，有欲招致门下者，谢不往。中年绝意仕进，截取知县、议叙内阁中书，皆不就。居乡里，设育婴局。晚精医，著有《医谈》《偶然居士遗稿》《龙溪草》。

《省斋学医笔记》二卷　　清　徐春和

见光绪七年《嘉定县志》卷二十六《艺文志》三《子部》。

同上《嘉定县志》卷十九《人物志》四《文学》：徐春和，字瞻云，一字省斋，诸生。沉潜经学，贯串笺疏，旁及音律、丹青、堪舆、医术。既乃专攻历算，极深研几，心悟其妙。钱大昕《三统术》，尝属校正。嘉庆戊辰卒。年五十八。

《肘后随笔》　　清　王宝书

见光绪十三年《平望续志》卷十一《艺文》二《书目·子部》。

同上《平望续志》卷七《人物》一《艺能》：王宝书，字森甫，号友杉，岁贡生。博通经史，工制举业，后进多所造就。善医，工书，守欧颜家法。

《诊余丛谈》　　清　法文淦

见民国九年刻光宣《宜荆续志》卷九中《人物志·艺术》。

《管见刍言》　　清　傅学滋

民国二十二年《吴县志》卷五十八上《艺文考》四：傅学滋，一名存仁，号约园，元和人，国子生，居葑门外行医。此书即其方脉杂论也。

《八阵图说》　　清　李树培

光绪八年《宜兴荆溪县新志》卷八《人物·艺术录》：李树培，字万峰，精医术，治病应手愈。析风、寒、暑、湿、虚、实、内、外，著《八阵图说》。长子逊庄，世其业。

《临证辨难》　清　王凤藻

见光绪六年续纂《江宁府志》卷九上《艺文》上《子部》。

《情蜕》一卷　清　曹相虎

光绪十七年重辑《枫泾小志》卷六《志人物列传》下：曹相虎，字景穆，号藙庵，金山诸生。研究字学，凡唇、齿、鼻、舌之音，阴阳、反切，辨晰毫厘。精医学，治病辄效。著有《情蜕》一卷。

《灵兰集义》　清　郑祥征

见民国二十二年《吴县志》卷五十八上《艺文考》四。

同上《吴县志》卷七十五下《列传·艺术》二：郑祥徵，字继善，号少遇，晚号念山，世习女科医。祥徵潜心研究，不泥古方，时奏神效。尝采辑历代名医议论，成《灵兰集义》若干卷。工诗，著有《念山草堂存稿》。子维嗣，字孝仲。维业，字又新。均克承先志。

《瘦吟医赘》　清　薛福

民国二十二年《吴县志》卷五十六下《艺文考》二：薛福。诸生。见陆以湉《冷庐医话》。

《学医管见》　清　顾克勤

见光绪五年《南汇县志》卷十四《人物志》二《古今人传·顾宗鼎传》。

《医家萃精录》　清　薛寅

见光绪六年《江宁府志》卷九上《艺文》上《子部》。

光绪十七年《江浦埤乘》卷三十五《艺文》上《书目·子部》：作《医学萃精录》。

《诸家汇论》　　清　程鑅

见光绪十五年《罗店镇志》卷六《人物志》中《游寓增》。

《夺锦琐言》一卷　　清　张仁锡

见光绪二十年《嘉善县志》卷三十《艺文志》一《书籍·新补》。

《洗冤习览》　　明　王圻

见康熙二年《松江府志》卷五十《艺文·史部之刑法类》。

按：乾隆元年《江南通志》卷一百九十二作《洗冤录》十卷。嘉庆十九年《上海县志》卷十八作《洗冤录集览》十卷。

康熙二年《松江府志》卷四十四《文苑》：王圻，字元翰，上海人。嘉靖乙丑进士，授清江令，转剧万安，拜御史。以忤时相，出金闽中，中忌者，以他事谪补曹县，擢守开州，升副使，备兵武昌。改督学，典福建、山东两试，所奖拔士，后多为名臣。迁陕西少参。初，圻以奏议为内江所推，江陵与内江交恶，讽圻攻之，不应。新郑为圻座师，时方修隙文贞，又以为私其乡人，不助己，不能无恚，遂摭拾之。里居著书，至年踰耄耋，犹篝灯帐中而靡倦。年八十五。

《重辑洗冤录》　　清　程祥栋

见同治十三年《扬州府志》卷九《人物》一《本传》。

抄本宣统《泰州志》卷三十二《艺文志》上：作《重辑洗冤录外编》。

同治《扬州府志》卷九：程祥栋，字小松，泰州人。工文词，赋笔尤华赡。以廪贡生从军黔中，历著战功，由知县、同知，荐升知府，加道衔，赏戴花翎。历官四川新繁、乐山、江津知县，任新繁时，建复东湖书院，刻有《东湖草堂赋钞》及医书数种。《重辑洗冤录》，流播川中。年逾七十告归。

《洗冤录节要》　　清　王溥

见民国十年《山阳县志》卷十三《原志艺文补遗》。

《洗冤录辨正》　　清　瞿中溶

见民国十九年《嘉定县续志》卷附《前志补遗，艺文志之史部·政书类》。

《法律医学》二十四卷　首一卷　　清　赵元益

见民国十一年《昆新两县续补合志》卷十九《艺文目》。

《法律医学》十二卷　　清　徐寿

见民国七年《上海县续志》卷二十六《艺文·游宦著述》。

同上《上海县续志》卷二十一《游寓传》：徐寿，号雪村，无锡人。凡声、光、化、电、算、数、医、矿诸学靡不穷源竟委。江督奏举奇材异能，并以宾礼罗致门下。寿尝病空谈格致，成书阙如。既入沪上翻译馆，与金匮华蘅芳译述多种。日本闻之，派柳原前光等来访购，取《译本》归国仿行。格致书院创始，寿主讲席，昕夕不倦。时各省建设机器局，暨兴办金、铁矿，罔不就寿商榷。其于原籍提倡蚕桑，研究筑灶烘茧、制机缫丝诸法，成效尤著。荐辟不就，以布衣终。宣统元年，学部大臣唐景崇，奏请宣付史馆立传。

附录　参考书目

本附录所列参考书目，凡文中引用者前加米字符号。

《南畿志》六十四卷　明嘉靖刻本

*《江南通志》七十六卷　清康熙二十三年刻本

*《江南通志》二百卷　清乾隆元年刻本

《(景定)建康志》五十卷　宋周应合纂，清嘉庆六年孙星衍等校刻本

*《江宁府志》三十四卷　清康熙七年刻本

*《(重刊)江宁府志》五十六卷　《校勘记》一卷　清光绪六年重刻嘉庆
　　十六年本

*《(续纂)江宁府志》十五卷　附《勘误》一卷　清光绪六年刻本

　　按：江宁：宋之建康。公元一九一二年裁府留县，即今之江宁县，属
　　　　南京市。

*《上元县志》十二卷　传抄明万历二十一年本

　　按：上元：原为江宁府附郭县。公元一九一二年上元并入江宁县。

*《上江两县合志》二十九卷　清同治十三年刻本

*《江浦埤乘》四十卷　清光绪十七年刻本

*《六合县志》十二卷　清顺治三年刻本

《徐州志》六卷　明万历二年刻本

《徐州志》八卷　清顺治十一年刻本

*《徐州志》三十六卷　清康熙六十一年刻本

*《徐州府志》三十卷　清乾隆七年刻本

　　按：徐州：于公元一七三三（清雍正十一年）升为府，一九一二裁府
　　　　留县，即今之徐州。

*《徐州府志》二十五卷　清同治十三年刻本

《丰县志》十六卷　清乾隆二十四年刻本

*《丰县志》十六卷　清光绪二十年刻本

《沛县志》十卷　清乾隆五年刻本

*《沛县志》十六卷　附《（民国）新志》一卷　民国九年铅印本

《邳州志》二十卷　清光绪十八年校印咸丰元年本

按：邳州：于公元一九一二年改县，即今之邳县。

《邳志补》二十六卷　《邳志再补》一卷　民国十三年刻本

《赣榆县志》十八卷　清光绪十四年刻本

《睢宁县旧志》十卷　清康熙二十二年本

*《睢宁县志稿》十八卷　清光绪十二年刻本

《海州直隶州志》三十二卷　清嘉庆十六年刻本

按：海州直隶州：于公元一九一二年改东海县，今同。

《铜山县志》十二卷　清乾隆十年刻本

《铜山县志》二十四卷　清道光十年刻本

*《铜山县志》七十六卷　民国十五年刻本

*《安东县志》十五卷　清光绪元年刻本

按：安东：于公元一九一四年改涟水县，今仍之。

《清河县志》二十四卷《附编》二卷　清同治元年补刻咸丰四年本

《附编》为同治四年续刻

按：清河：于公元一九一四年改淮阴县，今仍之。

*《清河县志》二十四卷、附编二卷　民国八年补刻清同治元年咸丰四
　　年本

《清河县志》二十六卷　清光绪二年（丙子）刻本

*《（续纂）清河县志》十六卷　民国十七年刻本

《淮阴志征访稿》八卷　民国徐钟令纂　抄本

《淮城信今录》十卷　清曹镳著　抄本

按：是书，卷首有清嘉庆十六年及道光元年自序。卷末有道光辛卯阮
　　钟瑷《跋》云：是书辛巳有活字板本百部。

《王家营志》六卷　民国二十二年铅印本

按：王家营：即今之王营镇，现县治所在地。

*《沭阳县志》四卷　清康熙十三年刻本

《沭阳乡土地理》二卷　唐致亭著　传抄民国八年本

江苏省

727

*《淮安府志》十三卷　清康熙二十四年刻本

　按：淮安府：于公元一九一二年裁府留县，即今淮安县，

　《淮安府志》三十二卷　清乾隆十三年刻本

*《淮安府志》四十卷　清光绪九年刻本

　《淮壖小记》四卷　清咸丰五年刻本

　《淮南中十场志》四册　清康熙十二年刻本

*《山阳县志》二十二卷　清乾隆十四年刻本

　按：山阳：原为淮安府附郭县，于公元一九一四年改淮安县。

*《山阳县志》二十一卷　清同治十二年刻本

*《山阳志遗》四卷　清吴玉缙纂　民国十一年刻本

*《(续纂)山阳县志》十六卷　民国十年刻本

*《宿迁县志》十九卷　清同治十三年刻本

*《宿迁县志》二十卷　民国二十四年铅印本

　《(重修)桃源县志》十卷　民国六年铅印乾隆三年本

　按：桃源县：于公元一九一四年改泗阳县，今仍之。

*《盱眙县志》二十四卷　清乾隆十一年刻本

*《盱眙县志》六卷　《艺文志》一卷　《杂类志》一卷　清同治十二年
　　刻本

*《盱眙县志稿》十七卷　清光绪二十九年重校光绪十七年本

　《盐城县志》十卷　清顺治十四年增补明万历十一年本

　《盐城县志》十卷　清乾隆七年刻本

　《盐城县志》十六卷　一九六〇年油印清乾隆十二年本

*《盐城县志》十七卷　清光绪二十一年刻本

*《(续修)盐城县志·第一辑》十四卷　民国二十二年铅印本

　《(续修)盐城县志》十四卷　《续修志稿》一册　民国二十五年铅印本

*《阜宁县志》二十四卷　清光绪十三年刻本

　《东台县志》四十卷　清嘉庆二十二年刻本

*《东台县志稿》四卷　清王璋纂辑　传抄清光绪十九年本

　《东台县拼茶市乡土志两种合钞》二册　张正藩、缪文功著　抄本

*《(弘光)州乘资》四卷　明邵潜纂　一九六一年油印明弘光元年(清
　　顺治二年)本

*《通州志》十五卷　清康熙十三年刻本

　　按：通州：于一九一二年改南通县，今仍之。

*《（直隶）通州志》二十二卷　清乾隆二十年刻本

　《（乾隆）州乘一览》八卷　民国二十九年铅印本

　《（嘉庆南通志乘）海曲拾遗》六卷　清金榜著　抄本

*《崇川咫闻录》十二卷　清道光十年芸晖阁徐氏刻本

*《通州直隶州志》六卷　清光绪元年刻本

　《（光绪）南通县乡土志》二卷　抄本

*《如皋县志》三十二卷　《附录》一卷　清乾隆十五年刻本

*《如皋县志》二十四卷　《附录》一卷　清嘉庆十三年刻本

*《如皋县续志》十二卷　清道光十七年刻本

*《（道光）白蒲镇志》十卷　清姚鹏春著　传抄清道光稿本

　　按：白蒲镇：属如皋县。

*《如皋县续志》十六卷　清同治十二年刻本

　《（嘉靖）海门县志》六卷　明崔桐纂　吴宗元修　抄本

*《海门厅图志》二十卷　清光绪二十五年刻本

　　按：公元一九一二年改县。

*《扬州府志》二十七卷　明万历三十二年刻本

　　按：公元一九一二年裁府留县：今为扬州市。

*《扬州府志》四十卷　清康熙十四年刻本

*《扬州府志》四十卷　清雍正十一年刻本

*《（重修）扬州府志》七十二卷　清嘉庆十五年刻本

*《（续纂）扬州府志》二十四卷　清同治十三年刻本

　《宝应县志略》四卷　一九六二年石印明嘉靖十七年本

　《宝应图经》六卷　清光绪九年道光三年本

　《（重修）宝应县志》二十八卷　清道光二十一年刻本

　《（重修）宝应县志辨》一册　清咸丰元年刻本

　《宝应县志》三十二卷　《县政概况》一卷　民国二十三年铅印本

*《靖江县志稿》十六卷　清咸丰七年刻本

　《靖江县志》十六卷　清光绪五年刻本

*《兴化县志》十卷　明万历十九年刻本

江
苏
省

729

*《兴化县志》十卷　清咸丰二年刻本

《丁草刘白疆域属东驳议》一册　民国三年铅印本（原《志·序》在
　　八年）

《（续修）兴化县志》十五卷　民国三十二年铅印本

《江都县志》二十卷　清雍正七年刻本

　　按：江都：原为扬州府附郭县；于一九五六年分划为江都、邗江两县。

*《江都县志》三十二卷　清乾隆八年刻本

*《江都县续志》十二卷　清光绪七年重刻嘉庆二十四年本

*《江都县续志》三十卷　清光绪九年刻本

*《甘泉县志》二十卷　清乾隆八年刻本

　　按：甘泉：原为扬州府附郭县；于公元一九一二年并入江都县。

*《（增修）甘泉县志》二十四卷　清光绪七年刻本

*《甘泉县续志》二十九卷　民国十年刻本

*《（嘉庆）瓜州志》八卷　清冯锦等纂　抄本

　　按：瓜州：原隶江都县。

*《瓜州续志》二十八卷　民国十六年铅印本

《甘棠小志》四卷　清咸丰五年刻本

　　按：甘棠：即召伯镇，时隶甘泉县。

《扬州营志》十六卷　一九六二年重印清道光（十一年）刻本

　　按：扬州营：今邗江县属。

*《高邮州志》十二卷　清雍正三年刻本

　　按：高邮州：于公元一九一二年改县。

*《高邮州志》十二卷清道光二十五年重刻嘉庆十八年增修乾隆四十八
　　年本

*《（续增）高邮州志》六册　清道光二十三年刻本

*《（再续）高邮州志》八卷　清光绪九年刻本

《泰兴县志》四卷　清饶见龙等纂修　抄本（卷首有康熙二十二年知泰
　　兴县饶见龙、康熙二十七年知泰兴县吴朴两序）

*《（重修）泰兴县志》八卷　清嘉庆十八年刻本

*《泰兴县志》二十六卷　清光绪十二年刻本

*《（宣统）泰兴县志续》十二卷　《补》八卷　《校》六卷　民国十三年

初刻红印本

*《仪真志》二十二卷　清康熙五十七年采碧山堂精刻本

　　按：仪真：于公元一七二三年改仪真为仪征，今沿之。

*《(重修)仪征县志》五十卷　清光绪十六年重刻道光三十年本

*《(崇祯)泰州志》十卷　明刘万春纂　传抄清康熙五年本（有崇祯癸
　　西刘万春序）

*《泰州志》三十六卷　清道光七年刻本

*《(道光)泰州新志刊谬》二卷　清道光十年刻本

*《(宣统)续纂泰州志》三十五卷　清韩国钧等纂　抄本

　　按：泰州：于公元一九一二年改为泰县；今为泰县、泰州市。

　《泰州乡土地理》一册　清光绪三十四年初印石印本

*《泰县志稿》三十卷　一九六二年扬州旧书店油印民国二十年稿本

*《(嘉定)镇江志》二十二卷　《附录》一卷　《附校勘记》二卷清宣统
　　二年重刻道光刘文淇校本

*《(至顺)镇江志》二十一卷　《附录》一卷　《附校勘记》二卷
　民国十二年冒广生重刻清刘文淇校元本

*《(重修)镇江府志》三十六卷　明万历二十四年刻本

　　按：镇江府：于公元一九一二年裁府留县，今为镇江市。

*《镇江府志》五十五卷　清乾隆十五年增补康熙二十四年本

*《丹徒县志》四十七卷　清嘉庆九年刻本

　　按：丹徒县：原为镇江府附郭县。

*《丹徒县志》六十卷　清光绪五年刻本

*《丹徒县志摭余》二十一卷　民国六年刻本

*《(续)丹徒县志》二十卷　民国十九年刻本

*《丹阳县志》三十六卷　清光绪十一年刻本

*《(宣统)丹阳县续志》二十四卷　《补遗》二十卷　民国十五年刻本

*《金坛县志》十六卷　清光绪十一年刻本

*《溧阳县志》十六卷　清光绪二十二年重刻嘉庆十八年木活字本

　《溧阳县续志》十六卷　清光绪二十五年刻木活字本

　《溧水县志》十六卷　清乾隆四十二年刻本

　《溧水县志》二十二卷　清光绪八年刻本

江苏省

731

*《句容县志》十卷　清光绪二十六年重刻乾隆十五年本

*《（续纂）句容县志》二十卷　清光绪三十年刻本

　《（重修）毗陵志》三十卷　清嘉庆二十五年赵怀玉刻清李兆洛等校宋
　　　咸淳四年本

　按：宋之毗陵即今之常州。又，常州于一九一二年裁府留县。

*《常州府志》三十八卷　《附校勘记》一卷　清光绪十二年木活字重印
　　　康熙三十三年本

*《武进县志》八卷　明万历三十三年本

*《武进阳湖县合志》三十六卷　清光绪十二年重印道光二十二年本

*《武进阳湖县志》三十卷　清光绪五年刻本

*《武阳志余》十二卷　清光绪十三年刻本

　《阳湖县志》十二卷　清乾隆三十年刻本

　按：阳湖：于公元一九一二年并入武进县。

　《（重修）宜兴县志》十卷　清康熙二十五年刻本

　《（增修）宜兴县旧志》十卷　清同治八年重排印嘉庆二年本

*《（重刊）宜兴县旧志》十卷　重刻嘉庆二年本

　《（重刊）宜兴县志》四卷　重刻嘉庆二年本

*《（新修）宜兴县志》四卷　清同治八年排印嘉庆二年本

*《（重刊续纂）宜荆县志》十卷　重刻道光二十一年本

*《宜兴荆谿县新志》十卷　清光绪八年刻本

*《（光宣）宜荆续志》十二卷　民国九年刻本

　按：宜兴：自清雍正四年始分为宜兴、荆溪两县；至公元一九一二年
　　　复并为宜兴县。

　《（新修）荆溪县志》四卷　清同治八年排印嘉庆二年本

　《（重刊）荆溪县志》四卷　重刻嘉庆二年本

*《高淳县志》二十八卷　清光绪七年刻本

*《高淳县志》二十八卷　民国七年刻本

　《吴郡志》五十卷　《附校勘记》一卷　乌程张氏覆刻宋蓝印本

*《姑苏志》六十卷　明正德元年刻本

*《苏州府志》八十二卷　清康熙三十年刻本

　按：苏州府：于公元一九一二年裁府留县。

*《苏州府志》八十卷　清乾隆十三年刻本

*《苏州府志》一百五十卷　清道光四年刻本

*《苏州府志》一百五十卷　清光绪九年刻同治本

*《江阴县志》二十八卷　清道光二十年刻本

*《江阴县志》三十卷　清光绪四年刻本

*《江阴县续志》二十八卷　民国九年刻本

*《震泽编》八卷　明万历四十五年重刻弘治十八年本

　　按：蔡升编集《太湖志》十卷，王鏊为八卷名《震泽编》。

*《具区志》十六卷　清康熙二十八年刻本

　　按：翁澍合《太湖志》《震泽编》二书，参酌增损而以明、清两朝事类

　　　　入，名《具区志》。

*《震泽县志》三十八卷　清乾隆十一年刻本

*《太湖备考》十六卷　清乾隆十五年刻本

　　按：一九五三年，太湖区改设震泽县。

　《（重修）琴川志》十五卷　重刻元至正二十三年本

　　按：《琴川志》即《常熟志》。

　《琴川三志补记》十卷　清道光十一年刻本

　《琴川三志补记续》八卷　清道光十五年刻本

*《常熟县志》四卷　传抄明弘治十二年本

*《常熟县志》十三卷　明嘉靖十七年本

*《常熟县志》二十六卷　清康熙二十六年刻本

*《常昭合志稿》十二卷　清乾隆六十年刻本

*《常昭合志》十二卷　清光绪二十四年重刻乾隆六十年本

*《常昭合志稿》四十八卷　《校勘记》一卷　清光绪三十年刻本

*《（重修）常昭合志》二十卷　民国三十七年铅印本

*《璜泾志稿》八卷　铅印清道光（三十年）本

　　按：璜泾：明宏治前属常熟，宏治十年始属太仓州。

*《昭文县志》十卷　清雍正九年刻本

　　按：昭文：于公元一九一二年并入常熟县。

　《（汇刻）太仓旧志》五种二十六卷　清宣统元年刻本

　　按：太仓州：于公元一九一二年改县。

《中吴纪闻》六卷 《附校勘记》 清宣统元年刻宋淳熙本

《玉峰志》三卷 清宣统元年刻宋淳熙本

《玉峰续志》一卷 清宣统元年刻宋淳熙本

*《昆山郡志》六卷 清宣统元年刻元至正本

*《太仓州志》十卷 《附校勘记》 清宣统元年刻明宏治本

*《太仓州志》十五卷 清康熙十七年补刻明崇祯十五年本

*《(直隶)太仓州志》六十五卷 清嘉庆七年刻本

*《壬癸志稿》二十八卷 清光绪六年刻本

    按:《壬癸志稿》,即太仓州、镇洋县合《志》;镇洋县于公元一九一二
        并入太仓县。

*《太仓州志》二十八卷 民国八年刻本

*《镇洋县志》十四卷 清乾隆十年刻本

*《镇洋县志》十一卷 民国八年刻本

*《昆山县志》八卷 明万历四年刻本

*《昆山新阳合志》三十八卷 《人物补编》一卷 清乾隆十六年刻本

    按：新阳：于公元一九一二年并入昆山县。

*《昆新两县志》四十卷 清道光六年刻本

*《昆新两县续修合志》五十二卷 清光绪六年刻本

*《昆新两县续补合志》二十四卷 民国十一年刻本

*《吴江县志》二十八卷 明嘉靖三十七年刻本

*《吴江县志》四十六卷 清康熙二十三年刻本

*《吴江县志》五十八卷 清乾隆十二年刻本

*《松陵见闻录》十卷 清道光二十七年刻本

    按：松陵：即吴江县。今吴江县治所。

*《吴江县续志》四十卷 清光绪五年刻本

*《盛湖志》十四卷 民国十四年刻清同治十三年本

    按：盛湖：隶吴江县。

《盛湖志补》四卷 民国十四年刻清光绪二十六年本

*《黎里志》十六卷 清嘉庆十年刻本

    按：黎里：隶吴江县。

*《黎里续志》十六卷 清光绪二十五年刻本

*《平望志》十八卷　清光绪十三年重刻道光二十年本

　　按：平望：隶吴江县。

*《平望续志》十二卷　清光绪十三年刻本

*《（嘉庆）同里志》二十四卷　民国六年铅印清嘉庆本

　　按：同里：隶吴江县。

　　《分湖小识》六卷　清道光二十七年刻本

　　按：分湖：隶吴江县。

*《无锡县志》三十六卷　一九五〇年油印明宏治本

*《无锡县志》四十二卷　清康熙二十九年刻本

*《无锡县志》四十二卷　清乾隆十六年刻本

　　《无锡金匮县志》四十卷　清嘉庆十八年刻本

　　按：金匮：于一九一二年并入无锡县。

*《无锡金匮续志》十卷　清道光二十年刻本

　　《锡金志外》五卷　清道光二十三年刻本

　　《（道光）锡金考乘》十四卷　清同治世瑞堂活字本

*《无锡金匮县志》四十卷　清光绪七年刻本

　　《锡金识小录》十二卷　清光绪二十二年木活字本

*《锡金续识小录》六卷　民国十四年木活字本

　　《锡金乡土地理》二卷　铅印本

　　《金匮县志》二十卷　清乾隆七年刻本

　　《泰伯梅里志》八卷　清光绪二十三年刻本

　　《金匮县舆地全图》　清光绪三十四年石印道光二十九年本

*《吴县志》五十四卷　明崇祯十五年刻本

*《吴县志》一百十二卷　清乾隆十年刻本

*《吴门补乘》十卷　清道光九年校刻嘉庆二十五年本

*《吴县志》八十卷　民国二十二年铅印本

*《长洲县志摘要》五册　清康熙二十九年吴汝辂摘抄本

　　按：长洲：于公元一九一二年并入吴县。

*《长洲县志》三十四卷　清乾隆十八年刻本

*《相城小志》六卷　民国十九年铅印本

　　按：相城：旧隶吴县，清属长洲；今仍吴县地。

《齐谿小志》一卷　民国十三年铅印本

按：齐谿：亦隶长洲，今吴县。

《元和县志》三十二卷　清乾隆五年刻本

按：元和：于公元一九一二年并入吴县。

*《（道光）元和唯亭志》二十卷　民国二十三年铅印本

*《木渎小志》六卷　民国十年铅印本

按：木渎：隶吴县。

*《光福志》十二卷　《补编》一卷　《附录》一卷　民国十八年铅印清道
　　光本

按：光福：隶吴县。

《周庄镇志》六卷　清光绪八年刻本

按：周庄：旧镇两属元和、吴江。

*《松江府志》五十四卷　清康熙二年刻本

按：松江府：于公元一九一二年裁府留县。

*《松江府志》八十四卷　清嘉庆二十三年刻本

*《松江府续志》四十卷　清光绪十年刻本

《云间志》三卷　《续》一卷　清嘉庆二十年仿刻宋绍熙四年本

按：云间：即华亭县，旧为松江府附郭县，于公元一九一四年改松
　　江县。

*《（重修）华亭县志》二十四卷　清光绪四年刻本

*《娄县志》三十卷　清乾隆五十三年刻本

按：娄县：旧为松江府附郭县，于公元一九一二年并入华亭，
　　一九一四年并入松江县。

*《娄县续志》二十卷　清光绪五年刻本

*《（重辑）枫泾小志》十卷　《考证刊误》一卷　清光绪十七年铅印本

按：枫泾：隶松江县。

*《（续修）枫泾小志》十卷　清宣统三年铅印本

《上海县志》八卷　民国二十一年影印明嘉靖三年本

*《上海县志》十二卷　清乾隆四十八年刻本

*《上海县志》二十卷　清嘉庆十九年刻本

*《上海县志》三十二卷　《补遗》一卷　《附录》一卷　清同治十一年

刻本

*《同治上海县志札记》六卷　铅印本

*《上海县续志》三十卷　民国七年刻本

*《上海县志》二十卷　民国二十四年铅印本

*《法华乡志》十卷　民国十一年铅印本

　　按：法华乡：隶上海县。

　《嘉定县志》二十四卷　清康熙十二年刻本

*《嘉定县志》十二卷　清乾隆七年刻本

*《嘉定县志》三十二卷　清光绪七年刻本

*《嘉定县续志》十五卷　《附录》一卷　民国十九年铅印本

*《南翔镇志》十二卷　民国十二年铅印嘉庆十一年本

　　按：南翔：隶属嘉定县。

*《宝山县志》十卷　清乾隆十年刻本

*《宝山县志》十四卷　清光绪八年刻本

*《宝山县续志》十七卷　民国十年铅印本

*《宝山县再续志》十七卷　《新志备稿》十三卷　民国二十年铅印本

*《罗店镇志》八卷　清光绪十五年铅印本

　　按：罗店：隶宝山县。

*《江湾里志》十五卷　民国十二年铅印本

　　按：江湾：隶宝山县。

*《月浦里志》十五卷　《附录》一卷　民国二十三年铅印本

　　按：月浦：隶宝山县。

*《川沙抚民厅志》十三卷　清道光十七年刻本

　　按：川沙：于公元一九一二年改县。

*《川沙厅志》十四卷　清光绪五年刻本

*《川沙县志》二十四卷　民国二十六年铅印本

*《南汇县志》二十二卷　清光绪五年刻本

*《奉贤县志》十卷　清乾隆二十三年刻本

*《（重修）奉贤县志》二十卷

　《金山卫志》六卷《附校记》一卷　民国二十一年影印明正德十二年本

*《金山县志》二十卷　民国影印乾隆十六年本

江苏省

737

*《金山县志》三十卷　清光绪四年刻本

《千巷志》六卷　清嘉庆四年刻本

　　按：千巷：隶金山县。

*《朱泾志》十卷　民国五年铅印清嘉庆四年本

　　按：朱泾：隶金山县，即今洙泾镇，为金山县治所在地。

《青浦县志》十卷　清康熙八年刻本

*《青浦县志》四十卷　清乾隆五十三年刻本

*《青浦县志》三十卷　清光绪五年刻本

*《青浦县续志》二十四卷　民国二十三年刻本

*《蒸里志略》十二卷　清宣统二年铅印本

　　按：蒸里：隶青浦县。

*《崇明县志》十六卷　清乾隆二十五年刻本

*《崇明县志》十八卷　清光绪七年刻本

*《崇明县志》十八卷　《附编》一卷　民国十五年刻本

*《上虞县志》十四卷　清嘉庆十六年刻本

*《浙江通志》七十二卷　明嘉靖四十年刻本

*《绍兴府志》八十卷　清乾隆五十七年刻本

*《宝庆四明志》二十一卷　清咸丰四年徐氏烟屿楼校刻本

*《象山县志》十二卷　清乾隆二十四年刻本

*《（勅修）浙江通志》二百八十卷　清光绪二十五年浙江书局重刻乾隆
　　元年本

*《余姚志》四十卷　清乾隆四十六年刻本

*《余姚县志》二十七卷　清光绪二十五年刻本

*《绍兴府志》五十八卷　清康熙二十二年增刻康熙十一年本

*《六合县志》八卷　清光绪九年刻本

*《（重修）嘉善县志》三十六卷　清光绪二十年刻本

*《平湖县志》十卷　清乾隆十年刻本

*《平湖县志》二十五卷　清光绪十二年刻本

*《鄞县志》七十五卷　清光绪三年刻本

*《鄞县通志》五十一编　一九五一年铅印本

*《嘉兴府志》八十八卷　清光绪四年刻本

*《新塍镇志》二十六卷　民国九年铅印本

　　按：新塍隶浙江省秀水县。

*《济阳县志》二十卷　民国二十三年铅印本

　　按：济阳属山东省。

*《嘉兴府志》八十卷　清嘉庆六年刻本

*《（重修）嘉善县志》二十卷　清嘉庆五年刻本

*《浦江县志》十五卷　清光绪三十一年补印光绪二十年本

*《湖州府志》四十七卷　清乾隆二十三年增刻乾隆四年本

*《湖州府志》九十六卷　清同治十三年刻本

*《长兴县志》三十二卷　清光绪十八年增刻光绪元年本

*《余姚六仓志》四十四卷　民国九年铅印本

*《（重修）嘉善县志》三十六卷　清光绪二十年刻本

*《馆陶县志》十一卷　民国二十五年铅印本

江
苏
省

〔附〕补编

前 言

江苏　浙江两省补编[*]

　　书目的编辑，通过"纲纪群籍，簿属甲乙"，而汇各地文献为一帙，集古今书目为一编，为"辨章学术，考镜源流"提供诸多方便，也对文献整理工作予以许多启发，并为我们探索研究创造有利条件。因此，它要求我们尽量作到"不误不漏"。但由于客观条件和编者水平等方面的限制，要做到这一点实非易事。所以，古人对书目的编著，亦多有补、续之例。

　　《中国分省医籍考》江苏、浙江两省之分编，是在十年动乱前编写的。由于当时仅是业余编写，受到各种条件的限制，所以只查阅了天津图书馆所藏地方志资料。我院恢复成立以后，该书的编写纳入了学院的科研规划，并得到中医研究所的支持，因而我们又进行了补充，尽力使之逐步完善。但应该指出，因有些图书馆所藏的部分资料，或正在整理和修补，或因其他原因未能提供检阅，所以这次补编仍然是有所遗漏。

　　通过这次补充，共查阅了地方志二百余部，增目四百余条，其中苏、浙近乎各半。由于前两分编业已定稿，不便随文插入，放只能作为"补编"附于"总编"之后，仍依照旧例，分两省著录。

　　本两编初稿完成后，并由该两省"前编"编写的李紫溪同志进行了核校。希望其能与前两分编相辅相成，倘能对苏、浙两省的医学研究工作有所裨益，是则区区之微意也。

郭霭春　高文柱
一九八四年

---

* 浙江省补编见浙江省附录。

〔附〕补编

目 录

〔附〕补编

745

〔附〕补编

〔附〕补编

第一类 医 经

《内经疏证》 清 顾麟

见民国十八年《南汇县续志》卷十二《艺文志·子部》。

同上《南汇县续志》卷十三《人物志》：顾麟，字祥甫，号趾卿，黑桥人，秉源子。麟四岁能辨四声，长益刻苦向学，领同治丁卯乡荐，大挑教谕。与娄县章耒、同邑丁宜福、华孟玉相唱和。张文虎评其诗近芙蓉山馆，词近玉田、梦窗。晚更研求医学，以术济世，所著见艺文。

《灵素表微》 清 顾麟

见民国十八年《南汇县续志》卷十二《艺文志·子部》。

《朱丹溪素问纠答》 明 周禾

见民国《江苏通志稿》卷一百九十五《经籍》。

《素问校》 清 于鬯

见民国十八年《南汇县续志》卷十二《艺文志·子部》。

同上《南汇县续志》卷十三《人物志》：于鬯，字醴尊，一字东厢，自号香草。幼聪慧，读书多奇悟，成童入邑庠，即一意治经，不屑为科举业。学使长沙王先谦，丙戌岁试苴松郡，奇其文，拔冠多士，后屡以经学，受知诸学使。登光绪丁酉拔贡，翌年应廷试。有劝之出仕者，曰：君亲老、丁单，例应终养，苟伪撰一炮弟名，即可筮仕。则怫然曰：我实无弟，而饰为有弟，是欺君也。君可欺，人谁不可欺，有何面目出而临民上乎！遂拂衣归，日致力郑许之学，自段氏《说文》外，凡桂、严、朱、王各家言，莫不博览而精研之，复以形声训诂展转通借之例，遍读周、秦、汉、魏诸古书，刊正脱讹，稽核同异，成《香草校书》六十卷，手自刊行。主芸香草堂讲席，提倡汉学，士习丕变。母故，治丧葬礼，参酌古今，而去其乡曲不经之说。著书有暇，则习为绘事，所写墨菊，尤高澹绝尘。鸥甥潘和鼎，字味盐，诸生。早慧嗜学，工畴人术，校《战国策》多精核处，鸥尝采其说入己著中。

《灵枢秘要》　　明　华湘

见民国《江苏通志稿》卷二百零三《经籍》。

《难经质疑》　　清　高云章

见民国十年《江都县续志》卷二十六《列传》第八。

《难经正义》八卷　　清　叶霖

见民国十年《江都县续志》卷十四《艺文考》。

同上《江都县续志》卷二十六《列传》第八：叶霖，字子雨。先世浙江绍兴人，雍正间徙扬州。霖幼遭洪杨之乱，废学而贾，然于执业之暇，喜诵诗古文辞，虽无所指授，久之渐能领悟。中年后，生计少裕，遂日以诗酒自娱。会其家死丧相寻，多误于庸医之手，霖愤其草菅人命，乃广搜方书，读之数年，而大通其旨。偶为人诊病，药投则效，名渐噪，求治者日众，霖概不受酬，亦非重证不为治，盖不欲与时医争利也。霖读《素问》悟人生伏气之理，用《肘后》葱豉汤法，引伸变化，以治伏温，应如桴鼓。又以亲族多死于肺痨，仿《本事》獭肝丸，屑獭爪以杀微虫，其病在初、二期者则奏效。晚岁泛览西籍，证以中国古方，谓若韭汁之治痰饮，童便之疗头痛，取破瘀镇静，皆与西法不谋而合。所著有《伤寒正义》二十卷、《难经正义》八卷、《伏气解》一卷、《脉说》二卷、《古今医话》十四卷、《痧疹辑要》四卷、待梓。其已刻行世者，《增订张凤逵氏伤暑全书》二卷、《评吴塘氏温病条辨》六卷、《评王士雄温热经纬》四卷，世皆奉为圭臬云。

《医经允中》十二卷　　清　黄德嘉

见民国《江苏通志稿》卷一百九十九《经籍》。

《医经余论》一卷　〔附〕《医林杂咏》　　清　罗浩

道光二十五年《海州文献录》卷十三《艺文》:《医经余论》一卷，附《医林杂咏》三十首，罗浩撰。江都焦循序曰：自赵宋人删改六经，其害遂及于医。张景岳之《类经》，犹不过学究家之兔园册。至喻嘉言改秋伤于湿，为秋伤于燥；改里有寒，外有热，为里有热、外有寒。方中行、程郊倩之流，移易本文，无知妄作，而医学乃紊矣。吾有罗君浩，字养斋。幼与凌仲子同居海州，涉猎经史，能博览，善为歌诗，而兼通于医。病市医不读书，间有读书，又苦师承无其人，撰《医经余论》若干篇，开发聋聩，俾知古人之学，不致囿于俗。其论《素问》以经证经，《阴阳别论》称不得隐曲。说者多不得其解，今以《风论》及《至真要大论》并称隐曲不利，贯而通之，知隐曲二字、指男子前阴，故下特举女子不月以别之。《阴阳应象大论》按尺寸，观沉浮滑涩，而知病所生，以治无过，以诊则不失矣。王太仆读无过以诊为句，以《甲乙经》证之，则以治无过为句，以诊则不失矣为句。其论《金匮》以水证，气冲咽、状如炙肉，证妇人咽中有炙脔。为有形之邪，阻无形之气，以咳则其脉弦，与弦则卫气不行，知肺饮不弦，肺饮二字句，谓肺饮之轻者有不弦，但短气而不咳。其弦则卫气不行、而咳矣则重矣，非谓肺饮无弦脉也。其论本草以《神农经》为主，而证以南阳之方。以薏苡主筋急拘挛，故《金匮》胸痹缓急者主之。用以健脾利湿，则失其义。柴胡主心腹肠胃中结气，饮食积聚寒热邪气，知其性行太阴、阳明中土，出于太阳之标，故《伤寒论》阳明潮热，胸胁满不去，伤寒阳脉涩，阴脉弦，腹中急痛，皆以柴胡主之，非仅入少阳。若此者，皆以通儒治经之法，用以治医经，开从来医家未有之径。学者由是充之，而医之术明，而医之道亦由是而尊。至著述之真伪浅深，师传之雅俗高下，读书之通达精博，诊脉之阴阳表里，治病之缓急分合，用药之轻重增减，无不造于微。辨四大家之张为戴人，而非南阳，尤为特识。语简而该，篇约而当，洵后学之津梁也。爱其书，序而暴之。

第二类　诊　法

《脉法纂要》　　明　李鸿

见宣统三年《信义志稿》卷十七《著述目》。

同上《信义志稿》卷五《人物》：李鸿，字羽仪，一字渐卿，恭简公校族曾孙。父坦，字冰谷，为诸生，有阴德，与申文定时行同砚席。鸿好学，嗜文史诗赋，旁及算卜医药星曜之书。师友皆当世名士，文定以女许字，就婚京邸。补涿州诸生，游成均，中万历戊子顺天乡试，乙未成进士，授上饶知县。邑当闽浙冲，依山险，多盗民。鸿至榜二语于庭曰：三尺矢诸天地，方寸留与子孙。锄强斥黠，片言折狱，以才智操吏民。催科有法，民乐输恐后。日课诸生艺文，令通经学古。鸿廉洁慷慨，任事爱民，大吏皆重之。诸貂珰骚扰江西，奸徒陆泰助其攒噬，开采银矿，鸿听其认佣工本冶炼烹煎，得不偿失，奸徒自为解散。又欲开采禁木，鸿引珰至童山，路险步行，珰穷，寝其事，擒泰等三十六人，毙于狱。朝廷信珰谗言，落其职。鸿即日解印归，饶民筑生祠。文定劳之曰：尔为县令，不足为我重，为庶人，不愧老夫壻云云。鸿曰；三径未荒，犹不废我啸歌，因颜斋曰：闲情，彭泽自况云。年五十卒。著有《封禁录》《宝易堂集》《禹贡互释》《赋苑讲义会编》《本草类纂》《脉法指要》《子平元理》等。

《诊家索隐》二卷　　清　罗浩

道光二十五年《海州文献录》卷十三《艺文》：《诊家索隐》自序曰：上古使傀贷季理色脉而通神明，《经》载三部九候，盖古法也。《八十一难》始专以寸、关、尺为诊察脏腑经络、辨虚实寒热、论顺逆定死生。或以一部，推见众脏之病，或以众部、详见一脏之病。后太仓公，亦宗是法，实古法之一变。南阳先生出，每以脉断本部之病，然必以证相参，又少变《难经》，仓公之法。迨王叔和踵事增华，多析名目，又与南阳有异矣。历代通儒，各有著述，第粗粗杂陈，异同互见，会而通之，初学为难。浩不自揣，取古今脉学之书，采而萃之。窃谓《灵》《素》论脉，弦钩毛营，象与今殊。至厌厌聂聂，如落榆荚，乃肺之平脉；如风吹毛，乃肺之死肺，后贤并引为浮脉之象，殊非旨趣。岂古人诊法，不可通之于今耶？浩别有《古脉索隐》一书，兹不载也。王氏《脉经》，实诊家鼻祖，乃错综纷陈，读者茫无端绪。唯崔紫虚、余抑庵、张石顽三家之书，虽云后出，实过前人，故取之特多。《脉经》之部二十四，李士材增为二十八，今依之；而以张石顽所增附益于后；脉之名，庶乎备矣。宋刘立之，以浮沉迟数为大纲，本其意而附以弦短长三部，盖四者兼有之也。脉象既定，次以考辨者，以脉体易于混淆也。主病既明，次以参变者，以断证不可拘泥也。证脉有宜忌，亦学者所宜知，而《素问》死证之脉，其象诡异，尤不可以不识，因又次之。至于敏妙无方，散见于前贤书中者，亦广为搜采，以备参考。而浩一得之见，附诸书尾，谨以就正。

《脉说》二卷　　清　叶霖

见民国十年《江都县续志》卷十四《艺文考》。

第三类 伤 寒 〔附〕金匮 温病

《伤寒纂要》 明 李鸿

见宣统三年《信义志稿》卷十七《著述目》

《伤寒辨疑》二卷 明 钮道三

民国九年《震泽县志续·艺能》：钮道三，字尽能。广文谔孙。问仁季子。少耽帖括，游于邑庠，赴场屋不得志，遂隐于医。活人累累并不责报，有《伤寒辨疑》二卷。

《伤寒》 明 沈自明

见民国九年《震泽县志续·书目》。

同上《震泽县志续·艺能》：沈自明，少攻书史，兼善岐黄术，识奇疴，济贫病。崇祯问征太医院御医，以父年老请终养。知县叶公举乡饮大宾。所著有《三友堂稿》《伤寒》等书。子三才，孝友，康熙己未举乡饮，亦以医济世。

《伤寒六书节要》 清 孙之基

见嘉庆十三年《安亭志》卷十二《艺文》。

《伤寒备考》 清 潘肇封

见道光《吴江县志续·书目》。

《伤寒经注》　　清　汪志毅

见道光十八年《重辑张堰志》卷九《艺文》。

《伤寒说约》　　清　庄之义

道光二十四年《震泽镇志》卷九《艺能》：庄之义，字路公，明医，著《伤寒说约》。

《伤寒论》　　清　徐子石

见民国十八年《南汇县续志》卷十二《艺文志·子部》。

《伤寒汇要》　　清　鲍以熊

见民国十八年《南汇县续志》卷十二《艺文志·子部补遗》。

《伤寒疾补》一卷　　清　张泰类

见民国《江苏通志稿》卷一百九十二《经籍》。

《发明伤寒论》四卷　　清　赵春霖

见民国《如皋县志稿·艺人志》。

《伤寒管见》　　清　高云章

民国十年《江都县续志》卷二十六《列传》第八：高云章，字锦孙，诸生。精于医，治伤寒及时行疫疠，能根据五行，推阐六气，药投则奏奇效。客游闽浙间，以医术为当道所重。著有《伤寒管见》《难经质疑》待梓。

《伤寒正义》二十卷　　清　叶霖

见民国十年《江都县续志》卷十四《艺文考》。

《六经传说》 清 曹国枘

民国《泰兴县志稿》：曹国枘。知医，并地学。著有《六经传说》《伤寒金匮指归补解》《地理辨证说明》《全书秘奥说明》。

《伤寒金匮指归补解》 清 曹国枘

见民国《泰兴县志稿》。

《温热论》 清 叶桂

见民国《江苏通志稿》卷一百九十二《经籍》。

《评吴瑭氏温病条辨》六卷 清 叶霖

见民国十年《江都县续志》卷十四《艺文考》。

《评王士雄温热经纬》四卷 清 叶霖

见民国十年《江都县续志》卷十四《艺文考》。

《伏气解》一卷 清 叶霖

见民国十年《江都县续志》卷十四《艺文考》。

《时证衍义》 清 丁仁山

见民国《如皋县志稿·艺文志》。

《瘟疫论》 清 鲍邦桂

见民国十八年《南汇县续志》卷十二《艺文志·子部补遗》。

〔附〕补编

759

第四类 本 草

《陶隐居本草》十七卷　　南朝·梁　陶弘景

见民国《江苏通志稿》卷一百九十《经籍》。

按：同治十三年《上江两县志》卷十二《艺文》中作《隐居本草》十卷。

《本草纂要》　　明　李鸿

见宣统三年《信义志稿》卷十七《著述目》。

《本草经》　　明　王辂

见民国《江苏通志稿》卷一百九十《经籍》。

《本草集要》　　明　朱廷立

见民国《江苏通志稿》卷二百零二《经籍》。

《救荒草木疏》一卷　　明　李大昌

见宣统三年《信义志稿》卷五《人物》：李大昌，信义李氏之始祖也。其先为闽人，宋延平先生侗七世孙。大昌父谟元，顺帝朝进士，至正中来馆于苏。明兴，吴与闽阻绝，不能归，寄居寒山寺，有首阳薇蕨无从来，分作寒山一饿夫之句，穷饿以卒。大昌亦元末进士，始由南剑州剑浦徙居吴之昆山信义乡。著有《救荒草木疏》一卷。

《救荒草木疏》一卷　　明　龚埏

见民国《江苏通志稿》卷一百九十七《经籍》。

《救荒活民补遗书》三卷　　明　朱熊

见民国《江苏通志稿》卷一百九十八《经籍》。

《疗饥集》　清　董梧栖

见乾隆二十八年《儒林六都志》卷下《著述》。

《本草纲目辑要》　清　王显曾

见道光十八年《重辑张堰志》卷九《艺文》。

《学古堂疗饥救急编》　清　赵炀融

光绪四年《南汇县志》卷十五《人物志》：赵炀融，原名炎，字药仙，号春谷，十九保十四图人。由上海附监，中乾隆己酉顺天举人榜，后改归本籍，选授安徽桐城训导。殚心课士，修葺培文书院。工隶书，通医理，兼精星卜。在任七年，以疾卒，年六十七。所著自《增注太乙命法》外，有《学古堂疗饥救急编》《宁憩轩检存诗抄》两卷，余多佚。

《本草集成》　清　许永年

见民国《如皋县志稿·艺文志》。

《启蒙药性赋》　清　王之辑

见民国《如皋县志稿·艺文志》。

《药品》三卷　清　刘惟寅

见民国《续海门厅图志·艺文志》。

《本草须知》　　清　严锡州

见民国二十四年《真如里志》卷七《艺文志·书目》。

《资证药监》十二卷　　清　张始生

民国《海门县图志》卷十三《人物志》：张始生，先世业药，始生研究药物历三十年。开医药学校，设求真馆于上海。精制药品，行销远近。政府议废止中医，始生两度进京情愿，得撤销。乃组织全国医药团体总联合会，始生为常务委员，力谋国药之改进，创药品陈列所，于南翔辟药圃，请立中央国医馆，历任国医学院中医专门学校、中国医学院药质教授。著《资证药鉴》十二卷。

《桂谱》　　清　沈香祖

见民国《江苏通志稿》卷一百九十二《经籍》。

《疗饥集》　　清　徐人龙

见民国《江苏通志稿》卷一百九十八《经籍》。

第五类　方　论

《太清玉石丹药集要》三卷　　南朝·梁　陶弘景

见光绪三十年《续纂句容县志》卷十八《艺文·书目》。

《杂神丹方》九卷　　南朝·梁　陶弘景

见民国《江苏通志稿》卷一百九十《经籍》。

《真人肘后方》三卷　　唐　刘贶

见民国《江苏通志稿》卷二百零四《经籍》。

《医编》　明　赵承易

见嘉庆十二年《石岗广福合志》卷三《艺文考·书目》。

《医学正言》　明　王元标

见民国《江苏通志稿》卷一百九十《经籍》。

《苏氏家抄良方》十四卷　　明　苏文韩

见民国《如皋县志稿·艺文志》。

《医书》　明　赵儒

见光绪元年《盱眙县志稿》卷十二《艺文》。

同上《盱眙县志稿》卷九《人物》：赵儒，著有《性学源流篇》《易学》《医书》。

《重编古本东垣十书》　　明　邵弁

见民国《江苏通志稿》卷二百零五《经籍》。

《疟疾伤风心法》　　清　倪赤文

见乾道间《金泽小志》卷三《艺文》。

同上《金泽小志》卷五《艺术》：倪赤文，田山庄人，县诸生。资性通敏，读书目数十行下。立品端方，通《内经·脉要精微论》，为时名医。广陵丁太守某闻其名，延治其子病。诸医入座，咸难之；赤文布衣草笠而至，诊视曰：此易治也。令置暗室，一宵痘发而愈，盖纵蛇吮其毒也，诸医乃帖然。酬以金不受，取盆兰二本而归。又有贵公子病烦闷、噤语，赤文曰：香触其脑，嗅以粪即痊。其治法神效多类此，远近咸称为仙。著《疟病伤风心法》，以二症人所忽视，故言之特详，惜其书已佚。

按：《艺文》原作《疟疾伤寒心法》，今据传改正。

《医方证绳纂释》　　清　孙登

见乾隆二十八年《儒林六都志》卷下《著述》

《医方集解论辨》　　清　邵恒

见乾隆五十三年《支溪小志》卷三《人物志·游寓》。

《医学指南》　　清　焦焕

嘉庆十三年《北湖小志》卷六《家述》：焦焕，字炳文。通经学，尤深于易，补甘泉廪膳生。好聚书，多异本，皆手校之。湖中学者有疑，则就而问。性温恭醇粹，闻父怒则跪受，乡党宗族以孝称。年四十一而卒。元子伦，士公。悲愤甚，于楼下掘大坎，薪其中，尽以所聚书投之，烧三日，莫敢谏止。所著《易注》亦焚。惜哉！公面若虎，努目而视，见者却走，而独爱焦循。每呼至其园亭看花酌酒，欢笑累日，未觉其可畏也。尝以一砚遗循，今藏于箧。焕尤深于医，手著《医学指南》。

《药性医方辨》三卷　　清　罗浩

道光二十五年《海州文献录》卷十三《艺文》:《药性医方辨》,歙江玉麟序曰:予尝闻罗君云,药性之失,失在唐宋。若五味子,南阳入于小青龙汤,与麻黄、桂枝、干姜、细辛并用;治痰饮证,亦用细辛、桂枝、干姜同用。盖水饮之证,潜伏于里,刚药不得入其中,则不能攻之使出,以五味至酸之品,敛诸药之性,深入而祛逐之,非止为咳逆而设,此神化之法也。自生脉饮与人参、麦冬立方,已失南阳妙用矣。其考辨精审,实能起悟后学,爰志其论,述为此卷一助。

《医学启悟》　　清　沈琏

见道光十八年《重辑张堰志》卷九《艺文》。

同上《重辑张堰志》卷七《人物》:沈宗岱,号陡然。子见,号鹤林;孙琏,字大来,号卿之,均诸生,以医名,远近延治,投药病除,而琏为谭华荪高足,尤为时人推重。

《回春谱》　　清　何锦

见道光十八年《重辑张堰志》卷九《艺文》。

《医学摘要》　　清　张枢

民国十一年《三续高邮州志》卷四《人物志·艺术》:张枢,字抚辰,道光时人。精研《难经》,直穷其秘。为人诊视,必得病源。村人因患风痹,误食蛇肉不化,腰间如带束,气塞垂危,枢以白芷、焦楂俱近斤,与之服,病立解,类此甚多。著有《医学摘要》待刊。

《沈氏医书注解》　　清　钱遴

同治十三年《上江两县志》卷二十五《方技》:钱遴,字厚堂,有《沈氏医书注》,精其学,一时之隽也。

《病机汇要》　　清　施赓

见咸丰元年《黄渡镇志》卷八《艺文·书目》。

《秘本方书》　　清　杨金式

光绪三十年《续纂句容县志》卷十《人物》：金式，字占春，附贡生。淡于荣利，事父母，终身若孺子慕，处昆季怡怡如也。母殁，遂以毁卒，抄《秘本方书》传世。

《许氏医学》　　清　许恩普

民国八年《赣榆县续志》卷三《人物·孝义》：许恩普，字予博，诸生。文煌子，生秉至性，笃于孝友，强直任气。读书一目十行，务达大义，不屑为章句之学，周知朝章国故，本邑利病，尤所殚悉。以国子生，援例官县丞，分发山东。咸丰初加同知衔，赏戴花翎。提督张国梁、总兵陈国瑞辟以兵职，辞不就。后家居，尝析产赡其兄姊，人以为难能。先后督建选青、怀仁、溯沂三书院，及养济院、众善堂诸义举，浚朱稽河下游，溉田千余顷，功德及人，人皆仰之。顾生平疾恶如仇，不惜挺身犯难掊击之，以故宵小侧目。有周孙者，邑中大猾也，勾通官府，虎行一方。恩普屡发其阴谋，白之大吏。邑令特秀蚀公帑，恩普又讦之，由是特与孙周比，成恩普逮系江宁狱者十年。会左文襄公督两江，子鼎霖为之讼，冤乃雪。出狱后，意气不挠，劝邦人设典肆，创办云台山树艺公司，坐言起行，颇著成效。晚年就养京师，诗酒自娱。仍以医术济世。著有《许野诗文抄》《许氏医学》《弈谱》若干卷行世。卷中如"驳青口挑海沙议""上曾文正、吴勤惠公论时事书""风寒误为瘟疫辨"诸篇，毕卓绝必传之作。年七十九卒。

《精选良方》　　清　叶桂

见民国《江苏通志稿》卷一百九十二《经籍》。

《经验方书》　　清　王锦文

光绪四年《南江县志》卷十五《人物志》：王锦文，字拙如，十六保十四图人，监生。事亲孝谨，好善不苟，慨郡城婴堂费绌将不继，出资助理。弃儿者，则暗投其门，锦文为之转送，月常数四不倦。习医，贫者不取值，刻有《经验方书》。

《增订张凤逵氏伤暑全书》二卷　　清　叶霖

见民国十年《江都县续志》卷十四《艺文考》。

《医学总论》　　清　赵元益

见宣统三年《信义志稿》卷十七《著述目》。

《肘后良方》　　清　周诗

见宣统三年《信义志稿》卷十七《著述目》。

同上《信义志稿》卷九《艺术》：周诗，字南始，居星溪。习制举不售，叹曰：不为良相，必为良医。遂去习岐黄术，贫者疗治，恒不求报，亦未尝曳裾贵门。喜吟咏，葺草庐两楹，庭砌杂植花木，客至烹茗清谈，竟日不厌。著有《肘后良方》《易简诗草》。年七十余卒。

《省庵医范》六卷　　清　王之辑

见民国《如皋县志稿·艺文志》。

《临证遗稿》　　清　陆宝后

见民国《如皋县志稿·艺文志》。

《囊中要术》八卷　　清　马锦云

见民国《如皋县志稿·艺文志》。

《活人一术》六卷　　清　马锦云

见民国《如皋县志稿·艺文志》。

《医证验方》一卷　　清　任庆辰

见民国《如皋县志稿·艺文志》。

《经验遗稿》　　清　赵升

见民国《如皋县志稿·艺文志》。

〔附〕补编

767

《医学精华》　清　许永年

见民国《如皋县志稿·艺文志》。

《医学指南》　清　管士杰

见民国《如皋县志稿·艺文志》。

《证治纂要》十三卷　清　刘惟寅

见民国《续海门厅图志·艺文志》。

《医学大意》一卷　清　陈实孙

见民国《通州志稿》卷八《艺文》。

《良方》　清　金敬坦

民国七年《章练小志》卷四《人物》：金敬坦，字晋子，号梯愚。以贡议叙县丞，拣发山东，历叙历城县县丞、胶州灵山司巡检事，督辨长清县玉符山行宫。差竣，议叙加一级，补授兖州滋阳县县丞。初至，委辨大差无贻误，任职综理具有条理，嗣以耳疾告归。治家严肃，待亲朋甚和谐。精究岐黄书，合丸散以施病者，辑《良方》数卷，汲汲以济人为务。

《医方集解》　清　刘凤文

民国八年《赣榆县续志》卷三《人物·艺术》：刘凤文，字桐森。附贡生。有品学，精医术，临证胆识俱优，活人甚众。著有《医方集解》，以惠学者。卒年八十余。

《临症治验神行集》　清　朱逢源

见民国八年《靖江县志稿·艺文志》。

《医学精要》　清　曹秉钧

民国十年《江都县续志》卷二十六《列传》第八：曹秉钧，字小谷。

从祖枢旸，父学曾，皆以医名于时，至秉钧三世矣，能传家学，尤精妇科调理。著有《医学精要》待梓。

《验方》　清　庞桐

民国二十三年《阜宁县新志》卷二十《艺术志·医术》：东坎镇岁贡生庞桐，字琴轩，晚号润甫。天资绝高，初与儒医姜菊泉为友，谈文十余年，每代开药方。又好问，深思善悟，平日多购读医书，运之以心，不囿古方法，遂驰名县境及涟水、灌云。有手录三十年中《验方》一册，藏于家。卒年七十五。

《医书》一卷　清　张文潜

见民国《江苏通志稿》卷二百零四《经籍》。

《医学穷源》　清　郑霖

见民国《江苏通志稿》卷一百九十八《经籍》

《医学穷源补》　清　郑熊

见民国八年《靖江县志稿·艺文志》。

《医略存真》一卷　清　马文植

见民国《江苏通志稿》卷一百九十三《经籍》。

民国二十二年《吴县志》卷五十八《艺文考》：马文植，字培之，孟河人，居瓣莲巷。

《回生录》　清　郭进

见民国《江苏通志稿》卷一百九十三《经籍》。

《集试秘览》二十卷　清　欣湛然

见民国十一年《三续高邮州志》卷六《艺文志·书目》。

同上《三续高邮州志》卷四《人物志·艺术》：欣湛然，字露文，监生。世为名医，至湛然而术益精。博览古今方书，而不泥于成法。凡遇疑难重症，无不应手奏效。名遍天、盱、滁、泗间，踵门求医者，日不暇给。著有《集试秘览》二十卷，皆生平试验心得之良方，藏家待梓。

《家传秘录》　清　绪思上

民国十一年《三续高邮州志》卷四《人物志·艺术》：绪少怀，字用思。习医术，尤精幼科。杨河厅张襄子痘症危险，诸医棘手，延少怀诊治，应手奏效。张书楹帖赠之，由是著名。子思上，字念劬。绍父世，并善妇科。参考各家，多心得，著有《家传秘录》待梓。

《心法摘要》　清　卢怀园

见民国十一年《三续高邮州志》卷四《人物志·艺术》。

《医学摄要》　清　卢怀园

见民国十一年《三续高邮州志》卷六《人物志·艺术》。

《医学杂集》　清　卢怀园

见民国十一年《三续高邮州志》卷四《人物·艺术》。

《卢氏新编》　清　卢怀园

见民国十一年《三续高邮州志》卷四《人物志·艺术》。

《霍乱辨证》　清　赵履鳌

见民国十一年《三续高邮州志》卷六《艺文志·书目》。

《续汤头歌括》　清　鲍邦桂

见民国十八年《南汇县续志》卷十二《艺文志·子部补遗》。

《纂辑证治汇补士材三书》　清　鲍邦桂

见民国十八年《南汇县续志》卷十二《艺文志·子部补遗》。

《方论秘传》　清　鲍以熊

见民国十八年《南汇县续志》卷十二《艺文志·子部补遗》。

《医学心得》　清　顾明佩

民国十八年《南汇县续志》卷十二《艺文志·子部》：明佩，字风池。居二团。

《学医摘要》　清　陈世珍

见民国十八年《南汇县续志》卷十二《艺文志·子部》。

同上《南汇县续志》卷十三《人物志》：陈世珍，字企眉，号纲珊，居邑城。岁贡生，有至性，尝再割臂疗父母病。筑王公塘、修崇圣祠，皆躬与其役。乙巳八月飓灾，海溢，漂没人畜田庐无算，世珍遍历灾区，撩尸殓理，计口，发振，倍极况瘁。丁未增筑李公塘，又总其成。尤精于医，治沉疴，则应手愈。所著见《艺文》。

《内科秘方》　清　陈世珍

见民国十八年《南汇县续志》卷十二《艺文志·子部》。

《辑清代诸名家古方》二十卷　清　贾文熙

见民国二十二年《无锡富安乡志稿》卷二十四《著述》。

《万方汇源》　清　严锡州

见民国二十四年《真如里志》卷七《艺文志·书目》。

《辨感论》　清　沈步青

见民国二十四年《真如里志》卷七《艺文志·书目》。

《证治补遗》　清　王世芬

见民国二十四年《真如里志》卷七《艺文志·书目》。

《医说选鉴》　　清　郝瀛立

民国三十五年《曹甸小志初稿·艺文志》。

同上《曹甸小志初稿·人物·艺林》：郝瀛立。精山水，能以古赋，或五六句命意成编，不摸旧谱。张巨先生称其浓秀迷人，姜进之称其摹米摹董之作最高。遗有《画法心悟》一篇，及《绘事杂录》百余则。

《医学杂抄》　　清　郝瀛立

见民国三十五年《曹甸小志初稿·艺文志》。

《医书》　　清　傅松元

民国二十四年《乙亥志稿·人物艺术》：傅松元，字耐寒。居刘河镇。世业医，松元益殚心研究，兼通中西医理。邻有冯姓妇，产前后患水肿甚，众医莫能治。松元用文蛤散投之，至平旦大泄，病立瘳，于是名传遐迩。尤善治疬，批却导窍无弗愈。然怯者不敢尝其药，故有傅大方之称。性刚介，有某医治病，则劝人服鸦片；松元严斥其不仁，曰：是非治病，乃害人也。所著《医书》，贯通中西，多发前人所未发。少从表兄毛寿贻学，笃好小学《近思录》云。

（以上内科）

《外科珍珠囊》　　清　臧明德

见民国十一年《三续高邮州志》卷六《艺文志·书目》。

同上《三续高邮州志》卷四《人物志·艺术》：明德善针灸，能治奇症。某纳凉藤阴下，一日背奇痒。明德谓内有虫蛊，以铁圈炙红，按患处，溃其皮肤，钳出小蜈蚣数十而愈。著有《臧氏珍珠囊》待刊。

《外科治验录》　　清　臧仁寿

见民国十一年《三续高邮州志》卷六《艺文志·书目》。

同上《三续高邮州志》卷四《人物志·艺术》：臧仁寿，字殿卿。弟保寿，字锡五。五世居永安镇，家自明季即业疡医，阅十传，至其父明德乃大噪。仁寿性尤警敏，习父方书，参考诸家，业乃愈精。为人治摇头症，前医或平肝，或泻火，无效。仁寿命取家凫最老者食之，至四十九只而愈。有某姓儿，于酷暑时，忽肢体挛曲，仁寿曰：此中寒也。解其衣置蒲包中，陈于日，晒之热地，反复按摩，良久，儿乃大啼，汗出病解。其神效如此，并以术授保寿。有北方僧，头肿如斗，医莫能辨，保寿谓其病根在下部，僧不之信，复诊于仁寿，亦云然，僧乃听治。保寿因缚之于柱，针刺尾闾，出脓数碗而愈。又有发背，溃成百余孔，脓出不畅，病者神昏，已不觉痛。保寿令仰卧绳床，床下对疮口炽炭，撒末药取脓，烟熏之良久，病者觉痛，乃撤炭，另敷以药。次日脓大出，渐次脱腐生新，半月全愈。保寿由是与兄齐名。仁寿著有《臧氏外科治验录》待刊。

《治疗要略》　　清　朱也亭

见民国十八年《南汇县续志》卷十二《艺文志·子部》。

同上《南汇县续志》卷二十二《杂志·遗事》：朱也亭，善治疗，其法以刀刺疗根，深以药条，不忌荤腥。著《治疗要略》。

（以上外科）

《妇人集》四卷　　清　陈维嵩

见民国《江苏通志稿》卷一百九十八《经籍》。

（以上妇科）

《慈航痘疹》　　元　赵慈航

见民国《江苏通志稿》卷二百零四《经籍》。

《痘疹歌诀》二卷　　清　孙杰

见乾隆二十八年《儒林六都志》卷下《著述》。

《保赤编》　　清　钱廷熊

见嘉庆十三年《安亭志》卷十二《艺文》。

《痘疹秘要》　清　佚名

见民国《江苏通志稿》卷一百九十四《经籍》。

《痧疹辑要》四卷　清　叶霖

见民国十年《江都县续志》卷十四《艺文考》。

《痘学条辨》　清　卢怀园

见民国十一年《三续高邮州志》卷六《艺文志·书目》。

同上《三续高邮州志》卷四《人物志·艺术》：卢怀园，字玉川，监生。居北乡老人桥。精医术，善治妇人、小儿。有张姓儿患痘，无浆垂毙，园以秘药治之，痘即含浆；嗣因痘痂不落，复用麻黄两许，并他药佐之，一服大汗，痂即尽落。著有《痘学条辨》《医学摄要》《心法摘要》《卢氏新编》《医学杂集》藏于家。并善抚琴，工词曲。性不苟取，虽道盛行，而淡泊如故也。子僎，亦以医著名，并耽吟咏。著有《赵人吟》待梓。

《改订沈虚明痘疹书》　清　荣诏

见民国十三年《续纂泰州志》卷二十七《人物·艺术》。

《痘疹英华》　清　周鸿渐

民国二十六年《增修鹤市志略》卷中《杂传》：周鸿渐，字于逵，居众兴桥南。能诗，隐于医，著《痘疹英华》。性嗜菊，种最繁，八景中所称"南苑秋光"，即鸿渐家也。

（以上儿科）

《眼科书》　清　赵元益

见宣统三年《信义志稿》卷十七《著述目》。

《银海精微补遗》　　清　王树德

民国八年《无锡县志补遗·人物志》：王先生树德事略：先生名树德，字启明。系出琅琊，为晋右军将军羲之后裔，明清之交，辗转徙居无锡之张村镇。先生少孤力学，涌范文正公"不为良相，当为良医"之语，慨然有自任之志，遂绝意于科名。闻昆山眼科专家某医士名，负笈就学数年，尽得其奥。旋里后，参考各种方书，于诊脉立方配药各事，精心探讨，术益大进，应手则愈，江淮南北求治者辐辏其门。更著《银海精微补遗》一书，以行世传后。名动公卿，赠以匾额楹联者踵相接。子伯荣，字丹华。能继先生之志，以济世为前题，富者不计费，贫者更助以药资，瞽蒙之得以重见天日者，不可殚数，远近称无锡张村王眼科云。里党之人，遇疾痛疴痒，必求诊于先生，无丝毫费，病即霍然。或有急难，亦必奔告先生为之排解，乡人之于先生，如婴儿之依慈母。殁之日，闻者无不流涕，祀之于庙，馨香俎豆，至今不衰。

（以上眼科）

第六类 医 史

《周广传》　唐　刘复

见民国二十二年《吴县志》卷七十五《列传·艺术》。

按： 据上《吴县志》云：周广，吴隐士。妙于医，受诀于同郡纪明。睹人颜色、谈笑，即知疾深浅。开元中召至京师，有宫人，每日晨则笑歌啼号，若狂疾，而足不能及地。广曰：此必因食饱促力复仆于地而然。饮以云母汤，令熟寐，寐觉失所苦。问之，乃言：大华公主载诞三日，宫中大陈歌吹。此宫人主讴，欲其气清长，食豚蹄羹遂饱，当诞歌大曲。曲罢，觉胸中甚愤，戏于砌台，乘而下高。未及半，复为后来者所激，因仆地。比苏，即病狂，自是足不能及地。上惊之，礼敬之，欲授以官爵，固请还。吴中水部员外郎刘复为广作传，叙其事甚备。

《五明医传》　明　杨仪

民国十三年《重修常昭合志》卷二十《人物志》：顾颙，字昂夫，邃于医。应荐入京师，求治者，日不暇给，遂丐归。筑南园草堂，居其中，出坐篮舆，挟册吟，以疾告者，不问贫富俱应。孙朴，字太素；子昱；昱从弟恩；恩子宗阳，凡五世俱精其业。杨仪为作《五明医传》。

《评点医籍》　清　王明纲

见民国《丹徒县征访册·人物志·艺术》。

第七类　医案　医话

《鲁斋医案》　明　吴邦铨

见民国二十二年《无锡安富乡志稿》卷二十四《著述》。

《活人医案》　明　俞兆熊

民国二十二年《无锡安富乡志稿》卷二十五《艺术》：俞兆熊，精幼科，远近延致，治剧病，则应手愈。贫不能医者，资以药饵，且助以钱。著有《活人医案》，为后学准绳。

《医案》　清　钱大一

嘉庆十三年《安亭志》卷十八《人物志》：钱大一，字祖受，乡饮宾。大一幼攻制举，文负干略，中岁不遇，以医术活人。尝集唐人语，自题轩柱曰：早知名是病，应用道为医。切脉能悉脏腑受病，决生死无不验。书宗李邕、赵孟𫖯。手定《医案》，连篇累纸，引古证今，顷刻数千言，时医见之，退避三舍。

《叶氏医案》　清　李大瞻

见道光七年《浒墅关志》卷十七《艺文补遗》。

《济生堂医案》　清　王显曾

见道光十八年《重辑张堰志》卷九《艺文》。
同上《重辑张堰志》卷七《人物》：王淮，号秋崖，显曾次子，诸生。显曾邃于医，屡起危疾，淮遂精其术。

《临证医案》　　清　张春榜

见道光十八年《重辑张堰志》卷九《艺文》。

同上《重辑张堰志》卷七《人物》：张春榜，字茂良，号礼园，诸生，居旧港。道光庚戌重游泮水。习岐黄，治多效。著有《临证医案》。子家璐；孙其益；侄孙其晋；曾孙选青，并继其业。

《松窗医案》　　清　叶祚昌

民国十八年《南汇县续志》卷二十二《杂志》：叶祚昌，字勖庄，四团人。精医学，以外科负时望，求治者室恒满，有《松窗医案》。

《颂白医案》　　清　金颂白

民国十八年《南汇县续志》卷十三《人物》：乔助澜，北五灶港人。幼治医术，潜心五运六气之理，制方得奇验。顾性介特，富者聘以重金，或不往诊；而于贫民则不索酬。遇疑难证，必验阅医书，不轻处方，甚至彻夜不寐。于时华古愚精大方、金颂白精外科、庄桂年精幼科与乔同负盛名，时称乔、华、金、庄四名家。华居横沔，探微抉隐，治病则应手效。金居金家窑，用药有独到处，著《颂白医案》。庄居张江栅，时称幼科圣手。

《医案》　　清　王之辑

见民国《如皋县志稿·艺文志》。

《葛氏医案》　　清　葛人琨

见民国《如皋县志稿·艺文志》。

《乐亭医案》　　清　黄钟

见民国二十二年《无锡富安乡志稿》卷二十五《艺术》。

《沙氏医案》　　清　沙焕

民国二十二年《无锡富安乡志稿》卷二十五《艺术》：沙焕，字景云，号灿如。精医理，遇疑难证，诸医束手，危不可救者，一经刀圭，出灵丹，立见神效。性耽子史，善吟咏，与吴荫余等相倡和。有《文峰诗草》《沙氏医案》行世。

《方案》　　清　姜青照

民国《海门县图志》卷十三《人物志》：姜青照，字藜辉，清附生。诗文不拘绳墨。光绪丙午东游归，创爱乡小学、姜安女学。民国元年当选省议员，争归海门省亩捐之在濮阳河工者；开实心河，改道出口，大雨浸浔不为患。著《滨居诗草》。知医术，手抄《方案》至十余巨册。

《医案》　　清　孙秉公

见民国三十七年《穿山志》卷下。

同上《穿山志》卷上：孙秉公，名锡爵，以字行，号天哀。精岐黄术，为人治病，不执成见，不泥古法，往往一药即效，求医者踵接。兼工韵语，远近诗社，多罗致之，在虞社名尤著。日寇之乱，奉亲避难，舟次无锡之鹅荡，遇敌机轰炸，父殉焉。遂扶柩归葬，身陷敌中，而报仇之志甚切，乃密参戎幕，几濒于危，竟以忧愤致疾，卒年仅四十。

《医学杂言》　　明　周裡

见民国《江苏通志稿》卷一百九十四《经籍》。

同上《江苏通志稿》卷一百九十六《经籍》重出裡《医圃杂言》。

《古今医话》十四卷　　清　叶霖

见民国十年《江都县续志》卷十四《艺文考》。

《倚云轩医论》　　清　方耕露

见蓝丝栏稿本《补常昭合志艺文》。

《倚云轩医话》　　　清　方耕露

见蓝丝栏稿本《补常昭合志艺文》。

《陈先生治疾记》一卷　　　清　沈曰富

光绪五年《吴江县志续编》卷二十三《人物·艺术》：陈焕，字章伯，芦墟人。祖策，父琳，皆以疡医术名，至焕而益精其术。焕子希恕，字梦琴，多贤豪长者交。沈曰富其女夫也。尝为《陈先生治疾记》一卷，存文集中。

第八类 养 生

《抱朴子养生论》一卷　　晋　葛洪

见光绪三十年《续纂句容县志》卷十八《艺文·书目》。

《太清神仙服食经》五卷、又一卷　　晋　葛洪

见光绪三十年《续纂句容县志》卷十八《艺文·书目》。

《神仙服食药方》十卷　　晋　葛洪

见光绪三十年《续纂句容县志》卷十八《艺文·书目》。

《葛仙翁胎息术》一卷　　晋　葛洪

见光绪八年《咸宁县志》卷八《杂记·仙释》。

《神仙药食经》一卷　　南朝·梁　陶弘景

见光绪三十年《续纂句容县志》卷十八《艺文·书目》。

《太清神仙服食经》一卷　　南朝·梁　陶弘景

见民国《江苏通志稿》卷一百九十《经籍》。

《服饵方》三卷　　南朝·梁　陶弘景

见同治十三年《上江两县志》卷十二《艺文》中。

〔附〕补编

781

《神仙服食要方》十卷　　南朝·梁　陶弘景

见光绪三十年《续纂句容县志》卷十八《艺文·书目》。

《养性延命录》二卷　　南朝·梁　陶弘景

见同治十三年《上江两县志》卷十二《艺文》中。

《玉匮记导引图》一卷　　南朝·梁　陶弘景

见光绪三十年《续纂句容县志》卷十八《艺文·书目》。

《帝王养生要方》二卷　　隋　萧吉

见民国《江苏通志稿》卷一百九十《经籍》。

《帝王养身要方》三卷　　隋　萧吉

见民国《江苏通志稿》卷一百九十《经籍》。

《泰定养生主论》　　元　王珪

清《琴川续志》卷五《叙人》：吴纳《集》曰：（王珪）字均璋，元初同知辰川路事，弃官归隐虞山。《桑志》曰：画山水甚工，长于诗，有《幽居感兴集》刊行。《郑志》曰：珪博览载籍，深于养生之术，注《道德经》，撰《泰定养生主论》《还原奥旨》《原道集》《四书道统》《山居幽兴集》。善鼓琴，工画，赵孟𫖯器重之。年九十余卒。

道光十五年《琴川三志补记续》卷七《杂录》：王君章，珪。元季隐士。著有《泰定养生主论》，题洞虚子王中阳撰。《四库提要目录》云：其书论婚孕、老幼、阴阳、气运、节宣之宜，并摘录脉证方剂，以资调摄。取庄子："宇泰定者发乎天光""养生者主之"语名之。前有中阳自序及至元戊寅段天祐序。正德间，兵部郎中冒鸾重刊，后有杨易跋。邑中宋元人著述，皆有录无书，其传于今者，惟赵公《豫燕台类稿》、释青珙《山居诗》及此书而已。

《全真直指》一卷　　元　金月岩

民国三十七年《重修常昭合志》卷十八《艺文志》:（道）金月岩，号纸舟先生。著有《全真直指》一卷、《抱一子三峰老人丹诀》《存神固气论》一卷、《摄生纂录》一卷、《抱一含三秘诀》一卷。其《抱一含三秘诀》内言:分人身受胎之后及其始，明神室、明刻漏、明五行，采取其药生成图说，炁数物理体用论、温养赤子神方、金液还丹、火候要旨。

《存神固气论》一卷　　元　金月岩

见民国三十七年《重修常昭合志》卷十《艺文志》。

《摄生纂录》一卷　　元　金月岩

见民国三十七年《重纂常昭合志》卷十《艺文志》。

《养生秘录》一卷　　元　金月岩

见民国三十七年《重纂常昭台志》卷十《艺文志》。

《摄生图说》　　明　张晟

康熙七年《江宁府志》卷二十一《人物传》:张晟，字德斋。嗜古好学，能大书。日手一编，稍有所入即以市书，不得不休。著有明德、摄生、宗法、理家诸图说。精易数及星历之学。晚年潜心内典，穷究性命，先知化期，援笔题诗，题毕投笔而逝。

《尊生要旨》　　明　许乐善

见民国《江苏通志稿》卷一百九十四《经籍》。

《养生汇》一卷　　明　张基

见民国《江苏通志稿》卷一百九十五《经籍》。

乾隆十三年《苏州府志》卷七十五《艺文》:张基，字德载，名犯宣宗讳，以字行，铨之子。嘉靖十九年举于乡，例得坊百金，一日散宗党

〔附〕补编

783

略尽。父铨,卒南安,德载千里奔丧,哭踊几绝。服满当试,念大母陈年高不赴。大母卒,寻以避倭奉母入郡。既再试不第,遂屏冠眼为野人。装题其室曰:爱日,朝夕不离母左右。于书无不窥,尤邃于经术。晚益究心主敬之学,多所自得。罗洪先倡导江右,闻其笃志,特遣门人远来就正,咸叹服去。所著有《孝经附注》《读书疑》《独鉴》《广颐》诸书。隆庆元年诏求山林遗逸,抚按交荐,不应。岁大祲,有米百斛,悉以赈饥。属军兴,族人苦重役。德载曰:吾何忍独以例免,为请于官,毁家产代之。预刻死期,端坐而卒。年五十九。学者私谥曰靖孝先生。

《食品集》　明　吴禄

见民国《江苏通志稿》卷一百九十五《经籍》。

《养生肤语》二卷　　明　陈继儒

见民国《江苏通志稿》卷一百九十四《经籍》

嘉庆二十三年《松江府志》卷五十四《古今人物传》:陈继儒,字仲醇,华亭人。幼颖异,能文章,同县徐阶特器重之。长为诸生,与董其昌齐名。太仓王锡爵招与子衡读书支硎山,王世贞亦雅重继儒,三吴名下士争欲得为师友。继儒年甫二十九,取儒衣冠焚弃之,隐居昆山之阳,构草堂数椽,焚香晏坐,意豁如也。时锡山顾宪成讲学东林,招之,谢弗往。亲亡,葬神山麓,遂筑室东佘山,杜门著述。虽文翰小词,皆极风致。兼善绘事,又博闻强识,经史诸子,术技稗官,二氏家言,靡不校核。或刺取琐言僻事,诠次成书,远近竞相购写,征请诗文者无虚日。性喜奖掖士类,履常满户外,片言酬应,莫不当意去。暇则与黄冠老衲穷峰泖之胜,吟啸忘返,足迹罕入城市,其昌为筑来仲楼,招之至。黄道周疏称:老尚高雅,博学多通,不如继儒,其推重如此。御史吴甡、给事中吴永顺、侍郎沈演等,先后论荐,谓继儒道高齿茂,宜如聘吴与弼故事。屡奉诏征用,皆以疾辞。卒年八十二。自为遗令,纤悉毕具。

《手录养身纂要》　　清　程如璧

道光二十二年《震泽镇志》卷九《艺能》:程世泽,字跂宗,号定夫。少跛一足,故自号跛翁。其先新安人。祖如璧,字龙章。勇而好学。

明季之乱，避难霞泽镇，遂家焉。尝遇盗，为斫去手三指，后作书，以两指握管，遒劲中，更觉妩媚。有《手录养身纂要》《奇门遁甲》等书。

《养生录》　　清　钱廷熊

见嘉庆十三年《安亭志》卷十二《艺文》。

《体心延寿编》　　清　杨深

见民国《江苏通志稿》卷一百九十四《经籍》。

《卫生录》　　清　徐三重

见民国《江苏通志稿》卷一百九十六《经籍》。

《静功集要》三卷　　清　陈傲

见光绪七年《嘉定县志》卷二十六《艺文志》。

《万寿仙书》四卷　　清　曹无极

见民国《江苏通志稿》卷二百《经籍》。

民国十年《金坛县志》卷九《人物志》：曹无极，字若水。好观书，不履昆虫，不伤草木，修身达道，乐天知命。著有《万寿仙书》四卷。

《服食摄要》　　清　徐士勋

见民国《江苏通志稿》卷一百九十九《经籍》。

第九类 法 医

《棠阴比事附录》一卷　　明　吴讷

见民国《江苏通志稿》卷一百九十五《经籍》。

附录　参考书目

本附录所列参考书目，凡文中引用者前加米字符号。

*《江苏通志稿》三百五十二卷　民国年间修　稿本

《江苏通志人物志稿》　民国年间稿本

*《同治上江两县志》二十九卷　清同治十三年刻本

《上元江宁乡土合志》六卷　清宣统二年刻本

《栖霞新志》十章　民国十九年铅印本

*《六合县志》八卷　清光绪六年修　九年刻本

《六合县续志稿》十八卷　民国八年修　民国九年石印本

《棠志拾遗》二卷　民国三十六年石印本

《元和县志》三十五卷　清乾隆二十六年刻本

《吴长元三县合志》不分卷　清宣统间抄本（文有残缺）

《黄埭志》四卷　民国十一年石印本

《香山小志》　民国六年修　抄本

《元和唯亭志》二十卷　清道光二十三年刻本

*《浒墅关志》十八卷　清道光七年刻本

*《信义志稿》二十一卷　清宣统三年修　稿本

《菉溪志》四卷　清乾隆三十九年修　民国二十八年铅印本

《巴溪志》十一卷　民国二十四年铅印本

*《太仓州志》二十八卷　民国八年刻本

*《乙亥志稿二编》四卷　民国年间稿本

《娄东小志》七卷　民国二年铅印本

《沙头里志》十卷　清代修　抄本

*《增修鹤市志略》三卷　民国三十六年铅印本

《虞乡志略》十二卷　清道光二十年稿本

〔附〕补编

*《重修常昭合志》 民国十三年铅印本

*《补常昭合志艺文》 民国年间稿本

《桂村志稿》 清抄本

《金村小志》三卷 民国十二年铅印本

《常熟新庄乡小志》六卷 民国年间修 一九六三年抄本

《唐市补志》三卷 清光绪十四年纂抄本

《梅里文献三志稿》一卷 清光绪间纂抄本

《钓渚小志》 清抄本

《支溪小志》六卷 清乾隆五十三年刻本

《吴江县志续编》十二卷 清嘉庆、道光年间修 民国九年抄本

*《震泽县志续》 民国九年修 抄本

*《震泽镇志》十四卷 清道光二十二年纂 道光二十四年刻本

《黄溪志》十二卷 清道光十一年刻本

《锡金志补》 民国年间稿本

《开化乡志》 清康熙年间修 民国五年活字本

*《无锡富安乡志》二十八卷 民国年间稿本

《瞻桥小志》四卷 清乾隆二年刻本

《杨舍堡城志稿》十四卷 清光绪九年活字本

*《江都县续志》三十卷 民国十年刻本

《江都县新志》十二卷 民国十三年刻本

*《北湖小志》六卷 清嘉庆十三年刻本

《北湖续志》六卷 清道光二十七年刻本

《广陵事略》七卷 清嘉庆十七年刻本

《高邮州志》十二卷 清嘉庆二十年刻本

*《三续高邮州志》八卷 民国十一年刻本

*《续纂泰州志》三十五卷 民国十三年修 稿本

《海曲拾遗续补》六卷 清嘉庆二十三年刻本

《南通县图志》二十四卷 民国十四年铅印本（文有残缺）

*《通州志稿》十卷 金钺修稿本

《静海乡志》三卷 清道光十三年刻本

《吕四场志》 抄本

《两淮通州金汤场志》　据孙氏经舍楼藏稿抄本

《海门县志》三卷　清道光十一年刻本

*《海门县图志》十五卷　民国红格抄稿本

*《续海门厅图志》　民国红格抄稿本

《小海场新志》十卷　清乾隆四年刻本

*《如皋志稿》　民国年间稿本

《如皋县志》二十卷　民国十八年铅印本（文有残缺）

《海安县志》六卷　一九六二年油印清咸丰五年本

《河下志》十四卷　民国年间稿本

《淮安河下志》十六卷　民国年间抄本

*《曹甸小志初稿》一卷　民国三十五年油印本

《泗阳县志》二十五卷　民国十四年铅印本

*《盱眙县志稿》十七卷　清光绪元年刻本

《盱眙县志略》　民国二十五年铅印本

《盐城续志校补》三卷　一九五一年铅印本

*《阜宁县新志》二十卷　民国二十一年铅印本

《鰕沟里乘》　清光绪三十年刻本

《东台县志》四十卷　清道光十年增刻本

*《海州文献录》十六卷　清道光二十五年刻本

《古朐考略》十二卷　传抄清嘉庆年间本

《云台新志》十八卷　清道光十六年刻本

*《赣榆县续志》四卷　民国八年修　民国十三年铅印本

《江苏省会辑要》　民国二十五年铅印本

*《丹徒县征访册》　民国年间稿本

《开沙志》二卷　清宣统三年铅印本

《重修金坛县志》十二卷　民国十年修　民国十五年铅印本

《漂水征访册》　民国十二年抄本

*《续纂句容县志》二十卷　清光绪三十年刻本

《上海市自治志》三编　民国四年铅印本

《上海小志》十卷　民国十九年铅印本

《蒲溪小志》四卷　清嘉庆间修　一九六三年《上海史料丛编》本

《塘湾乡九十一图里志》 清道光十四年修 一九六三年《上海史料丛编》本

《龙华志》八卷 清道光年间抄本

《紫堤村小志》三卷 清康熙十七年纂抄本

《紫堤村小志》八卷 清咸丰六年增修 一九六三年《上海史料丛编》本

*《南汇县志》二十二卷 清光绪五年刻本

*《南汇县续志》二十二卷 民国十八年刻本

《二区旧五团乡志》 民国二十三年纂 民国二十五年铅印本

*《张堰志》十二卷 民国九年铅印本

*《章练小志》八卷 民国三年修 民国七年铅印本

*《金泽小志》六卷 清乾隆年间纂、道光年间续纂 一九六三年《上海史料丛编》本

《外岗志》二卷 明崇祯四年纂 一九六三年《上海史料丛编》本

《续外岗志》 清乾隆五十七年纂 一九六三年《上海史料丛编》本

《嘉定疁东志》 民国三十三年油印本

*《黄渡镇志》十卷 清咸丰元年修 民国十二年铅印本

《黄渡续志》八卷 清宣统三年纂 民国十二年铅印本

*《石岗广福合志》四卷 清嘉庆十二年刻本

《马陆里志》七卷 清嘉庆二十年刻 民国三十七年铅印本

《钱门塘乡志》十二卷 民国十年油印本

*《安亭志》二十卷 清乾隆三十七年纂 民国二十六年铅印本

《娄塘镇志》九卷 清乾隆三十七年纂 民国三年铅印本

《方泰志》三卷 清嘉庆十二年刻本

《松南志》十六卷 清康熙五十四年修 嘉庆十八年活字本

《松南续志》一卷 清乾隆十四年修 嘉庆十八年活字本

《二续松南志》二卷 清嘉庆十八年活字本

*《真如里志》八卷 民国二十四年修 抄本

《盛桥里志》八卷 民国年间稿本

《江东志》十二卷 清咸丰间稿本

《月浦志》十卷 清光绪十四年稿 一九六三年《上海史料丛编》本

《江苏六十一县志》二卷　民国二十五年铅印本

＊《支溪小志》六卷　清乾隆五十三年刻本

《栖霞新志》　民国十九年铅印本

《甫里志》二十四卷　清乾隆三十年刻本

《陈墓镇志》十六卷　清乾隆三十五年修　抄本

＊《吴江县志续编》十二卷　清光绪五年刻本

《琴川志注》十二卷　清修传抄本

《琴川续志》十卷　清修传抄本

《续志补》二卷　清修传抄本

＊《儒林六都志》二卷　清乾隆二十八年修　民国间抄本

＊《无锡县志补遗》　民国八年稿本

《北湖续志补遗》二卷　清咸丰十年刻本

＊《泰兴县志稿》　金钺修稿本（南京图书馆代查）

＊《靖江县志稿》七卷　民国八年江苏通志征访稿本

《珠里小志》十八卷　清嘉庆十八年修　二十年刻本

＊《咸宁县志》　清光绪八年刻本

＊《吴县志》　民国二十二年铅印本

＊《琴川三志补记续》清道光十五年刻本

＊《苏州府志》清乾隆十三年刻本

＊《松江府志》　清嘉庆二十三年刻本

＊《江宁府志》　清康熙七年刻本

＊《重修常昭合志》　民国三十七年铅印本

＊《穿山志》民国三十七年铅印本

＊《嘉定县志》　清光绪七年刊本

浙 江 省

〔附〕补编

前 言

早在一九五七年我们就开始了编写《中国分省医籍考》的工作。浙江部分，是继河北、江苏等分编于一九六三年写的。由于受"文化大革命"的影响，旧稿迄未整理出来。一九七九年六月，《河北医籍考》刊行以后，得到了医林的重视，并给予了不少教益。为此，又将《浙江医籍考》旧稿，重新作了整理。为了显示浙江地区特点，爰在篇首，概括地谈几点看法：

第一、祖国医学源远流长，历代医家更是联肩踵武。作为医部专科目录，用以"辨章学术、考镜源流"，应不得以地限。可是，浙江一省虽地处东南一隅，却由于历史和地理种种原因，得天独厚，因而名家辈出。各家流派，不但俱有传人，亦各尽有成书。至其对于中医药学各科来说，却恰好是"具体而微"，几乎应有尽有。这是一个特点。

第二、它不仅在继承和发扬两个方面都有所贡献，而尤其是在继承、发扬的同时，能够破除迷信、解放思想，进行学术争鸣。例如，《类经》一书，是以《素问》《灵枢》原文，分类相从的。或谓其"条理井然，易于循览"。而其实在意义则是在发扬祖国医学理论方面，有所创新。于是衍其绪并羽翼其书的有海昌朱雍模的《类经集注》，师其意而易其名有嘉兴钱学洙的《贯经》，这是不足为奇的。但是，也有与之争鸣的，如温州唐达的《类经辨误》。再如《景岳全书》，除去湖州戴元枚《景岳丹髓》、海宁吴元禧《景岳全书注》等勿论，而斥《景岳全书》为"眉山议论文字，不可施于用"的却有慈谿杨鹏飞。又如，项昕疑"古方不能治今病之论"、柯琴辨"三方鼎立之非"，姚鉴谓陶尚文"始变仲景原文，自立方法"为长沙罪人。真是不一而足，洋洋乎盈耳。至如各家医著中，以"辨"名书者，有辨论、辨正、辨误、辨难、辨伪……顾名思义，无不有争鸣于其间。若如卢之颐、黄以周，俱以"子治父书，时有订正。

其父至目为诤子"，是学术争鸣，无处不有和无人不可了。这是第二个特点。

第三、浙江省自六朝以来，誉为文薮，类多通人，明清以还，更是如此。清·章实斋论曰："浙东贵专家，浙西尚博雅，各因其习而习也。"这是分而言之。若合两浙而论，其专家、博雅流风所及，浙省明医中通人前后相望、通论所在多有。如贺岳说："医无常师，明理是师，师无常术，圆神为术。若东垣之药内伤、仲景之药外感、河间之药热、丹溪之药痰。会而通之，得其要略。"郭沈勋说："学必有渊源，业必有传习，德成、艺成，固无不然。若同一所学，而家数派别判若疆域，则惟诗文、书画之家乃可分道扬镳，并足不朽。为其得失工拙之数，己自受之，而于人固无与也。若夫医为司命，一己之得失工拙，而千百人安危死生系之。是固病万变，药亦万变，活法非可言传，至当惟在恰好。倘惟沾沾焉执一人之说，守一家之学，传者已偏而不举，习者复胶而不化。尚凉泻则虚寒者蒙祸，惯温补则实热者罹殃……宜博观而约取，变通以尽利，融会贯通，左依右有，浑然无偏持一说之迹，则技也而进于道矣"。从贺、郭两家所论，可见一斑。

以上，仅就所见，略述梗概，浙医贡献当不止此。引玉抛砖，仍请同志们批评指正。

郭霭春　李紫溪

1982.6.20

目 录

浙
江
省

浙江省

第四类　本草

浙
江
省

浙
江
省

浙江省

811

浙江省

浙江省

浙江省

浙
江
省

819

浙江省

浙江省

浙江省

浙江省

829

（以上养生）

第一类 医 经 〔附〕运气

《内经或问》 明 吕复

见咸丰六年《鄞县志》卷二十五《艺文》。

乾隆五十三年《鄞县志》卷十八《艺术》：吕复，字元膺。少孤贫，从师受经。后以母病求医，遇名医衢人郑礼之，遂谨事之。因得其《古先禁方》及色脉、药论诸书，试辄有验。乃尽购古今医书，晓夜研究。自是出而问世，取效若神。其于《内经》《素问》《灵枢》《本草》《难经》《伤寒论》《脉经》《脉诀》《病源论》《太始天元玉册》《元诰》《六微旨》《五常政》《元珠密语》《中藏经》《圣济经》等书，皆有辩论。前代名医如扁鹊、仓公、华佗、张仲景至张子和、李东垣诸家，皆有评骘。所著书甚众，浦江戴良采其治效最著者数十事为《医案》。历举临海教谕、台州教授，皆不就。

光绪三年《鄞县志》卷四十五《艺术传》：吕复……号沧州翁。其先河东人，至祖谦、祖约自河东徙婺。吏部郎知台州事宝之者，复自婺徙鄞，家焉。复幼孤，依母氏居。既长，从乡先生受《尚书》《周易》。久之，弃去，习词赋。后以母病，攻岐扁术。而恨无其师。一日遇三衢郑礼之逆旅中，即知为医中毛遂也。谨事之。郑亦爱复，郑复教复日记《诊籍》，考方药验否，悉为参订，不使毫厘失理。又若干年。为人治病，效无不神。钩取古法，动中肯綮。然复学问该博，非独医门为然。他如经史传记、诸子杂家，以及天文、地志、历算、兵刑、食货、卜筮、释老之书，亦靡不精求熟玩，皆有考据可徵。至于为诗，尤雄健苍古，有古作者遗风。为人恭勤详缓，与人交款款常若不自足。状貌不逾中人，语言如不出诸口。卒然遇之，不知其学之富也。

乾隆元年《浙江通志》卷一百九十六吕复……有庙祝杨天成女在

室，病五阅月，腹如有妊，延复治之。乃以桃仁煎，下血类猪肝者六七枚，病即已。复之治病，虽若不甚构思，然其钩取古法，动中肯綮多类此。所著有《内经或问》《灵枢经脉笺》《切脉枢要》《运气图说》《养生杂言》，各若干卷。

雍正七年《宁波府志》卷三十一《艺术》：吕复，字元英……浙省平章左答纳失里在帅闽，病无寐，心悸神慑，如处孤垒而四面受敌，虽坚卧密室，睫未尝交也。召复诊云：左关之阳浮而虚，察其色，少阳之支外溢于目，胆虚而风乘以入，故无寐。因投禁方乌梅汤、抱胆丸。日再服，遂熟睡。比寤，病如脱，其神效类此。

《内经直指》　明　翁应祥

见道光十四年《乐清县志》卷十一《艺文》上《书目·子部》。

同上《乐清县志》卷八《人物》上《方技》：翁应祥，居西乡。业儒知医，精脉理，所至多验。性廉介，人有所遗辄辞，缙绅重之。所著有《内经直解》。尚书尹公台为之《叙》。

《内经抄》　明　赵献可

见康熙二十三年《浙江通志》卷四十二《方技》。

乾隆五十三年《鄞县志》卷十八《艺术》：赵献可，字养葵，好学淹贯，尤精于医。其医以养火为主。尝论命门乃人身之君，养生者，不知撙节，致戕此火，以至于病。治病者，反用寒凉以灭之，安问其生。著《医贯》一书，论议有前人所未发者。后游秦晋，著述甚多。子贞观，字如葵。亦精于医，治病未尝计利。既治之，或夜半自往叩门，候其脉症以用药，其笃厚如此。

康熙二十三年《浙江通志》卷四十二《方技》：赵献可，著《医贯》《内经抄》《素问注》及《经络考正》《脉论》《二朱一例》诸书。子贞观。亦有《绛雪丹书》《痘疹论》行世。

光绪三年《鄞县志》卷四十五《艺术》：赵献可……号医巫间子。

《内经注解》　明　徐廷蛤

见嘉庆十六年《上虞县志》卷十《人物》六：徐廷蛤，字厴度，诸生。戊子寇警，奉母间道入郡城，依兄廷玠，友爱如童时。逾年归里，堂构尽毁，漠然置之。惟日以色养为事，抚孤侄无异己出。膳嫠居姊四十年，及殁，丧葬事靡不殚焉。隐居终身，工诗。旁涉岐黄诸术，活人岁以佰什计。所著有《内经注解》《针灸大全》《地理纂要》等集藏于家。

《内经纂要》　　清　王佑贤

康熙五十七年《钱塘县志》卷二十六《方技》：王佑贤，字圣翼。甫九龄，七日中父母相继殁，孤贫励学，旁通医术。急人病，不以门第为等差，所全活人无算……有古梅，宋元间物，出运使米勤臣家。抚军高闻而爱之，移官舍，忽枯死。适招贤入署，览玩不已。抚军因顾谓曰：子能起疴，吾移置子家，试活之。移归而梅果活，一时群以返魂树名之，以为贤疗人，亦犹是也。国朝直指牟云龙旌善士，哀然居首。所著有《格物近篇》《内经纂要》。子逊，亦以岐黄名于时。

康熙二十三年《浙江通志》卷四十二《方技》：王佑贤以慎独为宗，务求此心之安，故自号慎安。尤精方书，济人利物。其子：遵、逊，郡诸生。所辑有《古梅轩烬余集》。

《内经纂要》　　清　靳鸿绪

见康熙五十七年《钱塘县志》卷二十六《方技·靳豪传》。

康熙二十六年《仁和县志》卷二十一《方技》：靳鸿绪（起蛟子）。读书工文章，内行尤挚。先世以儿医显，而鸿绪术尤精善。《内经纂要》，阐发精微。其次子吉，字允庵。复得其传。

《内经合璧》　　清　柯琴

光绪二十五年《慈溪县志》卷四十八《艺文》三：据季诺《来苏集序》。

同上《慈溪县志》卷三十四《列传》十一《艺术》：柯琴，字韵伯，生于万历末年。好学博闻，能文工诗，同辈皆以大器期之。鼎革后，焚弃举业，一志医学。博览精思，会悟通彻。游京师，无所遇归，过吴门，值叶桂行医有盛名。因慨然曰：斯道之行亦由运会乎？于是闭户著书，得《内经合璧》《仲景伤寒论注》四卷、《伤寒附翼》一卷、《伤寒论翼》两卷，都七卷，名《来苏集》。乾隆中，马中骅校刊行世。

《内经述》　清　方本恭

光绪四年《嘉兴府志》卷八十一《经籍》二《子部·自序》略曰：于《灵枢》则取经俞而列其文。于《素问》则取运气而实其旨。合运气于经俞，医之能事毕，经之大旨明矣。

同上《嘉兴府志》之《子部·天文算法算术述》：案方本恭《象数述》四卷、《算术述》一卷，与《内经述》《等子述》，合刻之为《春水船易学》。然此乃易道之旁通者也，故各以类分列之。

《内经指要》　清　孙荣台

见光绪四年《嘉兴府志》卷八十一《经籍》二《子部》。

《内经义疏》　清　臧寿恭

见同治十三年《湖州府志》卷六十一《艺文略》六。

同上《湖州府志》卷七十六《人物传·文学》三：臧寿恭，原名耀，字眉卿，长兴人。性耿介，好读书。尤精小学，旁通天文、勾股。恬于进取，闭户著书，著有《春秋朔闰表》《天步证验》。时乌程严可均博闻强识，少许可。而独契寿恭，以女妻之。并有声于时，俱卒无后。

光绪十八年增刻光绪元年《长兴县志》卷二十三下《人物》：臧寿恭，嘉庆庚申顺天副贡，丁卯举人。经史百家皆能宗贯，久客京师，礼闱数报罢，遂归。益肆力于经籍，得原本《北堂书钞》，手自校录。传写古本书十数种，端楷细书，有沈骓士风。暇则与德清徐球、同邑朱步沆访遗碑、寻古迹，超然尘表。疾作，予知卒之期，令持柬留别亲友。没而无嗣，遗著散佚。咸丰九年，邑人吴庆埏等呈请崇祀乡贤，中丞罗遵殿上其事。会江浙陷，事遂寝。

《内经翼注》十二卷　清　周长有

见光绪三年《处州府志》卷二十六《艺文志》上《书目》。

光绪二十二年《遂昌县志》卷十《艺文》:《内经翼注》十二卷。国朝周长有撰自序。长有孙，廪生庆棠家藏本。按：长有，字邦桢。居北乡之应村。业儒不就，弃而学医，存有《涂鸦集》一册。间及地理之学。阅其书，知天资卓越，非寻常碌碌者。惜生长山区，无名师益友相切劘，故词多疵类，绝少完善之作。然其议论识见，固有一二可采者。如论义仓则曰：宜归民理，不归官理，归官理则徒多侵扰，归民理则自相稽察。又曰：地方演剧科派，劳民伤财，不如以每年科派演剧之财，为积谷之用，数年之后不可胜用。其论取士则曰：不拘一艺，各尽其所能。其论武备则曰：用兵不如重民团，以复先王寓兵于民之意。至邑宰、胥役诸论，皆能切中时弊。嫉洋烟、恶赌博，各有论说。嫉恶如仇，发于至性。所谓铁中铮铮，殆其人欤。

光绪三年《处州府志》卷二十一《人物志》中《艺术》：周长有，字邦桢，遂昌人。业儒未就，弃而习医。究心《内经》数十年不释手。年九十余，无疾而终。

《黄帝内经集注》九卷　　清　黄以周

见民国二十年《镇海县志》卷四十《艺文》下《附录》。

同上《志·附录》之《小戴礼记笺正》条：黄式三，定海紫微庄人。道光庚子，避兵挈季子以周，徙居吾邑海晏乡之黄家桥。今已三世矣。

民国十二年《定海县志》之《人物志》十《表》二：黄以周，字元同，号儆季。以周治父书，时有订正，其父至目为诤子……为学一空汉宋门户，《诗》《书》《春秋》皆条贯大义，说《易》综辞、变、象、占，不偏取郑、王。尤邃《三礼》，尝曰：挽汉宋之末流者，其唯《礼》学乎。著《礼书通故》百卷，大江以南之学者咸宗焉。生平笃守顾亭林经学即礼学之说，而以执一端、立宗旨为贼道。盖四明之学，自万斯同、全祖望以来，独以周为最醇云。

《黄帝内经节次》　　清　顾清廉

一九五一年《鄞县通志》之《文献志》戊中《艺文》二：就原书加圈点，并批识于眉端。书藏其门人杨受乾处，未刊行。

同上《鄞县通志》之《文献志》甲中《人物》二《学术》一：顾清廉，字葆性，清诸生。性方严，教授乡邑间。课弟子读经，间令习小学及先儒性理之书。锐以师道自居，弟子多敬惮之。其教不守旧法，务使学者易于领悟。郡守俞兆藩重其为人，为立学校于北郊，成材甚众。清末被举为谘议局议员，激直好言。清廉在清末尝游日本，学师范数年。大袖博带不改其初，人以为难云。

《难素笺释》八卷　　明　黄渊

见乾隆四十六年《余姚县志》卷三十五《经籍·子部》。

《素问灵枢心得》四卷　　明　胡文焕

见乾隆元年《浙江通志》卷二百四十七《经籍》七《子部》下。

民国十一年《杭州府志》卷八十八《艺文》三《子部》上：作《素问心得》二卷、《灵枢心得》二卷。胡文焕，钱塘人。

《素问灵枢集要节文》　　清　沈好问

见康熙二十六年《仁和县志》卷二十六《艺文·集类》。

康熙二十三年《浙江通志》卷四十二《方技·清》：沈好问，字裕生，钱塘人。世业小儿医，至好问益精。视小儿病，洞见脏腑，尤善治痘症。所著有《素问集解》《痘瘖启微》《本草类症》诸书。子允振，字慎伯。亦良医，有父风。

康熙二十六年《仁和县志》卷二十一《方技》：沈好问，别号启明。先世以针灸隶籍太医院。扈宋南渡，徙居杭，杭人传为沈铁针云。好问颖慧绝人，取祖医药秘笈，昼夜研究者数年。其视人疾病，必见脏腑中所滞之物，然后以药疗之，故病者无不愈。侍御郭太薇邀之闽、大中丞俞醒哲邀之蜀、督师王总戎邀之大同，而好问皆以一匙立起。题授太医院院判。请告归卒。

乾隆四十四年《杭州府志》卷九十六《人物》十一《方技》：沈好问尤善治痘症。闵氏女年八岁，出痘甚恶。好问曰：诸医云何。对曰：死症，不必药矣。好问曰：儿一身死痘，然有一生痘，尚可生。令取五年抱雏母鸡，用药入鸡腹，外以糯蒸鸡。令食尽，视之。右手寸关脉痘二粒，明艳如珠。女果生。

江氏子一岁，痘止三颗见额上、耳后、唇旁。好问曰：儿痘部位，

浙
江
省

839

心、肾、脾三经逆传。土克水、水克火，宜攻不宜补；攻则毒散，补则脏腑相戕。治至十四日，痘明润将成矣。好问曰：以石膏治之，恐胃土伤肾水。俗医怜儿小，谬投以参。好问见之惊曰：服参耶，不能过二十一日矣。儿卒死。其洞见多类此。

按：康熙《通志》、乾隆、民国两《府志》，并作清人；惟康熙《县志》作明人。

《素灵广注》　清　金钧

嘉庆五年《嘉善县志》卷十七《人物志》五《艺术·新纂》：金钧，字上陶，号沙南，先世云间人也。少孤，遇异人以医术授，遂精其业。每旦启户，病者鳞集。次其入门先后以为切脉序，治若操券而得。公卿皆折节下交，制府宗室德旌其闾，著有《素灵广注》《汤头歌括》《医按日抄》。分授诸徒而不付梓，盖无意沽名也。年八十，乾隆元年覃恩给予八品顶戴。寿至九十而卒。

《灵素合钞》十五卷　　清　林澜

见乾隆四十四年《杭州府志》卷五十九《艺文》三。

民国十一年《杭州府志》卷一百五十《人物》十一《艺术》二：林澜，字观子，杭人。鼎革之际，以成童冠博士弟子员，便弃去，徧读藏书。好孤虚之学，讨练有年，翻演禽、六壬、奇门、太乙、遁甲、占候、风角，逆刺诸物，通验若神。又仿机衡旧轨，按其图目分躔别气，其言灾祥晷漏，可以时应。人或以西学难之，澜曰：使吾为五官正者，吾能淘太乙、五纪、八象、三统以折衷中，吾甘与西学较尺寸哉。乃复痛夭札疵疠无由拯救，以元滑寿《素问钞》分类汰冗，为《灵素合钞》，又为《伤寒折衷》，镂板行世。一时名流如张卿子、沈亮宸、卢子由、陈易园、潘燮师辈，皆互相发明，以昌大其说。澜为人沉默，而说理侃侃，著书等身。康熙三十年卒，年六十五。

《灵素宝要》　清　周笙

见光绪二年补刻乾隆三十八年嘉庆二十五年《梅里志》卷十六之二《著述》。

按：光绪四年《嘉兴府志》卷八十一《经籍》二《子部》，误作《灵素宝藏》。

乾隆嘉庆《梅里志》卷十一《艺术》：周笙，字古声，善医，以画罂粟得名。当七帙时，同里樊廷论纂启徵诗。周笙，籊谷族弟也，业医。患《素问》精微，世人不能参究，撰《灵素宝要》等书藏于家。

光绪三十二年补刻光绪十八年《嘉兴县志》卷二十七《列传》七《艺术》：周笙，籊族弟，精于医。著有《灵素宝要》《六治秘书》。

《灵素精义》六卷　　清　郑家学

见民国十一年《杭州府志》卷八十八《艺文》三《子部》上。

同上《杭州府志》卷一百四十《人物》六之二：郑家学，字伯埙。仁和人。弱冠病瘵，遂治医。喜聚书，遇疫疠，施药裹，手诊起之。所著书都七十余卷，医家言为多云。

《灵素晰义》四卷　　清　朱仁荣

民国十一年《海宁州志稿》卷十五《艺文》十六之十一及三十二《人物志·方技》：朱仁荣，字丙鱼。学医后，瓣香丹溪，更字又溪。幼颖异，经史皆成诵。既游黉序，益肆力于学。顾性闲雅，一踏省门，不得当，遂弃而就医。自《灵》《素》以逮清朝诸家，靡不研究。而尤服膺丹溪，奉其书为圭臬。故治疾辄应手愈。当湖张少史金镛，尝集句以赠云：自是君身有仙骨，偏与人间作好春。亦可见其生平矣。子济川，字杏伯。承恩，字榆仲。承绥，字槐叔。皆名诸生，能世其业。济川，著《灵兰馆医案》。

《内经素灵要旨》二卷　　清　凌德

见民国七年《上海县续志》卷二十六《艺文·附游宦著述》。

同上《上海县续志》卷二十一《游寓》：凌德，字蛰庵，号嘉禄。归安人（归安，即今之长兴县境）。习法家言，就秀水、富阳县幕，狱多平反。咸丰间寓沪，与诸名流讨论金石、书画，遂作菟裘终老计。德善擘窠书，武林，吴兴诸胜迹扁额，多其手书，西长兴县地藏殿"普拯十地"四字，最为巨观。生平富搜藏，所著见《艺文》。

《灵枢素问注》　　清　陈永治

民国十一年《杭州府志》卷一百五十《人物》十一《艺术》二：陈永治，字北山，郡诸生。十七试不售，专精医理。尽传张献晖之术。自著《灵枢素问注》《百病治》二书。桑调元妇抱奇疾累年，永治一治而愈。桑为撰《传》。

光绪三十二年《余杭县志稿》之《列传补遗》：陈永治，号广田。助献晖著《医法心传》一书。

《素灵类纂集解》十八卷　　清　陈世泽

见民国二十五年《乌青镇志》卷三十八《著述》上。

同上《乌青镇志》卷三十《艺术》：陈世泽，字我如，乌镇人，乌程廪贡。其先有会千者，自太湖蒋溇迁乌镇行医，至世泽十余世矣。世泽以儒业医，所造尤深。其《素灵类纂集解》一书，汇集诸说，有裨学者，非时医所能及也。弟世璜，字渭卿，亦有名，嘉湖百里间，求治者踵至。

《灵素精蕴》　　清　郭水章

一九五一年《鄞县通志》之《文献志》戊中《艺文》二：见今人周利川《鄞县医林传》。

《素问捷径》三卷　　明　高士

一九五一年《鄞县通志》之《文献志》戊上《艺文》一。

康熙二十三年《浙江通志》卷三十五《儒林》：高士，字克学，号志斋，鄞人。幼孤好学，家贫，为学益励。郡别驾薛甲高其文行，延修《郡乘》。谓郑清之、余天锡附史弥远而陷济王竑，实罪之魁。程、徐身为大臣，历仕两朝，乃失节之士。三人皆不当立传。其持议谨严类如此。

乾隆五十三年《鄞县志》卷十五《人物》：高士，（家贫）尝贳米不得，终日绝炊，晏如也。晚年兼精于医，谓医之有《灵枢》，犹《五经》之有《易》也。遂为之注。

一九五一年《鄞县通志》之《文献志》戊上《艺文》一：高士，嘉靖间人。

《黄帝素问注》　　明　徐渭

见康熙十年《山阴县志》卷二十九《人物志》七《列传》四。

嘉庆八年《山阴县志》卷二十六《书籍·采访》：《内经注》一卷，写本。凡六十五篇，第二十篇无注。

康熙十年《山阴县志》卷二十九《列传》四：徐渭，字文长，号天池，甫髫年，颖异过人。及补弟子员，负气自恃，省试数不售。喜作古文词，触笔而成。渭貌修伟，音如鹤唳，中夜啸呼，群鹤应之。读书有深思，自谓得力于《楞严》《庄》《列》及《素问》《参同契》。世亦谓其能贯串经史、融以己意。同郡陶公望龄云：文有矩度，诗尤深奥，往往精于法而略于貌。楚袁公宏道则曰：胸中有一段不可磨灭之气，皆英雄失路、投足无门之悲。故其诗如嗔、如笑、如水鸣峡、如种出土、如寡妇之夜哭、如羁之寒起。当其放意，平畴千里，偶尔幽峭，鬼语孤愤，此可谓确评矣。尝自言：吾书第一、诗第二、文三、画四。识者许之。纂会稽《邑志》，虽得之邑人马尧相，而特为编摩加以列传，今与其所著并传。所著《文长集阙编》《樱桃馆集》。注：《庄子内篇》《参同契》《黄帝素问》《郭璞葬书》《四声猿逸稿》《四书解首》《楞严经解》。

《内经素问摘语》一卷　　明　郑晓

见光绪四年《嘉兴府志》卷八十一《经籍》二《子部》。

光绪四年《嘉兴府志》卷五十六《海盐县列传》：郑晓，字窒甫，举乡试第一，成进士，授职方主事。日披故牍，尽知天下阨塞、士马虚实强弱之数。尚书金献民属撰《九边图志》，人争传写之。以争大礼，廷杖。张孚敬柄政，器之，欲改置翰林及言路。晓皆不应。夏言罢相，帝恶言官不纠劾，诏考察去留。大学士严嵩因欲去所不悦者，而晓去乔佑等十三人，多嵩所厚。嵩大憾。嵩欲以子世蕃为尚宝丞。晓曰：治中迁尚宝丞，无故事。嵩益怒，以推谪降官周铁等，贬晓和州同知……（晓）破倭于通州，连败之如皋、海门，袭其军吕泗、围之狼山。前后斩首九百，余贼溃去。录功再增秩，寻召为吏部侍郎，迁南京吏部尚书。晓摄兵部。寻还视刑部事。（以事）嵩激帝怒，切让，遂落晓职。晓通经术，习国家典故，时望蔚然，为权贵所阨，志不尽行。既归，角巾布衣，与乡里父老游处，见者不知其贵人也。隆庆初，谥端简。

按：乾隆元年《浙江通志》卷一百五十八《人物》一之一：晓嘉靖癸未进士。

《素问注》　明　马蒔

康熙二十三年《浙江通志》卷四十二《方技》：马蒔，字元台，会稽人。注《灵枢》《素问》，为医家之津梁。

《素问唐参》　明　唐达

见康熙十二年《德清县志》卷八《艺文志》一《典籍》。

同上《德清县志》卷七《人物传》：唐达，家贫嗜学，菽藿终岁，所著述近百卷藏于家。又其事足法者，孝友性植，自伤贫不能葬亲，恒蔬食。乃籾为葬社，刻期即阡，因使人结社以葬，斯高谊之一证。

乾隆二十三年增刻乾隆四年本《湖州府志》卷二十一《人物》四：唐达，字灏如，德清人。自幼强记，读书立一《程》：首象纬、次坤舆之类，遂以博洽闻，甲申拔贡。不出山，隐于医。与桐乡张考夫研究理学，多所发明。年逾六十而病，犹删《离骚》、补《尔雅》。临殁作《鲲鹏上下解》。越三日卒。

同治十三年《湖州府志》卷七十五《人物传》：唐达，号永言，崇祯十七年贡生，研精理学及星历、音律、象数诸书。一时执经问业者甚众，所交皆积学力行之士。晚年隐于医，注《素问》，及殁学者私谥渊静先生。

民国二十一年《德清县新志》卷八《人物志》唐科，号核斋，自崇德韩村迁新市，人号唐一帖，喻其速效也。

《素问注》　明　赵献可

见康熙二十三年《浙江通志》卷四十二《方技》。

《素问集解》　清　沈好问

见康熙二十三年《浙江通志》卷四十二《方技·清》。

《素问集注》　清　张志聪

民国十一年《杭州府志》卷一百五十《人物》十一《艺术》二：张志聪，字隐庵；高世栻，字士宗，皆钱塘人。康熙间，钱塘为医数，如志聪，尤推重。游其门者，多成良医，尝与诸弟子讲学于侣山堂。时世栻道已盛行，一闻志聪讲学，幡然从之游，技大进，竟与志聪齐名。二人恐医学之失传，各出心得，著书行世。《侣山堂素灵集注》《伤寒心印》《伤寒集注》《金匮集注》《侣山堂类辨》《针灸秘传》《本草崇原》诸书，皆志聪所著、世栻所述。世栻又著《素灵直解》《金匮直解》《医学直解》诸书。惟《伤寒直解》一书，则同邑张令韶（锡驹）所著也。闽医陈念祖名盖世，独低首于张、高。于所著《三字经》称之曰：大作者，推钱塘。自注云：张隐庵、高士宗皆钱塘人，各出手眼，发前人所未发，为汉后第一书。其于《伤寒·凡例》又称：志聪所著，超出群书之上。其为医家倾倒如此。

同上《杭州府志》卷一百四十三《人物》七之三：王琦，原名士琦，字载韩，钱塘诸生。博闻强识，性俭素尚义，壮年丧偶，不更娶，不蓄资财，人咸服其清介。尝校书于侣山堂，即康熙时医师张志聪、高世栻讲学处也。志聪、世栻所著医书数十种，板已漫漶，琦病时医不学无术，孟浪误人，欲重刻其书以救世，而力未逮，乃取卷叶最少者三种及医书之切要者九种，凡十二种，颜曰《医林指月》，罄资刊之。仲学辂为撰《事略》。

《内经素问尚论》　清　陈士铎

嘉庆八年《山阴县志》卷十八《术艺》：陈士铎。邑诸生。治病多奇中，医药不受人谢。年八十余卒。所著有：《内经素问尚论》《灵枢新编》《外经微言》《本草新编》《脏腑精鉴》《脉诀阐微》《石室秘录》《辨症录》《辨症玉函》《六气新编》《外科洞天奥旨》《伤寒四条辨》《婴孺症治》《伤风指迷》《历代医史》《济世新方》《琼笈秘录》《黄庭经注》《梅花易数》等书行世。

乾隆五十七年《绍兴府志》卷七十八《经籍志》二《子部·石室秘录条》：陈士铎，字远公。

《素问直解》九卷　　清　高世栻

见乾隆四十四年《杭州府志》卷五十九《艺文》三及民国十一年《杭州府志》卷一百五十《人物》十一之二《张志聪传》。

《素问注》　　清　黄百谷

见光绪二十五年《余姚县志》卷十七《艺文》下。

光绪二十五年《余姚县志》卷二十三《列传》十五《黄宗炎传》：黄宗炎，字晦木，尊素仲子。明崇祯中贡生。学术与兄宗羲等，而羿岸几过之。子百谷，字农师，明敏能文，业医。尝居西湖，吊古感伤，发于吟咏，卒以穷饿死。所著《素问注》《难经注》《本草注》《蕙江缘词曲》《返魂香词曲》《稼轩诗稿》，俱零落散佚。

《素问质疑》　　清　张锡

见光绪三十二年补刻光绪十八年《嘉兴县志》卷三十四《艺文》下。

同上《嘉兴县志》卷二十七《列传》七《艺术》：张锡，字百朋，世居篁里。幼端颖，就傅时，听塾师讲《礼记》：亲有疾，饮药，子先尝之。哭失声，盖痛其父母早世也。比长，力学医，著《素问》《伤寒论质疑》二书。乾隆辛卯夏，武原，当湖滞下病传染，治活无算。海盐吴进士懋政撰《墓志铭》。

光绪四年《嘉兴府志》卷五十一《艺术》：张锡，号复哉，国学生。

《灵枢经脉笺》　　明　吕复

见乾隆元年《浙江通志》卷一百九十六《方技》上。

《灵枢经摘注》十卷　　明　高士

见乾隆元年《浙江通志》卷二百四十七《经籍》七《子部》下。

道光十二年《象山县志》附《象山文类》卷二：王梴《高克学灵枢经注序》：天地生人，则必生圣人者，左右之以遂其生。生遂矣，而夭昏札瘥，亦天地之所甚不忍也。于是又生圣人者，为之分营卫、别脏腑、起度量、悬权衡、辨草木之宜、立针灸之法，以卫其生而教万世，所以赞化育之不及也。《素问》《灵枢》，吾不知其所自起。或谓周秦间隐君子所作，托轩岐问难以发明性命之理。其文奥、其义精，真足与《六经》并垂不朽。顾《素问》有全元起、王冰注，其书稍稍流传。注《灵枢》者，未闻其人，几泯没，可慨已。吾友克学高君，少孤，能自力于学。岁乙酉过丹山，与予兄弟修业者可六年所。文声郁起，郡邑大夫折节交之，咸谓功名可计日取。顾善病，弃博士家言不理，日取《内经》、越人、仲景、河间、东垣诸书尽读之。且读且治，久之，病良已。因窃叹曰：吾志不后人，颇欲取功名显于世，如宋桐乡者。今已矣，岂无著述可托以自见者乎。于是复取《灵枢》熟诵而精思之，旁搜博证，贯穿融洽。凡营气、脉络、骨度、经筋之类，瞭然于胸中，可指掌而论说。然后择其精醇为之训诂。错于他篇者，引类而归之。混于《素问》者，表章而出之。滞者通、幽者阐，犁然成一家言。至论三焦有形，原本经文。发挥越人之秘而订滑氏之讹。其言凿凿有据，足破千古之疑，而卒莫有能难之者，其见卓矣。予宦游归，卜居郡城，与君邻近。索是书读之，皆予所尝刿心者，知必传于后无疑。盖自汉迄隋而始有全注、自隋迄唐而始有王注、自唐迄今而始有君注。若斯乎著述之难也。君注出而世始知有《灵枢》《灵枢》行而《素问》之旨益畅。指南后学、拯济群生，厥功伟矣。脱君取一第，即有所表见，安能必传于后无疑如此书者。以彼较此，所就孰多，君亦可以自慰藉矣。

《灵枢注》　　明　马莳

见康熙二十三年《浙江通志》卷四十二《方技》。

《灵枢经集注》九卷　　　清　张志聪

见乾隆四十四年《杭州府志》卷五十九《艺文》三。

《灵枢新编》　　清　陈士铎

见嘉庆八年《山阴县志》卷十八《术艺》。

《灵枢直解》　　清　高世栻

见民国十一年《杭州府志》卷一百五十《人物》十一《艺术》二《张志聪传》。

《难经释疑》　　元　陈瑞孙

见光绪三年《鄞县志》卷五十五《艺文》四《子部》。

一九五一年《鄞县通志·艺文》之《四明人著述表》著录《难经辨疑》，作陈公亨撰。

光绪三年《鄞县志》卷四十五《艺术传》：陈公亨，字以通，祖瑞孙。尝师事王应麟，得文章典故之传。著《难经辨疑》。援据该洽，识者称之。父居仁。洞明经史，能治奇疾。公亨少有异质，能为诗文。尤有志于家学，自《灵枢》《素问》《难经》及诸家奇方秘论，钩元撮要，如指诸掌，以善医闻。上而贵官富人，下而闾阎疏贱，有以疾告必为治理，风雨寒暑弗惮也。所制药，必择土产及色味之精良者。至于铢两之等、烹炮炼养之度，高下随宜而不戾于古。故药无不善、用无不效。其售诸人，往往不计其值，贫不能得钱者，周给恐后。至正间，藩省上其事，敕署江浙行省医学提举。公亨以非其志，不就。洪武三年，浙江省荐为本府教授提领，明年卒，年四十九。

《难经附说》　　明　吕复

见光绪三年《鄞县志》卷五十五《艺文》四《子部》。

《图注难经》八卷　　明　张世贤

光绪三年《鄞县志》卷五十五《艺文》四《子部》：张世贤，字天成，宁波人。正德中名医。是编凡八十一篇，篇各有图。

一九五一年《鄞县通志》之《文献志》戊上《艺文》一：《图注难经》八卷。有明刻本。

《难经补注》六卷　　清　董懋霖

光绪二十五年《慈溪县志》卷四十八《艺文》三：董懋霖，字雨苍，号沛亭，国子监生。

《难经注》　　清　黄百谷

见光绪二十五年《余姚县志》卷十七《艺文》下。

《难经辨释》　　清　丁元启

嘉庆五年《嘉善县志》卷十七《人物志》五《艺术·新纂》：丁元启，字令舆，清惠六世孙。弱冠补弟子员，兼通轩岐之学，治人多效。著有《难经辨释》《伤寒析疑》待梓。惜无子，后为吴门习医者携去，依其法以治，俱获盛名云。

《圣济经注》　　宋　刘焘

见乾隆十四年《长兴县志》卷十二《著述》。

按：康熙二十三年《浙江通志》卷三十五《儒林传》作：《注圣济经》，无卷数。

光绪十八年增刻光绪元年《长兴县志》卷二十九《艺文》：按宋徽宗御制《圣济经》十篇，凡四十二章。注之者，辟雍学生昭武吴禔。无言时为秘书阁修撰，或为之总裁者欤。

康熙二十三年《浙江通志》卷三十五《儒林》：刘焘，字无言，谊次子，吴兴长城人。未冠游太学，与陈亨伯等以八俊称。元祐三年，苏轼知贡举，称其文章典丽，必岩谷间苦学者，遂中甲科。尤善书，笔势遒劲。黄山谷曰：江左又生一羊欣矣。在馆中尝被诏修《阁帖》十卷，注《圣济经》，有遗文五十卷，号《见南山集》。

光绪十八年增刻光绪元年《长兴县志》卷二十三上《人物》：刘焘。元祐三年进士。时马涓、张庭坚等四人擅名太学，时号四俊。焘年少亦负才，初补太学生，闻而慕之。以刺谒之曰：不识可当一俊否？涓等晒之。焘复请曰：何得见晒？涓等设诡计以困之，曰：每试当予约一字限于程试之中，用之善者乃予。既而私试，焘乃请字。曰：第一句须用将字。其时策问《神宗实录》。焘对曰：秉史笔者，权犹将也。虽君命有所不受，而况其他乎。史笔为第一，闻者服之。轼荐焘文章典丽，可备著述科。帅中山时，以密渍荔枝遗之。尤善书，笔势遒劲。编修道史。

《外经微言》　　清　陈士铎

见嘉庆八年《山阴县志》卷十八《艺术》。

《玄珠密语》　　清　黄宗羲

见光绪二十五年《余姚县志》卷十七《艺文》下。

乾隆四十六年《余姚县志》卷三十二《列传》十三：黄宗羲，字太冲。受学刘宗周，发明诚意慎独之学，一时推为刘门董常、黄干。先是，尊素死诏狱，宗羲年十九。袖长锥，草疏入都讼冤，得赐祭葬赠恤。再疏请诛魏忠贤遗党李实、许显纯。及对簿，以锥锥显纯血流被体。李实辨疏劾尊素非己意，代草者乃李永贞。宗羲发其行贿，复用锥锥实。卒论显纯为律、永贞抵死。又与夏承、周延祚擒狱卒颜咨、叶文举箠杀之。拔崔呈秀之须焚于父墓。宗羲期报，冒死报仇，义不他顾。临鞫，慷慨泣血，观者无不裂眦变容。当是时，姚江黄孝子之名闻天下。阮大铖居南京，宗羲与吴应箕等揭逐之。福王时，大铖骤起，嗾私人奏逮宗羲。南京破，得免。孙嘉绩、柯夏卿在绍兴，交荐其才。张肯堂浮海，亦以书招之。宗羲念母老，避居万山中，发宗周遗书读之。为学博涉无津涯，归于深造自得。笃信师传，谓刘子之学，集宋以后诸儒之大成。同门恽日初、张履祥时设异论，宗羲弗顾也。康熙十七年，学士叶方蔼荐博学鸿词。十八年，左副御史徐元文举遗献征修《明史》。以老病不能行，诏取所著书宣付史馆。当事屡请讲学，不赴。惟复举证人会，宁波绩学之士十余人，联袂称弟子。宗羲论《易》宗王程，谓象数之术，多依附于圣经。《古文尚书》杂取诸子，当别其醇疵。论《礼服》不取敖继公，当从郑康成旧说。浙中学者不以空言谈性命，而求诸遗经，自宗羲始。其论史，则先志、表而后纪、传。尝校正《汉书》推月法。欲补《宋史》之遗，存《目录》三卷。尤谙悉明事。论儒学不当分同异。天文、律算西法本于《周髀》。又分别明末诸臣之邪正，史馆多取裁焉。卒年八十六，所著书传于世。

《医经大旨》　　明　贺岳

见天启四年《海盐县图经》卷十四《人物篇》第六之五。

按：乾隆元年《浙江通志》卷二百四十七《经籍》七《子部》下、嘉庆六年《嘉兴府志》卷七十三《经籍》二《子部》及光绪四年《嘉兴府志》卷八十一《经籍》二《子部》，并作四卷。

天启四年《海盐县图经》卷十四：贺岳，字汝瞻。初因母病，尽购岐黄书诵之，且从四方国手讲究，遂精其术。病者圭勺沾口即奏功，郡邑藩臬皆延致之，加以宾礼。所著《明医会要》《医经大旨》《诊脉家宝》《药性准绳》诸书。业医者至今宗之。

乾隆元年《浙江通志》卷一百九十六《方技》上：贺岳师澉川韩克诚得脉法，师武林胡翠岩得针法。又西走吴，得王维雍、亲炙王道等方；东走越，得曹靖之延之以归。日与讲求，始知医无常师，明理是师。师无常术，圆神为术。若东垣之药内伤、仲景之药外感、河间之药热、丹溪之药痰。会而通之，得其要略。于是择古今医药之既效者附以己见曰：《明医会要》，犹以为未备也，又博讨而类摘之。如制剂、则有药性、药鉴；视疾，则有脉法、治法。释以先贤之总论、徵以成效之医案。凡男、女、婴儿，内、外、针灸，纤细必备，曰《医经大旨》。二书人争传诵之，用辄得效。

《医经会元》十三卷　　明　吴嘉言

道光二十五年《分水县志》卷九之《艺文志·书目集部末》。

万历四十一年增刻万历六年续修《严州府志》卷十八《杂传》：吴嘉言，分水人，世以医名。尽得《素》《难》等书玄妙，当道重之，授太医院吏目，有当世名医之誉。礼部尚书潘公晟、祭酒余公有丁，皆有赞赠。所著有《医学统宗》《针灸元枢》等书行于世。子学易，亦以医知名，后任雷州吏目。

《医经大旨》　　明　吴岳

见康熙六十年《嘉兴府志》卷十六《书籍》。

《删润原病式》　　明　裴一中

见民国十一年《杭州府志》卷八十八《艺文》三《子部》上。

乾隆十二年《海盐县续图经》卷六之六《人物篇·隐逸》：裴一中，

号复庵，字兆期，世居海昌。因兄绍中以孝廉教谕盐庠，随任因家焉。缘试厄，遂隐于医，所投辄效。倜傥仗义，吴贞肃公赠以：山中良相。所著有《自惩要则》《裴子言医》《删润原病式》等书。

按：民国十一年《杭州府志》八十八列一中为清人。

《天神真略》五十卷　　清　孙震元

见民国十一年《杭州府志》卷八十八《艺文》三《子部》上《医家类》。

按：同上《杭州府志》卷一百五十《人物》十一《艺术》二：孙震元，字秋水，仁和人。精《素》《难》之学。著《天神征略》《医鉴》《金樱小录》《痎科汇治》行世。

《医经读》　　清　沈又彭

见嘉庆五年《嘉善县志》卷十八《艺文志》上《书籍·新纂》。

同上《嘉善县志》卷十七《人物志》五《艺术·新纂》，沈又彭，字尧峰。少习举子业，兼善占星、聚水之术，而尤粹于医。年三十，以国子生三踬浙闱，遂闭关十年而技成。治辄效，不计利、不居功，贫则施之，或留治于家，愈然后去。有邻人子濒危，闵其母老无继。会维扬磋贾以多金聘，乃恻然曰：富者不得我，转聘他医，可活也，此子非我不活，忍以区区长物而令人死且绝乎。卒不应聘，而邻人子赖以生。乾隆五年，制府宗室德以"曾饮上池"旌其庐。又彭性旷达，工吟咏。与曹六圃交，所酬和俊绝一时。

光绪二十年《嘉善县志》卷二十六《人物志》八《艺术》：沈又彭著有《医经读》《伤寒论读》《女科读》《治哮证读》《治杂病读》诸书，能发前人所未发。子潞，有传。孙图菜，字素忱，岁贡生，亦善医，能继其业。

同上《嘉善县志》卷三十《艺文》一：《伤寒论读》《医经读》。王士雄曰：二书简明切当，允为善本。

《读经真要》　　清　盛熙

光绪二十年《嘉善县志》卷二十六《人物志》八《艺术·盛韶传》：

盛韶，字景夔，号佐虞，国子生。屡试不售，弃而习疡医，艺甚精。钱
少宰樾赠以额曰：春盎。著有《颍川集》。

子熙，字新周，号敬斋。诸生。亦善岐黄。喜吟咏，兼工倚声。
著有《读经真要》《感证新纂》《用药时宜》《临证医案》《亦吟斋诗稿
诗余》。

《医经必读》　清　郭沈勋

民国十一年《海宁州志稿》卷十五《艺文》十六之十一：郭沈勋，
字子诚，号云台。善书法，兼工医学。著有《医经必读》《证治针经》四
卷、《磨镜图医案》。

《欬论经旨》　清　凌德

见民国七年《上海县续志》卷二十六《艺文·游宦著述》。

《类经》三十二卷　明　张介宾

嘉庆八年《山阴县志》卷二十六《书籍·子部》：介宾，字会卿，号
景岳。是书分十类，厘为十七卷。又《图翼》十一卷，《附翼》四卷。以
《素问》《灵枢》分类相从，虽不免割裂古书，而条理井然，易于循览。
其注亦颇有发明。《府志》称四十二卷者误。

按：乾隆元年《浙江通志》卷二百四十七亦误作　　　介宾。

康熙十年《山阴县志》卷三十七《人物志》十五《方技》：张介宾，
字景岳。年十三随父至京，遇名医金英。从之游，遂得精医道。为人端
静，好读书。殚心《内经》，分门注疏，几万言，历四十载而成名。著有
《类经》，综核百家，析义诸书，海内多宗之。

康熙十二年《会稽县志》卷二十六《人物志》五《方技》：张介
宾……素性端静，易与难悦。暇既研究书史。医法东垣、立斋。喜用熟
地黄，人呼为张熟地。越人柔脆，而幼即戕削，熟地专补肾，故辄效。
病未极，人多不敢邀，危甚乃始求救，已无及矣。然亦有死中得活者。
著有《类经》一书，为叶寅阳叹赏。卒年七十八。医术中杰士也。

乾隆五十七年《绍兴府志》卷七十《人物志》三十《方技》：张介宾
以为凡人阴阳，但以血气、脏腑、寒热为言，此特后天之有形者，非天

下之无形者也。病者多以后天戕及先天，治病者但知有形邪气，不顾无形元气。自刘河间以暑火立论，专用寒凉，其害已甚。东垣谓脾胃之火，必务温养，救正实多。丹溪立阴虚火动之论，寒凉之弊又复盛行。故其注本草，独详参、附之用。又慨世之医者茫无定见，勉为杂应之术。假兼备以幸中、借和平以藏拙。虚而补之，又恐补之为害，复制之以消。实而消之，又恐消之为害，复制之以补。若此者，以药治药尚未遑，又安望其及于病耶。

嘉庆八年《山阴县志》卷十八《人民志》第二之十《术艺》：张景岳，名介宾，别号通一子。为人治病，沉思病原，单方重剂，莫不应手霍然。一时谒请者辐辏，沿边大帅皆遣金币致之。于医之外，象数、星纬、堪舆、律吕，皆能究其底蕴。在辽阳道中，闻御马者歌声聒耳，介宾曰：不出五年，辽其亡矣。介宾返越年五十八，又二十年卒。

《类经辨误》　明　唐达

见乾隆二十三年增刻乾隆四年《湖州府志》卷四十六《著述》三《子部》。

《贯经》　清　钱学洙

光绪四年《嘉兴府志》卷八十一《经籍》二《子部·医家》：钱仪吉曰：大旨似张■■《类经》，而体例尤精。又，抄本一册，祇四篇，似非全书。今为钱氏后人家藏。

《类经集注》　清　朱雍模

见道光二十七年《海昌备志》卷四十七《艺文》二十一《拾遗·医学七书》。

同上《海昌备志》卷三十六《艺文》十：朱雍模，字皋亭，号三农，又号南庐。善画山水。乾隆甲戌年九十六，犹点染不倦云。庭芬按：《画征录》作钱塘人，《辅轩录》作仁和人，而《宁志余闻》《吴氏备考》俱著于录。度必州人而寄籍于杭者，著有《周礼质疑》《六经小翼》《类史徵治》《地理名诠》《堪舆五籥》《医学七书》《三农外集诗草》四卷（《余闻》作三卷）。

民国十一年《杭州府志》卷一百五十《人物》十一《艺术》二：朱雍模。与王侃均为乾隆朝人瑞。同里太医院吏目朱方华，字在三，以枯笔写山水，其泼墨花卉尤佳。

道光二十七年《海昌备志》卷四十七《艺文》十一《拾遗》：吴氏骞《海昌经籍备考》云：朱雍模《医学七书》为《类经集注》《伤寒集注》《证治辑要》《脉学曙初》《三方类集》《本草类集》《藏象经络原委图考》。

《运气常变释》 明 吕复

见光绪三年《鄞县志》卷五十五《艺文》四《子部》。

《运气图说》 明 吕复

见乾隆元年《浙江通志》卷一百九十六《方技》上。

《运气类注》四卷 明 楼英

见乾隆元年《浙江通志》卷二百四十七《子部》下《医术类》。

康熙二十三年《浙江通志》卷四十二《方技》：楼英，字全善，萧山人。著《运气类注》四卷、《医学纲目》四十卷。王应华传其学。

乾隆元年《浙江通志》卷一百九十七《方技》下：楼英，精医术，被召至京，以老疾辞归。著有《仙岩文隽》二卷、《运气类注》四卷、《医学纲目》三十九卷。

乾隆十六年《萧山县志》卷三十《方技》：楼英，一名公爽，居元度岩。有《仙岩文集》二卷、《气运类注》四卷、《医学纲目》四十卷。

民国二十四年《萧山县志稿》卷二十一《人物·方技》：楼英，夙出儒家，长于《易》，洞阴阳消息之宜。知元室将乱，不求仕进。平居寻绎《内经》及诸方药，妙究其蕴，医大有名。又与金华戴思恭原礼友善，戴得名医朱丹溪之传。英与讲论，忻合无间，名益著闻。洪武中，临淮丞孟恪荐之。太祖召见，以老赐归。所著有《参同契药物火候论释》《仙岩日录杂效》等。洪武二十二年卒，年七十。

同上《萧山县志稿》卷十五《人物》二：宋、楼文隽，字元英，号澄斋。长山乡楼家塔人。至性明敏嗜学，凡经史、天文、历算、阴阳、医药之属，靡不精研而穷其蕴。宋开庆中，秘书少监洪公荐于朝，授登仕郎行在院检阅文字。未几以父疾免归。曾孙英，当元明之际，以医名，自有《传》。

《五运六气》　　明　周述学

见嘉庆八年《山阴县志》卷十四《乡贤》二。

乾隆五十七年《绍兴府志》卷五十三《儒林传·本传注》：徐阶《云渊子传》：述学，资睿才宏，尤邃于《易》、历。尝曰：《易》，天道也，历之元也。撰补《弧矢经》，又有《中经》等书。前无往古，后无来今。又有《神道大编》千余卷。在蓟镇有布伏之奇功、柯梅有火攻之伟绩，天长决胜，飞兰擒叛、冒砥毒、遭横兵、罹飓风、迫倭刃，俱幸无恙。盖贯天人、彻幽明，而学有实际者乎。

黄宗羲《云渊子传》：凡经济之学，必探源极委，博而能精，上下千余年，惟述学一人而已。胡宗宪之征倭也，谘以秘计。述学亦不惮出入怒涛、毒矢之间，卒成海上功。武林兵变，述学谕之，谋遂寝，在南北兵间，多所擘画，其功归之主者，人莫得面知也。

尝访其诸孙仲于木莲巷，架上惟《神道大编》数十册，皆方广二尺余。仲言遗书散佚，此不过十之一二也。又见其《地理图》，纵八尺、横二尺，画方以界远近，每方百里。又得见《中经测图》《历宗通议》，而后知邢云路《律历考》所载，皆述学之说，掩为己有也。余读嘉靖诸人《集》，鲜有及述学者。惟汤显祖有《与云渊长者书》。唐顺之与之同学，其与人论历，皆得之述学，而并未尝言其所得。岂以身任绝学，不欲人参之耶。虽然学如述学，固千载如旦暮，奚藉一日之知哉。

嘉庆八年《山阴县志》卷十四《人民志》第二之六《乡贤》二：周述学，字继志，《明史》有《传》。读书好深湛之思，尤邃于历学。《元史》载郭守敬《历经》，言理不言法。历官所传，止有《通轨》《通经》诸书，而不详作法根本。所谓弧矢割圆者传遂绝。武进唐顺之、长兴顾应祥，皆求其书不可得。述学殚精研思，遂通其术。从来历家所推步，二曜交食、五星顺逆而已。自西域回回历入中国，始有经纬凌犯之说，然其立法、度数与中国不合，名度亦异。顺之欲籾纬法以会通之，卒官不果，述学乃撰《中经》。用中国之算测西域之占，以毕顺之之志。又，日行黄道、月行九道，无所谓星道者。述学推究五纬细行，为《星道五图》。于是，七曜皆有道可求。与唐顺之论历，取历代史志之议，删芜、正讹，又撰大统、万年二历通议，以补历代所未及。此外，图书、皇极、律吕、山经、水志、分野、舆地、算法、太乙、壬遁、演禽、风角、鸟占、兵符、阵法、封影、禄命、建除、丧术、五运六气、海道针经，各有成书。凡一千余卷，统名曰：《神道大编》。嘉靖中，锦衣陆炳，访士于经历沈炼举述学，炳礼聘至京，服其英伟，荐之兵部尚书赵锦。锦就访边事。述学曰：今岁主有边兵，应在乾艮。艮为辽东、乾则宣、大二镇，京师无虑也。已而果然。锦将荐诸朝，会仇鸾闻其名，欲致之。述学识其必败，乃还里。

《运气定论》一卷　　明　董说

见乾隆元年《浙江通志》卷二百四十七《经籍》七《子部》下及民国二十二年《吴县志》卷五十八中《艺文考》六。

按：乾隆二十三年增刻乾隆四年《湖州府志》卷四十六及乾隆十一年《乌程县志》卷十四并无卷数。

同治十三年《湖州府志》卷五十九《艺文略》四：《运气定论》一卷。《湖录》：子樵述云：以《素问》运气，王冰诸人有讹谬。即以五运六气相加，其气自应。作《运气定论》。

《四库存目》：是编凡四论、八图。辨《素问》所论运气，当在《六元正纪大论》。原文久佚，故皇甫谧作《甲乙经》、隋全元起注《素问》，皆云亡佚。唐王冰始采《阴阳大论》七篇补之，诡云秘藏旧本。刘守真、杨子建递变其说，亦皆乖谬，因著此书以辟之。定以六气为经、五运为纬，气静运动，上下周流。天始于甲、地始于子，数穷六十，循环无端。其说甚辨，然运气之主病，犹之分野之占天。以为不验，亦有时而中。以为必验，又有时不然。天道远、人事迩，治病者求之望、闻、问、切，参以天时，地气，亦足得其概矣，正不必辨无证无形之事也。

乾隆十一年《乌程县志》卷六《人物》：董说，字若雨，少补弟子员。长工古文词，江左名士争相倾倒。未几罹乱，屏迹丰草庵，宗亲莫睹其面。以蹇自名，改氏曰林。精研五经，尤邃于易。丙申秋，削发灵岩，时往来浔川。甲子母亡，不复至。寓吴之夕香庵，一当事，屏舆从访之，闻声避匿，当事叹息而去。

咸丰九年《南浔镇志》卷十二《人物》一：董说，号补樵，一号枫巢。所著书甚伙，门人纪官虑其久而散佚，为刻遗文总目，冀遇好事者，梓以传焉。

光绪七年《乌程县志》卷十六《人物》五：董说，号西庵，自称鹩鸪生。幼时谒开元寺闻古大师广印，锡名智龄。年十四补弟子员，旋食廪饩。出太仓张溥门，姿禀孤特，与俗寡谐。更国变，遂弃诸生。方言、地志、星经、律法、释老之书，靡不钩纂。少未尝作诗，酉、戌以后始为诗，以写其空坑崖海之思。乐府出入汉魏。至长沙见陶汝鼐，倾盖言欢。晤寓公黄周星曰：此古之伤心人也。展桑海遗民录，黯然而别。已归吴中，主尧峰、宝云院。时往来于洞庭之西小湖及浔溪补船庵之间。年六十七，示寂夕香。时康熙丙寅五月六日也。

民国二十二年《吴县志》卷七十七上《列传·释道》一：南潜，号漏霜；俗姓董，名说，八岁读《圆觉经》，即能了了。十七为诸生选，夕惕自厉，受三易之学于黄石斋。国变后祝发为僧，从继起大师受佛戒，尽焚其少作。顾癖嗜文字，至老益笃。江夏黄周星，吴徐枋、金俊明、顾苓，吴江顾有孝、徐崧，乌程韩曾驹，嘉兴巢鸣盛，桐乡张履祥诸遗老皆与善。其诗清淡荒远，草书又奇逸。往来皋峰、尧峰间，与华山碖庵悯法苑之式微，叹传衣之不的，欲仿《春秋》义例作《僧史》，未果而寂。

《六气新编》　　清　陈士铎

见嘉庆八年《山阴县志》卷十八《术艺》。

《运气便览》　　清　童增华

光绪二十五年《慈溪县志》卷四十九《艺文》四《存心稿》条:《征文录》云：增华，自号皆拙子。卖药于秀水，录其症治之稍变者为《医案》。名之曰《存心稿》。更辑《运气便览》一书，秀水龚璜为之序。增华，字拭庐。

《六气精蕴》　　清　劳梦鲤

民国九年《余姚六仓志》卷四十二《方技》：劳梦鲤，字肯之，号素轩，郡增广生。善隶书，言隶必先学陈仲弓等碑，参曹全碑，方不是描头画角。诗嗜杜、苏二家，有《涵静楼稿》。并精岐黄术，遇危证诸医束手，梦鲤至，立案疏方，无不奇中。嘉庆丁丑痧疫起，出秘方、治法，广其传。施诊保心局，全活无算。有《伤寒集成》《六气精蕴》《痧疫疹子专门》等集。旁及堪舆，注《金口诀》《元文直指》《形理合参》《理气汇纂》诸编未梓。

第二类　诊　法

《脉图》　宋　高衍孙

见乾隆五十三年《鄞县志》卷二十一《艺文》上《子部》。

光绪三年《鄞县志》卷五十五《艺文》四《子部》：袁梜《书后》曰：吾乡嘉定以后，故家之贤，独高使君衍孙。兴寄冠佩，清逸严整，如晋世图画贤士。宅旁植水竹奇石，曰竹墅。其食必按《本草》，其居处必顺叙寒燠。铢分脉法，如指诸掌，往时缙绅类能夸诩之。数十年来，士益困，不复知有清事。梜幼与其诸孙一清相过往，见一便面，即使君《脉图》也。于是，一清方编类经方，惜日不自置。叔祖文昌公犹无恙，其尊闻于家庭者，尤精确可传信。今几三十年，而一清所为《医书十事》亦成矣。宓羲作《易》，神农为《本草》，至黄帝述《素问》《难经》等书，三圣人未尝以卜筮医药为鄙。九流肇分《汉书》，儒者犹不得尊，则此复何疑。至陶宏景、孙思邈，贞白为高，能令天子大臣倾下敬爱，则道与神完者，未以一概论也。一清方游公卿间，清名旧阀当益以贵重，敢诵所闻，使来者得以考。

同上《鄞县志》卷三十《人物传》五：高衍孙，为上虞令。嘉定中知昆山，时分昆山海墟地为县，即名嘉定。台府以经始之难，使衍孙主其事，十一年五月至任。谓东五乡之民顽犷抗法，其习已久，若以一切迫之，民有鱼烂鸟兽骇耳。乃白台府以八年、九年畸零二税为营建费，又减秋苗耗，免夏税之征，籍顽良以示劝惩。行之未三年，俗以丕变。于是创建治廨、城隍、坊陌、坛壝、学校，靡不周饬。官至直阁，知处州。衍孙精韵学，又工画。最擅仪表，清逸严整，如晋世图画贤士。宅旁植水竹奇石，号竹墅。其宰嘉定，毕力殚虑，首祀名宦云。

《脉经》 元 胡克明

见民国十五年铅印光绪《台州府志》卷四十二《艺文类·经籍考》九。

同上《台州府志》卷九十三《人物传》二十六《方技》：胡克明，天台人。元季以善医称。赖以起废生死者不可胜计，著有《脉经》传于时。

《脉经采要》 明 孙橹

道光八年《东阳县志》卷二十七《艺文外编·附书目》。

道光八年《东阳县志》卷十五下《人物·方技》：孙橹，号南屏。姿性颖异。父颐斋，抱疴不起，橹遂专精于医，因之以延父算。闾里乞匕者阗门。五都有单姓妻，产死三日，心尚温。橹适过之，一剂而苏。复生一子，延至数纪而没。义乌金廷玉，母病延之，与（廷玉）同寝，试诊其足之太冲，曰：噫，尊堂固无恙，明年之夏，君不食新矣，至日果符。又一人，头生一瘤，痒甚。橹曰：此五瘤之外名为虱瘤。其切脉决生死、起异疾，多类此。所著有《医学大成》《活命秘诀》《脉经采要》等书。子行南、肖南，孙泗滨，皆善承其业，凡数世皆以医名。

《脉经直指》 明 徐行

康熙三十一年《义乌县志》卷十五《人物志·方技》：徐行，字逊之，文清公乔裔孙。少为群庠生，博稽群籍。气宇慷慨，好施予。长于方脉，治疗多奇效，晚年济人益广。所著有《脉经直指》《碎金集》。

按：乾隆元年《浙江通志》卷二百四十七《经籍》七作《脉经直指碎金集》。似合二者为一，误。

《脉经撮要》 明 鲍思

一九五一年《鄞县通志》之《文献志》戊上《艺文》一：鲍思，字怀卿，号甬村，晚号抱一翁。长于岐黄，著有《脉经撮要》《感气候集》《南村集》《纪行诗》。

《脉经直指》七卷　　明　方谷

乾隆元年《浙江通志》卷二百四十七《经籍》七《子部》下：明万历初钱塘人。

按：乾隆四十四年《杭州府志》卷五十八《艺术》：作《脉经真指》七卷。

《色脉药论》　　明　郑礼之

嘉庆十六年《西安县志》卷四十八《杂记·吕复》：吕复，字元膺，晚号沧州翁。其先自河东徙婺，复自婺徙鄞，遂家焉。幼孤，以母病攻岐扁术。遇三衢郑礼之，谨事之。郑有《古先禁方》及《色脉药论》诸书。俱以授之。

《脉绪脉系图》　　明　吕复

见光绪三年《鄞县志》卷五十五《艺文》四《子部》。

《切脉枢要》　　明　吕复

见乾隆元年《浙江通志》卷一百九十六《方技》上。

《五色诊奇胲》　　明　吕复

一九五一年《鄞县通志》之《文献志》戊上《艺文》一：《五色诊奇胲》，光绪《志》讹作《五色诊奇眩》，钱大昕《补元史艺文志》亦同。案:《史记·仓公传》：受其脉书上、下经，《五色诊奇胲》。《汉书·艺文志》:《五音奇胲用兵》二十三卷。作奇胲。盖胲、咳通。复，即仓公所受者名其书。

《集解脉诀》十二卷　　明　李诇

见民国十一年《杭州府志》卷八十八《艺文》三《子部》上。

同上《杭州府志》卷一百四十九《人物》十一《艺术》一：李诇，字孟言，钱塘人。少受业于杨维桢，负气节，善为诗，卖药金陵。名其室曰樗亭，号樗散生，市人病者趋其门，买药无不与，所与必善，盖贤而隐于医者。

《脉诀》　明　黄武

康熙十年《山阴县志》卷三十七《人物志》十五《方技》：黄武，字惟周。少颖敏，有志康济。尤善古诗文，事举子业不就，遂精岐黄术。先是，越人疗伤寒，辄用麻黄耗剂。武独曰：南人质本弱，且风气渐漓、情欲日溢，本实已拨而攻其表，杀人多矣。乃投以参芪，辄取奇效。自是，越之医咸祖述之。一时名医如陈准、何鉴，咸出其门。所著有《医学纲目》数百卷、《脉诀》若干篇，行于世。

《图注脉诀》四卷〔附方〕一卷　明　张世贤

见光绪三年《鄞县志》卷五十五《艺文》四《子部》。

一九五一年《鄞县通志》之《文献志》戊上《艺文》：《图注脉诀》四卷、附方一卷。此因世传王叔和《脉诀》为之图注。附方一卷。皆因脉以用药。

《王叔和脉诀注》八卷　明　张世贤

见光绪三年《鄞县志》卷五十五《艺文》四《子部》。

《脉证类议》　明　鲍叔鼎

嘉庆九年《武义县志》卷八《鲍进传》：鲍进，积学有声，充邑庠。屡举不第，遂业医。正德壬申，贼寇三衢。郡伯刘公蓥，承檄征剿，进以良医选从。屯龙翔寺僻鸥，时兵多疫。所饮药辄效，活者甚众。既而药缺紫苏，寺畔俄产数百丛以应，众皆啧啧，以为天神其术也。

鲍叔鼎，进之子。承父业，屡著奇效，礼请者殆无虚日。所著有《医方约说》《脉证类议》行于世。

《诊脉家宝》　明　贺岳

见天启四年《海盐县图经》卷十四《人物篇》第六之五。

《脉诀》　明　唐继山

康熙十二年《会稽县志》卷二十六《人物志》五《方技》：唐继山，以字行，万历年间人。少喜读书，长而习医。以温补为事，多奇效。尤能以脉理诀死生于数年前，人至今称之。有《脉诀》行世。

《脉论》　明　赵献可

见康熙二十三年《浙江通志》卷四十二《方技》。

按：乾隆五十三年《鄞县志》卷二十一《艺文》上《子部》作《正脉论》。非是。

《脉旨举要》　明　朱天璧

见道光二十七年《海昌备志》卷三十《艺文》四。

康熙二十二年《海宁县志》卷十一《人物志》九《艺术》：朱天璧，字蘧庵，仁和人，明崇祯壬午孝廉。谢公车，贫无旧业。以素工青囊术，因卖药海上。时兵荒荐瘥，璧行药济之，全活者万人，不计值，到于今称之。馆于乌鹊桥鄞氏，亦长者。所著《医准》数十卷，传新安程氏、吴氏云。

道光二十七年《海昌备志》卷三十《艺文》四：天璧，字子元，号蘧庵……甲申后，悬壶卖药，终老于宁。

民国十一年《杭州府志》卷一百四十二《人物》七之二：朱天璧，家贫好学，手抄数百卷，谓之掌录。

《脉纬》　明　潘遵

嘉庆五年《嘉善县志》卷十七《人物志》五《艺术·潘师正传》：潘师正，字文伯。家贫，师事刘念台、黄石斋两先生。与魏庶常学濂交最厚。博通阴阳燥湿之学，医药济人多奇中。辛亥举乡饮。子遵，字康先，能承父志，不治产，著有《脉纬》等书。

《徐氏轩辕经解》　明　吴瓒

见乾隆四十四年《杭州府志》卷五十八《艺文》二及民国十一年

《杭州府志》卷八十八《艺文》三《子部·医家类》。

乾隆四十四年《杭州府志》卷九十三《人物》九之一《文苑》一：吴瓒，字器之，仁和人，宏治庚戌进士，授弋阳令，调永新，知南通州，两月乞休。性好吟咏，多撰述，考求遗闻（作《武林纪事》八卷）。卒年九十余。

《脉经注释》六卷　　清　邢基

见咸丰九年《南浔镇志》卷二十九《著述》一。

《脉谱》　　清　张园真

见光绪十三年《桐乡县志》卷十九《艺文志·子部》。

民国二十五年《乌青镇志》卷二十八《人物》上：张园真，初字岩征，改号岩贞，青镇人。幼多病。年十七以戴缥名入湖郡庠。时海内文社大兴，园真偕蘗持、耕烟两兄追随其间，文名骎骎起。亲炙舅氏吴南村。两月编《岁寒集成》。复与凌渝安讲求易义，寒暑不少辍。会张杨园先生倡明道学，远近宗之，园真请益无虚日，其问答载《杨园全集》中。余如湖郡严三求、康灏儒，严墓张佩璁昆季，及里中潘雨时、凌逸津，所过从论难，皆一时硕士也。有诗人沈雪樵者，卖卜戍上以养母。园真相与赏奇析疑，啸歌慷慨。而雪樵困无状，频馈遗焉。嗣感《镇志》残阙，取而编纂之。凡关风俗人心者，纤悉不遗。至于往迹遗事，搜讨亦殆尽，三年而成。康熙间辑书画谱，御采其说，咸谓遭逢之幸云。其读书谈道，向老不衰。每于鸡鸣披衣起，篝灯挟册，岑岑向简端作蝇头批注数十页。最后裒有明文集百余家，欲论次成书，颜曰《明文大观》。竟不克卒业以殁，论者惜之。

《脉诀阐微》　　清　陈士铎

见嘉庆八年《山阴县志》卷十八《术艺》。

《脉法指规》　　清　贾所学

见康熙二十四年《嘉兴县志》卷九《事文志》下《书籍·补遗》。

同上《嘉兴县志》卷七下《人物志·艺术》：贾所学，号九如。研究方书，深明理趣。有《脉法指归》《药品化义》等刻。远近称之。

《脉学曙初》　清　朱雍模

见道光二十七年《海昌备志》卷四十七《艺文》二十一《拾遗·医学七书》。

《四诊抉微》　清　林之翰

见光绪七年《乌程县志》卷三十一《著述》一。

同上《乌程县志》同卷末重出林之翰，慎庵《四诊抉微》作八卷。光绪七年《乌程县志》卷十七《人物》六：林之翰，字宪百，乌镇人。壮而习医，因号慎庵。精求其说，著《四诊抉微》，盛行一时。又有《瘟疫论》《痰证论》《临证元机》诸书。

乾隆二十五年《乌青镇志》卷十《艺术》：林之翰。精求医说十载，乃集诸家而折衷于四明赵氏。

《脉诀纂要》　清　章达

乾隆三十二年《遂安县志》卷七《人物志·方技》：章达，字非闻。性警敏，读书过目不忘。家传医学，代有能人。祖润熺。父如绥。皆以斯术济世。至达则扩充而更精之，于历来医书靡不贯彻。视病直洞其源，所投辄效。以脉理卜生死，无不验者。每日远方延请，车马盈门，邑士大夫深为敬服。著有《女科医则》《脉诀纂要》。

《脉贯》　清　王贤

嘉庆四年《桐乡县志》卷七《方技》：王贤，字世瞻。业岐黄，明脉理，著有《脉贯》行世。邑令蔡达奖曰：脉理融通。

《诸脉类参》十卷　清　费志云

光绪二十五年《慈溪县志》卷四十九《艺文》四：莲山草堂藏本。

同上《慈溪县志》卷三十二《列传》九之二：费志云，字西亭，自号莲峰散人。幼颖悟，博学工文。以亲老不求进取，隐居苏湖莲花峰。

筑莲山草堂，莳花锄草以养亲，竭力服事，未尝远游。又精医，尝设药肆于里中，见贫者则予之，不受值。家本中资，由是日落，弗惜也。晚年放浪湖山，诗酒自娱。与从兄志刚、从弟志常，称湖上三隐。卒年五十有二。

《脉理指微》一卷　　清　董我嘉

光绪三年《孝丰县志》卷七《人物志·方技》：董我嘉，幼读书，工文，旋弃举业。攻岐黄，时称为杏林小董。著有《脉理指微》一卷、《医方辨义》一卷。

《四诊须详》　　清　吴仪洛

见道光二十七年《海昌备志》卷三十七《艺文》十一。

嘉庆六年《嘉兴府志》卷五十七《列传》八：吴仪洛，字遵程，诸生。力学砥行，私淑张履祥。尝游历楚、越、燕、赵，征文考献，不遗余力。留四明，读范氏（天一阁）藏书，所寓目辄能暗写。中年欲以良医济世，博览岐黄家言，遂精其术。所著《成方切用》《伤寒分经》，阐明仲景、发西昌喻氏所未发，采入《四库全书》。又有《春秋传义》《周易注》《本草从新》等书。

道光二十七年《海昌备志》卷三十七《艺文》十一：吴仪洛，海盐诸生。移家硖石，遵程医学书，闻有十种。今见刊本惟《本草从新》《成方切用》《伤寒分经》三种。《一源必彻》《四诊须详》《杂证条律》《女科宜今》：四种见于刊本凡例中。尚有三种，未知其目。

《雪道人脉纂》　　清　陈鳣

见民国十一年《杭州府志》卷八十八《艺文》三《子部》上。

同上《杭州府志》卷一百四十六《人物》八《文苑》三：陈鳣，字几山（一字雪庐），仁和人，乾隆三十年举人。性好游，往来粤东西凡三十年。工作擘窠书，右骈姆，以左腕作者更佳。能倚声，吴锡麟推挹之。以五代文人散失，仿《唐宋诗纪事》例，辑《五代诗纪事》三十二卷，别为《诗逸外纪》十卷。

《南屺脉学》　　清　孙荣台

见光绪四年《嘉兴府志》卷八十一《经籍》二《子部》。

《脉法须知》三卷　　清　钱经纶

见光绪四年《嘉兴府志》卷八十一《经籍》二《子部》。

同上《嘉兴府志》卷五十三《秀水县·艺术》：钱经纶，号彦曜。性狷介，精医理。深得古良医奥旨，多著奇效。遇贫乏不能具礼，辄造之，数往无倦容。倘非其人，虽多金不能致也。殁后，里人立小祠祀之。著有《脉法须知》三卷。

《养春堂脉法求是》　　清　陈体芳

光绪八年《永嘉县志》卷二十七《艺文志》四《子部》：陈体芳，号我兰，诸生。研究《素》《难》诸经，以切脉为主，而参以方书，所采皆名论。尤能以医济人，贫者则馈之药，而性不谐俗。

《昼人脉论》　　清　邵浚

咸丰九年《南浔镇志》卷三十《著述》二：邵浚，字昼人。著有《昼人脉论》《伤寒心得》《杂症汇参》。

《察舌刍言》一卷　　清　韩鹏

见民国二十四年《萧山县志稿》卷三十《艺文·书目子类》。

同上《萧山县志稿》卷二十一《人物·方技》：韩鹏，字凤楼，居摇家潭。性好医，胜衣就塾时，即喜窥轩岐书。为诸生后，益专心肆力于医，而艺日精、名日噪，求治者无不应手愈。著有《仲景伤寒论疏》四卷、《察舌刍言》一卷，藏于家。

《脉理指掌》二卷　　清　周如春

光绪十二年《平湖县志》卷十八《人物列传》四《侨寓》：周如春，字樾亭，武康人。恩贡生，就职州判。少与徐熊飞孝廉同学，相为畏友。长于诗，唱和多名下士，兼工书法。晚岁馆于褚泾邵氏，因家焉。朱为弼漕督赠以联云：书法直追晋唐上，人品当在夷惠间。其见重于先哲如此。如春以世医究心岐黄，谓《脉诀》乃宋人伪托之书，非王叔和《脉经》真本。所著有《脉理指掌》二卷、《临诊医案》十卷、《书法源流考镜》二卷、《庚村书屋诗文稿》二卷。年八十五卒。

《四诊便读》　　清　程菊孙

光绪二十年《嘉善县志》卷二十《人物志》二：程菊孙，字淡如。维岳孙。工诗画、精技击，尝游燕、晋间，咏古诗惊其长老。后寄居郡城，隐于医，存心拯济。博览方书，辑要编次为《四诊便读》。咸丰庚申，手写所著书，分遗亲友。四月，卒。

《脉理阐微》　　清　沈光埏

民国二十八年《绍兴县志资料》第一辑《人物列传》：沈光埏，字辉宇。会稽贡生，候选训导。著《竹隐山房诗文钞》。公少工举业，以家贫去而读律，益务为经世有用之学。咸丰间，著有《孙吴兵法直解》《脉理阐微》《游艺杂录》。子兆圻，字叔琪，善古文，著有《梦花山馆诗文钞》。

第三类 伤 寒 〔附〕金匮 温病 瘟疫

《南阳活人书》二十卷 宋 朱肱

见《天启吴兴备志》卷二十二《经籍徵》第十七。

乾隆二十三年增刻乾隆四年本《湖州府志》卷四十六之三。自序：伤寒诸家，方论不一。独伊尹、仲景之书，犹六经也。其余诸子百家，时有一得，要之不可为法。又况邪说妄意，世业名家，规利虽厚，因果历然。特以伊尹汤液、仲景经络，常人难晓。士大夫又以艺成而下，耻而不读。往往仓促之际，束手待尽，卒归之于命而已。世人知读此书者亦鲜，纵欲读之，而又不晓其义。况又有好用凉药者，如附子、硫黄，则笑而不喜用，虽隆冬使人饮冷，服三黄圆之类；有好用热药者，如大黄、芒硝，则畏而不敢，使虽盛暑，劝人灸煅、服金液丹之类。非不知罪祸，偏见曲说所趣者然也。阳根于阴，阴本于阳。无阴则阳无以生，无阳则阴无以化。是故春时气温，当将理以凉；夏月盛热，当食以寒；君子扶阴气以养阳之时也。世人以为阴气在内，反抑以热药，而成疟痢、脱血者多矣。秋时气凉，当将息以温；冬时严寒，当食以热。君子扶阳气以养阴之时也。世人以阳气在内，乃抑以凉药，而成吐痢、腹痛者多矣。伐本逆根，岂知天地之刚柔、阴阳之逆顺，求其不夭横也难矣。偶有病家曾留意方书，稍别阴阳。知其热证，则召某人，以某人善医阳病。知其冷证，则召某人，以某人善医阴病。往往随手全活。若病家素不晓者，道听泛请，委而听之。近世士人如高若讷、林亿、孙奇、庞安常，皆惓惓于此，未必章句之徒不消且骇也。仆因闲居，著为此书。虽未能尽窥伊尹之万一，使天下之大，人无夭伐，老不哭幼。士大夫易晓而喜读，渐浸积习，人人尊生，岂曰小补之哉！仲尼曰：吾少也贱，故多能鄙事。学者不以为鄙，然后知余用意在此而不在彼。大观元年正月日。

前进士朱肱序。

又序：乙未秋，以罪去国。明年就领宫祠以归。过方城，见同年范内翰云：《活人书》详矣，比《百问》十倍。然证与方分为数卷，仓卒难检耳。及至潍阳，又见王先生云：《活人书》、京师、京都、湖南、福建、两浙，凡五处印行。惜其不曾校勘，错误颇多。遂取缮本，重为参详，改一百余处，命工于杭州大隐坊镂板，作中字印行，庶几缓急易以检阅。然方术之士，能以此本游诸聚落，悉为改正。使人读诵广说流布，不为俗医妄投药饵，其为功德，获福无量。政和八年季夏朔。朝奉郎提点洞霄宫朱肱重校证。

《天启吴兴备志》卷十三《艺术徵》第八：朱肱，吴兴人。善论医，尤深于伤寒。在南阳时，太守盛次仲疾，因论经络之要，盛君立赞成书，盖潜心二十年而《活人书》成。道君朝，诣阙投进，得医学博士。肱之为此书，固精赡矣。尝过洪州，闻名医宋道方在焉，因携以就见。宋留肱款语，坐中指驳数十条，皆有考据。肱惘然自失，即日解舟去。由是观之，人所学固异耶，将朱氏之书亦有所未尽耶，后之用此书者，能审而择之则善矣。

乾隆二十三年增刻乾隆四年本《湖州府志》卷四十六《著述》三《子部·自序》略曰：张长沙《伤寒论》，其言雅奥，非精于经络者不能晓会。顷因投闲，设为问对，补苴缀辑，仅成卷轴。作于己巳，成于戊子。计九万一千二百六十八字。

按：《天启吴兴备志》卷二十二《经籍徵》第十七误以《南阳活人书》本号《无求子伤寒百问方》，有武夷张蕆作序易此名。今据肱政和八年重校证《活人书·序》正之。盖《伤寒百问》三卷，无求子大观初所著也。

光绪七年《乌程县志》卷十三《人物》二：朱肱，字翼中，自号大隐先生，又号无求子，归安籍，元祐三年进士。雄州防御推官知邓州录事参军。崇宁元年，肱奏言：陛下即位以来，两次日蚀在正阳之月。河东十一郡地震至今未止，人民震死，动以千数，自古灾未有如此。臣不避死亡，妄举辅弼之失，以究灾异之应。言词激切，死有余罪，然惓惓孤忠，不敢隐没者，食陛下之禄，念国家之重，而不敢顾其私也。并以其所上宰相曾布书随进。书曰：今监察御史刘焘，相公门人也。相公为山陵使，辟焘掌笺表，又荐入馆，相公于焘厚矣。如焘者，置之词掖不忝也。以焘为御史，则不可也。相公有过举，焘肯言乎。言之则忘恩，不言则欺君，盖非所以处焘也。今右正言范致虚兄上舍生致君，相公之侄婿也，致虚乃致君之亲弟。如致虚者，置之馆阁不忝也，以致虚为谏官不可也。相公有过举，致虚争之则忤亲，不争则失职。亦非所以处致虚也。相公旁招俊义、陶冶天下。肱之所论止及焘与致虚者，特以台谏，人主耳目之官，非若百职可以略而不论也。相公以门人、亲戚为谏官、御史，此日月所以剥蚀、天地所以震动也。又曰：章惇之过悉不可殚数，其最大者四五，相公在枢府坐视默然，亦不得为无过。再贬元祐臣僚，范纯仁能言之，相公未尝救也；废元祐皇后，龚夬能言之，相公未尝救也；置谏官于死地，黄履能言之，相公未尝救也；册元符皇后，邹浩能言之，相公未尝救也。此四、五事，惇之过恶最大，而相公无半词之助，肱窃疑之。伏惟相公遇灾而惧，然后可以弭天变、来直言。肱之区区所望于相公者，如此而已。诏付三省。

　　肱喜论医，尤深于伤寒。在邓州时，太守盛次仲疾作，召肱视之。曰：小柴胡汤证也，请并进三服。至晚乃觉满。又视之，问所服药安在，取而视之，乃小柴胡散也。肱曰：古人制咬咀，谓剉如麻豆大，煮清汁饮之，名之曰汤，所以入经络攻病取快。今乃为散，滞在膈上，所以胃满而病自若也。因依法施制，自煮以进，二服，是夕遂安。因撰《南阳活人书》，潜心二十年而成。发明张仲景《伤寒论》，以经络病因传变疑似，条分缕析，而后附以诸方、治法，使人有所执持而易晓。论者谓其书独出机杼，又能全本经文，无一字混入己意，大有功于仲景，真后学之津梁也。政和元年表进是书，属朝廷大兴医学，求深于道术者为之官师，起肱为医学博士。五年，坐书苏轼诗贬连州。六年，以朝奉郎提点洞霄宫。著书、酿酒，侨居西湖上。又撰《北山酒经》。明洪武初，诏配享天医院西庑第十位。

《伤寒百问》三卷　　宋　朱肱

　　见乾隆十一年《乌程县志》卷十四《经籍》。

《伤寒救俗方》一卷　　宋　罗适

见乾隆元年《浙江通志》卷二百四十七《经籍》七《子部》下。

光绪二十八年《宁海县志》卷十四《艺文·子部》:《伤寒救俗方》一卷，宋宁海罗适尉桐城时所刻。绍兴中王世臣彦辅序而传之。

民国十五年铅印光绪《台州府志》卷四十二:宁海罗适，正之。尉桐城，民俗惑巫，不信药，罗以药施人多愈。遂以方书参校，刻石以救迷俗。

《增释南阳活人书》　　宋　王作肃

乾隆五十三年《鄞县志》卷二十一《艺文》上《子部》:楼钥序曰:世以医为难，医家尤以治伤寒为难。仲景一书，千古不朽，盖圣于医者也。本朝累圣，笃意好生，务使方论著明以惠兆庶。积而久之，名医辈出，如蕲春之庞、泗水之杨、孙、晁、张锐诸公，未易悉数。无求子朱肱，士夫中通儒也。著《南阳活人书》，尤为精详。吾乡王君作肃，为士而习医，自号诚庵野人。以活人书为本，又博取前辈诸书凡数十家。手自编纂，蝇头细字，参入各条之下。名曰:《增释南阳活人书》。可谓勤且博矣。

一九五一年《鄞县通志》之《文献志》戊上《艺文》一:《增释南阳活人书》，日本丹波元胤《医籍考》作二十二卷。注存。

《伤寒论辨》　　元　朱震亨

见康熙三十一年《义乌县志》卷十三《人物志·理学》。

乾隆元年《浙江通志》卷二百四十七《经籍》七《子部》下:《格致余论》一卷，朱震亨著。按《读书敏求记》又有《丹溪手镜》二卷。序称耄年所作。《聚乐堂艺文志》又有《丹溪心法》三卷、《丹溪医案》一卷、《丹溪治法语录》一卷。

嘉靖四十年《浙江通志》卷六十九《杂志》十一之七《术艺》:朱震亨，字彦修，元时义乌人。少有美才，为诗律赋，刻烛而成，已而弃去。尚侠气，不肯屈人下。时许谦讲学八华山中，弟子无虑数百人。震亨叹曰:丈夫不务闻道而侠气是尚，不亦惑乎。乃抠衣往事之，由是抑其疏豪以归夷粹，不敢少有自恕。幼以母病脾，颇习医，后益研究之。宋宝祐中有寺人曰罗知悌者，精于医。得刘守真、李杲、张从正术。然性倨甚，彦修往谒之，十往返不能通，日拱立门下，大风雨不少易，知悌始见之。一见如故交，为言医之要必本于《素问》《难经》，而湿热、相火为病最多。且曰：长沙之书，详于外感，东垣之书详于内伤，必两尽之，方无憾也。于是，彦修心会神得，学成而归。乡之诸医咸惊服，四方请候无虚日。著《宋论》一卷、《格致余论》若干卷、《局方发挥》若干卷、《伤寒论辨》若干卷、《外科精要》若干卷、《本草衍义补遗》若干卷。凡七种。微文奥义，多前人所未发者，四方传习之。恒称之曰：丹溪先生。

康熙三十一年《义乌县志》卷十三《人物志·理学》：朱震亨，受资爽朗，读书即了大义。闻许谦承朱子四传之学，抠衣往事，年已三十六矣。谦为开明天命人心之秘、内圣外王之微。由是心扃融廓、体肤如觉增长。每宵挟册坐至四鼓，潜验默察，必欲见诸实践。理欲之关、诚伪之限，严辨确守，不以一毫苟且自恕。如是者数年。岁当宾兴，再往，再不利。曰：得失有命，苟推一家之政，以达于乡党州间，宁非仕乎？学以躬行为本，以一心同天地之大、以耳目为礼乐之原。积养之久，夜寐即平昼之为、暗室即康衢之见。汲汲孜孜，耄而弥笃。为文以理为宗，必有关于纲常治化。闻人之善，惟恐失之，随闻随录，用为世劝。有不顺者，必诲其改、又导之以其方。所居丹溪，学者称丹溪先生。

乾隆元年《浙江通志》卷一百九十七《方技》下：朱震亨，治病往往以意为之，巧发奇中。按之书，无有也，诸医皆惊。已而讪且排之，卒乃大服。其名藉甚，遍浙东西以至吴中，罕不知有丹溪生者。

康熙二十三年《浙江通志》卷三十五《儒林》：许谦，字益之，金华人。受业金履详之门，多所自得。谦素志冲澹，以道自乐。尝作《自省编》。昼之所为，夜必书之。其他若天文、地理、典章、制度、食货、刑法、字学、音韵、医经、术数、释老之说，靡不该贯洞究。其教以五性人伦为本，以开明心术、变化气质为先。四方之士，以不及门为耻。晚年，尤以涵养本原为事。卒年六十八。谥文懿。所著书，多补先儒所未备。

光绪十九年校刻明万历三十七年《钱塘县志》之《外纪·纪艺》：宋·罗知悌，号太无。明辨博学，穆陵重其医，而悌亦颇自重。朱彦修俟门下三载始得见，因尽授其术。凡悌所药，无不愈者，仍饮膳调理之。

康熙二十三年《浙江通志》卷四十二《方技》：罗知悌，字子敬，钱塘人。宋亡，居杭城，少与人接。丹溪朱彦修，素志医学，遍历江湖、淮甸，不遇明者。还至武林，遇知悌，候门下三载，始得见。知悌能眷诚，尽以其术授之。彦修遂以医名东南。知悌能词章、善挥翰。

乾隆元年《浙江通志》卷二百八十《杂记》：罗太无，故宋宦官也，侍三宫入京。后以疾，得赐外居，闭门绝人。太无，好读书，善识天文、地理、艺术。武夷杜伯原尝师问之，因得其秘。乃侄官司徒，权势炎炎，公卿莫不谀附。遇岁朝，司徒请谒太无，太无掩门不纳。司徒大呼，以首触扃。太无于户内呼司徒名，应之曰：人道汝是泰山、我道汝是冰山。我老且病，愿乞骸骨，若奏我归杭州，即是敬我。司徒于是特奏，可其请。太无以所积金帛、玩好皆散与邻坊故人，惟存书籍数十部，束于车后。属司徒曰：我不依汝，汝不可依势至于再三。遂到杭，逾年卒。司徒者不遵其训，弄权不已，遂以妄受湖州人田土坐罪，流远方卒。而太无得终于乡里，可谓有先识矣。杭州七宝寺，乃罗司徒所建者。

光绪三十一年补印光绪二十年《浦江县志》卷九《人物·补遗》：朱震亨，为人孤高如鹤，挺然不群。双目有大小轮，日出乃见。毅然之色，不可陵犯，而清明坦夷不事表暴。接物和粹，人皆乐亲之。其学则稽诸载籍，一以躬行为本。居室服御敦尚俭朴，藜羹糗饭，安之若素。年七十八而卒。

嘉靖四十年《浙江通志》卷四十五《人物志》六之十及卷四十六《人物志》六之十一：戴良，字叔能，浦江人。师事柳贯、黄溍、吴莱之门，以文章知名。元末应召为江淮儒学提举。后遂晦迹四明山，诗文自娱。洪武初，征至京师，以老疾固辞。既为怨家举黜，忧愤卒于寓舍。所著有《春秋经传考》《九灵集》。

《伤寒发挥》　　元　朱震亨

见嘉靖四十年《浙江通志》卷五十五《艺文志》第八之三《子部》。

《伤寒摘疑》一卷　　元　朱震亨

乾隆元年《浙江通志》卷二百四十七《经籍》七《子部》下：《伤寒

论辨》条原按《读书敏求记》又有《伤寒摘疑》一卷。

《长沙论伤寒十释》　　明　吕复

见光绪三年《鄞县志》卷五十五《艺文》四《子部》。

《伤寒钤领》一篇　　明　陈定

见光绪元年《青田县志》卷十二《艺文志》一。

同上《青田县志》卷十《人物志》之《方技》：陈定，字以静。明医术。洪武庚午、甲戌，里中大疫，求诊者满门。尝作《训范》以训其子。考摭张仲景、刘河间、李知先三家之书，作《伤寒钤领》一篇。又为《痘疹歌诀》。正统癸酉卒。

《注解伤寒论》　　明　方喆

民国十一年《新登县志》卷十五《仕女篇》三《人物》：方喆，号复斋，仕杭州医学正科，明《易经》。洪武三十二年，召试明医，得出使日本国，舟中注解《伤寒论》，全帙共四本。疗病如神。

《伤寒类症书》　　明　赵道震

见乾隆元年《江南通志》卷一百九十二《艺文志·子部》。

同上《江南通志》卷一百七十一《人物志·艺术》二《凤阳府》：赵道震，字处仁，精医术。洪武间，自金华徙籍定远，活人甚多。永乐时，召修《大典·运气书》。年八十四卒。著有《伤寒类证》传于世。

《伤寒明理续论》　　明　陶华

见嘉庆十三年《余杭县志》卷三十五《经籍》二《子部》。

按：民国十一年《杭州府志》卷八十八《艺文》三《子部》上：作一卷。

康熙二十三年《浙江通志》卷四十二《本传》：陶华，字尚文，余杭人，治病有奇效。一人患病，因食羊肉涉水，结于胸中。其门人请曰：此病下之不能，吐之不出，当用何法。陶曰：宜石硷一钱。门人未之信也，乃以他药试之，百计不效，卒依华言，一服而吐，遂愈。门人问之曰：砒性杀人，何能治病。陶曰：羊血大能解砒毒，羊肉得砒而吐，而砒得羊肉则不能杀人。是以知其可愈。后来省郡治伤寒，一服即愈。神效莫测，名动一时，然非重赂莫能致，论者以是少文。所著《伤寒六书》：曰《琐言》、曰《家秘》、曰《杀车槌法》、曰《截江网》、曰《一提金》、曰《明理续论》。仲景以后，一人而已。

嘉庆十三年《余杭县志》卷二十八《艺术传》：陶华，别号节庵，洪武年人。幼业儒，遇异人授石函遗旨，遂精轩岐之术。汉张仲景、晋王叔和《伤寒论》，多深奥难解，华大为发明。永乐时徵为训科，宣德年致仕。治病有奇效，俗称陶一帖云。卒年九十有五。子孙世其业。

按：陶氏《伤寒六书》六卷。见康熙二十三年《浙江通志》卷四十二及乾隆元年《浙江通志》卷二百四十七。而嘉庆十三年《余杭县志》卷三十五，有《伤寒全书》五卷，民国十一年《杭州府志》卷八十八于《伤寒全生集》四卷外，又《伤寒九种书》九卷。又，嘉庆《余杭县志》卷二十八，华著有《伤寒六书》行世。检同《志》卷三十五，尚有《直格标本论》《治例点金》《治例直指》三书，通前六书，仅符《伤寒九种书》九卷（三种各为一卷）之数。其《痈疽神验秘方》《十段关》，各为一卷，类属疮肿（据乾隆元年《浙江通志》）。是则《伤寒十书》云者，现仅得九种。故本书只分条著录，其曰：《全生集》《全书》《六书》《九种书》或《十种书》条目，一概不取。

乾隆元年《浙江通志》卷一百九十六《方技》上：《两湖塵谈》称：华深切脉理，随证制方，不拘古法，每遇奇疾，应手而痊。一女子，大冬，昏闷不食，欲狂，咸莫测其证。陶与之香薷饮，一服而愈。询之，此女因服二伏中所曝衣，遂得疾。盖中暑也。

《伤寒琐言》　明　陶华

见乾隆元年《浙江通志》卷二百四十七《经籍》七《子部》下。

按：民国十一年《杭州府志》卷八十八《艺文》三《子部》上：作一卷。又，乾隆四十四年《杭州府志》卷五十八《艺文》二：误作《伤寒琐言一提金》。

《伤寒家秘的本》　　明　陶华

见嘉庆十三年《余杭县志》卷三十五《经籍》二《子部》。

按：康熙二十三年《浙江通志》卷四十二《方技》：作《家秘》隶《伤寒六书》条下，无卷数。民国十一年《杭州府志》卷八十八《艺文》三《子部》上：作《伤寒家秘的本》一卷。

《伤寒家秘杀车槌法》　　明　陶华

见乾隆元年《浙江通志》卷二百四十七《经籍》七《子部》下。

按：民国十一年《杭州府志》卷八十八《艺文》三《子部》上：作一卷。又，康熙二十三年《浙江通志》卷四十二《方技》，作《杀车槌法》，隶《伤寒六书》条下，无卷数。

《伤寒证脉药截江网》　　明　陶华

见乾隆元年《浙江通志》卷二百四十七《经籍》七《子部》下。

按：民国十一年《杭州府志》卷八十八《艺文》三《子部》上，作一卷。又，康熙二十三年《浙江通志》卷四十二《方技》，作《截江网》，隶《伤寒六书》条下，无卷数。

《伤寒一提金》　　明　陶华

见乾隆元年《浙江通志》卷二百四十七《经籍》七《子部》下。

按：康熙二十三年《浙江通志》卷四十二《方技》：作《一提金》，隶《伤寒六书》条下，无卷数。嘉庆十三年《余杭县志》卷三十五《经籍》二《子部》：作《伤寒一撮金》，民国十一年《杭州府志》卷八十八《艺文》三《子部》上：作《伤寒一撮金》一卷。

《伤寒直格标本论》　　明　陶华

见乾隆元年《浙江通志》卷二百四十七《经籍》七《子部》下。

按：民国十一年《杭州府志》卷八十八《艺文》三《子部》上：作一卷。

《伤寒治例点金》　明　陶华

见乾隆元年《浙江通志》卷二百四十七《经籍》七《子部》下。

按：民国十一年《杭州府志》卷八十八《艺文》三《子部》上：作《伤寒治例点金》一卷。

《伤寒治例直指》　明　陶华

见乾隆元年《浙江通志》卷二百四十七《经籍》七《子部》下。

按：民国十一年《杭州府志》卷八十八《艺文》三《子部》上，作一卷。

《伤寒蕴要图说玄微》　明　吴绶

见光绪十九年校刻明万历三十七年《钱塘县志》之《外纪纪艺·吴恕传》。

乾隆元年《浙江通志》卷二百四十七《经籍》七《子部》下、乾隆四十四年《杭州府志》卷五十八《艺文》二：并作《伤寒蕴要图说》；康熙二十三年《浙江通志》卷四十二《方技》、乾隆四十四年《杭州府志》卷九十六《人物》十一：又并作《伤寒蕴要全书》。

康熙二十三年《浙江通志》卷四十二《方技》：吴绶，钱塘人。著《伤寒蕴要全书》，发明五运六气。画图立说，究极元微。以名医征至京师，仕至太医院院判。北归时，湖墅有冯英者病伤寒，一时诸医议用承气汤。邀绶视之曰：将战汗矣，非下证也，当俟之顷刻。果得战汗而解。

《伤寒指掌》　明　吴恕

见光绪十九年校刻明万历三十七年《钱塘县志》之《外纪·纪艺》。

乾隆元年《浙江通志》卷二百四十七《经籍》七《子部》下：作《伤寒活人指掌图》五卷。

万历三十七年《钱塘县志》之《外纪·纪艺》：吴恕，博学而贫，货乌蛇丸，用以起御史疯疾，复高谈动之，遂闻京师，授御医。因潜心张仲景、朱奉议二书。作《伤寒指掌》，尽抉两家之秘。而吴绶者，亦著《伤寒蕴要图说玄微》，仕至院判。

康熙五十七年《钱塘县志》卷二十六《人物·方技》及光绪十九年校刻嘉靖二十九年《仁和县志》卷十《人物·方技》：吴恕，字如心，号蒙斋。恕念伤寒为病，传变不常，张仲景《伤寒论》，旨意幽深，非穷理之至者，一时莫窥其要。乃潜心研究，约为律赋，以发其隐。复纂《指掌图》以开示初学。仲景奥旨阐发无遗，故世之业此者往往宗之，亦有因此而悟其妙者。

《伤寒论赋》　　明　吴恕

见乾隆元年《浙江通志》卷二百四十七《经籍》七《子部》下。

康熙二十三年《浙江通志》卷四十三《方技》：吴恕潜心研究，洞观脏腑，本张仲景《伤寒论》、朱奉议《活人书》，编集图括，名指掌。纵横规画，发前人所未发。复成八韵之赋，其词简、其理核，仲景奥旨，囊括殆尽。

《伤寒要诀歌括》　　明　张世贤

光绪三年《鄞县志》卷五十五《艺文》四《子部》：李棠序曰：医学以经为师，明经而神其用者，惟儒医能之。圣人之忧世也，为之医药以济其夭死。吾儒济用之仁，莫切于此者。惟古之张仲景、李明之、朱彦修诸贤，明经烛理，而收济时垂世之神功，宜为医学百世师也。吾四明张天成，家世业儒，而旁通医术。究心《素》《难》《灵枢》《金匮》之旨，苦攻极力，忘其寝食寒暑者有年，所得深矣。乃辅以药性、脉诀、审经、辨候、穷源通变之活法。剂之所投，随手而应。既以是应剡荐、受简知、官近侍矣，而不忍自私。以病莫重于伤寒也，著为《伤寒要诀歌括》，每病审定证源，次叙方剂加减，括为一歌，酌时宜而参合经训，以启迪后人，岂非医师之良，追美昔贤者欤。书既梓行矣，咸以传之未广为恨。兹浙藩左辖何公知敬尤雅，尝曰：是书有益民生，使广布穷乡，以起昏、夭、札、瘥，固旬宣燮理之一端也。遂命工翻刻，固请余言，乃为论次如左。若论天成之著述，此特其绪余耳。何公仁意所存，将以沾被吾乡邦民物者，又岂俟予言之赘哉。

《医圣阶梯》　明　周济

见乾隆二十三年增刻乾隆四年本《湖州府志》卷四十六《著述》三《子部》。

光绪八年《归安县志》卷二十《艺文略》一：王叔承《序略》：医在近世，唯吴兴多良。针砭若凌氏、颅颔若王氏、伤寒若陶氏、杂疾若周氏，一时神名天下。而周氏并擅伤寒，见于《志》，至今称之，所谓菊潭君也。菊潭君子，为半山君。以贡倅临清州，为循吏有声。既挂冠归，追其父遗志。编医书若干卷，书成，号曰《医圣阶梯》而传于世。

乾隆元年《浙江通志》卷一百九十六《方技》上：周济，归安人。精于医业，疗病无不奇中，治伤寒尤验。雅好文墨，驰誉浙中。

乾隆二十三年增刻乾隆四年本《湖州府志》卷二十五《艺术》及光绪八年《归安县志》卷四十一《人物传》九《艺术》：周济，字用仁。博极医书，善运气，精于伤寒。尝谓医者意也，得其方而不得其意为庸医，其害可以杀人；得其意而不局其方为良医，其功足以济世。正德癸酉，以训术谒选吏部，公卿争迎致，补御医，辞归。或谓之曰：活千人，后必昌。答曰：我岂能活人，第不至杀人耳。济少从冯泰学医，至其妙处，多所自得。而事冯终身执弟子礼，视其子如己子。启迪后学，谆谆不倦，门人称菊潭先生。

按：《医圣阶梯》一书，今署周礼著。历观《府志》《县志》俱属之周济，其故于王叔承已言之，礼盖继父志著书也。今故仍之。

《伤寒论》　明　诸余龄

民国十一年《杭州府志》卷一百四十九《人物》十一《艺术》一：诸余龄，字原静，仁和人。博雅善书弈。尤精医，制方不执古法，时有所从舍。一匕所投，辄奇效，往往起死人。其不可起者，刻死日辄验。四方争迎致，颓然而往，无所责稽，欲以厚糈致之者，不得也。人以是重之。晚隐灵鹫山，日坐卧一小楼，冠盖之迹遂满山谷，或劝之归。笑曰：我巾车驰城中起死人者，何得身为死人驰丧车出城乎，当终于此。予知死日，手置衾敛具，削木为主，手书之。子女环侍，拱手为别，端坐而逝。著《伤寒论》藏于家。其《云泉医案》，则门弟子所辑也。

康熙二十三年《浙江通志》卷四十二《方技》：诸余龄，字云泉，卜居如松里。晚，善李元昭，与徐镗辈诸名医为天医社云。子梦还，成隆庆辛未进士。

《伤寒家秘心法》　　明　姚能

见天启四年《海盐县图经》卷十四《人物篇》第六之五。

按：康熙六十年《嘉兴府志》卷十四《技艺》作《伤寒心法》。

天启四年《海盐县图经》卷十四：姚能，字懋良，号静山。善谈论，好吟诗，精于医理。著《伤寒家秘心法》《小儿正蒙》《药性辨疑》诸书。

《伤寒烛途》　　明　秦东旸

光绪二十五年《慈溪县志》卷四十七《艺文》二：秦东旸，字君寅。

《伤寒摘要》　　明　袁璜

见民国十五年铅印光绪《台州府志》卷九十三《方技·袁日启传》。

《治伤寒书》　　明　孟凤来

民国二十八年《绍兴县志资料》第一辑《人物列传》第一编：孟凤来，字瑞林，会稽独树人。业医，著有《治伤寒》等书。万历间，剳授太医院官。年八十，县令张央以"壶天逸叟"四字赠之。性行廉介，义不苟取，为人所称。

《伤寒秘问》　　明　彭浩

见乾隆元年《浙江通志》卷二百四十七《经籍》七《子部》下。

按：康熙二十三年《浙江通志》卷四十二《方技·本传》：作《伤寒秘用》。

同上。彭浩，字养浩。仁和人。素性简亢，不为杭人所礼。钱塘张尹，昆山人，延请至京，医名大振。所著有:《伤寒秘用》《杂病正传》《医性》等书。发明性理，人所传诵。

《伤寒要略》　明　史宝

见乾隆七年《嘉定县志》卷十一《艺文志·书目》。

按：乾隆元年《江南通志》卷一百九十二《艺文·子部》及乾隆十年《镇洋县志》卷十三《艺文》上并作《伤寒要约》。光绪七年《嘉定县志》卷二十六《艺文》三《子部》作《伤寒要约》一卷。

乾隆七年《嘉定县志》卷十一《艺文志·书目》：史宝，字国信，萧山人，侨居邑中。通阴阳虚实之变。一人冬月鼻出血，教之服胡椒汤。问其说。因置豆数粒斗中，急荡之，上下旋转不失，稍缓，遂跃出。曰：此则君之病矣。人荣卫调和，则气血流通，君脑中受寒，故血行涩，涩则不得归经，故溢出耳，非热疾也。如其言而愈。

《伤寒指掌》十四卷　明　皇甫中

见乾隆四十四年《杭州府志》卷五十八《艺文》二。

民国十一年《杭州府志》卷八十八《艺文》三《子部·医家》：仁和皇甫中，云洲撰。

《伤寒汇言》　明　倪洙龙

见康熙二十三年《浙江通志》卷四十二《方技·倪朱谟传》。

按：洙龙，一作洙隆，见同上《浙江通志》。

《伤寒捷书》　明　陆圻

见康熙二十六年《仁和县志》卷二十六《艺文·集类》。

同上《仁和县志》卷十九《人物·高隐》：陆圻，字丽京，拔贡生。少颖异，读书过目不忘，六七岁时即能诗。父吉水令运昌，绝奇爱之。圻素负盛名，士争趋之，圻亦乐为奖拔。有求为先容者，书日常十余函，不少吝。崇祯乙酉，徙业为医，提囊三吴间，颇奇效，多所全活。癸卯间，构奇祸，械系刑部。时传闻且不测。同患者呼圻，圻不应。曰：属有所思，吾方思陈东耳。事解，披缁方外，变易姓名，为向禽五岳之游，后不知所终云。所著有《诗经吴学》《威凤堂集谱》诸书，数百万言藏于家。子寅，有父名。

民国十一年《杭州府志》卷一百四十五《人物》八《文苑》二：陆圻性明敏，善思误书。尝读《韩非子》，至"一从而咸危"，曰是"一徒而成邑"也。令他人覆射，无一合者，惟季弟垱中之。与陈子龙，张溥为登楼社，世号西陵体。知医，多奇效。湖州庄廷钺史祸作，圻与查继佐、范骧皆株连。事白，叹曰：今幸得不死，奈何不以余生学道耶。亲既殁，弃家远游。或云入武当为道士、或云为僧天台，莫得而详。子寅，往来万山中，寻求数年，卒不得，死于道。圻生平不言人过，有语及者，辄曰：我与汝姑自尽，何妄议他人为。与沈骏明素无深好，闻其负才早世，造之，哭失声。

《伤寒论疏钞金铧》五十二卷　　明　卢之颐

见乾隆四十四年《杭州府志》卷五十八《艺文》三。

康熙二十三年《浙江通志》卷四十二《方技·卢复传》：作《仲景论》，无卷数。

民国十一年《杭州府志》卷八十八《艺文》三《子部》上：作《伤寒铧钞》，亦无卷数。

康熙二十三年《浙江通志》卷四十二《卢复传》：卢复，习岐黄，兼通大乘。剖疑晰理，解悟不滞。子之颐，资性开明，而学有根柢。阴纽阳络，证辨入微。善疗奇疾，凡尸厥、迴风，投剂无不中。然负气凌物，议论踔历，毁誉殆半焉。所著《仲景论》《本草乘雅》《金匮要略论疏》诸书行于世。

康熙五十七年《钱塘县志》卷二十六《卢复传》：卢复，字不远。尝著《本草博议》，蓄疑未决。后见之颐私论，奇之曰：此子当自成一家言，遂授使续之。之颐折衷先说，广所未备，编辑成书，即世所称《本草乘雅》者是也。生平著述甚富，盖托医以隐者欤。

同上《钱塘县志》卷二十五《隐逸·卢之颐传》：卢之颐，字子由（或子繇、子䌓），号晋公。神情内朗，外若不慧，年十五，无奇之者，时父复，会诸先辈讲《周易》，质难蜂起。之颐在末席，徐伸精义，众说皆屈，诸先辈乃叹服。复故隐于医，之颐遂精其术。兼博览古文词，纂《文选六臣注》最简核。篝灯至午夜不撤，倦则假寐。先是，复以上凡四传皆一子，虑之颐过劳，人定后，令就寝。之颐俟父熟寐，潜起，燃灯帐中，手卷披索，有所得，辄以记，名《摸象》。复觉之，并取所记火之，曰：更十年方许著书。

之颐性严直，见人有过，辄面折之，俟改，即欢然如故。人始畏惮，继而以为卢先生爱我。游南雍，名公卿虚左待。兼晓达时务，上疏陈机宜，柄政者弗能用。度势不可为，乃归隐，惟以著书立言期不朽。有《遗香堂七录》行世。博闻强记，自少至老所阅书，苟经目皆不忘。偶举一事，辄曰：某部某卷某页，无误者。长子棘。能克家训。

乾隆元年《浙江通志》卷一百九十六《方技》上《卢复传》：之颐善治奇疾，藏结一证，之颐自以为发前人所未及。

民国十一年《杭州府志》卷一百五十《人物》十一之二《卢之颐传》：复，著《纲目博议》，有椒菊共性之疑，不能决，后得之颐之论而定。顺治三年，明鲁王以海尚在山阴。之颐谒见，授职方郎。寻归里，两目俱瞽，犹成《摩索金匮》《伤寒金铲疏钞》《医难析疑》。几三十万余言，名《遗香堂七录》行世。

《伤寒正宗》　　清　吴嗣昌

康熙二十六年《仁和县志》卷二十一《方技》：吴嗣昌，字懋先。世为医宗，昌更别有会悟。鼎革初大疫，察理、制方，全活甚众。浙督赵清献公，名臣也，尝遘危疫，昌独排众论，投冰水立苏之。公尊礼若神。后以事烦，目瞽，居河渚。著《伤寒正宗》《医学慧业》等书。

康熙二十三年《浙江通志》卷四十二《方技·本传》：赵清献公曰：术如君，有得传否。嗣昌答曰：有宋尔珏、潘锡祉者，追随独久。公曰：君其不朽矣。

《伤寒论注》八卷　　清　沈明宗

光绪四年《嘉兴府志》卷八十一《经籍》二《子部》：庄仲方曰：《伤寒论》向有王编、成注。明方有执，国朝喻昌，前后攻之甚力。明宗以为未尽善，乃作此编。

《伤寒心印》一卷　　清　顾行

韩隆四十四年《杭州府志》卷五十九《艺文》三：顾行，字敏三。

浙江省

885

钱塘人。

《伤寒六经论》二卷　　清　岳昌源

见同治十三年《湖州府志》郑六十一《艺文略》六及光绪八年《归安县志》卷二十二《艺文略》三。

光绪八年《归安县志》卷四十三《人物传》：岳昌源，字鲁山，号泗庵，嘉兴人，康熙时寓菱湖。性爱山水，一发于诗，精医术。往来酬答，有曹溶、顾有孝、黄周星、吴文振诸人，当时名播江浙。其诗忠厚悱恻，太朴未散。尝扁舟束书，清漪茂树，与渔人芦子狎，啸咏终日，意洒如也。著有《经野堂诗》。厉鹗序其《经野堂诗删》。

民国六年《双林镇志》卷十二：岳昌源，之来镇也，寓南询庵。尝入壬午诗社。

《伤寒数编辑注》　　清　叶葩

嘉庆八年《山阴县志》卷十八《术艺》：叶葩，字正叔。父仕道，授守备，为人长厚，乡间贤之。正叔少补弟子员。精治疗，著有《伤寒数编辑注》一书。子瑞芳，能世其业。

《伤寒集注》六卷　　清　张志聪

见乾隆四十四年《杭州府志》卷五十九《艺文》三。

《伤寒心印》　　清　张志聪

见民国十一年《杭州府志》卷一百五十《人物》十一《艺术》二。

《伤寒论注》四卷　　清　柯琴

见光绪二十五年《慈溪县志》卷三十四《列传》十一《艺术·本传》。

同上《慈溪县志》卷四十八《艺文》三：自序曰：尝谓胸中有万卷书，笔底无半点尘者，始可著书。胸中无半点尘，目中无半点尘者，才许作古书注疏。夫著书固难，而注疏更难。著书者往矣，其间几经兵燹、几经播迁、几次增删、几许抄刻。亥豕者有之、杂伪者有之、脱落者有之、错简者有之。如注疏者著眼，则古人之隐旨明、尘句新。注疏者失眼，非依样葫芦，则另寻枝叶、鱼目混珠、碔砆胜玉矣。《伤寒》一书，经叔和编次，已非仲景之书。仲景之文遗失者多，叔和之文附会者亦多矣。读是书者必凝神定志、慧眼静观、逐条细勘、逐句细研。何者为仲景言、何者是叔和笔。其间若脱落、若倒句与讹字、衍文，须一一指破，顿令作者真面目见于语言文字间。且其笔法之纵横、详略不同，或互文以见意、或比类以相形，因此而悟彼、见微而知著者，须一一提醒，更令作者精神见于语言文字之外。始可羽翼仲景、注疏《伤寒》。可前此注疏诸家，不将仲景书始终理会、先后合参。但随文敷衍，故彼此矛盾、黑白不辨，令碔砆与美璞并登，鱼目与夜光同珍。前此之疑灯未明、继此之迷途更远，学者将何赖焉。如三百九十七法之言，既不见于仲景之序文，又不见于叔和之序例，林氏倡于前，成氏、程氏和于后。其不足取信，王安道已辨之矣。而继起者犹琐琐于数目，即丝毫不差，亦何补于古人，何功于后学哉。然此犹未为斯道备累也，独怪大青龙汤，仲景为伤寒、中风，无汗而兼烦躁者设，即加味麻黄汤耳。而谓其伤寒见风、又谓之伤风见寒。因以麻黄汤主寒伤营，治营病而卫不病。桂枝汤主风伤卫，治卫病而营不病。大青龙汤主风寒两伤营卫，治营卫俱病。三方割据，瓜分太阳之主寒多风少、风多寒少，种种蛇足，羽翼青龙，曲成三纲鼎立之说，巧言如簧，洋洋盈耳，此郑声所为乱雅乐也。夫仲景之道，至平至易，仲景之门，人人可入。而使之茅塞如此，令学者夜行歧路，莫之指归，不深可悯耶。且以十存二三之文而谓之全篇，手足厥冷之厥，混同两阴交尽之厥，其间差谬，何可殚举。杨、墨之道不息，孔子之道不著。医道之不明不行，此其故欤。孟子没而仲尼之道不传，千载无真儒矣。仲景没而岐黄之道莫传，千载无真医矣。此愚所以执卷长吁，不能已于注疏也。丙午秋，校正《内经》始成，尚未出而问世。以《伤寒》为世所甚重，故将仲景书校正而注疏之。分篇汇论，挈其大纲，详其细目，证因类聚，方随附之。倒句讹字，悉为改正，异端邪说，一切辨明。岐伯、仲景之隐旨，发挥本论各条之下，集成一帙。名曰《论注》。不揣卑鄙，敢就正高明，倘得片言首肯，亦稍慰夫愚者之千虑云尔。

《伤寒论翼》二卷　　清　柯琴

见光绪二十五年《慈溪县志》卷四十八《艺文》三。

《伤寒附翼》二卷　　清　柯琴

见光绪二十五年《慈溪县志》卷四十八《艺文》三。

《伤寒折衷》十二卷　　清　林澜

见乾隆四十四年《杭州府志》卷五十九《艺文》三。

《类证》八卷　　清　林澜

见乾隆元年《浙江通志》卷二百四十七《经籍》七《子部》下《医家伤寒类》及乾隆四十四年《杭州府志》卷五十九《艺文》三。

按：《类证》八卷，厕《伤寒折衷》十二卷后，前冠以又字。意为《伤寒类证》。

《伤寒遥问》十五卷　　清　徐行

同治十三年《湖州府志》卷六十《艺文略》五：有康熙戊午自序。据原目，尚有《续论遥问》三卷、《续方遥问》一卷。

光绪八年《归安县志》卷四十一《人物传》九《隐逸》：徐行，字周道，号还园，归安人，为诸生高等。明季复社大兴，每郡取领袖数人，刊名编籍，互相标榜。甚至衣冠视履，皆仿摹成式，望而知为某社中人。时流趋之如骛，以得与为荣。行虽首列，翛然自远，意漠如也。乙酉后弃举业，偕同志讲求正学，往来劘切。尝思范文正言：不为良相则为良医，遂究习岐黄家言，大行于时。无贵贱，作平等观。年七十五卒。

《伤寒续论遥问》三卷　　清　徐行

见光绪八年《归安县志》卷二十二《艺文略》三。

《伤寒续方遥问》一卷　　清　徐行

见光绪八年《归安县志》卷二十二《艺文略》三。

《伤寒五法》　　清　石楷

见康熙六十年《嘉兴府志》卷十四《技艺·石涵玉传》。

乾隆十二年《海盐县续图经》卷六十七：石涵玉，字启秦。治痘疹奇效。刘氏庄患痘者二十人。涵玉视之曰：某勿药愈、某某日死。人以笔记之，一一不爽。丰山兄弟三人共一子，痘不起，面青腹痛，涵玉忧之。以白芍能于土中泻木，面青腹痛，木乘土也。如法治之，立效。西郊沈氏子方见痘，延视。辞曰：此终不能有功。他医疗之。后过其门，闻张乐，则以痘愈酬医也。固邀入席，呼子出，揖以愧之。涵玉曰：明年今日必患痢，终难救，众不悦。如期，果以痢亡。一女患痘，眼白色，面红如洒脂。涵玉曰：内溃不治症也。取纸炮一，令其父燃女耳畔如雷。大惊，面部痘尽起，数剂差。众奇问之，曰：内溃以通窍为主，惊则心窍开，痘不内伏，何足异。其治法多类此。盖乐道好善，不第以艺术传者。子，楷。邑诸生。益精先业。北游都下，名动公卿。所著有《伤寒五法》《证治百问》《新方八法》行世。

《伤寒四条辨》　　清　陈士铎

见嘉庆八年《山阴县志》卷十八《术艺》。

《伤寒晰义》　　清　朱洵

见道光二十七年《海昌备志》卷三十四《艺文》八。

按：民国十一年《杭州府志》卷八十八《艺文》三《子部》上：作《伤寒析义》。

道光二十七年《海昌备志》卷三十四《艺文》八：朱洵，自恒弟，字山音，号我闻，又号耐园，郡廪生。自恒，字北山，号小阮。工书画。康熙丁卯举人，官建德教谕。洵著《伤寒析义》《证治体原》。

《伤寒集注》　　清　朱雍模

见道光二十七年《海昌备志》卷四十七《艺文》二十一《拾遗·医学七书》。

《伤寒直解》一卷　　清　张锡驹

乾隆四十四年《杭州府志》卷五十九《艺文》三：张锡驹，字令韶，钱塘人。与张志聪、高世栻同时。

《伤寒附余》一卷　　清　张锡驹

见乾隆四十四年《杭州府志》卷五十九《艺文》三及民国十一年《杭州府志》卷一百五十《人物》十一之二《张志聪传》。

《伤寒辨论》　　清　陈于公

见光绪三年《处州府志》卷二十六《艺文志》上《书目》。

同上《处州府志》卷二十《人物志》中《艺术》：陈于公，庆元人。少业儒，后工医。有产妇将娩而气绝。诊之曰：尚可生也。取黄土一块摊脐上，用铜盆盛水置耳边，细蔑敲盘，不数刻而生。人问其故。曰：此妇下焦热甚，是以气绝。吾用黄土以清其火，复以金水应之。心清、魂定，儿下而母生矣。邑宰王开泰颇知医道，误自下药，病转剧。召其切脉，曰：无能为也，不过七日矣，可速料理诸务。王闻之叹曰：真良医也，如期果终。所著有《伤寒辨论》等书。

《伤寒明理论》　　清　闵光瑜

见光绪七年《乌程县志》卷三十一《著述》一。

同上《乌程县志》卷十七《人物》六：闵体乾，字元一，号壶春，以眼科名世。时海宁陈洽恡诜，官礼部尚书，其夫人双目失明五载，慕名敦请。视之曰：是瞳人反背，宜金针拨转。择晴明日治之，其明如初。康熙庚子，陈荐于朝，召入内廷供奉，易名体健。以年老乞归。族人光瑜，字蕴儒，号韵如。诸生。精岐黄，于痘疹尤精。往往有婴孩已死而能回生者，贫家于延治，不索报，并备参芩以济人，远近数百里就医者，门庭如市。著有《伤寒明理论》。

《伤寒余论》　　清　朱檠

见乾隆四十一年《海宁州志》卷十五《艺文·著述》。

民国十一年《杭州府志》卷一百三十六《人物》四之五：朱檠，字魏成，海宁人，雍正二年进士。知永清县，在任五年，以病归。

道光二十七年《海昌备志》卷三十六《艺文》十：朱檠，号云樵，字恒子，著有《四书阐义》《脉纂》《伤寒余论》《海樵题画诗》一卷。

乾隆四十一年《海宁州志》卷十：朱檠，素善病，遂精于医，活人甚众。俄痛一子道亡，暴得痼疾。归里数月卒。年六十四。

《伤寒脉诀》　　清　卜祖学

见嘉庆六年《嘉兴府志》卷七十三《经籍》二《子部》。

《伤寒析疑》　　清　丁元启

见嘉庆五年《重修嘉善县志》卷十七《人物志》五《艺术·新纂》。

《伤寒经解》十卷　　清　屠人杰

嘉庆五年《嘉善县志》卷十八《艺文志》上《书籍·新纂》：屠人杰集解，云间何世仁序。

《伤寒津要》四卷　　清　汪廷业

见咸丰九年《南浔镇志》卷三十二《著述》二。

同上《南浔镇志》卷十三《人物》二《薛观奇传》：里中以医名者，乾隆初又有汪廷业，字立人，号笠人。旧歙县籍，后为浔人。兼工于诗。

《伤寒集成》　　清　褚樟轩

见民国九年《余姚六仓志》卷二十一《艺文》。

同上《余姚六仓志》卷四十二《方技》：褚清澋、号樟轩，倜傥多智略。妻陈善病，因究心医书，术遂精。时有患异症者，诸医束手，延清澋治之辄有奇效，谢以金不受。辑有《伤寒集成》。

《伤寒分汇》十二卷　　清　徐养士

见嘉庆十六年《西安县志》卷四十六《经籍·子部》。

同上《西安县志》卷四十《方技》：徐养士，字士谞。家贫，以父久抱疴，潜究长沙脉法，三年而业精。里中小儿病亟，六脉俱绝，群医束手。士谞切之曰：脉虽绝而脏真未败，可一药而愈。果如所言。姻家某，艰于嗣，令为其妇诊宜男否，对以终身只产一女，后竟验。有壮夫异其术，疑为倖中，故以疾诳之。士谞曰：据脉，交第二日子时当气绝。期至，忽卒。以是名噪一郡，延请者踵相接。著有《伤寒分汇》十二卷。大学士王杰，温州郡守邵齐然为之序。

《伤寒分经》十卷　　清　吴仪洛

见嘉庆六年《嘉兴府志》卷七十三《经籍》二《子部》。

道光二十七年《海昌备志》卷三十七《艺文》十一：《伤寒分经》十卷。《硖志》无卷数。此书为其医学述之第五种，取喻嘉言撰《尚论篇》重为订正。凡太阳经三篇、阳明经三篇、太阴经一篇、少阴经二篇、厥阴经一篇、春温三篇、夏热一篇、脉法二篇、诸方一篇、补卒病论一篇、秋燥一篇，共十有九篇。《遗书总录》云：刊本。本张机《伤寒论》分经条辨之；又以喻嘉言原注，间有讹谬，更为更正。

《伤寒辨证抉微》四卷　　清　郑家学

见民国十一年《杭州府志》卷八十八《艺文》三《子部》上。

《伤寒余义》　　清　赖一帖

道光十二年《象山县志》卷十六《艺术》：赖一帖，直夻人。幼业农，年已冠，奋力于学，入邑庠。旋参《灵》《素》，得脉诀。为人诊病，药一帖即愈。遂逸其名，而以赖一帖称。其叔肩薪归，偶诊脉，骇曰：此当晚死。叔骇诉罟，乃谢失言。至晚果卒。智门寺僧暴疾死，其徒具含，适赖至，诊之曰：此必不死，然非药石所治也。针之，应手而苏。其能决生死类如此。著有《伤寒馀义》。

《伤寒论读》　清　沈又彭

见光绪二十年《嘉善县志》卷二十六《人物志》八《艺术》。

《伤寒论质疑》　清　张锡

见光绪三十二年补刻光绪十八年《嘉兴县志》卷三十四《艺文》下及卷二十七《列传》七《艺术》。

《伤寒辨症》四卷　清　金起诏

民国十五年铅印光绪《台州府志》卷九十三《方技·许川及许金铉传》：同县（天台）金起诏，字公选，号逸圃，亦以医名，著有《伤寒辨症》四卷。

《伤寒易知》　清　祝诒燕

见光绪二年《海盐县志》卷十九《人物传》五《艺术》。

按：光绪四年《嘉兴府志》卷八十一《经籍》二：作《伤寒易知录》。

光绪二年《海盐县志》卷十九之五：祝诒燕，字翼如。幼有文名。偶阅《人子须知》，因益取《灵》《素》诸书涉猎之，遂精医理。著有《治肝三法》《伤寒易知》《医案心法》诸书及《翼如诗文集》。

《伤寒指掌》六卷　清　吴贞

光绪八年《归安县志》卷二十二《艺文略》三：吴贞，字坤安。发明南北分治，颇益后学。

《伤寒集成》　清　劳梦鲤

见民国九年《余姚六仓志》卷二十一《艺文》。

《伤寒论注释》　清　韩煐　韩镒

嘉庆五年《嘉善县志》卷十七《人物志》五《艺术补遗》：韩煐，字复岐。性颖异，少习岐黄，活人无算。太守佟旌其堂曰：全生，晚年取《伤寒论》一书，详加注释，惜未竟而卒。寿八十有四。孙，镒，字楚白，继其业，名重魏塘者三十年。当事以功高卢扁额赠之。同时郡廪生奚振螯，字驾瀛，为沈又彭高弟。镒与之往复参究，因即《伤寒论》中少阴以下各篇，补注之。并识振螯文学素优，遣三子师事焉。

《论翼丹髓》八卷　　清　戴元枚

见同治十三年《湖州府志》卷六十《艺文略》五。

同上《湖州府志》卷七十三《人物传》之三：戴元枚，字定楷，德清人。官四川射洪知县。合州民冉寄保，年十六报父仇。同官以谋杀定狱。元枚议为孝子当从宽。上官弗韪也。具题后，刑科给事中某，三上疏言之，卒如元枚议，从减拟流。

同上《湖州府志》卷六十《艺文略》五：元枚著有:《论翼丹髓》八卷、《金匮补注》十二卷、《感证治诀》三十四卷、《辨证析疑》二十四卷、《准纯丹髓》二十六卷、《法律丹髓》十二卷、《景岳丹髓》十二卷、《方解补注》八卷。又有《雅训记闻》十二卷、《甲戌笔记》四卷。

《仲景伤寒论》　　清　蒋念恃

见民国十一年《海宁州志稿》卷十五《艺文》十六《清》十一。

同上《海宁州志》卷二十九《人物志文苑·蒋开传》：蒋开，子念恃，字竹卿，善医。得地葬父，而旁有古墓。地师请去之。念恃曰：吾何忍因葬吾父而弃他人耶。

《伤寒论全书本义》十三卷　　　清　许宋珏

见光绪三年《鄞县志》卷五十五《艺文》四《子部》。

同上《鄞县志》卷四十五《艺术》：许宋珏，字式如，精于医。尝谓注张仲景《伤寒论》者几百家，惟成无己为最古，得其旨。间有纰缪，以王叔和《伤寒论》误之也。于是阐叔和拘守成例之非，正诸家擅易旧章之缪。积二十年而注始成，命其书为《伤寒论全书本义》。书成，出以应人，脱手奏效。年五十卒。

一九五一年《鄞县通志》之《文献志》戊中《艺文》二：许宋珏。

有《长吟子未定稿》，凡杂文七十二首。未刻。

《伤寒辨误》　　清　徐大振

见光绪十三年《兰溪县志》卷七《经籍志·子部》。

同上《兰溪县志》卷五《人物·艺术》：徐大振，字金声，号成斋。貌伟，甫入武庠，见赏于窦本皋学使，许为将才。家世业医，父武英，兄有光，皆有名。振习其术，尤神悟，施治多奇验。寓邑城，求医者门相踵。不以利居心，远乡来聘，虽千金不一顾，而遇贫苦者，终不忍拒，且时助之药饵，生性然也。晚好静居，筑室河滨，颜曰：闲处。盖以前寓额曰：半日闲，谓今始得闲处耳。自是，有求医者，嘱子弟代诊，己则从旁指示之。著《伤寒辨误》。

《伤寒心得》　　清　邵浚

见咸丰九年《南浔镇志》卷三十《著述》二。

《仲景伤寒论疏》四卷　　清　韩鹏

见民国二十四年《萧山县志稿》卷三十《艺文·书目子类》。

《伤寒合璧》二卷　　清　姚鉴

光绪四年《嘉兴府志》卷八十一《经籍》二《子部·自序》略曰：伤寒为外因之总称，仲景独以名其书。陶尚文始变原文、自立方法。论者谓首变古法，为长沙之罪人。然守成方以治：温、湿、热、疫疠、时行之邪，其致人夭殇多矣。不若尚文以下诸书，列指缕陈，随时变通之为得也。

是编，上卷列类伤寒诸证，辨其似也。下卷列四时之邪，穷其变也。率取尚文以下诸家之说。盖仲景之书，日也。尚文以下诸书，月也。月固受日之明以为明，然无月则昼夜不能继照，是月又济日之明之穷者也。故命曰《合璧》云。

同上《嘉兴府志》卷五十三《艺术》：姚鉴，字镜侯。秀水王江泾人。学医于妻父朱声雷。朱多蓄宋元以来诸家书，鉴尽发而读之。故治病能据经典、依古法，多有为时人所不知者。卒年六十余。著有《伤寒合璧》二卷、《集方》一卷。

《伤寒集方》一卷　　清　姚鉴

见光绪四年《嘉兴府志》卷八十一《经籍》二《子部》。

《仲景伤寒补遗》　　清　方圣德

光绪二十年《太平续志》卷十一《艺文志》一：方圣德，国望，精岐黄业。延医者门如市，遇奇疾随方取效。人不论贵贱，悉为之诊，霜晨雨夜无难色。尤善理伤寒，著此书以补仲景之遗。

《医论正解》六十卷　　清　洪瞻陛

见民国二十三年《临海县志》卷三十九《艺文书录·子部》。

民国十五年铅印光绪《台州府志》卷四十二《艺文类·经籍考》九：作《仲景医论正解》，无卷数。是书，瞻陛自序谓：主六气、辟六经，阐医学之正宗、发古今之蒙翳。虽属方技，实足裨益民生云云。

民国二十三年《临海县志》卷三十九《艺文》及卷二十二《人物文苑·洪枰传》：枰孙瞻陛，字子升，号雨艻，道光六年优贡，二十年举顺天乡试。由官学教习补四川双流知县，护理龙安知府，咸丰庚申间积劳卒。瞻陛工诗、善书。雅好金石，聚唐碑千余种。著有《存我堂诗集》十六卷、《医论正解》六十卷、《台州形胜考》一卷。

《伤寒易知录》　　清　俞士熙

民国二十三年《宣平县志》卷十一《人物志·艺术》：俞士熙，号静斋，邑庠生。读书明经，善岐黄，著有《伤寒易知录》。遗稿待梓。

《伤寒论读》　　清　应诗洽

见一九五一年《鄞县通志》之《文献志》戊中《艺文》二。

同上《鄞县通志》之《文献志》甲上《人物类志》第三：应诗洽，字在阳，号莲桥。生值英吉利之变，郡城不守。诗洽年尚少，作《愤感诗》寄意，塾师见而异之。家故贫，父授以医药、农圃诸业。乡居苦盗，于是兼习击刺骑射，成武生。试于行省，各艺皆绝。以舞刀石惊典试者，被斥，遂壹意于医，以幼科名。诗根性情，有《莲桥野人诗草》。诗洽著有《幼科简易集》四卷，论者谓今之钱仲阳也。

《伤寒汲古一得》　　清　林志逊

一九五一年《鄞县通志》之《文献志》戊中《艺文》二：见今人周利川《鄞县医林传》。

《南阳医政》十六卷　　　清　陈莲夫

一九五一年《鄞县通志》之《文献志》戊中《艺文》二：见今人周利川《鄞县医林传》。

《金匮衍义》　　元　赵良本

见光绪三十一年补印光绪二十年《浦江县志》卷十四《艺文志·书目》。

同上《浦江县志》卷九《人物志·方技》：赵良本，字立道。从学吴莱，通经史大略，不专精章句，有得于心辄见于行事。柳贯命从朱震亨游。震亨儒者兼通医术，严毅不许可庸俗士。独喜良本，尽以术授之。良本曰：吾欲及物而患无其道，今得之矣。遂发其术活病者，窭人来问药，与毕麾去，不受价。某御史闻荐于朝，授以医学正，不就。顾子友昌且长，遂以家事属之。辟一室以居，自号太初子。研摩养生之说，朝夕粥一器，不御醯盐、蔬蓏，盛暑不举筤，烈寒不附火。逾三十年，鬓发不少变，人望之以为真神仙人。而良本亦若有所自得，人莫测也。忽一日曰：明日良，吾将归矣。取笔与简，予书敛葬仪。至日晨兴，正坐啜一食，敛手瞑目。撼之，则逝矣。时洪武六年二月。其寿七十。

《丹溪金匮钩元》三卷　　明　戴思恭

见光绪三十一年补印光绪二十年《浦江县志》卷十四《艺文志·书目》。

光绪三十一年补印光绪二十年《浦江县志》卷九《人物志·方技》：戴思恭……震亨一见奇之，悉语以濂洛授受之源，间及医学诸家要旨，悉洞其妙。洪武中，征入朝，将属以太医院事，原礼以老病辞。授阶迪功郎,职御医。高皇帝大渐,同列进药不称旨者,皆丽于辟。独指原礼曰:原礼,仁义人也,慎无恐。永乐初,超拜太医院使,既授职,以毫不任事,屡请乞骸骨,许之。频行,谕原礼曰:朕复召汝,汝其来也。既归家,甫旬余,以疾卒。勅命行人谕祭于家,御制《祭文》,褒奖备至。

乾隆元年《浙江通志》卷一百九十七《方技》下:初文皇为燕王时,尝患瘕久不愈。召原礼视之,因问王嗜何物。曰:生芹。曰得之矣,投一剂,夜暴下,视之皆细蛭也,遂愈。

松江诸仲文,盛夏畏寒,常御重缬,饮食必令极热始下咽,微温即呕。他医投以胡椒煮伏雌之法,日啖鸡者三,病愈剧。原礼曰:脉数而大,且不弱。刘守真云:火极似水,此之谓也。椒发阴之火,鸡能助痰,祗益其病耳。乃以大承气汤下之,昼夜行二十余度,顿减缬之半。后以黄连导痰汤加竹沥饮之,竟瘳。

姑苏朱子明之妇,病长号。数十声暂止,复如前。人以为厉所凭,莫能疗。原礼曰:此郁病也。痰闭于上,火郁于下,故长号则气少舒。经云:火郁则发之是已。遂用重剂涌之,吐痰如胶者数升,乃复初。卒年八十二,著有《订正丹溪先生金匮钩元》三卷,间以己意附著其后。又有《证治要诀》《证治类方》《类证用药》。总若干卷。皆隐括丹溪诸书而为之。

《摩索金匮》九卷　　明　卢之颐

见民国十一年《杭州府志》卷八十八《艺文》三《子部》上。

康熙二十三年《浙江通志》卷四十二《卢复传》:作《金匮要略论疏》,无卷数。

《金匮集注》　　清　张志聪

见乾隆四十四年《杭州府志》卷五十九《艺文》三。

《金匮要略论治》　　清　徐彬

见康熙二十四年《嘉兴县志》卷九《事文志》下《书籍》。

按:康熙六十年《嘉兴府志》《人物·徐学周传》:作《金匮论注》,

乾隆元年《浙江通志》卷二百四十七，作《金匮要略注》，光绪十八年《嘉兴县志》卷三十四，作《金匮要略论注》二十四卷。

康熙二十四年《嘉兴县志》卷七《乡达·徐世淳传》：徐世淳，子四：肇森，萌生，庚午副榜。肇梁、彬，孪生。彬，廪贡，精岐黄术，多著辑，有《金匮要略》等书，善有文行。肇森子嘉炎，康熙己未举博学宏词，授翰林院检讨。

按： 徐世淳，字中明。明万历戊午举人，明末殉难，谥烈愍。又，徐彬当作徐肇彬。应为明末人，诸《志》作清人亦非是，今据诸《志·传》正之。

光绪十八年《嘉兴县志》卷二十四《列传》四：徐（肇）彬，字忠可，烈愍公子。尝尚论古今理乱，著《原治编》。子煜，国学生。煌，上海县丞，擢永清县令。

康熙二十四年《秀水县志》卷五儒林：徐彬。嘉兴明经。兼治岐黄，从云间李仕材、江右喻嘉言游，尽得其传。

《金匮直解》　清　高世栻

见民国十一年《杭州府志》卷一百五十《人物》十一《艺术》二《张志聪传》。

《金匮述》　清　许栽

光绪二年《海盐县志》卷十九《人物传》五：许栽，字培之，国学生，吴遵程高弟。人品高洁，专精医学。所辨伤寒分经，得仲景遗法。每有患症，他人束手无策者，治之辄愈。著有《古今名方摘要歌》《劳倦内伤论》《医案赏奇》《痢症述》《金匮述》等书。兼工诗，有《高阳山人诗稿》。

《金匮集解》二十二卷　清　董增龄

咸丰九年《南浔镇志》卷三十《著述》二：有嘉庆十九年自跋。

同上《南浔镇志》卷十三《人物》二《董熜传》：董氏族人以著述名者，嘉庆时有增龄，字庆千，号寿群，归安廪生。善治《春秋》，尝疏《国语韦昭注》，兼善医学。

民国十一年《南浔志》卷二十《人物》三《本传》：董增龄，博雅士也。著述有《规杜绎义》《论语雅言》《金匮集解》《江海明珠》《国语正义》。其《国语正义》援据该备，自先儒传注及近世通人之说，无弗征引。又于发明韦注之中，时加是正。可谓语之详，而择之精矣。

《金匮补注》十二卷　　清　戴元枚

见同治十三年《湖州府志》卷六十《艺文略》五。

《金匮类编》　　清　吕立诚

见民国十一年《海宁州志稿》卷十五《艺文》十六之十一。

同上《海宁州志稿》卷三十二《人物志·方技》：吕立诚，字邦孚，精岐黄术，活人无算。著《鱼吉方歌》《金匮类编》诸书藏于家。弟立诚，子用宾，侄诸生申，皆善医。

按：同上《艺文》：立诚一字鱼吉。

《四时治要方》一卷　　宋　屠鹏

见乾隆元年《浙江通志》卷二百四十七《经籍》七《子部》下。

光绪八年《永嘉县志》卷二十七《艺文志》四《子部》：屠鹏，字时举。其书专为时疾、疟痢、吐泻、伤寒之类，杂病不与焉。戴文端公溪为之跋。

《痧胀玉衡书》四卷　　清　郭志邃

光绪四年《嘉兴府志》卷八十一《经籍》二《子部》：庄仲方曰：谓诸病多痧邪，而前人未察，因作《痧胀玉衡》。推穷极变，成一家言，足备前贤所未备。

郭志邃，字右陶。秀水人。

《瘟疫论》　　清　林之翰

见乾隆二十五年《乌青镇志》卷十《艺术·本传》。

《温热心书》十卷　　清　徐鲁得

见嘉庆十六年《上虞县志》卷十《人物》八《文苑》。

光绪十七年《上虞县志》卷三十六及光绪二十四年《上虞县志·校续》卷三十九:《徐氏谱》云: 大要谓仲景《伤寒论》为冬月正伤寒作,不可春夏秋三时之温热病治也。因言诸家亦辨之而未详,故为是书。

嘉庆十六年《上虞县志》卷十《人物》八: 徐鲁得,字应速,诸生。贯穿理窟,著《四书辨疑》二十四卷,并览医家言,辟俗说之谬。著《温热心书》十卷。施药济贫。

《瘟疫新编》　　清　陆增

见光绪十二年《平湖县志》卷二十三《经籍·子部》。

《痧疫疹子专门集》　　清　劳梦鲤

见民国九年《余姚六仓志》卷四十二《方技》。

《霍乱转筋医商》　　清　胡杰人

民国九年《余姚六仓志》卷二十一《艺文》: 又著有《腾馥吟》二卷 (严蔚文撰序、胡德辉题词)、《赛竹楼杂作》《本草征要》《本草别名》《针灸辑要》。

同上《余姚六仓志》卷四十二《方技》: 胡杰人,字芝麓,手有歧指,又号指六异人。工诗,著《腾馥吟稿》。赴杨氏纫兰诗社赋《秦淮月》有: "六朝名胜地,几辈宦游人"之句。性好弈,尝与浒山蒋个园对局。家有赛竹楼,藏古今书画。兼知医,有《医商》一书行世。

《痧瘝辨证》　　清　吴春照

道光二十七年《海昌备志》卷四十一《艺文》十五:《谱传》云: 谓痧胀之名,于古无考。究其指归,亦不外乎伤寒、瘟疫。

按: 民国十一午《杭州府志》卷八十八《艺文》三《子部》上: 作《痧胀辨证》。

道光二十七年《海昌备志》卷四十一《艺文》十五: 吴春照,乙照弟，字迟卿，号子撰，诸生。子撰作文，萧疏淡荡，如其为人。既不得志于场屋，遂纵酒自娱。酒后清言，时见名理。暇则寄情绘事，旁及操琴、布算、揲蓍之学。兼通岐黄家言，尤深于小学，精雠校。家藏数千卷，丹黄几遍。钱塘汪久也重刊咸淳《临安志》，延子撰佐校勘。并为校《史》《汉》，惜未竟其业。以豪饮得噎疾卒。

《吴氏谱传》云：生平深于小学。尝采《尔雅》《释名》《方言》《埤苍》《急就篇》诸书，考其音体之同异、训诂之源流，厘为《字说》。庭芬按：子撰寓武林汪氏振绮堂最久。为校两《汉书》，作《校勘记》。

《免疫类方》一卷　　清　李氏

道光二十七年《海昌备志》卷四十四《艺文》十八《补编》：旧本题：《李氏免疫类方》。紫碌樵叟辑。布衣李月岩印录其简明者二十余条，为《免疫要则》。将刊行未果。曹桐石徵君序之。

《霍乱论》二卷　　清　王士雄

民国十一年《海宁州志稿》卷十五《艺文》十七之十二：海丰张氏洵、潋水诸葛氏金序。同郡谢氏家柱跋。

自序云：霍乱，急症也。霍乱而转筋，则证之尤急者也。然《内经》发其论、先哲著其方矣。奈往往有惑于吊脚痧之名，而骇为奇特之病，目眩心疑，妄施治疗，抑何陋哉。夫吊脚痧，俗称也。以其上吐下利之后，转筋于腓而动掣，与呼乾霍乱为绞肠痧同其比喻耳。有指鹿为马而好为大言以欺人者，开口《伤寒论》，动手《四逆汤》，卤莽灭裂，似是而非，更可叹矣。若《伤寒论》，乃金科玉律之书，不得草草读过者。观其论霍乱，首以热多、寒多分治。是霍乱原有阴阳之殊也，但五苓散外，竟无一言以及热证之治。岂圣人亦尔偏疏，盖由书传兵火之后，难免遗亡之憾。因此识彼，在学者之自得焉。矧四逆汤条，于既吐且利之下，紧接曰：小便复利、重申曰：下利清谷。是何如其叮咛而瞻顾耶。苟不识此，而竟敢妄援其例以误人者，不得藉口圣人而自卸其罪也。且是证也，每发于夏秋之间，甚则流行似疫，阖境皆然。谓非暑湿热之所酿，何至于此极乎。其间亦有阴热之证者，皆是安逸之人，有自取之道，不可因此而概彼也。故雄谓霍乱之属热者，主病之常也，众之所同也。霍乱之属寒者，他气之逆也，人之所独也。悯世人之惑于俗、诬于古，而未明夫常变之道也。因述其大略，参以管窥，而质之大方云尔。道光戊戌春三月。

按：《霍乱论》一书，先生后在上海又复重订。其自序云：《重订霍乱论》者，以道光间尝草《霍乱论》于天台道上，为海丰张柳吟先生阅定、同郡王君仲安梓以行世，盖二十余年矣。板存杭会，谅化劫灰。咸丰初元，定州杨素园先生，又与《王氏医案》十卷，合刻于江西，不知其板尚存否。今避乱来上海，适霍乱大行，司命者罔知所措，死者实多。元和金君篛斋，仁心为质，恻然伤之。遍搜坊间《霍乱论》，欲以弭乱而不能多得。闻余踪迹，即来订交，始知其读余书有年，神交已久，属余重订以为登高之呼。余自揣无拨乱才，方悔少年妄作之非，愧无以应也。逾两月，篛斋亦以此证遽逝，尤怆余怀。哲嗣念慈，检得《转筋证治》遗书一册，示余曰：此先人丁巳年刊于姑苏者，今板已毁，书亦无余。予读之，简明切当，多采荛芜，洵可传之作。因叹篛斋韬晦之深，竟不予告也。吴县华君丽云知予砚田芜秽，持家藏下岩青花石一片见赠曰：子将无意慰金君耶，有意慰金君，则重订之举曷可以已乎。余不能辞，遂受其片石，纂此以慰篛斋于地下。非敢自忘不武，谓可以戡定斯乱也。书成，题曰：《重订霍乱论》。首病情、次治法、次医案、次药方，凡四篇。同治建元壬戌闰月丙午，华胥小隐自记。

乌程汪曰桢跋云：《经》云人之伤于寒也，则为病热。盖六气之邪，都从火化。外感之病，虽有因寒、因热之分，而热者较多。霍乱不过外感之一证，其中亦有寒有热，初非专属于寒也。特以其来太骤，拟议不及。辨证稍疏，生死立判。视伤寒、温暑尤难措手。昧者乃专执附桂一方，统治一切霍乱，不亦慎乎。梦隐向有《霍乱论》之刻，久已风行。近又重加编订，益为详备。盖深疾偏执一方以治百病之弊，故不辞痛切言之如此。读者顾疑其偏用寒凉，未免以词害意矣。昔洄溪作《慎疾刍言》而自论曰：有疑我为专用寒凉攻伐者，不知此乃为误用温补者戒，非谓温补概不可用也。谅哉斯言，请以移赠梦隐此书可乎。同治癸丑正月。

《温热经纬》五卷　　清　王士雄

见民国十一年《杭州府志》卷八十八《艺文》三《子部》上。

民国十一年《海宁州志稿》卷十五《艺文》十七之十二：《温热经纬》五卷。光绪三年重刊。有赵氏梦龄、杨氏照藜序。

自序云：天有四时五行，以生长化收藏，以生寒暑燥湿风。此五气原以化生万物，而人或感之为病者，非天气有偶偏，即人气有未和也。《难经》云：伤寒有五，有中风、有伤寒、有湿温、有热病、有温病，此五气感人，古人皆谓之伤寒。故仲圣著《论》亦以伤寒统之，而条分中风、伤寒、温病、湿、暍。五者之证治，与《内经》《难经》渊源一辙。法虽未尽，名已备焉，《阴符经》云：天有五贼，见之者昌。后贤不见，遂至议论愈多，至理愈晦。或以伤寒为温热，或以温热为伤寒、或并疫于风温、或并风温于疫、或不知有伏气为病、或不知有外感之温。甚至并暑、暍二字而不识，良可慨矣。我曾王父《随笔》中，首为剖论。兹雄不揣愚昧，以轩岐、仲景之文为经，叶、薛诸家之辨为纬。纂为《温热经纬》五卷。其中注释，择昔贤之善者而从之，间附管窥，必加雄按二字以别之，俾读者先将温、暑、湿、热诸病名了然于胸中。然后博览群书，庶不为所眩惑而知所取舍矣。非敢妄逞臆见，欲盖前贤，用质通方，毋嗤荒陋。咸丰二年壬子春二月。

民国十一年《杭州府志》卷一百五十《人物》十一《艺术》二：王士雄，字孟英，海宁人。士雄幼读椠书，著述最夥。其刊行者曰《归砚录》、曰《重订霍乱论》、曰《随息居饮食谱》、曰《重校证治针经》、曰《仁术志》、曰《回春录》、曰《温热经纬》。又有《潜斋丛书》之刻。其《温热经纬》。乌程汪曰桢目为宝书，为文赞之。

民国十一年《海宁州志稿》卷三十二《人物志·方技》：王士雄……号梦隐，生十四岁而孤。其父弥留时，执士雄手而语曰：人生天地间，必期有用于世。汝志斯言，吾无憾矣。士雄泣而铭诸心。顾自念家贫性介，不能置身通显，何以为世用耶。闻先哲有言，不为良相则为良医，遂究心《灵》《素》，昼夜考索，直造精微。而其治病之奇，若有天授。远近目为神医。生平撰述甚富，其《温热经纬》列入《荔墙丛刻》中。

《温热类编》　清　凌德

见民国七年《上海县续志》卷二十六《艺文·附游宦著述》。

《温热赘言》　清　凌德

见民国七年《上海县续志》卷二十六《艺文·附游宦著述》。

《温热经纬评》五卷　清　汪曰桢

见民国十一年《南浔志》卷四十一《著述》二。

同上《南浔志》卷二十一《人物》四：汪曰桢，字刚木，号谢城，又号薪甫。母赵荥，系出名阀，博通经史，淬志教子。曰桢得力慈训为多，故学有根柢。早岁阨于小试，纳粟为上舍生。赴秋闱者十三，咸丰壬子始举于乡。春官报罢，绝意进取。旋补会稽教谕。砥砺名教，士风归雅。在官俸入，半供枣梨，有《荔墙丛刻十六集》行世。长于推步、勾股之学。因历术纠纷，乃上起周共和下迄明末，各以当时用术，步其朔闰。为《历代长术》五十三卷，继省为《辑要》十卷，与所著《古今推步诸术考》相为发明，津逮后学。复留意等韵之书，补正江氏慎修《四声切韵表》五卷。平湖顾广誉谓其虚心观理，故能论核而气平。历修《南浔镇志》《乌程县志》《湖州府志》。而《镇志》体例谨严，尤为世所倾叹。曰桢又通医理，博学多能。生平无妄语，践履笃实，劬学汲古，虽造次颠沛中，文墨不废，耄而益勤。光绪壬午卒于官。年七十有一。

《痧书节要》　清　洪荫南

民国《瑞安县志稿》之《人物·艺术》五：洪荫南，字子迁。少以能文补诸生，工为诗。既而习医，善治时疫有名。踵门者，户限为穿，官斯土者，亦争相延致。适馆授餐，礼恐后。南游闽越、北揽吴会，医学日精、诗篇益富。著有《师竹斋吟草》，孙诒让称其：冲淡夷犹，时构精语，体综唐宋，而不为涂径所囿云。又有《痧书节要》等书行世。

《温病三焦方略》三卷　清　黄寿衮

民国二十八年《绍兴县志资料》《人物列传》：黄寿衮，字补臣，陡覃镇人。清光绪己丑举人，乙未进士。戊戌补应殿试，改翰林院庶吉士，癸卯散馆授检讨。丙午上书请立宪。民国七年卒。当光绪乙已寿衮家居时，曾奏除堕民乐籍、筹设同仁小学堂。民国初年，计划绍兴水利，有阻止蒿坝添闸、麻谿广洞等意见。所著有《侗子队言》一卷、《经子史札脞》四卷、《彦均匀余》二卷、《外交阐微》四卷、《法律学研究删要》二卷、《法学阚蒙》六卷、《宪政谭要》二卷、《槐荫笔脞》一卷、《富国新典》二卷、《西国军志译要》二卷、《夷门草》二卷、《坦园草》二卷、《温病三焦方略》三卷、《言医随笔》二卷、《论学内外篇》二卷、《梦南雷斋繁言》三卷、《皇朝大事纪年》二卷，《皇朝通考札记》一卷、《梦南雷斋文钞》二卷、《小冲言事》三卷。《莫宧草》四卷、《方志通义》二卷、《谭边要删》四卷、《国际公法通纂》三十卷。

第四类　本　草

《桐君药录》一卷　　上古　桐君

见嘉靖四十年《浙江通志》卷六十七《杂志》第十一之五《仙释·本传》。

万历四十一年增刻万历六年《严州府志》卷十八《外志》一：上古桐君，不知何许人，亦莫详其姓字。尝采药求道止于桐庐县东山隈桐树下。其桐枝柯偃盖，荫蔽数亩，远望如庐舍。或有问其姓者，则指桐以示之，因命其人为桐君。县为桐庐、江为桐江、溪为桐溪、岭为桐岭，而山亦以桐君名焉。或曰黄帝时，尝与巫咸同处方饵，未知是否。有《药录》一卷，行于世。

康熙二十二年《桐庐县志》卷四《杂志类·祠庙》：桐君祠，在桐君山顶。宋元丰中，县令许由仪尝访桐君《药录》，已失其传，惟山隈有双小桐。乃绘桐君像于绝顶小堂，有《诗》云：山中百药当年录，砌下双桐旧日苏。后孙景初代为令，易绘像以塑，名人多留题。元末兵燹，并庙貌无存。洪武中，重建小祠、成化间颓圮。嘉靖初，知县张莹阇旧址，构祠三楹，设桐君木主祠。祠后竖楼，柱石垒木，势甚崇耸。取常乐寺镛悬之，岁设钟夫以司晨昏。又创屋三间于祠侧，析紫霄观道士一人，居理祠事，仍以桐君祠占籍。于下隅得觉度废寺产而归之，盖为经久计。亭塔巍峨，山水掩映。每登眺，江山景物，一览在目，仿佛图画中。昔人比之浮玉山，又号小金山，可以见其胜也。岁久倾坏。万历五年，知县李绍贤捐俸重建，万历十三年，知县杨东捐俸重修，以晋处士戴颙配享焉。

《灵芝瑞草像》　　南朝宋　陆修静

见乾隆元年《浙江通志》卷二百四十五《经籍》五下及光绪七年《乌程县志》卷三十二之《著述》二。

按：乾隆二十三年增刻乾隆四年《湖州府志》卷四十六及同治十三年《湖州府志》卷五十六：并作《神仙芝草图记》二卷。

乾隆十一年《乌程县志》卷七《释老》：陆修静，字元寂，吴兴东迁人。研综文籍，旁通象纬，与陶渊明、慧远交。明帝勅往后堂，不乐。授馆于外，为立崇虚馆、传经坛。著《斋法仪范》百余卷。谥简寂先生。

《本草音义》三卷　　隋　姚最

见天启《吴兴备志》卷二十二《经籍征》十七。

同上《吴兴备志》卷十三《艺术征》第八：姚最，僧垣第二子也。最幼在江左，迄于入关，未习医术。天和中，齐王宪奏遣最习之。宪又谓最曰：博士高才何如王褒、庾信，王庾名重两国，吾视之蔑如。接待资给，非而家比也，勿不存心。且天子有敕，弥须勉励。最于是始受家业。十许年中，略尽其妙。

乾隆二十三年增刻乾隆四年《湖州府志》卷十八《人物》一：姚最，字士会，察之弟。察在江南，最年十九，随父入关，博通经史。北周世宗盛聚学徒，校书于麟德殿，最予为学士。隋文帝践极，除太子门大夫。奉敕习医业。

《本草拾遗》十卷　　唐　陈藏器

见乾隆五十三年《鄞县志》卷二十一《艺文》上《子部》。

按：康熙二十三年《浙江通志》卷四十二《宁波府·本传》：无卷数。乾隆元年《浙江通志》卷二百四十七《经籍》七：《本草拾遗》六卷、《序例》一卷、《解纷》三卷。

光绪三年《鄞县志》卷五十五《艺文》四，掌禹锡曰：唐开元中，三原县尉陈藏器以《神农本经》虽有陶、苏补集之说，然遗沉尚多。故别为《序例》一卷、《拾遗》六卷、《解纷》三卷。总曰《本草拾遗》。李时珍曰：藏器四明人。其所著述博集群书、精核物类、订绳谬误、搜罗幽稳,自《本草》以来,一人而已。肤浅之士,不察其详,惟消其僻怪。宋人亦多删削。岂知天地品物无穷,古今隐显亦异,用舍有时,名称或变,岂可以一隅之见而遽讥多闻哉。如辟虺雷、海马、胡豆之类,皆隐于昔而用于今。仰天皮、灯花、败扇之类,皆万家所用者。若非此书收载,何从稽考。此《本草》之书,所以不厌详悉也。

雍正七年《宁波府志》卷三十一《艺术本传》原按:宝庆、延祐、至正、成化、嘉靖诸《志》,皆无藏器《传》。惟简要志有之,又不详其事,故其遗事无所考。今《传》所云,乃胡安定《贤惠录》所载,见黄训导溥《闲中今古录》。厥后,戴参议鲸、陈太仪朝辅,力为考证,始得表章于世焉。

《诸家本草》二十卷　　宋　日华子

见乾隆五十三年《鄞县志》卷二十一《艺文》上《子部》。

乾隆元年《浙江通志》卷一百九十六《方技》上:《本草纲目·序例》:《日华诸家本草》,宋开宝中明州人撰,不著姓氏,但云:日华子大明序,集诸家《本草》近日所用药,各以寒温、性味、华实、虫兽为类,其言功用甚悉。凡二十卷。

一九五一年《鄞县通志》之《文献》戊上《艺文》一:日华子,姓氏无考,据《本草纲目·序例》但知其名,或字为大明耳。此书成于宋太祖开宝间。案南宋有四川总领陈晔,字日华,尝取洪迈《夷坚志》中药方,撰《夷坚志类编》三卷。见《文献通考》。当非一人。

乾隆五十三年《鄞县志》卷十八《艺术》:日华子,撰《诸家本草》,不著姓氏,但云日华子大明序。全祖望曰:《嘉祐本草》载陈藏器、日华子二人甚明。其云陈藏器即日华子者,出于明之丰吏部。以世有《陈晔谈谐》也。不知别是一人。近或以日华子之姓氏为大明,则更谬也。

一九五一年《鄞县通志》之《文献志》戊上《艺文》一:案宋有陈晔,号日华子,有《琐碎录》二十卷,与著《诸家本草》者同世,遂误合陈藏器、日华子为一人。

《天目真镜录》　　宋　唐子霞

嘉庆十七年《于潜县志》卷十四《人物志·隐逸》:唐子霞,好读书，著述不倦。政和间，从眉山陆惟忠游，尝冠铁冠。著《天目真镜录》，谓天目有养生之药：菁、草、芫花，皆名著《仙经》。徽宗幸宝篆宫讲所，子霞与焉。上望见仪状魁伟，问从何来，对曰：草野臣无他技能，江东使者以臣应诏。即命主洞霄宫。苏公《野翁亭诗》：山人醉后铁冠落，盖指子霞也。

《朱肱酒经》三卷　　宋　朱肱

见乾隆二十三年增刻乾隆四年《湖州府志》卷四十六《著述》三。

按：刘氏嘉业堂刻吴兴丛书本《天启吴兴备志》卷二十二《经籍征》第十七：作《大隐翁酒经》一卷。而嘉靖四十年《浙江通志》卷五十五《艺文志》第八之三《子部》：同作《大隐翁酒经》，无卷数。又，光绪七年《乌程县志》卷三十一《著述》一：作《北山酒经》三卷。

乾隆十一年《乌程县志》卷十四《经籍》:《湖录》谓《宋史艺文志》载:《无求子酒经》一卷，又《大隐翁酒经》一卷。注云：不知姓名，盖无求、大隐，皆肱自号也。

《本草辨正》三卷　　宋　李中

见雍正七年《宁波府志》卷三十五《艺文》上《书目》。

乾隆三十八年《奉化县志》卷十一《人物志》上：李中，字不倚。学极高明而趋深远，为文章自成一家言。有贤行，尤嗜苏黄之学。元符元年游太学，崇宁初，晦于时禁，谢同门拂袖归。大观中，中书舍人晁说之以上书谪监明州船场，无敢谒者。中从之游，识者高之。宣和庚子年卒。葬禽孝乡日岭，楼钥题其墓曰：国子乡先生。所撰有《文集》二十卷、《本草辨正》三卷、《史疑》五卷。

《药书》十卷　　宋　黄宜

康熙二十二年《天台县志》卷九《人物志》上：黄宜，字达之，淳熙二年进士。简重端悫，学务实践，喜推士类。在朝多建明，力排和议，不为权势所屈。时朱文公为常平使者，行部至台，嘱其赈恤。躬行阡陌，计口给饩，全活甚众。从兄早世，事叔母如母、抚其子如子。死之日，家无余资。尝推明濂洛之学，训迪后进。丧祭一用古礼，乡人化之。为文务理致典裁，有《诗》二十卷、《掖垣制草》二卷，《读书手抄》二卷、《丧礼》二卷、《药书》十卷，藏于家。《药书》十卷。见正德《天台志》。

《本草折衷》　宋　陈万卿

光绪三年《黄岩县志》卷二十七《艺文志》三：万卿。旧《志》无《传》，戴石屏称其儒者能医。见宜春赵守，盛称其医药之妙。著《本草折衷》可传。戴复古赠《诗》曰：本草有折衷，儒医功用深。何须九折臂，费尽一生心。药物辨真伪，方书通古今。有时能起死，一剂直千金。

《本草》　元　俞时中

光绪二十年《金华县志》卷八《人物》三《卓行》：俞时中，字器之。时中当宋季，避乱山谷间。叔母刘为元兵所得，欲杀之。时中闻其声，挺声出曰：此吾母也，即欲杀，当以身代。主者壮其言，释刘而挟时中北行。至京师语其事，公卿皆叹奇之。使授学罗郎中所，时罗方贵幸，嘉其才、妻以女、荐入翰林。纂次《本草》，遂为太医令。

《日用本草》八卷　　元　胡瑞

见乾隆元年《浙江通志》卷二百四十七《经籍》七《子部》下及乾隆四十四年《杭州府志》卷五十七《艺文》一。

道光十七年《海昌备志》卷二十七《艺文》一：《日用本草》八卷。见《本草纲目》。《州志》作十卷。《余闻》云：家藏本缺前七卷，题曰：元海宁吴瑞编辑，明吴郡钱允治校注。后跋云：元天历间，海宁医学吴瑞编集《日用本草》。六世孙景素，欲刊未果。其子镇始遂其志。《州志》以吴为胡，系误。

吴瑞，字元瑞，又字瑞卿。文宗时，官本县医学教授。

《本草衍义补遗》　元　朱震亨

见康熙三十一年《义乌县志》卷十三《人物志·理学本传》。

乾隆元年《浙江通志》卷二百四十七：《本草衍义补遗》，朱震亨著，杨珣类集。

《本草节要》十卷　　明　叶子奇

见乾隆元年《浙江通志》卷二百四十七《子部》下。

乾隆二十七年《龙泉县志》卷十二《艺文志·著撰》：自序略曰：《本草》之经，其初止于三百六十余种而已，以上药一百二十种为君，养命以应天；中药一百二种为臣，养性以应人；下药一百二十五种为佐使，主治病以应地。以义言之，固足以符天数而相同，此造端立言之初意也。至于后贤继作，因而重之以为七百三十种，列于副品，则固已多于旧矣。及夫唐苏恭之注、吴蜀《图经》之出，及陶隐居辨论、陈藏器拾遗，其多已至一千八十二种，而附见之品不与焉，可谓悉乎其备矣。予尝勇读是书，切加爱焉，颇病其诸家言语重复冗杂。年老居闲无事，因取崇安《类编本草集注》，钩元提要，定其文之可存者，以为《节要》一书。故首《本经》，则究其性之体；次《图经》，则识其形之名；参众论，则审其辨之明；备名方，则验其功之效；而终之以寇宗奭《衍义》之说以折衷群言，而补其阙漏者焉。既不径约而失之空疏，又不繁猥而流于泛滥。庶乎词简而义该、语精而意备。

乾隆二十七年《龙泉县志》卷十《人物志·理学》：叶子奇，一名锜，号静斋。少颖悟，专心于内圣外王之学。凡天文、地理、岁闰、音乐之书，无不研究。知圣贤之学不贵多闻，而明通公溥之功，一以静为主，遂自号静斋。尝作《太元本旨》，究通衍皇极之说，儒者称之。又有《范通》《元理》《本草节要》等书行于世。

光绪三年《处州府志》卷十九《人物志》上《理学》：叶子奇，字世杰，龙泉人。明初龙凤八年，浙江行中书省以学行荐，廷试中式，授岳州巴陵薄。洪武十一年春，有司祭城隍神，群吏窃饮猪脑酒，县学生发其事，子奇适至，株连逮狱。用瓦磨墨，有得辄书，号《草木子》。事释家居，续成之。曰草木子者，以草计时、以木计岁，以自况其生也。里人王刚叔从许谦受理一分殊之旨，子奇游刚叔之门。

嘉靖四十年《浙江通志》卷四十六：叶子奇所著有《静斋集》《诗宗选玉》《本草节要》等书行于世。

《本草发挥》三卷　　明　徐用诚

乾隆五十七年《绍兴府志》卷七十八《经籍》二《子部》：明洪武时，丹溪弟子，山阴徐彦纯，用诚。

《药谱》　　明　陶宗仪

民国十五年铅印光绪《台州府志》卷四十二《艺文·经籍考》九：是书，载三续《百川学海》壬集，盖从《辍耕录》中刺出。

同上《台州府志》卷八十五《文苑》二：陶宗仪，字九成，黄岩人。冲襟粹质，洒落不凡。少试有司一不中，即弃去。务古学，无所不窥。出游浙东西，师事潞国张翥、永嘉李孝先、杜本。方诗文咸有程度，尤刻意字学，习舅氏赵雍篆法。家贫，抵松江教授弟子。遇人无险夷佞直，一接以诚。平居寡言笑，至论古今人物，上下数千年，竟日不倦。辟地松江之南村，筑草堂以居，人称南村先生。艺圃一区，果蔬薯蓣，度给宾客，馀悉种菊。栽接溉壅，身自为之。间遇晴日，引觞独酌，歌自所为诗，抚掌大噱。或跨青犍，纵其所之。好事者每见之辄图状相传。喜以笔墨自随，辍耕休于树阴，遇事肯綮，摘叶书之。贮一破盎，去则埋于树根。如是者十载，遂累盎至十数。一日尽发其藏，俾门人萃而录之，成《辍耕录》三十卷。晚益闭门著书，有《说郛》一百卷、《书史汇要》九卷、《四书备遗》二卷、《草莽私乘》一卷、《唐义士传》一卷、《游志续编》二卷、《古刻丛钞》一卷、《元氏掖庭》一卷、《金丹密语》一卷、《南村诗集》四卷、《沧浪櫂歌》一卷。

《本草考证》二卷　　明　黄渊

见乾隆五十七年《绍兴府志》卷七十八《经籍》二《子部》。
乾隆四十六年《余姚县志》卷三十五作《本草证》。

《类证用药》　　明　戴思恭

见乾隆元年《浙江通志》卷一百九十七《方技》下《本传》。

《金华药物镜》三卷　　明　商大辂

见康熙三十四年增补康熙二十二年《金华县志书》卷七《杂志类》。

道光三年《金华县志》卷八《人物》五《商惠传》：商大辂，号茹松。长于经史，无不条贯，而澹于仕进。

《本草权度》　　明　黄济之

见乾隆元年《浙江通志》卷二百四十七《经籍》七《子部》下。

按：光绪二十五年《余姚县志》卷十七误作《本草权要》。作三卷。又乾隆五十七年《绍兴府志》卷七十八及乾隆四十六年《余姚县志》卷三十五并作王济之。

光绪二十五《余姚县志》卷二十三《列传》八：黄济之，字世美。父当从军陕西，济之请代。途遇盗，自陈情款，盗不忍害。

《食物本草》二卷　　明　卢和

乾隆元年《浙江通志》卷二百四十七《经籍》七《子部》下：正德时，江陵汪颖撰。东阳卢和，字廉夫。尝取本草之系于食品者，编次此书。颖得其稿，分为：水、谷、菜、果、禽、兽、鱼、味，八类云。

《儒门本草》　　明　卢和

见道光八年《东阳县志》卷二十七《艺文外编·附书目》。

《药性赋》四篇　　明　严萃

见康熙二十四年《嘉兴县志》卷七下《人物志·艺术》。

同上《嘉兴县志》卷七《乡达》：严萃，字蓄之，弘治戊午贡授广东阳江令。任阳江七月而政成，未几告归。卒年六十有五。

同上《嘉兴县志》卷七下《人物志·艺术》：严萃。初贡入太学。览医方曰：此吾祖业，可尽忘乎。乃躬研数年，曲畅旁通。撰《药性赋》四篇。

光绪三十二年补刻光绪十八年《嘉兴县志》卷二十七《列传》七《艺术》：严萃，《药性赋》四篇：分寒热温平之异。

《本草摘要》一卷　　明　邵讷

光绪二十五年《余姚县志》卷十七《艺文》上:《天一阁书目》:晋陵龚道立序。

《本草集要》八卷　　明　王纶

见乾隆元年《浙江通志》卷二百四十七《经籍》七《子部》下。

光绪二十五年《慈溪县志》卷四十七《艺文》二:《天一阁书目》作三卷。

纶自序曰:家君真静居士,中岁久婴厌疾,而纶与兄经少亦多病,服药无虚月。每见乡之医者,率执定方、持一说,用之多不获效。每遇病,辄忧疑畏惧,而叹乡之无良医也。后家兄既长,理家务,而纶攻举子业。家君庭训曰:汝等干蛊读书之外,若有余力,宜莫如学夫医。医可以保身,可以事亲、可以济人。家兄遂购《本草》《内经》、东垣、丹溪诸书,读之三年有所得。乃论于家庭曰:今乃知医之陋妄也。古人因病以立方,非制方以待病。病情万变,岂一定之方可尽耶。丹溪先生多不袭古方,唯究心《本草》,以某药治某病,以某药监某药,以某药为引经而已。故学医之道,莫先于读《本草》、识药性。药性明,然后学处方;知处方,然后讲病因;知病因,然后讲治法;知治法,然后讲脉理,以及乎察色、听声、问证之详。斯学有次第,而医道可明也。余闻而心悦焉,因先取《本草》阅之。见其繁杂、重复,每读一二品辄欠申思睡。又见所载止大观以前,尚遗后来洁古、东垣、丹溪诸说。意欲重加删补,以便检读而未遑也。后举业事毕,旁究诸家书,而于《本草》尤加意焉。宏治壬子,备员仪制司。公暇,遂取《本草》及诸书,参考互订,削其繁芜、节其要略,删成五卷,定为中部。又取《本草》卷首总论及采《内经》、东垣诸说有关于《本草》者,凡一卷附于前,以为《本草》之源,为上部;又取药性所治,分类为十二门,凡二卷,以为临病用药,制方之便,为下部。凡三易稿,历四寒暑而书成,共八卷,名曰:《本草集要》,盖取其要以便初学及吾儒之欲旁通是术者耳。若专门之士、聪颖之姿,固当尽阅全书,不可厌繁多而乐简便也。士友见者,或劝梓行以传,遂命工刻之。因序学医之由,与所以集是书之故以识岁月云。

浙江省

915

天启四年《慈溪县志》卷七《人物·经济》：王纶，字汝言。由进士除工部主事，广西左布政。所至平政、均役，饬举纲维，懋著勋阀。时久次不调，逆瑾方牢笼天下士，资浅者俱获显擢。或劝之，应曰：三十年蓼居，忍改操耶。万一被蜇，角巾私第，亦复何憾。所著有《学庸要旨》《书斋杂稿》《礼部要稿》《分守要稿》《承宣》《巡抚》二稿。尤精于医，所治无不瘳者。其原病定方，不规规泥古，而卒不爽于古，论者以为丹溪复出也。有《本草集要》《名医杂著》。争相传刻，利济弘多。

雍正八年《慈溪县志》卷七：王纶，成化二十年进士。守外任时，常朝听民讼，暮疗民疾。今配享神农祠中。

《药性辨疑》　　明　姚能

见天启四年《海盐县图经》卷十四《人物篇》第六之五。

《药性准绳》　　明　贺岳

见天启四年《海盐县图经》卷十四《人物篇》第六之五。

《食物本草》二卷　　明　胡文焕

见民国十一年《杭州府志》卷八十八《艺文》三《子部》上。

《本草集要》十二卷　　明　方谷

见乾隆元年《浙江通志》卷二百四十七《经籍》七《子部》下。

《本草正讹补遗》　　明　徐升泰

见乾隆元年《浙江通志》卷二百四十七《经籍》七《子部》下。

康熙十二年《会稽县志》卷二十六之五：徐升泰，字世平。学醇数奇，屡困棘闱。一旦兴范公不能作相，愿为良医之志。而于马莳《素问发微》，尤相深契。刀圭绪泽，起人所不能起……曷若辑书寿世，施济大且远也。遂驾言衰迈，惟一意著述，作不朽业。今《正讹补遗》一书，神《纲目》所未备。其久大之学术，虽列方技，不愧儒林。

康熙二十二年增刻康熙十一年《绍兴府志》卷五十三《人物志》十六：徐升泰，会稽人，著《本草辨疑》数百卷。子诸生宗大，孙承元。

世以医名。

《本草发微》　　明　金时望

乾隆四十八年《汤溪县志》卷八《人物志·质行》：金时望，性夙慧，善吟咏。所著有《本草发微》《金丹参悟》等书。游寓昆山，至今吴中以侠闻。

《药圃种花录》　　明　钱升

见嘉庆六年《嘉兴府志》卷七十三《经籍》二《子部·谱录类》。

同上《嘉兴府志》卷五十七《列传》八《海盐县》：钱升，字紫芝，与暎子，万历戊午举人。博学，著有《西乘庵稿》。

《本草汇言》　　明　倪朱谟

康熙二十六年《仁和县志》卷二十一《方技》：倪朱谟，字纯宇。少业儒，沉默好古。治桐君、岐伯家言，得其阃奥，治疗多奇效。集历代本草诸书，穷搜广询、辨疑正讹，名曰《本草汇言》。医家无不奉为蓍蔡。

康熙二十三年《浙江通志》卷四十二《方技》：倪朱谟《本草汇言》，子洙龙刻之行于世。世谓李《本草纲目》得其详，此得其要，要可并垺云。洙龙仍以医名家，纂《伤寒汇言》，与《本草》并行，竭蹶以刻父遗书，人得允称焉。

《本草摘要》　　明　俞汝言

见康熙二十四年《嘉兴县志》卷七《文学》。

按：嘉庆六年《嘉兴府志》卷七十三《经籍》二《子部》：有清俞汝贤《本草摘要》一书。未知与此是否误复。

康熙二十四年《嘉兴县志》卷七《文学》：俞汝言，字右吉。具经世才，年十九补诸生食饩，乙酉后遂弃去。家贫，浩然自得，知旧仕宦，不通干谒。尝游燕、赵、韩、魏、宋、卫、闽、粤、云中、雁门，搜罗载籍甚富，读所未见书。归而闭户著述，有《浙川集》《先儒语要》《京房易图》《晋将军佐表》《礼服沿革》《汉官差次考》《宋元举要历》《纪年同声录》《崇祯大臣年表》《卿贰表》《明世家考》《寇变略》《弇州三述补》《品级广考》《西平县志》《嵩山志》《谥法考补》《双湖杂录》《本草摘要》。晚又著《春秋平义》十二卷、《四传纠正》一卷。坐是两目失明，犹令人口诵诸书，口授所见，使笔记之，遂病以死。

光绪二年补刻乾隆三十八年嘉庆二十五年《梅里志》卷十一《流寓》：俞汝言，字渐川，秀水人。甲申后，遂弃去（诸生）。家故贫，康熙甲寅，移居梅里，与缪处士永谋同居，年余即返城东草堂。

嘉庆六年《嘉兴府志》卷五十三《列传》四《秀水·文苑》：俞汝言尝馆鹤洲朱氏，宁都魏禧来寓倦圃曹氏，曹，朱戚也。禧因访汝言，与论古今人物、治乱得失，穷十昼夜，禧为倾倒。

《本草乘雅》　　明　卢之颐

见康熙五十七年《钱塘县志》卷二十六《方技·卢复传》。

民国十一年《杭州府志》卷八十八《艺文》三《子部》上：作《本草乘雅半偈》十卷。

《本草辨误》　　明　唐达

见乾隆二十三年增刻乾隆四年《湖州府志》卷四十六《著述》三《子部》。

《本草会编》　　明　靳起蛟

康熙五十七年《钱塘县志》卷二十六《方技·靳豪传》：靳豪，其先本三晋人。唐时有靳恒者，知开封府，居官谨，有能名，民爱之，因家焉。后世有豪者，北宋时，居东京之显仁坊，稳居市药。每日设浆于肆，以济行者。宣和间，有二道者，日饮于靳氏。靳氏事之岁余不懈，因曰：吾试若耳，若长者，子孙当有厚报，因书数语授之。视其所授，则秘方也，试之小儿奇验。高宗南渡，扈跸至武林，遂世为太医。数传至从谦，为御直翰林医官，赐勅特进三阶，出内府《百子图》赐之，命以所出巷为百子图巷，靳氏之有《百子图》，自南宋绍兴三年始也。靳之后有起蛟，著有《本草会编》。国初起蛟之子鸿绪，著有《内经纂要》。其业甚精。子咸、吉、谦，皆诸生，以医名世。

康熙二十三年《浙江通志》卷四十二《方技·靳起蛟传》：靳起蛟，字霖六，仁和人。世以儿医显，而起蛟术尤精。远近迎之无宁晷，小儿见靳先生来，则以为慈母而投其怀。起蛟子鸿绪，字若霖。业工不减其父，著《内经纂要》，阐发微渺。三子：咸，字以虚；吉，字允庵；谦，字仁若。能世其学，而吉尤见推于时，皆为名诸生。

《重订本草纲目》二十卷　　明　吴毓昌

见康熙五十七年《钱塘县志》卷三十二《经籍》。

康熙二十三年《浙江通志》卷四十二《方技》：吴毓昌，字玉涵，以太学生为内阁中书。当国家蝄蟓沸羹之时，无所附丽，人皆贤之。善岐黄之术，施济甚多，子尧善。

《本草经注》　　清　李无垢

光绪二十二年补刻光绪十八年本《嘉兴县志》卷二十七《列传》七《艺术》：李无垢，钱塘人，明末入南京太医院为医士。顺治十三年至梅里，以二童子随。榜其门曰：李无垢，总理内外大小十三科方脉。里中医嫉其大言，谤者蜂起。朱彝尊间访之，方注《本草经》，多发新议。论吉贝子不宜久服，娓娓数百言。彝尊妻冯氏病热十四日不汗，逾二旬势转剧，诸医皆云伤寒不可治。邀之诊视，笑曰：所居阁四面俱木围之，木生火，触暑脉伏，无他恙也。亟以甘瓜、井水投之，不药愈。既而无垢死，所著书无存。朱彝尊撰《传》。

民国十一年《杭州府志》卷一百五十《人物》十一《艺术》二之《本传》：李元素，字无垢。

《本草类证》　　清　沈好问

见康熙二十三年《浙江通志》卷四十二《方技》。

《医方本草》　　清　施永图

康熙六十年《嘉兴府志》卷十四《秀水·文苑》：施永图，字明台。由明经仕至凤泗道。归里后，著《历朝圣主芳规》《五经四书慧解》《天文地利火攻心略》《历代纪异》及《医方本草》《醒世恒言》诸书行世。

《本草分经》　　清　吴应玑

见道光八年《东阳县志》卷二十七《艺文外编·附书目》。

同上《东阳县志》卷十三《选举·例贡》：国朝，吴应玑（原作机），增贡，南岑人。

《药性考》　　清　柴允煌

见乾隆四十四年《杭州府志》卷五十九《艺文》三及民国十一年《杭州府志》卷八十八《艺文》三《子部》：柴允煌，字令武，仁和人，监生。

《本草注》　　清　黄百谷

见光绪二十五年《余姚县志》卷十七《艺文》下。

《药性纲目》　　清　汪怀

见民国十一年《杭州府志》卷一百五十《人物》十一《艺术》二《赵学敏传》。

《本草谱》　　清　张园真

见光绪十三年《桐乡县志》卷十九《艺文志·子部》。

《山农药性解》四卷　　清　钱捷

见乾隆二十四年《象山县志》卷十一《艺文·著述》。

同上《象山县志》卷九《人物志》二《列传》：钱捷，字月三，号陶云，父继闵，字翼圣。敦敏力学，贯串经史。捷承庭训，登进士。捷，博学工诗，为文奥衍清峭，有古作者风。晚年卜居甬上，与耆旧相唱和。卒年八十六。

按：钱捷以刑部提学贵州，萧山毛奇龄有诗送行。

《本草崇原》　　清　张志聪

见乾隆四十四年《杭州府志》卷五十九《艺文》三。

《本草新编》　　清　陈士铎

见嘉庆八年《山阴县志》卷十八《艺术》。

《本草发明纂要》　　清　刘默

康熙三十年《苏州府志》卷七十八《人物·艺术》：刘默，字默生，钱塘人。侨居郡城之专诸里，以医名，遇危症能取奇效。所著有《症治石镜录》《本草发明纂要》。

《药品化义》　　清　贾所学

见康熙二十四年《嘉兴县志》卷九《事文志》下《书籍·补遗》。

《本草类集》　　清　朱雍模

见道光二十七年《海昌备志》卷四十七《艺文》二十一《拾遗·医学七书》。

《本草纂要》十卷　　清　闵珮

见光绪七年《乌程县志》卷三十一《著述》一。

同上《乌程县志》卷十七《人物》六：闵珮，字玉苍，号雪岩，乌程人，钱塘籍。康熙丙戌进士，知峨嵋县。公廉不欺，邑民万某贾于外，比归，盗杀其家八口，不知主名。珮亲行履勘，无他状。独一室张新伟，其女兄云：此为客寝，某日吾父来家，自云川西有客至。珮憬然曰：盗得矣。县逆旅故有记籍，令吏收取，因以推迹盗所过。披籍得温江客姓名，则其堂兄弟也。即移温江逮治，并获其党。讯之，罪立具。擢刑部广东司主事，升郎中，多所建白。侍郎缪某尝问珮，部中推若第一，若何能。对曰：惟平心息气，不敢矜才耳。擢御史归卒。著有《本草纂要》十卷。

《药镜》　清　卜祖学

见嘉庆六年《嘉兴府志》卷七十三《经籍》二《子部》。

《本草补遗》　清　徐视三

见嘉庆六年《嘉兴府志》卷五十七《列传》八。

光绪二年《海盐县志》卷十九《人物传》五：徐视三，字元岳。家贫，学针灸济人。兼工诗画、篆刻。著有《经脉图曜》《本草补遗》《格物辑略》诸书。

《本草分剂》　清　金澍

见民国十一年《杭州府志》卷一百五十《人物》十一《艺术》二。

按：民国十一年《海宁州志稿》卷十四《艺文》十二之七：作《本草分》。

民国十一年《杭州府志》卷一百五十《人物》十一之二：金澍，字具瞻，海宁人，家海盐。精儿科，视贫家儿，遇危证终夜不寐。家人窃听之，但闻翻书声，以是得十全。年六十九卒。著《本草分剂》。

《桐雷歌诀》二卷　清　张德奎

见咸丰九年《南浔镇志》卷三十《著述》三。

民国十一年《南浔志》卷二十《人物》三：张德奎，字聚东，号默斋，监生。妙解医理，著《桐雷歌诀》二卷。性慈和。南浔旧有长生会，其父元熙为之首创。德奎继事益勤，迄今弗替。卒于嘉庆丙寅。年七十有八。

《本草从新》三卷　清　吴仪洛

见嘉庆六年《嘉兴府志》卷七十三《经籍》二《子部》。

道光二十七年《海昌备志》卷三十七《艺文》十一：《本草从新》三卷。《遗书总录》云刊本。《硖志》无卷数，《吴氏备考》同。案今本分六卷。

自序略云：自来著《本草》者，古经以下，代有增订，而李氏《纲目》为集大成者。踵之者，有缪氏之《经疏》，不特著药性之功能，且兼言其过劣，其中多所发明。而西昌喻嘉言，颇有异议。最后新安汪氏祖述二书，著《备要》一书。卷帙不繁，采辑甚广。独惜其本非岐黄家，不临证而专信人言。杂采诸说，无所折衷，未免有承误之失。今不揣固陋，取其书重订之。因仍者半，增改者半。旁掇旧文，参以涉历，以扩未尽之旨。书成，命曰《本草从新》，庶几切于时用云。乾隆丁丑。

《本草纲目拾遗》十卷　　清　赵学敏

见民国十一年《杭州府志》卷八十八《艺文》三《子部》上。

同上《杭州府志》卷一百五十《人物》十一《艺术》二：赵学敏，字恕轩，钱塘诸生。乾隆间，父总蕴下沙时，海溢疫作，延医合药，赖以生者数万人。学敏与弟楷，皆承父命学医，名其堂曰利济。学敏尤博览，日不给，篝灯帏中，藏书夜读，有所得，即汇抄成帙，累累数千卷，成《利剂十二种》，曰《医林集腋》、曰《养素园传信方》、曰《祝由录验》、曰《囊露集》、曰《本草话》、曰《串雅》、曰《花药小名录》、曰《升降秘要》、曰《摄生闲览》、曰《药性悬解》、曰《奇药备考》、曰《本草纲目拾遗》。鲍氏《汇刻书目》载之，但有抄本。至嘉庆末年，传抄本仅存《串雅》《本草纲目拾遗》二种。其原稿本藏杭医连宝善家，张应昌按体例排次成书，以正传抄本之误，同治中为刊行之。其余十种皆佚。

楷，锐意岐黄，病者服其方，无不应手愈，有《百草镜》八卷、《救生苦海》百卷。

又，雍、乾间郡人汪怀，著《草药纲目》一书，乱后佚。

《本草话》三十二卷　　清　赵学敏

见民国十一年《杭州府志》卷八十八《艺文》三《子部》上。

《奇药备考》六卷　　清　赵学敏

见民国十一年《杭州府志》卷八十八《艺文》三《子部》上。

《药性元解》四卷　　清　赵学敏

见民国十一年《杭州府志》卷八十八《艺文》三《子部》上。

浙江省

按：同上《杭州府志》卷一百五十《人物》十一《本传》：作《药性悬解》。

《花药小名录》四卷　　清　赵学敏

见民国十一年《杭州府志》卷八十八《艺文》三《子部》上。

《百草镜》八卷　　清　赵楷

见民国十一年《杭州府志》卷八十八《艺文》三《子部》上及卷一百五十《人物》十一《赵学敏传》。

《本草正味》　　清　金铭之

见民国二十三年《临海县志》卷三十九《艺文书录·子部》。

同上《临海县志》卷二十二《人物文苑·金城传》：金铭之，又名权，字其箴。博雅好古，所居西溪草堂，聚书万卷，书画鼎彝充仞其间。复辟鸥园，建竹屋数楹，因以自号。遇墨客词人叩门、停车问字，辄投辖不令去。著有《一得录》《赏鉴家言》《钱鉴》《经史偶得》《等韵正误》《经济越语》《梓里述闻》《西溪杂记》《闻余集》《本草正味》《地学随笔》。

《本草崇原集说》三卷〔附录〕一卷　　清　仲学辂

见民国十一年《杭州府志》卷八十八《艺文》三《子部》上及卷一百四十三《人物》七之三《王琦传》。

《药义明辨》十八卷　　清　苏廷琬

道光二十七年《海昌备志》卷三十九《艺文》十三：自序云：古云学医人费。其故由于不识病，而亦由于不识药耳。《本草》之名著于汉，自《别录》以下，递有增益。至李东璧，始网罗群书，编辑《纲目》。后之议药者，莫不奉为指南。余尝反复披阅，颇多疑义。缘是书广搜博采，专力三十年，尚未暇取前人渊深之旨、异同之论，讲明而切究之也。后得皇甫氏之《发明》、缪氏之《经疏》、卢氏之《乘雅》、张氏之《崇原》，皆各抒己见，推阐气味、功能之所以然，其用心可谓勤矣。继又见刘云密先生《本草述》一书。本《灵枢》《素问》为之经，而参究古今诸名贤之论说以纬之。曲畅旁通，义无弗彻，使临证处方，共晓然于阴阳生化，与夫五行承制之妙。盖不特为《本草》作笺疏，并可藉是勤求医学之精微也。但文繁理富，一时未易卒读，谨摘录大要，诠次成文。其别本有可采者，仍附各条中，题曰《药义明辨》。庶有以确知其治验之何若，不致妄投，贻费人之诮，见者勿议其剿说可已。若夫土产之优劣、种类之真假、修治之宜否、以及所主某某等，证诸《本草》，虽有详略之分，彼此之异，要亦无难参观酌取，兹不备载云。乾隆五十三年秋，书于京寓之闲云居。廷琬，字韫辉，号灵泉乡人。

《用药时宜》　清　盛熙

见光绪二十年《嘉善县志》卷二十六《人物志》八《艺术·盛韶传》。

《人参谱》四卷　清　陆烜

光绪十二年《平湖县志》卷二十三《经籍·子部谱录类》：已刊存。自序云：遍忆旧览，检书几百种，披阅手抄，少加论列，有释名、原产、性味、方疗、故实、诗文诸类。目前有《图》《赞》。计四卷。

同上《平湖县志》卷十七《人物列传》三：陆烜，字秋阳，号梅谷。弱冠补庠生，一赴乡试不售，即弃去。废产购书，锐意著述，兼通岐黄家言。性嗜山水，尝游四明、天台，北涉江淮，所至以医自给。著有《书义》《曲礼要旨》《群经诂字》《梅谷诗文集》《奇晋斋丛书》《梅谷杂著》《梦影词》《二蚕词》《人参谱》。

《本草晰义》　清　徐汝嵩

民国二十五年《乌青镇志》卷三十八《著述》上：徐汝嵩，字雄五，乌青镇人。

《神农本草经正义》　清　陶思曾

民国二十八年《绍兴县志资料》第一辑《人物列传》：陶思曾，字在一，会稽诸生。笃守郑氏之学，见知于阮文达公元。所著书曰：《论语郑注证义》《孝经郑注证义》《左传贾服注参考》《诗考考》《书疑疑》《说文引经异同考》《玉篇引经考》《太平御览引经考》《神农本草经正义》《城门制度》《五千卷书室文稿》四卷、《诗》一卷。以无子，稿多散佚。年三十四卒。

《本草征要》　　清　胡杰人

见民国九年《余姚六仓志》卷二十一《艺文》。

《本草别名》　　清　胡杰人

见民国九年《余姚六仓志》卷二十一《艺文》。

《人参图说》　　清　郑昂

光绪三年《鄞县志》卷五十五《艺文》四《子部》：郑昂，字轩哉，武生。是书辨别真伪，颇中肯綮。前有董璘序。

一九五一年《鄞县通志》之《文献志》戊中《艺文》二：作一卷。嘉庆七年，狄浦书屋刻本。

《本草集说》二卷　　清　陈瑊卿

见民国十一年《杭州府志》卷八十八《艺文》三《子部》上。

道光二十七年《海昌备志》卷四十一《艺文》十五：《本草集说》二册。陈瑊卿，字卜三，号石眉，又号天日山人，廪生。精等韵翻切之学，得周松霭大令之传。工诗词及医，兼擅画梅。其《唐诗双雕玉》六卷，自序略云：嘉庆戊辰秋，余访字母之说于松霭周先生。

《药字分韵》二卷　　清　陈瑊卿

见民国十一年《杭州府志》卷八十八《艺文》三《子部》上。

《神农本草存真》三卷　　清　张鉴

见咸丰九年《南浔镇志》卷三十《著述》二。

咸丰九年《南浔镇志》卷十八《人物》七：张鉴，字春治，一字荀鹤，号秋水，晚号负疾居士。鉴少从诗人计发游，弱冠补诸生，馆刘氏眠琴山馆，遍读所藏书，学益博。自经史暨地理、水利、乐律、布算、六书、音韵、篆隶、金石、绘画，莫不周悉。发为文章，引据典确。仪征阮文达公元抚浙，筑诂经经舍于西湖，拔两浙知名士讲肄其中。鉴及同里杨凤苞、施国祁皆与焉。佐修《盐法志》《经籍纂诂》等书。文达督师宁波，剿海寇，挟鉴同行。复以水灾蠲赈，皆资其赞画。今所传《两浙赈灾记》，即鉴所编，详赡足为后法。适奉上谕予筹海运，嗣因河流顺轨，事遂寝。鉴以河运虽安而费钜，海运虽危而费省。且得其人而行之，海道习熟，亦未尝不如河道之安，乃著《海运刍言》。凡料浅、占风之法，定盘、望星之规，放洋、泊舟之处，靡不讲明切究。侍郎英和见其书，称为可用。迨道光甲辰冬，河决高家堰，粮艘路阻，英和力主海运，奏请允行。大略与鉴说合，而稍加变通焉，卒年八十三。所著书凡三百余卷。

《本草分队发明》二卷　　清　吴古年

见光绪八年《归安县志》卷二十二《艺文略》三。

同治十三年《湖州府志》卷八《人物传·艺术》：吴芹，字古年，本姓姚，归安人，诸生。居下昂村。精于医，名噪远近，遇贫者不受报，富贵人延之，亦不锱铢计较。

《药性辨》　　清　夏承天

见光绪二十五年《余姚县志》卷十七《艺文》下。

《本草经纬》　　清　张用均

光绪五年《镇海县志》卷三十一《艺文》上《子部》：张用均，字辅霖，诸生。

《本草指隐》　　清　张用均

见光绪五年《镇海县志》卷三十一《艺文》上《子部》。

《本草缀遗》　　清　张用均

见光绪五年《镇海县志》卷三十一《艺文》上《子部》。

《本草补注》六卷　　清　方耀

光绪二年《海盐县志》卷十九《人物传》五《艺术》：方耀，字含山，邑庠生。力学砥行，能诗、工绘事，尤精医理。著述甚富，兵燹后，惟有《证治集腋》十卷、《医方歌诀》六卷、《本草补注》六卷。余皆散佚。

《本草摘要》　　清　陈楚湘

一九五一年《鄞县通志》之《文献志》戊中《艺文》二：陈楚湘，一名诗怀。贡生。

《药性分经》　　清　钱嘉钟

光绪四年《嘉兴府志》卷五十五《嘉善·艺术》：钱嘉钟，号云庵，庠生。为人诚笃谦和，精轩岐、甘石家言。习青乌术者多从之游，尤熟悉水道源委。同治三年，命图禾郡沿海洋面。开方计里，撰有《图说》。计所著有《七县海塘图》、《六壬兵占》、《奇经八脉考》、《奇门汇考》六卷、《翻译名义摘要》四卷、《药性分经》、《农闲摭笔》。

光绪二十年《嘉善县志》卷二十六《人物志》八《艺术》：钱嘉钟，号醉沤，附贡生。同治初，许太守瑶光聘勘七邑舆图，撰《七邑舆图说》行世。以劳勤保举四品衔，辞不受。著有《乡党汇考》《禹贡汇注》《纲鉴辑要》《申吟集》《翻译名义摘要》《医案》《奇门图说》《地理图说》。

《本草思辨录》四卷　　清　周岩

民国二十八年《绍兴县志资料》《人物列传》：周岩，字伯度，籍山阴，居会稽木莲巷。咸丰五年顺天副贡，官刑部主事。出知山西祁县，调任安徽舒城。所至循声卓异，擢补盱眙，未莅任即丐疾归。专志攻医，研究《内经》《伤寒》《金匮》，处方辨证，笃于长沙。著有《六气感证要义》二卷、《本草思辨录》四卷，行世。辨药证方，多发前人所未发。首列诸说，欲学者知审择、端趋向也。卒年八十有八。

《东瓯本草》八卷　　清　李芑

民国《瑞安县志稿》之《人物·艺术》五：李芑，字淑诚，原名式夔。受知于督学徐致祥、唐景崇，以诸生食廪饩。科举废后，专力诗词、书画及医籍，而医为尤精，就诊者屡屦盈门，相病治方，咸称神手。著有《东瓯本草》八卷。

《本草考证》四卷　　清　翁济

见民国十一年《杭州府志》卷八十八《艺文》三《子部》上。

第五类 针 灸

《朱肱内外二景图》三卷　　宋　朱肱

见《天启吴兴备志》卷二十二《经籍徵》第十七。

乾隆十一年《乌程县志》卷十四《经籍》:《读书敏求记》:宋政和八年,朱肱取嘉祐中,丁德用画左右手足井荣俞经合原及石藏用画任督二脉、十二经流注,杨介画心肺肝胆脾胃之系属、大小肠膀胱之营垒。较其讹舛,补以针法。名曰:《内外二景图》。

《针灸资生经》一卷　　宋　王执中

见同治四年补刻乾隆二十六年《温州府志》卷二十七《经籍杂著类》。

乾隆元年《浙江通志》卷二百四十七:据《读书附志》云:王执中,东嘉人。《针灸大成》:《资生经》作七卷。

同治四年补刻乾隆二十六年《温州府志》卷十九《选举》:宋·王执中,瑞安人,乾道己丑郑侨榜进士。

按:王执中,字叔权,官从政郎、澧州教授、将作丞。

《重注标幽赋》　　元　王开

见康熙十一年《兰溪县志》卷五《方技·本传》。

按:康熙二十二年《金华府志》卷二十二及康熙二十三年《浙江通志》卷四十二并误作王镜泽。

康熙十一年《兰溪县志》卷五下《方技》:王开,号镜潭,字元启。家贫,好读书。不偶于时,遂肆力于医。游大都窦太师汉卿之门二十余年，悉传其术以归。窦公嘱之云：传吾术以济人，使人愈疾，即君报我也。遇人有疾辄施之，针砭无不立愈。至元初，征领扬州教授，以母老辞。所著有《重注标幽赋》传于世。子国瑞，孙廷玉，曾孙宗泽，能世其业。

光绪十三年《兰溪县志》卷五《艺术本传》：王镜潭，名开，以号行。营居于镜潭之上，人称镜潭先生。子国瑞。屡游三吴，与贝琼交。尝以父《隐居图》请琼为之序。

《子午流注通论》 元 吴宣

见嘉靖二十八年《嘉兴府图记》卷十五之六《本传》、嘉靖四十年《浙江通志》卷五十五《艺文志》第八之三《子类》。

按：康熙六十年《嘉兴府志》卷十四《戴光远传》：作《子午流注论》，并以为吴森撰。

康熙二十四年《嘉兴县志》卷七《行谊》：宋·吴森，字君茂，元初为管军千户。饶资，建塾延师，以淑乡之后进，廉访使以闻，表其门曰：义士。及卒，学士赵孟頫《志》之。

孙，宣，字泰然，豪侠善医。元季，苗兵将屠邑境，宣叩军门，乞贷民命，获免。所著有《道德经注》《子午流注通论》等书。子弘道，能传其术，所居种竹成林。

嘉庆五年《嘉善县志》卷十四《人物志》：吴宣，幼聪敏嗜学，精于医。晚好溪山之胜，放情苕霅间，终于四安山。子宏道，疗疾辄愈，洪武初召为御医。

同上《嘉善县志》卷十七《人物志》五《艺术》：吴宏道，祖森，父宣。遇异人授子午流注针灸之法，传宏道。名显当时，疗人疾无不愈者。子继善。所生子，长曰振民，为平湖医官。次蒙吉，仍世其医业。

《注窦太师标幽赋》 明 祝定

见同治十三年《丽水县志》卷十三《经籍艺文·子部》。

同上《丽水县志》卷十《人物》：祝定，字伯静。以医鸣。洪武初，授本府医学提领，转正科。注《窦太师标幽赋》。医家咸宗之。

《针经订验》一卷　　明　黄渊

见乾隆元年《浙江通志》卷二百四十七《经籍》七《子部》下及乾隆五十五年《绍兴府志》卷七十八《经籍》二《子部》。

《经络发明》　　明　金孔贤

康熙十一年《义乌县志》卷十五《金魁传》：金孔贤，字希范。性恺悌好学，由庠生以例授京吏目。病归，因聚古今医书，穷究玄旨，尤精于针。尝从巡抚都御史王节斋、嘉兴凌汉章讲论。疗治有效，求者如市，不责报给，施贫者之药、给饥者之食。三十余年，远近感德。孔贤所著有《丹山心术》《经络发明》。

《针灸聚英》三卷　　明　高武

见乾隆五十三年《鄞县志》卷二十一《艺文》上《子部》。

按： 康熙二十三年《浙江通志》卷四十二作三十卷。乾隆元年《浙江通志》卷二百四十七、光绪三年《鄞县志》卷五十五，及一九五一年《鄞县通志》之《文献志》并作四卷。又有日本宽永十七年刻本，作八卷。

乾隆五十三年《鄞县志》卷十八《艺术》：高武，号梅孤。好读书，天文、律吕、兵法、骑射，无不娴习。嘉靖时中武举，北上历览塞垣，以策干当路。不用，遂弃归。所言乾象皆验。晚乃专精于医，治人立起。尝慨近时针灸多误，手铸铜人三，男、女、童各一。以试其穴，推之人身，所验不爽毫发。

康熙二十三年《浙江通志》卷四十二《方技》：高武所著《射学指南》《律吕辨》《痘疹正宗》《针灸聚英》《发挥》《直指》各三十卷。行于世。

《针灸素难要旨》三卷　　明　高武

一九五一年《鄞县通志》之《文献志》戊上《艺文》一。

《针灸发挥》三十卷　　明　高武

见康熙二十三年《浙江通志》卷四十二《方技·本传》。

《针灸直指》三十卷　　明　高武

见康熙二十三年《浙江通志》卷四十二《方技·本传》。

《针灸节要》三卷　　明　高武

见乾隆元年《浙江通志》卷二百四十七《经籍》七《子部》下。

《针灸要旨》三卷　　明　高武

一九五一年《鄞县通志》之《文献志》戊上《艺文》一。

《流注辨惑》一卷　　明　凌云

见乾隆元年《浙江通志》卷二百四十七《经籍》七《子部》下。

同上《浙江通志》卷一百九十六《方技》上《湖州府志》：凌汉章，湖州人。成化间，针术神灵，擅名吴浙。汉章为人慷慨负义气，见人之病，如痛在身，有迎者，虽昏夜风雨，无不疾赴。砭石所投，诸患脱然。每晨启门，舆疾求治者数十百人，贫者未尝受直。故身死之日，家无余资。至今以针灸行者，皆称汉章弟子，然术多不逮矣。

光绪八年《归安县志》卷四十一《人物传》九《艺术》：凌云，字汉章，归安人。为诸生，弃去，北游泰山，古庙前，遇病人气垂绝，云嗟叹久之。一道人忽曰：汝欲生之乎？曰：然。道人针其左股，立苏。曰：此人毒气内侵，非死也，毒散自生耳。因授云针术，治疾无不效。里人病嗽，绝食五日，众投以补剂，益甚，云曰：此寒湿积也。穴在顶，针之必晕绝，逾时始苏。命四人分牵其发，使勿倾侧，乃针。果晕绝，家人皆哭，云言笑自如，顷，气渐苏。复加补，始出针，呕积痰斗许，病即除。有男子，病后舌吐。云兄亦知医，谓云曰：此病后近女色太早也。舌者心之苗，肾水竭不能制心火，病在阴虚，其穴在左股太阳，是当以阳攻阴。云曰：然。如其穴针之，舌吐如故。云曰：此知泻而不知补也。补数剂，舌渐如故。淮阳王病风三载，请于朝，召四方名医治不效。云投以针，不三日，行步如故。金华富家妇少寡，得狂疾，至裸形野立。云视曰：是谓丧心，吾针其心，心正必知耻。蔽之帐中、慰以好言，释其愧，可不发。乃令二人坚持，用凉水喷面，针之果愈。吴江妇临产，胎衣不下者三日，呼号求死，云针刺其心，针出，儿应手下。主人喜问故。曰：此抱心生也，手针痛则舒。取儿掌视之，有针痕。孝宗闻云名，召至京。命太医官出铜人，蔽以衣而试之。所刺无不中，乃授御医。年七十七卒于家。子孙传其术，海内称针法者曰：归安凌氏。

民国六年《双林镇志》卷三十一《文存》：归安陆稳《书凌汉章事》：先生讳云，字汉章，别号卧岩，世居双林。自幼善属文，补弟子员，屡试不得志。常叹曰：大丈夫志在万里，顾屑屑研析章句何为，遂屏旧殖。因母患痞疾，留连弥岁，皇皇救治，百方不效，孔棘且殆，往泰山求医。趣装跋涉数千里，至泰山下遇一人，黄冠羽衣，遂与俱归。时母疾已笃，勺水不进者二十余日矣。道人诊视讫，取针治之。针未及泻，而即索饮食。居三日，疾去如脱。先生喜甚，愿倾囊谢焉。道人固辞曰：吾挟此术遍游天下，觅可授者莫得。汝相不凡，名在丹台，今当授汝。乃解其肘后书并针数十与之，且内炼之道，悉为指画。复戒曰：俟功行圆满，复会我丈人峰。吾岂为利售乎，挥手别去。先生由是以医术名当世。

同上《双林镇志》卷二十一《艺术》云：兄天章。亦能医。道遇跛翁扶杖而过，云：少时患疡，医误折针于膝间。云为针肩臂数穴，折针突出，立愈，弃杖再拜去。由是名闻天下。宏治中，秦王宾竹有痿疾，遣官赍束帛来聘。长洲沈石田、松陵史明古皆以诗劝驾。至则一针而愈。王使宫女奉黄金为寿。辞归，以诗饯送之曰：寻常药饵何曾效，分寸针芒却奏功。云为人慷慨负义，有延者，虽昏夜风雨必疾赴，贫者不受酬。所至有桥梁、寺宇损坏者，即留数日，取求治者馈资与之。身没之日，家无余财。年七十七。慎山泉御史蒙、陆北川司马稳各为之《传》。详明史。再传为双湖，名瑄，字子完。奉慈寿太后诏，施针浙闽，全活甚众。授登仕郎。三传藻湖。四传振湖。皆名重公卿，待诏太医院。今子孙世其家学。

同上《双林镇志》卷三十一《文存·赠凌振湖先生序》：不佞向善病，阅医多，始知医之难也。无论史书所称大还之丹、上池之水，隔垣而照症结、登榻而起沉危者，邈哉不可遘。即稍通草木之英、粗识刀圭之诀，可寄性命者，庶几旦暮遇之，虽为执鞭，所欣慕焉。及病痿，颓然不良于行，于是益求医，医趾错而进。其无害则疗饥之画饼、其无济则沃石之弃汤。阅三载有奇、蹒跚如故，而药穷于医，医亦穷于药矣。客有过余者曰：是宜针。昔黄帝再拜受针于岐伯，法至今存。昭代得其传者独吴兴凌氏，洪武间，汉章先生名满天下。诚长桑、越人、挚、䟒、缓、和之流亚也。其子姓多以诗书显，顾犹不废此道。若藻湖翁克绳祖武，今复成古人，幸有其子世其业，则振湖君也。徯其来则瘳矣。予素熟于耳，遂走一介赍书币迎于家，重以严中翰为之劝驾。幸不鄙遗，俨然一临觇之。予一晤对，则恺恺无华，有道之光，贮于颜面。至谈病源，如烛照龟灼，悟古人用医必取名医之后。且曰：医非仁爱不可托也，非聪明达理不可任也，非廉洁淳良不可信也。凌君其备此三善，殆不弃予，赐之再造也。居无何，砥砺针砭，为攻所患数处，余殊不觉苦。得非中于腠理，而视于毫毛耶。时新安数辈，皆以奇病委治，奏效甚捷。予间二日亦扶杖起，越数辰则霍然矣。今凌君且归，为之清道祖帐，殷勤叙别。夫凌君家素封，闻舆疾就砭者，骈首门庭。顾为余跋涉数千里，是岂利戈戈之享哉，诚不忍孤鄙人旱云之望也。务期广其神术，不坠家声耳。说者谓受法先人，亲承弓冶，业乃精固也。第观凌君下针时，凝神以察候，定志以审穴。无异痀瘘丈人承蜩，不以天地万物易蜩之翼。又如郢人斲鼻灭垩。而人不知其专精乃尔，岂斤斤读父书者可能耶？盖法之世行，若薪之传火，其机具在，至若神而明之，得心应手，即轮扁所谓子不得之父者。凌君独有元指，虽谓师长桑、越人、挚、䟒、缓、和而法岐黄可也，安论世德哉。噫！不遇振湖，予几视天下无医，然天下如振湖者有几，则益信医之难也，故因其行而述以赠之。天启癸亥孟夏之吉。太祖高皇帝七世周藩辅国中尉奉勅提督宗学三荷钦褒赐金命有司树宗正大梁勤芺。

乾隆元年《浙江通志》卷一百九十六《方技》上：聂莹，得湖州凌汉章针法，针至病起，虽厚衣可按穴而定。不以钱帛介意，人争迎致之。

光绪二十年活字本《锡金识小录》卷八《稽逸》七：凌汉章，针术甚神，其婿某商于外，好游妓馆。既归，将复他出，来别妇翁。汉章为诊其脉曰：子将病，吾予为子针方得无事，遂于某穴针之。婿至旧游地，宿妓馆，阳不能举，大惊。服他热药终不效，以为将真有大病。遂收其资本而归，叩妇翁复求诊。汉章笑曰：当复为子针之。针毕归，而阳复举矣。

《元机秘要》　　明　杨济时

乾隆元年《浙江通志》卷二百四十七《经籍》七《子部》下《针灸》：三衢杨济时家传著集。

《经络腧穴》　　明　吴延龄

见乾隆元年《浙江通志》卷二百四十七《经籍》七《子部》下。

民国六年《双林镇志》卷二十一《人物》：吴延龄，字介石，郡庠生。性耿直，遇事敢为。时届审役，役繁重，当者立糜，延龄慨然数倍肩之。常颁粟与贫者，虽已绝粮无悔。又广施药饵，疗危疾。有婆子某，以沉疴就医，匝月而愈，归鬻产以酬，遽还之，里戚赖以济者不可枚举。宅后筑小园，读书其中。

《经络笺注》　　明　韦编

见乾隆十一年《乌程县志》卷十四《经籍》。

光绪七年《乌程县志》卷十《封赠》：韦编，号儆台。

《针灸原枢》二卷　　明　吴嘉言

见道光二十五年《分水县志》卷九之《艺文志·书目集部末》。

《经络考正》　　明　赵献可

见康熙二十三年《浙江通志》卷四十二《方技》。

按：乾隆五十三年《鄞县志》卷二十一《艺文》上《子部》，作《经络考》。系将正字，误属下《脉论》读，而作《经络考》，均误。

《针灸大全》　　明　徐延蛤

见嘉庆十六年《上虞县志》卷十《人物》六《隐逸本传》。

《神针论补》　　明　徐自新

乾隆三十三年《松阳县志》卷九《人物志》：徐自新，字元白。性洒脱，居家淡泊。与人交无贫富，凡有托者，视事若己，忘身赴之。又多才艺，善针灸、医药、堪舆等术。所著《医案》《神针论补》，有回生术。壬辰冬，有僧雪如病笃求诊。会大风雪，往救之，得活，途归冒寒卒，年七十。

《针灸秘传》　清　张志聪

见民国十一年《杭州府志》卷八十八《艺文》三《子部》上。

《太乙神针心法》二卷　　清　韩贻丰

光绪二十五年《慈溪县志》卷四十八《艺文》三：畊余楼藏本。

《藏象经络原委图考》　清　朱雍模

见道光二十七年《海昌备志》卷四十七《艺文》三十一《拾遗·医学七书》。

《铜人图》　清　王爱

见光绪二年补刻乾隆三十八年，嘉庆二十五年《梅里志》卷九及道光二十七年《海昌备志》卷三十六《艺文》十。

乾隆三十八年《梅里志》卷九：王爱，字力行。父绳孙，爱善医，寓硖石镇，著《四气撮要》、绘《铜人图》，无疾而终。硖石友人率私钱瘗于紫微山侧，立碣表其墓。

按：王爱，梅里人，寓居硖川。民国《杭州府志》卷八十八《艺文》三上，误作海宁人，非是。

《经俞图说》四卷　清　张莀臣

光绪二十年《平湖县志》卷二十三《经籍·子部》：莀臣，善于针灸。其法传自蒙古，与南方异。此书深得其奥。

《经脉图曜》　清　徐视三

见光绪二年《海盐县志》卷十九《人物传》五《艺术》。

《针灸辑要》　清　胡杰人

见民国九年《余姚六仓志》卷二十一《艺文》。

《厥阴经发期》　清　周镜

见光绪十八年增刻光绪元年本《长兴县志》卷二十九《艺文》。

同上《长兴县志》卷二十三下《人物·臧寿恭传》：周镜，字子和，号蓉汀，增贡生。学问淹贯，隐于医。博通六壬、勾股、地理诸书。与臧寿恭游，学益精。两人商榷疑义，夜常达旦。著有《厥阴经发明》《奇经琐言》《测地志略》《语溪日知录》。

《奇经琐言》　清　周镜

见光绪十八年增刻光绪元年本《长兴县志》卷二十九《艺文》。

《经络全图》　清　陈景泮

见光绪五年《镇海县志》卷三十一《艺文》上《子部》。

《针灸聚萃》二卷　清　范培贤

光绪七年《乌程县志》卷三十二《著述》二：范培贤，号春坡。

《奇经八脉考》　清　钱嘉钟

见光绪四年《嘉兴府志》卷五十五《嘉善县·艺术》。

《经络传》　清　韩士良

见光绪二十年《太平续志》卷十一《艺文志》一。

米绪二十年《太平续志》卷五《人物志·一行传》：韩士良，号履石，诸生。精医理，人称小神农。常行医在外，一至家则求医者接踵，门庭如市。于贫者不较谢金，守令皆以治病有效，给匾推奖。尝辑《灵枢》《素问》诸书，著有《经络传》。

第六类　方　论

《议论备豫方》一卷　　晋　于法开

见乾隆五十七年《绍兴府志》卷七十八《经籍志》二《子郁》。

道光八年《嵊县志》卷九《方技》：于法开，精医术。生平尝旅行，暮投主人家。其妻临产，儿积日不堕。开令杀一肥羊，食十余脔而针之。须臾儿下。

《集验方》十二卷　　梁　姚僧垣

见嘉靖四十年《浙江通志》卷六十九《杂志》十一之七《术艺》。

按：乾隆元年《浙江通志》卷二百四十七《子部》下、乾隆四年《湖州府志》卷四十六《著述》三及道光九年《武康县志》卷十五《艺文志》上，并作十卷；嘉靖《浙江通志》卷五十五《艺文志》无卷数。

嘉靖四十年《浙江通志》卷六十九《杂志》十一之七《术艺》：姚僧垣，字法卫，吴兴武康人。父菩提，留心医学。梁武帝好之，每召提讨论方术，言多会意。僧垣幼通治，传家业。武帝召入禁中，面加讨试。僧垣酬对无滞。帝甚奇之。大同五年，除骠骑庐陵王府田曹参军，九年追领殿中医师。时武陵王所生葛修华，宿患积。时方术莫效，武帝命僧垣省视，还具状。帝叹曰：卿用意精密，乃至于此耶。武帝尝因发热，欲服大黄，僧垣曰：大黄快药，至尊年高，不宜轻用。帝弗从，用之几危。大清元年，转镇西湘东王府记室参军。元帝平侯景，召僧垣改授晋安王府谘议。元帝尝有心腹疾，召诸医治疗，咸谓宜用平药可渐治。僧垣曰：脉洪而实，此有宿食，非用大黄必无差理。元帝从之，进汤讫，果下宿食，因而疾愈。元帝大喜。时初铸钱，一当十，乃赐钱十万，实百万也。成武元年，授小畿伯下大夫金州刺使。伊娄穆以疾还京，请僧垣省疾，云自腰至脐似有三缚，两脚缓纵不自持。僧垣为诊脉，处汤三剂。穆初服一剂，上缚解，三剂毕，三缚悉除。大将军乐平公窦集暴感风疾，精神瞀乱，诸医先视者皆云已不可救。僧垣后至曰：困则困矣，终当不死。僧垣为合汤散，所患即瘳。大将军永世公叱伏列椿苦利，积时而不废朝谒。燕公谨尝问僧垣曰：乐平、永世俱有痼疾，若如仆意，永世差轻。对曰：夫患有浅深，时有克杀。乐平虽困，终当保全，永世虽轻，必不免死。谨曰：君言必死，当在何时。对曰：不出四月。果如其言。建德间，高祖视戎东讨，至河阴遇疾，口不能言。僧垣以为军中之要，莫先于语，乃处方进药，帝遂得言。僧垣医术高妙，为当世所推，诸蕃外域咸请托之。僧垣乃搜采奇异，参校征效者，为《集验方》十二卷。又撰《行记》三卷，行于世。长子察，次子最。

天启《吴兴备志》卷九《人物徵》五之二：姚僧垣，少好文史，不留意于章句，时商略今古，则为学者所称。有《梁后略》十卷行于世。

《古今集验方》十五卷　　唐　陆贽

光绪三十二年补刻光绪十八年《嘉兴县志》卷三十四《艺文》下：《新唐书·志》载，赵希弁曰：陆宣公《经验方》二卷，公在忠州时所集。陆游跋。今从《唐书》作十五卷。

按：万历二十四年《秀水县志》卷七《艺文志·典籍》:《古今集验方》，无卷数。又，乾隆元年《浙江通志》卷二百四个七《经籍》七《子部》下:《古今集验方》十五卷。《唐书艺文志》陆贽撰。检《唐书·陆贽传》作五十篇。

至元二十五年《嘉禾志》卷十三《人物》、康熙二十四年《嘉兴县志》卷七《乡达》：陆贽，字敬舆，居城中甜瓜巷。秘书监齐望孙，侃之子。大历中，年十八第进士，中博学宏辞。调郑尉，寻罢。寿州刺史张镒有重名，贽往见，语三日，镒甚奇之，请为忘年交。既行，饷钱百万，曰：请为母夫人寿，贽不纳，止受茶一串，曰：敢不承公之赐。以书判拔萃，补渭南尉。德宗立，遣黜陟使行天下。贽说使者，请以五术省风俗、八计听吏治、三科登俊艾、四赋经财实、六德保疲癃、五要简官事。时皆韪其言，迁监察御史，召为翰林学士。会马燧讨贼河北，久不决，请济师。李希烈寇襄城，诏问贽策。所言皆不纳，从狩奉天，机务圜总，书诏日数百，贽若不经思，皆周尽事情。始帝播迁，府藏委弃。至是天下贡奉稍至，乃于行在署琼林、大盈二库，别藏贡物。贽上书谏，即撤其署，迁谏议大夫，仍为学士。天下望为相，权幸沮之。又言事无讳，失帝意，还京，为中书舍人。久之，除侍郎同中书门下平章。帝用裴延龄，贽极谏，罢为太子宾客。延龄日谗之，帝怒欲杀贽。阳城等交章论辨，贬忠州别驾。后稍思之，会薛延纳为刺使，谕旨慰劳。韦皋数表请贽代领剑南，帝犹衔之不肯与。顺宗立，召未至，卒，年五十二。赠兵部尚书，谥曰宣。始贽入翰林，年尚少，以材幸天子，常呼陆九而不名，时号内相。常为帝言：今盗遍天下，宜痛自咎悔，以感人心，使臣持笔无所忌，庶叛者革心，帝从之，故奉天制书，虽武夫悍卒无不感动流涕，卒复唐祚。遇事可否，必剀切言之，尝忤帝意，或规其太过。曰：吾上不负天子，下不负所学，遑他恤乎。既谪居，尝阖户，人不识其面，避谤不著书，集名方五十卷，有《集》六十卷，今《奏议》行世。

《青囊经》　唐　陆贽

见万历二十四年《秀水县志》卷七《艺文志·典籍》。

按：康熙二十四年《嘉兴县志》卷九及嘉靖四十年《浙江通志》卷五十五，并作《青囊书》。

《玉函经》一卷　　后唐　杜光庭

民国十五年铅印光绪《台州府志》卷四十二《艺文类·经籍考》九：《玉函经》一卷。见《殷仲春目录》及阮元《四库未收书提要》。

《四库未收书提要》：书中词简义深，黎氏寿《注》，亦多发明。是书，藏书家皆未著录，钱曾《读书敏求记》载有光庭《了证歌》，又与此异。惟明人殷仲春《医藏目录》曾载此册，列之《无上函》中。此从宋刻影写。

嘉靖四十年《浙江通志》卷六十八《仙释》：杜光庭，缙云人。唐咸通中，进取不利，入天台山学道。应制为道门领袖，僖宗时从幸兴元，后隐于青城山，蜀王建封为广成先生，卒年八十五。人以为尸解云。

《了证歌》一卷　　后唐　杜光庭

乾隆元年《浙江通志》卷二百四十七《医家·经脉类》:《读书敏求记》云杜光庭辑。《东越伍捷补注》。

民国十五年铅印光绪《台州府志》卷四十二《艺文类·经籍考》九:是书见《读书敏求记》。四库列《存目》,疑为伪托。《存目提要》:旧本题唐杜光庭撰。此书题曰:天师,据陶岳《五代史补》,亦王建时所称也。考光庭所著,多神怪之谈,不闻以医显。此书殆出伪托,其词亦不类唐宋五代人。钱曾《读书敏求记》以为真出光庭,殊失鉴别。其注称宋人高氏、任氏所作,而不题其名。后附《持脉备要论》三十篇,亦不知谁作,多引王叔和《脉诀》,而不知叔和有《脉经》,则北宋以后人矣。

《验方》　　宋　郎简

见《咸淳临安志》卷六十五《人物》六。

按:乾隆元年《浙江通志》七《子部》下及乾隆四十四年《杭州府志》卷五十七《艺文》并作《集验方》。《咸淳临安志》:郎简,字叔廉,临安人。幼贫,借书录诵,中景德二年进士第。知福清县,调随州推官,引对。真宗谓吕夷简曰:历官寡过,无一人荐之,是必恬于进者。擢著作佐郎,累典郡有声,以尚书工部侍郎致仕。祀明堂,迁刑部,以嘉裙元年卒,年八十九。简性和易,喜宾客。即钱塘城北治园庐,自号武林居士。导引服饵,晚岁颜如丹。尤好医术,人有疾,多自处方以疗之。集《验方》数千首行于世。幼从四明朱颐长游,学文于沈天锡。既仕,均俸资之。后二人亡,访其子孙,为主婚嫁。平居宴语,惟以宣上德、救民患为意。孙沔守杭,榜其里门曰仁寿坊。后二百年,有远孙伋、伟,同登绍定五年第。

乾隆元年《浙江通志》卷二百七十九《杂记》上:郎简既老谢事,居里中,筑别馆径山下。善服食,得养生之术。即径山涧旁,种菖蒲数亩,岁采以自饵。山中人,目为菖蒲田。

《术集方》　　宋　郎简

见嘉靖四十年《浙江通志》卷五十五《艺文志》八之三《子部》。

《灵苑方》二十卷　　宋　沈括

见乾隆元年《浙江通志》卷二百四十七《经籍》七《子部》下。

嘉靖四十年《浙江通志》卷五十五《艺文志》第八之三：作《灵苑》；道光九年《武康县志》卷十五《艺文》上：作二卷。

道光十年振绮堂刻宋咸淳《临安志》卷六十六《人物》七：沈括，钱塘人。（括）起家进士，为吏有名称，仕至太常少卿。括博览古今，为扬州司理，编校昭文馆书籍。熙宁间，除太子中允，后知制诰，权三司使，迁翰林学士。后以永乐事贬居京口，号梦溪翁，自叙甚详。括以文学著，尝上熙宁奉元历、编修天下郡国图，著述颇多，有《春秋机括》《笔谈》《长兴集》行于世。括于文通为叔，并辽世所谓三沈者也。

道光九年《武康县志》卷十九《列传》三下：沈括，字存中。嘉祐二年进士。博学有文，天文地理、古今名物、先代典故，与夫方术技艺，无所不通，为史馆检讨翰林学士。尝奉使按边，初遍历山川旋，以面糊木屑，写其形势于木案上。以寒冻，木屑不可为。又熔蜡为之，皆取其轻而易赉也。至官所，以木刻上之，上召辅臣同观，自是诏边州皆为木图。旋为鄜延经略使，制凯歌数十曲，土卒皆歌之。后退休林下，屏迹交游，思绎旧闻有补于后学者，笔而录之，名曰：《梦溪笔谈》二十六卷行世。

《良方》十卷　　宋　沈括

见康熙五十七年《钱塘县志》卷三十二《经籍》。

乾隆元年《浙江通志》卷二百四十七《经籍》七之下《医家方书类》:《沈存中良方》十五卷。据《书录解题》云:《馆阁书目》别有《沈氏良方》十卷、《苏沈良方》十五卷。

《莫氏方》一卷　　宋　莫伯虚

天启《吴兴备志》卷二十二《经籍征》十七：刑部郎中吴兴莫伯虚、致远刻《博济方》于永嘉。而以其家《经验方》附于后。

按：嘉靖四十年《浙江通志》卷五十五《艺文志》：作《莫致虚方》。无卷数。又，乾隆元年《浙江通志》卷二百四十七《经籍》七:《莫氏

浙江省

方》一卷。下引《书录解题》谓：吴兴莫伯虚，致道。

天启《吴兴备志》卷十一《人物征》第五之四《莫君陈传》：莫君陈，字和中，从安定先生学。熙宁中，新置大法科，首中其选，甚为王安石器重。御家严整，如官府然。东坡有《西湖跳珠轩诗赠莫同年》，即君陈也。长子砥，字彦平，知识疏通，尝知永嘉。士徒稍众，而养士额少，公为增额。子伯虚，字致远，为郎继守温州，后知常州。注意佛书，撰《修行净土书》《华严经意》，并行于世。又解释《楞严》《园觉经》意，藏于家。

《严观方》　　宋　严观

康熙二十三年《浙江通志》卷四十二《方技·杭州府宋》：严观，仁和人。不拘古方，颇有胆略。用姜汁制附子，或难之曰：附子性热，当以童便制，奈何复益以姜。严曰：附子性大热而有毒，用之取其性悍，而行药甚速，若制以童便则缓矣，缓则非其治也。今佐以生姜之辛而去其毒，不尤见其妙乎，是以用获奇效。人称之曰：严附子。其用药有法。有《方》行于世。弟泰，继兄而出，精于方脉，治伤寒如决川，为时所推。

《本草单方》三十五卷　　　宋　王俣

见乾隆四十六年《余姚县志》卷三十五《经籍·子部》。

光绪二十五年《余姚县志》卷十七《艺文》上：《本草单方》三十五卷。《宋史艺文志》题：《编类本草单方》。《书录解题》：取本草单方以门类编之，凡四千二百有六方。

乾隆四十六年《余姚县志》卷三十四《寓贤传》：王俣，字硕夫，宛邱人。政和二年进士，历监察御史。建炎初，扈跸南渡，遂家余姚。召拜右司员外郎。绍兴初，命左右条具改正崇观以来滥恩诸失职者。为飞语上闻，免官。秦桧专国，俣家居一十八年。桧死，起知明州，历工部尚书，寻乞身归。

《秘兰全书》四卷　　　宋　陈迁

见民国十一年《杭州府志》卷八十八《艺文》三《子部》上。

道光十七年《海昌备志》卷二十七《艺文》一：陈迁，绍兴中，官翰林院御医供奉。今长安市陈木扇，世医之祖也。子姓尚繁衍。《秘兰全书》四卷。明李世光《阳湖逸史》云：绍兴三年仲夏著。其家秘之，无刊本。予于人家敝书中得其一册，亦其徒之所传写者。

《易简方》一卷　　宋　王硕

见乾隆元年《浙江通志》卷二百四十七《经籍》七《子部》下。

光绪八年《永嘉县志》卷二十七《艺文志》四《子部》；王硕，字德肤。《书录解题》：增损方三十，首哎咀药三十品、市肆常货圆子药十种，以为仓卒应用之备。其书盛行于世。

《三因极一病证方论》十八卷　　宋　陈言

光绪元年《青田县志》卷十二《艺文志》一《书目·子部》:《四库总目》曰：是书，分别三因，归于一治，其说出《金匮要略》。三因者，一曰内因，为七情，发自脏腑、形于肢体。一曰外因，为六淫，起于经络，舍于脏腑。一曰不内外因，为饮食饥饱、叫呼伤气，以及虎狼毒虫、金疮、压溺之类。每类有论、有方，文词典雅而理致简赅，非他家鄙俚冗杂之比。苏轼《圣散子方》，叶梦得《避暑录话》极论其谬，而不能明其所以然。言，亦指其通治伤寒诸证之非，而谓其方为寒疫所不废。可谓持平。吴澄有《易简归一序》，称近代医方，惟陈无择议论最有根柢，而其药多不验。严于礼剟取其论，而附以平日所用经验之药，则兼美矣。是严氏《济生方》，其源出于此书也。《宋志》著录六卷，陈振孙《书录解题》亦同。此本分为十八卷，盖何钜所分。第二卷中，太医习业一条有五经、二十一史之说，遂妄改古书，不及核其时代也。

《海上方》　　宋　陈言

见嘉庆四十年《浙江通志》卷五十五《艺文志》。

《医衍》二十卷　　宋　杨文修

见乾隆三十八年《诸暨县志》卷三十六《经籍》。

宣统三年《诸暨县志》卷四十八《经籍·丙部》：是书见杨维桢所作

《杨佛子传》。今佚。

乾隆三十八年《诸暨县志》卷二十七《人物》七：杨佛子，名文修，字中理。生而性淳固，笃孝踵于至情。年十五以母多病，遂弃举子业，学岐黄氏书。晦庵朱公尝以常平使者道过枫桥（枫桥乃佛子所居里，至今有紫阳精舍），闻佛子善名，特就见，与谈名理及医学、天文、地理之书，竟夕去。晚年著《医衍》二十卷，编《地理拨沙图》藏于家。年九十又九终。

《陆氏续集验方》　宋　陆游

见嘉靖四十年《浙江通志》卷五十五《艺文志》第八之三《子部》。

同上《浙江通志》卷四十二第六之七《本传》：陆游，字务观。山阴人。年十二能诗文，孝宗朝，迁枢密院编修官。时龙大渊、曾觌用事。游言于张焘曰：二人招权植党。焘以上闻。言者论游交结台谏、鼓倡是非，出为夔州通判，后以宝章阁待制致仕。游才气超逸，尤长于诗。

《是斋百一选方》三十卷　　宋　王璆

见乾隆元年《浙江通志》卷二百四十七《经籍》七《子部》下。

乾隆五十七年《绍兴府志》卷七十八《经籍》二《子部》：王璆，字孟玉。

《魏氏家藏方》十卷　　宋　魏岘

一九五一年《鄞县通志》之《文献戊编》上《艺文》一：按：《家藏方》，光绪《志》失收。宝庆丁亥中和节，岘自序曰：得方凡千五十有一，厘为四十一门，一十卷，用镂诸梓。

同上《鄞县通志》：魏岘。赵粹中之婿。绍定初，官都大坑冶司，为忌者所讦，去职。居乡，颇讲修水利。著有《四明它山水利备览》二卷，为岘督修它山堰时所作。

《选奇方》十卷《后集》十卷　　宋　余纲

见光绪元年《青田县志》卷十二《艺文志》一。

光绪元年《青田县志》卷十七《杂志·仙释》：余纲，字尧举。黄严人。少业儒，长慕老庄之学，自号修真居士。白玉蟾访之不遇，题屋壁曰：半斤雷火烧红杏，一点露珠凝碧荷。锦帐中间藏玉兔，银瓶里面养金鹅。铅花朵朵开青蕊，汞叶枝枝发翠柯。我欲刀圭分付汝，料应汝未识黄婆。纲著有《选奇方》十卷、《后集》十卷。

《何氏方》六卷　宋　何偁

乾隆元年《浙江通志》卷二百四十七《经籍》七：据《书录解题》：括苍何偁，德扬撰。按:《宋史艺文志》作《经验良方》二卷。

《增注医镜密语》　元　王开

见光绪十三年《兰溪县志》卷七《经籍·子部》。

按：乾隆元年《浙江通志》卷二百四十七《重注标幽赋》条《注》有:《医镜密语》，作一卷，王镜泽著。泽是潭之误字。

《同寿秘宝方》　元　蔡君实

嘉庆四年《桐乡县志》卷九《艺文·贝琼同寿堂记》：崇德之凤鸣里，有蔡公惠氏，业医五世矣。凡疾病者，无贵贱，必造焉。其树德也厚，其取利也廉。尝名其堂曰：同寿。或咏歌以侈之，而记未有所属也。及余自京师归，遂来为请。余闻上寿百岁、中寿八十、下寿六十，而夭殇弗论焉。人之常情孰不欲上寿也，不可必，得至中寿斯足矣。孰不欲中寿也，不可必，得至下寿斯足矣。盖分之一定，暴如蹠跻，乌乎而夺之。仁如颜子，乌乎而与之。是出于天者已皆不同，医者顾欲使之同寿何哉。岂天有所不及而犹得于人也，然可以观其仁矣。孟子曰：矢人岂不仁于函人哉。矢人惟恐不伤人，函人惟恐伤人，巫匠亦然。故术不可不慎也。若医之为术，为能全吾之仁欤。呜呼！全吾之仁，亦在乎术之精而已。故自黄帝、雷公问答之书，以至张仲景、刘守真诸家之论，参考旁通，而疾之浅深、治之缓急，无一毫之偏。于是虚者使之充、弱者使之强、屈者使之伸、危者使之安，举不厄于夭殇，则造化在我，而寿之不同者莸登于期颐，岂不有功于天耶。不然，往往反其所用。欲求不死，而速其死，此医之拙者也。公惠、自其曾伯祖梅友，在宋，中医科，仕至防御使。其大父君实，克继其学，因集心法所传，厘为若干卷，曰：

《同寿秘宝方》。至公惠而声誉益著，其传为可知矣。古人云：不为良相，必为良医。夫良相位尊，势之所及者广，苟施仁政，足以治天下之人。良医位卑，势之所及者近，苟施仁术，足以活一方之人。故相之于医虽非等伦，其心则一耳。吾于公惠，原其心而卜其术，所为同寿者，又岂夸言也哉。是为记。

同上。程本立《同寿堂记》：人身之气通乎天地之气，人身之理通乎天地之理。痿痹其手足者，气有不属也，医书犹以为不仁。而况蟊贼其心，而理有不亡者乎。是故仁道虽大，其要在乎克去己私、复还天理而已。盖非克去己私、复还天理，不能以天地万物为一体。不能以天地万物为一体，则不能以爱己之心爱人。夫人情莫不欲寿者，爱己之心也。知其所欲而生之者，以爱己之心爱人也。然亦岂穷而在下者之所得为哉，在下而得为者，其惟医乎。医亦仁矣，宜乎蔡氏之堂以同寿名之而子孙世世不能改也。嘉兴之崇德里曰：凤鸣蔡氏，自宋南渡家焉。有字渊斋者，传其子梅友、竹友。梅友仕至防御使，尝匾其堂曰：同寿。竹友子君实者，尝著《同寿秘宝方》于元之大德间。君实传其子伯仁，伯仁传其子敬之，敬之传其子曰济，字公惠。曰润，字公泽。公惠入国朝为邑之医学训科以卒。子曰熙，能弗弃基绪，同寿之堂自若也。公泽谪罗氏鬼国。罗氏鬼之被疾而痛苦呻吟者，莫不求已于公泽。公泽乃匾其居药之室曰：同寿。书来滇池，请余记之。余与蔡氏居同里，公泽又尝从余学。余少也及见其祖长也，及交其父，若兄。今老矣，能无感于人世耶，记其可得而辞耶。嗟夫，蔡氏之先，余所不及知者，不论也。试以余之所及知者言之。家以医显，自渊斋至于熙，盖七世矣。堂以同寿名，自宋至于今，盖百又余年矣。其东西之鄰、南北之鄙，岂无富贵于蔡氏者。亦有一门十世、一堂百余年者乎。天奚独厚于蔡氏邪，盖仁之积也久矣，彼以天人为茫茫者，恶足与语天人之际哉。公泽居夷狄，患难而无怨怼不平之气，方将寿西南之民以无忝乎厥祖，可不为仁孝人欤。夫动忍者仁、孤孽者术，知天之所厚于是乎在，公泽其尚勉之哉。虽然，天监下民，民之不义，降年之不永。皇建有极，极之不训，锡福之不敷。盖有非医者所能致力于其间者也，欧一世之民跻仁寿之域，是则同寿之大者。噫，今何幸圣人在其上。

《医书十事》 元 高彭

见乾隆五十三年《鄞县志》卷二十一《艺文》上《子部》。

光绪三年《鄞县志》卷五十五《艺文》四《子部》：袁桷序曰：班固辑刘氏《七略》为《艺文志》。其序：医经、方药，终以神仙十家殿之，寻宗探本，厥旨深秘。近世习老氏者，则以薄清净、务名实，若班氏去取，未足为吾学轻重。其不习老氏者，因其先后，遂以为尊吾圣人，莫若班氏。缘声附响，深切明著之道，二者皆所未喻也。医经、方药，具训于先古，其不得已而为之意，世莫之晓。惟空林隐窦刻意缮性之士，必极其本致而后能知之。故其察五行乘尅之理、七情摩荡之原，竞竞惴惴，使夫身不至于已病，而余功后效、积精以适神者，斯近夫神仙之说矣。班氏深存其义而隐其说。故世之方士皆荒忽诡幻，复别为一家以自侈靡。而所谓非圣不言者，则有庆五福之遗训，仁者静寿之义，于道何取焉。予尝谓：有经天下之志，必有经天下之事，胼胝之劳、在陈之厄，其饥寒困苦，虽九死不得以自悔。视夫弹冠结绶、争得夺丧，谈性命之空而忘事理之实者，则有间矣。故每信而不敢自异。居里时，独高君彭，一清，慕方外学。尝以为医经为性命之本，若冶金、炼石诸诡秘事皆不取。殚极年岁，悉取上古汉晋诸经方，以及唐宋所续出，经分纬别，定其精良，删其繁杂，别为十事。谓必由此足以通夫仙道，而其意与班氏适相吻合。高氏衣冠为四明望，自宪敏公阅掌成均、定学制，当秦氏废锢正士，即致仕，以《春秋》礼学教授乡里，内翰公文虎。礼部公似孙。父子皆以文学致清显。至大宗伯衡孙，为端平正士。修仪伟貌，年八叶余手抄见闻及方技诸书，亹亹道旧不辍。一清为诸孙，得于宗伯为多。渊懿之深，简闻小诵非所可拟。疑骎骎乎与学仙之道通，故今自号为通仙子云。然予幼闻诸老言：葛天民、曾景建以神仙说游公卿，清言玉雪，苦意冰蘗，见者怜而欲成之，后卒不就。最后里人王丹池，复以是说游，亦不就。十事之成于吾徒，诚有赖。未知通仙之本旨，其果能有成也。朱文公于老氏尝曰：恐逆天理，信而不泥。然未始与浮屠者同其议。悼日月之如流，知元发之易化。高君其奚以辞。因序而致意焉。

同上《鄞县志》卷三十《高衡孙传》其诸孙彭（按：《鲒埼亭外集》称高氏医学，以一清为衡孙诸子。误。），字一清。

《效方》三卷　　元　徐泰亨

见民国十四年《龙游县志》卷七《艺文考》。

民国十四年《龙游县志》卷十七《人物传》一：元·徐泰亨，字和甫。性敦厚而遇事警敏。少嗜学，能为词赋，既又从师受经。用举者，试吏平江。精思精力，虽惫不休。人或讥其过。泰亨曰：事无小，不可忽也。时朝廷方选用重臣宣抚两浙、江东，泰亨摭时政阙失关大体者为九策以献。会其使迁他官，不果行。留居吴之阊门，无复仕进意。结庐植花竹，日与宾客觞酒赋诗，或乘兴独往徜徉山水间，自号可可道人。元统元年卒。泰亨读书，务以致用，不屑屑于章句。作诗善体物写情。所著尚有《端本书》《忠报录》《自警录》《可可抄书》各一卷。《历仕集》二卷、《效方》三卷、《诗集》若干卷。《吏学大纲》《折狱比事》各十卷。

《注解病机赋》二卷　　元　刘全修

见乾隆元年《浙江通志》卷二百四十七《经籍》七《子部》下。

按：嘉庆十六年《西安县志》卷四十六：《黄氏书目》有《注解病机赋》二卷。刘全修著。《府志》作刘光大《药性病机赋》。

康熙五十年《衢州府志》卷三十九《方技》：刘光大，字宏甫。至元二十三年，任衢州路医学提领，后升本学教授。子咸，字泽山。孙，全备；曾孙，仕聪。世传其术。

嘉庆十六年《西安县志》卷三十六：元·刘光大，号适庵。精理学，旁及岐黄。至元间，创神农殿讲堂、泰显庙并惠民药局。桑梓甚德之。著有《适庵文集》。

《苗氏备急活人方》　　元　苗仲通

乾隆元年《浙江通志》卷二百四十七《经籍》七《子部》下：《苗氏备急活人方》，徐一夔序。

光绪二十五年《余姚县志》卷十七《艺文》上《备急救人方》八卷。

乾隆五十七年《绍兴府志》卷七十《人物志》三十《方技》及光绪二十五年《余姚县志》卷二十六《方技》：苗仲通，余姚医学录：善医学。著《备急活人方》。会粹诸家所载、祖父所传、江湖所闻及亲所经验者，笔成一编。世有奇疾，医经所不备、医流所不识，独得神悟，著为奇中之方。

《秘方》　元　杨进

嘉庆九年《武义县志》卷八《杨云传》：明·杨云，曾大父名进者，好学善医。仕元，辞御史职，请敕云游采医方。至东海遇乡人仕宦者，遂将所采《秘方》一册、指甲一枚，并家书寄归，且为永诀。其子景希，奉而行之，为世名医。景希子恭，领荐赴京，宿太医院廊中。即夜，院廊火，恭谪戍广西，遣云家居。精父术业，名动一时。宣德乙卯，召至京师，入对称旨，超授御医。适英宗勿怡，药进有效，特升太医院使，赏赉甚厚。云入谢陈情辞职，乞恩除父恭戍籍。特赐俞充，宠遇与杨少师士奇等，名动朝野。云旧名荣，英宗以其与杨尚书荣同名，不便宣召，故赐名云。

《丹溪心法》　元　朱震亨

见嘉靖四十年《浙江通志》卷五十五《艺文志》八之三《子部》。

乾隆元年《浙江通志》卷二百四十七：《格致余论》条注：《丹溪心法》三卷。

《丹溪手镜》二卷　元　朱震亨

见乾隆元年《浙江通志》卷二百四十七《经籍》七《子部》下。

《局方发挥》一卷　元　朱震亨

见乾隆元年《浙江通志》卷二百四十七《经籍》七《子部》下。

《格致余论》一卷　元　朱震亨

乾隆元年《浙江通志》卷二百四十七《经籍》七《子部》下。

《治法语录》一卷　元　朱震亨

见嘉庆七年《义乌县志》卷二十《艺文》上《撰目》。

《丹溪纂要》 元 朱震亨

见嘉庆四十年《浙江通志》卷五十五《艺文志》八之三《子部》。

按：乾隆元年《浙江通志》卷二百四十七：《丹溪纂要》二卷。云东阳卢和纂注。

《平治荟萃方》三卷 元 朱震亨

见乾隆元年《浙江通志》卷二百四十七《经籍》七《子部》下。

《治水蛊方》 元 宋会之

见康熙五十七年《钱塘县志》卷二十六《人物·方技》。

嘉靖四十年《浙江通志》卷六十九《杂志》第十一之七《艺术》：宋会之，杭州人，元时名医也。其治水蛊法：以干丝瓜一枚，去皮剪碎，入巴豆十四粒同炒，以巴豆黄为度。去巴豆，以丝瓜炒陈仓米，如丝瓜之多少，米黄色，去丝瓜，研为末，和清水丸，桐子大。每服百丸，皆愈。其言曰：巴豆逐水者也，丝瓜象人脉络也。去而不用，藉其气以引之也。米投胃气也。鲜于枢所记若此。

《医学宗旨》 元 赵良本

见光绪三十一年补印光绪二十年《浦江县志》卷十四《艺文志·书目》。

《方脉全书》 元 刘仕聪

嘉庆十六年《西安县志》卷四十六《经籍·子部》：据《黄氏书目》作刘仕聪著。西安人。又云：《府志》作刘光大，旧《志》作刘光山。

按：康熙五十年《衢州府志》卷二十九有刘光大《方脉全书》。而乾隆元年《浙江通志》卷二百四十七，据《黄氏书目》改属刘仕聪似是。

《古简方》十二卷 元 吴奂

见康熙十一年《兰溪县志》卷五《人物类》下《方技》。

按：乾隆元年《浙江通志》卷二百四十七据正德《兰溪县志》作吴

英，误。

康熙十一年《兰溪县志》卷五《人物类》下《方技》：吴奂，字德章。刻志好学，博通书史。善书札，而尤精于医。得何文定公曾孙仲畏之传，功力兼人，益造其微。其医最乎一邑，人多称之。所著有《古简方》十二卷、《诸集方》四十余卷。其诗号《兰渚渔歌》。

《诸集方》四十卷　　元　吴奂

见康熙十一年《兰溪县志》卷五《人物类》下《方技·本传》。

《经脉药石》　　明　孙纯

光绪十九年校刻明万历三十七年《钱塘县志》之《外纪·纪艺》：孙纯，遇异人授却老方，九十童颜，医倾海内。所著有《试效集成书》《经脉药石》，足齐古人。而皇甫泰者，顾与之齐名，称孙皇。皇之著《明医指掌》复齐吴恕。

康熙二十六年《仁和县志》卷二十六《艺文·集类》：孙纯，字公锐，号一松，仁和人。父璟，杭郡名医。遣纯先读儒书，深究易理，然后授以医道，是以纯承父业。造请盈门，赖以全活者勿可指数。六十年间，凡有奇疾而尝经医愈者，随录其方，积久盈帙，择其妙者，分类汇成若干卷，授梓行世，俾后学有所宗焉。其孙如槐，尤得其传，其道盛行。

按：孙纯。嘉靖《志》作字公纯，康熙《仁和县志》作字公锐，而民国《府志》谓：公纯，一作公锐。两存其说。

《试效集成书》　　明　孙纯

见光绪十九年校刻明万历三十七年《钱塘县志》之《外纪·纪艺》

按：康熙二十六年《仁和县志》卷二十六《艺文·集类》：作《试效集成》。

《明医指掌》　　明　皇甫泰

见光绪十九年校刻明万历三十七年《钱塘县志》之《外纪·纪艺之孙纯传》。

浙江省

953

《颐生要旨八帖》　　明　卞之锦

见乾隆二十三年增刻乾隆四年《湖州府志》卷四十六《著述》三《子部补遗》。

《古先禁方》　　明　郑礼之

见嘉庆十六年《西安县志》卷四十八《杂记·吕复》。

《四时燮理方》　　明　吕复

见光绪三年《鄞县志》卷五十五《艺文》四《子部》。

《脾胃后论》　　明　项昕

见康熙二十二年补刻康熙十一年《绍兴府志》卷五十七《方教》。

光绪八年《永嘉县志》卷二十七《艺文志》四《子部》：戴良序：昔者，黄帝之论四时，以养胃气为之本；伊尹之制十大方，以守中气为之先；叔和之评三部脉，以得胃气为之主。盖脾胃居乎人之中而土配之，自余四脏则分居于上下而为木火土金水也。木火金水资乎土，土病则木火金水皆从而病矣。是故天之邪，伤乎人之上，地之邪，伤乎人之下，而中焉之受伤，则以水谷寒热之邪所自致者焉。中而不伤，有天地之邪且无自而入之，则脾胃者，岂不为百病之所始哉。脾胃为百病之始，世医不能辨之久矣。至金·李明之，始大明斯理，著为《脾胃论》一书，盖杰然于当时者也。然其所言，止及内伤之一事，其他诸证，则未暇以详。及永嘉项君彦昌，自早岁习医，得外大父杜晓村之家传，后拜明善韩先生于越上、同父戴先生于金陵，而又师事陈白云为最久。遂以所闻于诸君子、与平日之自得，用之而有徵验者，作为《脾胃后论》若干言。凡内、外伤之有关于脾胃而为病者，莫不条举而缕述之。仍以对病之方与夫临时加减之法系后。信有以补东垣之未备，而卫生家可一览而见矣。彦昌与余交最厚，因携至海上，乞一言为叙引。窃谓医之为学，自《唐令》列之执技之流，而吾儒罕言之。世之习此者，不过靳靳焉知守一定之方书，以幸其病之偶中，不复深探远索上求贤圣之意，以明夫阴阳造化之会归。至于近世，先知先觉之士迭起而发明之，学者既有以知夫前日之为陋，遂或徒诵一家成说以为高，而又不能博极群言、采择众议以资论治之权变。甚者至于屏弃古方，附会臆见，辗转以相迷，而其为患反有甚于前日之为陋者。呜呼！是岂圣贤惠慈生民之本意哉。彦昌家故业儒，而其所与游者，又皆世之大儒先生。故其为医，自《素》《难》诸经而下，无言之不习、无理之不穷。上既明夫阴阳造化之精微，下复究乎论治之权变，庶几一扫二者之弊而为医家之大成矣。其为此论，以《三坟》古书为主，本以秦、汉、唐、宋诸贤所论为羽翼，以古今名方为格法。正而不迂、奇而不僻、博而无余、约而无阙。是殆识证之元龟、治病之指南也与。序而归之，余固不能以苟辞也。彦昌，名昕，博学多能，虽音律、绘画之事，亦皆优入阃奥，为世所称云。

乾隆四十六年《余姚县志》卷三十四《寓贤传》：项昕，字彦章，自永嘉来徙，幼好方数。外大父杜晓村，世业医，受其书读之。稍长学《易》赵穆仲、叶见山。后以母病，医误投药死，痛之，乃励志医术。闻越大儒韩明善名，往拜之，得所藏方论甚富。后诣陈白云，受《五诊奇胲》，历试其说皆精良。会金华朱彦修来越，出金、元刘河间、张戴人、李东垣诸书示之。昕独疑古方不宜治今病之论。亟往钱塘见陆简静，始悟古今方，同一矩度也。又往浙右见葛可久、论刘、张之学。往建业见戴同父，撰《五运六气撰要》若干篇授之。太医院使张廷玉善拊引按杬甚奇，昕亦事之，尽其技。于是为人治诊病、决生死，无不立验。诸贵人辟为掾吏，非所尚也。门人力请著书，作《脾胃后论》，补东垣之未备。昕喜辞章、善音律、工绘画，而独以医显。

光绪二十五年《余姚县志》卷二十四《寓贤·滑寿传》：项昕者，与寿同时。

《医原》　明　项昕

见光绪八年《永嘉县志》卷二十七《艺文志》四《子部》。

《竹斋小稿》　明　项昕

见乾隆四十六年《余姚县志》卷三十五《经籍·子部》。

乾隆元年《浙江通志》卷二百四十七《脾胃后论》注：项昕，温州人，侨居余姚。按《医藏目录》又有《竹斋小稿》。

《活人宝鉴》十卷　　明　伍子安

见同治十二年《江山县志》卷末《邑人著述书目》。

同上《江山县志》卷九《人物志》十二《方技》：伍子安，幼通经史，长邃于医。就者如市，皆不责报，郡守张实荐为御医。所著有《活人宝鉴》十卷。学士宋濂志其墓。孙，敬仲。尤能世其业，疗奇疾甚众。

《医书节要》十卷　　明　叶子奇

见乾隆元年《浙江通志》卷二百四十七《经籍》七《子部》下。

《玉机微义》五十卷　　明　徐用诚

嘉庆八年《山阴县志》卷二十六《书籍·子部》：用诚，字彦纯。其书虽皆采掇诸家旧论、旧方，而各附案语。多所订正，非饾饤抄撮者比。

《拔萃方》二十卷　　明　刘钧美

见康熙五十七年《钱塘县志》卷三十二《经籍》。

按：同上《钱塘县志》卷二十三《本传》作《拔萃类方》四十卷。乾隆四十四年《杭州府志》卷五十八《艺文》二同。

康熙五十七年《钱塘县志》卷二十三、二十六《本传》：刘钧美，号阅耕，名医，构屋北郭甘泉里以居。洪武间，以间右实京师，居织锦坊，仍以医行。喜售善药，售不二价，故四方市药者日无算，而故药者益无算。钧美旦起，必先视丐者，而后次第及市者，曰：罔俾丐者自谦不来。暮年术益精，活人益多。寿九十卒。所著有《拔萃类方》四十卷、《刘氏庆源录》三卷。子用宾，世其家，解缙、杨士奇俱为歌诗称之。

《医学薪传》　　明　王师文

见康熙十一年《兰溪县志》卷五《方技·王子英传》。

《医学纲目》四十卷　　明　楼英

见康熙二十二年增刻十一年本《绍兴府志》卷五十七《人物志》十《方技》。

《医经会解》四十卷　　明　钱蓂

见嘉庆五年《嘉善县志》卷十八《艺文志》上《书籍·补遗》。

按：康熙二十三年《浙江通志》卷四十二《殳珪传》：作《医林验海》四卷，乾隆元年《浙江通志》卷二百四十七《经籍》作《医经会海》四十卷，嘉庆六年《嘉兴府志》卷七十三作《医林会海》，而卷五十一《殳珪传》又作《医林验海》。

嘉庆五年《嘉善县志》卷十七《殳珪传》：殳珪，字廷肃，魏塘人。精于医，治疾有奇验。一妇妊及八月，卧不语，众医敛手。珪曰：此《内经》所谓胎瘖也，十月当不药自愈。又有男子请诊，珪曰：此疾不致死，然脉无生理，过三日当投剂。期内忽溺死。

珪无子，赘袁祥为婿。祥博洽高旷，不屑为医。珪以秘经授之曰：此不可无传也。时祥生女十余岁，妻亡。遂择钱蓂为婿，使受殳术。蓂遂精医，有声吴越。手辑《医林会海》四十卷。子晒、晓。孙赟。能世其业。

同上《嘉善县志》卷十六《袁仁传》：袁仁，字良贵。父祥。祖颢。皆有经济学。仁于天文、地理、历律、书数、兵法、水利之属，靡不谙习。谓医虽贱业，可以藏身济人，遂寓意于医。

同上《嘉善县志》卷十七《人物志》：袁泽，字世霑，祥侄孙。习幼科，尤精痘疹。当痘时，每至一家或一村，集群童阅之。与之期曰：某何日出生，某何日出死，靡一不验。求治者阗门，有神仙之号。子朴、柏。咸克继其术。

《兰台金匮》　　明　陆昂

见雍正七年《宁波府志》卷三十一《艺术》。

乾隆五十三年《鄞县志》卷十八《艺术》：陆昂，字季高。始居会稽，迁于鄞。幼习举业，好博览。父病，遂弃业攻岐黄书。以医自给，声名大著。永乐初，辟至京师，予修《兰台金匮》《元机素要》书。

光绪三年《鄞县志》卷四十五《艺术传》：陆昂于经史百家，无不博览。性刚方，与人寡合，与同里魏得仁并称。卒年六十五。后若孙口王宗衡，陈口卢骈，皆以医名于时。

《元机素要》　明　陆昂

见雍正七年《宁波府志》卷三十一《艺术》。

《灵兰指要》　明　陈孝积

乾隆二十七年《龙泉县志》卷十《人物志·隐逸》：陈孝积，北隅人，号倥侗子。永乐时，以医道倡于邑。涉猎史学。所著有《龙泉景物志》《灵兰指要》《存爱遗论》等集行世。

《存爱遗论》　明　陈孝积

见乾隆二十七年《龙泉县志》卷十《人物志·隐逸》。

《拾遗方》　明　童文

见光绪十三年《兰溪县志》卷七《经籍志·子部》。

同上《兰溪县志》卷五《人物·艺术》：童文，字仕郁。永乐中，官太医院医士。尝从太宗南巡，有《秋思诗》云：江南秋色雁初飞，江北行人未得归。一枕不成蝴蝶梦，砧声何处持寒衣。

按：《经籍志》误作元人。

《橘井元珠》　明　王章祖

见康熙十一年《兰溪县志》卷五《方技·王子英传》。

《经验方》三卷　明　许敬

见康熙六十年《嘉兴府志》卷十四《人物·技艺》。

按：康熙二十三年《浙江通志》卷四十二《方技·本传》作《奇验方》三卷。

光绪十八年《嘉兴县志》卷二十七《列传》七：许敬，字孟寅，感化乡人。曾祖庭芝，祖文达，父景芳，世以医名。永乐间，景芳以院使戴原礼荐，召至京。受知仁宗，引年还乡卒。敬承其业，宣德间院使蒋主善荐入内院。英宗患喉风，更数医弗效。敬进绛雪噙之，遂愈。授太医院御医，赐敕奖谕。著《经验方》三卷。

乾隆元年《浙江通志》卷一百九十六《方技》上：许敬世以医名。治口齿者，许为之最。

《医学秘集》　明　求澧

见同治九年《嵊县志》卷二十一《经籍志·子类》。

按：道光八年《嵊县志》卷十作求沣。误。

同上《嵊县志》卷八《儒林传》：求渔，字宗尚。弟澧，字宗衡，兄弟幼时，父某出戍贵州。频行，指所藏书嘱其母曰：以是教吾二子，力学为名儒，吾愿足矣。比长，母出所遗书，告以频行语，辄相对感泣。苦志穷经史，旁及稗官小说，靡不涉猎。卒以文学齐名，人称大求、小求先生。渔善评骘诗格，尝编次《越山钟秀集》行于世，澧著有《兰陵稿》。正统间澧以事株连遭戍，数年释归，卒于途。

《验方》　明　朱宗善

康熙三十一年《义乌县志》卷十五《人物志·方技》：元·朱玉汝。得父震亨传，与从弟嗣汜俱以医名。子文永，授医学训科。孙，宗善，正统初，以医著名。尝编所试《验方》，附《格致余论》后。

《证治要诀》　明　戴思恭

见光绪三十一年补印光绪二十年《浦江县志》卷十四《艺文志·书目》。

《证治要诀类方》四卷　明　戴思恭

见光绪三十一年补印光绪二十年《浦江县志》卷十四《艺文志·书目》。

《医学纲目》　明　黄武

见康熙十年《山阴县志》卷三十七《人物志》十五《方技》。

《名医抄》　明　费杰

康熙十年《山阴县志》卷三十七《人物志》十五《方技》：费杰，字世彦。曾大父子明，为元世医宗，杰故以医承其家，性古悫敦笃。邑人患剧疾，虽百里外必迎候。杰至投一二剂辄效，尝设药饵以周邑之茕独。所著有《畏斋诗稿》《名医抄》《经验良方》为世所宗。

嘉庆八年《山阴县志》卷十八《艺术》：刘宪使患热证，或投以桂附，濒死。费杰亟疏治之，乃苏。

《经验良方》　明　费杰

见康熙十年《山阴县志》卷三十七《人物志》十五《方技·本传》。

《医学大成》　明　孙橹

见道光八年《东阳县志》卷二十七《艺文外编·附书目》。

《活命秘诀》　明　孙橹

见道光八年《东阳县志》卷二十七《艺文外编·附书目》。

《奇效良方》六十九卷　　明　方贤

见乾隆二十三年增刻乾隆四年《湖州府志》卷四十六《著述》三《子部》。

按：一九五一年本《鄞县通志》之《文献》戊中《艺文·历代本县藏书纪事》二李庆城萱荫楼藏：明椠本《奇效良方》六十九卷。

光绪八年《归安县志》卷四十一《人物传》九《艺术》：贤为太医院使，奉旨纂集良方，成化初成书。与唐广才名并称。周升、周冕、周鼎师事之，俱为御医，得重名。成化中，召至殿前，考医论三篇，加通政使右通政。著有《奇效良方》六十九卷、《医论》一卷。

《广惠集方》一卷　　明　金忠

见乾隆元年《浙江通志》卷二百四十七《经籍》七《子部》下。

同治二年《云和县志》卷十二《人物·本传》：金忠，字尚义。先世丽水人。占籍云和，补邑痒生。登天顺八年进士，授监察御史。使车所至，闻者披靡。

《丹溪纂要》　明　卢和

见道光八年《东阳县志》卷二十七《艺文外编·附书目》。

《杏坞秘诀》一卷　明　葛林

见康熙五十七年《钱塘县志》卷二十六《人物·方技》。

光绪十九年校刻明万历三十七年《钱塘县志》之《外纪·纪艺》：葛林，以颅囟名，充太医院官。时武宗痫，召，一匕而安。汪比部儿，年二十五始患痘。林曰：弥月死。比部知医，哂之。至期不验，故设酒，使视儿。视足疱曰：百日死。夫疾发自肾，其秽难尽，故稍缓耳。言卒验。杨少师之子惊眩死，就木矣。出之曰：天幸欲雨，阴舒而阳郁消。吾煮清利药蒸其下，自起。言亦验。林目炯炯，能望而知疾，益以切脉，千无一失。仕至院判。八十而卒。

康熙五十七年《钱塘县志》卷二十六《方技》：葛林，字茂林，名闻京师，成化时命内臣徐采杭驿致之。时武庙方在婴稚、皇太后保护甚周，每召供御。一夕武庙痫疾作，中外惶怖，夜分召林，一匙而安。视疾得其声色，洞若烛照，既而切脉以决死生，莫一遁也。善制方剂，其应若响。所著有《杏坞秘诀》一卷。

按：乾隆元年《通志》、乾隆四十四年《府志》并作《杏坞秘诀》。而康熙二十三年《通志》作《店坞秘诀》、民国《府志》又作《杏坞秘谈》，俱误。

《易简经验方》二卷　明　邵讷

光绪二十五年《余姚县志》卷十七《艺文》上：《天一阁书目》：李汝华序。

《碎金集》　明　徐行

见康熙三十一年《义乌县志》卷十五《人物志·方技本传》。

《群医纂集》　明　陈樵

康熙三十一年《义乌县志》卷十五《隐逸传》：陈樵（与元东阳人同名。道光八年《东阳县志》卷二十七《艺文外编·附书目》误属元东阳陈樵。），字时彩，号勿庵，隐居雾溪。少失怙。足迹未尝至城邑，守正嫉邪，人以比之王烈。弘治初，王汶将疏其行，以风励一方。樵力止之。所著有《群医纂集》，藏于家。

《医学碎金》四卷　明　周礼

见乾隆元年《浙江通志》卷二百四十七《经籍》七《子部》下。

民国十一年《杭州府志》卷一百三十八《人物》五：周礼，字德恭，余杭人。博洽群书，淹贯经史。累举不第，隐居护国山，以著述为业。所著有《通鉴外纪论断》《朱子纲目折衷续编》《纲目发明》。宏治中，礼部进呈，奉孝宗旨，刊行天下。其学本于经术，故所得皆实。父母卒，庐于墓左。学者称静轩先生。

《明医杂著》六卷　明　王纶

见乾隆元年《浙江通志》卷二百四十七《经籍》七《子部》下。

光绪二十五年《慈溪县志》卷四十七《艺文》二：《明医杂著》六卷。《千顷堂书目》作八卷。

纶自序曰：余修《本草集要》既板行矣。或问于予曰：子之本草人皆爱之，尚复有它书可行者乎。余答之曰：有而未成者也。余尝欲著《随症治例》，使穷乡下邑不明医者，可按方治病，闭户一月，纂成五篇，后觉渐难下手而止。又见诸发热症多端，而世医混治误人，遂欲分别诸症萃为一书，尝著论一篇以见大意。又尝欲续《丹溪语录》《（格致）余论》等书，著得《医论》二十条及补阴积术等丸方论，皆未及成书。今方奔走仕途，何暇及焉。俟异日林下，庶可续成诸书以行世也，因出示之。或者曰：此虽未成书，然皆切要之论，人所急欲闻者。仁者急于救人，若早得一条一论，以开迷误、济困苦，亦甚美矣。何况连篇累牍有如此，而不早出示人，乃曰必俟他日成书焉。无乃珍秘吝惜，恐非仁人之用心耶。余笑曰：岂有是哉。尔乃以是责成，请遂出之。名曰：《明医杂著》。锓梓以传，尚图续成全书，以毕余志。

《医家指要》 明 杜春

见光绪三年《鄞县志》卷五十五《艺文》四《子部》。

《医说妙方》十卷 明 张琳

乾隆四十六年《余姚县志》卷三十五《经籍·子部》：琳，本姓史。此书取太医院旧本裁定。

光绪二十五年《余姚县志》卷二十三《列传》七《史琳传》：史琳，字天瑞。七世祖应炎，为元市舶大使。出后宋防御使张畴，至琳始奏复姓。琳登成化二年进士，授工科给事中。时贵幸专擅，朝廷稍事游晏。值上元张灯为鳌山，费数万。又崇饰浮屠，宫寺相望。抗章历论无所避，擢陕西参议。转江西参政。弘治中，擢右副都御史，巡抚保定诸府，兼提督紫荆等关。擢右都御史。正德元年卒。

乾隆五十七年《绍兴府志》卷五十四《人物志》十四《文苑》：史琳，正德改元正月卒，年六十有九。琳状貌魁岸，襟抱坦夷，与人不求备，虽疏贱鄙劣，见之皆获自尽。博闻多艺，射、弈、书、绘、兵钤、地理、推步、占候，与凡方药之术，无不解了。尤工墨竹，有求者无贵贱，皆欣然应之。

《丹山心术》 明 金孔贤

见康熙三十一年《义乌县志》卷十五《人物志》之《实行·金魁传》。

《简效惠济方书》 明 王祐

见道光二十五年《分水县志》卷九《艺文志·书目集部末》。

同上《分水县志》卷八《人物志·统传》，王友谅，天顺时人。子泽，孙祐，任本邑医学训科。著有《简效惠济方书》。三世均以义行著。天顺、正德间，有司旌其门。

《医书会要》　明　吾翕

见康熙五十年《衢州府志》卷二十九《艺文·子部》。

光绪二十四年《开化县志》卷八《人物志》三：吾翕，字廷顺，以乙榜署天长谕。衡文楚、蜀，称得人，寻举进士，知长洲，四方从游者甚众。所著有《易说》《浚庵稿》《读礼类编》《医书会要》。

《方脉发蒙》六卷　明　虞抟

见同治四年补刻乾隆二十六年《温州府志》卷二十七《经籍·杂著》。

康熙三十一年《义乌县志》卷十五《人物·方技》：虞抟，字天民，幼习举子业。博览群书，能词章。因母病攻医，遂擅其术。尤精于脉理，经其诊者，数年生死无不验，求疗不责其酬。韩方伯某，闻其名，聘令驿送。往见，甚加礼敬。治病余，叩问医道。抟以节嗜欲、戒性气、慎言语、谨服食，乃摄养之要。益钦服焉。义乌以医名者，代不乏人，丹溪之后，惟抟为最。所著有《医学正传》《方脉发蒙》《百字吟》《半斋稿》行于世。

《医学正传》　明　虞抟

见嘉靖四十年《浙江通志》卷五十五《艺文志》八之三《子部》。

《茋斋医要》　明　陈谦

见光绪十九年校刻明万历三十七年本《钱塘县志》之《外纪·纪艺》。

光绪四年《嘉兴府志》卷八十一《经籍》二：作《素庵医要》十五卷。

乾隆元年《浙江通志》卷二百四十七《经籍》七《子部》及乾隆四十四年《杭州府志》卷五十八之《艺文》二：并作《茋斋医要》十五卷。

万历三十七年《钱塘县志》之《外纪·纪艺》：陈沂，自汴南渡为邑人。乾宁时，（陈）仕良修《圣惠方》，官尚药局奉御。世传至沂，起康王妃危疾，赐御前罗扇，使出入禁中，仕至翰林金紫良医。子孙标木扇象之，至今称陈木扇。而陈谏者，尤精先业，决男女生死多奇中。所著有《荩斋医要》。

康熙五十七年《钱塘县志》卷二十六《方技·陈沂传》：陈沂，宋建炎中，扈跸而南，遂为钱塘人。

民国十一年《杭州府志》卷一百四十九《人物》十一之一：陈静复，一名沂，字素庵。以女科世其业，传历甚远，皆以扇表其门。日久扇敝，元至正间，元·孙仲常，遂因其扇而刻以木，自是人以木扇陈呼之。仲常子以善。孙惟康。皆以医著。惟康生林，字杏庵。椿，字橘庵。林于明天顺四年钦取附用太医院。生谟、浩。谟任顺天府医学大使。生鼎与鼐，籍太医院为医士。椿生谏、赞、谨，俱以医为业，谏尤知名。

陈谏，字直之，尤精其术，预料妊娠男女生死多奇中。既乃辑古方书及其家承试良方汇集之。自气运、脉理，以及治法、制方、品药，有图有论。胡世宁序以传。孙引泉、引川，皆世其业。引泉治张翰犹子妇，始笑泣、既多言、已不语绝饮食。引泉曰：此痰证，孤凤散主之。调药饮病者，奇验。引川得女科心传，酌为奇方，曰《引川心秘》。

光绪四年《嘉兴府志》卷八十一《经籍》二：陈谏，在嘉靖间辑成是编。

《袖珍方》　　明　钱益　严元

乾隆四十四年《杭州府志》卷九十六《人物》十一《方技》：钱益，字孟谦，其先汴人，后徙杭之钱塘，世业颅囟。常悬一金钱于门，以故凡求治小儿者，必曰金钱钱氏云。益性警敏，早事举于业。遭家中落，乃复事医，而颅囟术益臻其妙，成化乙巳被召入太医院，升御医。致仕归钱塘。尝奉召校正《袖珍》等方，考据精当。凡经其指授者，率为良医。

严元，字宗仁，余杭人。少业儒不售，从父籽谒选京师。属有诏选医士。元故精岐黄家言，就试礼部，隶太医院。嘉靖中予修《袖珍》诸方录，赐银币甚渥。上幸承天，命元扈从，常宣召诊视。及视东宫、后宫疾辄效，赐金绮，至撤御前酒馔以优宠之。秩满授御医，会司药署员缺，旨特用元。其为医，熟察标本、阴阳、脉络，皆极洞畅。以子大纪贵，封部郎，赠方伯。

康熙二十三年《浙江通志》卷四十二《方技·严元本传》：严元，九载考绩，授御医，为人所忌，竟中蜚语落职，士论咸惜之。

《经验方》　明　许绅

见嘉庆六年《嘉兴府志》卷五十一《列传》二《嘉兴艺术》。

康熙二十四年《嘉兴县志》卷七下《人物志·艺术》：许绅，字大绅，其先嘉兴县人。曾祖升，洪武中以富户实京师，占籍江宁。为太医院使，永乐丁酉扈驾之京，因家焉。祖忠，亦以医名。父观，初补通州弟子员，后继祖业补医士，官至太医院判。绅性资敏慧，药匙所投，无不立应，充冠带医士。嘉靖间升御医，承召对有奇效。迁转不次，至通政司右通政，掌本院事。疗皇太子有功，升通政司使。己亥皇太子册立礼成，升礼部右侍郎。庚子升工部尚书，仍司院事。壬寅冬十月，有宫变，叙录保护功，晋太子太保礼部尚书。卒年六十有六。遣礼官谕祭者九，谥曰恭僖，仍命所司为营兆域。绅，器宇端重，言简而行确，诸缙绅雅重之。刻有《针灸书》并《铜人图》于公所。

光绪三十二年补刻光绪十八年《嘉兴县志》卷二十七《列传》七：许绅，字大章。嘉靖二十年，宫婢杨金英等谋逆，以帛缢帝，气已绝。绅急调峻药下之。自辰至未，忽作声，去紫血数升，遂能言。又数剂而愈。未几，绅得疾，曰：吾不起矣，曩者宫变，吾自分不效必杀身，因此惊悸，非药石所能疗也。明世医者官最显，止绅一人。

《医学大原》　明　俞桥

康熙二十三年《浙江通志》卷四十二《方技·本传》：《医学大原》一书，蒐辑《枢》《素》以下诸名家，有关病、证、药、脉者，次以赋括。令业医之士，诊脉、制方、议法者，皆有考证焉。

康熙二十二年《海宁县志》卷十一《人物志》九《艺术》：俞桥，少业儒，究心理学，兼精岐黄。嘉靖中以名医被征，累官太医院判。桥于方书无所不晰，更博询诸名家，得河间、洁古、东垣未刻诸稿及古今秘方。斟酌损益之以治病，无不奇验。居京师，耻事权贵，而贫家延之，必尽心疗治。以故名愈藉藉，而家日窘，士大夫雅重之。著《医学大原》一书。

旧抄崇祯本《海昌外志》之《选举志·荐辟》：俞桥，业医，授太医院吏目，历南太医院院判。

道光二十七年《海昌备志》卷二十九《艺文》三：俞桥，字子木。

《感气候集》　明　鲍思

见一九五一年《鄞县通志》之《文献志》戊上《艺文》一。

《杏庄卷》　明　范应春

万历三十四年《上虞县志》卷二十《杂纪志·方技》：范应春，少负奇气。尝自计曰：匹夫而欲济人利物，无它术，唯医药乎。乃遍读岐黄家言，遂以医名世，尤神于脉理。一日途遇姻亲薛文龙，惊愕曰：公病剧奈何？薛曰：固无恙也。应春就其家诊之，阳为好语，密嘱其子曰：尔翁脏脉已绝，特浮阳在外不见剧状耳，夜分当疾作，及晡而逝矣，可亟治后事。已而时刻不爽。有按院行部，至虞称病。不言所以，遍召诸医莫晓。乃召应春诊之，曰：无他病，只患夜遗耳，安神保元自已。院辄然曰：胡神哉！又问曰：富贵中人豢养安逸，然多疾病，时服药饵。婺人日劳筋骨，奔走衣食，而鲜病，何也？应春对曰：户枢不蠹，流水不腐。院大奇之，曰：此非方术中人。应春诊脉医治，类有神验。即二事，依稀扁鹊之视桓侯焉。然随所求治，酌方与之，不计其酬。因取神仙家董奉种杏故事，自号杏庄。有《杏庄卷》藏于家。

《医学正蒙》　明　李德孝

见乾隆元年《浙江通志》卷二百四十七《经籍》七《子部》下。

道光八年《东阳县志》卷十五上《人物·本传》李德孝，字时慕，号孩如。笃志于学，兼懋经济。尝语人曰：当今国家多故，主上忧勤，草莽之臣不可目为杞人之忧。凡举贤、任能、练兵、选将、运筹、制胜之方，皆吾辈分内事矣。生平善调息，昼夜凝神端坐，百虑俱忘。年八十余，聪明逾少壮。著《家学格言》《医学正蒙》。旁及天文、舆地等书。

《经学会综》　明　凌云

民国六年《双林镇志》卷三十一《艺文》:《经学会综》。或云即《医学会综》。

《医学艺余》　明　陈宏烈

见光绪二十五年《慈溪县志》卷四十七《艺文》二。

同上《慈溪县志》卷三十四《列传》十一《艺术》：陈宏烈，字伯襄。性恬退，不慕荣利。深契乾竺，茹蔬衣褐，箪瓢屡空，晏如也。工诗，与钱工部文荐相唱和。又旁通医术，多奇效。

雍正七年《宁波府志》卷三十一《艺术》：陈宏烈，慈邑诸生。不乐仕进，究心轩岐之术，治病多奇效。著有《医学艺余》及《休道人诗集》。

《医学统旨》　明　叶文龄

见光绪十九年校刻明嘉靖二十九年《仁和县志》卷十三《书籍》及康熙二十六年《仁和县志》卷二十六《艺文》。

按：康熙《仁和县志》卷二十一《方技·本传》作《医药统旨》与《艺文》及嘉靖《志》俱不合。又乾隆四十四年《杭州府志》卷五十八《艺文》二：撰人作叶文疑。而民国十一年《杭州府志》卷一百四十九《人物》十一作《医学统旨》，叶文龄著。不误。

光绪校刻明嘉靖《仁和县志》卷十《人物·方技》：叶文龄，字德徵，号石峰，仁和人。幼业儒不遂，去学医，觉有悟，乃专之。谓师无常，惟精者从之。加以天性颖悟，所得自殊。尝以医验受知何、陈二侍御，起送礼部，屡试优等，例授冠带，供职于圣济殿，钦委内阁会考居首，奏除太医院吏目。甲午召诊，保和有功，升御医。忽赐召对，被温旨，御书忠爱颁于堂。庚子再召对，升院判。后因母老乞终养，继患风疾致仕。素能察脉投剂，所在奏功，而名公钜卿，凡罹奇疾者，必延以疗，而赖以回生者，非止一二。所著:《医学统旨》，行于世。

《或问》　明　王宠

见乾隆十一年《乌程县志》卷三十一《著述》一。光绪七年《乌程县志》卷十四《人物》三《王中立传:》王宠，字子霭，号秋泉。博极方书，殚思奥窔。著《或问》百余篇，探古作者之旨。尤精幼科，病家抱小儿出，不俟亲面细察，越数步望其色，即可定其生死。舟舆所至，就治者常至百人，或数十人。视其许可沉吟，以为忧喜，一时称神医云。

乾隆二十五年《乌青镇志》卷十《艺术》：王秋泉，吾里名医也。某富人病，延医数辈治疗，日益甚，且死。先是延秋泉，适治某贵人疾，不果往。富人谓其子曰：吾宁得一当王先生，死不复恨。其子乃复走仆秋泉所，敦促，会秋泉饮大醉，卧舟中。仆踊跃解维，代鸣橹，夜抵其家。秋泉方酣睡，家人起诸梦中，搔首问胡为。主人已盛衣冠入舟请曰：老父忍死待先生，幸即入视病。已诊脉与药，竟出还舟，解衣卧。鸡鸣酒醒，呼家人骂曰：某贵人迟我久，何尚泊此为。家人曰：顷已诊脉与药，忘之邪。秋泉大惊，曰：吾大醉不复省忆，必杀之矣，顿足促解维。而主人业遣仆伺秋泉，构灯数十，传语止王先生。秋泉不知所为。俄而主人踉跄至，入舟顿颡谢曰：老父赖先生刀圭，所苦若脱，独奈何遽舍我去乎。秋泉自疑曰：必给我。然已无可奈何，强随主人登堂。主人申谢再三，问用药何神验乃尔。秋泉曰：昨已得其概，请得更审视。入索药渣视之，私慰曰：幸不误。更与药数剂，起其疾，厚获而归。

《良方辑要》　明　许相卿

见道光二十七年《海昌备志》卷二十八《艺文》二。

传抄嘉靖三十六年《澉水县志》卷七《人品纪·隐逸》：许相卿，字伯台，号九杞，海宁袁花里人。正德中，官给事中。年四十五，乞致仕。更号云村病翁。高洁不群，博学好古，文章鸣世，孤介绝俗。影不出山者四十年，寿七十九卒。

嘉靖三十六年《海宁县志》卷八《人物志·高尚》：许相卿。力学好古，博极群书，为文上薄秦汉。官给事中，犯颜极谏。连疏五六。年四十五即谢病归。大臣交荐终不起，退居海盐茶磨山，聚书万卷读之。足迹不入城府，虽亲知亦不诣且四十年。砥柱之风，真足以廉顽立懦。盖自宋迄今，吾乡以德学名世者，惟无垢张公与先生而已。

旧抄崇祯本《海昌外志》之《人物志·宦绩》：许相卿。王阳明、湛甘泉诸先生雅慕重，往还劘切。

康熙二十二年《海宁县志》卷十一《人物志》一之一：许相卿，字云村，正德丁丑进士，辛巳授兵科给事中。所著有《革朝志》《黄门集》

《贻谋四则》《史汉方驾》行世。

道光二十七年《海昌备志》卷二十八《艺文》二：许相卿，字台仲，世称杞山先生。

光绪二年《海昌县志》卷十九《人物传》五《流寓》：许相卿，本海宁灵泉人。以盐邑紫云村山水为胜，卜居村南茶磨山，徙家居之，因自号云村老人，子孙遂占籍焉。初相卿正德中举孝廉，久不第，从阳明子讲学。又与关中孙一元、吴下文徵明诸人言诗。聚书万卷读之，不屑以进取为念，后竟登进士。在廷，张璁、桂萼、夏言并与交善，而性慕栖逸，自以古心直道难于谐世，仅三载引疾归。诗清泠多丰骨，文如柳州，特峻洁。子即御史闻造也。

《医筌》　　明　沈宏

见乾隆元年《浙江通志》卷二百四十七《经籍》七《子部》下及嘉庆六年《嘉兴府志》卷七十三《经籍》二《子部》。

康熙六十年《嘉兴府志》卷十六《外纪》：沈宏，字惟远。嘉靖乙未进士，广东按察司。乞归，与里中耆旧：蔡典籍天锡、吕州倅栋、胡上苑钥、范博士杖、姚别驾汝吉、孙博士谷、郭转远鼎、范郡幕鹏、吕纳言希周、吕曹簿翀，为真率会。徜徉林圃，有洛下风。

道光元年《石门县志》卷十四《人物》上：沈宏，质实谦和，以俭约自守。归田后，构友于轩，课诸子其中，家风穆和。卒年七寸七。

《医先》　　明　王文禄

见嘉庆六年《嘉兴府志》卷七十三《经籍》二《子部》。

按：乾隆元年《浙江通志》卷二百四十七《经籍》七《子部》之下，作一卷。

嘉庆六年《嘉兴府志》卷五十七《列传》八《海盐县·文苑》：王文禄，字世廉。父佐，喜声乐，精骑射。文禄少举乡荐，廉峻不以私干人，遇不平，叱骂不避权贵。性嗜书，遇有异书，辄倾囊购之，得必手校。缥缃万轴，贮一楼。俄失火，大呼曰：但力救书者赏，他不必也。著有《艺草》《邱陵学山》《邑文献志》。

康熙二十三年《浙江通志》卷三十一：王文禄，屡上春官不第，以文章节义自命。户田三百，佐邑令成均田法。好佩剑，每愤发必挺剑暗咤。年八十余，犹应试长安，不屑就乙科秩。

《急救良方》二卷　　明　张时彻

见光绪三年《鄞县志》卷五十五《艺文》四《子部·自序》曰：古有疾医，掌养万民之疾病。凡民之有疾病者，分而治之，岁终则各书其所以而入于医师。于时民故得以寿终，而无短折札瘥之患。后世王政多缺，而医师之置，徒备虚文。廛市之氓、富羡之室，犹能自以其赀迎师，而荒村窭户否矣。抚首抑心，闵闵待毙，此一患也。草木禽鱼之物、五石之药，多聚于国都，而陬穷壤僻之所，即有高赀，亦不能致锱铢，此又一患也。时师蹩躠，恒以反剂杀人，而茹悲吞螫，不敢讼言其非，此又一患也。予盖恻然伤之，曩得《急救方》一本，每携以自随，或以自治，或以治人，率多征应。间有新得，辄从其类附益之，其讹舛无验者则删黜之，遂付梓人刻焉。夫人之情一也，孰不爱其身，亦孰不爱其父母骨肉乎。而疾苦无所舒，往往束手以毙。不得已，或竭力于祷桧讥禳，至荡赀破产，而卒莫攸济也，此其于仁孝之心何如哉。是方而行，庶几济于黔细万分之一，要非所以荐于隆富者乎。凡分三十九门，专为荒村僻壤之中，不谙医术者而设，故药取易求、方皆简易，不甚推究脉证也。

一九五一年《鄞县通志》之《文献志》戊上《艺文》一：《急救良方》二卷。有嘉靖二十九年刻本。又，万历庚戌刻本。

乾隆五十三年《鄞县志》卷十五《人物》：张时彻，字维静。年二十举于乡。嘉靖二年成进士。

《摄生众妙方》二卷　　明　张时彻

见乾隆元年《浙江通志》卷二百四十七《经籍》七作四卷。光绪三年《鄞县志》卷五十五作十一卷。

同上《鄞县志》卷五十五《艺文》四：《黄氏书目》作四卷。是编分四十七门，标目繁碎。自序云：每见愈病之方，辄录而藏之。盖随时抄集而成，未为赅备。

一九五一年《鄞县通志》之《文献志》戊上《艺文》一：《摄生众妙方》十一卷。有万历庚戌刻本。曹氏集古阁藏有嘉靖二十九年刻本。《四明丛书八集》据隆庆三年重刻本刻之。

《医方说约》　明　鲍叔鼎

见嘉庆九年《武义县志》卷九《艺文》上《典籍》。

按：同上《武义县志》卷八《方技传》作《医方约说》。

《橘井真源医方》八卷　明　叶伯清

民国十五年铅印光绪《台州府志》卷四十二《艺文类·经籍考》九：是书，近诸生陈钟英为重辑。有仿聚珍版印本。

同上《台州府志》卷九十三《人物传》二十六《方技》：叶伯清，名复旦，以字行，号橘泉，天台人。精岐黄业。有妇人将产，偶尔欠申，忽腹中跳跃不止，举家骇然。伯清曰：易耳。延妇与揖。置豆于地，令俯拾之，且行且拾，而腹己安。巡道某偶登船，遇风心怖。至途中失血数口，心益怖。因之疾大作，询诸伯清。伯清曰：因惊失血，失血又惊。巡道固未尝告以故，一见心折，遂重币求治。且赠以颎曰：橘井真源。人称为半仙云。有《医方》八卷行世。

《枢要释义》　明　袁日启

民国十五年铅印光绪《台州府志》卷四十二《艺文类·经籍考》九：袁日启，因母屡疾，精医学。是书，其弟曰华序称：凡所传《内经》、灵秘诸书，考索殆尽。条分缕析，既精且详。

民国十五年铅印光绪本《台州府志》卷九十三《方技传》：袁日启，字叔明，天台人。耽吟咏、工草书，尤精于医。经历杨某病噎。日启诊之曰：十日后必呕血亡。果如其言。何进士绂度抱悸疾。日启治之痊。绂度作序赠之。日启存心济人，绝不计利。所全活甚众，一时有半仙之谣。著有《肘后方书》《枢要释义》。诗清逸苍古。子璜，字圣卜，诸生。亦工诗、善画，精黄岐术。著有《医宗洞解》《伤寒摘要》。

《肘后方书》　明　袁日启

见民国十五年铅印光绪《台州府志》卷九十三《方技·本传》。

《指要》 明 葛思寅

道光八年《东阳县志》卷十五下《人物·方技》：葛思寅，号生初。幼善医术，而急于济人。人以病告，无不赴，所全活甚众。晚年学益精，名闻公卿间。延请无虚日，贫寒视之如一。所著有《指要》诸书。御史杜公廉其行，旌表其庐。年七十余岁卒。子枝芳、条芳等各世其业。先是，有曹伯行、陈清溪者，并以善医闻。

《医学搜精》 明 杨府

康熙六十年《嘉兴府志》卷十四《平湖人物传》：杨府，字见山。幼从姚江诸燮学，偕弟庶，称二难。隆庆戊辰会试乙榜，任沧州牧。移宁州，雪陈以朝于狱。后以朝登进士，遂师事府。里居，会有城工，独竭力得竣，赖以御倭。著《经书讲言》《医学搜精》及《诗文》。

《明医会要》 明 贺岳

见天启四年《海盐县图经》卷十四《人物篇》第六之五。

按：乾隆元年《浙江通志》卷二百四十七《经籍》七《子部》下作二卷。嘉庆六年《嘉兴府志》卷七十三《经籍》二《子部》及光绪四年《嘉兴府志》卷八十一《经籍》二《子部》并作三卷。

《医药启蒙》 明 杜德基

见民国十四年《平阳县志》卷四十九《经籍志》二《子部》。

同上《平阳县志》卷三十七《杜整传》：德基，字万年。弱冠游庠，嘉靖丁卯试浙闱，以策忤时事，不第，晚授嘉善教谕。德基早孤，尤殚精医理，著有《医学启蒙》若干卷（书名与《艺文》异），所为诗文有《象罔樵隐集》若干卷。

《医灯续焰》二十一卷 明 潘楫

见民国十一年《杭州府志》卷八十八《艺文》三《子部》。

康熙五十七年《钱塘县志》卷二十六《人物·方技》：潘楫，字硕甫。精《灵》《素》之学，卖药都市中，人以韩伯休比之。所著《医灯续焰》，世奉为要秘云。

康熙二十六年《仁和县志》卷二十一《方技》：潘楫，号邓林。乐道不仕，受业数百辈，治疾皆有奇效。所著书大有功于世。年七十五卒。长子杓灿，有父风。

康熙二十三年《浙江通志》卷四十二《方技》：楫以兄善病，体母志，师王绍隆。终日夕视脉和药，究极深隐，通于神明。

《医学权舆》一卷　　明　胡文焕

见乾隆四十四年《杭州府志》卷五十八《艺文》二。

《应急良方》一卷　　明　胡文焕

见民国十一年《杭州府志》卷八十八《艺文》三《子部》上。

《生生直指》八卷　　明　沈太洽

见乾隆元年《浙江通志》卷二百四十七《经籍》七《子部》下。

民国十一年《杭州府志》卷一百四十八《人物》十《隐逸》：沈太洽，字愚公，晚欲逃名，乃更名逸，字不异。钱塘人。年十五试童子科，辄占高等，十六遭变家贫，徙业医。术大售，户外屦满，脂车迎者无虚日。意不屑，逃而之山水间，以诗酒自娱。有别业，在湖曲，曰蔬园；在法华山，曰万竹庐；在清平麓，曰梅花屋。置圹泉畔，期与花同死，自号梅痴，又置读书舫于西湖。所跨蹇驴曰苍雪、山童曰秋清。携筇自随，乌巾鹿裘，望之若神仙，往来于两堤、三竺间三十年。生平多贵游，皆泛然应之，不为屈。大学士沈一贯辟之，弗就。李流芳为撰《墓志》。

《易医合参》　　明　张遂辰

乾隆二十三年增刻乾隆四年本《海州府志》卷二十五《艺术》：张遂辰，字相期，仁和人，卜居武康之三桥里。精于医理。早岁入南雍，与四方贤俊交。性喜读黄帝书，在成均日，遇病者辄为之辨强弱、决生死。适武康骆侍御家有病者，延之立效，术遂大行。买宅一区、山田数亩，携妻子力耕。丐求诊者倾动海内，生平工吟咏、富著述。有《蓬宅编》《易医合参》诸书。

乾隆四十四年《杭州府志》卷九十五《人物》十《隐逸》：张遂辰，字卿子，号西农。少颖异，于书无所不窥，工为诗。以国子生游金陵，时名大起，见赏于董其昌诸公。明末潜名里巷，为医自给，能起死，人争迎致之。卜筑东城，诗格益澄澹孤峭，多自得之语，在西泠流派外，可自名家。每于岁阑勉子息云：家足过年之用，座无寒士之求，不惟有愧本心，亦且无别庸俗。又尝述其祖龙墩公，贫止一布袍，除日逢急者，即解赠之。清门世德，可以激薄停浇矣。

民国十一年《杭州府志》卷一百四十八《人物》十《隐逸》：张遂辰于明万历中以国子生游金陵，今（武康）城东旧悬壶处呼张卿子巷。

康熙二十三年《浙江通志》卷三十七《文苑》：张遂辰，少习举子业，应试不售，慨然叹曰：制艺本以取功名，既入官，即弃去，此不足学。退而穷综四大部，及于星文、历象、医学、内外典，无不该贯，尤精于《易》。往学者反复辨难，若挹水于河，咸餍足云。善诗，长七言排律。所著书甚多，其丹黄评定凡百余种行世。又以岐黄术济人，其子若孙及门下，皆能传其业，多以医学名世云。

同上《浙江通志》卷四十二《方技》：张文启，字开之。仁和人。游于张遂辰、潘楫之门，尽得其传。于古医书无所不读，又与同志设惠民药局，所全活甚众。其他若创育婴堂、天医院，皆力为之。卒年六十八。子二，璟、琏为诸生有声，亦能世其家学。

《经验良方》　明　张遂辰

见民国十一年《杭州府志》卷八十八《艺文》三《子部》上。

《怪疴单》一卷　明　周履靖

见嘉庆六年《嘉兴府志》卷七一三《经籍》二《医家类》。

康熙二十四年《嘉兴县志》卷七《文学》：周履靖，字逸之。少羸，去经生业，专力为古文词。废箸千金，庋古今典籍。编茅引流，杂植梅竹，读书其中，自号梅颠居士。后家殖益落，耳食者至为姗笑，意泊如也，益伊吾不少休。所著《诗》盈百卷，手书金石、古篆隶、晋魏行楷及画史称是。与王弇州为莫逆交，刘凤尝作《贫士传》遗之，亦一时博雅隐君子云。

嘉庆六年《嘉兴府志》卷五十三《秀水县隐逸传》：周履靖，万历中布衣。

光绪三十二年补刻光绪十八年《嘉兴县志》卷二十六《列传》六《隐逸》：周履靖，白苎乡人，居鸳湖滨，种梅百余本，与妻桑偕隐唱酬，自号梅颠道人。郡县交辟，不应。李日华幼时与履靖比邻，抚之曰：他日必为风雅宗也，以是负知人望。所著有《梅墟集》及《夷门广牍》等书。

《医鉴》　明　唐守元

见乾隆元年《江南通志》卷二百四十七《经籍》七《子部》下。

乾隆十年《平湖县志》卷七之《人物志·隐逸附方技》：唐守元，号吾春，璜溪人。赘于陆，因传其业。一妇人偶食羊肉，甫入口，闻呼遽吞而应。逾月病发，淹及两年，守元曰此必胸有宿物。试以药投之，既而大吐，痰块中裹羊肉一脔，遂愈。袁化祝氏儿患痘，遍身血进无罅。守元捣药涂其身，掺药铺褓褥上，卷起倒竖床前，合家啼骇。叱曰：若辈勿啼，此名蛇壳痘，气必用逆乃得脱。已而皮肤解裂如蛇蜕然，遂愈。新带顾氏男，痘后目瞽。守元曰：惜我见之晚，当先开一目，三年后俱复明，果验。《医鉴》《医林绳墨》《后金镜录》。皆其手辑。

光绪十二年《平湖县志》卷十八《人物列传》四：张从纯，素患角弓反张。守元曰：此名痉症，一剂而复。

《医林绳墨》　明　唐守元

见乾隆十年《平湖县志》卷七《人物志·隐逸附方技》。

《医学质疑》　明　吴延龄

见乾隆元年《浙江通志》卷二百四十七《经籍》七《子部》下。

《医方考义》　明　刘遂时

民国二十八年《绍兴县志资料》第一辑《人物列传》第一编：刘遂时，字汝振，号行可。承家学治举子业，益肆力坟典，称博综。以例入成均，累试弗售。乃稍去而治长桑君术，遂以其术名于时，然非其好也。

一日亲友劝驾，谒选庆阳卫经历，受知于藩伯李公维桢。自号乐休山人。仍著其说曰：山人者谁，行可刘子也。性秉直，不慕权贵，不交匪人，惟诗、奕是娱。晚事鸡肋，卒以忤当道归。家四壁立，怡如也。别号乐休者。世人以声利为真诠，以华宠为要辙，行尽如驰而不知休。知休矣，而不能乐。凌援者，休于骄。酣恣者，休于荡；怨怼者，休于困。困则病、荡则亡、骄则败，其身之不保，奚能乐也。山人虽蒯缑敝庐，足以蔽风雨。薄田，足以供旰粥。诗可吟，书可玩、山高水清、鸟啼花笑。或含饴以弄孙、或敲棋以对客、或咀饵以疗疴、或煮茗以涤虑。倦一枕、醒一樽，行无牵、止无尼，不知老之将至，则谓之乐休亦宜。岁癸丑，年六十。里人争绘乐休图以赠，公益顾而乐之。明年，以疾卒。所著有《医方考义》《山人杂说》《可也堂诗稿》若干卷，藏于家。

《方脉指要》　　明　王良明

民国十五年铅印光绪《台州府志》卷四十二《艺文类·经籍考》九：是书见于《天台方外志》。

康熙六十一年《台州府志》卷十二《遗逸·本传》：王良明，字公辅，号恒田。长游庠。适母患恶疮，衣不解带，汤药亲尝，百药不效，焦心劳思。西关外有能治者，晨往觅之，果遇异人。呼曰：子欲治母疮乎，某处有药可治。握其手曰：人生不作宰相，须学医以活人。遂授以秘诀而别。良明如言觅得药归，母疮即愈。后用其方，应手辄效，全活无算。又传有《太素脉按》、夭寿、荣枯，洞如也。谭中丞纶前守台，稔闻其异，聘之随征。出师决事，则利害判然。后巡抚周良臣奏入御医。称旨，赐职不欲。赐金不受，称为志士。年八十四无疾而终。

民国十五年铅印光绪《台州府志》卷九十三《人物传》三十六《方技·本传》：良明子，少春，传其业，理方剂，能令病者立起。痘疹尤著奇效，为医学训科。

《医略阐秘》　　明　倪元恢

道光三年《金华县志》卷九《人物》五《文苑传》：倪元恢，字念谦。万历间，以贡任江山训导，改湖广会同教谕。喜经史，尤邃于天文、历学。著有《元理管窥》《方舆举要》《蚩诊效胴》《弋飞时获》《通籍雉据》《字母辨证》《医略阐秘》《仁政始事》《士庶六礼》《续近思录》等书。其《诗经蒙引》《乐经补亡》《古今炯鉴》《古今格言》《论孟类编》《札记类编》《孔庙贤儒考定》诸种，以病未成。其后散亡略尽，仅存《元理管窥》二卷。上二篇为步元、下二篇为辨元。历指《晋志》以后诸家悠谬之说，如以朱子随天左旋为误。东坡七月既望，出斗牛之间为无是理。魁星象鬼传说，为人之讹。孟秋天河无影，为月光所射。虹霓吸酒，为阳气能乾物。雨血雨豆为大风吹刮致然之类。其时西法已入中国，犹未大行，而元恢所辨，与之阖合，则异于空谈无根者矣。

《秘诀方书》　　明　郑仁爱

光绪十二年《常山县志》卷六十一《人物志·方技》：郑仁爱，字真卿，别号景泉，浮河人。授迪功郎，精岐黄。浙东观察使吴公遭异疾，一服即愈。吴公绘杏林春意图，赠以诗序。值都察院考医学，列第一，授顺天医官。礼部尚书李腾芳荐授太医院吏目。自知寿算，解组归，逾年卒。著有《秘诀方书》，惜未及问世。

《体仁会编》　　明　陆长庚

见嘉庆六年《嘉兴府志》卷七十三《经籍》二《子部》。

乾隆十年《平湖县志》卷七《人物志》：陆长庚，字元白，号津阳。万历庚辰进士。任广德知州，升南通政使，忤时贵意，遂乞归。以兵部左侍郎优游林下二十余年，抚按七荐不起。所著《庄子选注》《南华经题辞》《清粮臆说》《体仁会编》。年七十八卒。

光绪二十年《平湖县志》卷十五《人物列传》一：陆长庚著有《老子元览》二卷、《南华副墨》八卷、《阴符经测疏》一卷、《周易参同契测疏》一卷、《方壶外史》八卷、《楞严述旨》十卷。

按： 乾隆元年《浙江通志》卷二百四十七《经籍》七《子部》下：列《体仁会编》于医家医术类。

《医学经略》十卷　　明　赵金

见天启《吴兴备志》卷二十二《经籍徵》第十七。

按： 咸丰九年《南浔镇志》卷二十九、光绪七年《乌程县志》卷三十一同作十卷，而乾隆二十三年增刻乾隆四年《湖州府志》卷四十六及乾隆十一年《乌程县志》卷十四并无卷数。

乾隆十一《乌程县志》卷六《人物》：赵金，字淮献，号心山。系出宋济邸，数传居南浔。金自少颖敏端静，不妄言语，博学强记，工诗。刘南坦、顾箬溪、张石川、文衡山结岘山会，邀之入社，不应。武庙诏征，所司敦促。不应。晚年郡太守及泉李公重其名行，五辟乡宾，亦不应。家故贫，夷然不以屑意。所居当阛阓中，闭户读书，入门者肃然，宛如深壑。行高洁，非其义，介然不可夺，亦不为矫亢之行。年八十九，无疾端然而逝。

光绪七年《乌程县志》卷十四《人物》三：赵金……又号苕雪逸仙。工诗文、善画，尤精于医。正德中，诏征不起。知府李颐重其名。当武庙末年，征天下书画士，如杨循吉，高简，未免呈身，卒受辱归。金独超然，卒完其节。六十即为寿藏，自为生祭文、輓诗，自是不复出。

乾隆十一年《乌程县志》卷十四《经籍》：赵金，著有《浮休集》《医学经略》《广嗣全书》。

咸丰九年《南浔镇志》卷十二《人物》一：赵金，万历庚辰九月五日卒。

《医学统宗》三卷　　明　吴嘉言

见道光二十五年《分水县志》卷九之《艺文志·书目集部末》。

《绿竹堂医方考》　　明　姚思仁

见嘉庆六年《嘉兴府志》卷七十三《经籍》二《子部》。

同上《嘉兴府志》卷五十二《列传》三：姚思仁，字善长。万历癸未进士，授行人，迁江西道御史，出视长芦盐课。世宗朝，蓟州人李升、嵩县人刁腾，言开矿之利，乃分遣中珰崔闵等相视。而辽东军李贤复言辽东之矿，即命贤为矿长。至神宗朝，中人四出，害民甚酷。河南开采（议始仲春、孙恪二人），民死者相枕籍。思仁巡按其地，上疏力争，陈八大可虑。不报。乃复绘《开矿图》二十四幅，图著一说，极言其害。上为动容，辍役。入掌河南道，畿南大祲。上疏请米三十万赈饥。熹宗嗣位升工部尚书，加太子太保致仕。年九十一卒。著有《律例解》《京兆政略》《救荒全书》《五经疏注》《医方考》等书。

《医林绳墨》八卷　　明　方岣

乾隆四十四年《杭州府志》卷五十八《艺文》二。

按：民国十一年《杭州府志》卷八十八《艺文》三《子部》工：方岣，一作方隅。

《医宗洞解》　　明　袁璜

见民国十五年铅印光绪《台州府志》卷九十三《方技·袁日启传》。

《医学圣阶》　　明　金天衢

见乾隆二十五年《乌青镇志》卷十二《著述》。

同上《乌青镇志》卷十《艺术》：金天衢，号希瀛，青镇人，世医少邱孙。幼颖悟，日读寸书。十四岁患弱症，从吴门戈兰亭、武林王紫芝诊治，复得指示。万历十三、四年间大疫，远近就医，应手即愈，名益著。当道交荐，授太医院判。辞不赴。寿八十九岁卒。著有:《医学圣阶》《医辩》《医说》。

《医学须知》　　明　卢洪春

见道光八年《东阳县志》卷二十七《艺文外编·附书目》。

按:《医学须知》。同上《东阳县志》卷十四及康熙二十二年《金华府志》卷十七作赵贤意撰，并误。

道光八年《东阳县志》卷十四上《人物·名臣本传》：卢洪春，字思仁，号东麓，万历丁丑进士。洪春由旌德令擢礼部祠祭主事。帝久不视朝。洪春疏，神宗大怒，以洪春悖妄，命拟旨治罪。阁臣拟夺官，仍论救。帝不从，廷杖六十、斥为民。诸给事中救，忤旨，切让。诸御史疏继之，帝怒夺俸有差。洪春遂废于家，久之卒。光宗嗣位，赠太仆少卿，时侍郎沈鲤等叹曰：卢公贤。家居，朝臣存问不绝，郡县亦尊重之。晚年谢去人事，怡情山水，间出其余学宫以养士，性豁朗，遇事径行，无所顾忌。受杖几死，编修冯琦、陆可教负救，得苏。其在旌德，饶有政绩。其所著有《礼要》《性理明诠》《史论补》《时务论》上下篇、《疏稿》

《医学须知》。

《医论广见》十二卷　　明　高隐

见光绪四年《嘉兴府志》卷八十一《经籍》二《子部》。

同上《嘉兴府志》卷五十五《嘉善县·孙复吉传》：孙复吉，字见心，与王肯堂往复参究，精其术。高隐，字果斋，从王肯堂游，得其秘奥。肯堂医书六种，皆参酌采辑，疗疾多奇效。年九十余如少壮。同时卞模，字仪皇，亦能起危疾。

同上《嘉兴府志》卷五十五《本传》：高隐。受业王肯堂，有《医论广见》及《杂证》书行世。

按：光绪《府志》以高隐为清人，误。今据《证治准绳·序》正之。

《杂证》十六卷　　明　高隐

见光绪四年《嘉兴府志》卷八十一《经籍》二《子部》。

《经验良方》　　明　邵继稷

见乾隆元年《浙江通志》卷二百四十七《经籍》七《子部》下及乾隆四十四年《杭州府志》卷五十八《艺文》二。

光绪三十一年《富阳县志》卷十八《人物志》上：邵继稷，字子才。万历乙未岁贡，授南直华亭训导。教士有成法，每月庭集诸生，论文讲艺，饮酒赋诗，道义之中，浃以性情。所拔士如顾之璇、陈敏吾、俞廷谔辈，卒成名家，至今士人犹称道之。转升云和教谕，云和士风朴厚，乃灌以文学，津津日上，师道益尊。在任两载，以病乞休。居家二十余年，诱掖后进。凡所作为，日有课程。卒年八十七。所著有《经验良方》若干卷、《诗文前后集》四卷。

《卫生全书》　　明　李应时

道光二十八年《缙云县志》卷十四《艺文录·书录》：李铤《乐必堂文集》有序曰：昔许允宗以医鸣，或劝其著书。则曰：医者意也。意所解，口不能宣。此其见卓矣。然观秦越人之遇长桑君、淳于意之遇公乘阳庆，类以禁方相授受。自岐伯以降，孰有出二子右者。犹亦有所资藉，则奈何尽废书哉。余从兄霖泉君，幼尝与余同学。后弃而业医，医辄奇中。盖出先叔父好溪先生庭授，而得自神解者尤多也。乃其素所契悟与所经验者，手录成帙。凡脉理之纽络、药性之嫌疑、六气之顺逆、五色之奇正、纤细明备。尝语余曰：此《卫生全书》也。若其熟此乎，可已病却老。时余强健，莫之试也。太阿虽铦，弗试弗知其利也，然而心窃藏之矣。迨且卧病金陵，一时称名医者多却走。复有方外士语余以偃仰、呴嘘之术。如其言试之，卒无当焉。于是乞假还，就理于君。日翻阅是书，取其中吾病者试之，罔不应效。乃知卫生长年，果无逾是书，又安所事拵引按杌者为哉。盖朝夕手玩不忍释，不啻饥渴之于饮食矣。余独怪君生平未尝执方，往往出意见全活人甚众。庶几哉视见垣一方人，可称奇胲之术者。乃惓惓集方书之谓君何。曰：匠皆公输，无规矩可制方圆。乐皆师旷，无六律可正五音。不尔，未可废也。信斯育也，盖仁者之心乎，其见过允宗氏又远矣。余将为君谋梓之，以示诸未可度者。

《济世良方》五卷　　明　万表

见乾隆元年《浙江通志》卷二百四十七《经籍》七《子部》下。

按：光绪三年《鄞县志》卷五十五《艺文》四《子部》:《济世良方》六卷。是编原本抄集古方，分门别类，凡五卷。其孙邦孚又益以经验诸方及脉诀、药性，共为六卷。亦颇有可用之方。

又：一九五一年《鄞县通志》之《文献志》戊上《艺文》一:《济世良方》,《四库存目》作《万氏家钞济世良方》七卷。

乾隆五十三年《鄞县志》卷十五《人物》: 万表，字民望，《明史》有《传》。

《积善堂活人经验方》一卷　　明　万表

见乾隆元年《浙江通志》卷二百四十七《经籍》七《子部》下。

《积善堂活人滋补方》一卷　　明　万表

见乾隆元年《浙江通志》卷三百四十七《经籍》七《子部》下。

按：光绪三年《鄞县志》卷五十五《艺文》四《子部》云:《黄氏书目》一作万邦孚撰。

《积善堂秘验滋补诸方》一册　　明　万表

一九五一年《鄞县通志》之《文献志》戊《艺文》一:《积善堂秘验滋补诸方》一册。见于日本《内阁文库书目》。

《医家四书》　　明　许兆祯

见光绪七年《乌程县志》卷三十一《著述》一。

咸丰九年《南浔镇志》卷十五《人物》四:许兆祯,字培元,南浔布衣。精医术,著录于秀水太医院使赠少保朱儒之门。儒取其所撰《诊翼》《药准》《方纪》《医镜》四部,合名之曰《医家四书》。儒曾孙贵阳知府茂时,镂板行之。方书成时,申时行、李廷机、朱国祯均为作序,儒亦题其简端。兆祯之名,海内无不知之者。

《先醒斋笔记》　　明　丁元荐

见乾隆元年《浙江通志》卷二百四十七《经籍》七《子部》下。

乾隆十四年《长兴县志》卷十二《著述》:自序略曰:先大夫雅好医,录方几成帙。予辛亥赐告归,不敢以山中余日漫付高枕,汇三十余年所积方,并录后先《医案》,类而梓之,以广其传,窃自附古人手录方书之意云。

光绪十八年增刻光绪元年《长兴县志》卷二十九《艺文》:是编元荐取常熟缪希雍所用之方,裒为此书。(其后)希雍又增益群芳、兼采本草常用之药,增至四百余品。又增入伤寒、湿病、时疫、治法,为《广笔记》四卷。

乾隆十四年《长兴县志》卷八《列传》:丁元荐,字长孺,号慎所。应诏子。登万历丙戌进士。少负奇质,慕汲长孺之为人,因以为字。时顾泾阳先生讲学东林,元荐心向往之,北面受业。又游许庄简、冯具区之门、慨然志在天下。既释褐,申相公时行父子素有文字契,举主娄江。王锡爵方柄政,不一私谒。予告丁外艰,居丧尽礼。八年起授中翰,抗疏陈时事:可寒心者三、可浩叹者七、坐视而不可救药者二。时光宗储位未定,有三王封之议。元荐封事中,多责称王相国。己亥京察,以浮躁落职,复起历礼部主事。会党局断断,元荐屡疏折辩,意在破邪谋而持大体，义壮辞严，并留中不报，元荐遂决计引去，无何又以不谨削籍。刻《程朱道命录》以见志。天启初，沈相国潅趋朝，邀会江都。笑曰：岂有白首郎官舣小舠于相公舟侧者乎。甲子起刑部简校，晋尚宝司丞，升少卿。逆阉用事，削籍归，卒。元荐通籍四十年，服官不及一载。尝言大丈夫宁为玉碎，不为瓦全。好谈古今节烈事，至击节掀髯，听者忘倦。尤加意里党，谢绝一切造请。有投以暮夜金者，却之必峻，或廉其枉。即密解之，不令人知也。旧《志》谓：身在江湖，一饭未忘君父；道虽偃蹇，风采足立柔顽，可谓骨鲠特立之君子。相国朱文肃《志》曰：迹太奇、气太激、议论太深刻。然不如是，则迟回退转流为绕指柔无难，又何以壮顾、许之门墙。皆笃论也。所上封事及条议、时务，悉载《尊拙堂文集》《西山日记》中。

乾隆十四年《长兴县志》卷九《释老·附方技》：缪希雍，字仲醇。常熟人。居邑下若里三十余年，任侠好奇自负。得岐黄之秘，尤专精《素问》《本草》。曰古《三坟》不传，传者此耳。客游不持药囊，但为人疏方辄奇中。其刀匕汤药与俗医左，俗医不能解也。自公卿至负贩皆平等视，察脉审证，细心体认，意所独到，坚执不移。与丁长孺交最久，长孺录其验方为《先醒斋笔记》。

《医例》　明　臧仲信

乾隆十四年《长兴县志》卷十二《著述》：有丁元荐序。

《博爱编》　明　李范

道光二十八年《缙云县志》卷十四《艺文录·书录》：旧志《闺操传》：明庠生李素妻，年十九适李，未逾年夫亡。抚遗孤范，及长，令习岐黄以济人，不责其报。著《博爱编》《葆和集》。承母训也。

《葆和集》　明　李范

见道光二十八年《缙云县志》卷十四《艺文录·书录》。

《医坟款要》　明　张元铭

见光绪三十一年补印光绪二十年《浦江县志》卷十四《艺文

志·书目》。

同上《浦江县志》卷八《儒学传》：张元铭，字演中。读书有神悟，精三《易》、六《乐》，曰《乐》《易》无异同。损八十一之一分、益三十二之三分，阴阳变易、六律旋宫尽此矣。著《乐则》六卷。留都绅士阅其书曰：雅乐不坠，在斯人乎，金以币聘。抵京，会太史焦竑讲明善之学。元铭应声曰：明善当以诚、神、几三字发之。曰：继善成性，本体也。感于物而心危，惟不知识未发之诚，不睹闻已发之神，介乎隐微而成性存。存所谓独也、几也。慎独而极深研几，此率性也。濂溪之研几，安勉同归，可以言继成之性善，未可必事理之无不善也。竑起而避席，称其见道言也。与大理张懋学、太常于正发、高攀龙、何栋如诸公，论《乐》于神乐观。著《原乐大成》。复请讲《易》于天玉书院。著《原易编》。从游多名士，计数百人。过檇李，枢部岳元声出《震南兑北图》。（元铭）据《易》先后天变化之次，力辨其非。元声屈服，书卷赠之曰：《易》《乐》真儒。归老，著《三皇五纪》，以明历度及《地理连山》《医坟款要》诸书行世。年八十卒。

《杂病正传》　　明　彭浩

见康熙二十三年《浙江通志》卷四十二《方技·本传》。

《明医指掌图后集》　　明　皇甫中

见乾隆元年《浙江通志》卷二百四十七《经籍》七《子部》下。

《秘方集验》　　明　王如兰

乾隆四十四年《杭州府志》卷五十八《艺文》二：王如兰，字蕙子。

民国十一年《杭州府志》卷八十八《艺文》三《子部》上：作土梦兰。

《翊世元机》　　明　沈士逸

康熙二十三年《浙江通志》卷四十二《方技》：沈士逸，字逸真，仁和人，善医知名。少时尝献书经略邢公，邢奇之，置为裨将，令督兵海上，以功为游洋将军。已，父祖相继没，母孀、弟幼，遂绝意疆场，奉母渗灟。而产日落，乃发箧读禁方，尽得要秘。数年名大起，日造请者数十百家，全活不可胜数。既老，构园池，多树竹木菱芡，日抱琴书坐卧其中。贤士大夫轩车到门，多不时出，而以疾来者，则率尔命驾，无问近远。年六十有六疾疟卒。所著《海外纪闻》《翊世元机》《清乘简园集》若干卷。

《百宝方书》　　明　吴辅

见民国六年《双林镇志》卷三十一《艺文》。

同上《双林镇志》卷二十一《艺术》：吴辅，字康伯（一作伯康），号芯斋。好学能诗，精通医理。

《增济世良方》一卷　　明　万邦孚

见乾隆五十三年《鄞县志》卷二十一《艺文》上《子部》。

光绪三年《鄞县志》卷三十八《人物传》十三：万邦孚，字汝永，号瑞岩。达甫之子（万表之孙）。弱冠为诸生，材兼文武，不专守一经。

《万氏家钞方》七卷　　明　万邦孚

见一九五一年《鄞县通志》之《文献志》戊上《艺文》一。

按：乾隆元年《浙江通志》卷二百四十七《经籍》作五卷。

《心印绀珠经》三卷　　明　万邦孚

见光绪三年《鄞县志》卷五十五《艺文》四《子部》。

《医学要旨》十卷　　明　毛云鸡

见乾隆五十三年《鄞县志》卷二十一《艺文》上《子部》。

光绪三年《鄞县志》卷四十五《艺术·毛来宾传》：毛来宾，字岐阳。生而慧巧绝伦，及长，恢奇自喜，好读异书，不屑屑章句。尝制自然漏，大者高数尺、小或数寸，定节气、报时刻，无毫发爽。子云鸡，字公代。淹贯经史。值兵燹，事九旬母，色养不离。尤善岐黄术，贫病危急者，拮据药物救之，不取值。卒年八十。

《会宗医书》四卷　　明　董允明

见乾隆五十三年《鄞县志》卷二十一《艺文》上《子部》。

光绪三年《鄞县志》卷三十六《人物传》十一：董允明，字哲之。博学好古，明亡弃举业，以医名。卒年九十三。

按： 据同上《鄞县志》卷四十五《艺术·李斑传》，允明与斑再传弟子徐国麟同时，以针灸著称。

《医学四要》　　明　徐凤垣

见一九五一年《鄞县通志》之《文献志》戊上《艺文》一。

同上《鄞县通志》之《文献志》甲中《徐振奇传》：徐凤垣，字掖青，一字霜皋，南湖九子之一也。东江之役，毁家输饷，钱肃乐荐之。以明经参幕府，已而事去，深自晦匿。为人孝友笃挚。晚年举林时跃、高宇泰搜辑乡里忠节诸人文字，名《甬东正气录》。卒年七十一。

《脉学外科痘瘊幼科纂萃》　　明　周志域

见光绪三十四年《奉化县志》卷三十四《艺文》。

《四家会通》八卷　　明　黄恕

民国十五年《台州府志》卷四十二《艺文·经籍考》九：恕，临海人。黄河清撰《家传》称其涉猎百家，尤精于医。

民国二十三年《临海县志》卷二十六《人物·方技》：黄恕，字存道，号自虚。初从许古泉游，既而入竹林清会诗社，为诗多高致。涉猎百家，尤精于医。医至宋大观而中微，金元四家实有复古功。虽立论各有偏，正所以相救也，（恕）因著《四家会通》八卷。恕孙斐，字成元，号心田，得其传。汲汲济人，于孤贫者，有请即赴。尝谓人曰：为己为人之分，不惟圣贤、学问为然也，医亦有之。今人朝师时流，幕应人请，惟利是趋。予实不忍、亦不敢也。

《经验良方》　　明　陈应元

同治十三年《丽水县志》卷十一《人物》陈应元，字菊庭，善医。

明季时，邑苦疫，应元所活甚众。药不计值，人尤德之。子启慧、启秀，传其术。著《经验良方》，为医家所宗。

《三槐堂秘书》　　明　王朝请

康熙二十二年《太平县志》卷六《人物志·方技》：王朝请，字畴九。世习岐黄业，尤工于痘疹。至请，以儒习医，其术益神，论生死无逾时日者。授太医目，每出，随而延者塞途，无贵贱悉为之诊，人以是益颂其德。郡伯傅，因医女验其神，令同时医者群拜师之。今请子允昌、孙，皆能世其术，为远迩推服。所著《三槐堂秘书》率有异验云。

《医学狐解》六卷　　明　王宸

见康熙六十一年《台州府志》卷十五《艺文》一《书目》。

光绪三年《黄岩县志》卷十九《人物志》三：王宸，字丹六。郡庠生。母疾，称药、量水，跬步不离。晚善医，有求诊者，虽委巷单赤亦必趋视。

《医学正论》　　明　伊天叙

见民国二十年《汤溪县志》卷二十《艺文》。

同上《汤溪县志》卷十《人物·伊蕙传》：伊枳，字东泽。祖、父业医，咸称良。祝克承先业，兰谿唐梦渔先生尝以疾就诊获瘳，为作《杏林书屋序》以进之。胡九峰亦有诗为赠。著有《医学正论》《汤液衍传》各若干卷。孙，天叙，考授汤谿医学训科。

按：《医学正论》《汤液衍传》两书，著者《传》《志》不同，兹据《艺文》。

《汤液衍传》　　明　伊天叙

见民国二十年《汤溪县志》卷十二《艺文》。

《医学纂要》　　明　洪光贲

见民国二十年《汤溪县志》卷十二《艺文》。

同上《汤溪县志》卷十《人物》上《虞无能传》：洪光贲，青阳人，蚤岁入邑庠。喜玩游山水，善画翎毛。又精岐黄术，著有《医学纂要》。

《医方指要》六卷　　明　洪宽

见民国二十年《汤溪县志》卷十二《艺文》。

同上《汤溪县志》卷十《汪凤含传》：洪宽。青阳人，精岐黄之学，著有《医方指要》行世。

《岐黄口诀》　　明　洪基

见民国二十年《汤溪县志》卷十二《艺文》。

同上《汤溪县志》卷十《人物》上《列传》：洪基，字不隅，青阳人，县学生员，邃于《易》学。父殉难德安，只身走江右，辗转戎马间，卒得骸骨归。有《长途痛哭曲》，读者泣下。

《杏林捷径》　　明　俞镠

民国二十三年《宣平县志》卷十一《人物志·艺术》：俞镠，字世宝，居俞源。通经史、工诗文，薄功名，寄身空谷。精习岐黄，著有《杏林捷径》行世。邑人梁铸序其卷首。

《医理直格》二卷　　明　汪普贤

见同治十二年《江山县志》卷九《人物志》十一《流寓》。

按：嘉庆十八年《常山县志》卷十一及光绪十二年《常山县志》卷五十六并作《医学直格》，无卷数。

同治十二年《江山县志》卷九《人物志》十一《流寓》：汪普贤，字希颜。笃志经学，尤工辞赋。襟怀旷达，更精究方书，时以救人为心。著《医理直格》二卷行世。晚年游须江大陈，爱其山环水漾、林木葱郁，遂居焉。号其地曰环山。

《岐黄要旨》　　明　宋贤

见乾隆元年《浙江通志》卷二百四十七《经籍》七《子部》。

道光八年《建德县志》卷十二《人物志·经籍》；宋贤，字又希，天启壬戌进士。

乾隆二十一年《严州府志》卷十八《经籍》：宋贤，国初家居，以课子孙、奖后进为事。所著有《西台奏议》《左传撮要》《地理定宗》《岐黄要旨》等编行世。

《医学善传》　明　戴邦聘

见道光八年《建德县志》卷十七《艺文杂著·书目》。

民国八年《建德县志》卷十四《人物志》：戴邦聘，字起莘，以医术名，为人疗治辄效。尤敦行谊，当事重之。子天祐，承习父业，起活甚多。著有《医学善传》。

《惠济良方》　明　王禹道

见道光二十五年《分水县志》卷九《艺文志·书目集部末》。

同上《分水县志》卷八《人物志·统传》：王禹道，书得怀素笔法，诗有《思萱吟》《草堂咏》。高程、何云雁赞其像曰：幼壮孝悌，耆年好礼。不从流俗，修身俟死。虽不甲第公卿，其行事有甲第公卿所未易及者。继五贤而六之，其在子矣。

《医学要义》　明　谢以闻

嘉庆十七年《於潜县志》卷十四《人物志·隐逸》：谢以闻，号克庵，邑庠生。安贫笃学，守志不阿。八十余犹手不释卷，精于医，著有《医学要义》藏于家。

《简明医彀》八卷　明　孙志宏

民国十一年《杭州府志》卷八十八《艺文》三《子部》上：孙志宏，字台石。

《方聚》　明　徐日久

见康熙五十年《衢州府志》卷二十九《艺文·子部》。

嘉庆十六年《西安县志》卷四十六《经籍·子部·自序》云：偶阅方书，撮其经验者，订定之。列为《方聚》。

同上《衢州府志》卷二十九《名臣传》：徐日久，字子卿。少与韩敬、钟惺，方轨驰誉。万历庚戌（三十八年）进士，知上海县。先是，漕军与居民兑粮，蔀屋不胜其扰。日久令输米于仓，官收以待军籴。省民间米七千余石、银八千两有奇。忤漕使者，左迁楚藩检校。寻令江夏，筑三堤于江口。擢工部屯田司主事，改兵部职方司。大司马高公经略山海，奏为参军。边将马世龙失律，行金魏忠贤求为之地。日久谓司马曰：公衔命督师，而法令不行，苟且了事，如上命何？司马难之。即自抗疏劾世龙，忤珰削籍归，直声震天下。怀宗即位，起为福建巡海道。抚郑芝龙、斩李魁奇、沉钟斌于海。福建平，升山东按察使，道病归，卒于家。日久为人易直子谅，对客煦煦无忤色。锄恶击奸，则凛然不可屈挠。生平邃精史学，能镜察善佞。见诸立朝、行事，有如此者。

康熙五十年《衢州府志》卷三十二《名贤》：徐日久，卒年五十八。所著《五边典则》《骘言近集》《学谱》诸刻，行于世。《巡海日录》《方聚》《暨代史钞》《实录》，悉藏于家。

《医统》　明　张懋忠

同治十年《叶县志》卷七《名宦志》：张懋忠，浙江杭州人。崇祯间，由举人任叶县教谕，中甲戌（七年）进士。潜心理学，训士必端趋向、务躬行。沐其教者，贤才辈兴。著有《四书说统》《易经说统》及《医统》诸书。

《折肱漫录》六卷　明　黄承昊

见康熙二十四年《秀水县志》卷十《典籍》。

按：光绪四年《嘉兴府志》卷八十一《经籍》二，作九卷，光绪三十二年补刻光绪十八年《嘉兴县志》卷三十四《艺文》下，作二卷。

康熙二十四年《嘉兴县志》卷七《乡达》：黄承昊，字履素，洪宪仲子，万历丙辰进士。初授大理评事，擢工科。时魏珰用事，不与通。削职归。崇祯初，起吏兵两垣。疏数十上，以国计称旨，召对平台。素不附门户，外转河南道，升福建按察司，以误给勘合降江西守道。称疾归，闭户著书。罗侯岅敦请修《嘉兴邑志》，凡二十四卷，赡博为诸《志》最。己卯起九江道，升福海道。未几调广泉，晋阶藩长。

嘉庆六年《嘉兴府志》卷五十二《列传》三：黄承昊，官大理评事，著《律例析微》《读律参疑》《律例互考》。乞休，著《折肱漫录》、梓薛己《医案》。卜筑吴兴之杼山，自号乐白道人，因以名其集。修《县志》及《家乘》。又有《闿斋吟稿》若干卷。

《慈济易简方》　明　蒋宗澹

见光绪四年《嘉兴府志》卷八十一《经籍》二《子部》。

按：光绪三十二年补刻光绪十八年《嘉兴县志》卷三十四，作《慈济简易方》。

光绪十八年《嘉兴县志》卷二十六《列传》六《隐逸》：蒋宗澹，字交如。高祖元素，在《文苑传》。宗澹少撄家难，弃科举业。中岁屏绝外事，惟莳花弄石，与道士苏天颁究《参同》《抱朴》之学。著述见《艺文》。

《景岳全书》六十四卷　　明　张介宾

嘉庆八年《山阴县志》卷二十六《书籍·子部》：大旨以温补为宗，然主持太过。传其说者功过参丰。

乾隆五十七年《绍兴府志》卷七十《人物志》三十《方技》：林日蔚《全书纪略》：全书者。博采前人之精义，考验心得之元微。首传忠义录，统论阴阳六气、先贤可否，凡三卷。次《脉神章》，择诸家诊要精髓以测病情，凡二卷。著伤寒为《典》、杂证为《谟》、妇人为《规》、小儿为《则》、痘疹为《诠》、外科为《铃》，凡四十卷。采药味三百种，人参、附子、熟地、大黄为药中四维。更推参地为良相、黄附为良将，凡二卷。创药方，分八阵：曰补、曰和、曰寒、曰热，曰固、曰因、曰攻、曰散，名《新方八阵》，凡四卷。集古方，分八阵，名《古方八阵》，凡八卷。别辑：妇人，小儿痘疹、外科方，总皆出入古、今八阵，以神其用，凡四卷。

《质疑录》二卷　　明　张介宾

嘉庆八年《山阴县志》卷二十六《书籍·采访》：清海盐石楷刊。

《医难析疑》　明　卢之颐

见民国十一年《杭州府志》卷八十八《艺文》三《子部》上。

《疟疟论疏》一卷　明　卢之颐

见民国十一年《杭州府志》卷八十八《艺文》三《子部》上。

《医贯》　明　赵献可

见康熙二十三年《浙江通志》卷四十二《方技》。

光绪三年《鄞县志》卷五十五《艺文》四《子部》，作六卷。

一九五一年《鄞县通志》之《文献志》戊上《艺文》一:《医贯》六卷。清初刻本附《汪氏痘书》一卷。

《二朱一例》　明　赵献可

见康熙二十三年《浙江通志》卷四十二《方技》。

《医学指南》十卷　明　吴文冕

乾隆十二年《海盐县续图经》卷六之六《人物篇·隐逸》:吴文冕，字从周。杭府庠生，迁澉川，与吴中丞昆季称莫逆，以文章节义相尚。甲申之变，冕时年三十九，遂杜门不出，日以著书为事。有《四书不夜篇》二十卷、《周易燃犀》五卷。兼留心堪舆、岐黄、修养之术。著《三才汇璧》四卷、《医学指南》十卷、《元科秘要》四卷、《经验良方》十二卷、《幼幼心法》二卷、《元修最上乘》二卷。皆手自抄录。

光绪二年《海盐县志》卷十九《人物传》五《隐逸》:吴文冕与吴麟瑞昆季称莫逆交，晚年自号白岳逸民、真如子。年七十五以寿终。

《经验良方》十二卷　明　吴文冕

见乾隆十二年《海盐县续图经》卷六之六《人物篇·隐逸》。

《灵兰墨守》　　明　陆圻

见康熙二十六年《仁和县志》卷二十六《艺文·集类》。

《医林新编》　　明　陆圻

见民国二十二年《吴县志》卷五十八下《艺文考》七《流寓》。

《医准》　　明　朱天璧

见乾隆元年《浙江通志》卷二百四十七《经籍》七《子部》下。

康熙二十三年《海宁县志》卷十一《人物志》九《本传》：天璧著《医准》数十卷。

《鼓峰心法》　　明　高斗魁

见光绪五年《石门县志》卷八《寓贤列传》。

按： 光绪三年《鄞县志》卷五十五《艺文》四《子部》作《鼓峰医学心法》一卷，明高斗魁撰。

乾隆五十三年《鄞县志》卷十六《人物》：明，高斗魁，字旦中，斗权弟。国亡后，屏举业不事。一门中互相师友，诗文风发泉涌，诸公皆为倾倒。从黄宗羲讲学，其弟宗炎下狱，几死者数矣，斗魁百计出之。尝游武林，见舁棺过者，血沥于地。曰：是未死。启棺予以药，果苏。江湖间谓高旦中能起死人，求治病者，延请无宁晷。久之喟然曰：吾始有志于姚江、念台之传，既而从事于诗古文词，今乃以方技显乎。由是一意讲学，未几卒。

雍正七年《宁波府志》卷二十八《隐逸》：高斗魁，美髯玉立，丰仪英伟。好学，工诗、古文及书法。家世贵显，不为纷华之态。中年弃去诸生，读书祖茔之侧鼓峰山下，因自号鼓峰。同邑万泰，慈溪刘应期，姚江黄宗羲、宗炎，相与为忘年交，唱酬吟咏以抒其志。家世以医名。曾祖士，有《灵枢摘注》，为医家轨范。斗魁于是以医行世。又从赵养葵得其指要。每谈医药，非肆人之为方书者比。所至之处，喜拾清流佚事不啻珠玉，方欲以桑榆末影与后起同志讲道读书为不朽之业，而疾作矣。卒年四十八。人咸惜之。

光绪五年《石门县志》卷八《寓贤列传》：高斗魁。鄞人。寓居语溪。工临池，小楷类《乐毅论》《东方朔像赞》。行书逼米海岳，间追颜尚书。尤精医理，治效如神，时以秦缓目之。所交皆当世知名士。著有《鼓峰心法》《语溪诗集》。

光绪三年《鄞县志》卷四十《人物传》十五：《高斗权传》高斗魁，诸生。少有才，胡梦泰知奉化，见其文曰：此忠孝种子也。会失职之士多罹难，斗魁破产营救。或遇害，连其内子。则走告，劝以自裁，殁为经纪其丧。与黄宗炎最契，宗炎自亡命后，五子诸妇困于穷饿，斗魁以卖药所入济之。初，斗魁讲学双瀑书院，宗炎谓其省悟绝人。至是慨然叹曰：吾岂可老于游侠，自今当谢绝人世，一意讲学，遂与同志谈道读书，为不朽业，而病作矣。卒年四十八（案《耆旧传》作四十七）人咸惜之。

《己任编》八卷　　明　高斗魁

一九五一年《鄞县通志》之《文献志》戊上《艺文》一。

《绛雪丹书》　　明　赵贞观

见康熙二十三年《浙江通志》卷四十二《方技·赵献可传》。

《明医医鉴》　　清　金銮珂

康熙五十七年《钱塘县志》卷二十六《人物·方技》：金銮珂，字润寰，仁山先生后裔也。曾祖丽泉，为海内知名士。张冢宰瀚、汪学士铎，皆出其门，仕至工部右侍郎。忤权佞，退居西湖，以医业遁世。銮珂少有神童之目，比长遵母命业医。虽读书万卷，不拾糟粕。极难险症，从容处之。尝云：古之名医者曰和、曰缓，仓遽奚为耶。无富贵贫贱，悉以平等心治之，杭城内外，所全活者不啻万人。著有《明医医鉴》《外科精微》《休仁编》《儿科慈幼录》诸书。子灿，亦有名，克绍父业。

《体仁编》　　清　金銮珂

见康熙五十七年《钱塘县志》卷二十六《人物·方技》。

《未信编》　清　潘杓烁

康熙五十七年《钱塘县志》卷二十二《人物·文苑》：潘杓烁，字象承，号月山。磊落英多，为诸生，不屑屑供呫哔，讲经世学。自制府下，争相延致，所至辄有懋绩。著《未信编》及《筮仕》诸书行世。一时为之纸贵。父楫，精岐黄。杓烁习其术，不轻试，其亦未信之意欤。视世之以人命为儿戏者，其度量何如也。

民国十一年《杭州府志》卷一百五十《人物》十一《艺术》二《潘楫传》：潘楫，子二人，烁、灿皆有父风。

《医学慧业》　清　吴嗣昌

见康熙二十一年《仁和县志》卷二十一《方技》。

按：民国十一年《杭州府志》卷八十八《艺文》三《子部》：作《医事慧业》。

《医要便读》八卷　清　胡春田

见光绪四年《嘉兴府志》卷八十一《经籍》二《子部》。

光绪三十二年补刻光绪十八年《嘉兴县志》卷二十七之七《胡金城传》：胡金城，字得凝，弃儒业医。尝谓病者求方、势必万不获已，延请必立往。制肺露治嗽上气疾，名于时。子春田。承父业，精治疫。求方者贫而窘，不索酬。撰《医要便读》八卷。朱廉使其镇序之。

《医旨心传》　清　谈允明

见康熙六十年《嘉兴府志》卷十四《技艺》。

光绪三十二年补刻光绪十八年《嘉兴县志》卷二十七《列传》七《艺术》：谈允明，字景岩，时雍之裔。幼丧父……读书传家学，著《医旨心传》。孙东岩，世其业，居城东。东岩子邦耀，字宇康，徙梅里。有谈小儿之称。宇康子守仁，字甫元，继之，累世好以药济人。

康熙六十年《嘉兴府志》卷十四《技艺》：谈允明，好读书，尤熟嗜三礼。尝研《素问》，精医理。有起死功。

乾隆元年《浙江通志》卷一百九十六《方技》上《明》：谈时雍。

嘉兴人。号继岩。世婴儿医，术冠一时。晨兴，远近抱婴儿至者不下三五十人。视毕无不与药，酬以药金，大约十受二三焉。

《陈鸿典所遗方书》　清　陈鸿典

乾隆四十一年《海宁州志》卷十二《方技》：陈鸿典，字云书，其先汴人，远祖沂。宋建炎时，扈跸南迁，尝治康王妃危疾，有奇效，赐御前罗扇。子孙迁长安镇后，分居城市，凡世其业者，各树木扇子门。鸿典雅擅文誉，食饩邑庠中。中年病瞽目废，益精脉诀。尤善妇人科，四方就治者，填户塞巷。既殁，而所遗方书，犹流传远近。

《医学心传》　清　施应期

嘉庆八年《山阴县志》卷十八《术艺》：施应期，字届远，精医术。人患剧疾，投剂辄效。又施药饵、砌道路、慷慨周急不辞推解。著有《医学心传》数十篇。

康熙二十二年增刻康熙十一年《绍兴府志》卷五十七《人物志》二十《方技》：张时龙、倪涵初、施应期。先后皆以医名。吾越良医之后，类多显者，以其隐德厚也。而时龙不娶，涵初无嗣，又当别论矣。

《医解》　清　李如珠

乾隆二十四年《象山县志》卷十一《艺文·著述》：按《医解》未刻，故失传。如珠而后，良医绝少，尤不善治痘。近有周刻《痘科书》一卷。不论寒、热、虚、实，一以异功散为主。妄云引毒归经。熟诵多为所误，亟当毁之，勿为屠伯也。

同上《象山县志》卷十《人物志》三《特行》：李钺之孙，如珠，精于医。会部使者得隐疾，群医不之省。以邑令荐，如珠治之立愈。然志在利物、无市心，人以是高其品。

《灵兰典要》　清　陈之遵

见道光二十七年《海昌备志》卷三十二《艺文》六。

按：民国十一年《杭州府志》卷八十八《艺文》三《子部》上：作《灵兰要典》。

道光二十七年《海昌备志》卷三十二《艺文》六：陈之遵，之遴弟，字道升，号靖庵，寄籍嘉郡。拔贡，顺治甲午副榜，官蓬莱知县。所著《灵兰典要》《金液篇》《玉液篇》。

《心医集》六卷　　清　祝登元

见民国十四年《龙游县志》卷七《艺文考》。

同上《龙游县志》卷十九《人物志》三：祝登元，字茹穹，幼嗜学，弱冠为诸生，崇祯十七年选贡。平生淡于仕进，又值世乱，乃闭户著书，思以泽今传后。刻有《镜古编》八十卷、《心医集》六卷、《入道始终》四卷、《功医合刻》十二卷、《日用必需》六卷、《静功秘旨》二卷、《字学考》十四卷。一时声名藉甚。顺治三年，台府交荐，授福建漳州府知府，兼署监军漳泉道。有《署闲诗稿》六卷。未几，解组归田。尝游京师，金之俊、杨廷鉴、严我师诸人，咸有赠答。

《功医合刻》十二卷　　清　祝登元

见民国十四年《龙游县志》卷七《艺文考》。

《杂证辑要》　　清　楼岩

乾隆五十七年《绍兴府志》卷七十《人物志》三十《方技》：楼岩，字永千，肖山人。潜心医术，所治立效。著有《杂证辑要》《幼科明辨》诸书。

《济世慈航集》　　清　施禹锡

见光绪三年《孝丰县志》卷十《艺文志·杂著》。

同上《孝丰县志》卷七《人物志·方技》：施禹锡，号兰友。精岐黄术，著有《济世慈航集》。

《医学领要》二卷　　清　岳昌源

见同治十三年《湖州府志》卷六十一《艺文略》六及光绪八年《归安县志》卷二十二《艺文略》三。

《医镜删补》二卷　　清　岳昌源

见光绪八年《归安县志》卷二十二《艺文略》三。

《汤头歌括》　　清　金钧

见嘉庆五年《重修嘉善县志》卷十七《人物志》五《艺术·新纂》。

《医谱》　　清　张园真

见光绪十三年《桐乡县志》卷十九《艺文志·子部》。

《医学适性编》五十卷　　清　何百钧

嘉庆八年《山阴县志》卷十五《乡贤》三：何百钧，字公权。家贫，依其姑于诸暨。少好学，而性椎鲁，以铁绳自缚，锁几上，猝不得离立，久之，警悟。经史外，泛览诸家。著《字学》八十一卷、《易经自得》《太极引蒙》等十二种，百三十余卷；《医学适性编》五十卷、《散体诗赋杂著》凡五十卷。年四十六，当得广文，百钧曰：先子宰河南掖县，以廉介不能苟合，赍志卒于官。钧不忍言仕也，竟不仕。（以上略参缪荃孙《山阴县志校记》）。

宣统三年《诸暨县志》卷三十九《流寓传》：何百钧，一字蔚岩。山阴岁贡生。著《字学》八十一卷、《字学补遗》□卷、《太极引蒙》《太极图说注》《中庸引蒙》《易经自得》《易经自得杂述》。凡十二种，一百三十四卷。《禹贡注释》八卷、《离骚注释》八卷、《医学适性编》五十卷、《散体诗赋杂著》五十卷，晚年又著《历代州郡治乱考》，手抄二百三十五本，未分卷数。临殁以稿付其女，女适王，寡而无子。付犹子王姜龄茂才，茂才出示其友蒋锦川学博，学博以部帙浩繁，力有未逮，为刻其小序三十八则。

乾隆五十七年《绍兴府志》卷五十三《人物志》十三《儒林》：何百钧，尤粹于《灵枢》《素问》之学。本草、脉诀、伤寒、痘疹，莫不穷其阃奥。著有《医学适性编》五十卷。其言皆与河洛相表里。

《医方解》 清 王纳表

见道光八年《建德县志》卷十七《艺文志杂著·书目》。

同上《建德县志》卷十二《人物志·儒林》王纳表，字乾所。性颖悟，博极群书，潜心理学，日与生徒发明性命宗旨。著有《四书训要》《周易训要》，旁及医方、地理诸解。充顺治四年贡。两举宾筵。年八十三卒。前一日犹讲牛山之木章，淳淳以存夜气、收放心为训，其学力坚定如此。

《侣山堂类辨》 清 张志聪

见民国十一年《杭州府志》卷八十八《艺文》三《子部》上。

《医约类书》 清 汪春苑

光绪二十四年《开化县志》卷九《人物志》八：汪春苑，字锦如。父德凤。儒医。春苑克承其志，醇谨，多行阴德。顺治己亥，宪檄运木……不避艰险。晚居南郭拙耕山房。著有《医约类书》《眼科珍言》，藏于家。

《莫氏十三种医书》二十四卷 清 莫熺

见民国十一年《杭州府志》卷八十八《艺文》三《子部》上。仁和县人。

《折肱随录》 清 张雯

民国十一年《杭州府志》卷八十八《艺文》三《子部》上：仁和县人。

《文堂集验方》四卷 清 何京

民国十一年《杭州府志》卷八十八《艺文》三《子部》上：何京，字东川，仁和人。

《紫虚口诀》二卷　　清　陶瑞鳌

见道光二十八年《缙云县志》卷十四《艺文录·书录》。

同上《缙云县志》卷十二《列传》四《技术》：陶瑞鳌，缙云人。号道柱，康熙间庠生。业岐黄，尤精女科。传授紫虚真人口诀，汇方一百四十有奇，活人无算。著有《紫虚口诀》二卷。

《证治百问》　　清　石楷

见乾隆十二年《海盐县续图经》卷六之七《人物篇艺术·石涵玉传》。

《新方八法》　　清　石楷

见乾隆十二年《海盐县续图经》卷六之七《人物篇艺术·石涵玉传》。

《石室秘录》六卷　　清　陈士铎

见乾隆五十七年《绍兴府志》卷七十八《经籍志》二《子部》。

《辨症录》　　清　陈士铎

见嘉庆八年《山阴县志》卷十八《艺术》。

《辨症玉函》　　清　陈士铎

见嘉庆八年《山阴县志》卷十八《艺术》。

《伤风指迷》　　清　陈士铎

见嘉庆八年《山阴县志》卷十八《艺术》。

《济世新方》　　清　陈士铎

见嘉庆八年《山阴县志》卷十八《艺术》。

《症治石镜录》　清　刘默

见康熙三十年《苏州府志》卷七十八《人物·艺术本传》。

《症治体原》　清　朱洵

见道光二十七年《海昌备志》卷三十四《艺文》八。

《灵兰青乌要旨》　清　杨燮

见光绪十三年《桐乡县志》卷十九《艺文志·子部》。

同上《桐乡县志》卷十五《人物》下《杨炜传》：杨炜，字赤雯，太学生。安贫笃学，著作甚富。弟燮，字尔梅。少负隽才，精医学。年十三即游庠，旋食廪饩。一时有雷潭二杨之目，门下多名士。吴江潘耒、秀水朱彝尊雅重之。

嘉庆六年《嘉兴府志》卷六十一《列传》十二《桐乡文苑·杨炜传》：燮，著有《性理阐》《周易或问》《晁亭诗集》。

《辨症集要》八卷　清　魏灿章

光绪二十五年《慈溪县志》卷四十八《艺文》三：魏灿章，字仁斋。

《验方随记》一卷　清　桂廷蔼

见光绪二十五年《慈溪县志》卷四十八《艺文》三。

同上《慈溪县志》卷三十二《列传》九之二：桂廷蔼，字海洲，号虚筼。祖芳，父庸，咸以诗名乡里。廷蔼秉承家学，辑先世遗诗为《清芬集》。多至数十人。鄮上文献，桂氏独全，廷蔼力也。

《医源接引》　清　贾所学

见康熙二十四年《嘉兴县志》卷九《事文志》下《书籍·补遗》。

《冯氏锦囊秘录》二十卷　清　冯兆张

见嘉庆六年《嘉兴府志》卷七十三《经籍》二《子部》及光绪四年

《嘉兴府志》卷八十一《经籍》二《子部》。

乾隆十二年《海盐县续图经》卷六之六《人物篇隐逸·冯瑞芝传》：冯瑞芝，字聚贞。汉大树将军异之后裔。积学端行，乐闻人善，恶闻人过，娶继室生三子。长兆斗，以才艺；次兆璧，诚悫而有经纬；季兆张，国学生，兼游杏圃，著《锦囊》等集。

《医学直解》　　清　高世栻

见民国十一年《杭州府志》卷一百五十《人物》十一《艺术》二《张志聪传》。

《医学真传》　　清　高世栻

见民国十一年《杭州府志》卷八十八《艺文》三《子部》上。

《集验方》八卷　　清　李士麟

道光二十七年《海昌备志》卷三十四《艺文》八：《集验方》八卷。管廷芬案：曹鸿轩茂才瀚，于乾隆五年重刻。本作《寿世良方》，卷同。前有康熙癸未秋蒋德昌聿修氏序，并士麟自序。后有黄氏龙眉跋。士麟以诸生入太学，候铨州同知。

康熙二十二年《海宁县志》卷十一《人物志》七：李士麟，字孝则，号静山。其先有隐德，世以儒学名。生二岁，父额玉即世，母胡氏，氷蘖抚孤。弱冠补弟子员，试辄高等，旋入成均。前贤令许公三礼，嘉其德行，题：人中孤凤之额以旌。晚岁杜门著书，手辑《古今文韵》《心影》诸集行世。

《症治辑要》　　清　朱雍模

见道光二十七年《海昌备志》卷四十七《艺文》二十一《拾遗·医学七书》。

《三方类集》　　清　朱雍模

见道光二十七年《海昌备志》卷四十七《艺文》二十一《拾遗·医学七书》。

《医宗要略》　清　周尔皇

光绪三十四年《奉化县志》卷三十四《艺文》：舒顺方序曰：天下可以生人、可以杀人者，惟兵与药，而其用亦相等。用兵之要，操纵在心，非徒营壁刁斗之谓也。用药之要，神明在意，非徒君臣佐使之谓也。顾又闻之，善琴之子，必出牙旷之门。善书之子，必入钟王之室。学之有自，传也如是，矧医乎哉。或曰法可传者也，意不可传者也。抑知意不泥乎法而亦不离乎法，故善学者必不舍法以求意，而终未尝执法以为意，斯尽神焉。吾友周子尔皇，为焦九先生令嗣。先生擅不可一世之才，而困顿诸生。晚竟以医名世，尤著声于缑城、甬水间。尔皇偕难兄云章，幼敏慧，刻意读书，联翩黉序。攻苦之余，悉发其先君枕秘，凡手泽所遗，罔不极深研几，神明其意，由是得不传于所传中。每一方出，人咸骇之。然投之辄中，百不失一焉。彼马服君之子，徒读父书，自谓用兵益善，而卒贻长平之祸，知法法而不知法意故也。今秋，偶及见尔皇所辑《医宗要略》一编，医法备焉，余犹讶尔皇之止以法传也。尔皇乃谓余曰：凡医之以法杀人者什之三、以意杀人者什之七。彼诵孙、吴之书，谙五花、八阵之图者，虽非百胜之师，而亦不至于甚败。习岐黄之术，熟六气五脏之理者，虽无万全之术，而亦不至于尽危。昔人谓意之所解，口弗能宣。其笔之书者，成法具在。使览是编者，高者神明吾意、次亦固守吾法足矣。然尔皇所著方书甚富，如《痘疹心钵》等，皆藏秘不轻泄，世罕得经见。若是编，不过制胜师中当一面旗鼓耳。《易》曰：书不尽言，言不尽意，使世有神明夫意若李卫公其人，则阵图可废，而是编又多乎哉。

《保生碎事》一卷　清　汪淇

见民国十一年《杭州府志》卷八十八《艺文》三《子部》上《济阴纲目》条。

《六治秘书》　清　周笙

见光绪二年补刻乾隆三十八年嘉庆二十五年《梅里志》卷十六之《著述》二:《六治秘书》一作《医林口谱》。

《老医一得》　清　仲泰

见光绪二年补刻乾隆三十八年嘉庆二十五年《梅里志》卷十六之《著述》二。

光绪三十二年补刻光绪十八年《嘉兴县志》卷二十七《列传》七《艺术》：仲泰，字济川，太学生。父世俊，外科。泰博览方书，能洞彻症结。里有杨某，触暑倒地。视之曰：脱证也，与以回阳饮。家人疑焉，问其戚徐敬斋，徐亦精医，批方后云：非仲公不能书，非敬斋不能知。急服之，应手愈。姑苏某官归，冬月得奇证，耳名相迎，仲谓证系伏暑。因曝衣余热未尽，骤箧缄之，御裘时，由毛孔吸入耳。投一剂，病若失。竹里朱某铺生徒赌饭，甲过饱闷绝，六脉均伏，仲令进参汤，半时许，腹雷鸣，脉复。再投消导剂，即瘥。一日风阻乍川，闻哭声，询系难产死。仲以产无死证，出己参煎灌，以导其气，逾时儿下，母苏。赋性豪迈，喜购书，讲有用之学。撰《老医一得》。

乾隆三十八年《梅里志》卷十一《艺术·仲世贞张昌寿传》：仲世贞，字朴安。精医理。弟世俊，字朴贤。明外科。世俊子泰，尤深于《素问》《难经》，远近延请无虚日。

张昌寿，字鲁棋，诸生。善轩岐术，尝从仲泰游。泰宗张仲景学，每治证，必溯其所由来，穷其所自止，能决生死于数月外，一时推名手。昌寿亲聆绪论，所得独深，称入室弟子云。

《医学精蕴丛书》　清　林元

见乾隆四十四年《杭州府志》卷五十九《艺文》三。

同上《杭州府志》卷九十四《人物》九之二《文苑》二附：林元，字莲山，号阮林，海宁人。父世俊，官永昌府。元葬两世于黄鹤峰下，以墓近杭州，迁家会城。诗清深有理致，拔奇于韩。性通脱，惟《素》《难》向所熟习，非甚危急之证不肯妄诣人。时俗工林列，元所切究者，皆唐以前之书。处方量药，为群医所侧目。兼工写生，山水、花鸟皆入逸品。

道光二十七年《海昌备志》卷三十七《艺文》十一：林元，字文元，又字阮林，监生，寄籍仁和杭董浦。结诗社于湖上，阮林时拔帜焉。

《云蠖斋诗话》云：林氏世以医著名，阮林少而习之，自《灵枢》《素问》以及诸书，余见其日置几案旁，问之无或遗，可谓三折肱矣。诗格简练学昌黎。《杭郡诗辑》云：阮林伯祖大文，判太医院。世宗在潜邸，尝令疗阎徵君百诗之疾。阮林性通脱，不问生产，以医术为疗贫计。而切究者，皆华佗、褚澄、孙思邈、许叔微之书。处方量药与俗工殊，故道贵而术不广。卒年五十。生平著述甚伙，《读书识字录》《意蕠余辉》《文选难字》，其杂著也。《医学精蕴丛书》《方歌袖镜》《医门撮要》《医学辨难》，其方术也。

《医门撮要》　　清　林元

见乾隆四十四年《杭州府志》卷五十九《艺文》三。

按：道光二十七年《海昌备志》卷三十七之十一作《医门提要》。

《方歌袖镜》　　清　林元

见乾隆四十四年《杭州府志》卷五十九《艺文》三。

《医学辨难》　　清　林元

见乾隆四十四年《杭州府志》卷五十九《艺文》三。

《临症元机》　　清　林之翰

见乾隆二十五年《乌青镇志》卷十《艺术·本传》。

《痰病论》　　清　林之翰

见光绪七年《乌程县志》卷三十一《著述》一。

《医通》四十卷　　清　沈国柱

光绪十年续补乾隆二十一年《淳安县志》卷十一《方技》：沈国柱，字公任，其先本越之山阴人。来寓邑东茶坡，徙居赋溪，遂家焉。国柱妙解经脉，病必理其本，处剂不过数种，或直用古人传方辄效。然至其随手之变，则又自用我法，往往以意成之。尝取黄帝脉书为宗，而旁引诸所论，疏通证明之，著为《医通》四十卷，《青溪诊籍》一卷。有以病请，不因寒暑、丰啬为去留。国朝雍正中，曾与乡饮宾筵。盖亦今之越人也。

嘉庆八年《山阴县志》卷十八《术艺》：沈国柱……初不劝人服药，曰：勿宁不药而得中医乎。著有《青溪治验五十》。淳安方桀如序之。

《经验医方》　清　潘可藻

见同治十二年《景宁县志》卷十《人物志·本传》。

同上《人物志·本传》及光绪三年《处州府志》卷二十一《文苑》：潘可藻，字宾文，号孏庵，景宁人。少负奇气，淹通典籍，工诗文、绘事，旁及岐黄、术数诸学。以康熙辛卯贡，雍正五年选训导，不仕。尝制丹丸施人，至老不倦。辑《经验医方》，两修《邑乘》，所著有《孏云集》。邑令李镳称为才高八斗。

《医方辨义》一卷　清　董我嘉

见光绪三年《孝丰县志》卷七《人物志·方技》。

《医宗汇解》　清　谢登

见嘉庆六年《嘉兴府志》卷五十一《列传》二《艺术》。

光绪三十二年补刻光绪十八年《嘉兴县志》卷二十七《列传》七：谢金，字南屏，春坡里人，生平精于医。延治者日以百计，凡医所入，辄备药饵以济贫病者。集诸家疑似之说，为身所历试等证，著《医验》二册及《医宗汇解》《女科要略）诸种。

《集验方》二卷　清　谢登

见光绪三十二年补刻光绪十八年《嘉兴县志》卷三十四《艺文》下。

《医学发蒙》　清　张震

见光绪四年《嘉兴府志》卷八十一《经籍》二《子部》。

光绪三十二年补刻光绪十八年《嘉兴县志》卷二十四之四：张震，字兰谷，监生。

《四气撮要》　清　王爱

见光绪二年补刻乾隆三十八年嘉庆二十五年《梅里志》卷九及光绪三十二年补刻光绪十八年《嘉兴县志》卷二十四《列传》四。

《医门八法》六十四卷　清　田粉

见光绪四年《嘉兴府志》卷八十一《经籍》二《子部》。

光绪三十二年补刻光绪十八年《嘉兴县志》卷二十七《列传》七《艺术》：田粉，字颉云。居常丰里，键户读书，精岐黄术。著《医门八法》六十四卷。与方薰、薛廷文为布衣交，诗善状村野景物，有《忍冬书屋稿》。

《证治心得》十二卷　清　吴炳

光绪二十年《嘉善县志》卷三十《艺文志》一《书籍·新补》：顾福人序：诸科见证，缪辖于七情六气，为杂诊所必兼。兵燹后苦无善本，十余年来，有实获处，笔之于书。凡三易稿乃成。

同上《嘉善县志》卷二十三《人物志》五《行谊》下：吴炳，字云峰，国子生，候选府经历。少聪颖，家贫勤学，不屑屑于章句。凡壬遁、天文、兵法家言，靡不究心。昕夕手录，哀然成帙。尤精于医。弱冠从七汇张希白游，尽得其传。长于杂证一科，求治辄效，户外屡满。贫病乞诊者，不取其酬。晚年于医书外，兼肄儒先语录。暇则训诸子曰：儒者求科第，非为禄也。得不得有命，宜以植品砥行为先。年五十六卒。著有《证治心得》十二卷。

《奇症汇》八卷　清　沈江

见嘉庆六年《嘉兴府志》卷七十三《经籍》二《子部》。

民国九年《新塍镇志》卷十四《人物·艺术》：沈江，字岷源，官太医院，以母疾苦归。贫者延之，辄徒步往，遇疑难症，每中夜不寐，设法治之。善自修养，晚号抱元子。予知死期，与亲友诀别、沐浴而逝。著有《奇症汇》等书。

按：嘉庆六年《府志·经籍》及民国六年《镇志》二十一《著述》，于沈江下误衍岷字。今据《镇志·本传》正之。

《医学纂要》六卷　　清　陆筠

见光绪十二年《平湖县志》卷二十三《经籍·子部》。

同上《平湖县志》卷十六《人物列传》二：陆筠，字觐父，贡生启泫孙。家贫授徒自给。湖州王教谕毅、常熟汪修撰绎，未贵时皆执贽门下。康熙己丑成进士，授直隶隆平知县。调繁江西上犹，抑豪猾，扶善良，士民称神明焉。曾与分校，所甄拔如高其倬辈，皆一时名流。归田后，键户读书如未达时。诗出入唐宋，有《树德堂集》。兼善长桑术，著《医学纂要》六卷。

《秘义》　　清　钟天奇

见嘉庆六年《嘉兴府志》卷六十《列传》十一。

道光元年《石门县志》卷十五《人物》下：钟天奇（原作天寄），字虎臣，庠生。幼颖敏，喜读书，曾充白粮解役，才足胜任。蹭蹬不偶，日究心《灵》《素》。手辑《秘义》数十卷，尤深京房之学。生平喜静谧，足未尝涉市井。接人无贵贱，必敬礼之。早失怙……里人以硕德称焉。

嘉庆六年《嘉兴府志》卷六十之十一：钟天奇，奋志读书，拔冠弟子员。寻以数奇，究心岐黄。手辑《秘义》数十卷。

《医学明辨》　　清　朱来凤

见光绪十三年《桐乡县志》卷十九《艺文志·子部》。

同上《桐乡县志》卷十五《人物》下《方技》：朱来凤，字微羽，邑庠生。善书，初摹《十七帖》，后参以怀素。日写数千字，如修蛇赴壑。

嘉庆六年《嘉兴府志》卷六十一《列传》十二：朱来凤，兼通医。有《医学明辨》《植槐堂文集》。

《医綮随拈》　　清　徐肇基

见光绪十三年《桐乡县志》卷十九《艺文志·子部》。

《咳嗽治法》一卷　　清　沈以澄

见民国六年《双林镇志》卷三十一《艺文》。

同上《双林镇志》卷二十一《人物》：沈以澄，字艻湛，号晓堂，庠生。以澄体弱，不耐烦琐，中年闭关谢客，屏弃俗务，专力于性理、医卜等书。晚岁持道益坚，年七十六卒，所著《治痢金丹》八卷。姚学塽、徐玉章为之序。《咳嗽治法》一卷，沈雨棠为之序。

《治痢金丹》八卷　　清　沈以澄

见民国六年《双林镇志》卷三十一《艺文》。

《东垣十书批解》　　清　邢基

见咸丰九年《南浔镇志》卷二十九《著述》一。

《医门纲要》四卷　　清　汪廷业

见咸丰九年《南浔镇志》卷三十《著述》二。

《医学便览》　　清　赵大奎

光绪十七年《上虞县志》卷三十六《经籍》之《月令广义摘要》条：大奎。又有《地理指归》《南谯启事》《诗坛呓语》等书。

《医问》　　清　赵焕文

道光八年《东阳县志》卷十五下《人物·方技》：赵焕文，号敬斋，岿山人，廪生。天性厚重，喜读程、朱书。幼多病，博观《灵枢》《素问》，能通其意。远近求医者踵至，既剂方愈疾归，益讲求研索。每语人曰：医虽小道，实通阴阳造化之微。故晚年其术益邃，往往予决人生死不爽时日。著有《医问》若干卷。同时城中朱奕章、葛知瑞亦解脉法、人多传之。

《医方积验》　　清　徐应显

见乾隆元年《浙江通志》卷二百四十七《经籍》七《子部》下。

光绪十八年《永康县志》卷八《人物》：徐应显，字子裙。性慷慨，人德之。且精医，多所全活。晚年益精，游历公卿间，贫寒以疾请，匍匐往救。所著有《医方积验》。御史牟云龙表其庐曰：儒修相业。年八十余卒。

《成方切用》十四卷　　清　吴仪洛

见嘉庆六年《嘉兴府志》卷七十三《经籍》二《子部》。

道光二十七年《海昌备志》卷三十七《艺文》十一：《成方切用》十四卷、《遗书总录》刊本、《砩志》无卷数。此书为其医学述之第四种。取今古成方一千三百余，首本经，按证加以论断。卷首载《内经》一十二方。第一卷至第十二卷，每卷各有上、下，分：治气、理血、补养、涩固、表散、涌吐、攻下、消导、和解、表里、祛风寒、消暑、燥湿、润燥、泻火、除痰、杀虫、经带、胎产、婴孩、痈疡、眼目、救急。凡二十四门。卷末载《勿药玄铨》二十四条。大旨谓古方不宜今用，故所录皆切于时用之方。凡例于汪昂《医方集解》颇有微词，然昂书浅略，亦可无庸掊击也。

《杂证条律》　　清　吴仪洛

见道光二十七年《海昌备志》卷三十七《艺文》十一。

《医鉴》四十卷　　清　孙震元

见民国十一年《杭州府志》卷八十八《艺文》三《子部》上。

《郑氏经验方》十卷　　清　郑家学

见民国十一年《杭州府志》卷八十八《艺文》三《子部》上。

《验方纪闻》四卷　　清　郑家学

见民国十一年《杭州府志》卷八十八《艺文》三《子部》上。

《医林集腋》十六卷　　清　赵学敏

见民国十一年《杭州府志》卷八十八《艺文》三《子部》上。

浙江省

1011

《养素园传信方》六卷　　清　赵学敏

见民国十一年《杭州府志》卷八十八《艺文》三《子部》上。

《囊露集》四卷　　清　赵学敏

见民国十一年《杭州府志》卷八十八《艺文》三《子部》上。

《升降秘要》二卷　　清　赵学敏

见民国十一年《杭州府志》卷八十八《艺文》三《子部》上。

《串雅》八卷　　清　赵学敏

见民国十一年《杭州府志》卷八十八《艺文》三《子部》上。

《救生苦海》一百卷　　清　赵楷

见民国十一年《杭州府志》卷八十八《艺文》三《子部》上。

《医学程式》四卷　　清　黄镐京

民国二十四年《萧山县志稿》卷三十《艺文·书目子类》：黄镐京，维熊子。

《本草类方》　　清　沈济远

见道光年《石门县志》卷二十《经籍》。

同上《石门县志》卷八《艺术列传》及卷二十《经籍》：沈济远，字宇宁。其先桐乡人。十六世皆业医。济远迁居玉溪四十余年，医名益著。著《女科名医类案》十卷及《本草类方》，二书。陈中丞用敷为之序。

《手批景岳全书》　　清　陈日彪

道光八年《建德县志》卷十二《方技·本传》：陈日彪，字丽廷，号炳如。庠生。性谦谨，好读书。尤精究岐黄术，遇疑难症，忧思达旦，必求济而后已。见有贫甚者即佐以药饵。卒年六十一。有手批:《景岳全书》《薛氏医案》《医学心悟》《外科正宗》。皆独具灼见，为识者所赏。

《手批医学心悟》　清　陈日彪

见道光八年《建德县志》卷十二《方技·本传》。

《治杂病读》　清　沈又彭

见光绪二十年《重修嘉善县志》卷二十六《人物志》八《艺术》。

《证治心编》三卷　　清　沈又彭

见光绪四年《嘉兴府志》卷八十一《经籍》二《子部》。

按：光绪二十年《嘉善县志》卷三十《艺文志》一《书籍新朴·女科辑要》：下注称《诊视心编》三卷，似与《证治心编》三卷同为一书。

《治哮证读》　　清　沈又彭

见光绪二十年《嘉善县志》卷二十六《人物志》八《艺术》。

《尊生内编》十卷　　清　王有礼

康熙二十四年《嘉兴县志》卷七下《人物志·艺术》：王有礼，休宁人。嘉兴邑庠生。本姓沈，字三五。居鸳鸯湖上。精轩岐术，善治伤寒。有《尊生内编》十卷，叶向高序；《尊生外编》八卷，岳元声序。皆刻行世。

《尊生外编》八卷　　清　王有礼

见康熙二十四年《嘉兴县志》卷七下《人物志·艺术》。

《急救方》　　清　陆震

见嘉庆元年《德平县志》卷十《艺术·葛世宽和陆臬宪颁急救方诗》。

同上《德平县志》卷五《官师志·职官条》：陆震。浙江桐乡举人。乾隆三十九年任德平知县。

同上《德平县志》卷十《艺文·诗》略云：……携来廉宪青囊秘，滚滚热肠流在慈。十全凤奉板舆训，又宣臬德达黔黎。

《感证集腋》二卷　　清　茅钟盈

民国十一年《杭州府志》卷一百五十《人物》十一《艺术》二：茅钟盈，字配京。钱塘人。以医名。病有类伤寒而非伤寒者，名曰感证。治之或昧其法，往往伤人。钟盈辑成《感证集》二卷。审天时、辨地气、析经脉、葆真阴，发微揭要，多前此伤寒书所未及者也。所著方书甚多，徐熊飞为撰《墓志》。

光绪十二年《平湖县志》卷十八《人物》四《侨寓》：茅钟盈，号雨人，诸生。精岐黄术，制方必绳墨古人。尝挟其术以遨游四方，后至乍浦，爱其山海雄胜，遂终老焉。寓居怀橘庵，与里中耆旧举真率之会，幅巾杖履，觞咏海滨山水间。卒年七十八。著有《感症集腋》二卷，已刊行。

道光六年《乍浦备志》卷二十六《人物·寓贤》：茅钟盈，原籍吴兴，后迁居杭州，为钱塘诸生。季父某，以医术名于世。钟盈遍读岐黄家言，终老于此，不婚不试，寓居怀橘庵三十余年。年七十予制一柩，捡料衣衾含敛之具纳其中，又筑生圹于西常山，寿七十八。所著方书甚多，惟《感证集腋》刊行于世。

《急救方》　　清　陆耀

嘉庆六年《嘉兴府志》卷五十三《列传》四：陆耀，字朗夫。原籍吴江，迁秀水。乾隆壬申举人，考授中书，历郎中，出知大理府。母老陈情，调登州，升西宁道。又请奉母入京供职，特调山东运河道。讲求行水成法，辑《运河备览》六卷。创嵩庵书院，以祀张尔岐，擢按察使，尽心断狱。著《济南信澉》四卷及《急救方》《洗冤录节要》《甘薯录》诸书。摄藩司事，奏停加捐分发之例，寻乞养归。服除，命监办运河堤工，补山东布政使。旋擢湖南巡抚。请定各官终养例，以杜规避而广孝治。又请广岳麓、城南两书院肄业名数。又湖南有社仓未纳谷者三十余处，民僻阻山水，力不能输，请停收，免民累。并允行。时方倚重，遽以疾卒。少励学，中年弃诗弗为。政暇，博涉经史百家言。广采本朝各家文，取议论深切有补人心世务者，为《切问斋文钞》三十卷、《大学合钞》《切问斋集》十六卷。传于世。

《生原医学》　　清　汪士桂

民国十一年《杭州府志》卷八十八《艺文》三《子部》上：汪士桂，字森远。仁和人。

《养生便易经验》　　清　毛世洪

见民国十一年《杭州府志》卷八十八《艺文》三《子部》上。

同上《杭州府志》卷一百五十《人物》十一之二：毛世洪，字达可，仁和人。精医理，家湖墅。年近八旬，远近延诊者多耕织之家，世洪徒步往，十里五里，未尝乘肩舆、索重酬，亦未尝延时刻，施药活人无算。尝纂《方书》，取能起死回生，而手验者，分门别类，刊行济世。

《医学水镜》四卷　　清　李琥

见光绪二年补刻乾隆三十八年嘉庆二十五年《梅里志》卷十六《著述》二《续补》。

同上《梅里志》卷九《李畴传》：李畴，字远帆，庠生。与兄毅、莹、琥极友爱。

《感证新纂》　　清　盛熙

见光绪二十年《嘉善县志》卷二十六《人物志》八《艺术·盛韶传》。

《医略》四卷　　清　钱一桂

见光绪四年《嘉兴府志》卷八十一《经籍》二《子部》。

《医学指要》四卷　　清　沈祖赤

见光绪四年《嘉兴府志》卷八十一《经籍》二《子部》。

《救急良方》一卷　　清　沈志裕

见光绪十二年《平湖县志》卷二十三《经籍·子部》之《疡科遗编》条注。

同上《平湖县志》卷十八《人物列传》四：沈志裕，字怡庵。监生。生平重然诺。中年习医，以疡科著名。凡临治一证，必原其人之血脉、经络、骨髓、虚实、阴阳及受病本末。而又不惜重金，购良药以施之，故所治辄效。著有《疡科遗编》二卷。

《治肝三法》　　清　祝诒燕

见光绪二年《海盐县志》卷十九《人物传》五《艺术》。

《痢症述》　　清　许栽

见光绪二年《海盐县志》卷十九《人物传》五《艺术》。

《古今名方摘要歌》　　清　许栽

见光绪二年《海盐县志》卷十九《人物传》五《艺术》。

《寿世精要》四卷　　清　朱瑜忠

道光二十七年《海昌备志》卷三十六《艺文》十：朱瑜忠，字不瑕，号世珍，又号醇如，郡诸生，工医。

《神验录》四卷　　清　朱瑜忠

见道光二十七年《海昌备志》卷三十六《艺文》十。

《医学摘锦》　　清　朱实秀

道光二十七年《海昌备志》卷四十《艺文》十四：朱实秀，字莘野，号稻香，廷枢孙，诸生。

《医学纂要》　　清　朱实秀

见道光二十七年《海昌备志》卷四十《艺文》十四。

《医必本经集》二卷　　清　查奕芸

道光二十七年《海昌备志》卷四十《艺文》十四：查奕芸，字修礼，号耕岩，又号石田，监生，议叙同知，寄籍大兴。

《证治要诀》　清　查奕芸

见道光二十七年《海昌备志》卷四十《艺文》十四。

《医学纂言》十卷　清　管纯

民国十一年《海宁州志稿》卷十五《艺文》十七《清》二：管纯，字洵如，号三伊，寄籍桐乡为诸生。

《广救急良方》一卷　清　邵文然

咸丰九年《南浔镇志》卷三十《著述》二《补遗》：有道光元年《自跋》。

《医超》八卷　清　张廷锷

民国二十五年《乌青镇志》卷三十八《著述》上：张廷锷，字若廉，号韬庵，青镇人，诸生。工诗，精医理。

《柿叶山房经验方》　清　张心源

民国二十五年《乌青镇志》卷三十八《著述》上：张心源，号静渊，履成子，千里父。

《医学阐微》　清　徐锡璜

民国二十五年《乌青镇志》卷三十八《著述》上：徐锡璜，字希潜，乌青人。

《医宗枢要》　清　徐汝嵩

见民国二十五年《乌青镇志》卷三十八《著述》上。

《医镜评诣》　清　俞萼

见同治十三年《湖州府志》卷六十一《艺文略》六及光绪八年《归

安县志》卷二十二《艺文略》三。

民国六年《双林镇志》卷二十《人物》：俞萼，改名道生，字幼荪，一作右曾，号客山，卓人子。父命诸子同业，而萼与季弟业儒，奋于学。既入泮，有声于时。乾隆辛卯、甲午，两应秋试，荐而不售。善吟咏，以少陵为宗，五律尤精严有法。著有《小浣花草堂集》。晚岁潜心医理，能融诸说。手订《幼科指掌》《医镜评注》等书。性好洁，庭除、几席每旦必躬自洒扫，至老不倦。年六十七卒。

《医原》四卷　　清　倪炜文

见同治十三《湖州府志》卷六十一《艺文略》六。

光绪八年《归安县志》卷三十七《人物传》五之二《严元照传》：倪炜文，归安学生。能诗，与严元照多倡和，咸集于柯家山馆。炜文，字笙巢，著有《梦花山房诗词钞》。

《医辨》五卷　　清　施亦兰

见同治十三年《湖州府志》卷六十《艺文略》五。

光绪十八年增刻光绪元年《长兴县志》卷二十四《人物》：施亦兰，字羲亭，邑诸生。父两目失明，亦兰日夜忧泣，遂习医。远近以疾求治者踵相接，不责谢。有李姓子贫为佣，病且殆，得参尚可活。亦兰以三十缗助之，寻愈。后因弟亡，一恸而卒。子垂、浪。浪、岁贡生。倡建同善小堂。垂，青邑诸生。亦精医。

《医学纂要》　　清　孙艺华

光绪十八年增刻光绪元年《长兴县志》卷二十九《艺文》：孙艺华，字凤林，号传轩。岁贡生。

《医书》　　清　林伯海

见光绪四年《分疆录》卷十之《杂志·经籍》。

同上《分疆录》卷八《人物》中《方技》：林伯海，字朝宗，潭口人，邑诸生。性沉静颖悟，品诣端方。通数学，明于五运六气，尤精医理。凡剧病请医，为断得病之由、方药之误，与方药未误而用药轻重失律，言之无不切中。以此起死回生，活人最多。寿七十余卒。著有《医书》藏于家。

同上《分疆录》卷七《人物》上《风节·夏孟蛟传》：夏孟蛟，字腾一。博通经籍，理悟入微，尤精于医。求诊者众，无远近昏夜必往，至老不惮劳，活人无数。遇奇证痼疾，略有生机皆愈，决人生死、痊期如神。家藏古方书，间有评解，不别著书，以术传其从弟广文。广文传之林伯海。海死，遂无传。

《平易方》四卷　　清　叶香侣

民国十一年《杭州府志》卷八十八《艺文》三《子部》上：叶香侣，又字慕樵，佚其名。有嘉庆九年潘庭筠、邵志锟、杨日礼三序。

《济世医方》一卷　　清　王培槐

光绪三年《黄岩县志》卷二十一《人物志》五《一行传》：王培槐，从临海金城斋学。慷慨好施与，行之有年，诚恳之心通乎冥漠。严于纠过，深夜默坐，记竟日言行及意念得失，录为《功过格》。或曰：先生殆有功乎。曰：子误矣，《功过格》所以记过，非所以记功也。吾但求寡过而已。路桥蔡少海，人麟，博学能文。培槐资助之。济荒歉、拯溺婴、优礼师傅、奖掖人才。戚进士学标为之《传》。年三十六而卒。

《医镜》　　清　江涵暾

光绪八年《归安县志》卷四十二《人物传》十《耆旧》：江涵暾，原名秋，号笔花。归安人，侨居禾中。嘉庆十三年进士，官广东会同知县。以疾归，贫乏不能自存。素工岐黄术，仍以医道糊口。著有《医镜》《奉时旨要》。

《医药摘要》　　清　梅荣

光绪三年《孝丰县志》卷七《人物志·方技》：梅荣，字价臣，监生。攻举业，屡荐不售，遂弃去，究岐黄术。著《医药摘要》，名噪一时。又有《秋水庐吟稿》《余庆堂随笔》。

《医鉴》十二卷　　清　余锵

见民国十四年《龙游县志》卷七《艺文考》。

同上《龙游县志》卷十九《人物传》三《余锵传》：余锵，字璆鸣，号怡柯，诸生。长于诗，并通医学。所著有《抱梓山房诗稿》四卷、《百衲集》二卷、《医筌》（本志《艺文》作《医鉴》）十二卷。

《感证治诀》三十四卷　　清　戴元枚

见同治十三年《湖州府志》卷六十《艺文略》五。

《辨证析疑》二十四卷　　清　戴元枚

见同治十三年《湖州府志》卷六十《艺文略》五。

《准纯丹髓》二十六卷　　清　戴元枚

见同治十三年《湖州府志》卷六十《艺文略》五。

《法律丹髓》十二卷　　清　戴元枚

见同治十三年《湖州府志》卷六十《艺文略》五。

《景岳丹髓》十二卷　　清　戴元枚

见同治十三年《湖州府志》卷六十《艺文略》五。

《方解补注》八卷　　清　戴元枚

见同治十三年《湖州府志》卷六十《艺文略》五。

《医测》二卷　　清　吴乙照

见道光二十七年《海昌备志》卷四十一《艺文》十五。

同上《海昌备志》卷十八《人物拟传》二：吴乙照，字然青，号子校。嘉庆丁卯举人，戊辰联捷进士，山东福山县知县。县有宾阳书院，兴起之，月课生童，亲为指授。以母老乞归，迨遭丧，遂不出。熟精周秦诸子，依善本校录，多精审。辑《历朝诗选》万余首。尤嗜陶靖节及王、孟、韦、柳诸家，所作，风味都与之近。晚岁通黄岐术，亲族中无力延医者，必为诊治，不厌倦。年六十有五卒于家。弟春照，亦通岐黄家言。精雠校。

《疟痢寒热虚实辨》　清　季忠允

见光绪三年《处州府志》卷二十六《艺文志》上《书目》。

同上《处州府志》卷二十《人物志》中《笃行》：季忠允，字心镜，龙泉岁贡生。少颖异，长通经史、工绘事、兼精医理。贫者邀之立至，不计酬，且施以药。著有《疟痢寒热虚实辨》。临危，援笔赋诗而逝。年五十六。

《临证宝鉴》十二卷　　清　楼邦源

见民国二十四年《萧山县志稿》卷三十《艺文·书目子类》。

同上《萧山县志稿》卷二十一《人物·方技》：楼邦源，字云巢，号芝岩，英之十六世孙也。少事儒业，弱冠犹沉沦。偶发箧得远祖英所著《医学纲目》《内经运气类注》诸书，心悦其术，寻究积年，洞其蕴奥。为人疗疾，神明变化、应手辄瘳。著有《临证宝鉴》十二卷行世，后毁于乱。邦源从弟宗谦、族人友贞，皆娴医术。宗谦善疗妇女、婴儿之疾。友贞研习众方，备极其妙，施药拯贫，人以为难云。

《医述》二卷　　清　沈宝篆

见光绪四年《嘉兴府志》卷八十一《经籍》二《子部》。

《慎疾要略》　　清　章鲁璠

见光绪四年《嘉兴府志》卷八十一《经籍》二《子部》。

同上《嘉兴府志》卷五十三《秀水县·艺术》：章鲁璠，字上珍。随父往西乡诊视，遇农老与言，知精医者，叩授数秘方。且诚曰：医，养亲济人，非牟利。若利令智昏，能洞彻人症结乎。询姓名，不答，后技精。疗窦学使光霶疾，为书额：志恒堂，踵门以赠。著《保幼心法》《慎疾要略》两书。孙，廷楷，字维桢，少孤，世其业。

《医学指南》　　清　郭暄

见光绪十二年《平湖县志》卷二十三《经籍·子部》。

同上《平湖县志》卷十八《人物列传》四：郭暄，字裘淳，号合山，诸生。柔质美丰姿，中年善病，维摩斗室，药炉经卷，左右纷陈，以是精岐黄术，求治者踵门焉。著有《医学指南》。诗笔潇洒出尘，有《适意航吟稿》。

《鱼吉方歌》　　清　吕立诚

见民国十一年《海宁州志稿》卷十五《艺文》十六之十一。

《证治针经》四卷　　清　郭沈勋

民国十一年《海宁州志稿》卷十五《艺文》十六之十一：《证治针经》四卷。道光八年硖石得且堂刊本。自序云：每怪今之谈医者曰：某书宜读也，某家宜宗也。此不知医之言也。夫学必有渊源，业必有传习，德成艺成固无不然。若同一所学，而家数派别判若疆域。则唯诗文书画之家，乃可分道扬镳，并足不朽。为其得失工拙之数，已自受之，而于人固无与也。然谬种流传，明者诃之，则亦不可不慎择于其间矣。若夫医为司命，一己之得失工拙，而千百人安危死生系之。是故病万变，药亦万变，活法非可言传，至当惟在恰好。倘惟沾沾焉执一人之说、守一家之学，传者已偏而不举，习者复胶而不化。尚凉泻则虚寒者蒙祸，惯温补则实热者罹殃。即不然，而或矫枉者过正，执中者无权。过犹不及，则浅近固非，而高深亦左。易观相笑，彼固已失，而此亦未得。其不至盛盛虚虚而遗人夭殃者几希矣。况乎，医之为道，非可悬揣虚拟而得也。讲习久则会悟始生，阅历多则识解渐确。读书临证，合则两济，离则两疏。以故明逐晦生、信从疑得。非自壮至老，造堂哜胾，备尝此中甘苦，则童而习之，白首茫然者何限。如是而犹呶呶然号于人曰：予读某书、宗某家者也。可乎不可乎，夫由博反约，学道固尔，唯医亦然。约自博出，兹予《证治针经》之辑，固甚约也。而以视一人之说，一家之学，则已博矣。顾此中甘苦之故，予口能言之，而身不能践之，则予之所恶焉内愧者也。抑闻之柯韵伯先生曰：读书无目，遂至病人无命。痛哉斯言，于今人口耳之学诚为切中膏肓。愿览予是编者先具慧眼，博观而约取，变通以尽利，融会贯通，左宜右有，浑然无偏持一说之迹，则技也而进于道矣，是予所厚望也夫。道光三年癸未。

《仙根医述》八种　　清　邵芝生

见咸丰九年《南浔镇志》卷三十《著述》二。

光绪七年《乌程县志》卷三十二《著述》二：邵芝生，字仙根，监生，善医。

《记忆方诗》十二卷　　清　孔广福

见民国二十五年《乌青镇志》卷三十八《著述》上。

同上《乌青镇志》卷三十《艺术》：孔广福，字履成，号行舟，青镇人。少业儒，以病废。精岐黄术，远近争以币聘。为人落拓不拘，以诗酒自娱。以东垣以下《汤头歌》语不雅驯，创为记忆诗三百余首。洵大观也。

光绪十三年《桐乡县志》卷十五《人物》下《方技》：孔广福。学有源本，治病多效……记忆诗三百余首，古今体咸备，都为一集，便后学记忆。

《医学指南》四卷　　清　邢默

咸丰九年《南浔镇志》卷二十九《著述》一：邢默，字子容，归安廪生。

《医学考镜》十二卷　　清　夏承天

见光绪二十五年《余姚县志》卷十七《艺文》下。

《丹崖方书》　　清　张吉

见光绪二十五年《余姚县志》卷十七《艺文》下。

《医林析义》三十卷　　清　李启河

光绪八年《永嘉县志》卷二十七《艺文志》四《子部》：李启河，枏溪人，号西坡。少习医学，颇有心得。年逾古稀，著《医林析义》三十卷。衰然巨编，症备七科、法宗四子。岁贡朱景燎为之序。

《医门撮要》十二卷　　清　陈体芳

见光绪八年《永嘉县志》卷二十七《艺文志》四《子部》。

《玉环集证治要诀》六十卷　　清　阎廷瑛

见光绪十三年《兰溪县志》卷七《经籍志·子部》。

同上《兰溪县志》卷五《人物·艺术》：阎廷瑛，字尹孚，胜冈人，宗姓郭。精于方脉，不计酬谢，活人甚众。江浙间游踪殆遍。著有《玉环集证治要诀》若干卷，藏于家。

《方书》　　清　沈元星

光绪二十四年《开化县志》卷九《人物志》十二《方技》：陈元星，字永灿，王畈士人，医诊通神。闽有烟傭，背发一疽如黍。询以痛乎？曰：无之。痒乎？曰奇痒彻骨。授以方曰：必百廿剂，不然将癫。服未及半而愈，三年果再发，竟死于癫。有健妇，扶一病妇求诊。星望之曰：病者将愈。若虽健，病不可为。扶者果月余亡。洞垣神技，数难更仆。往来苏、杭、广、饶间，活人无算。著有《方书》，贫不能刻。人或对证摘方，辄神效。德兴齐姓、玉山张姓，设位祀焉。生平方正朴讷，邑侯赠匾曰：质朴扶风。盖实录也。

《医学汇参》二十卷　　清　陈景潮

见光绪三十二年《分水县志》卷九《艺文志·书目集部》。

道光二十五年《分水县志》卷八《人物志·统传》：陈景潮，字小韩，嘉庆庚辰岁贡。笃学嗜古，善诗词，制艺浓郁。晚习岐黄，多活人。道光初，议修县志，景潮属稿，殚心搜讨，视李《志》加详。著《循陔堂诗》行世，《医学汇纂》藏于家。

按：光绪三十二年《分水县志》卷八作《医学汇纂》与道光《志》合。

《成方辑要》二卷　　清　邵澍

见光绪十二年《平湖县志》卷二十三《经籍·子部》。

按：光绪四年《嘉兴府志》卷八十一《经籍》二《子部》：同作二卷，而同《志》卷五十九《文苑本传》作四卷。

光绪十二年《平湖县志》卷十七《人物列传》三：邵澍，字作霖。有才略，长于诗，兼精医术。著有《修竹庐诗》三卷（阮元序）、《成方辑要》二卷。弟澂，字静澜。亦工诗。著有《方滋集》。弟源。著有《花间草堂诗》一卷、《红柳词》一卷。

《医宗宝笈》一卷　　清　凌坤

见光绪七年《乌程县志》卷三十二《著述》。

光绪七年《乌程县志》卷十八《人物》七《凌鸣喈传》：凌坤，字仲讷，号厚堂，道光辛卯举人。性奇僻，好与人异。为学主毛奇龄。旁通星卜、岐黄之术。富于著述，与其父所著合刊为《传经堂丛书》。

同治十三年《湖州府志》卷七十六《凌鸣喈传》：……坤，读书泛览，议论奇伟。咸丰十一年卒。

《杂症汇参》　　清　邵浚

见咸丰九年《南浔镇志》卷三十《著述》二。

《回春集》　　清　徐必仁

光绪二十四年《开化县志》卷九《人物志》十二《方技》：徐必仁，良医启祥孙。业医凡三世，故幼习之。参考汉、晋以来诸医书，靡不研究。时有请者，贫富皆不计。道光辛卯，邑侯宛公给匾曰：婆心济世。至老，以传侄德和。皆活人无算。必仁年八十四、德和年七十九。皆无病而卒。著有《回春集》。

《秘旨真传》　　清　庄心鉴

见光绪四年《嘉兴府志》卷五十五《嘉善县·文苑》。

光绪二十年《嘉善县志》卷二十三《人物》五《行谊》下：庄心鉴，

字其渊，号镜湖，道光十五年亚魁。早失怙，禀母王训，安贫苦学。晚年精医。暑月乡人挽治，恒驾无篷舟来，即持盖蔽日乘之去，无难色。时摘医要，手录之，曰:《秘旨真传》。选授武义教谕，未赴任卒。

《初学摘略》十二卷　　清　顾澧

光绪二十年《嘉善县志》卷二十四《人物志》六《文苑》:顾澧，字苣堂，号雨坪，附贡生。少负清才，风雅自喜。工吟咏，与黄安涛、陈传均游，皆亟称之。惜中年得意诸作，为友借观遗失。今所存《研悦斋诗钞》两卷，皆晚年所作。又擅岐黄术，著有《初学摘略》十二卷。

按:黄安涛，字若济。嘉庆间黄凯钧子。凯钧名医，曾著《友渔斋医话》则澧之术，似渊源有自也。

《医学心传》　　清　沈升墀

见民国二十五年《乌青镇志》卷三十八《著述》上。

同上《乌青镇志》卷二十六《选举》上《明经》:沈升墀，字桼堂。桐乡学恩贡。青镇人。道光丙申明经。

《青囊准绳》二卷　　清　陈锡灿

见民国二十四年《萧山县志稿》卷三十《艺文·书目子类》。

同上《萧山县志稿》卷二十一《人物·方技》:陈锡灿，字星占。原籍诸暨，咸丰间以医来萧山，遂家焉。锡灿本儒家者流，隐于医家。长外科，治疮疡皆奇中。尝与韩鹏论医，以外科不读《灵枢》《素问》，不究司天气运，何可问世。著有《青囊准绳》二卷、《痈疽虚实寒热辨》一卷。未刊。

《试验良方》二卷　　清　沈贞

民国九年《余姚六仓志》卷二十一《艺文》:又著有《半读书屋笔谈》四卷、《缓斋诗草》《修斋琐语》一卷、《古文、古诗选》各一卷。

同上《余姚六仓志》卷三十三《列传》七:沈贞，字默安，号缓斋。少慧，八九岁能篆刻及绘事。既壮弃去，肆力坟典。购书数千卷，诗格峭拔。与高凉谭为霖昆季、桐城疏忱、越州郑镜清、同邑孙珍符辈酬唱，极坛坫之盛。道光己亥，英吉利犯昌国。庚子八月，夷航海泝浙江，上游风漂，悬泥山侧，将掠海上诸卫所。寻获伪女官头目二十二人，同三山巡检李凝宇上其事。适大吏有他议，时东南骚动，贞规画部伍，谈笑指麾。辛丑大军至，欲献策帅阃，募民兵间道出海峡，以奇计击夷艇，不果。贞精神过人，每以负才未展，抚髀泣下。晚喜佛老，聚《参同契·注》数十家。自画面壁辟支佛，寻卒。

《重校证治针经》　清　王士雄

见民国十一年《海宁州志稿》卷十五《艺文》十七之二。

《医法心得》　清　张献晖

见民国十一年《杭州府志》卷一百五十《人物》十一《艺术》二《陈永治传》。

光绪三十二年《余杭县志稿·列传补遗》之《陈永治传》作《医法心传》。

《石云选秘》　清　（释）彻尘

见民国十一年《杭州府志》卷八十八《艺文》三《子部》上《医家类》。

光绪三十二年《余杭县志稿》之《方外》:（释）彻尘，慈谿王氏子。祖上英，精岐黄术。彻尘朝夕侍从，录经验方及制药秘法成帙。年十九，就稽留山石云禅院剃染。参大乘经典，贯串心学、医学。尝谓:治病先治心，以我心印人心，心心相印，调和六气，洞彻五脏，生死关头乃了然指下。五十年，出其家法以活人，不受直。钱塘俞文节尝携孙就诊，应手辄效。平湖柯汝霖亦就山斋养疴。皆为撰《石云选秘·序》。仁和陈豪母病呕，诸医罔效。依所选秘方服五十日，病良止。惜劫后板毁，仅存孤本。

《证治集腋》十卷　清　方耀

见光绪二年《海盐县志》卷十九《人物传》五《艺术》。

《医方歌诀》六卷　　清　方耀

见光绪二年《海盐县志》卷十九《人物传》五《艺术》。

《名方歌括集论》　　清　祝源

光绪二年《海盐县志》卷十九《人物传》五《艺术》：祝源，字春渠。少孤，肆力岐黄，慨然以济世为心。切脉辨证最精细，一时称良医焉。言行敦笃，遇善必为，有古君子风。暇则吟咏，雅近唐音。年六十余卒。著有《楞香诗草》《自讼日钞》《人身谱》《名方歌括集论》。

《医论方书》　　清　何鳌

光绪二年《海盐县志》卷十七《人物传》三《文苑》：何鳌，字君调。性警敏沉默，殚心制艺。成童游庠，宁静自持。手纂《医论方书》《四书题解》十二卷。

《医方纲目》　　清　顾民珩

光绪二年《海盐县志》卷十七《人物传》三《文苑》：顾民珩，号楚玉，世居陶官里。赋性驯雅，淬志举业，弱冠游庠，试辄前列。晚年手纂《尚书通解》《医方纲目》等集。

《医宗便览》　　清　徐亨临

光绪二年《海盐县志》卷十七《人物传》三《文苑》：徐亨临，字桂岩，邑庠生。少孤勤学，凡天文、地理、岐黄、卜筮之书，靡不究心，尤善吟咏。尝游晋、豫间，所与交皆一时豪俊。著有《桂岩诗文词稿》《医宗便览》《会心约编》等书。子作霖，字仲山，庠生。耄而好学，著有《祭物祭器考略》。

《医方辑要》　　清　沈瑛

见民国二十一年《德清县新志》卷十一《艺文志》二《著作》。

同上《德清县新志》卷八《文苑》：沈鸿谟，字良范，邑庠生。父瑛，邃于医，著有《医方辑要》。鸿谟得心传。父没，旨甘奉母不离左右，善歌咏，名其斋曰：不改乐斋。曲园先生序其诗：旨淡而味长，语工而情逸，有陶韦王孟诸贤风趣。是亦以诗见其志矣。著有《家乘》一卷、《醒矇集》《济世堂医诀》《不改乐斋诗集》。待梓。

《学医强识》十卷　　清　沈树菁

见同治十三年《湖州府志》卷六十一《艺文略》六。

《保生夺命方》六卷　　　清　陈仅

一九五一年《鄞县通志》之《文献志》戊中《艺文》二：林氏藜照庐藏稿本。

同上《鄞县通志》甲上《人物类表》二上：陈仅，字余山。自幼好学，尝夜读《尔雅》，无灯，以香烛逐字默记，辄能成诵。嘉庆十八年举人。道光十三年授陕西咸长知县，摄定边。十五年调紫阳。仅勤于治民，所至多善政。公余尤好读书，经史小学皆有撰著，而诗为最长。

《医学知新》四卷　　清　陈炼之

见光绪二十五年《余姚县志》卷十七《艺文》下。

《香远居医学举要》　　清　周铖

见民国九年《余姚六仓志》卷二十一《艺文》。

《医学会编》　　清　陈协埙

见民国二十三年《临海县志》卷三十九《艺文书录·子部》。

同上《临海县志》卷二十二《人物文苑·程霖传》：协埙，号补堂，岁贡生，兼精外科。著有《治疗心法》《医学会编》。

《医学汇钞》　　清　朱光黻

光绪三十二年《余杭县志稿》之《人物列传》：朱光黻，字绣甫，咸丰二年进士。性颖异，读书过目成诵。少年跌宕，才气迈伦。从戎皖北，胜保聘司记室，奏议、军书多出其手，名噪一时，殁于军营。所著《诗文集》《医学汇钞》毁于兵燹。

《医学萃精》　清　陆齐寿

见民国十一年《海宁州志稿》卷十五《艺文》十七之十二。

同上《海宁州志稿》卷二十九《人物志·文苑》：陆齐寿，原名振之，字泐山，咸丰癸丑岁贡生。才思趫踔。著《汉易图说拾义》，人服其精。工诗、善书，兼长画兰竹。家濒鹏湖，有最乐山庄十景，赋诗征和。盖深得林泉之趣者。卒年八十。

《四科简易方》四卷　　清　王士雄

见民国十一年《杭州府志》卷八十八《艺文》三《子部》上。

按：民国十一年《海宁州志稿》卷十五《艺文》十七之十二作《潜斋四科简效方》。

自序云：天下之难事莫如医。同一证也，所因各异，传变攸殊。况体有虚实、病有浅深、脏性有阴阳、天时有寒燠。虽方与病合，尚须随证损益，以期无纤毫之扞格，庶可药到病除，而无遗人夭殃之误。苟非守经达权之士，恶足以语此。此成方之不可执也。古名臣大儒，录单方以便民用，洵属利济为怀。第单方药力既专，取效尤速。设不知区别而浪施，则伤人亦更易也。且自秦政、汉武以后，方书辄以神仙服食诸说傅会其间。而《肘后》《千金》诸书，则以毒药为常用之品。后人无其识见，纸上谈兵，能无人费之慨哉。夫以苏文忠公之淹稚，犹过信传闻，将圣散子、黑神丹诸方，极口表章。不免贻误后世，矧其他乎。良由选方者未必知医，而知医者非视单方为琐屑不足道，则矜为枕秘而不传。故行世单方，竟无善本。余未尝学问，为继先君志，童年即究心医籍。三十年来，凡见闻所及，固美不胜收。窃念穷乡旅宦，疾病陡来，无药无医，莫从呼吁。爰不自揣，选其药廉方简，而用之有奇效、无险陂者，集为四卷。题曰：《四科简效方》。以俟仁心为质者板以流传。然限于卷帙，遗漏良多，用质通方，勿嗤浅陋。咸丰四年甲寅。

徐氏树兰跋云：《说文》：殹，恶姿也。医之性然。谓医精小道，性不和平也。况今之医者，未必尽通《灵》《素》之义，习《千金》《外台》之方，精于何有。此世所以有不服药胜中医之说也。通都大邑犹如此，其僻居乡曲，或舟车逆旅，猝有疾病疴痒，何以处之。转不如其已试之验方，苟用得其宜，为有利而无弊。海昌王梦隐，邃于医者也。所著《潜斋丛书》，阐发确有至理。是编乃集其见闻所及、已经试验、平易可用之方。书成，未及刊行，乌程汪谢城先生录副藏之。先生归道山，藏书散布人间。是编为田杏村舍人阅市所得。余阅其方，抉择精审，简而能备。读梦隐《归砚录》有曰：余近采《简妙方》一帙，为《蓬窗录验方》。此录所采较多，其不失《简妙》之旨则一也。近日为梦隐刊遗书者如《随息居霍乱论》《温热经纬》，皆有传本。独《四科简效方》未见流传，爰取汪氏手校本付诸剞劂。吾知是书出，较诸通行之验方，有过之无不及者矣。光绪十一年五月。

《订正三因极一病症方论》十八卷　　清　蔡载鼎

见光绪五年《石门县志》卷十《艺文》。

同上《石门县志》卷八《艺术列传》：蔡载鼎，廪贡生，余杭训导。精岐黄，志在活人，不名一钱。咸丰庚申，避乱沪上。与兄恩孚相唱和，多沉郁悲壮之作。

《方论质疑》　　清　董采

光绪五年《石门县志》卷八《艺术列传》：董采，字载臣，布衣也。善古文辞，得力于南丰，而简洁峭拔。诗近放翁，字学黄山谷，尤饶生动之趣，四方名士多与之游。精于医，晚年卖药金陵市。著有《西锦集》《方论质疑》《远游草》。

《攻蛊吉利草》　　清　万家学

民国二十八年《绍兴县志资料》《人物列传》：万家学，字过庭，号墨傭，世为山阴人。生有异禀，自龆龀即博览强记。屡试不得志于有司，去读律，初入刑部贵州司为吏。既乃以律例馆供事充收掌官，再纂修《满汉条例》，书成议叙从九品。尝在京师与材官角射不胜，退而思其故。既又与之角，张弓引矢，的晕重堕。于是著《攻射法集说》。又以宦游蛊乡，病古今治无专书，于是著《攻蛊吉利草》。与同官讲读律令，则有《读律管窥》。为团民寻求备御，则有《火攻辑要》。而以骨骼之与检验书多龃龉也，则以从戎及历验所得者，著为《洗冤录审是集》及《随笔》行于世。

《人寿堂医学心悟》　清　陈祚

见光绪三十二年《分水县志》卷九《艺文志·书目集部》。

同上《分水县志》卷七《选举表》：陈祚，清道光十六年丙申岁贡。

《景岳全书注》　清　吴元禧

见民国十一年《海宁州志稿》卷十五《艺文》十六之十一。

同上《海宁州志稿》卷三十《人物志》：吴元禧，原名承保，字宝三，咸丰癸丑郡庠岁贡。监理万松书院有年，后权象山学篆（训导）。习医家言，注《景岳全书》，若干卷。辛酉之变，避居长安村落，绝粒而卒。

《百病主治》　清　陈永治

见光绪三十二年《余杭县志稿·列传补遗》。

民国十一年《杭州府志》卷一百五十《人物》十一《艺术》二：作《百病治》。

《医学举隅》八卷　清　褚维培

光绪三十二年《余杭县志稿》之《人物列传》：褚维培，字子赖，晚号悔庐，附贡生。少时因母史氏多病，广研方书，遂精医术，著《医学举隅》八卷。自经兵革，愤时忧国之念，一寓诸诗。有《悔庐诗钞》十八卷，纂《家谱》八卷。乱后居省城，僦居穷巷，无一刺入州府。长吏就见者，皆谢却。年七十有九，于式枚为撰《墓表》。

《医学一得》　清　蒋通

见民国十一年《海宁州志稿》卷十六《艺文》十八之十三。

同上《海宁州志稿》卷二十八《人物志》：蒋通，字省庵，祖开，父念恃。通生而颖异，贫不能就外傅，母程自课之，年十七补弟子员。学使李侍郎宗瀚器之，风示学师钱泰吉，欲妻以女，继闻已聘，惋惜者再。南闱屡荐不售。清河道高树勋慕其名，招往京师，主莲池书院，造就甚众。道光己酉捷京兆试，咸丰癸丑谒选得知县。历官东省，多惠政。同治壬戌，分校秋闱，得士称盛，甲子补日照县。通以积劳成疾，乞假归，未半年卒。年仅五十六。

《医学心得编》 清 蔡鸿勋

见民国二十五年《乌青镇志》卷三十八《著述》上。

同上《乌青镇志》卷二十七《选举》下《历仕》：蔡鸿勋，字颖斋，监生。北河候补州判，代理柏乡知县。

《默耕堂经验良方》 清 蒋宗镐

民国十一年《南浔志》卷四十一《著述》二：蒋宗镐，字继丰，号涧西，太学生。

《医辨》 清 王英澜

民国二十八年《绍兴县志资料》第一辑《人物列传》：王英澜，字紫生，号杏泉，别号老波。晚慕卫蓬大夫之为人，更号景瑷老人。先世由上虞迁会稽。君襁褓失怙，髫而孤。自奋勤学，以童子冠军籍郡校。已而再冠郡校士，补廪糜知名。既省试累荐不售，援例入资就司训。君悯近世学校具形如蜕，有意就正之。既诠婺郡校，昕昏集诸生，谆谆告诫以伦理，月课文艺。胥核实，丹黄甲乙之，当意者易其疵累。婺士之有文行者，胥戴君如骨肉焉。君任婺校前后十有七年，葺泮宫庭庑、考正祭器，胥如礼。率校士，革民休（溺也）女、宰牛诸习，胥有裨风俗。今相国恪靖伯左公抚浙时，谓浙省校官称职者二人，君其一焉。俸满序迁，司鄞谕，课士一如婺。更著《学校平议》上、下二篇，为规准以讽世。鄞故人文区，士之悦服者尤众。任鄞校八年卒。年六十有二。君内行修，尝念劬劳，不逮奉潆濑。又以多病，习轩岐术。尝著《医辨》如干卷。督学侍郎万公青藜为序付梓。其他著述有《制艺片玉》二卷、《双溪诗草》一卷、《五云楹帖》一卷。

《医书》 清 张朴庵

光绪二十四年《开化县志》卷九《人物志》十二《方技》：张朴庵，

本城人。谙岐黄术，脉法通神，投无不效。所集《医书》数十卷。

《理瀹骈文》二卷　　清　吴樽

见民国十一年《杭州府志》卷八十八《艺文》三《子部》上。

按： 光绪七年《甘泉县志》卷十五《寓贤·吴清鹏传》：作《理瀹骈文略言》四本。

民国十一年《杭州府志》卷一百五十《人物》十一《艺术》二：吴安业，原名樽，字杖仙。钱塘人。道光十四年举人，官内阁中书。中年丧偶不复娶。负经世志，以活人为务。攻医，合内、外治为一。取子华子：医理、药瀹义，著《理瀹骈文》。自《灵》《素》以下，博采约取，囊括靡遗，始专以薄贴治内，常十全。同治初，避地海陵东北乡，广施药膏。下河数百里，为庄者千五百有奇，咸居湫隘卑湿地，而又时为寒暑所侵。内而心腹之患，外而头面身体皮肤之疾。远近就者，日且一二百人，或三四百人。有舁有负，有扶掖提携。病者或倚或蹲，或立或跂，呼踞呻吟塞于前。待膏之救，迫甚水火。安业每晨起，以次侧耳听述病因，视颜色、指部位，分别给膏，不半日而毕。重且危者，膏至三四易，皆已脱然，自来医家未有若是之简捷也。光绪九年重游泮水。卒年八十九。其膏风行海内。宜兴褚一飞、会稽徐树兰皆重刊之。

光绪七年《甘泉县志》卷十五《寓贤·吴清鹏传》：吴清鹏，字笏庵。父锡麒，翰林官祭酒，嘉庆二十二年一甲第三名进士，官奉天府府丞。解组后，主讲乐仪书院。晚年卜居公道桥，闭户著书。咸丰年卒。子安业。博通经史，兼善岐黄。积修脯资，建存济堂，施舍膏药。居公道桥，终年足迹不入城市，远近贫病无力医药，赖吴生活者以千百计。著有《理瀹骈文略言》四本行世。

《觉今庵方录》二卷　　清　许仁沐

见民国十一年《海宁州志稿》卷十六《艺文》十八之十三。

同上《海宁州志稿》卷二十九《人物志·文苑》：许仁沐，原名仁杰，字壬伯，礼部尚书汝霖六世孙，廪膳生。同治乙丑补辛酉、壬戌科举人。幼聪慧，稍长，随侍其父光清就读蒋氏别下斋，又得妇兄朱元炅导治涫长学，所诣益进。杭州薛太守时雨辟东城讲舍，举有文行者肄业其中，仁沐与焉。三试礼闱报罢，援例就教职。历任分水、建德、常山。在任修《常山县志》。旋授平湖教谕。喜而赋诗，有湖山到处亦平常之句，遂自号庸斋。既至，刻《人范》及《陆清献公遗书》二十三种，复成《景陆粹编》十卷、《读陆浅言》一卷。广征文献，得《续檇李诗系》，嘉兴钱恭勤公为刊行于世。又助钱塘丁氏编校《杭郡诗三辑》潘学使衍桐《两浙峦轩续录》。手辑《硖川诗续钞》《家乘补纂》《食旧经眼录》《洛塘许氏诗文略》。公车北上，有《北行日记》。遭母丧，有《堲庐述训》。著有《迟春阁文稿》《宝砚堂诗稿》《洁庐词稿》，后擢严州府教授，未赴任卒。

《六气感证要义》二卷　　清　周岩

见民国二十八年《绍兴县志资料》之《人物列传》。

《济世堂医诀》　　清　沈鸿谟

见民国二十一年《德清县新志》卷十一《艺文志》二《著作》及卷八《沈鸿谟传》。

《医道心悟》二卷　　清　翁机

民国十一年《杭州府志》卷八十八《艺文》三《子部》上：翁机，钱塘人，贡生。

《医学易简新编》六卷　　清　龚自璋

民国十一年《杭州府志》卷八十八《艺文》三《子部》上：龚自璋，字月川，钱塘人。

《验方集钞》　　清　翟之瑞

民国十一年《杭州府志》卷一百四十三《人物》七之三：翟之瑞，字龙文，仁和人。老乃笃于青乌、青囊之书，手自评校，寒暑不辍。著《地理评论》《验方集钞》。按古法制药疗病，贫者来乞，虽夜必起，行之数十年。同里吴颖芳论之瑞有三反：性刚毅不可犯，而或以非礼干之，则恝不与校。御子孙，未尝假以词色，而畜舆台仆从甚宽，食蔬衣布，

浙江省

1035

不为己身妄费一钱，而于致孝养、周急矜无，不计其费。卒年七十二。

《医学分珠》十二卷　　清　张璇

见光绪三十四年《奉化县志》卷三十四《艺文》。

光绪二十八年《剡源乡志》卷十六《艺文》上《书目》：张璇《论语典礼汇参》十卷、《医学分珠》十二卷、《杨曾一贯》四卷，抄藏本，后移藏溪口周丹洲先生步瀛家。今闻转藏泉口杨鲁卿孝廉占鳌家。

《医略》　　清　李焕文

光绪二十七年《忠义乡志》卷十九《艺文》一：李焕文，松隩人。善医术，远近求治。著《医略》二十余篇。

《松龄医铎》六编　　清　徐润之

民国十四年《平阳县志》卷四十九《经籍志》二《子部》：按：润之，字松生，别号松龄。通习《灵》《素》《金匮》《伤寒论》及近人喻嘉言、叶桂诸书，尤长于治温病。晚年设松龄学塾于家，思广其传，甫二年而殁。所著各种《三字经》，以《温热篇》为最。其书本叶氏《温热论》，复刺取《内经》之关于《热论》者，编列卷首。以见叶氏之所本，于叶书最能通贯。《达生篇》亦本旧说，而于胎前、产后言之加详。《小儿范》则谓《福幼》诸书，急惊、慢脾，强立名目，星、附、枳、朴削克非宜。因摭《三时伏气论》及喻氏诸家名论，编辑成书，诸多可采。《金匮遗珠》分风、痨、蛊、膈四门，共二十篇。或用《金匮》原文、或宗《金匮》模范而翼以后贤之法。大抵润之所著，多采摭前籍，穿穴成书。其初编《医界通邮》，谓《内经》古说与西医实验不符，其于阴阳、脏腑诸说，概加排斥，实与所著他书悉相抵牾。而于西医，究未入门，不如弗作之为愈也。全书编次杂糅、篇名歧互，卷数分合，殊无定准，兹总题为七册而已。

《医理信述》六卷　《补遗》一卷　　清　夏子俊

光绪三年《黄岩县志》卷二十七《艺文志》三：子俊以医必先明脏腑，故首经脉。病必同出一源，故次统论。百病之长莫如风，故三卷以中风为首。而痹、痿、厥、痉之类于风者踵之。四卷以后，则皆内伤证也。各证俱有总论、有治法。或用成说，或抒心得，所用成说有删补、有改易。务使词明意显，一览明然。有朱名世序。其《补遗》一卷。专论痢疾。分初治、中治、末治。三治皆子俊所自定。后载明医合参，则辑前人成说为之。有自序。

凡例曰：是书之述，盖为迩来轩岐风下，悬壶弥众、夭枉弥多。揆厥所由，迷于习尚。不极天人之奥，不窥性命之原，何怪其以人为试乎。复有纂辑名家，取舍各从己见。或甲理近乙、故非之。或一语微疵，全弃之。致后学莫所适从。故兹编立意，以定群书之是非、辨证治同异为主。固不为检方觅药者设也。其有本非医家，而所论深得病情，有关疗治者，即用选入。有虽系专科，而说有偏驳，言不雅驯者，概置不录云。

民国十五年铅印光绪《台州府志》卷四十二《艺文类·经籍考》九：光绪中，王隆寿为刊《补遗》一卷。管作霖为刊《正编》六卷。

光绪三年《黄岩县志》卷二十一《人物志》五《方技》：夏子俊，字云颖，号脱夫，邑西恬然人，徙宁州。幼颖异，好读书，补弟子员。键户深山，凡百家子史无所不读。尤精岐黄术，不择贫富皆往诊，投剂立愈。著《愉我集》《医理信述》藏于家。又著《闲存录》，皆言《易》理未发义蕴。云溪郝太史为序刊行。卒年八十五。

《外治寿世方初编》四卷　　清　邹存淦

民国十一年《海宁州志稿》卷十六《艺文》十八之十三：邹存淦，字俪笙。监生。

《外治寿世方二编》　　清　邹存淦

见民国十一年《海宁州志稿》卷十六《艺文》十八之十三。

《医学丛书》　　清　丁丙

民国十一年《杭州府志》卷一百四十三《人物》七之三：丁丙，字嘉鱼，钱塘丁申弟。幼沉毅好学，终身不仕。左文襄首疏荐其才，特旨以知县用，发往江苏。丙守志不一出，在籍兴革利病，勘海塘，浚西湖、治北河南河，开筑新横河新坝樾、奉口陡门，塞上河堤坝，茭薪之役，身亲执之，收文澜阁书庋郡庠。光绪初文澜阁成，絜还守藏吏，抄补校订，以还四部八万卷之旧。巡抚谭钟麟疏陈其事，历邀褒奖。丙祖富藏书，起八千卷楼。丙搜辑《四库》未收秘本，几二十万卷。所裒集校刊者：《武林掌故丛编》《往哲遗书》《当归草堂丛刻》《医学丛书》《国朝杭郡诗辑、续辑、三辑》《历朝杭郡诗辑》《武林文献内外编》。各若干卷。所自著书尤夥，其《乐善录》《善本书室藏书志》，丙卒后，其子立中刊行之……巡抚谭钟麟称之。袁昶为撰《墓表》、俞曲园先生为撰《家传》。

《经验良方》二卷　　清　沈善兼

民国二十五年《乌青镇志》卷三十八《著述》上：束允泰《经验良方序》：沈君达三，以世家子绝意进取，治精庐，兀坐其中，朝夕手一编，不予户外事。以先德诸君子好施药饵，踵而行之，每岁有加焉。并熟岐黄家言，自汉以来，靡弗究极其精处，而不以医名。戚好中有求治者，亦未尝不往，盖活人者多矣。今复汇萃诸方，择其屡施而获效者，都为一编，刊以行世。其仰承先志而以济人为心者，可谓至哉。尝谓医之不讲，于今为已极矣。乡曲小儒、阛阓驵侩，一旦失业，辄略省药味，悬壶市廛，声价自高，以炫庸人耳目。有延医者，乘肩舆昏暮始至，以病情告则屏之，谓诊脉自知。率尔开方，字多不能识别，而又故作匆遽，去而之他。试其方，率无一验，病且剧焉，以至于亡。岂其人命合尽欤，抑造物之不仁，故假其人以杀之欤。吁！是可慨已夫。古今医书，汗牛充栋，理或深邃而难知，卷帙或繁，而病家不能有。自本朝傅青主先生男女杂科出，便矣。自《种福堂公选良方》出，抑又便矣。今沈君之书，固尤为其简易者哉。吾知荒村僻巷、单门弱户，有能得其一编，其受益者多矣。光绪十五年己丑二月，愚弟束允泰拜序。

同上《乌青镇志》卷二十九《人物》下：沈善兼，字达三。

《医学问津》　　清　应诗洽

见一九五一年《鄞县通志》之《文献志》戊中《艺文》二。

《答楹儿问》六卷　　清　应诗洽

见一九五一年《鄞县通志》之《文献志》戊中《艺文》二。

《养吾斋医书》八卷　　清　朱心正

民国十一年《海宁州志稿》卷十六《艺文》十八之十三：是书分杂证五十余门，每门分列条目，详病源、治法。

朱心正，字晓江，监生，候选理问，诰赠翰林院编修邵武府知府。精医理，活人无算。

《寿世良方辑》五卷　　清　陈励

见一九五一年《鄞县通志》之《文献志》戊中《艺文》二。

《王氏八种条辨》　　清　朱锡恩

民国十一年《海宁州志稿》卷末《志余》：朱锡恩，字湛清，光绪己卯副贡，辛卯顺天举人，甲午进士，改庶常，授编修。历充江南、甘肃副考官，国史馆协修。两宫西狩，驰诣行在。及回銮，考补湖广道按察御史，转陕西道掌印御史。京察一等，简授福建邵武知府。在任五年，鼎革事起，遂解组归。父心正，精医理，著《养吾斋医书》，故医承家学。长沙张文达公为学务大臣时，奏充医学提调及医学堂监督。又承乡里之请，兼任双山掌教。归田后，宦橐萧然，藉医道以自给，暇则娱志诗文。著有《端本堂经义》《花坞读书斋文钞》《遂初集》《对薇山楼杂著》《河鸥艇》《倚树读书轩》《碧梧翠竹斋》《陇西记程》等诗抄及《王氏八种条辨》待梓。海宁《州志》积久未修，光绪二十二年前邑令李圭续修未竟，改革后又亡失数卷。民国四年冬，始议重修，于七年秋间集稿。经邑人公推，属以总纂一席。录稿未送，猝闻溘逝，时论惜之。其从游弟子数以百计，及殁，门人私谥之为文靖先生。

《医学述闻》四卷　　清　朱锡昌

民国十一年《海宁州志稿》卷十六《艺文》十八之十三：朱锡昌，字幼江，心正子，庠贡生。秉承家学，以医名世，踵门求诊者座常满。

《医学经纬》　清　叶殿选

民国十九年《寿昌县志》卷八《人物志》上：叶殿选，字子万，南乡里叶人，恩贡生。性豪迈，兵燹后，重开科举，殿选以童生去，以廪膳归，一时荣之。且信口恢谐，片言排难，尤为人所难能。光绪科举停后，即好阅青囊、金匮诸书。精选良方为人治病，殆陆宣公活国活人之微意也。著有《医学经纬》待刊。年六十四而卒。

《医方论》　清　陈书谟

一九五一年《鄞县通志》之《文献志》戊中《艺文》二：书谟另著有：《一得草》《赭山龙官百一吟》《纲斋诗余》《璇玑碎锦》等书。

《医学直法》四卷　清　李鸣珂

见一九五一年《鄞县通志》之《文献志》戊中《艺文》二。有抄本。

《医悟》　清　张和莱

一九五一年《鄞县通志》之《文献志》戊中《艺文》二：张和莱，字性如，一字莘墅，本慈溪人，居甬。以善治伤寒、喉痧、脚气著称。妇科、劳损尤多心得，《医悟》有刻本。又，《急治汇编》二卷、《医案》若干卷。今人周利川《鄞县医林传》谓稿藏于家。

《急治汇编》二卷　清　张和莱

见一九五一年《鄞县通志》之《文献志》戊中《艺文》二。

《验方简要》　清　丁又香

民国二十八年《绍兴县志资料》第一辑《人物列传》：丁又香，会稽人。善吟咏，精拳术。以申韩术历游关内外，为诸侯上客。五十外，倦游还乡。尝合药以济贫病，辑《验方简要》一书。皆数十年经验良方，印刷分送，乡人至今感之。著《蕉雨山房诗集》。

《医验珍方》二十卷　　清　范钟

民国二十八年《绍兴县志资料》之《人物列传》：范钟，字越卿，山阴县人，世居郡城锦鳞桥畔。能诗古文词，著誉于时。心喜骈俪辞章，而帖括之学非其所好。由是试有司屡踬，神益瘁、家益困，而诗文乃益高。又懔先文正良医良相之训，午夜读医书。久之，深知奥窔……遗书有《柘簃文存》《柘簃诗存》《知归草》《澄怀集》《古诗感溯集》《五代诗选略》各一卷。《文正公诗词敬录》，末附《循园遗诗》，合一卷。《水经注文钞》二卷、《名言约萃两集》《医验珍方》二十卷，藏于家。

《医灯集焰》二卷　　清　严爕

民国十一年《杭州府志》卷八十八《艺文》三《子部》上：严爕，字兼三。诸生。

（以上内科）

《治背疮方》一卷　　宋　史源

见乾隆五十三年《鄞县志》卷二十一《艺文》上《子部》。

光绪三年《鄞县志》卷二十九《人物传》四：史弥宁，字清叔，一字安卿，源之子。以国子舍生，莅春坊事，带阁门宣赞舍人。除忠州团练使。嘉定中，知邵阳，寻知泰州，兼淮安提举。肆力撰述。有《友林稿》。诗笔清癯，宗尚萧千岩。有出尘之致，读之萧然物外，不能见其为阀阅家儿。其佳句置之陆游集中，莫能辨也。

《疮疹证治》一卷　　宋　谢天锡

光绪二十年《金华县志》卷十五《艺文》七。

《外科精要发挥》　　元　朱震亨

见康熙三十一年《义乌县志》卷十三《人物志·理学本传》。

《痈疽神验秘方》一卷　　明　陶华

见乾隆元年《浙江通志》卷二百四十七《经籍》七《子部》下。

《十段关》一卷　　明　陶华

见乾隆元年《浙江通志》卷二百四十七《经籍》七《子部》下《医家·疮肿类》。

《外科精微》　　清　金銮珂

见康熙五十七年《钱塘县志》卷二十六《人物·方技》。

《外科洞天奥旨》　　清　陈士铎

见嘉靖八年《山阴县志》卷十八《术艺》。

《太占瘖科要略》二卷　　清　黄维熊

民国二十四年《萧山县志稿》卷三十《艺文·书目子类》：黄维熊。黄镐京父。

《疡科汇治》五十卷　　清　孙震元

见民国十一年《杭州府志》卷八十八《艺文》三《子部》上。

《手批外科正宗》　　清　陈日彪

见道光八年《建德县志》卷十二《方技本传》。

《外科易知》二十卷　　清　汪祝尧

民国十一年《杭州府志》卷八十八《艺文》三《子部》上：汪祝尧，字画山，钱塘诸生。

《疡科遗编》二卷　　清　沈志裕

见光绪四年《嘉兴府志》卷八十一《经籍》二《子部》。

《赵云龙跌打医方》　　清　赵云龙

民国二十五年《台州府志》卷一百二十五《方技·陈玉兰传》：陈玉

兰，字与佩，天台人。以善医名于时，少游江湖卖药，得传内、外科，奏神效，人以为华佗再世云。后有赵云龙，善跌打医。今黄岩某君已刊其书行世，方无不验。又曹寿人，与云龙友善，传种牛痘之方，改良古法，今小儿科多用其术。

《跌打精英》　清　余俊修

民国十九年《遂安县志》卷七《人物志·方技》：余俊修，又名兆秀，字友梅，精岐黄术。嘉庆间知县张本奖以：术精手妙额。曾手著《跌打精英》一书。性潇洒，工词赋。又著有《相黄头画眉等鸟词调》，措词毕肖，知音者赏之。

《外科图说》　清　王绍征

民国十一年《海宁州志稿》卷十五《艺文》十六之十一：王绍征，字镜三，号少堂。王元地子。

同上《海宁州志稿》卷二十九《人物志·文苑》：王元地，字坤为，号西朋，郡庠岁贡生。其学根柢经史，尤熟于诸子百家。家贫无力购书，手自缮录，不下五六百种，丹黄校勘，至耄年不倦。著有《说经连珠》《读史随笔》各若干卷。又分韵裒辑《艺苑》《琼林》正续二编，共一百册。网罗宏富，人艳称焉。弟丹墀，字觐颜，号水村。师事其兄。应童子试，以拟东坡《铁柱杖诗》受知学使阮文达。亦入郡庠。时诂经精舍甫落成，檄两浙翘才肄业其中。丹墀与其选，招致幕府不就，人尤高之。与同邑蒋楷游。楷精赏鉴，每得图书彝鼎，必偕丹墀歌咏之，兼工倚声。所著《菽欢堂诗》十六卷、《诗余》四卷。其子凤清为之刊行。

《外科验方》　清　袁峻

民国二十年《镇海县志》卷二十六《人物传》五：袁峻，字奎刚，号雪岩，精医理。县令周樽母病伤寒，诸医束手，将易箦矣。峻曰：伤寒之证，变候最多，传经不达，六脉皆伏，未必遂死也。诊至趾曰：肾脉未绝，法可治。急开方，设药炉于尸旁，使先闻药气。且煎且灌，尽一剂，果苏，调治而愈。郡守子病，樽荐峻治之，亦痊。樽渡江频过其家，饮酒论诗，峻未尝以事干请，故樽尤重之。后樽升安徽布政使，以书招峻。峻已殁，从子肇垓携原书往，樽深为惋惜。峻著有《外科验方》一编，从弟镳得其书，遂以医行世，今三传矣。先是，邑人卢若兰母病伤寒已绝。峻药之而苏，若兰遂从峻学。今卢氏为邑中世医，盖两家皆得其传也。

《外科纂要》三十六卷　　清　施若霖

见民国二十四年《萧山县志稿》卷三十《艺文·书目子类》。

同上《萧山县志稿》卷十八《人物列传》五：施若霖，龛山人。父本，道光甲辰举人，工部郎中。若霖幼颖异，有至性，八岁，母金病卒，事后母汪，生计凋瘁。若霖稍长，仍习盐业……夙娴骑射，道光辛丑英夷之役，若霖随父率团勇至南沙防海。十二月二十四日，夷人驶三板船入后海。父督团勇数千人，在大盘海口力御。黑夜相持，适失足落海。若霖泅水援之免，比晓，击退英夷。是冬，父在防次病痢几殆，若霖疗之愈。弱冠入武庠。己酉秋大祲，南沙饥民万余人。大府委员勘灾，延若霖父同辨赈。若霖佐父查户口，跋涉谣潦中，致成疾。事竣，大府奏奖守御所千总衔。咸丰元年病卒，年二十八。若霖尝为会稽僧青莲笺注《眼科必效录》四卷。刊行于世。又自辑《伤科纂要》三十六卷。未梓。

《痈疽虚实寒热辨》一卷　　清　陈锡灿

见民国二十四年《萧山县志稿》卷三十《艺文·书目子类》。

《疡科秘方》一卷　　清　（僧）佚名

光绪七年《嘉定县志》卷二十《人物志》五《艺术·甘云霖传》：甘云霖，字雨田。居葛隆镇，业疡科。有湖州僧，避仇至其家。留养之。临别赠《秘方》一卷。自是，治疡有神效。

《治疗心法》一卷　　清　陈协埙

见民国十五年铅印光绪《台州府志》卷四十二《艺文类经籍考》九。

《疡科浅说》一卷　　清　管宝智

民国十一年《海宁州志稿》卷十五《艺文》十六之十一：管宝智，

字荣棠，布衣。精医理，好施药济人。与名医王士雄友善。其《疡科浅说》宝智族叔庭芬辑入《花近楼丛书》。有跋云：族侄荣棠，醇谨之士也。读书未成，弃而学贾。寓江南之川沙，暇则博览轩岐家言，而尤精于疡科，每有心得。后养疴旋里，施药济人，趋者如市。咸丰丙辰冬季，陡患失血暴亡，余曾作诗哭之。遗著仅存《疡科浅说》一卷，其友王君潜斋删而存之，今重录是编，为之泫然。呜呼！……亦足慰其冥漠矣，因识数语于后，使其嗣刊以行之。

《救伤秘旨》一卷　　清　赵廷海

民国十五年铅印光绪《天台府志》卷四十二《艺文类·经籍考》九：赵廷海，字兰亭。天台人。黄岩管颂声为刊行，首有黄镳序。

《重订外科正宗》十二卷　　清　许楣

传抄本《东台县志稿》卷二《流寓》：许楣，字辛木，浙江海宁县人。道光十三年癸巳科会元，官户部主事。同治元年其兄子诵宣，署东台县事，奉以同来。诵宣解任，楣因寓东台。会其子诵敦署何垛场事，在任二年，商灶宜之，盖得力于庭训者多。楣为人峭直，不与俗人交。于古今利弊、人事得失，明若观火，论辄千言，委中窍窔。顾未展所用，惟著书见志。诗古文不名一家，而动与古会。成《钞币论》一卷、《真意斋诗》二卷、《随笔》四卷、《重订外科正宗》十二卷、《说文撰要》若干卷。平生嗜内典，兼善导引，故老而精神不衰。九年秋，遇遭微疾，忽自诧曰：若来日午刻方归，不及见矣。时诵敦方在泰州，乃作札别所知，字画端正如平时。端坐拱手谓家人曰：予此去采药，不苦也。言已遂瞑，头上腾腾如釜上气，良久乃灭，面如生。寿九十四。

《外科薪传》　　清　杨五德

见宣统三年《诸暨县志》卷四十八《经籍·丙部》之《杨氏医学四种》条。

同上《诸暨县志》卷三十五《方技传》：杨五德，幼善病，母早寡，因究心医学。色养调护，母寿至六十五，五德病亦痊。尝行医于嘉定、上海、青浦。数月愈人万余，三邑人称神术。所著有《女科辑要》《儿科汇纂》《眼科心得》《外科薪传》（按：统称《杨氏医学四种》），行于世。

《秘授伤科集验良方》一卷　　清　王瑞伯

一九五一年《鄞县通志》之《文献志》戊中《艺文》二：是书为瑞伯平时治伤损经验方法。世少传本。今人曹炳章已编入《中国医学大成》中。

同上《鄞县通志》之《文献志》甲上《人物》一附《艺术纪略·江东陆氏伤科》：甬上伤科，清则有王瑞伯。瑞伯，技击家也。传其学者，散之四方，称极众焉。陆氏之学不知所起，而陆士逵于清季最为老手，其子孙皆衣食此业。今所揭之招，犹称士逵云。

（以上外科）

《牡丹十三方》一卷　　宋　郭时义

见道光二十七年《海昌备志》卷二十七《艺文》一。

康熙二十二年《海宁县志》卷十一《人物志》九《艺术》：宋郭昭乾，号文胜。祥符三年，由汴南渡。放情山水间，遇道人授以钵，黄封甚固，覆几上，且戒曰：必一月后乃开。道人去十三日，公弟比部郎昭度，以道人之绐之也，为开视；则钵中有牡丹花一朵，见花瓣具一方，凡十三瓣，遂按方疗疾，无不奇验。后又炼药为丹，丹成如黍珠，用以活人，滨死者皆起。

传三世，有敬仲者。建炎中孟太后遘疾不起，下令遍征起太后疾者。敬仲因母冯氏参究诊法，引入宫，进药物，食顷苏，三服乃起。高宗封冯氏为安国夫人，敬仲为光禄大夫，兼赐父杰西山葬地，赐姓赵，故所居里有赵郭之号。

乾隆四十一年《海宁州志》卷十二《方技》：郭昭乾，汾阳王裔。祖远，授宋建隆二年节干，世称六八节千。

时义，字仲敬。（真宗）赐药碾如铁舟……清初，（时义）裔孙钦诰，字庆云；靖，字卫公；溥，字大生，皆有名，而溥尤为世重。钦诰子泷，亦以医名世。

道光十七年《海昌备志》卷二十七《艺文》一：时义，广其治法为一卷。

康熙二十三年《浙江通志》卷四十二《方技·清郭琬传》：郭琬，字宜生。宋时其始祖昭乾……专治妇人胎产诸症奇验。父绍渠，亦以医名当世。琬继世业，既精其理，而又以诚心应物，举手辄愈。故妇人闻郭宜生来，自喜得生。年七十一卒。母吴氏、妇毛氏亦皆能诊脉授药。三子桢、杞、枚，传世业焉。

《产宝》　明　皇甫泰

见乾隆元年《浙江通志》卷二百四十七《经籍》七《子部》下。

《广嗣要语》一卷　明　俞桥

见乾隆四十一年《海宁州志》卷十五《艺文·著述》。

道光二十七年《海昌备志》卷二十九《艺文》三：《广嗣要语》一卷。吴氏干岐颖含《探源录》云：近世《大生要旨》及《达生篇》，皆本此书。

《引川心秘》　明　陈引川

见民国十一年《杭州府志》卷一百四十九《人物》十一《艺术》一《陈谏传》。

《香奁润色》一卷　明　胡文焕

见乾隆元年《浙江通志》卷二百四十七《经籍》七《子部》下《医家·妇人类》。云见《医藏目录》。

《祈嗣真诠》　明　袁黄

见嘉庆五年《嘉善县志》卷十八《艺文志》上《书籍》。

同上《嘉善县志》卷十三《人物志》一：袁黄，初名表，字坤仪，一字了凡，邑之赵田人，与嘉善接，因入籍嘉善。曾祖颢，祖祥，父仁，世业读书，俱有著述。黄少负异才，三乘、四部、星雒诸书，无不研究。声誉藉甚，因补嘉善邑诸生。隆庆庚午举于乡。万历丁丑会试拟第一，以策忤主试被落。后改名黄，至丙戌始第。

光绪二十年《嘉善县志》卷二十二《人物志》四：袁顺，字杞山，世居陶庄。善龟卜，豪侠好义。与黄子澄谋匡复，事露出逃。行至吴江北门，作《绝命词》，行吟数四，自投于河。有居民吴贵三者援而出之。吴亦好义，询得其状，破家相容，得免于死。子颢。博学而隐于医。宣德间，大理卿胡概将析县定治。父顺老矣，颢甫弱冠，说概用古太史觇土较轻重法，遂定治魏塘。颢尝著:《周易奥义》《袁氏春秋传》《袁氏脉经》《主德编》，惜不传。其曾孙，职方黄也。

同上《嘉善县志》卷十九《人物志》一：袁黄，刻有《两行斋集》十四卷行世。

按：袁顺，嘉善人，后寄籍吴江。顺子颢，当为吴江人。颢子祥，祥子仁，仁子黄，俱吴江赵田人。黄补嘉善诸生，复入籍嘉善，故颢所著《袁氏脉经》并《痘疹全书》，俱属之江苏，不列入浙江省。

《广嗣全书》 明 赵金

见乾隆十一年《乌程县志》卷十四《经籍》。

《女科正宗》 明 浦天球

嘉庆五年《嘉善县志》卷十六《人物志》四《隐逸》：浦天球，字鸣虞。幼嗜学，研究岐黄，得王肯堂之传，有神效。市隐壶中，栽兰种菊，萧然高寄。寿八十。齿德两全，人咸羡之，著《女科正宗》行世。

《女科秘旨》三卷 明 唐达仙

见光绪二十年《重修嘉善县志》卷三十《艺文志》一《书籍·新补》。

《参释济阴纲目》 明 金德生

见乾隆二十三年增刻乾隆四年《湖州府志》卷四十六《著述》三《子部》。

《邯郸遗稿》 明 赵献可

一九五一年《鄞县通志》之《文献志》戊上《艺文》一：为胎产秘笈，世罕读。

《济阴纲目笺释》十四卷　　清　汪淇

民国十一年《杭州府志》卷八十八《艺文》三《子部》上：汪淇，字瞻漪，钱塘人。取武之望书笺释。

《保产益书》　　清　谈维曾

见乾隆二十三年增刻乾隆四年《湖州府志》卷二十二《人物》五。

光绪八年《归安县志》卷三十九《人物传》七：谈维曾，字君揆，归安人，以例入太学。施药饵，勤勤恳恳，老而弥笃。著有《劝戒录》《保产益书》，熏其德者甚众，知县裘思芹旌门。寿八十余。乾隆元年恩给八品顶戴。

《女科医则》　　清　章达

见乾隆三十二年《遂安县志》卷七《人物志·方技本传》。

《胎产析疑》三十六卷　　清　单家桂

民国二十四年《萧山县志稿》卷三十《艺文·书目子类》。时代未详。

《女科要略》　　清　谢登

见光绪三十二年补刻光绪十八年《嘉兴县志》卷三十四《艺文》下。

《胎产须知》　　清　褚菊书

嘉庆六年《嘉兴府志》卷五十二《列传》三：褚菊书，字荣九（秀水人）。以举人效力江南河工，授宝山县，擢知滁州。政暇，与滁人讲学赋诗，修前贤故事。引疾归，著《易经象数臆解》《读杜臆说》《胎产须知》《痘疹集要》等书。

《女科宜今》　　清　吴仪洛

见道光二十七年《海昌备志》卷三十七《艺文》十一。

《女科辑要》二卷　　清　沈又彭

光绪二十年《嘉善县志》卷三十《艺文志》一《书籍·新纂》：王士雄曰：其书颇多入理深谈，发前人所未发。许《府志》云：是编，杨氏刻入《潜斋医学丛书》。又有《诊视心编》三卷。未刊。

《女科读》　　清　沈又彭

见光绪二十年《嘉善县志》卷二十六《人物志》八《艺术》。

《催生验方》　　清　蔡鹤

见民国二十四年《萧山县志稿》卷三十《艺文·书目子部》。

同上《萧山县志稿》卷二十一《人物·方技之方鲁传》：蔡鹤，字松汀，乾嘉诸生。博学多通，屡愈人疾。著有《催生验方》行于世。（同上《艺文·本条》云：是方遍行各省，可称济世良方。）

《女科集成》　　清　孙荣台

见光绪四年《嘉兴府志》卷八十一《经籍》二《子部》。

《产后症治经验心法》　　清　邬彬

民国二十年《镇海县志》卷四十《艺文》下：自序曰：吾业医学有年矣，见人偶罹产死，辄为之泫然。因于攻举业之暇，检阅医书，而于产后颇得其三昧。尝宗慈人《王氏医案》，后又得四明宋氏家学。于二氏诸症之所未备、并不能详释者，潜用揣摩，参以己意。临一症即著一篇。前半写病，后半附治法，再列以医方，惟在不谬其宗旨。迄今历三十余年，积成一书，号曰《症治经验心法》。虽未必不矩矱前人，然于世不为无补。今年且迈矣，举业事尚未可卜，止得博一衿以终老。惟有是书之作，可垂之不朽，吾愿后裔珍而藏之，毋视为寻常著作。凡遇产疑难之时，可照症检方，照方用药，庶得回生。即有不可救者，用药亦无大谬。如以余言为不信，诸方书所载隐愜与否，必有能辨之者。用是表而出之，亦以见管窥可得一斑云。

同上《镇海县志》卷二十六《人物》五：邬彬，字岐秉，号拙夫，城区诸生。常负耒横经，有豪裔某持田求售，至感其俭朴，为毁券去。及入邑庠，报名者至，犹在场圃。省试不售，隐于医。著有《产后诊治书》，其后以医世其家。

《妇科要方》一卷　　清　戴圣震

民国九年《余姚六仓志》卷四十二《方技》：戴圣震，字井庵。居周巷。少好学，兼精医理。辑有《妇科要方》一卷，藏于家。

《胎产秘要》　　清　张廉

宣统三年《诸暨县志》卷四十八《经籍·丙部》之《麻疹阐注》条，咸丰年间刊本。

同上《诸暨县志》卷三十二《张奇生传》：张廉，字通源，道光甲申岁贡生。刻志经史，著有《士习论》。其略曰：士习与天下相倚伏者也。士习醇，则天下治；士习浇，则天下乱。西汉以卑靡亡，则激烈所以救卑靡也，而清流无补于东汉。五代以争竞亡，则道学所以化争竞也，而道学无补于南宋。金、元以淫媟亡，则气节所以挽淫媟也，而东林无补于明季。又曰：士非习不成，又非习不坏。家有家习，乡有乡习，国有国习。上士移习、下士移于习。明德之后，奕世象贤，奸雄之尤，父子继恶，家习也；洛蜀交攻、齐楚浙交争，乡习也；汉之党锢、宋之道学、明之东林，国习也。晚岁，究心姚江之学，著《道学论》。其略曰：尧、舜、禹、汤、文、武、周公、孔子、曾子、子思、孟子之所传，阳明起而任之。穷则效微服之过宋，达则建伊、吕之业。而后人顾以桂萼之邪说，拾顾宪成、吕留良之唾余，妄为刺讥，岂不惑哉。性孝友，以父病翻阅医书。著有《麻疹阐注》。又著有《孝感里志》，以同邑章陶《季汉书》有遗义，著有《季汉书辨疑》。又著有《春秋论》《列代史论》。辑生平所著《经说》，汇为《经解》若干卷。

《女科辑要》　　清　杨五德

见宣统三年《诸暨县志》卷四十八《经籍·丙部》之《杨氏医学四种》条。

《女科秘录》　　清　宋紫卿

见一九五一年《鄞县通志》之《文献志》戊中《艺文》二。

同上《鄞县通志》之《文献志》甲上《人物》一《艺术纪略·宋氏女科》：宋氏，本鄞世家。前清有北川者，始以女科名。著书一种，颇出入《济阴纲目》。其后人曰紫清者，删繁就简，别有《秘录》，均未刊行。其子孙遂据为秘方，不复深研医术。凡来诊者，一问病状，即依书录付。有时亦有验者，然误人生命实不少。论者谓其书可存，其术则疏，虽有重名，无足称也。附志于此，为世之迷信宋氏者戒云。

（以上妇科）

《汤氏婴孩妙诀》二卷　　宋　汤衡

见道光八年《东阳县志》卷二十七《艺文外编·附书目》。

道光八年《东阳县志》卷十五下《人物·方技》：汤衡。《文献通考》：《汤氏婴孩妙诀》二卷。东阳汤衡撰。衡之祖民望。精小儿医。有子曰麟，登科。衡，麟之子，尤邃于祖业。

《保婴秘方》　　元　林恺祖

光绪三年《黄岩县志》卷二十一《人物志》五《方技》：林恺祖，字景仁，平江书院山长。精医，小儿杂证得其诊视，无不立愈。相传尝得《保婴秘方》……于是以幼科名世。

《活幼便览》一卷　　元　朱震亨

见乾隆元年《浙江通志》卷二百四十七《经籍》七《子部》下之《丹溪治痘要法》条注。

《丹溪治痘要法》一卷　　元　朱震亨

见乾隆元年《浙江通志》卷二百四十七《经籍》七《子部》下。

《痘疹歌诀》　　明　陈定

见光绪元年《青田县志》卷十二《艺文志》。

《邮幼集》一卷　　明　娄氏

同治十三年《湖州府志》卷五十八《艺文略》三:《四库存目》:《安老怀幼书》四卷,刘宇编,内有《雪川娄氏邮幼集》。雪川娄氏,明永乐间御医也。宇得之于其曾孙云。

《袖珍小儿方》十卷　　明　徐用言

乾隆元年《浙江通志》卷二百四十七《经籍》七《子部》下:徐用言,永乐中,衢州人。

《仁端录》十六卷　　明　徐谦

光绪三十二年补刻光绪十六年《嘉兴县志》卷三十四《艺文》下:其门人陈葵删定,皆治痘之方论,于寒温攻补,审证而施,无所编主。

同上《嘉兴县志》卷二十七《列传》七《艺术》:徐名世,字子有,其先临清人,宋南渡来禾。世业小儿医,名世县诸生,以医起家。遇贫者更加意疗治,著述甚富。子谦,字仲光,亦诸生,世其术。著《仁端录》,专言治痘疹法,能补前人所未备。

嘉庆六年《嘉兴府志》卷五十一《列传》二《艺术》:徐名世,号观海。累世以医术著。尤长儿科,里人呼为徐小儿。

《儿科杂证良方》二卷　　明　王尚明

见民国二十四年《萧山县志稿》卷三十《艺文·书目子类》。

同上《萧山县志稿》卷二十一《人物·方技》王尚明。成化时,避徭雁荡,遇异人秘授,精医术。为淮王府良医正。著有《仙岩集》四卷、《儿科杂证良方》二卷行世。居母丧服除,隐居狭獴湖。

《节斋小儿医书》　　明　王纶

见光绪二十五年《慈溪县志》卷四十七《艺文》二。

《金镜篇》　　明　常效先

见光绪三十二年补刻光绪十八年《嘉兴县志》卷三十四《艺文》下。

同上《嘉兴县志》卷二十七《列传》七《艺术》：常效先，字瀛泉，少补诸生。后弃去，业医。尤精痘疹，其门如市。性简僻，赋诗娱老，自号无系居士。著有《心镜篇》（按：汤《志》亦作《心镜篇》）、《衍庆录》。

康熙六十年《嘉兴府志》卷十四《技艺》：常星海，效先子，克承世业。子君嗣，孙子佩，能继家学，皆善医。

《衍庆录》　明　常效先

见光绪三十二年补刻光绪十八年《嘉兴县志》卷三十四《艺文》下。

《陈氏小儿按摩经》　明　陈氏

光绪三年《鄞县志》卷五十五《艺文》四《子部》：《针灸大成》引用《书目》云：四明陈氏著。

《志斋医论》二卷　明　高士

乾隆五十三年《鄞县志》卷二十一《艺文》上《子部》：专论疗治痘症之法。

按：乾隆元年《浙江通志》卷二百四十七《经籍》七《子部》下作《痘疹论》，无卷数。

光绪三年《鄞县志》卷五十五《艺文》四《子部》：是书，作于嘉靖中。上卷专论痘疹，下卷杂论阴阳、六气、血脉、虚实。

《保嗣痘疹灵应仙书》二卷　明　蔡继周

见一九五一年《鄞县通志》之《文献志》戊上《艺文》一。

《痘疹解疑》二卷　明　倪有美

见道光三年《金华县志》卷十一《艺文》六。

《博爱心鉴》二卷　明　魏直

见乾隆元年《浙江通志》卷二百四十七《经籍》七《子部·医家小儿》及乾隆五十七年《绍兴府志》卷七十八《经籍》二《子部·医家

幼科》。

乾隆十六年《萧山县志》卷三十《方技》：魏直，字廷豹，能诗。以医名吴越间，治痘疹奇验。所著有《博爱心鉴》一书。

《二难宝鉴》二卷　　明　魏直

见乾隆元年《浙江通志》卷二百四十七《经籍》七《子部》下《医家小儿类》及乾隆五十七《绍兴府志》卷七十八《经籍》二《子部·幼科》。

《痘疹正宗》五卷　　明　高武

见乾隆元年《浙江通志》卷二百四十七《经籍》七《子部》。

按：康熙二十三年《浙江通志》卷四十二无卷数。

《幼科类苯》二十八卷　　明　王銮

见乾隆十一年《乌程县志》卷十四《经籍》。

按：乾隆元年《浙江通志》卷二百四十七《经籍》七：作二十卷；乾隆二十三年增刻乾隆四年《湖州府志》卷四十六《著述》三：作二十卷，注谓《明史稿》作二十八卷。銮作此书有论、有方，最为详备。正德末年成书。同治十三年《湖州府志》卷五十八：谓《幼科类萃》于嘉靖中梓行于世。

光绪七年《乌程县志》卷十四《人物》三《王中立传》：王中立，精于孺婴方脉，求治如市。孙以勤，安吉训术。曾孙元吉，德清训术，召留太医院。后裔世传其业。凡所疗疾，无不奇验。至銮继业尤精，名动四方。銮，字文融，有《幼科类萃》行世。

乾隆元年《浙江通志》卷二百四十七《经籍》七：王銮，字元吉。

《小儿正蒙》　　明　姚能

见天启四年《海盐县图经》卷十四《人物篇》第六之五。

《陆氏金镜录》　　明　陆道充

见乾隆十年《平湖县志》卷七《人物志·隐逸附方技》。

按：乾隆元年《浙江通志》卷二百四十七《经籍》上《子部》下《医家小儿》据天启《平湖县志》同作陆道充撰，而康熙六十年《嘉兴府志》卷十四《技艺·陆金传》作陆道光撰。

乾隆十年《平湖县志》卷七之《人物志·陆金传》：陆金，号云峰，自华亭徙湖。每旦启户，病者鳞集，以入门先后为切脉序。二子：道光，号明阳，道充，号宾旸。道光精幼科。一儿多食果，腹胀，医罔效。光取桂麝瑞香三味丸，服之立愈。一儿染奇症，四肢坚不可屈，光曰：非药可疗。举伞覆之，绕床焚安息、沉檀，儿即平复。少间又发，屑沉香饮之，遂瘳。道充，诸生，亦精医。人称二难。有《陆氏金镜录》。

光绪十二年《平湖县志》卷十八《人物》四《陆金传》：道光……一儿食果多，病胀气……众医问之。道光曰：独不闻，果得麝则落、木得桂则枯、瑞香为百花妒乎。

《后金镜录》　　明　唐守元

见乾隆十年《平湖县志》卷七《人物志·隐逸附方技》。

按：光绪十二年《平湖县志》卷二十三《经籍·子部》："伊《府志》引《嘉禾徵献录》'镜误作统'。"

《保赤全书》二卷　　明　沈尧中

见嘉庆六年《嘉兴府志》卷七十三《经籍》二《子部》。

康熙二十四年《嘉兴县志》卷七《乡达》：沈尧中，字心唐，万历庚辰进士。令南陵，迁苏郡丞，晋南比部正郎。左迁开州不赴。闭户著书，凡十五年而卒。人称为隐君子云。尧中好学博古，于书无所不窥。撰述甚富，私辑《郡志》，十年间凡三易稿，勿以示人。郡守刘应钶闻之，造请数四，乃重加改订，阅六月而成。又念嘉为首邑，未有《志》为缺典，复编《燕居备览》六卷，以为邑乘地。病亟，出示李少卿日华，曰：此事当属公矣。所著有《沈氏学弢》《治统纪略》《筹边七略》诸书行世。

光绪三十二年补刻光绪十八年《嘉兴县志》卷二十一《列传》一：沈尧中，字执甫。角里人。知南陵县，垦荒筑堰，浚川潴波以千百计。迁苏州同知……修《州志》。一岁告归。构居城南白苎村，闭门著书。著有《沈司寇集》。

《痘疹方论》五卷　　明　万邦孚

见乾隆元年《浙江通志》卷二百四十七《经籍》七《子部》下。

按：光绪三年《鄞县志》卷五十五《艺文》四《子部》云：《黄氏书目》作六卷、《天一阁书目》作二卷。

《痘疹论》　　明　卢铣

见乾隆五十三年《鄞县志》卷十八《艺术》。

按：一九五一年《鄞县通志》之《文献志》戊上《艺文》一作《痘疹要诀》二卷。曹氏集古阁藏有明刻本。

乾隆五十三年《鄞县志》卷十八《艺术》：卢铣，号水西。医学精察，其著书及《痘疹论》数种行世。皆称名言。

《医学问世编》　　明　董一麟

见乾隆十七年《镇海县志》卷六《人物》。

按：乾隆元年《浙江通志》卷二百四十七《经籍》七《医家小儿类》据《定海县志》作黄一麟；光绪五年《镇海县志》曰：《浙志》引《定海志》作董麟。

乾隆十七年《镇海县志》卷六《人物》：董一麟，字明雅。读书敦行，少孤，奉母李，最孝。邑令朱一鹗旌其庐，年七十五而卒。著有《医学问世编》《痘疹遗书》藏于家。

《痘疹遗书》　　明　董一麟

见乾隆十七年《镇海县志》卷六《人物》。

《儿科方要》　　明　吴元溟

康熙五十七年《钱塘县志》卷二十六《方技》：吴元溟，字澄甫，自歙徙钱塘，先世精医业。万历浙大疫，同父道川躬治疗之，日活数千百人。晚年述父意著书曰：《痘科切要》《儿科方要》。元溟与同郡王道焜、云间陈继儒、嘉定黄淳耀交，俱有终始。授光禄大官署丞。年八十二而卒。

《痘科切要》 　　明　吴元溟

见康熙五十七年《钱塘县志》卷二十六《人物·方技》。

《救偏琐言》 　　明　费启泰

见乾隆二十三年增刻乾隆四年《湖州府志》卷四十六《著述》三《子部》。

同上《湖州府志》卷二十五《艺术》：费启泰，字建中，号德葑，乌程人。业儒不就，徙而为医。自《素问》而下，穷极精奥。凡阴阳消长、气运剥复，洞然于中。尤工痘科，善用大黄，治之立愈。

《一见能医》 　　明　费启泰

见乾隆二十三年增刻乾隆四年《湖州府志》卷四十六《著述》三《子部》。

《幼幼心法》二卷 　　明　吴文冕

见乾隆十二年《海盐县续图经》卷六之六《人物篇·隐逸》。

《痘疹论》 　　明　赵贞观

见康熙二十三年《浙江通志》卷四十二《方技·赵献可传》。

《儿科慈幼录》 　　清　金銮珂

见康熙五十七年《钱塘县志》卷二十六《人物·方技》。

《痘症启微》 　　清　沈好问

见康熙二十六年《仁和县志》卷二十六《艺文》。

按：康熙二十三年《浙江通志》卷四十二《方技·本传》：作《痘瘄启微》。

《宁婴录》　清　常承海

康熙六十年《嘉兴府志》卷十四《技艺》：常承海，为星海曾孙，世传其术，尤精于痘疹。著《宁婴录》。能诗，有《冰壶集》。承海子维九，少年苦志痘证疑难，用药灵效。富室相邀，往往辞之，贫家一邀即赴，以积劳早世，人人惜之。

《痘疹诚书》　清　谈金章

见光绪四年《嘉兴府志》卷八十一《经籍》二《子部》。

光绪三十二年补刻光绪十八年《嘉兴县志》卷二十七《列传》七《艺术》：谈金章，字黄浮，儿科专家，著《诚书》行世，取保赤存诚之义，痘证尤精。其后有谈嘉宾者，亦著名。

光绪二年补刻乾隆三十八年嘉庆二十五年《梅里志》卷十一《艺术·萍桥谈氏传及注》：萍桥谈氏，世习儿科，所称谈小儿是也。某早逝，遗孤尚幼，有义仆陈友芳者，抚之成立。亦善医，手不能书，治痘疹颇著奇效。王方伯庭赠以分书，后署曰：王某为友芳仁丈题，至今尚存。（谈金章。著《诚书》☐卷。书已板行，为世所宝重云。）

《幼科述古》　清　陈恕

见康熙六十年《嘉兴府志》卷十四《技艺》。

光绪三十二年补刻光绪十八年《嘉兴县志》卷二十七《列传》七《艺术》：陈恕，字子如，桐乡岁贡生，居梅会里，精医。著有《幼科述古》。子斯皇、铭常世其业。

《小儿心蕴》　清　柴允煌

见乾隆四十四年《杭州府志》卷五十九《艺文》三。

《痘疹全书》　清　柴允煌

见乾隆四十四年《杭州府志》卷五十九《艺文》三。

《治瘄全书》上、下卷　　清　顾行

见乾隆元年《浙江通志》卷二百四十七《经籍》七下《医家·小儿类》。

《痘疹金镜重磨》三卷　　清　顾行

见乾隆四十四年《杭州府志》卷五十九《艺文》三。

《幼科明辨》　　清　楼岩

见乾隆五十七年《绍兴府志》卷七十《人物志》三十《方技》。

《痘疹集论》一卷　　清　岳昌源

见光绪八年《归安县志》卷二十二《艺文略》三。

《痘疹须知》二卷　　清　何百钧

嘉庆八年《山阴县志》卷二十六《书籍·采访》：写本。百钧，字公权。

《婴孺症治》　　清　陈士铎

见嘉庆八年《山阴县志》卷十八《术艺》。

《保婴秘书》五卷　　清　仇廷权

一九五一年《鄞县通志》之《文献志》戊中《艺文》二：曹氏集古阁有藏本。题甬上仇廷权，名皋篆。

《痘疹心钵》　　清　周尔皇

见光绪三十四年《奉化县志》卷三十四《艺文·医宗要略序》。

《痘疹仁端录》　　清　仲泰

见光绪四年《嘉兴府志》卷八十一《经籍》二《子部》。

《痘科私存》　　清　王国器

嘉庆十六年《上虞县志》卷十《人物》七：王国器，字君鼎，又字镇庵，国学生。雍正间岁饥，请于官，设灶里庙中，煮粥济饿。每日朝夕二次，人给一大瓢。后仓廪遗乏，减家人食、称贷籴米继之，全活甚众。凡谷麦出粜，每石减价五分。亲友问其故，答曰：益价则利富豪，减价则便贫窭，吾愿其减不愿其益故也。精痘科，治危症若神，远近踵门络绎。遇其家困顿，具药送之，不索值。晚年手抄一书，博采前人精义，附以心裁。名《痘科私存》。

光绪十七年《上虞县志》卷四十《杂志》三《方技》：王国器，康熙四十一年，抱瘅疾甚笃，昏沉……后精痘科，出痘前三日，能决人生死。

《痘疹论要》二卷　　清　徐自俊

乾隆四十六年《余姚县志》卷三十五《经籍·子部》：徐自俊，方麓。

《痘科合参》　　清　许体仁

民国二十四年《萧山县志稿》卷三十《艺文·书目子类》：许体仁，字西岩，乾隆间诸生。

《麻症合参》　　清　许体仁

见民国二十四年《萧山县志稿》卷三十《艺文·书目子类》。

《痘疹集要》　　清　褚菊书

见嘉庆六年《嘉兴府志》卷五十二《列传》三《秀水》。

《保婴大成集》四卷　　清　汪廷业

见咸丰九年《南浔镇志》卷三十《著述》二。

《痘瘄一家言》　　清　徐廷槐

见乾隆五十七年《绍兴府志》卷七十八《经籍》二《子部》。

浙江省

1061

同上《绍兴府志》卷五十四《人物志》十四《文苑》：徐廷槐，字笠山，山阴人。弱冠工举子业，名动公卿间。四十举乡试，主司临川李绂也。李还京师，义门何焯北面贺得人，雍正庚戌成进士。会开制科，大吏以名上，固辞不获。及试，以排律雷同，削籍归。杜门授徒，足不入城市。长洲周公范莲守绍兴，延主蕺山书院，凡三载。得其指授者、咸自名家。胸坦白无城府，薄田不足供饘粥，而勇于为义。卒年七十六。所论著及手所删定，凡七十余种。

民国二十七年《绍兴县志资料》第十九《人物》：徐廷槐，号墨汀。性情高旷，为文峭刻清厉，名重一时，诗亦摧落凡近。有《南华简抄》《墨汀诗草》。

《痘疹自得编》　　清　周显江

见道光八年《东阳县志》卷二十七《艺文外编·附书目》。

《痘疹证治》　　清　许金铉

民国十五年铅印光绪《天台府志》卷四十二《艺文类·经籍考》九：金铉，天台诸生。是书，论痘疹用药，随乎时地。并录证治经验诸方。编成歌括，分以日期，末附《麻疹方》。今存。

同上《天台府志》卷九十三《方技·许川传》：许川，字景安，号澜亭，天台人。性倜傥，为文喜纵横驰骤。精岐黄术，求者屡满户外。所疗病应手痊，贫者更给以药。孙，金铉，字鼎象，善医，尤精幼科，著有《痘疹证治》。铉子，文林，字守联，亦能以医世其家。

《痘科正宗续集》　　清　张源

见光绪四年《嘉兴府志》卷八十一《经籍》二《子部》。

光绪二十年《嘉善县志》卷二十六《人物志》八《艺术》：张源，字中照，号晴川。工医，尤精痘疹，决生死无不验。著有《痘科正宗续集》。子汝桂，克继其业。早世。

《育婴常语》三卷　　清　戈恩

见光绪十二年《平湖县志》卷二十三《经籍·子部》。

光绪四年《嘉兴府志》卷五十九《平湖县艺术·戈朝荣传》：戈朝荣，字瑞斋，庠生。精岐黄术，尤长于幼科。群医所不能疗者，治之立效。子，恩，字少怀，武生，亦精幼科，博综古今治法，而能参其变。著有《育婴常语》。

《幼科指掌》　清　俞萼

见同治十三年《湖州府志》卷六十一《艺文略》六及光绪八年本《归安县志》卷二十二《艺文略》三。

《及幼仁书》六卷　　清　裘纶

见道光八年《嵊县志》卷十《经籍·子类》。

《痘书》　清　林浩

见光绪四年《分疆录》卷十之《杂志·经籍》。

《麻疹要览》二卷　　清　傅宏习

宣统三年《诸暨县志》卷四十八《经籍·丙部》：傅宏习，字绍岩。（是书）嘉庆十二年，其子大经校刊，前有傅棠序。

《痘疹心得》　清　沈菜

光绪二十年《嘉善县志》卷二十六《人物志》八《艺术》：沈菜，字宝香，号兰亭。读书绩学，淡于仕进，援例得国子监主薄。精轩岐术，名噪一时。有富家子病恇怔，诸医脉案俱累牍，而菜独以心动神疲四字贬之，人眼其简要。又有人患腹痛，百治罔效。菜诊之云：此中蛇毒，投剂霍然。其奇中类如此。著有《杂证随笔》《痘疹心得》。卒年七十三。

《幼科采要》五卷　　清　张思田

见光绪四年《嘉兴府志》卷八十一《经籍》二《子部》。

《保幼心法》　　清　章鲁璠

见光绪四年《嘉兴府志》卷八十一《经籍》二《子部》。

《救偏琐言评本》　　清　张廷章

见光绪四年《嘉兴府志》卷五十九《艺术本传》。

光绪十二年《平湖县志》卷二十三《经籍·子部》：又有《手批救偏琐言》，为世传诵。

同上《平湖县志》卷十八《人物列传》四《方技》：张廷章，字文江，庠生。操行方严，承祖业为医，活人无算。手评医书数十种，最传颂者《救偏琐言眉批》及《痘客解》，实发前人所未发。子，师敬，字怀九，庠生；师厚，字钦渠，太学生，俱以幼科传。师英，字书凰，岁贡生，以方脉著，亦皆名重一时。

《树惠不瘀方》十六卷　　清　许氏

道光二十七年《海昌备志》卷四十四《艺文》十八《补编》：庭芬曰：树惠不瘀之名，见于汲冢《周书》。此皆洛溪许氏分类编辑儿科方书也。依托乩仙所授，并伪撰序文一篇弁于首。道光初已刊行。

《幼科证治真传》六卷　　清　景瑞璇

见光绪二十五年《余姚县志》卷十七《艺文》下。

民国九年《余姚六仓志》卷四十二《方技》：周巷景氏儿科，与花墙门吴氏并有名，景氏自瑞璇始。瑞璇，字佩玉，号朴庵，善治小儿疾，处剂投丸，应手奏效。患者褓负提携，医门如市，著有《幼科证治真传》六卷。子铄之，字心丹，号补堂，亦精儿医，著《医学知新》四卷，今世传其业。

《麻疹阐注》一卷　　清　张廉

宣统三年《诸暨县志》卷四十八《经籍·丙部》：张廉，性孝。父病，翻阅《灵枢》《素问》，遂精医理。此书刊于道光三年、又刊于道光二十八年。其自序云：麻疹一科，古无专书。近惟万氏、谢氏七十二症为善，然未免烦琐。《赵氏汇补》，悉本《医宗金鉴》。兹本所采，多本赵氏云。其书亦尚有传抄本。廉又有《胎产秘要》一帙，咸丰年间刊本。

《原瘄要论》一卷　　清　袁氏

一九五一年《鄞县通志》之《文献志》戊中《艺文》二：袁氏，名佚，嘉庆间人。论治各法，颇多家传心得之言。有道光八年东壁斋刊本。

《痘科集腋》三卷　　清　纪南星

见咸丰九年《南浔镇志》卷三十《著述》二。

民国十一年《南浔志》卷二十一《人物》四《邵典纶传》：同时（道光间）有纪南星，字寿门，号秋墀。亦善奕，与邵典纶相去不远。

《沈氏痘疹方》二卷　　清　沈望桥

一九五一年《鄞县通志》之《文献志》戊中《艺文》二：曹氏集古阁藏有抄本。

《痘科辑要》二卷　　清　陈奕山

一九五一年《鄞县通志》之《文献志》戊中《艺文》二：曹氏集古阁藏有旧抄本。

《治疹要言》一卷　　清　应统枚

光绪三年《鄞县志》卷五十五《艺文》四《子部》：《正谊堂稿·传略》：统枚，字德遴。从同邑陈某学医，精于儿科。有延之者，隆冬盛夏，冒寒暑而往，惟恐其缓。贫户陋室中，婴褓儿舃，秽溺触人鼻，亦省视周密。尝过慈溪，见死儿弃门外，呼其家人曰：儿面未灰，可活也。刺一穴而啼声作，人皆异之。所著《治疹书略》一卷，言简意赅，多他人所未发，而其师陈某亦有《治疹书》凡十册。无标目，无卷数，余尝见之。辨证用药俱有法，惜其名已佚也。

《麻痘初编》　　清　浚德

见民国七年《上海县续志》卷二十六《艺文·附游宦著述》。

《麻瘀专治初编》　　清　凌德

见民国七年《上海县续志》卷二十六《艺文·附游宦著述》。

《痘疹秘录》　　清　夏子俊

光绪三年《黄岩县志》卷二十七《艺文志》三《书录》三《子部》：痘疹一卷。以发热、见点、起胀、贯脓、收靥、落痂六候，每候皆分顺证勿治、险证当治、逆证不治三目，各有证治歌括。末有种痘法及痘遇天癸治法。凡三十六番。咸丰庚申，诸生李颂馨为刊行，有序。

民国十五年铅印光绪《台州府志》卷四十二《艺文类·经籍考》九：（是书）光绪中，王隆寿有重刻本。

《麻疹秘录》一卷　　清　夏子俊

光绪三年《黄岩县志》卷二十七《艺文志》三《书录》三《子部》：麻疹，分未出药、正出药、出后药而已，凡六番。咸丰庚申，诸生李颂馨为刊行，有序。

民国十五年铅印光绪《台州府志》卷四十二《艺文类·经籍考》九：（是书）光绪中，王隆寿有重刻本。

《郑氏瘄略》　　清　郑启寿

见光绪三年《鄞县志》卷五十五《艺文》四《子部》。

一九五一年《鄞县通志》之《文献志》甲上一《人物类表》三：郑启寿，字卜年。得异僧秘授，以瘄科名。著有《郑氏瘄略》。

按：启寿生卒，本传缺略。惟据光绪三年《鄞县志》卷四十四《杨儒林传》：启寿族兄弟郑启凤、郑启南，俱以同治元年八月乱死。则寿应为咸同间人。

《痘科》　　清　郑启寿

一九五一年《鄞县通志》之《文献志》戊中《艺文》二：伏跗室藏抄本。

《痘疹一权手》二卷　　清　邵诚苍

光绪三年《鄞县志》卷五十五《艺文》四《子部》：邵诚苍，字松年，世以医名。此书皆述其祖备五之言。

《痘疹直诀》一卷　　清　应宗炌

一九五一年《鄞县通志》之《文献志》戊中《艺文》二：应宗炌，统枚子，字灿然。

《增补牛痘三要》　　清　赵廷海

一九五一年《鄞县通志》之《文献志》戊中《艺文》二《牛痘余论》条：陈季桐，工种牛痘。清同治间，知府边葆诚，延天台赵廷海（兰亭）至郡，设牛痘局施种。兰亭取南海邱浩川《引痘新书》，并自著《增补牛痘三要》，刊印流布。季桐为兰亭之门人，复附以自著《牛痘余论》重刊行世。今人曹炳章刊入《中国医学大成》中。

《牛痘余论》　　清　陈季桐

一九五一年《鄞县通志》之《文献志》戊中《艺文》二。

《儿科汇纂》　　清　杨五德

见宣统三年《诸暨县志》卷四十八《经籍·丙部》之《杨氏医学四种》条。

《麻证集成》四卷　　清　朱载扬

光绪二十年《仙居县志》卷十七《艺文志·子部》：是书，光绪己卯王镜澜为梓行。序略云：吾尝于粤东听鼓之暇，粗究《金匮》《素问》等书，非为餬口计也。今读礼归里，得一良方，恒制药普送以救急。习闻朱载扬先生有手辑《麻证》一书，窃心慕之，光绪己卯获见是书。其看证，则辨明气候。其治法，则穷究根源。其下药，则酌定先后。其食饮，则剖分禁忌。取古人之成方，而以平生所历验之证运化之。此诚先生拯婴之美意、济世之苦衷也。乃与先生族孙梦裘参校、增注，分为四卷，名曰《麻证集成》，实足补千百年医书之所未备矣。载扬，字克珴，号丹山，诸生。善治麻，时人称为麻仙。

《儿科心法十三诀发挥》一卷　　清　应诗洽

见一九五一年《鄞县通志》之《文献志》戊中《艺文》二之《幼科简易集》四卷条。

《幼病要略》一卷　　清　应诗洽

见一九五一年《鄞县通志》之《文献志》戊中《艺文》二之《幼科简易集》四卷条。

《种痘要略》一卷　　清　应诗洽

见一九五一年《鄞县通志》之《文献志》戊中《艺文》二之《幼科简易集》四卷条。

《治痘要略》一卷　　清　应诗洽

见一九五一年《鄞县通志》之《文献志》戊中《艺文》二之《幼科简易集》四卷条。

《痘科保赤金丹》四卷　　清　郑德滋

一九五一年《鄞县通志》之《文献志》戊中《艺文》二：郑德滋，启寿子。此德滋就其父启寿所撰《痘略》而删补者。光绪庚子第三次刻本。

（以上儿科）

《鸿飞集七十二问》　　明　田日华

见乾隆元年《浙江通志》卷二百四十七《经籍》七《子部》下《医家眼疾类》。

《眼科辨要》一卷　　清　杨宗元

光绪三年《孝丰县志》卷七《人物志·方技》：杨宗元，精医，擅长眼科，著有《眼科辨要》一卷。

《眼科珍言》　　清　汪春苑

见光绪二十四年《开化县志》卷九《人物志》八《本传》。

《银海金鎞》　　清　陈克恕

见道光二十七年《海昌备志》卷三十七《艺文》十一。

民国十一年《海宁州志稿》卷三十二《人物志·方技》：陈克恕，字体行，号目耕，又号吟香，一字健清。著有《篆刻针度》八卷、《存几希斋印存》二卷、《篆学示斯》二卷、《篆体经眼》二卷、《印人汇考》一卷。又有《砚说笔谭》《银海金鎞》，均未梓。

《银海指南》四卷　　清　顾锡

民园二十五年《乌青镇志》卷三十八《著述》上：鲍廷博《题词》：吾读华元化著《中藏经》。曾闻治眼良法求空青。五轮八廓递运水火木金土，经络精血苞含元气无留停。六淫七情或客感，天和岁气偶尔生畦町。治之匪难亦匪易，要在心细手乃灵。温凉补泻各异用，先保神膏一点无伤刑。针金屑玉神乎技，一或不中往往残其形。真人思邈久不作，绘图标证徒丁宁。谁软闲邪守正法，偏与盲瞽开昏冥。桐溪髯叟名儒列，去翳还晴得真诀。熟读《灵》《素》穷医藏，艺成何止股三折。读书多是活人多，请药扣门时不绝。闲来石室手著书，迥与《宝镜》《元机》《阳秋》《铁镜》诸家有区别。迷途喜有车指南，十手传抄无暂歇。岁在嘉庆庚午冬，爰命梓人寿剞劂。医林从此得指归，咸免骑墙趣败阙。永为银海作津梁，万古高悬霜下月。长塘鲍廷博，时年八十有三。

同上《乌青镇志》卷三十《艺术》：顾锡，字养吾，号紫槎。师事练市王某，尽得其秘。时同里有徐某者，以治目著。有不效，或劝诣锡，治辄效，名遂噪过于徐。事父明远孝。与兄铭常同居数十年，抚其二子成立。又为师王某置墓田，人咸称之。锡治目不轻用针刺。所著有《银海指南》行世。后移居松江西郭，无子。女淑昭，工诗，亦通医理。

《眼科必效录笺注》四卷　　清　施若霖

见民国四十二年《萧山县志稿》卷十八《人物列传》五。

《丹方集异》　　清　黄海源

民国九年《余姚六仓志》卷四十二《方技》：黄海源，号知异，家历山桃园。（咸丰庚申后）人诬以通寇入狱，狱中……购书、制药、习针法，就狱试治，俱获痊。县令陶某知其异，平反之，乃得出，遂以眼科传其业。辑有《丹方集异》行于世。

《眼科过庭录》二卷　　清　张仁驷

民国十五年铅印光绪《台州府志》卷四十二《艺文类·经籍考》九：张仁驷，字胄仲，天台人。旧名《眼科七十二证》，其子仙礼为之补辑。传抄者益众，颇渐失真。其孙廷琛因重加校正，改题今名。

《眼科心得》　　清　杨五德

见宣统三年《诸暨县志》卷四十八《经籍·丙部》之《杨氏医学四种》条。

《眼科易秘》四卷　　清　吕熊飞

一九五一年《鄞县通志》之《文献志》戊中《艺文》二：其曰《易秘》者，盖以两目配《易·八卦》，并以六十四卦变象兼诸证也。颇涉附会，惟中治验、存参诸条，颇有发明云。有光绪二年刻本。吕熊飞，字樵翁，诸生。咸丰间，以军功叙五品衔。工医，以眼科著。别著尚有《蹉跎斋诗稿》二卷、《苦学吟》一卷、《经史分咏》一卷、《西湖四时词》一卷。

（以上眼科）

《喉科源远集》　　清　郑春回

嘉庆五年《嘉善县志》卷十七《人物志》五《艺术·新纂》之《郑岗传》：郑岗，字玉蟾，邑庠生，其先华亭人。岗少攻书，长习医，称咽喉神手。子春回，庠生，继其业。乾隆丙戌、丁亥大疫，食油菜者，患咽喉多不治，春回疗之，靡一不验。著有《喉科源远集》。

光绪二十年《重修嘉善县志》卷二十六《人物志》八《艺术·郑岗传》：郑岗，字惠人，号玉蟾。郑春回，字荆辉。

《白喉条辨》　　清　陈葆善

民国《瑞安县志稿》之《人物·艺术》五：陈葆善，字栗庵。以诸生与同里陈绂宸、乐清陈虬等创利济医院，建药院、设病室。兴学校以课生徒，开报馆以广风气。当时利济学堂与《利济学报》之名，倾动一时，著籍者皆高才生。葆善因《内经·阴阳应象大论》及《生气通天论》脱秋伤于燥一节，治法不传。吴氏鞠通《温病条辨》虽本喻嘉言、沈目南之说，略示门径，然未有专书。乃研精覃思，著《燥气总论》及《燥气验案》二卷。首明本义、次述病候、再详脉理、终出治法，悉皆洞澈源流。又以白喉险症，《灵》《素》以来未详著录。清道光间，湖南陈雨春著《白喉咙证论》、浏阳张善吾本其意作《白喉捷要》。大指言足三阴受病传之于肺，又不出风火喉痹之说，与手太阴燥火了无关涉。以家人患病，著《白喉条辨》与郑梅涧所著《重楼玉钥》、耐修子《白喉治法》并传不朽，陈虬甚赏之。葆善风雅士，好音律、喜花木，别有《月季花谱》《艺菊琐言》及《漱渺斋诗稿》。

《喉科心法》二卷　　清　沈善兼

见民国二十五年《乌青镇志》卷三十八《著述》上。

《喉科症治论》　　清　金长启

民国十四年《龙游县志》卷七《艺文考》：余畅撰序，称其多发前人所未发。

同上《龙游县志》卷二十《人物·阙访》：金长启，字广源，以善治伤寒名于时。尝谓人曰：医所以寄生死，性不近即不可学。吾仅一子，不敢令学医，故其术不传。著《喉科症治论》，多发前人所未发云。年九十一卒。

《白喉证方》　　清　傅范初

民国二十一年《德清县新志》卷八《人物志》二：傅范初，字公羽，号曲谿。授经过目不忘，九岁能文，年十三入国学，试辄高等。祭酒宗室盛昱欲妻以女，竟谢绝之。研究经史外，于西人光电理化诸书，靡不浏览，嗣毕业于同文馆。著有《算学进阶》《算学源流考》《电化理解》《地理杂志》等书。泊光绪丙戌、戊子、两应顺天乡试，荐而未售，学益勤。己丑，父震龙奉使毕，著进呈游历书，任校雠。阅年，考取会典馆绘图处誊录。著有《会典图说》。壬辰随办天津海运。著有《海运利弊考》。己未充颐和园电灯委员兼库官事，并理北洋机器局。戊戌政府变法图治，诏士民上书言事。遂上《治国利弊疏》，语多中肯。惜未采行。公暇，复治小学、工吟咏。著有《许学艺文志提要》二卷、《学经韵斋文》四卷、《诗集》二卷。沪上素多游民，乃创制皂厂，招贫民工作，免冻馁。浙抚聂缉椝闻其名，聘办工艺传习所。遇诸生如子弟，来学者四百余人。精制罐头食品，著成效。实学见于实用，识与不识交重之。学部饬各县立教育会，清邑首奉行，乃举为正会长，副以程森，并助百金资开办。又在省发起用电提取矿质，组公司，亦著效。时京师大疫，以无善良治法为忧，乃著《白喉证等方》，刷印分布则效。盖范初素精医理，而不欲以医名者。又发明无线电报，连缀复式制电机，实地实演，正禀试办。值辛亥革命而寝。壬子南下至无锡，遭时疫卒。年四十有六。

（以上喉科）

第七类　医史　医话　医案

《葛仙翁别传》一卷　　宋　佚名

见同治八年重刻宋嘉定七年本《剡录》卷五《书》。

《医藏目录》　　明　殷仲春

见康熙二十四年《秀水县志》卷十《典籍》。

按：乾隆元年《浙江通志》卷二百四十四《经籍》四《史部》下，及嘉庆六年《嘉兴府志》卷七十三《经籍·子部》并作一卷。

康熙二十四年《嘉兴县志》卷七《隐逸》：殷仲春，字东皋。隐居城南，茅屋葭墙，不避雨，弦歌卖药，澹如也。喜购古帖残书，补葺考校。生平落落寡合，遇显者辄引避。子志伊，字古耕，胼胝力田，好读《晋书》。华亭陈继儒赠之以诗。

万历二十四年《秀水县志》卷六：殷仲春，字方叔。楷书骎逼晋唐。有《葆楮厂赋》为时所重。父子皆能酒，尝分杖头之半，篝灯夜诵，吴中名士多延颈交之。

康熙二十四年《秀水县志》卷七《方技》殷仲春著《医藏》《医说》数卷。每训其子志伊曰：医为司命，药若用兵。宁以儒贫，勿以医戏。父子俱为名医，刀圭所至，靡不立愈。其于贵富贫残无异视也。志伊子观国，孙铭，传其家学。四世工岐黄之术，俱有隐德。

同上《秀水县志》卷六《隐逸》：殷仲春……惟与禾中高士高松声、姚士逊、王淑民、释智元相过从。载酒问奇，刻烛分韵。

观国，字宾光，补邑弟子员，以文名。乙酉遭兵燹，弃书精岐黄，疗疾无不立效。

康熙二十三年《浙江通志》卷三十七《文苑》：殷仲春所著有《医藏

目录》《栖老堂集》(康熙六十年《嘉兴府志》卷十六《书籍》作《栖玄堂集》)。

《古今医籍备考》六册　　清　董恂

见咸丰九年《南浔镇志》卷三十《著述》二。

《朱彦修传》一卷　　清　佚名

见乾隆元年《浙江通志》卷二百五十四《经籍》十四《两浙志乘》下《传记类》。

《历代医史》　　清　陈士铎

见嘉庆八年《山阴县志》卷十八《术艺》。

《古今名医传》十一卷　　清　董恂

咸丰九年《南浔镇志》卷三十《著述》二：一名《医统》。

光绪七年《乌程县志》卷十七《人物》六《董燧传》：道光时有董恂、字谦甫，号壶山，府学生。工诗词，能医，亦通经学。尝疏《夏小正》，并重修《南浔镇志》。

《续名医类纂》　　清　刘淳

见光绪十二年《平湖县志》卷二十三《经籍·子部》。

《节斋医论》一卷　　明　王纶

见乾隆元年《浙江通志》卷二百四十七《经籍》七《子部》下。

《医论问答》一卷　　明　王纶

见乾隆元年《浙江通志》卷二百四十七《经籍》七《子部》下。

《医论》一卷　　明　方贤

见乾隆二十三年增刻乾隆四年《湖州府志》卷四十六《著述》三

《子部》。

《医说》　明　李珽

见乾隆元年《浙江通志》卷二百四十七《经籍》七《子部》下。

光绪三年《鄞县志》卷四十五《艺术传》：李珽，字兰泉，以医名世。所著《医说》，能搜剔秘奥，穷极本原，发人未发。其经验之案，历历奇中而悉本于理。传之李奎，奎传徐国麟，与国麟同时有周公望，宏度。戎长生，俊颖，亦以医名。究心张景岳《八阵》诸书，多用温补，然俱有其效。其以方脉杂证名者有吴守庵、张兰坡暨祝天祐、吴丹霞、范叔向、洪坡诸人。女科则宋北川，外科则朱怀宇、汪少东、张金铉、陆尔真；针灸则董允明；喉科则柴敬林；眼科则李鹤山、王奇峰；儿科则沈恒川、胡绍泉。俱著名里闬。又有钱廷勋者，字逊硕，长于痘疹，全活甚众，乡里称之。李奎，字石梁，少负气尚侠，避仇匿湖海间，十余年始归。更折节读书，精于医，洞究《内外经》，心揣手追，尽得其妙。善起人痼疾，他手所不治者，常得生。有误吞指爪，喉梗几殆。奎令剪人指爪煅服之，立愈。疑其有故方，奎曰：此《内经》所谓衰之以其属者也。性好金石及名人墨迹，植花草满所居。年八十三卒。徐国麟，字遂生，幼读书，天资颖悟。又得李奎所授《医说》，遂能巧发奇中，擅名一时。性慷慨亢直，绝不计较贫富。尝面斥人过，人亦不之怍也。

《医辨》　明　金天衢

见乾隆二十五年《乌青镇志》卷十二《著述》。

按：民国二十五年《乌青镇志》卷三十八《著述》上同。嘉庆四年《桐乡县志》卷十一《经籍·子类》误作《医辨说》。

《医说》　明　金天衢

见乾隆二十五年《乌青镇志》卷十二《著述》。

《医论百篇》　明　孙扬美

见嘉庆十三年《余杭县志》卷三十五《经籍》二《子部》。

同上《余杭县志》卷二十七《文艺传》：孙扬美，字武惟，岁贡生，读书皆过目成诵。扬美年十一即受知于邑令程汝继，试拔冠军。居恒攻苦，不辍寒暑，通经史及历代古文、性理诸书。所著有《四书证道编》《周易微言》《经济编》。晚年兼精医理，更撰《医论百篇》。

按：乾隆四十四年《杭州府志》卷九十三《人物·孙桂枝传》：扬美，桂枝子。兄奕美，登万历癸卯乡书。则扬美亦应为明万历间人，而《县志》作清人非是。

《裴子言医》　明　裴一中

见乾隆十二年《海盐县续图经》卷六之六《人物篇·隐逸》。

《医说》　清　俞云来

光绪二年《海盐县志》卷十六《人物传》二：俞云来，字钧声（嘉庆六年《府志·本传》作字汉乘）。举顺治辛卯乡试，康熙庚戌进士。授江西安仁令，归而板舆奉母，寄情著述。有《大学衍义纂》《通考略》《河防同异考》《医说》《豫章纪事》《退思轩述政》《延杲楼诗文》。

同上《海盐县志》卷十六《俞兆晟传》：俞兆晟，字叔音，号颖园，云来三子，康熙丙戌进士入翰林。由翰詹累迁至户部侍郎，因案罢斥。乾隆初元复职归，寄居江南无锡，杜门养疴。越六年卒。著有《海树堂杂录》《荫华轩笔记》《静思斋文集》。（又）《天雄》《京华》《豫章》《使院》《休沐》《代言》诸集。书法、绘事、医术俱善。

《说疟》一卷　清　汪沆

民国十一年《杭州府志》卷八十九《艺文》四《子部》下《小说类》：《说疟》一卷、一名《疟苑》。

同上《杭州府志》卷一百四十五《人物》八《文苑》二：汪沆，字槐堂，钱塘诸生。少从厉鹗受诗法，博极群书，与王曾祥、杭世骏、符之恒、张燿，称松里五子。与修《浙江通志》《西湖志》，举鸿博报罢。客天津查氏水西庄，南北称诗者趋焉。大学士史贻直欲荐经学，以母老辞。喜引翼后进，士论归焉。生平讲求有用之学，自农田水利、边防军政、古今沿革、方俗利病，所在能条贯言之。卒年八十一。

《医家恒言》　清　徐廷槐

见乾隆五十七年《绍兴府志》卷七十八《经籍》二《子部》。

《攻竖偶笔》二卷　　清　许宁基

道光二十七年《海昌备志》卷三十七《艺文》十一：《攻竖偶笔》二卷。见《许氏谱传》。金《志》无卷数。闺淑徐叶昭曰：右榭幼时得尪疾，偶见于医学有所发明者，手辑成此。宁基，字心宗，号右榭，乾隆庚午顺天举人。著有《集左氏类对》《右榭诗钞》《右榭词钞》。

乾隆四十一年《海宁州志》卷十一《文苑·许道基传》：许道基，字勋宗，号竹人。博综经术，为根柢之学。著《理参》、《经参》十卷、《明致轩诗文集》二十卷。卒年六十一。弟宁基，字心宗，工诗词骈体，清新婉丽，不名一家。年十七应京兆试，有声太学。二十举北闱，才名日起。又四年而卒。莫不嗟悼之。

《一源必彻》　　清　吴仪洛

见道光二十七年《海昌备志》卷三十七《艺文》十一。

《金樱小录》八卷　　清　孙震元

见民国十一年《杭州府志》卷八十八《艺文》三《子部》上《医家类》。

《医学随笔》四卷　　清　孙日烈

民国十一年《杭州府志》卷八十八《艺文》三《子部》上：孙日烈，字雨珊，钱塘人，广东巡检。

《劳倦内伤论》　　清　许栽

见光绪二年《海盐县志》卷十九《人物传》五《艺术》。

《思济汇纂医说》十卷　　清　朱瑜忠

见道光二十七年《海昌备志》卷三十六《艺文》十。

《宇宙长春医说》八卷　　清　朱锦标

见民国十一年《海宁州志稿》卷十四《艺文》十四。

《医论》一卷　　清　沈人文

见光绪七年《乌程县志》卷三十二《著述》二。

同上《乌程县志》卷十八《人物》七：沈人文，字明止，号咏楼，诸生，精医学。有患热证者，误服温补，已濒危，众医束手。人文投以轻清之剂，一剂知，二剂已。又有富家媪，偶微疾，起居服食如常，决其不治，不出半年。众哂而弗信，届期果死。又有中暍气绝者，已将棺敛，灌以药复苏。于是名噪一时，延诊恐后。遽以积劳病卒。人文尝作《医论》，其略曰：医为民命所关，必精研《灵》《素》《本草》及越人、仲景之书，探其本原。博考唐宋元明诸家，辨其派别。更必参以临证，虚心体察。纵投匙辄效，犹未可自信也，乌可以不学无术之徒，恃道听涂说，一知半解，为人司命哉。盖病因万变，见证亦多端，病者合诸证以成病，医者即合诸药以成方，有一证、自有治此证之一药。要必先审证以识病，而后议药以处方。同一热药，而干姜异于附子；同一寒药而石膏异于黄连。用之而当，硝黄可以拯命。用之不当，参术适以戕生。药贵中病，不可先设攻补温凉之成见于胸次也。富贵之家，好持己见，或曲徇其意以取容，而医不足恃。反是，则刚愎自用，卤莽施治，而医尤不足恃。世多信巫不信医，良由医不足恃耳。苟足恃，则医伸而巫自屈矣。古来名医皆各有所长，亦各有所短，善学者，宜兼取其长，尽弃其短，斯为能自得师。然非读书以植其根柢、临证以扩其见闻、则胸无定识，安能抉择不爽哉。至若前明薛己、张介宾辈，逞臆见、执死法、削足适屦、移的就箭。迄今宗其法者贻害未已，此医中之杨墨，所当辞而阐之者也。论者谓人文之学颇近徐灵胎，惜未见其止耳。亦好为诗，尝有悼枯梅句云：如此夜深犹有月，那堪春到竟无花。为名流所赏。

《友渔斋医话》三卷　　清　黄凯钧

见光绪四年《嘉兴府志》卷八十一《经籍》二《子部》。

光绪二十年《嘉善县志》卷二十三《人物志》五《行谊》下：黄凯钧，字南薰，号退庵。母高得水肿疾甚殆，日侍汤药，百计疗治得痊。嘉庆甲子水灾，倡议平粜。复持盖行烈日中，户查罔漏，贫民赖之。夙工诗，兼精医。以济人为急，并合善药以施，阅五十年弗懈。著有《友渔斋诗正续集》及《医话》《庸言录》《遣睡杂言》《悦目益心》等书行世。

《医论》　　清　何四尊

见民国二十四年《萧山县志稿》卷三十《艺文·书目子类》。

《杂证随笔》　　清　沈菜

见光绪二十年《嘉善县志》卷二十六《人物志》八《艺术》。

《医话箴规初集》四卷　　清　沈培基

见光绪四年《嘉兴府志》卷八十一《经籍》二《子部》。

《痘客解》　　清　张廷章

见光绪十二年《平湖县志》卷二十三《经籍·子部》。

《医学偶评》　　清　邵澍

见光绪十二年《平湖县志》卷二十三《经籍·子部》。

《医学指迷》一卷　　清　李诚

光绪三年《黄岩县志》卷二十七《艺文志》三《书录》三《子部》：首论医学贵博、贵精，次论医家升降源流以及方脉诸书。大抵专尊《内经》、仲景，而极不取张景岳之温补。凡十七条。道光七年刊行。

民国十五年铅印光绪《台州府志》卷四十二《艺文类·经籍考》九：

诚有《易章句》已著录。《医学指迷》今存。

光绪三年《黄岩县志》卷二十《文学传》：李诚，字师林，号静轩，石曲人。父秉钧，岁贡生。嘉庆癸酉选贡成均，朝考二等分发云南候补直隶州州判。诚初为刘学使凤诰器重，调诂经精舍肄业。筮仕后，受知于制府阮文达元，委修《云南通志》。著有《十三经集解》二百六十卷、《新平县志》八卷、《万山纲目》六十卷、《水道提纲补订》二十八卷、《宦游日记》一卷、《医学指迷》一卷、《微言管窥》三十六卷。

民国二十四年《路桥志略》卷四《叙人》之《人物》：李诚……舆地之学尤所究心，著有《万山纲目》六十卷，今残稿刻入《续台州丛书》。尚有《诗意》十卷、《古礼乐述》一卷、《易述》八卷、《敦悦楼集》数卷。

《重庆堂随笔》二卷　　清　王学权

民国十一年《海宁州志稿》卷十四《艺文》十四之九：王学权，字秉衡，晚号水北老人。《重庆堂随笔》二卷。曾孙王士雄刊入《潜斋医学十种》。

仁和俞世贵序：王氏为盐官望族，秉衡公始迁于杭。治家严肃，门无杂宾，虽身通百艺，而深自韬晦。嗣君永嘉公，天性纯孝，著于戚里。冢孙隶沧，余姊文也，少有祖父之风，尤勇于为善，而嫉恶过严，人皆惮之。先府君目击其三代之为人，而心仪其贤，乃以余四姊为隶沧室，时嘉庆纪元丙辰也。踰年，其祖古稀，其父知非称觞日，适余姊举一男，重闱大悦，爰名其堂曰：重庆。然余姊举三男皆殇，至戊辰三月五日，又举一男。秉衡公喜曰：此儿与祖同甲子，必得箓祖之寿，因小字箓龙。即于是年著《医学随笔》一书，或抒心得、或采名言，皆发人所未发，洵贻厥之嘉猷也。越三载，书未脱稿而公考终。永嘉公皓首居忧，孺慕派切，辑注未竟，遂撄疾，服阕后两载亦谢世。余姊丈读礼之余，校定遗稿，意欲授梓，讵天夺其年，以四十九岁即捐馆。天之报施，不可问也。时箓龙年甫十四，泣而言于余曰：先人遗训，期甥于世有所用，而曾王父于甥生之日，即著书一种。夫有用于世者莫如医，甥敢不专心致志以究其旨哉。第义理渊微，欲埋头十载，而以家事累吾舅乎。余闻而作曰：汝志如是，汝父不死矣，吾敢辞耶。遂诺之。忆甥天姿颖异，幼即超群。王琴泉、王继周两先生皆器之。嗣遇金匏庵、谢玉田、孙铁崖、谢金堂诸前辈，咸目为不凡。惟性疏迈，所遇辄奇。瞬眼十年，未展其志。而临诊颇肯用心，屡起大证，藉有声名，可谓不负遗训矣。奈余未老先衰，恐不能睹其造诣之所极。谨弁数言于《随笔》以识王氏之贤，而剞劂以传不朽，是克缵家学者之责也。甥其勉旃。道光十年庚寅秋。

定州杨照藜序云：儒以学术致平成，医以方术拯危困。其因应化裁，变动不居之妙，非楮墨之所得而传，竹素之所得而尽也。惟自古无独抱一经之名儒，亦无株守一家之名医，则博学尚矣。然而载籍流传，各抒心得，或引而未发，或冗而鲜要，或偏僻以自是，或纯驳之不齐。百家腾跃，旨趣攸殊。苟非精识，曷由鉴别。余友王君孟英，绩学士也，邃于医。其学弗泥于古，弗狥于今，余尝梓其治案以行世。今夏余过武林，孟英出其曾王父秉衡公《重庆堂随笔》以相示，余敬读之。其著论也，浏然以清，其烛理也，洞然以明。上溯轩岐、下迄当代，咸抉摘搜剔，厘然去其非而存其是。不禁拜手而叹曰：有是哉，读书之不可无识也。公以醇儒之学发明医理，渊源如是，宜孟英之囊括百氏，蔚然为一时宗匠也。余尝叹古今学术之升降，与学术之盛衰，有至相似者，三代以前无论矣。汉唐诸大儒，抱残守缺，恪遵先圣之遗训。大之则修齐治平之术，小之则礼乐射御书数之文，靡不讲求焉，而心知其故。虽穿凿附会间出其中，然其修之家而献之廷者，皆实学也。宋儒出而斥为粗迹，高谈性天，崇尚妙悟。自谓得古圣不传之秘于遗编，而学术为之一变。然其博学笃行，固时之彦也。降及后世，科目之学兴。其贤者涉宋儒之藩篱，以枵然而自大。其陋者剽袭词章，以应世而已。学非所用，用非所学，一旦身撄事变，愦然无所措手足，任天下之鱼烂河决而莫能救止，此志士所为太息也。惟医亦然。汉唐祖述轩岐，具有矩矱。至《和剂局方》出，纯任刚燥，而古法一变，然因证施泊之规，尚未敢紊也。丹溪、河间诸贤犹起而力矫其弊也。至薛立斋、张景岳之说出，提倡温补。天下翕然宗之，举古人审证、察因之法概置弗论，而直以一补毕其事。遂令举世之人甘心赴死而不知其故。嗟夫！事变日益滋、学术日益陋。病机日益幻、医术日益卑，岂真劫运使然哉，何汶汶若此。余谓苟能勤学，不患无术。研究久，则聪明出。阅历多，则机智生。读公此编，真苦海之慈航、迷途之宝炬也。昔缪仲醇作《广笔记》、尤再泾作《医学读书记》、徐洄溪作《医学源流论》，皆以高才绝学，精研医理，故其权衡精当，非复专门之书之所能及。以公方之，洵堪媲美。余于公之学无能为役，然苦世医之不读书以祸世，与不善读书以误世也，欲以公此编救之，谨僭述己意弁诸简端，且以致钦慕无己之意云。咸丰乙卯四月。

《医学辨伪》十卷　　清　张大龄

光绪二年《海盐县志》卷十七《人物传》三《文苑》：张大龄，字如冈。为人醇厚质朴。喜读书，擅诗古文。有《西园诗稿》八卷、《怀真自言》四卷、《杜诗选注》十卷。又旁通岐黄术。著《医学辨伪》十卷。

《冷庐医话》四卷　　清　陆以湉

见光绪十三年《桐乡县志》卷十九《艺文·子部》。

民国二十五年《乌青镇志》卷二十九《人物》下：陆以湉，字敬安，号定圃。道光壬辰举人，考取宗室官学教习。丙申成进士，以知县分发湖北。到省数月，以父芎畇公虑仕路险巇，时有忧色，承志改就教职。大吏留之不得，选台州府教授。丁父忧，服阕，选杭州府教授。以母老思乡，呈请终养。咸丰庚申，避居乡曲，训蒙糊口。嗣挈家至上海，江苏巡抚李鸿章闻其名，聘为忠义局董事。浙抚蒋益澧聘主杭州紫阳书院讲席。甫及半年而殁。公自通籍改官后，著书立说，垂教后人，考古论今，旁搜远绍。凡经史子集及方书、药谱、虫豸、鸟疏、妪言、童约，于立身处世、学问事业、日用饮食、疾病等事，无不考覈详明，笔之于书。未遇时，以授徒自给。及为校官，从游者益众，及门不下三百人。著有《楚游录》一卷、《冷庐杂识》八卷、《苏庐偶笔》二卷、《寓沪琐记》四卷、《吴下汇谈》二卷、《续名医类案》十六卷、《冷庐医话》四卷。

按：《冷庐杂识·自序》云：三十五岁通籍。《墨花吟馆感怀旧人诗》云：同治乙丑，师归道山。是公生于嘉庆壬戌。卒时年六十四也。《严志》《孔录》均不记年龄，特附识之（见民国《镇志》卷二十九）。

《蛰庵医话》　　清　凌德

见民国七年《上海县续志》卷二十六《艺文·附游宦著述》。

《论医绝句》　　清　徐礼堂

民国十一年《海宁州志稿》卷十六《艺文》十八之十三：礼堂从祖徐泳序云：自遗山有论诗之作，而论词、论画、论印、遂层见而叠出。故友蒋生沐广文，仿其体论书目，家啸秋明经和之。繁称博引，叹观之矣。而以医入诗，未之前闻焉。从孙定生，啸秋之子，而广文之女夫也。早岁媚学，承其庭训，特工于诗。以事亲故，复肆力于医。旁搜博览，所熟习而贯串者，已数十百家，出而治人，有殊效。时过从辄共讨论，出其《论医绝句》，别为一册，以证于予。余受而阅之，其论议精而不执、严而不苛、折衷而不附和，其诗清畅雅饬而不俚。较之论书目者，如李光弼代汾阳，号令不更，旌旗一变矣。今惟诗与医理无二致。作诗必多读书，其精者足以浚其心思、发其性灵，则医之《灵》《素》《难经》《病源》也。其粗者，亦足以供其驱使，则医之本草、药性也。必多读古名大家作，以作之楷模，则医之经方、诊籍也。若多作以生其巧，而尽其变，则又医之临证也。故诗人精医如吾乡朱南庐、陈石眉诸前辈，指不胜数。无他，岂特继论词以下诸作而备诗之一格哉。生沐往矣，当质之啸秋以为然否。同治十一年壬申孟夏上浣。

同上《海宁州志稿》卷二十九《人物志、文苑》：徐鸿厘，字冰倩，号啸秋，诸生。家富藏书，校订精审。尤工韵语，有《洛埃书堂诗钞》。避寇至越中，虽颠沛流离，犹日事吟咏不辍。子礼堂，字定生，号馨甫，不喜为帖括学，补博士弟子后，即弃去。渔猎典籍，寝馈俱废。尝病时医多不读古书，成《论医截句》百首。剖晰精微，读者韪之。

《樱花馆医论》二卷　　清　刘树蕃

民国二十二年《吴县志》卷五十八下《艺文考》七《流寓》：刘树蕃，字菊人，仁和人。另撰有《菊人杂文》二卷。

《杏林室医谈》　　清　张德音

民国十一年《海宁州志稿》卷十六《艺文》十八之十三：张德音，字韫山，诸生。

《燥气总论》　　清　陈葆善

见民国《瑞安县志稿》之《人物·艺术》五。

《言医随笔》二卷　　清　黄寿衮

见民国二十八年《绍兴县志资料》《人物列传》。

《医学论》　　清　李植纲

一九五一年《鄞县通志》之《文献志》戊中《艺文》二。

同上《鄞县通志》之《文献志》甲上《人物》一之三《文学》：李植纲，字立卿，号约斋。读书务博，工篆隶，善绘事。颇自矜贵，不轻作。生平淡名利，取予不苟。屡试不得志，而向学益锐。家世以医名，植纲尤精。所著《医论》，折衷仲景，而不满唐宋诸家。诗文稿曰：《天门山人》未定草。

《澄清堂遗稿》十二卷　　清　范赓治

见一九五一年《鄞县通志》之《文献志》戊中《艺文》二。

同上《鄞县通志》之《文献志》甲上《人物》一附《艺术纪略》：范赓治，字文甫，附贡生。自少游学淮扬，遇异僧，师之，受经方，遂以医名。初擅疡医，继专精内科。主古方，好用峻剂。患者至门，望见之，即知病所在，投药无不愈，或讽其用药太峻烈。赓治大言曰：不杀人不足为名医。其言虽戏，颇有名理，时论归之。年六十五，中暑遽殁。及门弟子百余人，行术句甬间，皆能显其师传云。其子禾，编其《医稿》、诗文为《澄清堂遗稿》，十二卷。

《石湖医话》　　清　吴以成

民国十一年《海宁州志稿》卷末《志余》：吴以成，字绎之。生有异禀，年十三读《十三经》已卒业，肄业安澜书院双山讲舍，为李刺使圭、黄太守书霖所识拔。光绪丁西科拔贡，庚子、辛丑并科顺天举人，丁未考取军机章京。宣统三年，陆军部奏改官制，签分礼部，岁丁未，沪杭甬路事起，英以借款饵我。以成曰：路亡浙亡，浙亡国亡。遂力与外务部大臣辩驳不少屈，及乙卯筹安会起。以成曰：是召乱也。已而果然。盖其论天下事，无愧先觉云。先是，壬寅举北闱，出元和陆文端公门下。文端以范文正良相良医之言勖以成，即延入医局。辛亥后，绝意仕进，求诊者户外履满。丙辰冬，京师疫，以成治之，活人无算。丁巳春，亦遘疾，竟殁于京邸。年才四十有五。著有《石湖医话》《松桂村医案》《环翠山房骈体文》《小来青馆诗文集》。

《丹溪医案》一卷　　元　朱震亨

见乾隆元年《浙江通志》卷二百四十七《经籍》七《子部》下。

《吕复医案》　　明　吕复　戴良

见乾隆五十三年《鄞县志》卷十八《艺术》。

同上《鄞县志》卷十八《寓贤》：戴良，字叔能。婺州浦江人。学古文于黄溍、柳贯、吴莱。学诗于余阙。元末，以荐授淮南儒学提举。时事不靖，无可行其志，乃浮海之中州，欲交其豪杰。卒无所遇，遂南还。至正二十六年至鄞，寓居者六年，徙慈谿，时亦往来郡中。其在鄞所作诗文，别编为《鄞游稿》。

《医案》　　明　张柏

康熙十一年《兰溪县志》卷五《人物类》下《方技》：张柏，字世茂，原歙人，祖迁于兰。少习博士业，已而以父病痞久，遂弃之而专读《内经》《本草》等书，从事于医，延治多验。大概主参、术补法，而随时定方。父病得延期年，而医道著行矣。又其长者，不厚责人报，以病亟请，即夜十数起弗辞。尤明脉理，诊脉断疾，生死深浅辄验。缙绅士类固嘉其医术，而尤以心行之朴真也。所著有《医案》。徐学恕为序。

《石舟医案》　　明　王子英

见康熙十一年《兰溪县志》卷五《人物类》下《方技》。

康熙十一年《兰溪县志》卷五之下《本传》：王子英，号石舟。著有《医案》，子师文，号敬舟，著《医学薪传》。次子师望，号侍舟。孙，章祖，字叔贞，纂有《橘井元珠》。曾孙，兆熊。相传世医。邑侯赵公滚赞曰：维昔长桑，秘授越人。石舟医案，授受家庭。敬舟继美，薪传发明。叔贞元珠，益探其精。兆熊缵绪，寿世弘仁。累传种德，后必蕃兴。

《严贵和医案》　明　严贵和

见康熙二十四年《嘉兴县志》卷九《事文志》下《书籍》。

同上《嘉兴县志》卷七下《人物志·艺术》：严贵和，字大用。修子成之业，洪武十三年任太医院院官。明末，禾中大疫，死者枕藉。贵和白郡伯市药，以蔹煮之，遣数十人行施于市。月余，活者甚众。子震，字宗远，嗣父医官。

宋，严秋蟾，汴人。其先在宋有典医院者。咸淳间，秋蟾来秀州，卖药于竹林巷，人争趣之。其裔有严子成，字伯玉。生于元大德间，治病决生死。赵文敏公为作《杏林图》，并绘孙思邈象馈之。

光绪三十二年补刻光绪十八年《嘉兴县志》卷二十七《列传》七：元·严子成，秋蟾子。会京师开御药局，征子成，不就。赵孟頫遘疾，医不能治，遣人邀子成。子成游天台，路总管以驿骑迓归。诊之，翼日即瘳。孟頫为绘孙思邈像赠之，以子成貌相类也。自是人称药师，子成笃不留资。年八十九，无病而逝。

明，严乐善，震子，医承祖业（永乐间人），乐善能运气凝神及子午按摩法。年七十五卒。

《仙岩日录杂效》　明　楼英

见民国二十四年《萧山县志稿》卷二十一《人物·方技本传》。

《医案》　明　祝淇

见道光二十七年《海昌备志》卷二十八《艺文》二。

嘉靖三十六年《海宁县志》卷八《人物志》：祝淇，字汝渊。不苟取予，以子萃贵，封刑部主事。旧抄崇祯本《海昌外志》之《人物志》：祝淇（原作琪），尝任归化驿丞。喜吟咏，所著《履道集》。

乾隆四十一年《海宁州志》卷十一《儒林》：祝淇，师宗濂洛，倡绝学于海滨，以质行陶其家。乡人严事之，比王彦方。

道光二十七年《海昌备志》卷二十八《艺文》二：祝淇，铦子，号梦窗，寿九十一而终。门人私谥为文直先生。有《白室杂著》《医案》《家训》一卷、《履坦幽怀集》二卷。

民国十一年《海宁州志稿》卷二十《金石志》四《碑碣续编·明主事祝淇墓表》：公讳淇，以子萃贵，封承直郎刑部河南司主事。世居海宁之园花里，尤精岐黄术。一主五运六气，举《内经》《难经》等集熟精如流。遇良方妙诀辄手录之，祁寒暑雨不少废。无间于贫富，而一施之，每收奇效而不责其偿。间以其心得之妙著《医案》，凡数百条，以示学者。公生永乐戊戌八月十二日，享年九十有一。以卒之年十二月十六日葬于龙山西屿之原，祝氏之祖茔在焉。正德四年己巳李赞撰并书篆。

《胎产医案》一卷　　明　王纶

光绪二十五年《慈溪县志》卷四十七《艺文》二：冯氏抱珠山房重刊本。

《医案正宗》八卷　　明　虞抟

见嘉庆七年《义乌县志》卷二十《艺文》上《撰目》。

《云泉医案》　　明　诸余龄

见民国十一年《杭州府志》卷一百四十九《人物》十一《艺术传》一。

《医案》　　明　陆岳

乾隆十一年《乌程县志》卷七《人物·附方技》：陆岳，字养愚，乌程人。少习儒，比长洞精医学。本修身养性之旨，故其业比诸家特异。嘉靖中名重三吴，外至闽峤粤海，皆敬信之。刊行《医案》，传于人口。

光绪七年《乌程县志》卷十四《人物》三：陆岳，子桂，孙士龙。皆能医。著有《三世医验》。

《经验案》　　明　李斑

见光绪三年《鄞县志》卷四十五《艺术·本传》。

《医案》　明　王应华

见乾隆元年《浙江通志》卷二百四十七《经籍》七《子部》下及乾隆五十七年《绍兴府志》卷七十八《经籍》二《子部》。

乾隆十六年《萧山县志》卷三十《方技》：王应华，字武桥。父仁，遇高士授以医术，尤精幼科，至应华名益著。为人恂恂然有长者风，所著《医案》，子孙秘之以世其业。迄今四方求治者如市焉。

《周通判医案》四卷　明　周南

光绪二十五年《慈溪县志》卷四十七《艺文》二：桂荣草堂抄录。

同上《慈溪县志》卷二十八《列传》五之三：周南，字启东。嘉靖四年举人。授常州府通判，署宜兴县。桃花港苦淤塞，南画地开运，两月成功。又移魏村牐于桃花港口，以时蓄泄。奉委督运，条三议，累数千言，皆军储至计。调判漳州，改判云南楚雄。以亲老不忍远去，致仕。

《三世医验》　明　陆士龙

见光绪七年《乌程县志》卷三十一《著述》一。

按：乾隆二十三年增刻乾隆四年《湖州府志》卷四十六《著述》三《子部》：《三世医验》，一、二集，陆岳著。并云：岳取古人方书，采其精蕴，佐以新解，书成不及梓。岳子桂、孙士龙，三世皆能医。《医验》一、二集，甚为人许可。

光绪八年《归安县志》卷四十一《人物传》九：清·李沐，字素轩，邑诸生。精于医，所治辄中。尤能博集群书，为一郡诸医冠。陆氏《三世医案》一书，得至今存者，皆沐之力也。

《三世医验二集》　明　陆士龙

见光绪七年《乌程县志》卷三十一《著述》一。

《医案》　明　方学彦

道光八年《东阳县志》卷十五下《人物·方技》：方学彦，字圣区。家世业医，而彦尤敏慧。其所投剂，得古人方外意。于小儿痘疹，受其父明旸之传，尤精妙，远近之人，迎而致之恐不及。又雅自多其技，而更变其术以济人，人以此益异之。其治疗诸《案》，历有闻于时。

《太素脉案》　明　王良明

见康熙六十一年《台州府志》卷二十《遗逸》。

《一万社草》十二　明　卢明铨

乾隆二十三年增刻乾隆四年本《湖州府志》卷四十六《著述》三：一万者，本之老氏：得其一，万事毕之意。

同上《湖州府志》卷二十五《艺术》：卢明铨，号绍庵，乌程人。幼为举业，以劳致疾，因习医。凡所攻治，鲜不奇中。性淳笃，施药不责报，治病早夜不休。尝出囊中金，买地近水次，构天医院，旁设局，施药济众。天启、崇祯间，当事咸器重之。

按：光绪七年《乌程县志》卷三十一《著述》曾著录卢明铨《医案》。疑《社草》即医案，或后以《社草》之名较晦，而改题医案欤。

《医案》　明　黄香齐

见光绪七年《乌程县志》卷三十一《著述》一。

同上《乌程县志》卷十六《人物》五《卢明铨传》：时有：黄香齐，字繘增，号义方，居晟舍之栖梧，亦善医。本修身养性之旨，其学与诸家特异，远近敬信。有《医案》行世。

《评辑薛立斋内科》六卷　明　黄承昊

见康熙二十四年《秀水县志》卷十《典籍》。

按：光绪三十二年补刻光绪十八年《嘉兴县志》，作十卷。

《距窦堂诊籍》　明　陆圻

见乾隆四十四年《杭州府志》卷五十九《艺文》三。

按：民国十一年《杭州府志》卷八十八《艺文》三《子部》上：作《距窦堂诊籍》。

《四明医案》一卷　　明　高斗魁

见一九五一年《鄞县通志》之《文献志》戊上《艺文》一。

《吹毛编》　　明　高斗魁

光绪三年《鄞县志》卷五十五《艺文》四《子部》：是书为鼓峰自记医案。

《医案》　　明　徐自新

见乾隆三十三年《松阳县志》卷九《人物志·本传》。

《医案》　　清　薛珩

见嘉庆六年《嘉兴府志》卷五十一《列传》二《艺术》。

光绪三十二年补刻光绪十八年《嘉兴县志》卷二十七《列传》七《艺术》：薛珩，字楚玉，甪里人，诸生。敦行谊，隐于医。先儒张氏履祥尝言：自一身以及举家，疾病之作，皆委之珩，常医之药，概不敢服。有《医案》诸书，刊之未竟。

《经野医案》十二卷　　清　岳昌源

见同治十三年《湖州府志》卷六十一《艺文略》六及光绪八年《归安县志》卷二十二《艺文略》三。

《医案日抄》　　清　金钧

见嘉庆五年《重修嘉善县志》卷十七《人物志》五《艺术·新纂》

《补辑名医类案》　　清　许璞

乾隆十二年《海盐县续图经》卷六之七《人物篇·艺术》：许璞，字雯来。唐许远后裔。精岐黄，有回生术，志存利济。天真洒落，以诗酒自娱。晚年补辑《名医类案》。大费苦心，有益后学。

《普慈医案》　　清　任允谦

康熙五十七年《钱塘县志》卷二十六《人物·方技》：任允谦，号谷庵，二琦长子。生而端凝，善读书，少补博士弟子员。克承世业，以医济人。无贫富贵贱，悉殚心诊视，应手立效。著有《迈种堂集》《性理析解》《普慈医案》诸书行世。子芳，孙鹤龄，皆嗣其业。杭人数百年，多称任小儿云。

任二琦，号瑞庵。本姓韩，忠献公后裔，扈跸而南，家于杭。世授神术于任。数传至二琦，技益精。凡医婴儿，药濡口即瘥，名振郡中，自王公下至舆吏，无不携扶奔走其家。二琦悉与善医。二琦早失恃，家故贫，冬月衣单纱敝巾，风雪中往还。后以医驰名。临终诫其子曰：人有阴德，天必佑之，汝曹善守家声，母堕世业也。

康熙二十三年《浙江通志》卷四十二《方技·任二琦传》，任二琦，先世受儿医于任氏，遂为任姓。儿科世号哑科，而二琦臆射之，巧发微中。观其啼呼，即知其痛苦之在何所，投剂辄效。尝有富家，请二琦视病，一人彷徨立其侧。二琦察之，问所欲。曰：某家在邻近，儿患痘，欲邀公一视，以不能具酬，故不敢启齿耳。二琦即往视，儿痘甚险，视毕与药，并加参不吝。后过其门，仍入视儿，差乃已。

长子允谦，字谷庵，为诸生有名。次子懋谦，字汝和，贡生，皆善医，亦承父志，笃于行谊云。

乾隆四十四年《杭州府志》卷九十一《人物》七：任二琦。杭郡增生。殚心经史，于《孝经》《春秋》，深得奥旨。

《青溪诊籍》一卷　　清　沈国柱

见光绪十年续补乾隆二十一年《渲安县志》卷十一《方技·本传》。

《医案》二卷　　清　吴鼎铨

光绪十年续补乾隆二十一年《渲安县志》卷十一《人物志》三《方技》：吴鼎铨，字六长，号逸樵。云峰诸生。少时，慕朱家、郭解之为人。嗜《六韬》书，精武备。尤善治诸疡，予订痊可期，予膏剂不爽晷刻。却赆谢弗受，曰，吾以此活人，初不图阿堵物也。时称国手，宋中丞又希先生，以奇士目之。所著《医案》二卷。今得其方书者，犹足以活人。

《薛立斋医案疏》六卷　　清　钱临

见光绪二年补刻乾隆三十八年嘉庆二十五年本《梅里志》卷十六《著述》二。

同上《梅里志》卷十一《艺术》：钱临，字准可，号北山，太学生。因躄，终身不娶，精医术，深通薛立斋诸书。专以济人为急，远近称良医。

光绪三十二年补刻光绪十八年《嘉兴县志》卷二十七《列传》七：钱临……曾祖枋，在《文苑传》。临以躄故，弃儒业医，纂有《立斋医案疏》。能诗，著《拙养草》。

《医验》二册　　清　谢登

见光绪三十二年补刻光绪十八年《嘉兴县志》卷二十七《列传》七《艺术》。

《续名医类案》　　清　吴晞渊

乾隆十二年《海盐县续图经》卷六之三《人物篇·儒林》：吴晞渊，字元复，号克轩，中丞公孙，衷仲长子。少孤，长工诗文，不屑举子业。独体究濂洛诸书，造诣醇粹。居一室危坐终日，客至不闻声。及与议论古今，正言作色，片词立剖，亦娓娓不倦。幼体尫弱，兼涉医术。著《续名医类案》。与姚蛰庵、范蜀山交最契。后更得夏友梅，年少有志，为忘年交。两湖烟峦，东南特盛。先生幅巾深衣，策杖游历，与友梅往还晤对。山中人啧啧叹仰，谓皇古之遗民也。先生卒时，年七十有六。无子，以仲弟子子重为后。辑两世先集遗稿。先生之殁也，友梅与同学张莘皋经营窆事，抚其孤。人以为先死不愧云。

《医案》一卷　　清　陆载熙

光绪七年《乌程县志》卷三十一《著述》一：陆载熙，字寅斋。

《存心稿》二卷　　清　童增华

光绪二十五年《慈溪县志》卷四十九《艺文》四：自序曰：医之有案，犹国之有史。史载行事之善不善，案叙治病之当不当，其理一也；医之良者犹良相，范希文曰：不为良相当为良医，诚以良医遇而沉疴起，良相用而庶绩熙，其救人亦无二也。余更谓医之用药同将之将兵，将不善驭兵，不能戡乱而害民，医之不善使药，不能祛疾而反戕生。人命攸关，岂细故哉。岳忠武云：阵而后战，兵法之常。运用之妙，存乎一心。治病之道，何独不然。夫医之理，苟非圆机之士，师古虽深，未免有胶柱刻舟之诮，况自逞其私见者乎。是以医学沉沦，酿成议药不议病之习俗，其夭札枉死，何可胜道耶。余天资颇钝，学习未醇。恨无救敝补偏之术，惟将临证一得之愚，弗敢藏拙，录及如干案，质之当代君子。名之曰:《存心稿》。丑妇效颦，未免唐突，然明鉴照形，往事如今，非无小裨尔。愿世之明哲者，揭余所纰谬、辅余之不逮。为之执鞭，所欣慕焉。

《舍从一得录》　　清　周镐

道光三年《金华县志》卷九《人物》五《艺术》：周镐，字汉峰。其治疾，视脉神为主，往往舍证从脉。有齿暴痛者，既表而愈，忽昏绝，厥冷不能言。以理中汤治之，变为痦。欲用截法，镐曰：未清而截，反致迁延。清少阳、太阴可愈。有暑月壮热、汗大泄者，众议用白虎辈，镐曰：果暑热伤气，脉当细微而空；今紧数，为风寒外袭，应从太阳表证治。有夜分寒战，逾时发热者，镐曰：左弦紧而右空，此阳虚致感也。以姜附重剂三投之，得汗而解。有妇食后胃痛不能食者，镐曰：滑数而有神，孕也。有老人腹痛，夜转剧者，曰紧数有力，内痈也。有寒热服表剂不退者，曰：虚大无根，非真武不治。有疫后腹胀如鼓者，投戊己汤。有舆夫腰痛者。曰：湿着耳。予术一两，茉苢三钱。有悸疾者，润其肺既愈。而两踝复青紫而痛，以二妙汤予之，继滑以马髓，皆愈。其妇一再产，皆胞衣不下，镐命勿惊，勿用力掖。令坐，且微摇之，稍以芎归辈进，饭食如平日，阅日果下。自录其所诊者，为《舍从一得录》。镐，乾隆间人。其后有阮鉴、梁遇清者，亦知名。

《名医类案》一百二十卷　　清　许勉焕

乾隆四十一年《海宁州志》卷十二：许勉焕，字陶初。父惟楷，康熙丙戌进士。构一可堂于室西偏，广蓄典籍。勉焕复扩充之，邑中号藏书家。勉焕悉取古今医书，编排手纂，成《名医类案》一百二十卷。

道光二十七年《海昌备志》卷三十六《艺文》十：许勉焕，监生，官大理评事。尝筑敦叙楼，藏书甲一邑，今俱散佚矣。著有《平垟纂要》。《名医类案》一百二十卷，有自序。又《续名医类案约编》三卷，今附刊伴梅主人《树惠不瘳儿科》后。

《续名医类案约编》三卷　　清　许勉焕

见道光二十七年《海昌备志》卷三十六《艺文》十。

《藉湖医案》　　清　周善祥

见民国二十五年《乌青镇志》卷三十八《著述》上。

同上《乌青镇志》卷二十七《选举》下《例贡》：周善祥，桐乡廪贡。青镇人，寄居震泽，在乾隆时。

《脉案》三卷　　清　姚慎枢

见光绪二十年《嘉善县志》卷二十《艺文志》一《书籍·新补》。

按：光绪四年《嘉兴府志》卷八十一《经籍》二《子部》：载有《临证辨讹医案》无卷数。不知与此为同一书否。

光绪二十年《嘉善县志》卷二十六《人物志》八《艺术·姚仁安传》：姚仁安，字苍山，号松亭，布衣。少贫，学医于慈云寺僧澄月。僧授以秘方，遂精外科，疗疾多中。性朴质，工画墨兰。乾隆六年制府宗室德公表其庐，年八十卒。

子慎枢，字敦行。亦工医。求治填门，虽遇危证，投剂立愈。暇则以丹青自娱。著有《脉按》三卷。

《澄园医案》十六卷　　清　郑家学

见民国十一年《杭州府志》卷八十八《艺文》三《子部》上。

《女科名医类案》十卷　　清　沈济远

见道光元年《石门县志》卷二十《经籍》。

按： 同上《石门县志》卷八《艺术本传》及嘉庆六年《嘉兴府志》卷六十《列传》：并作《女科类案》十卷。

《手批薛氏医案》　　清　陈日彪

见道光八年《建德县志》卷十二《方技本传》。

《续名医类案》　　清　魏之琇

见乾隆四十四年《杭州府志》卷五十九《艺文》二。

民国十一年《杭州府志》卷一百五十《人物》十一《艺术》二：魏之琇，字玉横（或作玉璜），钱塘布衣。少佐计于瓶窑，质库，昼营所职，夜读书，为同事所厌，又夜禁灯火。乃坐帐中，障灯默诵，兼攻岐黄书，业成辞归，悬壶卖药。复为市扇作画，置扇于前，摊卷于左，手丹青、口伊吾，不知惫也。诗甚工，为落花诗至五十首。吴鸿极赏之，延至粤东学幕，鲍廷博刻其《岭云诗草》。后悔少作，自删定，即胡涛、项墉与廷博复刻者也。

晚年以医自给，辑《续名医类案》六十卷以补江瓘所未备。采取宏富，间有辨论，自述医案数十。其注胁痛、胃脘疝、瘕诸证，收效极神。

同上。卷一百四十五《人物》人《文苑》二：魏之琇，字柳洲。少孤贫，无遗资。向无师授，苦思力索，积学既久，豁然贯通。家本业医，兼攻其先人所遗岐黄书，亦臻奥突，遂悬壶取资。劳惫益甚，乃能自拔于庸杂侪偶中，成大雅之诗人，一时称作手。卒年五十余。吴颖芳为撰诗集序。

《医案按》十卷　　清　俞震

嘉庆五年《嘉善县志》卷十八《艺文志》上《书籍·新纂》：《医案按》十卷。青浦徐恕序。

光绪四年《嘉兴府志》卷八十一《经籍》二《子部》：作《古今医案按》。许《府志》云，是书刻于乾隆四十三年。

浙江省

1095

嘉庆五年《嘉善县志》卷十七《人物志》五《艺术·新纂》：俞震，字东扶，惺斋其号也。性敏慧，自幼博览群书，兼工吟咏。后因善病，遂习岐黄术。师事金钧，得其秘奥。疗疾多奇中，名日重，公卿延聘踵相接。

先得其传者，邑增生奚应莲，字萼亭，惜早卒。其堂兄应虬，字在乾，邑增广生。亦就学于震，且与震子廪贡生念祖，字永修，俱以文名。

《敦仁堂医案》　　清　沈潞

见光绪二十年《嘉善县志》卷三十《艺文志》一《书籍·新补》。

嘉庆五年《嘉善县志》卷十五《人物志》三《文苑·新纂》：沈潞，字镜塘，号宽夫，父又彭，精于医。潞颖悟如父，博综经史，兼通轩岐术。诗尚恬雅，文磊落多奇趣。乾隆乙酉举于乡，再上春官不遇。慨然曰：吾家以手指活人，医而良，何殊良相，遂绝意仕进。继父所业，治多效，远近奉之若神。性淡于利，门如市，不废歌咏焉。部檄催作吏，不赴曰：毋使松菊笑人。

家有小园，杂莳花木，与二三旧雨，樽酒论文为乐。

光绪二十年《嘉善县志》卷二十四《人物志》六《文苑》：沈潞著有《雪影吟》《敦仁堂医案》。

《临证医案》　　清　盛熙

见光绪二十年《嘉善县志》卷二十六《人物志》八《艺术·盛韶传》。

《医案心法》　　清　祝诒燕

见光绪二年《海盐县志》卷十九《人物传》五《艺术》。

按：光绪四年《嘉兴府志》卷八十一《经籍》二及卷五十七《艺术·本传》，同作《叶案心法》。

《医案赏奇》　　清　许栽

见光绪二年《海盐县志》卷十九《人物传》五《艺术》。

《医案节存》三卷　　清　江珩

道光二十七年《海昌备志》卷四十四《艺文》十八《补编》：江珩，字佩苍，号杏村，职监生。杏村少多病，讲求养生之旨，遂以医名于时。卒年七十七。余（钱泰吉）初至海昌，感疾甚剧。杏村及张东岩茂才岳、沈馨堂明经德孚，相与处方，得无恙。今杏村，东岩先后下世，不胜感旧之思云。泰吉附记。

《医案综略》　　清　沈善南

见民国十一年《海宁州志稿》卷十五《艺文》十六之十一。

同上《海宁州志稿》卷三十二《人物志·方技》：陈善南，宋御医沂二十二世孙，字嘉言。以国子生三战秋闱不捷，舍举子业，攻祖遗方书。遂精其术，名闻吴越间。著有《医案综略》。平生好善，凡贫而病者，不受医资，且赠以药。至暮年始得子，犹及见孙辈成行。侄宏远，字又班，府庠生，亦善医，能辨疑难症。性诚挚，即视微疴，亦不敢草率塞责。尝曰：剧症皆由微疾酿成，吾辈死生所寄，岂可忽略为哉。

《青箱堂医案》　　清　王绍征

见民国十一年《海宁州志稿》卷十五《艺文》十六之十一。

《医案拾存》二卷　　清　郭沈彬

民国十一年《海宁州志稿》卷十六《艺文》十八之十三：郭沈彬，字子方，监生。善医，工吟咏。配蒋仙蕊，亦能诗。

《医案拾存》，子鉴搜辑，并跋云：先子少攻举业，将就试，适遭寇乱。先伯父命习世业，遂弃儒就医。先子敏而好学，治病悉本《灵》《素》。虽遇群医束手之证，莫不立奏奇效。然雅不欲以医自显，故临证方案不命记录。而鉴兄弟，侍诊十余年。凡遇先子制案定方之最得意，与当时之著有成效者，无不退而默记，于是得案二百余首。

先子殁后，搜访于亲友之家，又得二百余首。汇抄成帙，分为上下二卷，藏之箧衍，以志先泽于勿谖云。

同上《海宁州志稿》卷三十二《人物志·方技》：郭广琛，字振安，号柳江。本姓沈，系出宋宣抚使正后。明永乐间，有名章者，赘于郭，遂承厥姓。业妇科医，迄今已十数传，绵延勿替。广琛濡染家学，中年后，其术益精。岁之所入必千余金，顾性慷慨，缘手辄散，贫士沾溉者不少。尤好吟咏，有《柳江遗稿》。同里吴嗣广，尝并程铉《存庵子遗草》辑为《硖川两诗人集》。

《磨镜图医案》　　清　郭沈勋

见民国十一年《海宁州志稿》卷十五《艺文》十六之十一。

《相鹤堂医案》三卷　　清　吴古年

见光绪八年《归安县志》卷二十二《艺文略》三。

《诸家医案经验录》　　清　吴国勋

光绪十三年《兰溪县志》卷七《经籍志·子部》：凡用前人诊法而验者，皆录之。先叙明前人诊法，后附注所经验者。积录十又余本，书颇有用，惜遭燹佚。

《医医集》二卷　　清　严绶

道光二十七年《海昌备志》卷四十一《艺文》十五；写本，有自序。其凡例云：是集，分前、后两卷。凡规矩准绳者列前卷，神明变化者列后卷。又云：是集以古今《医案》为主，而旁及诸名家语，集中采取俞东扶先生之论最多。

道光癸未，朱氏有莱序略云：严君止堂，博通经史，名噪艺林。旋以抱疴倦举子业，肱折成医。数十年来，技进乎道矣。然犹以医之理微，不敢自信。手抄刘、李诸大家，暨历朝诸先辈案，选其精粹者汇为一编，讲明而切究之，名《医医集》，意在自医。先祛其"非医之医"之病，乃不为"揣病医病"之医。以之济世，其起死回生者不少矣。

《西崦草堂医案》　　清　郭沈鉴

见民国十一年《海宁州志稿》卷十六《艺文》十八之十三。

同上《海宁州志稿》卷三十二《人物志·方技》：郭沈鉴，字粹甫，彬子，诸生。先世业医，以妇科名。早岁失怙，即能世其业。治疑难症多见效，远近交称，其门如市。好吟咏，尤工词，著有《潜窟诗词钞》《西崦草堂医案》待梓。

《痘疹治案》二卷　　清　邢伟

咸丰九年《南浔镇志》卷三十《著述》二：邢伟，号诗樵，监生。

《医案》　　清　杨春喈

光绪三年《孝丰县志》卷七《人物志·政治》：杨春喈，字凤岗，号乔翘。年十三入郡庠，嘉庆丁卯举于乡，考取教习，期满以知县拣发山东，补淄川，调补郯城。甲午科乡试同考官，升知府，分发贵州，署铜仁府事。己亥乡试，调内簾监试，署都匀府兼贵东道篆。以疾乞退，上宪苦挽留之。又数年，始遂所请，而病已深，未及抵家而卒。年六十有五。

春喈兼精医，求诊者必拨冗为调治，每应手愈。有自编《医案》一帙。又所著有《公余杂抄》两卷，已刊行，乱后板毁。子四人，治生、瀛生、溶生、澍生。

杨治生，号郅轩，又号涵九，监生。援例以知县分发福建，道光十年抵省，历署永福、归化、宁化县事。其在永福，值洋烟禁严。设药劝戒，多所保全。兼明医理，于役澎湖时，值时疫盛行，为投药济治。著《台疆笔记》，记行役也。

《珠村草堂医案》十二卷　　清　张千里

民国二十五年《乌青镇志》卷三十八《著述》上，千里又著《珠村夜谭》。

同上《乌青镇志》卷二十九《人物》下：张千里，字子方，号梦庐，后珠村人。家故贫，读书几不能卒业。同村眉寿堂沈氏，自南宋以来，世业医。千里为裹药裹、集方书，暇时喜吟诗。徐阮邻太守，时馆于其村，见其诗大喜，劝习举子业，旋游庠。中表沈嗣龙临殁，托孤千里。千里慨然允之。弃馆行医，居眉寿堂十四年，医名大振。金匮孙文靖公尔准督闽浙，患臁疾，远致金币，延之入闽。至则疾不可为矣，留一月归，家业小康，为沈氏偿积逋三千金，并教其二子仍承世业。尤敦友谊，桐乡倪珠川、杭州徐兰坡，皆贫时交，倚以为生，殁为营葬。亡友凌南滨、沈芝岩、西邻李氏十二棺，皆助之举殡。并为故友王丹生刻遗稿。其他通有无、时缓急，凡以诸善举来告者，无不量力以欣之。故时论千里：为人为最、诗次之、医又次之。其品学概可见矣。以廪贡历署绍兴府新城县训导。所至肃祀典、勤课业。士林诵之。

光绪十三年《桐乡县志》卷二十四《撰述志》：清臧寿恭撰《张梦庐先生别传》：岁戊戌，余馆桐乡张梦庐先生家。时先生以训导需次家居，终日医人，少接绪论。一日来馆，偶论及医。余曰：医之所必读者何书？先生曰：仲景所著之论、王冰所注之经、《神农本草》、黄帝《难经》，皆必读之书也。余曰：蔚宗不传仲景、刘昫不传王冰、《本草》为《汉志》所遗、《难经》为元人所乱，何以知其为必读之书。先生曰：仲景虽不见于范《书》陈《志》，而识綮落眉见采钦若。且其人与康成同时，郑为经神、张为医圣，其所著《金匮玉函》，当与康成《诗》笺、《礼》注，同为人生不可不读之书。北海、南阳岂有轩轾哉。王冰虽仅见于杜诗宋注，而官终太仆，特表林亿。其所注五色、五声诸义，与《周官·干注》相发明。其所补六元，六纪诸篇，与《左传》服解可互证。人或疑其所引《月令》，与今《月令》及《唐石经·月令》皆不同。而不知其为孙氏书。以医书注医经，正唐人谨严之法。可弗疑焉。《本草》即班志之食禁。贾疏引《志》食禁作食药。王伯厚以为即《本草》。此不易之定说也。《难经》卷第虽为滑氏所乱，而正文不移。《损至章》："呼吸再至"四字，伯仁以为与上文"再呼一至、再吸一至"重出。不知此四字当读再字句，至字自为句。盖谓再呼、再吸，脉方一至，并非重衍，伯仁又谓:《脉法》六十首，今以不传。不知六十首，即十变。六腑统于六脏，脏各十变，非六十首而何，他如尺寸、重轻、中权、九菽、肠胃、量度，详述《千金》。今之作经释者，不绎秦文，徒沿寿误。故说愈多，而义愈晦耳。余曰：长洲叶氏忌用茈胡，吴江徐氏讥之。闻先生亦不轻用此味，得无为叶说所惑乎。先生曰：非也。江浙人病多挟湿，凡湿病，轻提剂，瞑眩可必，获效犹赊。叶氏实阅历之言，徐氏乃拘泥之论。此河间所以有古法不可从之激论也。余曰：又闻先生治疮疡不用升药何也。先生曰：升药即汉之五毒药，其方法见疡医后郑注。自来疡医皆用之。然诸疮皆属于心，心为火脏。又南人疮疡皆由湿热，若更济以刚烈整炼之药，弱者必痛伤其正气、强者必反增其热毒，此所以不可轻用也。余曰：然则何以不著书。先生曰：唐·许允宗云：医主于脉，脉之妙处，口莫能宣。虚著方剂，终无益也。余曰：先生通儒也、又精于医者也。今岁己亥七月，先生卒，年五十有八。其诸子以《家传》请，余以先生品行之端、诗文之善，已载《郡志》，故特诠次其答问之辞以告世之医人者。先生名千里，子五：光昌、光治、光裕、光锡。皆县学生。光斗尚幼。

同上《桐乡县志》卷十五《人物》下：张公千里。廪贡生，候选训导。自幼聪颖，读书目十行下。长而博学，能文章。家故贫，以馆为生。公与沈本至戚，又馆其家十年。故于读书之暇，辄就讲贯医理。若有夙悟……医名大振。就诊者日数百十人。而公之志，顾不乐此。筑珠村草堂，聚书数万卷。讲求诗古文词，与吴越间诸名士相唱和。十试秋闱，屡荐不售，乃就教职。历权绍兴府教授，新城县训导。囊有余蓄，见义必为。道光十二年，浙西大水，公与同志议捐助赈，全活甚多。年五十六卒于家。嘉兴李富孙为作《传》。

《再续名医类案》四卷　　清　沈德孚

民国十一年《海宁州志稿》卷十五《艺文》十六《清》十一：沈德孚，字文敷，号馨堂。道光庚戌岁贡。

同上《海宁州志稿》卷三十二《人物·方技》：沈德孚，其先家桐乡之后珠村，皆善医。见郎瑛《七修类稿》。由桐迁硖，至德孚已数世。性和厚，有求诊者，寒暑昏旦随时而赴，不以贫富异视，乡里共目为长者。尝踵钱塘魏之琇之书，辑《再续名医类案》若干卷。好吟诗，宗法香山，平易近情，如其为人。同里以医名者，更有张浚，一名之翰，字墨林。视德孚辈行稍后，而德孚每亟称之。浚幼即善研究《内经》，十午后，学益进，为人处方，辄奏奇效。兼善擘窠大字，至今浮屠、老子之宫犹有存者。

《临诊医案》十卷　　清　周如春

见光绪十三年《平湖县志》卷十八《人物列传》四《侨寓》。

《临诊指南注》　清　朱孟坚　陈鹿苹

光绪四年《嘉兴府志》卷五十三《艺术》：朱孟坚，字兼白，秀水人，府庠生。精医理，与同里陈孝廉鹿苹合注天士《临诊指南》。痘科尤擅名。所用药物，韭果菽叶，即珍馐，吐弃本草恒品。以时流治瘵疾，多误用北沙参凉味，辨论指迷。治痘贵察色，自中年省闱被黜，饮泣目盲，用手摩挲即决吉凶无爽。寿至九旬有三。《痘科医案》及《诗集》均毁于兵燹。

《痘科医案》　清　朱孟坚

见光绪四年《嘉兴府志》卷五十三《秀水县·艺术》。

《医案录要》　清　管瀛

民国十一年《海宁州志稿》卷十五《艺文》十六之十一：管瀛，字兰芸，号霭香。精医理，疡科尤称圣手，远近就医者门如市。

《灵兰馆医案》　清　朱济川

民国十一年《海宁州志稿》卷十六《艺文》十六之十一：朱济川，字杏伯，诸生，朱仁荣子。

《王氏医案》二卷　清　王士雄

民国十一年《海宁州志稿》卷十五《艺文》十七之十二：原名《回春录》。咸丰元年同郡周氏镳辑刊并序。又有定州杨氏照藜序。

周氏镳序云，予友王君孟英，少年失怙。其尊人弥留之际，执孟英手而嘱曰，人生天地之间，必期有用于世。汝识斯言，吾无憾矣。孟英泣拜而铭诸心板。然自顾家贫性介，不能为利达之人，将何以为世用耶。闻先哲有不为良相则为良医之语，因自颜其室曰潜斋，而锐志于轩岐之学，潜心研究，遂抉其微。年未冠，游长山，即纳交于予。每见其治病之奇，若有天授，而视疾之暇，恒手一编不辍也。继瞻其斋头一联云，读书明理，好学虚心。可见苦志力学，蕴之胸中者渊深莫测。乃能穷理尽性，出之指下者神妙难言。二十年来活人无算，岂非以用世之才，运其济世之术，而垂诸后世者哉。今就余耳目所及之妙法，仿丁长孺刻仲淳案之例而付梓。名曰《回春录》。见闻有限，遗美良多。世之君子必有如庄敛之、华岫云其人者，更为之远搜博采以广其传，而予糠秕在前有荣施矣。

《王氏医案续编》八卷　　清　王士雄

民国十一年《海宁州志稿》卷十五《艺文》十七之十二：原名《仁术志》。前三卷，山左张氏鸿辑刻。序云：甲辰春，予馆于苏抚孙赟谷亲家署中。偶见《回春录》二卷，乃吾畏友王君之《医案》也。亟为卒读。因叹孟英抱用世之才、工寿世之术，周君辑而存之，其功大矣，其传必矣。或疑案中多引而未发之言，似非嘉惠来兹之道。余谓不然。夫医者意也，昔人云：吾意所解，口不能宣，讵有所吝而不言邪。录其已言垂为后世法，辑《案》者之意也。求所未言默契作者意，读《案》者之法也。试以此质之孟英，必以余为善读焉。后之览者，将更有好学深思心知其意，而为之注释其书、神明其法，以宏其寿世之道，奚止善读如余而已哉。惟余老矣，没世无称，圣人所疾。羡周君之先为着鞭，敢不勉为追步以期附骥而彰。爰采今年耳目所及之如干《案》，付诸剞劂。且回春之名似与《万病回春》相袭，乃题其篇曰：《仁术志》。袁子所谓：尧舜之政、周孔之教、神农之药，皆术也，皆所以行其仁也。推广仁术，是所望于续刻之君子。此外别有秀水庄氏仲方、仁和赵氏梦龄两序。

后五卷，山阴陈氏坤辑刻。序云：余承世业，幼读医书，而阅历三十年，愈觉斯道之难精。窃谓宋元以来，名家夥矣。无不立言有所偏倚。若薛立斋、张会卿、赵养葵、李士材之流，则其尤甚者也。国初一切著述，莫不迈越前古，医林自喻氏崛起之后，群贤迭出，于斯为盛。然张路玉精于论温，而劳损之阴阳不别。徐灵胎通乎古今之变，而拘守柴胡以治疟。虽尺有所短，而瑕不掩瑜。彼柯韵伯之辩而好为穿凿，黄坤载、陈修园之博而偏于温燥。坐而言则可，起而行则碍。以吴鞠通之明，而混疫于温。致杭章虚谷之议，更不知霍乱有寒热之分，则尤陋矣。此孟英《霍乱论》之所由述也。余读其书，神交数载，幸一苇可航，复蒙寄示《回春医案》二卷。展绎之余，益信其抱有猷、有为、有守之才，故能铸古熔今，随机应变。可以坐而言，可以起而行，不愧为一代之名家。今春来越，视樗里王姓之证，始得把臂，快慰平生。赏奇析疑，别聆妙悟。翻恨相见太迟，致余闻道之晚也。且知尚有《仁术志》一书，乃张、赵诸君辑其近案，犹未梓行。余不敏，敢不步尘续采，以当执鞭之忻慕乎。后又有族兄燮跋一篇。

《医案三编》　清　王士雄

见民国十一年《杭州府志》卷八十八《艺文》三《子部》上。

《归砚录》四卷　清　王士雄

民国十一年《海宁州志稿》卷十五《艺文》十七之十二：自序云：吾族系出安化，籍隶盐官。十四世祖迁于海盐之水北。十九世祖，复归于原籍之旧仓。乾隆间，曾王父遭海溢患，携吾祖、吾父侨居钱塘。嗣为吾父娶于杭，生余昆季六人，而殇其三。故虽行四而字孟英。尝忆吾父之归葬曾王父暨大父也，谓先世邱垄所出，意将挈家回籍而未逮。道光纪元，府君遽捐馆舍。时余甫十四，童昏无知，家无擔石储，衣食于奔走有年，不获时省祖墓，罪戾实深。而敝庐数椽、地土数亩，亦遂悉为人续，是以先府君之葬，势难归祔祖茔。因循多载，吾母命卜地仁和之皋亭山。以为海昌便道，子孙易于祭扫。余敬谨恪遵。先孺人弃养，即合葬焉。迨癸丑春，金陵失守，杭城迁徙者纷如。窃谓吾侪藉砚田以糊其口，家无长物。辛丑之警，有老母在，尚不作避地计，况今日乎。第省会，食物皆昂，既非寒士所宜久居，而婚嫁从华，向平之愿亦不易了。倘风鹤稍平，可不继志以归籍耶。余虽未有子，而女已多，从子亦数辈。必乘其年尚幼稚，俾乡居以习于俭约，斯谓遗之以安。然族已久疏，怅难如愿。先是有嘉兴谢君再华者，端人也。家于杭之宝祐坊，以白手致小康。甲辰春，余谓其地将有郁攸灾，嘱其移居，从之。及秋，而不幸予言偶中。谢以获免，感于心。至是，曲为予筹之。久之，引一人来，曰：此管君芝山也，与我为垂髫交，醇谨朴诚，一乡称之。世居海昌北乡之淳溪，地既幽僻，俗亦淳良，小有市廛，颇堪栖隐，距海较远，水患无虞。子欲归故乡，盍与结邻乎。余闻之慰甚，遂与订交。既而挈弟季杰，拿舟往访。至其地，如渔人之入桃源，且有朱姓旷宅愿我赁，心益喜，返杭告庙而卜之吉。季杰复谋诸赵君笛楼，得壬占曰：利久居、宜子孙。而会垣僦居之屋适易主，爰诹吉携眷往家焉。时咸丰五年乙卯冬十月中澣三日也，回思先府君以四十九岁弃诸孤，余昨岁之病，几如汤睢阳，与父同寿。然而一事无成，虚延人世，霜侵两鬓，余年几何。赖良友启余，得以勉承遗志。谢君之德曷敢以忘，而机缘相辏，殆亦先人灵有以默相欤。设谓无田可归，必待买山有资，则岁不我与，赍此志而弗能偿者，举目皆是也，余窃悲之。乃余自失怙后，即携一砚以泛于江、浮于海，荏苒三十余年，仅载一砚归籍。人皆患之，而予载砚时游，亦足以行吾之痴，而乐吾余年，他无所知也。游时偶有所录，渐积成卷，题曰《归砚》。盖虽以砚游，而游为归之计，归乃游之本也。因识其归之所以于简端以为序，并示我后人。丁己冬十一月下浣。

《鸡鸣录》　　清　王士雄

民国十一年《海宁州志稿》卷十五《艺文》十七之十二：同邑周氏在恩跋云：自来操治人之术者，皆能生杀人者也。官吏治人以权，可以生人杀人。医师治人以技，亦可以生人。惟不善用其术，或至以生人之道，行杀人之凶。彼昏梦梦，尚寐无觉。呜呼！此吾友野云氏《鸡鸣录》之所为作也。野云氏慨热中者流，趋炎附势，业已病入膏肓，不可救药。蕴其学问经济，虽有仁术而无所施，遂隐于悬壶，藉一技以鸣于时。平素著述自娱，所刊《潜斋丛书》，早已脍炙人口，为名公钜儒所推重。比年厌省会繁华，回籍盐官，逃名乡曲，萧然携一砚自随，著《归砚录》以见志。既而粤寇陷浙，戚好来依者甚众。事平之日，咸劝其同返故居，毅然不为动。未几，省垣复陷，全城罹于凶咎，始共服其先见之明。然野云氏伤时益切，抑塞无聊之况，往往寓言以抒胸中愤闷，敷陈剀切，忧乐同民，虽古仁人之用心何以加滋。余识野云氏晚，而相契最深。野云氏近有纂述必先示余，予苦不能赞一辞。惟心仪其品醇学粹，不敢仅附于文学交云。昔贤以良医方良相，顾能身任名教，为世道人心所攸寄，乃吾儒不朽业也，讵区区操活人之术所可同日语哉。不揣浅陋，附赘数语于末以致景仰。时咸丰辛酉腊月既望。

《续名医类案》十六卷　　清　陆以湉

见光绪十三年《桐乡县志》卷十九《艺文·子部》。

《医案》　清　钱嘉钟

见光绪二十年《嘉善县志》卷二十六《人物志》八《艺术》。

《痧症方案》一卷　　清　李庚

见民国十一年《南浔志》卷四十一《著述》二。

同上《南浔志》卷二十一《人物》四：李庚，原名世保，字佐之，号芋卿，晚号余庆，亦号赘疣老人。早岁应童子试不售，弃儒服贾。客河南，不得志，乃游心艺事。中岁寓沪渎，著《歇浦棹歌》，传诵一时。越二十年倦游归里，屏弃尘事，日以诗酒自娱。又以平生所好，如医、卜、风鉴之属，尝行其术于乡，求者罔弗应。善画芦雁，以生动之笔而写萧疏之致，寄兴悠远，且必媵以诗歌，得者珍为双璧。寿七十又一。

《医案录存》二册　　清　江南梅

民国十一年《海宁州志稿》卷十六《艺文》十八之十三：江南梅，号又樵，诸生。

《爱莲书屋医案》　　清　周晃

一九五一年《鄞县通志》之《文献志》戊中《艺文》二：见今人同利川《鄞县医林传》，谓稿藏于家云。

同上《鄞县通志》之《文献志》甲上《人物》一附《艺术辑略》：周晃，字文军，号荷澹，以儒业治医颇精。投方立应，世称周一帖。著有《爱莲书屋医案》。子振玉，字莲卿，亦精医。立方不取珍品，曰：山乡瘠贫，奚取夫此。手抄医书极富。孙秉纯，亦行医自给。

《燥气验案》三卷　　清　陈葆善

见民国《瑞安县志稿》之《人物·艺术》五。

《医案》　清　陈侠

民国《瑞安县志稿》之《人物·艺术》五，陈侠，字醉石。少以病学医，从乐清陈虬，能得其术。居乡恂恂似不能言，而掬学于心，不欲自建声闻。治疾不轻出，有情所不能却者，必躬临视，不待邀促而至。贫家延必往，往必助以药石。远方来就诊者，必款以果饵，曰：贫与饥能伤人，我恐重其疾也。立方善用少以解纷，遇剧疾，他人所不敢轻试者，为病者立一方，既令服，又时时遣人探其家，有故辄急以告。病家侍疾者厌其勤，而侠勿顾也。或曰：君存心厚矣，何自苦乃尔。侠曰：昔扁鹊自谓非能生人，人自可生耳。我亦非能生人，若人自可生，而由我致死，则吾之咎也。侠尝为:《内经发隐》《伤寒论解》《达生篇商榷》等俱未成。成者惟《悲儒》上下篇、《算纬说综》及《医案》《曲谱》数卷。光绪壬寅，浙东大疫，侠施诊利济医院，全活者甚多。自奉俭约，食粗粝、衣布褐。治医数十年，未尝受人一金之馈、一物之谢。邻有赤贫患疟者，治未愈。适瓯海道尹某遣使来聘，侠以邻人故却焉，闻者贤之。卒年四十五。

同上《瑞安县志稿》之《人物·寓贤》九：陈虬，崛起寒士，为学自成。独治经世学。著有《治平通议》《报国录》等书，与瑞安许启畴、陈绂宸，金鸣昌等结求治社，以清议自持，名振一时。嗣复创利济医院于瑞安城北，与何迪启、陈葆善、陈侠等主诊其间。分设利济学堂于东瓯、《利济学报》于杭州。以泰顺周焕枢、瑞安陈志澄等主之，风气为之丕振。瑞故僻壤，士苦于求书不易。虬复与启畴、鸣昌、绂宸、迪启等设心兰书社以供浏览。其他公益：浚北湖、修婴堂、改文成会、设保甲局，皆有关于瑞安大虑。当时与绂宸及平阳宋衡，世称温州三杰。

《医案偶存》一卷　　清　徐泳

民国十一年《海宁州志稿》卷十六《艺文》十八之十三：自序云：医之有案何也。如公牍之可稽，所以自鉴也。案而偶存何也。举百中之一二，以昭慎重也。盖人因病就医，治而得效，分也，又何纪效眩奇耶。然症有大小之别、治有先后之殊。设无案可稽，则审病之何确何误，制方之应奇应偶，他日何以证得失、较是非，就有道而正邪。余性喜读书，而懒于临诊。故所遇症，均系群医束手而以为决裂者。较之初病，次第表里，用药之法悬殊。因检近年偶存之案于丛残中，登诸是册，以备遗忘云尔。光绪丁丑四月。

同上。徐泳，字寿生，号西郭。工画、善医，尤精篆刻。初居郭溪，乱后迁于碤。

《医案》四卷　　清　陈世璜

见民国二十五年《乌青镇志》卷三十八《著述》上及卷三十《艺术·陈世泽传》。

《症治实录》一卷　　清　项文灿

民国十四年《龙游县志》卷七《艺文考》：项文灿，以能医名。此书皆其平生临症治验之作，别有心得。凡七十七篇，第一篇为其自序。

同上《龙游县志》卷二十《人物·阙访》：项文灿，字锦堂，号斐然，精于医学。曾著有《症治实录》一卷。

《寸心知医案》　　清　王美秀

一九五一年《鄞县通志》之《文献志》戊中《艺文》二：王美秀，字心甫，号元仲。

《医案》　　清　张和菜

见一九五一年《鄞县通志》之《文献志》戊中《艺文》二。

《志过集》一卷　　清　颜芝馨

一九五一年《鄞县通志》之《文献志》戊中《艺文》二：是书，以生平医治不效之症，详述始末。或因医误，或因审证失当，不少自讳，曰藉此以书吾过也。

颜芝馨，学医于张和菜，行医以谨慎称。

《藕香室医案》　　清　沈淑慎

一九五一年《鄞县通志》之《文献志》甲上《人物》一附《艺术纪略》：沈淑慎，字仰峰。博览医籍有心得，治病不主故常，无不有验。著有《藕香室医案》。

《金子久医案》　　清　金有恒

见民国二十一年《德清县新志》卷十一《艺文志》二《著作》。

同上《德清县新志》卷八《人物志》二：金有恒，字子久。弱冠行医，不数年，医道大昌，名大噪。光绪甲辰，被匪劫至太湖，索万金。会匪伙有董某者，先因贫病就诊而愈，衔其恩。乃会大帮郑某，内外援应，竟脱其险。由是医名愈震，而医术益精。师古不泥、知今不徇。原本古方，参以灼见。执两用中，不讥同业。抱己溺己饥之志，运无固无我之心。三十年间活人无算。晚年名达燕京，曾奉征召，门人满江浙。平生公益、慈善、自治、教育，多创举，尤多捐输。建国（民国）后十年七月卒。年五十二。有《医案》行世。有恒既卒，程森挽句云：医国先医人，盛名遍海内；仁心亦仁术，生传列篇中。盖纪实也。

同上。卷六《选举志·征召》：金有恒，大麻人。世精于医，至子久益淬厉，声名藉甚。子久治人病，有召必往，有法必施，无分贵贱，而一时达官巨商屈交者遍江南。东南医家陈莲舫外咸推之。

《松桂村医案》　　清　吴以成

见民国十一年《海宁州志稿》卷末《志余》。

第八类 养 生

《饮食须知》八卷　　元　贾铭

见道光二十七年《海昌备志》卷二十七《艺文》一。

旧抄崇祯本《海昌外志》之《人物志》：贾铭，字文鼎。资雄海上，长万户。好宾客，能振人之急。名士如胡隆成、鲍洵辈为重客。

道光十七年《海昌备志》卷二十七《艺文》一：《饮食须知》八卷。元贾铭，自号华山老人。布衣

《饮食集》十集　　明　于彰

民国十一年《杭州府志》卷八十八《艺文》三《子部》上：于彰，字阎之，钱塘人。

《食史》一卷　　明　许令典

道光二十七年《海昌备志》卷二十九《艺文》三：《食史》一卷。《花溪志》作《食谱》。《拜经楼藏书题跋记》云：前有自序题：崇祯末卖饧天，两垞老饕书。令典，字稚则，号同生。

旧抄崇祯本《海昌外志》之《人物志》：许令典，万历丁未进士。令上饶、无锡，以疏放改教授淮安。屡起屡踬，终淮安守。惟率易坦亮，官二千石不改儒素。所著《金牛随笔》。

康熙二十二年《海宁县志》卷十一《人物志》二之二：许令典，万历癸卯举于乡。二十年浮沉中外，清操劲节，海内想其丰采。晚迁守淮阳，淮阳膏腴甲天下，公不受一钱。任未五月，会中珰出镇，即日引疾归田里，和陶公《归去来辞》以见志。去之日，民歌思之。抵家，构东垞、西垞于黄山之麓，自号两垞外臣。黄冠野服，策杖其间，贩夫牧竖

杂坐问答，不知为许大夫也。家居却绮纨、禁黎园。薄田衡宇、不侈宴会、不蓄仆隶。诗文取达意而已，雅擅书法，不欲与时竞工。年六十五寝疾，诫其子勿求谀墓，作《自祭文》。临终题二绝句而逝。学使者采公行事，从祀乡贤。邑人陈确曰：公寒时无诟、居官无骄、在任视民如子、冰鉴无私，归家一介不取、一仆不纵，其古逸民之流欤。

《饮食考》　清　徐养源

民国二十一年《德清县新志》卷八《人物志》二：徐养源，字新田，号饴庵，清嘉庆六年副贡。幼承家学，读书有识。年十三随父宦京师，从一时名宿问业，于学术源流派别靡不晓贯。仪征阮元抚浙，集群儒校勘诸经注疏，养源任《尚书》《仪礼》。《仪礼》脱文错简，视他经为多，养源所校特精，为人所不及。于三《礼》恪守郑氏，至其论明堂失之隘、计候道失之远，若斯类比，乃参正以他说。兼通六书、古音、历算、舆地及氏族之学。尝取昔贤实事求是之意，而致力于性理，而于近人争门户、逐声利之习，视之蔑如也。母程氏雅善鼓琴，养源因是研究声律。据《左氏》《管子》《淮南子》、蔡邕诸说，明上古声自声、律自律，本不相准。旋宫之法，旋声不旋律。徵、羽主浊倍声，琴弦次第定以一弦为徵，不依琴弦辨正管色，纠宋人之谬，识者韪之。亲殁后，绝意仕进，屏居一室，时读性理书，澄旷绝俗，有陶谢之致。卒年六十八。所著《明堂说》《禘郊辨》《井田议》《饮食考》《古乐章考》《周官五礼表》《考工杂记》《尚书考》《黑水考》《渤海考》及《诸经文字异同》。凡若干卷。其余若《字说》《僮篇说》《说文声类》《经传音证》《律吕臆说》《琴学原始》《周髀解》《九章重差补图》《朝鲜疆域考》《氏族谱》之类，又凡若干卷。总数十万言。张履行撰《状》。

《随息居饮食谱》　清　王士雄

民国十一年《海宁州志稿》卷十五《艺文》十七之十二：分水饮、谷食、调和、蔬食、毛羽、鳞介七门。有秀水董氏耀、吕氏大纲跋。自撰前、后两序。

其前序云：呜呼！国以民为本，而民失其教或以乱天下。人以食为养，而饮食失其宜。或以害身命。卫国、卫生理无二致，故圣人疾与战并慎，而养与教并重也。《中庸》曰：人莫不饮食也，鲜能知味也。夫饮食为日用之理，勘进一层，善颐生者，必能善教民也。教民极平易，修其孝悌忠信而已。颐生无元妙，节其饮食而已。食而不知其味，已为素餐。若饱食无教，则近于禽兽。余尝曰：子臣、弟友，圣人之道学也。孝悌忠信，王者之干城也。圣贤书具在，小子何敢赘焉。惟饮食乃人之大欲所存，易为腹负。故大禹菲饮食，而武侯甘淡泊也。今夏，石米八千、齑四十，茫茫浩劫，呼吁无门。吕君慎庵知我将为饿莩也，招游梅泾，寓广州之不窥园。无事可为，无路可走，悠悠长夜，枵腹无聊。丐得枯道人秃笔一枝，画饼思梅，纂成此稿，题曰《饮食谱》。质诸知味者，或不贱其养小失大，而有以教我也。咸丰辛酉秋七月。

《食忌撮要》　　清　郑济宽

民国十三年《昌化县志》卷十二《人物志·新增》：郑济宽，字猛兼，号侣樵，附贡生。少英敏，好读书。尤精通医学，活人无算。著有《食忌撮要》《郑氏类抄》待梓。

《养性书》十六篇　　　东汉　王充

见嘉靖四十年《浙江通志》卷三十六《人物志》六之一《本传》。

嘉庆十六年《上虞县志》卷十《人物》八《文苑》：王充，字仲任。少孤，乡里称孝。后到京师，受业太学，师事班彪，好博览而不守章句。家贫无书，尝游洛阳市肆，阅所卖书，一见辄能诵忆，遂博通百家之言。后归乡里，屏居教授。仕郡为功曹，以数谏诤，不合去。充好论说，始若诡异，终有理实。以为儒守文，多失其真，乃闭门潜思，绝庆吊之礼，户牖墙壁各著刀笔。作《论衡》八十五卷。释物类同异、正时俗嫌疑。蔡邕至吴得之，恒秘之帐中，以为谈助。年渐七十，乃造《养性书》十六篇。裁节嗜欲，颐神自守。永元中卒于家。

《养生论》　　三国·魏　嵇康

见嘉靖四十年《浙江通志》卷三十六《人物志》六之一《本传》。

万历三十四年《上虞县志》卷二十《杂记志·方技》：嵇康，博综技艺，于丝竹特妙，而尤工于琴。尝游洛西，投宿华阳亭，夜分操琴，先作诸弄，闻空中称善。康抚琴呼曰：君何以不来。此人云：身是古人，闻君音曲清和，故来听耳。已渐见其形，授以《广陵散》，拜中散大夫。所撰有《养生论》《高士传》《太师箴》。

嘉靖四十年《浙江通志》卷三十六《人物志》第六之一：嵇康，早孤，有奇才，远迈不群，而土木形骸不自藻饰，博览无不该通。

《东郭先生导引法》 唐 谢玄卿

嘉庆十三年重刻明正德五年刊嘉泰本《会稽志》卷第十九《杂记》：会稽，谢玄卿，好呼吸引年之术。常作《东郭先生导引法》。服《仙人五味散》，年近百岁而精力不衰。

《八段锦图》一卷 明 周履靖

见乾隆元年《浙江通志》卷二百四十五《经籍》五《子部》下。

《益龄单》一卷 明 周履靖

见光绪三十二年补刻光绪十八年《嘉兴县志》卷三十四《艺文》下。

《养生杂言》 明 吕复

见乾隆元年《浙江通志》卷一百九十六《方技》上。

《养生内外篇》 明 郑晔

见康熙五十七年《钱塘县志》卷三十二《经籍》。

乾隆四十四年《杭州府志》卷五十八《艺文》二：作郑华。

民国十一年《杭州府志》卷一百三十《人物》三之一：郑华，临安人。建文朝，授东平吏目。会靖难兵起，攻逼东平。时指挥詹璟被执，华城守不食死。巡按萧廪奉诏建褒忠祠于钱塘学宫之东以祀。自方孝孺、刘璟，卓敬等与华，共十二人。

《静坐要诀》 明 袁黄

见嘉庆五年《嘉善县志》卷十八《艺文志》上《书籍》。

《老老恒言》五卷　　清　曹廷栋

光绪四年《嘉兴府志》卷八十一《经籍》二《子部·杂家》:《采集书录》曰：皆言调养老人之法。

同上《嘉兴府志》卷五十五《嘉善县·文苑》:曹廷栋，字六圃，贡生。举孝廉方正不就，绝意仕进，杜门著述。四十余年，成书十余种。奉诏广搜书籍，浙之大吏，采访进呈。如《宋百家诗存》《产鹤亭集》，俱入四库馆，登之著录。工草隶，善写兰竹。以风雅引掖后进，晚年请业者益众。寿八十七卒。弟廷枢，字古谦，副贡，与庭栋分纂《经义异同辨》。会举鸿博报罢，补宗学教习。卒京邸。著有《谦斋诗稿》。

按：嘉庆五年《嘉善县志》卷十七《人物志》五《沈又彭传》:庭栋与又彭交，相唱酬，俊绝一时云。

《摄生闲览》四卷　　清　赵学敏

见民国十一年《杭州府志》卷八十八《艺文》三《子部》上。

《卫生明训》四卷　　清　朱鸿猷

见光绪十二年《平湖县志》卷二十三《经籍》之《子部》。

同上《平湖县志》卷十七之三《朱英传》:朱英，字含叔，号药房，监生。由平乡迁平湖。性重然诺，工诗文，乡试屡荐不售。游京师，一时名公卿多器之。年七十二卒。著有《史山樵唱》。子鸿猷，字仲嘉，号芗圃，桐乡庠生。八岁而父构蜀难，刻苦读书。稍长，工诗文、善鉴古。余艺及医理、星家言。既入学，即入蜀省父，归而卒，年仅四十二。著有《云谷书堂吟稿》《见山楼书画录》《养生必读》等书。

《养生必读》八卷　　清　朱鸿猷

见光绪十二年《平湖县志》卷二十三《经籍·子部》之《卫生明训》条注及卷十七之三《朱英传》。

《增注卫生修养录》　　清　冯鼎祚

光绪三十二年补刻光绪十八年《嘉兴县志》卷二十二《列传》二:

冯鼎祚，字心斋，少擅文名。游燕，应嘉庆二十三年京兆试，中副车，考取教习，充实录馆誊录……以忤牧守意，遇大计，以才力不及，降调盐经历，发长芦，转饷甘肃、河南。均有诗纪事。寻乞休。生平工书法、通医理。著有《增注卫生修养录》。

（以上养生）

第九类　法　医

《检验尸格》一卷　　宋　徐似道

光绪三年《黄岩县志》卷二十六《艺文志》二《宋史·刑法志》：江西提刑徐似道言：检验官指轻作重、以有为无，差讹交互，以故吏奸出入人罪。乞以湖《正背人形》、随《格目》给下，合于伤损去处，依样朱红书划，唱喝伤痕，众无异词，然后署押。诏从之，颁行天下。

《无冤录》　　元　王与

见光绪八年《永嘉县志》卷二十七《艺文志》四《子部·法家》。

按：乾隆元年《浙江通志》卷二百四十四《经籍》四《刑法律例》：据万历《温州府志》作一卷。王与作王渊。

光绪八年《永嘉县志》卷二十七之四：自序：汉张释之为廷尉，天下无冤民。于定国为廷尉，民自以无冤。盖狱重事也，治狱固难，断狱尤难。然狱之关于人命者，惟检尸为至难。毫厘之差，生死攸系。苟定验不明，虽善于治狱、断狱者，亦末如之何也已。昔宋惠父念狱情之失，由定验之贻误，曾编《洗冤录》。赵逸斋又订《平冤录》。吁！冤而至于洗、至于平，是犹凿龙门而决澎湃，固不若长江大河滔滔汩汩安流昼夜之无声也。钦惟皇朝，慎于庶狱，敬明乃罚。天下无冤民，当不专美于汉。予滥叨案牍之寄，历试覆验之难。因观《洗冤》《平冤》二录，互有损益。遂以省部见降《考试程式》为持循之本，参考异同、分门编类，凡《检验格例》序于卷首，遵而行之，庶几谨之于始，民自不冤。因目曰：《无冤录》。若夫道以德、齐以礼，必有承流而宣化，仰副圣天子无刑之期者，是编亦奚以为。至大改元，岁在戊申长至日。

同上《永嘉县志》卷十六《人物志》四《介节·王益大传》：……

子，与，字与之。少有成人志度，劬学不辍。尤注意于律，部使者推择为郡功曹。历丽水、开化、黟，三县史。升行中书省理问提控案牍。佐临海，括苍两郡幕。除湖州录事，未上，引年以乐清县尹致仕。著有《无冤录》《钦恤集》《刑名通义》。

《平冤录》二卷　　明　王氏

见乾隆元年《浙江通志》卷二百四十四《经籍》四《刑法律例》。

《洗冤录通纂》八卷　　清　余泰琛

民国十一年《杭州府志》卷八十八《艺文》三《子部》上《法家类》：余泰琛，字雪樵，仁和人。

《洗冤录节要》　　清　陆耀

见嘉庆六年《嘉兴府志》卷五十三《列传》四。

《洗冤录详义》　　清　许梿

见民国十一年《杭州府志》卷八十八《艺文》三《子部》上之法家类。

按：民国十一年《海宁州志稿》卷十五《艺文》十六之十一，作四卷。云有自序。

民国十一年《杭州府志》卷一百三十七《人物》四之六：许梿，字珊林，海宁人。笃治经术，精治六书，尤精律学。道光十三年进士，直隶知县。荐修《国子监金石志》，书成叙劳，改知州。选山东平度州，居官廉介，兴革利弊必果，锄恶尤严。州俗武、健讼，牍山积。任事七载，凡审结新旧案万三千六百有奇。收呈时，遇两造但在一二里内者，立时讯断，原告人证，即令自行传唤。尝一昼夜结案二十二起。屡委谳邻县疑狱，一时连委十七案。梿择其人证多者亲往，余令解平度就讯。无何，十七案皆结。其最著者，昌邑张云官案，雪奇冤，潍县猾役增地丁银折价案也。州有胶莱河，其支河二，淤浅。岁久，频河田苦涝。梿令民亩出二夫、夫役二日，不请帑、不劝捐、不涉吏胥手，亲督疏浚之。民乐趋事，两月毕工。河既开，连四岁大稔，麦穗多双歧，有三歧者。群请详报，槤不许。时韪其有识。迁江苏淮安知府。时久不雨，巨室田在上流，遏水源，下流田悉槁。尝炫前知府刻石曰：水大则开，小则闭。槤曰：水大则壑于邻，水小则不下注。令易之，水大则闭，小则开，勿垄断也。移置镇江府，值水眚，槤亲率舟楫，梭织往拯，给以衣食，全活三万六千余人。时甫下车，槤曰：使得早任事两日，尚可多活万人。调徐州，河决，日至灾区，拯千万人。禽桀盗数人，置之法。值江苏督粮道，方改海运，散遣内河水手，部勒周密，无诖者。晚年，流寓转徙。卒年七十六。著书多不传。校刊《折狱龟鉴》《刑部比照加减成案》《续刑部比照加减成案》。而所订《洗冤录详义》，宋慈惠父以来，始有定本，天下刑官皆师之云。许楣为撰《政绩记》、谭献为撰《家传》。

民国十一年《海宁州志稿》卷二十八《人物志》：许槤，初名映涟，字叔夏，号珊林。生有至性，既长，勉于文行。与弟楣同成道光癸巳进士，尤留心尸伤痕损，著《洗冤录详义》若干卷。槤吏事精敏，公余不废学，研究校长家言，并熟谙钟鼎文字，著书甚伙。权粮储道，以病乞归。寻卒。

《洗冤录审是集》〔附〕《随笔》　　清　万家学

见民国二十八年《绍兴县志资料》《人物列传》。

《辑洗冤录补》一卷　　清　陈锡麒

见民国十一年《海宁州志稿》卷十六《艺文》十八之十三。

同上《海宁州志稿》卷二十八《人物志》：陈锡麒，字襄夔，号补斋。先世多隐德，祖嵩，父廷槐。幕游浣江，治疑狱，释株连数十人。锡麒幼颖异，钱塘戴文节见其诗文，亟赏之，目为大器。补郡庠诸生后，自六经、诸子，以及医、卜、壬遁之书，罔弗研究。道光甲辰中副车、咸丰辛亥登贤书，春闱屡荐不售，归校经史，满手丹黄。会浙乱，锡麒偕许主事楣避乱赭山，继至姚江、沪渎……子舟浮海入都，成同治壬戌进士，以知县分发直隶，知栾城、静海、东光、邢台、清苑诸县。案无留牍，于冤狱多所平反。其任静海也，值水灾，履勘无虚日，其任东光也，连镇河堤溃溢……成堤名曰陈公堤。复捐廉创建书院，选士肄业其中。湘乡曾文正以直隶知县第一保奏。光绪初元，擢天津河捕同知，勤政爱民一如作令时。卒年六十有五。

第十类　杂录

《太素心印》一卷　　宋　佚名

光绪二十年《金华县志》卷十五《艺文》七：《读书敏求记》云：著论于（每）穴之下，小奇见特解，婆人之书也。

《人身肖天地图》　　明　陈定

见光绪元年《青田县志》卷十二《艺文志》一《痘疹歌诀》条。

《尝药录》　　明　卢涛

见道光八年《东阳县志》卷二十七《艺文外编·附书目》。

同上《东阳县志》卷十五上《人物》：卢涛，字安泽，博闻。母病，躬汤药，因旁通于医。所著有《玉屑补遗》《六书定义》。又有《约斋稿》《千家姓补遗》。

《按病篇》　　明　倪铠

见乾隆五十七年《绍兴府志》卷七十八《经籍》二《子部》。

乾隆元年《浙江通志》卷一百九十一《人物》九下：倪铠，字右文。年二十举于乡。始授兴国学正，日举伊洛渊源课其弟子。居田三十年，不入城市。著有《西原日记》《务本录》等书。

《医性》　　明　彭浩

见乾隆四十四年《杭州府志》卷五十八《艺文》二。

《补医学训科》　明　汪余庆

见嘉庆十八年《常山县志》卷十一革部《书目》。

《绀珠经》四卷　明　赵瀛

嘉庆六年《嘉兴府志》卷七十三《经籍》二《子部·医家类》：按：《杭氏艺文志》以此书入医家，《袁志·宦绩传》作《小学绀珠》误。

《红炉点雪》　明　陆岳

见乾隆二十三年增刻乾隆四年《湖州府志》卷四十六《著述》三《子部·医家类》。

《轩岐新意》　明　何继高

见嘉庆八年《山阴县志》卷十四《乡贤》二。

按：乾隆元年《浙江通志》卷二百四十七及乾隆五十七年《绍兴府志》卷五十七并作一卷。

嘉庆八年《山阴县志》卷十四《乡贤》二：何继高，字泰宁，万历癸丑进士，为南刑部郎。民谣曰：执法无阿海与何。海谓都御史瑞也，出守临江，岁大饥，出粟赈之，议免樟树、永平二镇榷税，调知福州府。时倭入朝鲜迫闽，治兵、料食，皆赖继高区画，择形便，徙筑福清城。郡故无廪，捐籴米三千余石，益请饷金转籴，至四五万石，官庾皆满，福无饥民。迁长芦运使。立五纲册、宽徙戍罪。三年，商籍三倍，增引十七万课，钱十五万。沧州大祲，粥民四月，全活无算。迁江西参政。湖西旱灾，乃力请，得从改折。沿江多盗，令籍船户，记所受商货，盗遂衰止。忽移牒请归，六月卒。继高博学强识，著《圣授图》《理数解》《孙子解证》《瀛东杂录》《轩岐新意》《风水说》《治生经》《范子传》。

《本草万方针线》八卷《药品总目》一卷　清　蔡烈先

嘉庆八年《山阴县志》卷二十六《书籍采访》：蔡烈先，字承侯，号茧斋。《针线》以李时珍本草卷篇繁赜，因录《单方》一万五六千。分门别类，挨次查登、注明出第几卷、第几篇，以便查阅。《总目》亦然。

《脏腑精鉴》　清　陈士铎

见嘉庆八年《山阴县志》卷十八《术艺》。

《脏腑性鉴》　清　贾所学

见康熙二十四年《嘉兴县志》卷九《事文志》下《书籍·补遗》。

《方外奇书》四卷　清　周宗林

道光二十七年《海昌备志》卷四十《艺文》十四：蛾垤楼刊本。案皆纂录经史中古方、异症百余条。后附《卫身要术》《经验奇方》《法制备遗》三门。

民国十一年《杭州府志》卷八十八《艺文》三《子部》上：周宗林，字明上，号如山。

《祝由录验》四卷　清　赵学敏

见民国十一年《杭州府志》卷八十八《艺文》三《子部》上。

《游艺编下集》　清　骆育祺

民国二十四年《萧山县志稿》卷三十《艺文·书目子类》：按《游艺集》，分上中下各集。上集言堪舆、壬遁，中集言筮秘、命蕴，下集言医理、相法。育祺，字遂岩，诸生。

同上《萧山县志稿》卷十八之五《骆廷元传》：骆廷元，字御抢，号虚斋，世居茌山转塘里。廷元游螺山夏栋圃之门，寝馈经史，每试辄冠军。教授养亲，父既殁，乃举于乡。甲辰成进士。嘉庆己巳卒……古文学曾子固，诗有唐风。子，育祺，门人陈诗，皆传其学。

《释身体》一卷　清　李秉钧

民国十五年铅印光绪《台州府志》卷四十三《艺文类·经籍考》十：今存《释身体》一卷。正方仿《尔雅》之体，次引经传群籍以为疏证。

极有补于经学，非它类书可比也。

《人身谱》　　清　祝源

见光绪二年《海盐县志》卷十九《人物传》五《艺术》。

附录 参考书目

本附录所列参考书目，凡文中引用者前加米字符号。

*《浙江通志》七十二卷 嘉靖四十年刻本。

*《浙江通志》五十卷 康熙二十三年刻本。

*《浙江通志》二百八十卷 乾隆元年刻本。

《浙江通志采访稿》（金华县）不著编者名氏 民国五年铅印本。

《浙志便览》四册 光绪十七年刻本。

《浙江新志》二卷 民国二十五年铅印本。

《临安志》三卷 光绪二十年覆刻宋乾道五年本。

《乾道临安志札记》一卷 光绪四年会稽章氏刻本。

*《咸淳临安志》一百卷 道光十年钱塘汪氏振绮堂刻本。

《校刊咸淳临安志札记》三卷 道光十年钱塘汪氏振绮堂刻本。

*《杭州府志》一百一十卷 乾隆四十四年刻本。

*《杭州府志》一百七十八卷 民国十一年铅印本。

*《钱塘县志》六册 清光绪十九年钱塘丁氏校刻明万历三十七年本。

*《钱塘县志》三十六卷 康熙五十七年刻本。

*《仁和县志》十四卷 光绪十九年钱塘丁氏校刻明嘉靖二十九年本。

*《仁和县志》二十八卷 康熙二十六年刻本。

《唐栖志》二十卷 光绪十五年刻本。

*《萧山县志》四十卷 乾隆十六年刻本。

*《萧山县志稿》三十三卷 民国二十四年铅印本。

《临安县志》四卷 光绪十一年重印乾隆二十四年本。

《临安县志》八卷 宣统二年刻本。

*《孝丰县志》十卷 光绪三年刻本。

《武康县志》八卷 一九六二年影印嘉靖二十九年本。

*《武康县志》四十卷　道光九年刻本。

*《余杭县志》四十卷　民国八年铅印嘉庆十三年本。

*《余杭县志稿》一册　光绪三十二年刻本。

　《安吉县志》十八卷　同治十二年刻本。

　《嘉禾志》三十二卷　重刻元至元二十五年本。

*《嘉兴府图记》二十卷　嘉靖二十八年刻本。

*《嘉兴府志》十六卷　康熙六十年刻本。

*《嘉兴府志》八十卷　嘉庆六年刻本。

*《嘉兴府志》八十八卷　光绪四年刻本。

*《嘉兴县志》九卷　康熙二十四年刻本。

*《嘉兴县志》三十七卷　光绪三十二年补刻光绪十八年本。

*《梅里志》十八卷　光绪二年补刻乾隆三十八年嘉庆二十五年本。

　《梅里志》十六卷　道光三年刻本。

*《秀水县志》十卷　民国十四年铅印万历二十四年本。

*《秀水县志》十卷　康熙二十四年刻本。

*《新塍镇志》二十六卷　民国九年铅印本。

*《嘉善县志》二十卷　嘉庆五年刻本。

*《嘉善县志》三十六卷　光绪二十年刻本。

*《平湖县志》十卷　乾隆十年刻本。

*《平湖县志》二十五卷　光绪十二年刻本。

　《乍浦志》六卷　《续纂》二卷　乾隆二十年刻本。

*《乍浦备志》三十六卷　道光六年刻本。

*《海盐县图经》十六卷　天启四年刻本。

*《海盐县续图经》七卷　乾隆十二年刻本。

*《海盐县志》二十二卷　光绪二年刻本。

*《续澉水县志》九卷　明董谷纂传抄明嘉靖三十六年本。

*《海宁县志》九卷　《阳录》一卷　光绪二十四年重刻明嘉靖三十六
　　年本。

*《海昌外志》四册　旧抄崇祯丁亥本。

　《海宁县志略》一册　光绪八年海宁钱氏校刻管廷芬抄顺治本。

*《海宁县志》十三卷　康熙二十二年刻本。

*《海宁州志》十六卷　乾隆四十一年刻本。

*《海昌备志》五十二卷《附录》二卷　道光二十七年刻本。

*《海宁州志稿》四十一卷　民国十一年铅印本。

　《石门县志》十二卷　康熙十六年刻本。

*《石门县志》二十六卷　道光元年刻本。

*《石门县志》十一卷　光绪五年刻本。

*《德清县志》十卷　康熙十二年刻本。

*《德清县新志》十四卷　民国二十一年铅印本。

*《桐乡县志》十二卷　嘉庆四年刻本。

*《桐乡县志》二十四卷　《附录》四卷　光绪十三年刻本。

*《嘉泰吴兴志》二十卷　刘氏嘉业堂刻吴兴先哲遗书单行本。

*《天启吴兴备志》三十二卷　刘氏嘉业堂刻吴兴丛书单行本。

*《湖州府志》四十七卷　乾隆二十三年增刻乾隆四年本。

*《湖州府志》九十六卷　同治十三年刻本。

*《乌程县志》十六卷　乾隆十一年刻本。

*《乌程县志》三十六卷　光绪七年刻本。

*《乌青镇志》十二卷　民国铅印乾隆二十五年本。

*《乌肯镇志》四十四卷　民国二十五年刻本。

*《南浔镇志》四十卷　咸丰九年刻本。

*《南浔志》六十卷　《南浔撷秀录》一卷民国十一年刻本。

*《双林镇志》三十二卷　民国六年铅印本。

*《归安县志》五十二卷　光绪八年刻本。

*《长兴县志》十二卷　乾隆十四年刻本。

*《长兴县志》三十二卷　光绪十八年增刻光绪元年本。

　《长兴志拾遗》二卷　光绪二十二年刻本。

　《乾道四明图经》十二卷。

　《宝庆四明志》二十一卷。

　《开庆四明续志》十二卷。

　《大德昌国州图志》七卷。

　《延祐四明志》二十卷。

　《至正四明续志》十二卷。

浙江省

1125

《四明它山水利备览》二卷 《释文》一卷。

《宋元四明六志附录》十一卷。

以上均咸丰四年徐氏烟屿楼校刻本。

*《宁波府志》三十六卷 道光二十六年重刻雍正七年本。

*《鄞县志》三十卷 乾隆五十三年刻本。

*《鄞县志》三十二卷 咸丰六年刻本。

*《鄞县志》七十五卷 光绪三年刻本。

*《民国鄞县通志》五十一编 一九五一年铅印本。

《定海县志》十三卷 嘉靖四十二年刻本。

*《镇海县志》八卷 乾隆十七年刻本。

*《镇海县志》四十卷 光绪五年刻本。

*《镇海县志》四十七卷 附《新志备稿》二卷 民国二十年铅印本。

*《宁海县志》二十四卷 光绪二十八年刻本。

*《奉化县志》十四卷 乾隆三十八年刻本。

*《奉化县志》四十卷 光绪三十四年刻本。

*《忠义乡志》二十卷 光绪二十七年刻本。

*《剡源乡志》二十四卷 民国五年铅印光绪二十八年本。

《新昌县志》二十卷 民国七年铅印本。

*《剡录》十卷 同治八年重刻嘉定七年本。

*《嵊县志》十四卷 道光八年刻本。

*《嵊县志》二十六卷 同治九年刻本。

*《嵊县志》三十二卷 民国二十三年铅印本。

*《上虞县志》二十卷 万历三十四年刻本。

*《上虞县志》十四卷 嘉庆十六年刻本。

*《上虞县志》四十八眷 光绪十七年刻本。

*《上虞县志校续》五十卷 光绪二十四年刻本。

*《余姚县志》四十卷 乾隆四十六年刻本。

《余姚县志》二十七卷 光绪二十五年刻本。

*《余姚六仓志》四十四卷 民国九年铅印本。

《余姚乡土地理历史合编》一册 光绪丙午三月诚意学堂石印本。

*《慈溪县志》十六卷 天启四年刻本。

*《慈溪县志》十六卷　雍正八年刻本。

*《慈溪县志》五十六卷　《附编》一卷　光绪二十五年刻本。

*《嘉泰会稽志》二十卷　嘉庆十三年采鞠轩重刻本。

　《宝庆会稽续志》七卷　嘉庆十三年采鞠轩重刻本。

*《绍兴府志》五十八卷　康熙二十二年增刻康熙十一年本。

　《绍兴府志》六十卷　康熙五十八年刻本。

*《绍兴府志》八十卷　乾隆五十七年刻本。

*《乾隆绍兴府志校记》四册　李慈铭撰　原抄光绪本。

*《绍兴县志资料第一辑》十六册　民国二十六年刊行。

*《山阴县志》三十八卷　康熙十年刻本。

*《山阴县志校记》二册　李慈铭撰　原抄光绪本。

　《会稽县志》十六卷　万历三年刻本。

　《会稽县志》二十八卷　康熙十二年刻本。

*《道光会稽县志稿》二十五卷　民国二十五年铅印本。

*《台州府志》十八卷　康熙六十一年刻本。

*《光绪台州府志》一百卷　民国十五年铅印本。

*《台州府志》一百四十卷　民国二十五年铅印本。

　《临海县志》十五卷　康熙二十二年刻本。

　《临海要览》一册　民国五年铅印本。

*《临海县志》四十五卷　民国二十三年铅印本。

*《天台县志》十五卷　康熙二十二年刻本。

　《仙居县志》十二卷　民国二十四年校印万历三十七年本。

　《仙居县志》三十卷　康熙十九年刻本。

*《仙居志》二十四卷　光绪二十年木字活本。

　《仙居集》二十四卷　光绪二十年刻本。

*《温州府志》三十卷　同治四年补刻乾隆二十六年本。

*《永嘉县志》三十八卷　光绪八年刻本。

*《乐清县志》十六卷　道光十四年刻本。

　《特开玉环厅志》四卷　雍正十年刻本。

　《玉环厅志》十四卷　光绪六年刻本。

　《瑞安县志》十卷　嘉庆十四年刻本。

浙江省

1127

《瑞安县志残本》　存七卷　民国铅印本。

*《民国瑞安县志稿》三册　油印本。

《平阳县志》二十卷　乾隆二十三年刻本。

*《平阳县志》九十八卷　民国十四年刻本。

《泰顺县志》十卷　雍正七年刻本。

*《分疆录》十二卷　光绪四年刻本。

*《景宁县志》十四卷　同治十二年刻本。

*《庆元县志》十二卷　道光十二年刻本。

《庆元县志》十二卷　光绪三年刻本。

*《龙泉县志》十二卷　同治二年重刻乾隆二十七年本。

*《云和县志》十六卷　同治二年刻本。

*《处州府志》三十卷　光绪三年刻本。

*《丽水县志》十五卷　同治十三年刻本。

*《丽水县志》十四卷　民国十五年铅印本。

*《青田县志》十二卷　雍正六年增订康熙二十五年本。

*《青田县志》十八卷　光绪元年刻本。

*《黄岩县志》四十卷　《黄岩集》三十二卷　光绪三年刻本。

*《路桥志略》六卷　民国二十四年铅印本。

*《太平县志》八卷　康熙二十二年刻本。

*《太平县志》十八卷　光绪二十二年重刻嘉庆十六年本。

*《太平续志》十八卷　光绪二十年刻本。

*《金华府志》三十卷　宣统元年石印康熙二十二年本。

*《金华县志》十卷　康熙三十四年增补康熙二十二年本。

*《金华县志》十二卷　道光三年刻本。

*《金华县志》十六卷　民国四年铅印光绪二十年本。

*《义乌县志》二十卷　康熙三十一年刻本。

*《义乌县志》二十二卷　嘉庆七年刻本。

*《诸暨县志》四十四卷　乾隆三十八年刻本。

*《诸暨县志》六十一卷　宣统三年刻本。

*《东阳县志》二十八卷　道光八年刻本。

*《永康县志》十六卷　光绪十八年刻本。

*《缙云县志》十八卷　道光二十八年刻本。

*《缙云县志》十六卷　光绪二年刻本。

*《武义县志》十二卷　宣统二年石印嘉庆九年本。

*《汤溪县志》十卷　乾隆四十八年刻本。

*《汤溪县志》二十卷　民国二十年铅印本。

*《兰溪县志》七卷　康熙十一年刻本。

*《兰溪县志》八卷　《补遗》一卷　光绪十三年刻本。

*《浦江县志》十五卷　光绪三十一年补印光绪二十年本。

*《衢州府志》四十卷　光绪八年重刻康熙五十年本。

*《西安县志》四十八卷　嘉庆十六年刻本。

*《西安县新志正误》三卷　光绪九年刻道光二十五年本。

　《龙游县志》十二卷　康熙十九年刻本。

*《龙游县志》四十卷　民国十四年铅印本。

　《宣平县志》二十卷　光绪四年刻本。

*《宣平县志》十四卷　民国二十三年铅印本。

*《松阳县志》十二卷　乾隆三十三年刻本。

　《松阳县志》十二卷　光绪元年刻本。

　《遂昌县志》十二卷　乾隆三十年刻本。

*《遂昌县志》十二卷　光绪二十二年刻本。

*《江山县志》十二卷　同治十二年刻本。

*《常山县志》十二卷　嘉庆十八年刻本。

*《常山县志》六十八卷　光绪十二年刻本。

　《淳熙严州图经》三卷　光绪二十二年渐西邨舍刻文澜阁本。

　《严州续志》十卷　光绪重刻景定三年本。

　《严州新定续志》十卷　民国二十三年诵芬室仿宋咸淳增补景定本。

*《严州府志》二十四卷　万历四十一年增刻万历六年本。

*《严州府志》三十八卷　光绪八年重刻乾隆二十一年本。

*《建德县志》二十一卷　道光八年刻本。

　《建德县志》二十一卷　光绪十六年刻本。

浙
江
省

1129

*《建德县志》十五卷　《附录》二卷　民国八年铅印本。

*《桐庐县志》四卷　康熙二十二年刻本。

　《新城县志》四卷　万历三年刻本。

　《新城县志》八卷　康熙十二年刻本。

*《新登县志》二十卷　《附录》一卷　民国十一年铅印本。

　《富阳县志》十卷　康熙二十二年刻本。

*《富阳县志》二十四卷　光绪三十一年刻本。

*《寿昌县志》十卷　民国十九年铅印本。

*《开化县志》十四卷　光绪二十四年刻本。

*《遂安县志》十卷　乾隆三十二年刻本。

*《遂安县志》十卷　民国十九年铅印本。

*《淳安县志》十六卷　光绪十年重刻续补乾隆二十一年本。

*《分水县志》十卷　道光二十五年刻本。

*《分水县志》十卷　光绪三十二年刻本。

　《续修分水县志》十四卷　民国三十一年铅印光绪三十二年本。

　《昌化县志》二十卷　清精抄道光三年本。

*《昌化县志》十八卷　民国十三年铅印本。

*《於潜县志》十六卷　嘉庆十七年本活字本。

*《定海厅志》三十卷　光绪十年刻本。

　《定海县志》八卷　康熙五十四年刻本。

*《定海县志》六册　民国十二年铅印本。

*《象山县志》十二卷　乾隆二十四年刻本。

*《象山县志》二十二卷　民国四年重印道光十二年本。

　《南田县志》三十五卷　民国十九年铅印本。

*《江南通志》二百卷　乾隆元年刻本。

*《苏州府志》八十二卷　康熙三十年刻本。

*《苏州府志》一百五十卷　光绪九年校刻同治本。

*《吴县志》八十卷　民国二十二年铅印本。

*《锡金识小录》十二卷　光绪二十二年活字印本。

*《东台县志稿》四卷　王璋纂辑民国抄本。

*《甘泉县志》二十四卷　光绪七年木字活本。

*《丹徒县志》四十七卷　嘉庆九年刻本。

*《镇洋县志》十四卷　乾隆十年刻本。

*《上海县志》三十卷　民国七年刻本。

*《嘉定县志》三十二卷　光绪七年刻本。

*《德平县志》十卷　嘉庆元年刻本。

*《叶县志》十卷　同治十年刻本。

〔附〕补编

（前言见江苏省补编）

目　录

〔附〕补编

〔附〕补编

第一类 医 经 〔附〕运气

《内经选要》八卷　　清　徐国麟

民国十三年《浙江通志稿·人物志》：徐国麟，字遂生，号旭窗，鄞县。年二十，尽通经史百家之学。身经丧乱，母缪年迈，避兵不任奔走，国麟负以逃，仓卒遇贼，贼义之曰：孝子也，不加害。乱平，有田数十亩，尽推以与兄国凤，其母甘旨之奉，独身任之。抚弟国蛟，友爱备至。以母多病，大尽力于医，久之，名满大江南北。每朝起，就诊者履满户外，或延之视疾，虽疾风暴雨必赴，能决生死于三年之外。著有《素问抄注》十二卷、《运气便览注》八卷、《论脉指南》六卷、《伤寒典要》二十四卷、《虚痨金镜录》八卷、《剪红真髓》八卷、《重定新方八阵》八卷、《类方选隽》十卷、《本草摘方》六卷、《海外验方》四卷、《内科新法》十卷、《外科别传》三卷、《幼科慈筏》四卷、《治痘新传》八卷、《育嗣宗印》六卷、《眼科全书》五卷、《内经选要》八卷、《历代名医选案》三十卷、《旭窗居士知非集》十六卷，都为《轩岐学海》二百二十八卷。亦工诗，善饮，卒后学者私谥元修先生。

《内经注》　　清　徐定超

民国三十一年至三十八年《重修浙江通志稿·著述》：定超，字班侯，永喜人。光绪□□科进士，官山东监察御史。此书有门人翁锡麟校刊本，今存。

《素问抄注》十二卷　　清　徐国麟

见民国十三年《浙江通志稿·人物志》。

《点勘篇注素问》　清　赵佩茳

民国三十一年至三十八年《重修浙江通志稿·著述》：是书根据王冰及林亿新校正，对于讹字、衍文多所纠正，未加按语，尤具卓识。

《素问校义》二十四卷　清　罗学源

民国十三年《浙江通志稿·人物志》：罗学源，字伯厚，仁和贡生，议叙国子监典薄。孝友仗义，邃于经学，尤精三角八线之术。中年留意经济，研究医术，踵门乞诊者无虚日。咸丰庚申，率兵团协守清波门，城陷巷战，刃伤十余处。归与母诀曰：事无济矣。著有《素问校义》二十四卷。

《天人爱稿》　清　汤望久

民国十三年《浙江通志稿·医卜星相》：汤望久，字雨时。工书法，精医理。客游粤中，晚归侨寓乌程，卖药自给。著有《天人爱稿》。

《运气便览注》八卷　清　徐国麟

见民国十三年《浙江通志稿·人物志》。

《五运六气指掌》　清　唐莹

民国《重修秀水县志稿·人物志·儒学传》：唐祝，号蔗圃。乾隆戊申举人，主讲上海书院。诱掖劝人，文蔚起，登科目者倍盛于前，肆业诸生为之设主于朱子之侧。著有《周易实义》六卷、《诗文》若干卷。子莹。邑痒生。通医理，著有《五运六气指掌》《煮花轩诗集》。

《气运合参》一卷　清　陈瑾卿

见民国三十一年至三十八年《重修浙江通志稿·著述》：陈瑾卿《本草集说》《药字分韵》目下。

第二类　诊　法

《脉诀指掌》一卷　　元　朱震亨

见民国三十一年至三十八年《重修浙江通志稿·著述》。

《袁氏脉经》二卷　　明　袁颢

民国三十一年至三十八年《重修浙江通志稿·著述》：颢，嘉善人，有《春秋传》已载春秋类。此书据雍正《通志》引《嘉善志》。光绪《嘉兴志》又云：所言本《素问》《灵枢》，故曰经。曰袁氏者，别于王氏也。有《痘疹全书》见《黄氏书目》及《通志》均未见。

《脉诀》　　明　顾启明

民国二十年《上虞松夏志》卷三《人物》：顾启明，字汝东，翼星子。天启甲子顺天武科。精岐黄，有《脉诀》《外科》诸书行世。

《手经脉诀》二卷　　明　张心良

见道光十二年《东阳县志》卷二十五《广闻志·经籍》。

《论脉指南》六卷　　清　徐国麟

见民国十三年《浙江通志稿·人物志》。

《脉诀》　　清　郎慧学

嘉庆十年《余杭县志》卷二十八《艺术传》：郎慧学，字镜如。生平笃学，读书课子而外，绝不问家人生产。晚年精心医学，序《脉诀》行世。子捷康，康熙甲子科举人。

《内经脉法》　清　姚文田

民国十三年《浙江通志稿·人物志》：姚文田，字秋农，归安人。乾隆五十九年献赋天津行在，召试第一，由举人授中书。嘉庆四年进士及第，授修撰，迁至内阁学士。历户、工、兵三部侍郎，擢礼部尚书。四典乡试，一充会试总裁，三任学政。生平以文章经术结至知，持已方严，莅官勤慎。尝谓士泥古而戾今，迂儒也。又谓自五季后，人道不致凌夷者，宋儒之力也。博综群书，究心汉儒之学，亦不非议宋儒，尤留意天文占验法。嘉庆八年，彗横入紫微垣；道光元年，彗见南丰下，皆先事言之，人服其精识云。著有《易原》《春秋明表》《说文声系》《说文考异》《古音谐》《四声易知录》《后汉郡国志校补》《广陵事略》《邃雅堂文集》《进御集》。旁及天文、五行、杂占、医经。著《内经脉法》《疑龙经注》《撼龙经注》若干卷。卒谥文僖。

《内经脉法》　清　徐朝宗

道光十二年《东阳县志》卷二十《人物志·方技》：徐朝宗，字纳川，又字虚舟，双泉人。邑诸生。精岐黄学，所著有《内经脉法》及《四十九类证治》等书。工诗，著《虚舟诗稿》。

《脉学寻源》　清　陈埙

见民国二十六年《衢县志》卷十五《艺文志·子部》。

《脉经校注》四卷　清　莫文泉

见民国十三年《浙江通志稿·人物志》。

《脉诀》一卷　清　潘统宗

见民国二十年《上虞松夏志》卷十《经籍》。

《脉诀》二卷　清　孙汝南

民国十三年《浙江通志稿·人物志》：孙汝南，字幼成。衍其家学，又与镇名医青浦何迪甫相善，集二家之长，晚年其门如市。著有《脉诀》二卷。

《舌鉴辨证》二卷　　　清　陶葆廉

民国十三年《浙江通志稿·人物志》：陶模，字方之，秀水人。同治七年进士。子葆廉，陆军军部郎中，弼德院参议。著《求己录》三卷、《辛卯行记》六卷、《测地肤言》一卷、《舌鉴辨证》二卷。

第三类　伤　寒　〔附〕金匮　温病

《伤寒摘锦》八卷　　明　黄廉

民国三十一年至三十八年《重修浙江通志稿·著述》：廉有《兵法秘录》，已载兵家类。此书见《湖志·艺文》及《千顷堂书目》。廉有幻术，能隐形变化。一日游沈长山，见道旁死树。指曰：此树可活，众大笑，以为妄。廉袖中出药半匕，置树根，曰：树活当筋我，后二十日果活。

《伤寒典要》二十四卷　　清　徐国麟

见民国十三年《浙江通志稿·人物志》。

《伤寒六经纂注》八卷　　清　沈明宗

见民国三十一年至三十八年《重修浙江通志稿·著述》。

《伤寒提要》　　清　韦建章

见道光十二年《东阳县志》卷二十五《广闻志·经籍》。

《伤寒类辨》　　清　陈埙

见民国二十六年《衢县志》卷十五《艺文志·子部》。

《伤寒杂病论校注》二十六卷　　清　莫文泉

见民国十三年《浙江通志稿·人物志》。

《伤寒心汇》　　清　吴嗣昌

见民国《续纂浙江通志》卷四十九《经籍·杭州府》。

《伤寒舌鉴》　　清　任潮

见民国十三年《浙江通志稿·方技》。

《伤寒论尚论评注》　　清　陈锡朋

民国《绍兴县志采访稿·方技》：薛炳撰陈勉亭先生传：先生姓陈氏，名锡朋，字勉亭，会稽人。生质鲁钝，初读书，日不过二十行，及晡，背诵犹艰涩，必翌晨乃冲口而出。及学制艺，辞句初成，已喜逞机势，求古奥，不屑拾人牙慧，顾不得志于有司。年二十七遭粤难，避于乡僻，再应院试，得入县学为诸生。数下浙闽，或荐或否，终不获举，乃决然舍去。以为求人，何如求己，于是纵力子史，参老庄、究内典。迟之又久，乃恍然有悟，独窥昭旷之原，反观幼时所诵习诸书，若四子、若五经，不啻与道大适，较昔年举业时之见解，天渊殊矣。赋质本弱，工愁善病，自治老庄，而胸次为之一舒，惟体魄不能强健，乃注意于岐黄。弱冠时，曾涉猎医书，惟不得其门径。至三十，而积久有得，于喻昌、尤在泾、吴又可诸家论说，咸有赞辩。间为人治病，应手取效。四十以外，声誉烂然，而先生不屑以鬻技谋生，故治效三十余年，而家产不丰于昔。性耽岑寂，斗室中焚香煮茗，悠然自得，遇有会心，形于吟咏，亦不尽著录。晚年检存一册，名曰《蝶庵吟稿》。光绪三十四年某月某日卒，年七十有四。薛炳曰：吾越故多名医，如任凤波、陈念义之流，著声当世。粤匪而后，老成凋谢。市医承乏其间，识字无多，但熟歌诀，工口才，揣摩病家意旨，以求容悦。甚且交通巫祝，彼此缘饰，窃取糈酬，借为生计，于脉因证治，毫无把握也。识者知庸工不可以托命。辄近航省会，远会孟河，又苦费时伤财，远不济急。于是读书有志之士，捐弃荣利，精究方术，养亲保身，成效卓著，鹤鸣九皋，声闻于野，戚友之聘逢，邻里之求请，越中不悬壶之素医于焉出矣。若赵秀才晴初、胡孝廉在兹，时在先生之前；孙秀才浩川、樊秀才开舟、姚秀才子轩，时在先生之后。而吾师田舍人杏村、周明府伯度，实与先生同时鼎足而三。两师处境丰腴，不轻施诊，先生安贫乐道，高抗亦如之。舍人博极群书，实宗叶派。明府笃守长沙，确乎不拔。先生虽博综专笃不及两师，而温故知新，雅有心得，惜其佳案为外甥与嗣孙所秘密不得传布。有一事足以见其性灵：炳夙与徐君文若善，一日义母便秘困甚，邀炳诊治，与以润下之品，病益剧，以告先生。先生曰：譬如舟挤于城口，复益一舟以甚之，势必愈塞，盍倒拔而疏通之。遂口占曰：桔梗、杏仁各二钱，白芥子五分。徐君如言，以与病者，俄然大下，霍然愈。而炳初意以为芥子太峻利，非老年所宜也。炳性钝而躁，与医学不相近。光绪癸卯，田师捐馆，益复旷废，加以远出辨学，于周师亦不得常侍。师年八十有五，近又闻抱骑箕之戚，而先生则墓草已宿。放翁诗曰：先辈不生吾辈老，恐留遗恨于千年。作先生传，不禁感慨系之矣。

陈勉亭先生事略：先生名锡朋，字勉亭。浙江绍兴附贡生。志行高洁，笃学好古。体弱多病，弱冠时，患肝风，遍求医药，经年不得愈，因取《灵》《素》《本草》诸经遍读而深思之，有所心得，自试悉效。数年学益专邃，知病之不治，皆由治之不善也。因有感于范文正公'良相良医'之言，立心济世，来则治之，不榜门招致也，远近慕名。嵩巡抚骏，张学使沄卿，杭守陈文骒、绍守霍顺武、熊起磻，山邑令曾寿麟，会稽令俞凤岗等，以及本地士绅，求治无不效。其治法悉宗于古，凡遇奇难各症，随时应变，独出匠心，有非时手所能仿佛者。遇病者或贫乏，则与之药炭资，数年如一日。又致力于《伤寒尚论》一书，阐发幽微，详加评注。其余所著书及各证医案亦复不少。光绪三十四年九月十八日卒，时年七十有四。嗣子延宗。孙时瀛。世其业。

医案摘后

一、本城朱姓妇人。年约三十余岁，忽然大解出尿，小解出屎，无别证，邀余诊治。余诊六脉尚平，观其形容亦不憔悴，问其饮食亦照常，余思此证必系交肠脬破，甚为难治，勉拟：绵子、白蜡、牡蛎、东参、乌梅肉、当归、芍药、甘草、丝瓜络、竹茹、橘络之药，纳入猪脬内，煎烂丸药。服五料，大小便照常。

二、东浦陶姓男人。身体素弱，向有肝风之证。有一日午睡，被人惊醒而起，见有照己样面貌一人坐在床内，视之多时，忽然不见，非常奇异，自后每于寝食之间见之。由是至余处医治。余思此证因惊醒起病，兼素有肝风，凡人睡熟魂藏在肝，肝经风盛，而肝不能藏魂，肝既不能藏魂而又受惊，确是离魂证，余全用补肝血之药治之。吃二十余剂全愈。

三、诸暨某姓男人。身体强壮，向操农业，素来无病。有一日，己之小划船被人窃去，大吃一惊。第二天早上，自觉人身倒矗，头在泥地。问诸人，人说并不倒矗。初起时，每日发一二次或二三次，心中非常烦恼。因气力、胃口照常，亦不医治。讵料一月后，终日要发，不能种作，即嘱余开方。据述之证极奇怪，初时以毫无把握覆之。病家再三求治，余思之多时，即作胆搁肝叶调治，先用吐法，又内服逍遥散，不数日即除。

四、皋埠潘姓妇人。年二十四岁，受孕已有七月，忽然身热谵语，昏迷不省人事，胎气上攻。邀各医生诊治，均用平气发表开窍等药治之，病势甚剧，由是挽友人邀余去医。余观诸医生之方，专治母病，不治子病。余专用安胎之品，服数剂后，身热谵语等证即愈，胎亦安然无恙。

五、邻居王姓小孩。年五岁，忽然两足筋抽，实不能行动，伊父母，初以为跌仆损伤，即请外科医治无效，抱至余处。余即拟鸡鸣散一方，服二剂后稍能行动，又嘱伊将原方追服二帖全愈。

六、柯镇某姓男人。由杭回家，忽然喜笑，忽然怒骂，少顷即愈，愈后又发。余诊左寸心脉沉滞，余脉尚静。此证确是痰迷心窍，即用龙虎丸治之，大泻痰浊四五次，病象较前略轻，又用消痰药追服二十余帖即愈。

七、本城昌安门头张姓妇人。因触气后忽然头面红肿，两目以及鼻孔肿胀无缝，口中时有热气，势甚危急，邀余往视。诊左关脉非常洪大，窜出鱼际穴。余思此证确是水不涵木，肝阳直上头部，急拟平肝养血药治之，两目稍能视物，其余照旧。又来邀请，诊肝脉稍平，仍将原方分量加重，又服五剂平复如常。

八、东关傅姓男人。年五十二岁，小便有九日不通，腹大如鼓。诊其六脉沉弱无神，先用通小便、退腹胀之药调治无效。余又研究数刻，此病必是转脬证。即用猪脬一个，脬内纳入蜜炙柴胡、升麻、东参、黄柏、砂仁、木香、通草、皂角、灯芯、荷叶之药。煎浓汁服下，服后小

〔附〕补编

1151

便通解八夜壶，小腹肿胀已退一半。余闻之喜甚，嘱其追服两剂，于是小解照常，小腹退净。

九、下方桥谢姓男人。年约二十余岁，身体素弱无别病，惟头上之发忽然秃净，嘱余开出发之方。余即用活大鲫鱼一条、龙骨七钱、人发如弹子大十枚（洗净焙灰）、干姜二钱、苦参五钱，以上之药共熬膏，用蓖麻油调涂。半月后，其发即出，色较前乌润。

十、本城成珠寺前某姓男人。素有胃槁证，时发时愈，数年后不能进食，咽下即吐，腹内饥甚，嘱余治之。余不开药方，惟拟代饭之法，早上服本地牛乳，午刻用粟米和蔗汁蒸服，傍晚时用莱菔去皮蒸熟同蜜拌食。讵料以上之物咽下即不吐矣。照余法连服年余，饮食即能照常，病不复发。

著述列后：《南华经评注》《庄子因评注》《庄子独见评注》《道德经评注》《蝶庵诗稿》《伤寒论尚论评注》《金匮要略评注》《伤寒贯珠评注》《医方论评注》《小儿脐风惊风合编评注》《瘟疫论评注》《经验医方》，以上各书共若干卷，均待梓。

《伤寒贯珠评注》　　清　陈锡朋

见民国《绍兴县志采访稿·方技》。

《推求师意》二卷　　明　戴元礼

民国三十一年至三十八年《重修浙江通志稿·著述》：《四库提要》云：元礼即校补朱震亨《金匮钩玄》者。《推求师意》，本震亨未竟之绪，推求阐发，笔之于书。嘉靖中，祁门汪机睹其本于歙，录以归。机门人陈桷校而刊之。考李濂《医史》，有元礼补传称：著述不多见，仅订正《丹溪金匮钩元》三卷。又有《证治要诀》《证治类方》《类证用药》，共若干卷，皆檃括丹溪书为之，然则此二卷其三书中之一欤。

《金匮要略编注》二十四卷　　清　沈明宗

民国三十一年至三十八年《重修浙江通志稿·著述》：《医征》三十八卷，檇李沈明宗撰，康熙间以宁堂刊。凡《金匮要略编注》

二十四卷、《温热病论》二卷、《伤寒六经纂注》八卷、《虚劳内伤》二卷、《女科附翼》一卷、《客窗偶谈》一卷。

《金匮注》　清　潘必球

民国十四年《象山县志》卷二十五《先贤传》：潘其钊，一名象伟，太学生。性伉爽，知县徐元梅推为一乡长者。幼习宋张三峰、王宗诸家拳勇，并熟少林诸法。于山中构别墅，请名师演习骑射。未几，五子皆先后捷武闱，大府给以"五凤齐鸣"匾额。其钊兼工外科。族叔必球，字秉权。亦太学生。侍生母郑病，遂精内科，延之治疾，应手立愈，不受酬谢。尝注《金匮》经方、本草等书，与钊互相发明，时人有竹林二阮之目。秉权晚岁悉焚所著书，戒子孙毋业医，曰：尔辈姿禀劣，恐误人也。

《金匮辨误》　清　徐大振

民国三十一年至三十八年《重修浙江通志稿·著述》：大振，字金声，兰溪人。以右庠工医。《兰志·艺术》有传。此书以未梓燹。

《金匮要略评注》　清　陈锡朋

见民国《绍兴县志采访稿·方技》。

《温热病论》二卷　清　沈明宗

见民国三十一年至三十八年《重修浙江通志稿·著述》。

《时病论》八卷　清　雷丰

民国二十六年《衢县志》卷十五《艺文志·子部》：光绪癸未刊本，八卷，四册，雷氏养鹤山房版。〔按〕此书以《内经·阴阳应象》八句为纲："冬伤于寒，春必病温；春伤于风，夏生飧泄；夏伤于暑，秋必疟疾；秋伤于湿，冬生咳嗽。"分四时立论，附以经验诸方。初为雷氏家藏版，后因海内行销渐广，沪市翻印者多，后人遂将版权售出。

同上《衢县志》卷二十四《人物志·方技》：雷丰，字松存，号侣菊，又号少逸。其父逸仙，自闽浦来衢，即悬壶于市。丰幼承父训，天资聪颖，诗、书、画皆擅长，时有三绝之誉。以医道盛行于时，研究医理益精，有《时病论》及《医家四要》之作，盖所以教其及门江、程二生也。

《瘟疫论评注》　　清　陈锡朋

见民国《绍兴县志采访稿·方技》。

第四类　本　草

《本草备要后编》　清　陈埙

见民国二十六年《衢县志》卷十五《艺文志·子部》。

同上《衢县志》卷二十三《人物志》：陈埙，字声伯，邑庠生。好学能文，读书得间，天文、地理、算术、医道均有心得。乡闱屡荐不售，就衍圣公奎章阁典籍职。著有《西安县志正误》三卷、《忠孝录》一卷、《西安真父母记》一卷、《医学四诀》一卷、《平夷管见》一卷、《启蒙七略》一卷。

《神农本草经校注》三卷　清　莫文泉

见民国十三年《浙江通志稿·人物志》。

《本草类要》三卷　清　莫文泉

见民国十三年《浙江通志稿·人物志》。

《本草诗》一卷　清　江诚

民国三十一年至三十八年《重修浙江通志稿·著述》：诚，衢县人。与程曦俱为雷丰弟子，见《衢县·郑志》雷丰《医家四要》下。此书有诚小引。略云：苹香居士《本草诗》三百首，嫌其太简，不免遗漏。因细按本草功能，编为七言绝句，合计三百五十余种云。原本未见。

《本草便读》　清　魏焘

见民国《平湖县续志》卷十一《经籍》。

同上《平湖县续志》卷九《人物·方技》：魏焘，字晋卿，恩贡生。

〔附〕补编

1155

晚通医，光绪间，重游泮水，卒年八十余。有《本草便读》《治痢要言》。

《本草撷华》一卷　　清　赵彦晖

见民国十三年《浙江通志稿·方技》。

《本草注》　　清　潘必球

见民国十四年《象山县志》卷二十五《先贤传》。

《草药金丹》二卷　　清　高肯构

见民国十四年《松阳县志》卷十二《艺文·书目》。

同上《松阳县志》卷九《人物·艺术》：高肯构，象溪人。邑庠生。胸襟洒落，寄迹风尘，放怀山水。后于黄山遇道人授以易数之学，悉心研求，著有《卜筮断验》一册。凡人事吉凶、天时水旱，无不应验，惜未及付梓，而毁于兵燹，术竟不传。

《本草时艺》一卷　　清　陈葆善

见民国三十一年至三十八年《重修浙江通志稿·著述》。

《食物本草会纂》十卷　　清　沈李龙

见民国三十一年至三十八年《重修浙江通志稿·著述》。

第五类　针　灸　〔附〕推拿

《针灸大全》十卷　明　杨继洲

民国二十六年《衢县志》卷十五《艺文志·子部》：六都杨氏宗谱著录，前志失载。《四库提要》：《针灸大全》十卷，内府藏本，明杨继洲编。继洲，明万历中医官，里贯未详，据其刊版于平阳，似即平阳人也。是书前有巡按山西御史赵文炳序，称文炳得痿痹疾，继洲针之而愈，因取其家传《卫生针灸元机秘要》一书，补辑刊刻，易以今名。本朝顺治丁酉平阳知府李月桂以旧版残，复为补缀。其书以《素问》《难经》为主，又肖铜人像绘图，立说亦颇详赅，惟议论过于繁冗。〔按〕继洲，县南六都杨氏。以在平阳治愈赵文炳疾，故刊此书于平阳。詹氏熙据《杨氏谱》认为衢人，宜可从。

《经络提纲》　清　陈埙

见民国二十六年《衢县志》卷十五《艺文志·子部》。

《推拿述略》一卷　清　余懋

见民国十一年《梅里备志》卷六《著述》《白岳盦杂缀》目下。

第六类　方　论

《经验方》　　宋　张声道

见民国三十一年至三十八年《重修浙江通志稿·著述》。

《医方辨难》　　元　潘道恒

民国二十年《上虞松夏志》卷三《人物》：潘玫，字文玉，舜卿子。喜饮酒，工诗善画，兴至辄走笔作狂草，错落奇古；其设色画，尤精妙绝伦，称越中高手。族子道恒，字振之。博学精绘事，尤工岐黄，治人疾无不应手效。生平诗画稿及《医方辨难》等书甚富，惜俱散佚。

《医学发明》一卷　　元　朱震亨

见民国三十一年至三十八年《重修浙江通志稿·著述》。

《活法机要》一卷　　元　朱震亨

见民国三十一年至三十八年《重修浙江通志稿·著述》。

《医家指要》　　明　杜野

见康熙二十七年《桃源乡志》卷六《著述志·典籍》。

《玉函秘典》一卷　　明　周履靖

见民国三十一年至三十八年《重修浙江通志稿·著述》。

《杂症大小合参》二十卷　　清　冯兆张

见民国三十一年至三十八年《重修浙江通志稿·著述》。

《杂症痘疹药性主治合参》十二卷　　清　冯兆张

见民国三十一年至三十八年《重修浙江通志稿·著述》。

《内科新法》十卷　　清　徐国麟

见民国十三年《浙江通志稿·人物志》。

《虚痨金镜录》八卷　　清　徐国麟

见民国十三年《浙江通志稿·人物志》。

《类方选隽》十卷　　清　徐国麟

见民国十三年《浙江通志稿·人物志》。

《古方八阵》八卷　　清　徐国麟

见民国十三年《浙江通志稿·人物志》。

《重定新方八阵》八卷　　清　徐国麟

见民国十三年《浙江通志稿·人物志》。

《海外验方》四卷　　清　徐国麟

见民国十三年《浙江通志稿·人物志》。

《本草摘方》六卷　　清　徐国麟

见民国十三年《浙江通志稿·人物志》。

《医学揭要》　　清　濮联元

见民国十六年《濮院志》卷二十四《艺文》。

〔附〕补编

同上《濮院志》卷十九《人物》：濮联元，原名槙，字维周，号北三。康熙间府学岁贡，善诗古文词，精钟王书法，兼通医。

《医书八种》　清　濮润淞

嘉庆二十五年《濮川所闻记》卷三《艺事》：濮润淞，字银台，号银台，号桐园。世业医，著有《医书八种》。

《初鸣集》　清　陈应期

嘉庆十七年《新市镇续志》卷四《艺术》：陈定国，字建奇，号淳庵，邑增生，文品并著。尝赴秋试，游吴山，遇日者言科名、子嗣不可兼得，君其奚择。自此决志不应科举，取父应期所著《初鸣集》及《灵》《素》等编刻意研寻，洞精医理，而又能以意参互用之，故所治率应手愈，遂志于医……子卓，字自立，号兰皋，亦庠生。安贫植品，不妄与人交游，中年患目疾，即息意名场，借课徒、卖字自给。亦间为人治病，然非心所乐，故争名者亦不妒之。

《虚劳内伤》二卷　清　沈明宗

见民国三十一年至三十八年《重修浙江通志稿·著述》。

《盘珠集》十四卷　清　严洁　施雯　施炜同辑

钱献之《余姚县志·著述》：洁字青莲，号西亭。雯，字文澍，号淡宁；炜字霞城，号缉庵，皆乾隆时人。

《医林集掖》二十四卷　清　齐传苞

光绪十一年《天台县志稿》卷三十五《人物·义行》：齐传苞，字惟履，号东藩，诸生。有志性，母朱早卒，苦块中，尝手握一土像，置座侧，朝夕奠醊，如存。奠已，辄抱持大哭，服阕犹不止。父卒，三日勺水不入口，三年中不饮酒，不食肉，不入内室。每朔望忌辰，哀感行路。嘉庆十五年应乡试，遇雨坠沟中，衣裤俱泥淖，即毕试。叹曰：功名未可必得，奈何以父母遗体行殆至是乎？遂绝意科举。父式杰，故善医，传苞传其术益精。会邑大疫，阖城传染，亲串至不敢问讯。传苞制丸散以自随，有贫乏辄予之，全活者不可以数计。尝言学以存心为主，而在医尤切。作得心斋铭云：心犹水也，水净则清；亦犹火也，火洁则明；沉于利欲，梗于物情；沙淤杂下，中生棘荆；澄之汰之，适摇其精；吹之扬之，且减其生；保厥伊始，庶几有成；积功非他，归于存诚。嘉庆初，召举孝廉方正，有司欲以传苞应，力谢之。著有《医林集掖》二十四卷。

《娜嬛青囊要术》四卷　清　陈太初

民国三十一年至三十八年《重修浙江通志稿·著述》：会稽陈太初撰。嘉庆癸亥抱兰轩活字本。

《四十九类证治》　清　徐朝宗

见道光十二年《东阳县志》卷二十《人物志·方技》。

《医学辑要》四卷　清　吴烨

民国三十一年至三十八年《重修浙江通志稿·著述》：东越吴烨撰，道光五年刊。

《笔花医镜》四卷　清　李学川

民国三十一年至三十八年《重修浙江通志稿·著述》：归安李学川辑。道光壬寅江陵邓氏刊。

《医学心源》　清　任潮

民国十三年《浙江通志稿·方技》：任潮，字海梧，一字凤波，附贡生。以医名世者三十余年，道光戊寅年下世。著有《医学心源》《任氏临症指南》《伤寒舌鉴》待刊。

《任氏临症指南》　清　任潮

见民国十三年《浙江通志稿·方技》。

《精卫集医方》　清　胡少逸

民国二十四年《灵台县志》卷四《人物传·杂纪》：张自植撰《精卫集医方·序》：胡子少逸，浙东名士也。夙事帖括，数踬棘闱。适缘他事，挂误谪戍洛阳。守分畏法，贫不自给。侨居市城，惟日借书观玩，借以消遣，一毫无求于人。雅多技能，尤善岐黄，邑人鲜有识者。余莅任年余，因偶染微疴，延之调治，见其貌言动作，心窃异之。探以脉方所论，井井有条，投药辄效。既以，询其半生所学，知于斯道已不啻三折肱、九折臂矣。不幸数遭阳九，无由自雪，殆士而见逸，逸而留心于医者也。医岂足以概其所学哉，要亦未始不可验其所学耳。昔范文正公有言，不为良相，则为良医，以其济世固一也。山城向乏医官，余以是任界少逸，辞弗敏，强之后应。由是传闻阖邑，求治者踵相接，全活沉疴无数。此则天之所以困少逸，意即天之所以试少逸，亦即少逸之学，所为归于有济也。而少逸若以目前之所济，不敌意外之所不及济，以一己之独自为济，不敌众人之相与共济。因将数十年来，凡心揣手摹，屡试有验者，编为成帙，名曰《精卫集》。专摘妇科，以妇病最杂且多，精妇科者尤少，盖于凡医所同者，独见其难，即于凡医之所难者，略示之易也。此真少逸之苦心而思补救于万分之一者也。昌黎伯《精卫衔石填海诗》有云：口衔沙石细，心望海波平。余于少逸是集，亦聊以此为赠云尔。

同上《灵台县志》卷二《官师表·选举》：张自植，道光己亥科进士，字笃生，辛丑科即用陕西洛阳县知县。

《医家四诀》四卷　清　陈埙

民国二十六年《衢县志》卷十五《艺文志·子部》：《陈氏家传》（云）四卷，未梓。自序略曰：医学四书：本草书、经络书、方书、脉书，缺一不可者也。第其功深，皆难鲁莽而获。埙习之二十余年，先后得成《本草备要后编》及《经络提纲》《脉学寻源》《伤寒类辨》诸稿，苦于繁多，仍难记诵，今约为四诀，便于初学问津。例略云：《本草诀》，酌取善常行之品，以主用及证为主，约一百一十条，每条约十味；《内外经络诀》，考《灵枢》部位及明堂正侧诸图，依各经所历，举其两端；

《脉诀》，于脉法精义中，挈其要领;《方诀》，述张仲景《伤寒》《金匮》及宋局诸方，略附后贤数方，约七十余，订为四卷。

按：同上《衢县志》卷二十三《人物志》作《医学四诀》一卷。

《经方释例》三卷　　清　莫文泉

见民国十三年《浙江通志稿·人物志》。

《历代古方说明》四卷　　清　莫文泉

见民国十三年《浙江通志稿·人物志》。

《证原》七十二卷　　清　莫文泉

见民国十三年《浙江通志稿·人物志》。

《医家四要》四卷　　清　雷丰

民国二十六年《衢县志》卷十五《艺文志·子部》：光绪甲申刊本，四卷，雷氏养鹤山房藏版。按：此书内分四种，一《脉诀入门》、二《病机约论》、三《方歌别类》、四《药赋新编》。荟萃群书，加以心得之语，其及门程曦、江诚二生，亦皆有所论列，洵医学之津梁也。书之大要与《四诀》相仿佛，陈本未见，此独刊行。

《医学心得》　　清　翁机

光绪二十二年《湖墅小志》卷四：翁次衡先生机，邑诸生。生平事母孝，兄弟友爱，而又化行于妻妾，信孚于友朋，人伦中无缺憾焉。自幼好读书，出先伯祖门下，旁通天文、地理之学。性刚直，里党有不平事来质，持以公论，不少涉偏私。又精岐黄术，时与同里赵培之参究古书得失，一正其谬。中年为亲择地，讲解堪舆，凡《山阳指迷》《事亲须知》等书，悉探讨入微。或问之曰：此亦人子慎之一事，而可苟且为乎。咸丰三年，里中钱秋岘太守，奉大府命，以湖墅地当冲要，设团练以靖地方，延襄厥事，又设北新关之捐厘局，复借助一臂力。不敢辞，亦不敢取分文薪水，谓重在地方公事，无可推诿也。其见解之通达类如此。著有《素局文存》《医学心得》各一种。

《经验良方》　清　陆成本

民国十三年《浙江通志稿·人物》：陆成本，字画村，萧山人，唐忠宣公之裔。集刻《经验良方》，亦忠宣集良方之意云。

《医方简义》六卷　　清　王清源

民国《绍兴县志采访稿·方技》：王清源，字馥原，山阴钱清里人。业医有声，为寿世计，穷搜冥讨，积年二十余，成《医方简义》六卷，不烦其词、不趋时宜，而尤折服仲景，注重于女科。尝谓人曰：医虽小道，最忌读书泥而不通，临诊执而不化，虽积学士，识见拘墟，无足取也。时论韪之。书刊于清德宗光绪癸未，清源旋殁。

《集验方》　　清　董耀

见民国十六年《濮院志》卷二十四《艺文》。

同上《濮院志》卷十九《人物》：董耀，字枯匏，号小农，棨子。幼禀异慧，过目成诵，文洒洒千言。弱冠补诸生，治虞氏《易》，兼通释典，后治朱子《小学》《近思录》，粹然以理学终老。馆柞溪时，约同志拜杨园墓，买祭田，畀张氏后人。寄情诗画，高怀逸致。光绪庚辰八十，重游泮水，越二年卒。

《集选奇效简便良方》四卷　　清　丁尧臣

民国三十一年至三十八年《重修浙江通志稿·著述》：会稽丁尧臣辑，光绪六年刊。

《经验医方》　　清　陈锡朋

见民国《绍兴县采访稿·方技》。

《医方论评注》　　清　陈锡朋

见民国《绍兴县志采访稿·方技》。

《内科摘要》四卷　　清　徐应泰

见民国《绍兴县志采访稿·方技》。

《治痢要言》　　清　魏焘

见民国《平湖县续志》卷九《人物·方技》。

《奇偶方选》一卷　　清　赵彦晖

见民国十三年《浙江通志稿·方技》。

《期期生稿》　　清　周汝贤

民国《秀水县志稿·文苑》：周汝贤，字子良，光绪壬寅补行庚子、辛丑恩正并科举人。年少勤学，先世喜方技，藏医书富，遂旁通其学。会学使李公荫銮按禾试医学，冠全郡，遂托业于医。又明年癸卯，里中大疫，多喉痧，求治者莫不应手愈。然不自知其疫之传染也，已而毒发，竟不治。年仅三十有六。自署所著为《期期生稿》。

《医药舌诀》　　清　姜丙曾

民国十三年《浙江通志稿·人物志》：姜丙曾，字晋宇。光绪壬午副贡，训导。著有《周易理解》《医药舌诀》《吟梅阁诗集》。

《诊治刍言》　　清　孙锡金

民国十三年《浙江通志稿·人物志》：孙锡金，字淡成，嘉善生员。精医，求诊者踵接，贫病不受酬，活人无算。于仲景《伤寒论》尤有心得，著有《诊治刍言》。子汝南，字幼成。衍其家学。

《洄溪秘方》一卷　　清　余懋

见民国十一年《梅里备志》卷六《著述》之《白岳盦杂缀》目下。

《万选良方》一卷　　清　余懋

见民国十一年《梅里备志》卷六《著述》之《白岳盦杂缀》目下。

《方解别录》一卷　　清　余懋

见民国十一年《梅里备志》卷六《著述》之《白岳盦杂缀》目下。

《医缀》二卷　　清　佘弼

见民国十一年《梅里备志》卷六《著述》。

《施元龙医书》　　清　施元龙

民国十三年《浙江通志稿·人物志》：施元龙，字夔友，钱塘人。有名诸生间，下帷于梵天精舍，刻励勤学，经史诸子百家之外，于天文、地里、河洛书无不博览。以劳致疾，乃曰：吾闻古人有以医隐者，何必功名哉。更取《素问》《内景》岐黄之书精研之，遂大通医理。会父丧，擗踊号泣，日呕血不止，自知不起，谓其妻曰：亟焚吾书，无庸也。唯医道可自济以济人，吾所著医书，俟儿长后，当以是授之。卒年三十有二。子贞珉。有俊才，闻父遗命，竟以医行世。

《医学总论》二卷　　清　陆汝衔

民国十三年《浙江通志稿·人物志》：陆汝衔，字稼山，海盐恩贡。历知四川大足、新繁、蒲江、中江等县，有政声。工诗，兼精医，多奇效。著有《蜀游丛稿》《燕游丛稿》，并刊行《医学总论》二卷。

民国三十一年至三十八年《重修浙江通志稿·著述》：此书有光绪廿一年海宁钱氏清风堂刊本。

《方书》　　清　陈公望

民国十三年《浙江通志稿·方技》：陈公望，山阴人。初业儒，心存济世，得异人传授，精医术。著有《方书》殁后祀于社庙。

《经验医方》　清　张麟书

民国十四年《松阳县志》卷九《人物·艺术》：张麟书，号镜斋。岁贡生，平乡人。博学多能，专精医术，名噪一时。凡有痼疾，一经疗治，无不立愈。有童子手足病风痹，寸步不能移。为立一方，嘱以百剂，已服五十剂，病者请改方。张曰：定服百剂，后如命而服，遂愈。著有《经验医方》行世。寿逾古稀，人皆称为明医。

《医学发明》　清　张麟书

见民国十四年《松阳县志》卷十二《艺文·书目》。

《经方注》　清　潘必球

见民国十四年《象山县志》卷二十五《先贤传》。

《古今验方》四卷　清　潘统宗

见民国二十年《上虞松夏志》卷十《经籍》。

《医方》　清　俞震

民国二十年《上虞松夏志》卷三《人物》：俞金标，原名燕生。族祖月桂，字天馨，善岐黄，为痘科圣手。文龄，字永年，精医理，晚年施诊舍药，获疗者众。震，一名东扶，诸生。为名医，著《医方》数种，行世。

《医粹》　清　江诚

民国二十六年《衢县志》卷二十四《人物志·方技》：江城，字抱一。以孀母多病，弃儒习医，从游雷氏之门。性沉静，寡言笑。于医理剖析入微，凡他医所束手者，诚治之每获生。而志气高傲，贫者或不取资，富者非敦请再三不往，于宦家尤甚。著有《医粹》一书。

《膏秣知方》一卷　　清　陈瑊卿

见民国三十一年至三十八年《重修浙江通志稿·著述》，陈瑊卿《本草集说》《药字分韵》目下。

《肺痨中西合纂》　　清　虞绍尧

见民国三十一年至三十八年《重修浙江通志稿·著述》。

《医方撮要》　　清　王家骙

民国《续纂浙江通志》卷四十八《方技·医药》：王家骙，字一风，浙江长兴南庄人。清附贡生。再上春闱不第，即绝意进取，饱阅医药群书，遂精岐黄术。不悬壶而人争延诊，罔不立应，虽风雪深宵，小舟冲寒无难色。贫者不仅却酬，且赠药资市药。性和易能容，犯而不校。每自村外归，遥见田塍间，有窃其蔬菽者，避道行，未尝究诘，相识亦隐其姓名，故良医而有善人之称。卒逾六十。著有《医方撮要》数十卷，闻已散佚云。

（以上内科）

《外科》　　明　顾启明

见民国二十年《上虞松下志》卷三《人物》。

《疡科选粹》八卷　　明　陈文治

民国三十一年至三十八年《重修浙江通志稿·著述》：文治，字岳溪，秀水人。此书有明崇祯元年刊本，见海盐《张氏涉园书目》。

《外科别传》三卷　　清　徐国麟

见民国十三年《浙江通志稿·人物志》。

《校正徐评外科正宗》　　清　许槤

见民国十三年《浙江通志稿·人物志》。

《外科探源》二卷　　清　俞应泰

民国《绍兴县志采访稿·方技》：俞应泰，字星阶，山阴人，家城之后观巷。初业儒，妻周氏忽指间患瘰疬，为庸医误死复苏者数，痛苦异常。应泰叹曰：人不死于病，而死于医者多矣，可不惧哉！遂究心于医，自奏刀圭，妻病以瘥。于是弃儒而医，声最一时。著《内科摘要》四卷、《外科探源》二卷、《伤科捷径》一卷，行于世。

《霉疮秘录》二卷　　清　陈司成

民国三十一年至三十八年《重修浙江通志稿·著述》：海宁陈司成撰，光绪乙酉刊。

《随山宇方抄》　　清　汪曰桢

民国十六年《濮院志》卷三十《志余》：汪曰桢《随山宇方抄》：吴江徐洞溪，疡科圣手，秘方甚多。凡毒初起，欲其不大，首重围药。排脓未净，围药不撤。此二围药，皆家藏秘方，不以传人。秀山吕镇庵访求多年得知，乃传抄于世，切勿轻视。

（一）疡科束手围：玉精炭（即蚰蜒煅存性）、生大黄各四两，五倍子、白及各三两，生半夏、血竭各二两，百草霜、矾红、生南星、陈小粉（炒）、草乌各一两，熊胆一钱，共研末，以广胶化烊，鲜芙蓉叶捣绞汁，醋量和，捣成锭。凡热毒疡发于阳分，盘硬外疼，色红漫肿者，醋磨浓涂，四围空头，一日夜后洗净再涂。

（二）疔毒围：治疗疔毒初起，根脚不收，坚硬发麻。生南星、生半夏、五倍子、磁石（煅）、陈小粉（炒）各一两，明矾、生军各二两，东丹六钱，铁锈、磁粉各五钱，雄黄、蟾酥（焙）各四钱，熊胆二钱，白梅肉一两四钱，共为末，猪胆汁打锭，磨涂。

《临阵伤科捷要》四卷　　清　郑昌棪

民国十三年《浙江通志稿·人物志》：郑昌棪，号熙台，海盐廪贡。游幕江苏，襄办江南制造局，垂数十年。精通西学，译有《前敌须知》四卷、附图、《水雷秘要》五卷、图一卷、《海军调度要言》三卷、附图，

《铁甲丛谈》五卷、附图,《炮乘新法》三卷、图一卷,《临阵伤科捷要》四卷、附图。

《伤科捷径》一卷　　清　俞应泰

见民国《绍兴县志采访稿·方技》。

（以上外科）

《产科大通论》一卷　　宋　张声道

民国三十一年至三十八年《重修浙江通志稿·著述》:声道,瑞安人。有《岳阳乙志》,已载地理类。《产科方》见《国史经籍志》四下,《经验方》见宋慈《洗冤集录》五,均佚。

《产宝百问》五卷　　元　朱震亨

见民国三十一年至三十八年《重修浙江通志稿·著述》。

《重定妇人规》八卷　　清　徐国麟

见民国十三年《浙江通志稿·人物志》。

《育嗣宗印》六卷　　清　徐国麟

见民国十三年《浙江通志稿·人物志》。

《剪红真髓》八卷　　清　徐国麟

见民国十三年《浙江通志稿·人物志》。

《女科附翼》一卷　　清　沈明宗

见民国三十一年至三十八年《重修浙江通志稿·著述》。

《校正倪氏产宝》　　清　许楗

见民国十三年《浙江通志稿·人物志》。

《阮氏妇科》　清　阮贵堂

见民国元年《奉化县补义志》卷五《著述》。

同上《奉化县补义志》卷四《诸技》：阮贵堂，长寿赤山人。因姊产后，医药罔效，经年卧床。贵堂即弃儒攻医，尽购古今妇科，晓夜研究，其姊沉疴投剂全愈。慨然有济人利物之志，贫富不取分文，自是声名大著。青裙绿鬓之来求诊者，日围满座。治病不执恒方，服之立愈。即背开病单，对证取效如神。概主门诊，虽至亲的友，不出门也。咸丰九年间，郡城王姓妇，孕年余不产，卧床已数月，延医不知凡几，慕名舆隶相延，入则白眼叱之。王无奈何，探得其与堂弟阮贵显者相契，辗转浼恳，贵显难之。王即跪叩，贵显曰：非逆激不可，某先入，汝徐进可也。贵显与贵堂坐谈闲事，王入相请。贵显曰：汝知阮先生乎？阮先生非郎中沿门医病者可比，如欲诊，曷将产妇扛来则可，必欲往诊，曷向郡城医生百十中请之较便。对曰：郡城医生请遍，医治罔效。贵显奋然起曰：恨我不学医，如学医，郡城之大，请医不验，我剂效之，岂非胜乡间百十乎！贵堂侧目视之。贵显曰：可惜，可惜，兄学医不去郡城，人以为兄怯。贵堂被其激，怒不可遏，不换衣履曰：救兵如救火。即乘轿至王宅，不饮茶，不盥面，即上楼至产室，诊脉久之，问产妇楼居几何。答云：六月未下楼也。即令扛妇下楼，卧于泥地，用净土拌药煎服，一剂服后，仅逾一时即临盆，男取名阮生。后长，每年至赤山拜年云。著有《阮氏妇科》行世。

《女科经纶》八卷　清　萧埙

民国三十一年至三十八年《重修浙江通志稿·著述》：埙，字赓六，携李人。此书有光绪十六年扫叶山房刊本。见《张氏涉园书目》。

《产科要编》　清　唐廷枚

见民国《秀水县志稿·经籍》。

（以上妇科）

《婴儿妙诀论》二卷　　宋　汤民望

民国三十一年至三十八年《重修浙江通志稿·著述》：民望，字无考，东阳人。此书见《宋史·艺文志》，佚。

《痘疹经验秘方》四卷　　明　黄廉

见民国三十一年至三十八年《重修浙江通志稿·著述》。

《小儿启予录》　　明　韦佩珩

见道光十二年《东阳县志》卷二十五《广闻志·经籍》。

《痘症全集》十五卷　　清　冯兆张

民国三十一年至三十八年《重修浙江通志稿·著述》：兆张，字楚瞻，海盐人。此书有康熙四十一年刊本，见《张氏涉园书目》中。

《治痘新传》八卷　　清　徐国麟

见民国十三年《浙江通志稿·人物志》。

《幼科慈筏》四卷　　清　徐国麟

见民国十三年《浙江通志稿·人物志》。

《瘄疹集》　　清　顾德忻

见民国元年《奉化县补义志》卷五《著述》。

同上《奉化县补义志》卷四《乡贤》：顾德忻，字同山，长寿禾桥人。刻意经书，喜临法帖，远近从游者众，弟子多列庠序优等、食饩不一，而忻仍困场屋。年逾五旬，应试仍不售。次日适考骑射，朋友、弟子金曰：盍入武场一试？忻未允，而府县儒学将册填送，共迫入场。步马刀礮一无所取，文宗见其武论书法秀劲，姑录之。参谒日，独谓德忻曰：论谁作，字谁代抄？对曰：自作，自抄。文宗怒曰：汝既能作此论，且书法季劲，足冠文武通场，何不就文而就武？对曰：文固入场，未蒙录取。文宗即检落卷阅之，大称其文高古，惜幕宾疑为抄袭名稿不荐，亦刻料之咎也。今文武功名一例，慰之再三而出。后总督刘过南渡桥，见匾额"虹驾邮亭"四字，大加叹赏，命摹之。其断简残篇，人尽宝之。著有《顾氏瘄科》行世。

《痘疹摘要录》　　清　韦建章

见道光十二年《东阳县志》卷二十五《广闻志·经籍》。

《疹证金针》　　清　杜启蘅

见道光十二年《东阳县志》卷二十五《广闻志·经籍》。

《痘科记误》一卷　　　清　陈埙

民国二十六年《衢县志》卷十五《艺文志·子部》：《陈氏家传》云一卷，未梓。自序略曰：道光庚戌，天痘流行，时医多以泻火为治，儿童受害不浅。埙家损折二孙，因阅各家痘书，治法寒、温、攻、补各抒臆见。乃日夜体察，以为痘必由感冒而发，病标是痘，病本属伤寒，治法当宗仲景，因据《伤寒论》治。其幼孙及里中贫乏小儿多效，遂摘记痘科之误，凡二十三条，为一卷。

《小儿脐风惊风合编》　　清　陈锡朋

见民国《绍兴县志采访稿·方技》。

《痘疹撮要》一卷　　清　吴嘉祥

见民国二十六年《衢县志》卷十五《艺文志·子部》。

民国三十一年至三十八年《重修浙江通志稿·著述》：《痘疹撮要》一卷，未刊，亦秘方要旨。

《牛痘要法》一卷　　清　余懋

见民国十一年《梅里备志》卷六《著述》之《白岳盦杂缀》目下。

《保赤慈航》三卷　　清　朱庆申

民国十三年《浙江通志稿·人物志》：朱庆申，岁贡。著有《松溪诗草》七卷、《文草》十卷、《保赤慈航》三卷、《因果记闻》二卷、《金榜山丛话》一卷，待梓。

《痘科要诀》　　清　陈镆

民国十三年《浙江通志稿·医卜星相》：陈镆。善医，尤精儿科，有《痘科要诀》行世。

《慈幼纲目》　　清　汪淇

见民国三十一年至三十八年《重修浙江通志稿·著述》。

（以上儿科）

《葆光集》　　明　王国光

嘉庆十七年《新市镇续志》卷四《艺术》：王国光，字翼明，石门人，徙家新市。曾遇异人授以龙木秘书，遂精医术。求疗疾者恒塞门户。后沈和山司寇招致京师，荐授太医院官，著有《葆光集》行世。

《眼科全书》五卷　　清　徐国麟

见民国十三年《浙江通志稿·人物志》。

《验方》　　清　张仙礼

光绪十一年《天台县志稿》卷二十七《经籍》：张仙礼，一名建勋，字人士，号诚斋。父仁豝。性笃孝，母桂病风，卧床褥七年，仁豝抑搔晨夕不少间。工眼科，所至奏奇效。仙礼传父业，技尤精。黄岩徐某为里郑姓司箓库，目患膜，诸医无措，仙礼疗之应手痊，徐戴感。郑比邻王姓中年失明，家甚窭，郑代请仙礼为治遂愈。王明经用予，以名医自负，独折心仙礼。尝拟刊其《验方》行世。

《眼科新新集》一卷　　清　吴嘉祥

见民国二十六年《衢县志》卷十五《艺文志·子部》：光绪间刊，一卷，有图。

同上《衢县志》卷二十三《人物志》：吴嘉祥，字志成。性好施舍，乐善不倦，尝改筑吾平堰，创设保婴局、建麻坝桥、修德平坝、辨诚意两等小学校、劝募积谷，无不尽力图之。尤精于医，善治眼科。远道求诊者踵至，不取药资，借以济世。邹道仁溥旌以"乐善家风"，徐邑尊懋简旌以"一乡善士"。卒年八十。子五，长瑞，岁贡，举孝廉方正。次璋，庠生，皆有父风。

（以上眼科）

《校正咽喉脉证通论》　　清　许梿

见民国十三年《浙江通志稿·人物志》。

《经验痧喉论》　　清　叶香侣

见民国三十一年至三十八年《重修浙江通志稿·著述》，武林叶香侣《平易方》目下。

《白喉证治通考》一卷　　清　张采田

民国三十一年至三十八年《重修浙江通志稿·著述》：钱塘张采田撰，光绪癸卯刊。

（以上喉科）

第七类　医　史

《太医院志》一卷　　明　朱儒

民国《重修秀水县志稿·人物志·各族传》：朱儒，字宗鲁，号东山。精医药，初学医于杨石溪。居南门，有戴公者，尽出其家岐黄书畀之，遂得其要。万历十三年为太医院院使，上览方书中奇药及左右所进秘方，问儒。儒言：诸药多燥，非至尊所宜，恳恳不可状，乃止。又尝召儒切脉，儒言：病在肝肾，宜宽平以养气，安静以益精。上首肯，命记语。沈思孝廷杖下狱，儒微服牵羊入视之，气垂绝。儒坐地，手刳溃肉，尽割羊股，贴其股而敷之，进药二丸，沈得起。张江陵察知之，面诘儒。儒直陈不隐，张亦莫能难也。儒多隐德，遇贫病者潜置金药中周急。后子国祚登进士第，胪唱日，儒在朝班。上指儒顾左右曰：此老积德所致。儒学术靡不旁通。申时行志墓曰：余与君言，每竟日不厌，色温而气和，恂恂如也，视其深深如也。时或称引典故，衡事当否，扬扢当世，婉而曲中，益知君蕴抱，盖古有道者。万历辛卯卒，年七十七。赠少保，武英殿大学士。著有《太医院志》一卷、《立命玄龟》十六卷。子国祯、国祥、国祚、国礼。

《私淑图》　　清　顾铭

见民国《平湖县续志》卷九《人物·方技》。

《医学源流》　　清　许正绶

民国十三年《浙江通志稿·人物志》：许正绶，字玉海。好学，老而弥笃。尤精医理，著有《医学源流》《桑梓丛谈》均未梓行，诗文亦多散佚。

《医林口谱》　清　周笙

见民国《续纂浙江通志》卷五十三《经籍·嘉兴府》。

《中西骨骼辨正》六卷　图一卷　清　刘廷桢

民国三十一年至三十八年《重修浙江通志稿·著述》：慈溪刘廷桢辑，光绪二十九年上海广学会印。

第八类　医案　医话

《杏园医案》八卷　　明　潘杏

见民国二十年《上虞松夏志》卷十《经籍》。

同上《上虞松夏志》卷三《人物》：潘杏，字子春。幼读儒书，不慕荣利。精医术，为人治疾有奇效。著《杏园医案》八卷。

《朗轩医案》六卷　　明　潘文林

见民国二十年《上虞松夏志》卷十《经籍》。

《历代名医选案》三十卷　　清　徐国麟

见民国十三年《浙江通志稿·人物志》。

《存存草庐医案》　　清　费元巽

见光绪十九年《菱湖镇志》卷四十《艺文》。

《医案》二卷　　清　徐杰

见光绪十九年《菱湖镇志》卷四十《艺文》。

《叶案心法》　　清　祝贻燕

见民国《续纂浙江通志》卷五十三《经籍·嘉兴府》。

《藤花舫医案》　　清　张高瀛

民国十三年《浙江通志稿·人物志》：张高瀛，字登臣，号莱仙，海盐岁贡，训导。太平军扰浙，年才九龄，父清济被执，高瀛号泣请代，其酋怜其孝，并释之。通经学，为诂经精舍高材生。尤精医，济人不吝。家寒素，常典质布施。著有《两汉经异》《半勾留经说》《周季故书分韵表》《两山青室诗草》《藤花舫医案》若干卷。卒年五十七。

《盐溪医案》　清　周清源

民国《平湖县续志》卷九《人物·方技》：周清源，字西园。少负才，困于童子试，弃举业，援例授州同。精医，客上海，求诊者日众，西人亦从乞方剂。家渐裕，慷慨襄义举，有《盐溪医案》《滨海杂志》。子桂荣，字香粟。承父志，治医学。光绪间三遇大疫，广施良药以活人。卒年七十五。有《爱莲居文稿》。桂馨，字蟾秋，廪贡生，亦善医。

《医案》四卷　清　赵彦晖

见民国十三年《浙江通志稿·方技》。

《医案》一卷　清　余懋

见民国十一年《梅里备志》卷六《著述》。

《古今医案》　清　李龄寿

见民国《秀水县志稿·经籍》。

《治验医案》　清　顾铭

民国《平湖县续志》卷九《人物·方技》：顾铭，字昔棠，宗周八世孙。笃志嗜学，书法雄健。通医，读张仲景书，作《私淑图》以见志。晚广接后进，以诗酒自娱。卒年七十一。有《治验医案》。

《医案遗稿》　清　叶葆元

民国十四年《松阳县志》卷九《人物·笃行》：叶葆元，字善甫，邑庠生。性刚毅有奇气，学综其大，于医道有专长，善吟咏。见世道论夷，国事日非，每于酒酣耳热之余，一寄之于诗。岁丙午游沪，组织竞业学会，创办《旬报》，以提倡民权，开通风气。嗣以余烈士败于皖，秋女侠仆于浙，大江南北盘查，抑几无民党托足地，同志星散。元亦归里，筹集经费，设公益社，实行开荒造林，虽无效果，实为吾松自治机关之先河。时适议会成立，被举为议长，博采广咨，折衷众议。丙辰云南起义，共和再造，纷电江浙，约同请复地方自治。元前后上书国会，痛言非复自治，无真共和，终非利国福民之道。两院议员均韪其说，决议咨交政府施行。惜自治未复，而身已返道山。享年四十九岁。著有《医案遗稿》。

《嵩愚医案》八卷　　清　潘文星

见民国二十年《上虞松夏志》卷十《经籍》。

同上《上虞松夏志》卷三《人物》：潘文星，字斐昭。自少即览群书，通脱不务举业。专精岐黄，为人治疾不索酬。会夏，盖湖东西流疫蔓延，朝发夕死，群医束手。文星出为诊疗，辄着手病除，群庆更生。堂邑邓云龙精明强干；善折狱，称浙中能吏。及宰虞，甫下车，闻文星，造庐请益。著有《芸窗文稿》四卷、《嵩愚医案》八卷。

《质斋医案》八卷　　清　潘禹候

见民国二十年《上虞松夏志》卷十《经籍》。

同上《上虞松夏志》卷三《人物》：潘禹候，字质斋。幼耽岐黄，汇古今医书目，日夕研究，得其窍要。及壮以技鸣武林，门常如市，著《质斋医案》八巷。

《临证辨讹医案》　　清　姚慎枢

见民国三十一年至三十八年《重修浙江通志稿·著述》。

《孔氏医案》　　清　孔继华

见民国《续纂浙江通志》卷六十四《经籍·台州府》。

《四时六气权正活法论》　　明　刘全备

见民国二十六年《衢县志》卷十五《艺文志·子部》。

《客窗偶谈》一卷　　清　沈明宗

见民国三十一年至三十八年《重修浙江通志稿·著述》。

《集选医括》　　清　方谟

民国十三年《浙江通志稿·人物志》：方谟，字静舟，号笛楼，南昌籍，廪贡生，例授训导。家饶于于资，遇岁歉不惜倾囷以施。好读书，精轩岐术。乾隆甲午迁居嘉善魏塘，求医者踵相接，而未尝索酬。没葬邑之永七区南圩，年五十七。谟博览医籍，晚乃汇成一书，名《集选医括》。

《学医随笔》二卷　　清　顾淳庆

民国十三年《浙江通志稿·循吏》：顾淳庆，字古生，会稽人，道光壬辰举人。以甲辰大挑试令于秦，历宰韩城、岐山、咸宁、延长、长武。精心厚泽，洞悉民瘼；比擢潼关同知，烽警屡逼，隐然以张睢阳、李谭州自矢。生乎廉静谦让，淡于荣利，及临事奋发，不避艰险，殚力竭精，触犯霜暑，竟以是殁。著有《鹤巢札记》二卷、《学医随笔》二卷。

《研经言》四卷　　清　莫文泉

民国十三年《浙江通志稿·人物志》：莫文泉，字枚士，归安人，同治九年举人。潜心经术，精声音、训诂之学，于《尔雅》《毛诗》多所考证。生平善病，则移其治经之法以治医。著有《研经言》四卷、《神农本草经校注》三卷、《伤寒杂病论校注》二十六卷、《证原》七十二卷、《经方释例》三卷、《脉经校注》四卷、《本草纂要》三卷、《历代古方说明》四卷。

《废医论》一卷　　清　俞樾

民国三十一年至三十八年《重修浙江通志稿·著述》：樾有《易贯玩易篇》已载经部。此书凡七篇，一本义篇、二原医篇、三医巫篇、四脉虚篇、五药虚篇、六证古篇、七去疾篇。要以名医之不足深信，药石之不可乱投。养心寡欲，可臻寿考。樾本绩学通儒，此书亦精理明言，非故为矫异者比。有《春在堂全书》本。

《医学随笔》四卷　　清　杨振镐

民国十三年《浙江通志稿·人物志》：杨振镐，字海珊，历署福建、广东丞尉十余任。其诗，经沈辅之太守映钤选定。所著尚有《医学随笔》四卷。

《毓德堂医约》一卷　　清　沈保铭

民国三十一年至三十八年《重修浙江通志稿·著述》：保铭，字怡庵，平湖人。此书为海盐徐园成古春辑补，有光绪十五年男天麟刊本。见《张氏涉园书目》，今存。

《存存斋医话》二卷　　清　赵彦晖

民国十三年《浙江通志稿·方技》：赵彦晖，字晴初，号味根。能诗，并究心医学，独得窍要。粤难克复后，继以大疫，彦晖出其绪余，广施方药，全活甚众。光绪年间，秋疫盛行，与郡绅究方剂，设施药局于义仓，以疗贫病，应手辄起。著有《存存斋医话》二卷，陈昼卿、孙子久序而刊之。《味根草堂诗稿》二卷、《医话续稿》一卷、《本草撷华》一卷、《奇偶方选》一卷、《医案》四卷待梓。

《医话续稿》一卷　　清　赵彦晖

见民国十三年《浙江通志稿·方技》。

《客尘医话》三卷　　清　计楠

民国《秀水县志稿·经籍》：计书妇科居其大半，论堕胎、难产最中肯綮。

第九类　养　生

《服食精义论》三卷　　唐　白云

见民国三十一年至三十八年《重修浙江通志稿·著述》。

按：光绪《台志》云：旧称天台白云先生撰，见《宋史·艺文志》《通志·艺文略》，道藏本作《服气精义论》一卷，今存。

《崔公入药镜说》　　宋　储泳

见民国二十三年《二区旧五团乡志》卷十《艺文》。

同上《二区旧五团乡志》卷十一《人物》：储泳，字文卿，号华谷。本宜兴儒籍世家，避宋季乱，隐居周浦。筑书舍于老护塘西偏，工诗。著有《祛疑说》《易说》《道德经注》《阴符经解》《参同契注》《悟真篇》《崔公入药镜说》《诗集》等书行世。

《导引图诀》　　明　沈懋孝

见民国三十一年至三十八年《重修浙江通志稿·著述》。案：沈懋孝，平湖人。自序略曰：有西蜀大洲赵先生授以《导引图诀》，咯血疾遂已。后有方术士授余导引诀数家，复借得陈希夷《图诀》，合订为一书，以传好此者云云。

《尊生八笺》十九卷　　明　高濂

见民国三十一年至三十八年《重修浙江通志稿·著述》。案：《四库提要》云：濂，字深父，钱塘人。书分八目，卷一卷二曰清修妙论笺，皆养身格言，多出二氏；卷三至卷六曰四时调摄笺，皆按时修养之诀；卷七卷八曰起居安乐笺，皆宝物器用，可资颐养；卷九卷十曰延年却病笺，皆服气导引诸术；卷十一至卷十三曰饮馔服食笺，皆食品名目，附服饵诸物；卷十四至卷十六曰燕闲清赏笺，皆论赏鉴清玩之事，附种花卉法；卷十七卷十八曰灵秘丹药笺，皆经验方药；卷十九曰尘外避想笺，则历代隐逸一百人事迹。标目多涉纤仄；不出明季小品积习。误亦不少。特抄撮既富，亦有助于检校焉。

《修龄要旨》一卷　　明　冷谦

见民国《秀水县志稿·经籍》。

《摄生要义》　　明　李良栋

民国三十一年至三十八年《重修浙江通志稿·著述》：良栋，号台垣，长兴人。万历二十三年进士。授泉州推官。《湖志·政绩》有传。此书载郑元庆《湖录》，未见。

《炼形内旨》一卷　　明　周履靖

见民国三十一年至三十八年《重修浙江通志稿·著述》。

《摄生要义》　　明　沈概

见民国三十一年至三十八年《重修浙江通志稿·著述》。

按：概，嘉善人。有《诗经漫语》。此书据旧《通志》引万历《喜善县志》未见。

《三续养生论》　　明　郭绍仪

见民国三十一年至三十八年《重修浙江通志稿·著述》。案：此书据《平湖经籍志》云：邑志道家类云：绍仪髫龀时，雪夜读书，见地涌汞盈尺，遂悟坎离之道。罢归后，一意修炼。原书未见。

《养生要诀》　　清　金成章

民国十三年《浙江通志稿·人物志》：金成章，字六成，遂安廪生。潜心理学，动遵法度。著有《日省格太平歌》《养生要诀》《铎世昌言》《祸福先知录》行世。

《随园食单》一卷　　清　袁枚

见民国三十一年至三十八年《重修浙江通志稿·著述》。案：枚，字子才，钱塘人。乾隆四年进士。此书记饮食烹调之宜，有《随园三十六种》印本。

《静功秘旨》一卷　　清　祝登元

民国三十一年至三十八年《重修浙江通志稿·著述》：据余以亨传文，有'赋诗压元白，静功学纯阳'之语，殆《静功秘旨》专谈修炼之术者。

第十类 法 医

《棠阴比事》一卷　宋　桂万荣

民国三十一年至三十八年《重修浙江通志稿·著述》：万荣，鄞县人。此书据《四库提要》云：前有嘉定四年万荣自叙称，取和凝父子《疑狱集》，参以开封郑公《折狱龟鉴》，比事属词，联成七十二韵。又有端平甲午重刻自序称，以尚右郎陞对，理宗谕以尝见是书，深相褒许。因有求其本者，以锓梓星江，远莫之致，是用重刻流布。其书仿唐李瀚《蒙求》之体，括以四字韵语，以便记读而自为注。凡一百四十四条，皆古来剖析疑狱之事。明景泰间吴讷以其徒拘声韵对偶，而叙次无义，乃删其不足为法及相类复出者，存八十条。以事之大小为先后，不复以叶韵相从，其注稍点窜。又为补遗二十三事，附录四事，别为一卷。

《刑名通义》　元　王与

民国三十一年至三十八年《重修浙江通志稿·著述》：案：据仲谋序称：与作《无冤录》以明检覆之法式，作《钦恤录》以辨刑杀之情罪。既老，作《刑名通义》以补二集之遗缺。多方训迪，不惮精详，将以救为吏者之失焉。

《疑狱笺》四卷　清　陈芳生

民国三十一年至三十八年《重修浙江通志稿·著述》：此书自序谓晋和凝著《疑狱集》二卷，其子宋太子中允嶷增为四卷，明巡按御史张景广为六卷。兹复增汰为三卷，附和嶷及元杜震、明李嵩原序于卷后。末辑昔贤论谳狱成法为一卷，统名《疑狱笺》大旨主于全活，亦古人恤钦之意。

《洗冤录详义摭遗》二卷　　　清　许梿

见民国三十一年至三十八年《重修浙江通志稿·著述》。

《洗冤录详义补》一卷　　　清　许梿

见民国三十一年至三十八年《重修浙江通志稿·著述》。

附录　参考书目

本附录所列参考书目，凡文中引用者前加米字符号。

*《浙江通志稿》（残）　民国十三年稿本

*《续纂浙江通志》八十卷　民国间修　稿本

*《重修浙江通志稿》（残）　民国三十一年至三十八年修　稿本

《浙江通志补编·经籍志》（残）　民国间修　稿本

《浙江通志厘金门稿》三卷　民国八年铅印本

*《余杭县志》四十卷　民国八年铅印清嘉庆十年本

《临安县志补》八卷　孙祖义纂　稿本

《於潜县志》二十卷　清光绪二十四年修　民国二年石印本

《桐庐县志》十六卷　清乾隆十八年修　乾隆二十一年刻本

《萧山县志稿》十四卷　民国三十七年辑　稿本

《嘉兴新志》（上编）　民国十八年铅印本

*《秀水县志稿》　民国初年修　稿本

*《重修秀水县志稿》　民国初年修　稿本

《新睦新志初稿本》二卷（残）　民国三十七年铅印本

*《梅里备志》八卷　民国十一年刻本

《竹林八圩志》十二卷　民国九年纂　二十一年石印本

*《平湖县续志》十二卷　民国间修　稿本

《党湖外志》八卷　清光绪元年重刻本

《续党湖外志》八卷　清光绪元年刻本

《澉水新志》十二卷　清道光三十年刻本

《硖川续志》二十卷　清嘉庆十七年刻本

《湖墅小志》四卷　清光绪二十二年石印本

*《濮川所闻记》六卷　清嘉庆十九年纂　嘉庆二十五年刻本

*《濮院志》三十卷　民国十六年铅印本

　《双林镇志新补》　民国四年稿本

　《德清县续志》十卷　清嘉庆十三年修　民国元年石印本

*《新市镇续志》八卷　清嘉庆十七年续辑刻本

*《菱湖镇志》四十四卷　清光绪十九年刻本

*《桃源乡志》八卷　清康熙二十七年纂　民国二十三年油印本

*《奉化县志补义志》十卷　民国元年活字刻本

*《象山县志》三十二卷　民国十四年稿　十六年铅印本

*《余姚县志》四十卷　钱献之纂　清稿本

　《东山志》十卷　清宣统二年刻本

　《许山志》八卷　清道光十一年活字本

　《岱山镇志》二十卷　民国七年活字本

　《绍兴县志资料》第一辑　民国二十八年铅印本

　《安昌志》　清道光二十年纂　民国二十七年《绍兴县志资料》本

　《天乐志》　民国二十四年纂　民国二十七年《绍兴县志资料》本

　《柯山小志》　清咸丰五年年纂　民国二十七年《绍兴县志资料》本

　《天乐乡富家墩村志》民国二十四年纂　民国二十七年《绍兴县志资
　　料》本

　《螭阳志》四卷　民国九年铅印本

　《曹娥乡志稿》　民国二十六年辑　民国二十七年《绍兴县志资料》本

　《汤海所志稿》　民国二十七年辑　民国二十七年《绍兴县志资料》本

　《皋部志》　清康熙三十八年纂　民国二十七年《绍兴县志资料》本

　《三江所志》　清光绪元年修　民国二十七年《绍兴县志资料》本

　《上虞县志》　清末民初稿本

*《上虞松夏志》十二卷　民国二十年铅印本

*《天台县志稿》四十卷　清光绪十一年修　民国四年油印本

　《玉环厅志》十六卷　清光绪四年修　光绪十四年续增刻本

*《东阳县志》二十七卷　清道光十二年刻本

　《义乌县志稿》　民国间稿本

　《义乌县志采访录》　民国间稿本

*《衢县志》三十卷　民国二十六年铅印本

《龙游县志初稿》 清光绪间稿 民国十二年铅印本

《乐清县志》十六卷 清光绪二十七年刻本

《瑞安县志稿》 民国二十七年石印本

《瑞安县志》二十八卷 民国三十五年铅印本

《景宁县续志》十七卷 民国二十二年刻本

*《松阳县志》十四卷 民国十四年铅印本

《龙泉县志》十二卷 清光绪四年刻本

《庆元县志采访稿》 民国年间抄本

*《绍兴县志采访稿》 民国年间抄本

《浙江便览》七卷 清光绪十七年刊本

《浙江新志》二卷 民国二十五年铅印本

*《支溪小志》六卷 清乾隆五十三年刊本

*《灵台县志》四卷 民国二十四年铅印本

*《二区旧五团乡志》 民国二十三年纂，民国二十五年铅印本